Vitreoretinal Disease
Diagnosis, Management, and Clinical Pearls Second Edition

玻璃体视网膜疾病
临床诊疗精粹

第 2 版

英格丽德·U. 斯科特

主　编　〔美〕　卡尔·D. 雷吉洛
　　　　　　　哈利·W. 弗林
　　　　　　　加里·C. 布朗

主　译　武志峰　张正威

译　者　邹文军　黄晓丽　罗莎莎　徐慧艳　韩宇逸

Ingrid U. Scott
Carl D. Regillo
Harry W. Flynn, Jr.
Gary C. Brown

天 津 出 版 传 媒 集 团
天津科技翻译出版有限公司

著作权合同登记号:图字:02-2019-191

图书在版编目(CIP)数据

玻璃体视网膜疾病:临床诊疗精粹/(美)英格丽德·U.斯科特(Ingrid U. Scott)等主编;武志峰,张正威主译.—天津:天津科技翻译出版有限公司,2023.9

书名原文:Vitreoretinal Disease:Diagnosis, Management, and Clinical Pearls

ISBN 978-7-5433-4337-5

Ⅰ.①玻… Ⅱ.①英… ②武… ③张… Ⅲ.①玻璃体疾病–诊疗 ②视网膜疾病–诊疗 Ⅳ.①R77

中国国家版本馆 CIP 数据核字(2023)第 050484 号

授权单位:Thieme Medical Publishers, Inc.

出　　版:天津科技翻译出版有限公司

出 版 人:刘子媛

地　　址:天津市南开区白堤路 244 号

邮政编码:300192

电　　话:(022)87894896

传　　真:(022)87893237

网　　址:www.tsttpc.com

印　　刷:天津海顺印业包装有限公司

发　　行:全国新华书店

版本记录:889mm×1194mm　16 开本　41.25 印张　800 千字
　　　　　2023 年 9 月第 1 版　2023 年 9 月第 1 次印刷
　　　　　定价:398.00 元

(如发现印装问题,可与出版社调换)

主译简介

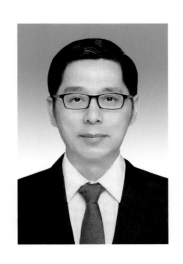

武志峰　无锡市第二人民医院(江南大学附属中心医院)眼科主任,主任医师,教授,博士研究生导师。1987年本科毕业于徐州医学院,从事眼科临床及科研工作30余年。1994年至1997年师从首都医科大学附属北京同仁医院眼科王光璐教授,攻读眼科硕士研究生。2001年及2008年先后两次公派美国威斯康星大学眼科及密西西比大学眼科进修眼底病临床及科研工作。先后成为无锡市重点医学培养对象、江苏省卫生厅首批"135工程"重点医学培养人才、无锡市医院管理中心领军医学人才。承担省厅级科研项目2项,获得省厅级科研或新技术引进奖6项,在SCI收录杂志、中华级杂志及核心期刊发表论文20余篇。擅长眼科疑难杂症、眼底病、神经眼科疾病、白内障等眼病的诊断和治疗。

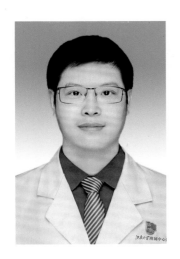

张正威　无锡市第二人民医院(江南大学附属中心医院)眼科副主任医师,医学博士,硕士研究生导师。现任江苏省医学会眼科学分会青年委员、江苏省残疾人康复协会视力康复专业委员会委员、中国老年医学学会眼科分会委员、中国医师协会眼科医师分会青年委员。2017年入选江苏省"科教强卫"青年医学人才,2020年入选无锡市"双百"中青年医学拔尖人才。主持江苏省科技厅社会发展面上研发项目、江苏省卫生健康委员会老年健康面上科研项目、无锡市科技局及无锡市卫生健康委员会等多个省市级科研项目。获得江苏省新技术引进奖、无锡市自然科学优秀论文奖等多个奖项。以第一作者或通讯作者在 *Investigative Ophthalmology and Visual Science*、《中华眼科杂志》等国内外权威期刊发表论文10余篇。擅长眼底病、眼外伤、白内障等眼科疾病的诊治,研究方向为多模影像在眼底病中的应用。

主编简介

Ingrid U. Scott, MD, MPH
Jack and Nancy Turner Professor of Ophthalmology
Professor of Public Health Sciences
Penn State Eye Center
Penn State College of Medicine
Hershey, Pennsylvania

Carl D. Regillo, MD, FACS
Director, Retina Service
Wills Eye Hospital
Professor of Ophthalmology
Thomas Jefferson University
Philadelphia, Pennsylvania

Harry W. Flynn, Jr., MD
The J. Donald M. Gass Distinguished Chair in Ophthalmology
Professor of Ophthalmology
University of Miami Health System
Bascom Palmer Eye Institute
Miami, Florida

Gary C. Brown, MD, MBA
Retina Service
Wills Eye Hospital
Professor of Ophthalmology
Thomas Jefferson University
Philadelphia, Pennsylvania

编者名单

Thomas M. Aaberg Jr., MD
Retina Specialist
Retina Specialists of Michigan
Grand Rapids, Michigan

Anita Agarwal, MD
Professor of Ophthalmology
Retina, Vitreous and Uveitis
Vanderbilt Eye Institute
Vanderbilt University School of Medicine
Nashville, Tennessee

Lloyd Paul Aiello, MD, PhD
Director, Beetham Eye Institute
Boston, Massachusetts
Vice President of Ophthalmology
Joslin Diabetes Center
Boston, Massachusetts

Thomas A. Albini, MD
Associate Professor of Clinical Ophthalmology
University of Miami Health System
Bascom Palmer Eye Institute
Miami, Florida

Michael T. Andreoli, MD
Fellow in Vitreoretinal Surgery
Department of Ophthalmology
University of Illinois College of Medicine
Chicago, Illinois

William E. Benson, MD
Wills Eye Hospital Retina Service
Professor of Ophthalmology, Thomas Jefferson University
Mid Atlantic Retina
Philadelphia, Pennsylvania

Mark S. Blumenkranz, MD
HJ Smead Professor and Chairman
Department of Ophthalmology
Director, Byers Eye Institute at Stanford
Palo Alto, California

Gary C. Brown, MD, MBA
Retina Service
Wills Eye Hospital
Professor of Ophthalmology
Thomas Jefferson University
Philadelphia, Pennsylvania

Mariana Cabrera, MD
Ophthalmologist
Fundación Oftalmológica Nacional
Bogotá, Colombia

Thalmon R. Campagnoli, MD
Research Fellow
Bascom Palmer Eye Institute
Miami, Florida

R. V. Paul Chan, MD, FACS
Professor of Ophthalmology and Visual Sciences
Vice Chair, Global Ophthalmology
Director, Pediatric Retina and ROP Service
Illinois Eye and Ear Infirmary
UIC Department of Ophthalmology and Visual Sciences
Chicago, Illinois

Royce W. S. Chen, MD
Helen and Martin Kimmel Assistant Professor of
    Ophthalmology
Edward S. Harkness Eye Institute
Columbia University Medical Center
New York, New York

Allen Chiang, MD
Wills Eye Hospital Retina Service
Assistant Professor of Ophthalmology, Thomas Jefferson
    University
Mid Atlantic Retina
Philadelphia, Pennsylvania

Matthew D. Cooke, MD
Fellow
Dean McGee Eye Institute
The University of Oklahoma College of Medicine
Oklahoma City, Oklahoma

Janet L. Davis, MD
Professor of Ophthalmology
Bascom Palmer Eye Institute
University of Miami Miller School of Medicine
Miami, Florida

Cathy DiBernardo, CDOS, ROUB
Owner
Ophthalmic Ultrasound Services of the Carolinas
Charlotte, North Carolina
Consultant and Clinical Associate Professor
Department of Ophthalmology
UNC School of Medicine
Cornelius, North Carolina

Jay S. Duker, MD
Director, New England Eye Center
Boston, Massachusetts
Professor and Chair of Ophthalmology
Tufts University School of Medicine
Boston, Massachusetts

Dean Eliott, MD
Stelios Evangelos Gragoudas Associate Professor of
 Ophthalmology
Associate Director of the Retina Service
Massachusetts Eye and Ear
Harvard Medical School
Boston, Massachusetts

Sharon Fekrat, MD FACS
Vitreoretinal Surgeon
Associate Professor of Ophthalmology and Surgery
Duke University School of Medicine
Associate Chief of Staff for Surgery, Durham VA Medical
 Center
Durham, North Carolina

Harry W. Flynn, Jr., MD
The J. Donald M. Gass Distinguished Chair in Ophthalmology
Professor of Ophthalmology
University of Miami Health System
Bascom Palmer Eye Institute
Miami, Florida

Sunir J. Garg, MD, FACS
Professor of Ophthalmology
Thomas Jefferson University
Philadelphia, Pennsylvania
The Retina Service
Wills Eye Hospital
Philadelphia, Pennsylvania

Morton F. Goldberg, MD
Director Emeritus, Wilmer Eye Institute
Johns Hopkins University School of Medicine
Johns Hopkins Hospital
Baltimore, Maryland

Dennis P. Han, MD
Professor of Ophthalmology
Chief, Retina Service
The Eye Institute
Medical College of Wisconsin
The Eye Institute
Milwaukee, Wisconsin

Angela M. Herro, MD
Neuro-Ophthalmologist
Horizon Eye Specialists & Lasik Center
Phoenix, Arizona

Allen C. Ho, MD, FASC
Director, Clinical Retina Research Unit
Wills Eye Hospital
Philadelphia, Pennsylvania

Samuel K. Steven Houston III, MD
Florida Retina Institute
Orlando, Florida

Jason Hsu, MD
Co-Director of Retina Research
Wills Eye Hospital
Associate Professor of Ophthalmology
Thomas Jefferson University
Philadelphia, Pennsylvania

Michael S. Ip, MD
Professor of Ophthalmology
David Geffen School of Medicine
University of California - Los Angeles
Doheny Eye Institute
Medical Director
Doheny Image Reading Center
Pasadena, California

Glenn J. Jaffe, MD
Robert Machemer Professor of Ophthalmology
Chief
Vitreoretinal Division
Director
Duke Reading Center
Duke University Eye Center
Durham, North Carolina

Mark W. Johnson, MD
Professor of Ophthalmology and Visual Sciences
University of Michigan Medical School
Ann Arbor, Michigan
Chief of Vitreoretinal Service
W. K. Kellogg Eye Center
Ann Arbor, Michigan

Peter K. Kaiser, MD
Chaney Family Endowed Chair in Ophthalmology Research
Cleveland Clinic Cole Eye Institute
Cleveland, Ohio

M. Ali Khan, MD
Assistant Professor of Ophthalmology
Doheny and Stein Eye Institues
David Geffen School of Medicine at UCLA
Los Angeles, California

Stephen J. Kim, MD
Department of Ophthalmology and Visual Sciences
Vanderbilt University School of Medicine
Nashville, Tennessee

Marilyn C. Kincaid, MD
Retired
Part Time Clinical Professor
Department of Opthalmology and Pathology
St. Louis University
St. Louis, Missouri

Amol D. Kulkarni, MD
Retina Specialist, Dean Clinic/ SSM Health, Madison, WI
Clinical Adjunct Assistant Professor
Department of Ophthalmology and Visual Sciences,
University of Wisconsin, Madison
Madison, Wisconsin

Byron L. Lam, MD
Professor
Robert Z. and Nancy J. Greene Chair
Bascom Palmer Eye Institute
University of Miami School of Medicine
Miami, Florida

Gregory D. Lee, MD
Retina Fellow
University of Kentucky/Retina Associates of Kentucky
Lexington, Kentucky

Loh-Shan B. Leung, MD
Clinical Assistant Professor
Stanford University School of Medicine
Byers Eye Institute
Palo Alto, California

Ashleigh L. Levison, MD
Retinal Specialist
Retinal Consultants of Arizona
Phoenix, Arizona
Adjunct Clinical Assistant Professor of Ophthalmology
University of Southern California
USC Eye Institute
Los Angeles, California

Naresh Mandava, MD
Sue Anschutz-Rodgers Chair in Retinal Diseases
Professor and Chair, Department of Ophthalmology
Vitreoretinal Diseases and Surgery
University of Colorado School of Medicine
Aurora, Colorado

Michael F. Marmor, MD
Professor of Ophthalmology
Stanford University School of Medicine
Byers Eye Institute
Palo Alto, California

William F. Mieler, MD
Cless Family Professor and Vice-Chairman
Director Residency and Vitreoretinal Fellowship Training
Department of Ophthalmology & Visual Sciences
University of Illinois at Chicago
Chicago, Illinois

Robert A. Mittra, MD
Retinal Surgeon
Vitreoretinal Surgery, PA
Minneapolis, Minnesota

Shizuo Mukai, MD
Associate Professor
Department of Ophthalmology
Massachusetts Eye and Ear Infirmary and Harvard Medical
    School
Boston, Massachusetts

James D. Palmer, MD
Retinal Specialist
Northern California Retina Vitreous Associates, Inc.
Mountain View, California

Thanos D. Papakostas, MD
Vitreoretinal Fellow
Massachusetts Eye and Ear
Harvard Medical School
Boston, Massachusetts

Yannis M. Paulus, MD
Assistant Professor
Retina and Uveitis
Department of Ophthalmology and Visual Sciences
Department of Biomedical Engineering
Kellogg Eye Center
University of Michigan
Ann Arbor, Michigan

Paula E. Pecen, MD
Assistant Professor of Ophthalmology, Vitreoretinal
  Surgery
University of Colorado School of Medicine
Rocky Mountain Lions Eye Institute
Aurora, Colorado

David C. Reed, MD
Attending Physician
Ophthalmic Consultants of Boston
Boston, Massachusetts

Elias Reichel, MD
Director
Vitreoretinal Diseases and Surgery Service
Professor of Ophthalmology
New England Eye Center
Tufts Medical Center
Boston, Massachusetts

Carl D. Regillo, MD, FACS
Director, Retina Service
Wills Eye Hospital
Professor of Ophthalmology
Thomas Jefferson University
Philadelphia, Pennsylvania

Nidhi Relhan, MD
Research Fellow—Retina and Uveitis
Department of Ophthalmology
Bascom Palmer Eye Institute
University of Miami Miller School of Medicine
Miami, Florida

Hermann D. Schubert, MD
Professor of Clinical Ophthalmology and Pathology
Columbia University
New York, New York

Stephen G. Schwartz, MD, MBA
Associate Professor of Ophthalmology
Bascom Palmer Eye Institute
University of Miami Miller School of Medicine
Medical Director, Bascom Palmer Eye Institute at Naples
Naples, Florida

Ingrid U. Scott, MD, MPH
Jack and Nancy Turner Professor of Ophthalmology
Professor of Public Health Sciences
Penn State Eye Center
Penn State College of Medicine
Hershey, Pennsylvania

Sumit Sharma, MD
Trainee
Vitreoretinal Fellowship Program
Duke Ophthalmology
Duke University School of Medicine
Durham, North Carolina

Liliya Shevchenko, DO
Ophthalmologist
Retina Specialists of Michigan
Grand Rapids, Michigan

Carol L. Shields, MD
Co-Director
Ocular Oncology Service
Wills Eye Hospital
Philadelphia, Pennsylvania
Attending Surgeon
Wills Eye Hospital
Philadelphia, Pennsylvania
Professor of Ophthalmology
Thomas Jefferson University
Philadelphia, Pennsylvania

Jerry A. Shields, MD
Co-Director
Ocular Oncology Service
Wills Eye Hospital
Philadelphia, Pennsylvania
Attending Surgeon
Wills Eye Hospital
Philadelphia, Pennsylvania
Professor of Ophthalmology
Thomas Jefferson University
Philadelphia, Pennsylvania

Frank S. Siringo MD, OD
Assistant Professor, Vitreoretinal Diseases and Surgery
Department of Ophthalmology
University of Colorado School of Medicine
Aurora, Colorado

William E. Smiddy, MD
Professor
Bascom Palmer Eye Institute
University of Miami, Miller School of Institute
Miami, Florida

Paul Sternberg Jr., MD
Professor and Chairman
Vanderbilt Eye Institute
Nashville, Tennessee

Jennifer K. Sun, MD
Assistant Professor
Harvard Medical School
Boston, Massachusetts
Ophthalmologist
Beetham Eye Institute
Joslin Diabetes Center
Boston, Massachusetts

Katherine E. Talcott, MD
Director, Ocular Trauma Service
Massachusetts Eye and Ear
Boston, Massachusetts

Lauren S. Taney, MD
Retina Specialist
Washington Eye Physicians and Surgeons
Chevy Chase, Maryland

William Tasman, MD
Director of Retina Research
Wills Eye Hospital
Professor of Opthalmology
Thomas Jefferson University
Philadelphia, Pennsylvania

John T. Thompson, MD
Partner
Retina Specialists
Assistant Professor
The Wilmer Institute of The Johns Hopkins University
Associate Clinical Professor
University of Maryland Department of Ophthalmology
Baltimore, Maryland

James S. Tiedeman, MD
Ophthalmologist
RetinaCare of Virginia
Fishersville, Virginia

Kevin R. Tozer, MD
Ophthalmologist
Minnesota Eye Consultants
Minneapolis, Minnesota

Lawrence A. Yannuzzi, MD
Vitreous Retina Macula Consultants of New York
New York, New York

Yoshihiro Yonekawa, MD
Retina Service, Department of Ophthalmology
Massachusetts Eye and Ear Infirmary
Boston, Massachusetts
Harvard Medical School
Boston, Massachusetts

Suqin Yu, MD
Ophthalmologist
Department of Ophthalmology
Shanghai Jiao Tong University Affiliated First People's
    Hospital
Shanghai, China

中文版前言

　　玻璃体视网膜疾病是临床上常见且会对患者造成显著视功能损伤的眼部疾病类型，随着时代的发展，玻璃体视网膜疾病的诊断技术一直在不断地改进和无创化，其治疗技术也在不断地更新和优化，新手段、新技术和新方法的涌现极大地改善了玻璃体视网膜疾病的预后。

　　由斯科特教授等主编的《玻璃体视网膜疾病：临床诊疗精粹》(第2版)一书，正如其书名所体现的那样，从各种玻璃体视网膜疾病的诊断技术、治疗技巧，以及在诊疗过程中需要特别注意的核心知识点出发，不仅回顾了相关疾病诊治的历史发展过程，还同时追踪和总结了近年来的研究热点和最新进展，向读者全方位介绍了玻璃体视网膜疾病的诊断和治疗要点。

　　无锡市第二人民医院(江南大学附属中心医院)眼科创建于1943年，是无锡地区最早成立的眼病专科，2001年成为第一批省级重点专科，2006年成为南京医科大学重点学科，2014年成为国家级规范化培训眼科基地，2016年成为无锡市眼科临床医学中心，并形成眼底内科、眼底外科、青光眼、白内障、眼眶整形、眼表屈光等多个亚专科并行发展的良好局面。

　　眼底病专科作为无锡市第二人民医院(江南大学附属中心医院)眼科发展最早、优势最大的亚专科，具有良好的老、中、青三级人才梯队。参与本书翻译的译者中，从学位构成来看博士4名，硕士2名；从职称结构来看主任医师2名，副主任医师4名。这些译者都已在眼底病专科工作多年，具备良好的专业素养，熟知临床工作中的重点、难点，力求能够最大限度地忠实于原著、表达出原著的思想。但正如我国清末新兴启蒙思想家严复在《天演论》中所指出的"译事三难"，即翻译的"信、达、雅"，鉴于我们翻译水平有限，译稿中不可避免地还存在一些翻译不到位甚至错误的地方，希望各位同道能够批评指正。

　　本书图文并茂、重点突出，可使眼科工作者，特别是眼科规陪医生、志在从事眼底病的年轻眼科医生和眼底病专科医生，在夯实基础知识、练好理论基本功的同时还能快速掌握前沿知识，为玻璃体视网膜疾病的诊治提供实用且可靠的参考。

　　本书付梓之际，衷心感谢各位参与翻译本书的眼科同事所付出的巨大耐心和努力，不厌其烦地进行一遍遍地核对。我们还要衷心感谢出版社各位老师的辛勤编审和校对，使得本书能够非常精美地呈现在各位读者面前。

序　言

告诉我，我会忘记。教我，我会记住。让我参与，我会学习。

——本杰明·富兰克林

生活就像一场体育赛事，我们每个人所能做的就是不断努力提高自己的水平。

——哈维·库欣对自己的儿子说

(编者注：哈维·库欣是现代神经外科手术学之父)

　　这本权威的新版《玻璃体视网膜疾病：临床诊疗精粹》在 1999 年经典著作的基础上进行了全面的更新，增加了最新的前沿诊断和治疗技术。将富兰克林的学习标准，以及库欣的"体育赛事"比喻均体现得淋漓尽致。本书文笔好，条理清晰，它既能给予读者教导，又能使读者参与其中，吸引读者加入对玻璃体视网膜相关的探索之中。而且它能够帮助我们所有人提高我们的"比赛"水平！

　　本书经过精心策划，为综合眼科医生、住院医生和研究员提供了一个非常容易理解和实用的玻璃体视网膜的最新临床概述，同时对于亚专科医生来说，本书也是一部重点和精选的复习与参考图书。

　　《玻璃体视网膜疾病：临床诊疗精粹》一书如此卓越，在很大程度上是因为它的四位王牌编写者：Ingrid U. Scott、Carl D. Regillo、Harry W. Flynn, Jr.和 Gary C. Brown，他们具有非凡的专业能力，并与其他编写者一起，有重点地、深入地总结了眼科领域的深度知识和经验。

　　本书既有教学意义，又引人入胜，这部来自眼科档案馆的里程碑式的著作应该能够激励新一代的眼内科医生和眼外科医生，加强他们的专业知识，使患者受益。归根结底，这本书是为患者所写。

Julia A. Haller, MD

William Tasman, MD

威尔斯眼科医院医学博士/主席，眼科主治医生

杰斐逊医学院眼科系教授/主席

宾夕法尼亚州，费城

前 言

　　玻璃体视网膜疾病领域持续迅速发展,并已扩展到一个复杂的医学和外科实践,其诊断和治疗方式应用广泛。法国病例报告了3期多中心临床试验,已发表的数据以指数级方式积累。因此,临床医生处理玻璃体视网膜疾病越来越难以将收集到的信息综合和应用到患者护理中。

　　本书旨在为执业眼科医生和眼科住院医生提供一个全面的、最新的临床导向的资料来源,涵盖全范围医学和外科玻璃体视网膜疾病。该领域的亚专科专家也会发现它作为选定的参考资料很有用。

　　虽然本书尽量做到面面俱到,但我们仍然着重强调那些基本的、临床上至关重要的玻璃体视网膜医学和外科实践。处理疾病的章节均强调临床特征、诊断和管理。各章节的全部内容都在重点讨论最常见的临床问题。临床"精粹""特别关注",以及"争论点"都是特别提练出来,专门列出的。

　　本书分为四大部分。第一部分提供了后面章节解剖学的基本概述和生理学;第二部分回顾了该领域使用的诊断工具,从技术相对较低的间接检眼镜到最新的高技术光学相干断层扫描测试;第三部分,也是体量最大的一个部分,专门讨论疾病状态,并按疾病类别进行了细分;第四部分涵盖了具体的玻璃体视网膜手术。在第1版的基础之上,每一章都由该领域的专家进行了修订和更新。自该书第1版于1999年出版以来,光学相干断层扫描被广泛地应用于玻璃体视网膜临床实践,因此本书新版用一整章的篇幅来介绍光学相干断层扫描及其在玻璃体视网膜疾病治疗中的应用。由于诊断技术的进步,本书新版还包括多焦点视网膜电图、扫描激光检眼镜、眼底自发荧光和自适应光学等章节。自本书第1版出版以来,玻璃体内注射手术已经成为玻璃体视网膜专家最常进行的手术,因此,本书新版用一整章的篇幅来介绍玻璃体内注射手术。最后,新版中的许多图片已被更新为彩色。

　　编写一本多作者的专业书,试图使各章的内容既最新又详细;统一布局,需要所有作者做出特别努力,遵守严格的准则。我们感谢所有被邀请参与编写本书的成员的努力。

　　我们要感谢宾夕法尼亚州立大学眼科中心、威尔斯眼科医院的工作人员和同事们的支持。我们机构的教师、住院医生、研究人员和患者总是值得赞扬,因为是他们把学术努力持续下去,是学术活动的灵感来源。我们也要感谢Thieme出版社的编辑团队,向他们尽心尽力的指导和专业知识致敬。最后,感谢我们的家人,感谢他们的坚定不移,以及一贯的支持与鼓励。

Ingrid U. Scott, MD, MPH

Carl D. Regillo, MD

Gary C. Brown, MD

Harry W. Flynn Jr, MD

目　录

第 **1** 部分
解剖和生理

第1章
玻璃体、视网膜和脉络膜的解剖

Hermann D. Schubert, Marilyn C. Kincaid

1.1 引言

不言而喻,器官、结构或系统的解剖是各种病理过程的基础,特别是对于视网膜及其相连的玻璃体和脉络膜更是如此。对解剖结构的理解能够使临床医生更好地领会对其产生影响的疾病,也能够激发他们对研究这些疾病的兴趣。

1.2 玻璃体

玻璃体是一种透明的胶状体,占据眼球大部分空间,从晶状体背面向后延伸,直至附着于视网膜的内界膜(图 1.1)。玻璃体连接着晶状体与视网膜,约占眼球总体积的 80%,约为 4mL。正常的玻璃体能使可见光通过并到达视网膜,不会发生改变或散射。它还起到稳定器、压力调节器、震荡吸收器和新陈代谢池的作用来支撑视网膜。

在临床检查中,由胶原所组成的玻璃体不是均质的。中央是直径 1~2mm 的 Cloquet 管,从晶状体后一直向后延伸至视神经乳头。它是胚胎玻璃体血管系统的残留物。Cloquet 管从前向后呈 S 形走行,先下沉然后在视盘前上升。它向前扩大成 Berger 间隙并形成膝状窝的后表面。

紧邻晶状体悬韧带和晶状体后囊的是玻璃体的前皮质。在生物显微镜下,胶状体的界面和结构类似于膜组织,但在超微结构上,它由更密集的胶原纤维聚合物组成[1]。Wieger 韧带是透明的囊膜韧带,环状附着在睫状冠后悬韧带纤维和晶状体后囊之间,但它不是真正的韧带[1],并且随着年龄的增长附着

力减弱。在晶状体和膝状窝之间并以 Wieger 韧带为界的潜在腔隙叫 Berger 间隙。当 Wieger 韧带与晶状体分离,则代表出现了前玻璃体脱离。

Cloquet 管向后扩大覆盖 Martegiani 间隙,后者对应于视神经乳头的表面。玻璃体在该区域的边缘附着很牢固,但随着年龄的增长这种附着的牢固性会减弱。如果玻璃体完全脱离,可以看到部分或完全的视盘周围胶原附着环悬挂在眼睛中间部分,有时被称为 Weiss 环。

玻璃体约 99% 由水组成,其余为透明质酸和胶原,以及无机物盐和维生素 C。

大多数玻璃体胶原聚集在玻璃体腔周边并邻近晶状体、视网膜和视神经乳头。玻璃体在这些地方比较致密,称为玻璃体皮质。其余部分被称为玻璃体核,位于中央并且胶原蛋白较少。玻璃体的胶原与身体其他部位的胶原相似,虽然在化学结构上不同[2]。

玻璃体的主要胶原蛋白成分是 Ⅱ 型胶原,类似于软骨的 Ⅱ 型胶原蛋白,说明其具有支持功能;次要成分是 Ⅸ 型胶原蛋白,也类似于 Ⅸ 型软骨胶原蛋白。

与胶原蛋白不同,透明质酸及其他化合物的浓度在整个玻璃体中是恒定的。透明质酸通过在平行的胶原蛋白纤维间交联形成凝胶。在玻璃体内尤其是在皮质中,有椭圆形到纺锤形的细胞,称为透明细胞。这些细胞含有合成和运输的细胞器,特别是有丰富的高尔基体。透明质酸被认为是在透明细胞颗粒中合成并由这些细胞分泌[1]。

玻璃体基底部覆盖在睫状体平坦部后部,紧邻视网膜锯齿缘前部,是一个 4~6mm 宽的环形区。玻璃体胶原蛋白和其附着部在玻璃体基底部最密集。

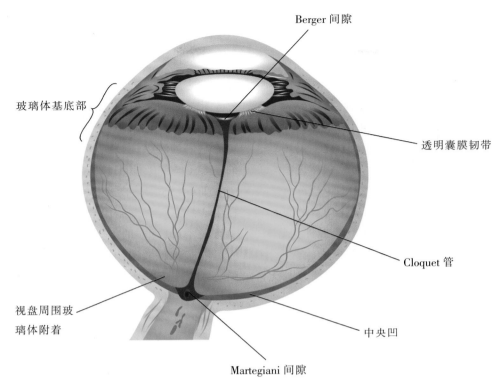

图 1.1　正常年轻人的玻璃体和相关结构。

在这个区域的牵拉可能撕裂周边视网膜和邻近睫状体平坦部上皮[3]。有些病例中，用检眼镜可见非压迫变白征或压迫变白征，是由胶原蛋白纤维的排列及插入引起。在老年人也可观察到玻璃体和视网膜在基底部后方粘连[3]。在超微结构上，胶原纤维插入晶状体无色素上皮的基底层和视网膜内界膜的局灶破裂处[4]。

玻璃体也附着在视网膜中央凹及较大的视网膜血管的内界膜上，但临床上这些附着在正常情况下是看不见的。玻璃体裂隙可见于视网膜血管前方，玻璃体袋也可见在视盘前面并与玻璃体黄斑前囊相连[5]。随着年龄的增长，玻璃体脱离并向前塌陷，由此在玻璃体基底部后方产生的牵拉力可能导致视网膜撕裂，有时当撕裂累及视网膜血管则会伴发玻璃体积血。

最近，经典的后部附着概念已经通过活体扫频OCT 和基于尸眼注射的证据进行了重新验证[6]。实验研究表明，至少在年轻人中玻璃体更加弥散地附着在后极部[7]。在一项对尸眼的研究中，玻璃体可被机械地从视网膜剥离。在老年人的眼，玻璃体可从视网膜上顺利分离并且保持内界膜完整。在超微结构上，其内界膜的玻璃体侧保持光滑。而 20 岁以下人群的眼，内界膜在后极部容易和玻璃体一起与下面的视网膜分离，说明玻璃体与内界膜的附着要强于其与视网膜的附着。

1.3　视网膜

视网膜是眼的神经上皮细胞，负责接收光并将其转换成由大脑皮层所分析的神经信号。它源于胚胎前脑，是中枢神经系统的一部分[8]。视网膜是一种分层且高度有序的结构。视网膜神经上皮是透明的，除了血管外，所呈现眼底的颜色来自视网膜色素上皮色素和脉络膜黑色素细胞的色素，以及脉络膜血管。

> **争论点**
>
> ● 检眼镜可见的在视网膜周边的非压迫变白和压迫变白现象，可能是由皮质玻璃体胶原蛋白纤维排列及其在玻璃体基底部插入视网膜引起。

术语"视网膜"和"神经视网膜"经常互换使用，但"视网膜"这一术语准确来说应包括视网膜色素上皮。神经视网膜和视网膜色素上皮均来源于视杯的双层结构[9]。Müller 胶质细胞和视网膜色素上皮细胞头对头排列，并附着在相反的基底部（内界膜和 Bruch 膜内面），反映了视泡囊的胚胎内陷。

外侧的神经外胚层即视网膜色素上皮，仍然是单层结构，它在视盘不连续并向前与睫状体色素上皮相连。

内侧的神经外胚层增生、增厚，分化为视网膜神经上皮层。除了神经节细胞其轴突形成视神经外，其余神经视网膜各层在视盘上是不连续的。

神经视网膜从视盘向前延伸至锯齿缘，并与无色素的睫状上皮相连。锯齿缘位于角膜缘后 6mm，大约在直肌附着点处，形成所谓的"Tillaux 螺旋"（眼外四条直肌附着点依内、下、外、上顺序形成一种特殊的螺旋结构，称为 Tillaux 螺旋——译者注）[10]。锯齿缘的特征会在后文更详细地讨论。

1.3.1 视网膜色素上皮

视网膜色素上皮是机体内最具生物活性的细胞之一。它的色素非常明显，到第 6 个怀孕周就完全色素化。此外，色素的程度与种族无关，与葡萄膜、皮肤和头发的色素不同[11]。色素上皮很大程度上决定着眼底的颜色，黄斑看起来更暗，部分原因是此处的色素上皮细胞更细长。

如在摊平时所见，视网膜色素上皮是由圆形核在中心的六角形细胞组成的单层细胞。有的细胞偶尔有两个核，这样的细胞数量会随年龄增长而增多。而且随着年龄的增长，年轻时呈现均一形态的视网膜色素上皮逐步被大小和形状上更为多变的细胞所取代[12]。

视网膜色素上皮细胞是有极性的，即每个细胞具有明显的基底部和顶部（图 1.2）。微绒毛从视网膜色素上皮的顶端伸出，包绕着感光细胞的外节。一些纤细如指状，而另一些则较为宽大，像碗一样包

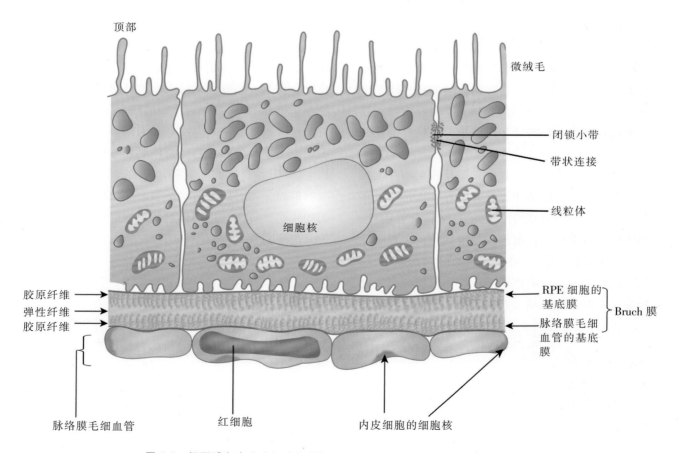

顶部

微绒毛

闭锁小带
带状连接

线粒体

细胞核

胶原纤维
弹性纤维
胶原纤维

RPE 细胞的基底膜
脉络膜毛细血管的基底膜

Bruch 膜

脉络膜毛细血管　　红细胞　　内皮细胞的细胞核

图 1.2　视网膜色素上皮细胞及其下面的 Bruch 膜。RPE，视网膜色素上皮。

绕着外节[1]。细胞核近似球形,位于细胞底部上方。基底部的单位膜非常复杂(unit membrane,单位膜,指在电子显微镜高倍放大后所见的"暗–明–暗"3 个条带样结构——译者注)。

很多情况下,如葡萄膜炎、外伤和视网膜脱离,均能刺激视网膜色素上皮增殖。然而增生的视网膜色素上皮仍保持着细胞极性,产生小管、腺泡和成排细胞,伴有基底膜形成[13]。在老年人,周边的视网膜色素上皮可以不同的方式增生[14]。

每个视网膜色素上皮细胞与相邻细胞通过紧密连接结构相连。在超微结构上,这些连接包括带状附着和相邻的闭锁小带连接,两者都靠近细胞的顶端并环绕着。带状附着是一种缝隙连接。两个相邻细胞的单位膜紧密地结合在一起,但每一个细胞都可以分别被识别。正如其名,闭锁小带没有细胞间隙。单位膜边缘出现融合,结果是小分子,如荧光素从脉络膜循环向内移动,只能到达色素上皮细胞的顶端。这道屏障被称为"血–视网膜外屏障"[15]。当这种连接被破坏时,来自脉络膜的渗漏会导致临床上明显的渗出性视网膜脱离[16]。

与视网膜色素上皮细胞复杂的基底单位膜结构相比,基底膜是平坦的,它是超微结构水平分 5 层的 Bruch 膜复合体的最内层部分(图 1.2)[17]。从视网膜色素上皮侧向外,还包括视网膜色素上皮基底膜、内侧厚的胶原层、弹力纤维层、外侧薄的胶原层及脉络膜毛细血管基底膜。Bruch 膜随着年龄的增长[18]而变厚,也会形成某种程度的紊乱,使各层变得难以辨别。

视网膜色素上皮是身体代谢最活跃的组织之一,从色素上皮细胞的超微结构上可看到众多参与合成和转运的细胞器,即可看出这一点。丰富的线粒体位于细胞核下方,靠近细胞下方的基底部。光面或粗面内质网、游离核糖体及高尔基体也很多见[1]。

色素上皮引人注目的是其黑色素,主要位于细胞顶端的细胞质中。视网膜色素上皮有两种类型的色素颗粒:黑色素和脂褐素。黑色素是一种从深褐色直至黑色的色素,对其化学结构方面知之甚少。酪氨酸是其前体,进行一系列酶和非酶的步骤进行氧化和聚合。黑色素小体是产生黑色素的地方,由膜包裹成圆形或椭圆形颗粒,形态上类似葡萄膜内的颗粒。此外,还有细长的柳叶状黑色素小体,这些颗粒存在于一些顶端微绒毛中,因此,它们非常靠近光感受器外节[19]。最近的证据表明,色素上皮细胞在出生后至少不会通过酪氨酸酶途径产生额外的色素,但它们在组织培养的情况下可产生活跃的摄取游离色素[20]。

视网膜色素上皮肥大通常是先天性的,可以是单个的,也可以是成簇的;后者有时被称为"熊掌征"(bear tracks)。额外的色素表现为大的圆形黑色素体[21,22]。

黑色素的浓度随部位和年龄而改变。实际上,黑色素的数量在赤道部比在黄斑处更多,在黄斑处由于堆积在更细长的细胞内而增加了光密度。随着年龄的增长,黑色素在周边视网膜色素上皮细胞中减少,而在后极部不同年龄组之间保持一致,结果整体上在中心具有更高的光密度[23]。

光感受器外节终身每天都在脱落并不断再生,其速度依赖于入射光线[24,25]。脱落的物质由视网膜色素上皮细胞吞噬和消化,但这些物质不能被完全消化[25]。脂褐素是一种不能完全消化的终末复合物,表现为在体内广泛分布的金黄色物质。尽管在同一组织内其成分也不相同,但主要由维生素 A 醛化产物组成。随着年龄的增长,脂褐素由于吞噬作用堆积在视网膜色素上皮的次级溶酶体内。黑色素小体移至顶端而脂褐素颗粒积聚在基底部。含有黑色素和脂褐素的复合颗粒称为"黑色素–脂褐素颗粒",这些颗粒在高龄人群可能比黑色素体更多。在周边视网膜,这种脂褐素的聚集和黑色素的丢失形成了年龄相关的色素类型。视网膜色素上皮的脂褐素在隐性 Stargardt 病和年龄相关性黄斑病变中也增多[24,26]。

视网膜色素上皮和光感受器之间没有连接结构，这与相对应的睫状体和虹膜在两种神经上皮层间有许多紧密粘连形成对比[1]。取而代之的是视网膜与色素上皮间隙含有糖胺多糖基质。另外，视网膜色素上皮不断将液体泵出这个间隙，从而形成一个负压以维持光感受器的黏附。这种主动转运占保持视网膜附着力量的 70%[13,24]。

此外，光感受器间有基质蛋白来保持细胞黏附，这些蛋白质在刚摘除的眼球中有惊人的黏附力，可能活体眼中也是如此。在实验研究中，将新鲜摘除人眼和猴眼的视网膜神经上皮从下面的色素上皮剥离，如果在摘除眼球 1 分钟内完成，则由光感受器间基质组成的锥体细胞鞘，可被拉伸至在色素上皮黏附破裂前正常长度的两倍大[27]。

1.3.2 神经视网膜

神经视网膜在光学显微镜和光学相干断层扫描可见高度有序的独特结构（图 1.3）。即使在低倍显微镜下，也很容易看到 3 个不同的细胞核条带被少量或没有细胞核的组织所分开。

感光细胞，包括视杆细胞和视锥细胞在内，都是独特的细长细胞，它们的核组成了视网膜的外核层。人类视网膜大约有 1.2 亿个视杆细胞和 600 万个视锥细胞[28]。视杆细胞和视锥细胞都有专门收集光的末端即外节，代表特殊感觉的纤毛。

视杆细胞的命名是因为其外节是圆柱形的，杆体中堆积的膜盘中含有视紫红质，是一种用于暗视的视觉色素，膜盘被其周围细胞膜所分隔。外节末梢不断脱落，被视网膜色素上皮吞噬，并由近端再生[29]。

视锥细胞的外节比视杆细胞的短，因此，它们不能伸展到非常靠近色素上皮层。其因外节呈锥形而得名。然而，在黄斑中央凹处，锥体不是锥形的，而是细长或圆柱形的，这有利于紧密排列。视锥细胞

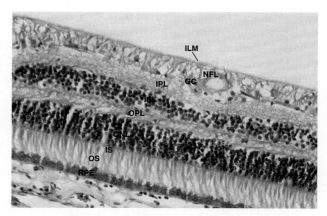

图 1.3 神经视网膜和视网膜色素上皮（RPE）。光感受器外节（OS）和内节（IS）以及它们的核组成的外核层（ONL）。与其突触相连的是神经元的外丛状层（OPL）和内核层（INL）。然后这些神经元与神经节细胞（GC）的内丛状层（IPL）突触相连。神经节细胞的轴突形成神经纤维层（NFL）。内界膜（ILM）是神经视网膜的内界。苏木精-伊红染色（HE 染色），×156。

中折叠的膜盘与细胞膜保持连续。视锥细胞膜盘也会不断脱落和再生。

视锥细胞有三种类型，每种都有自己特定敏感的光谱范围；这些光感受蛋白同样存在于外节折叠的膜盘中。这些蛋白质在化学上与视杆细胞的视蛋白（即视紫红质）相似。

将每个内外节相连的是不活动纤毛。内节连接着包括膜盘的外节和细胞体，含有大量线粒体和其他具有合成或转运作用的细胞器[29]。内节的外侧包含线粒体的部分称为椭圆体，内侧称为肌样体，含有光面和粗面内质网及许多微管。视锥细胞的内节与视杆细胞的相似，但椭圆体大得多，并且线粒体含量多出数倍。这些细胞器的存在表明这些细胞中代谢活性高和氧需求量大[1]。

光感受器细胞和邻近的 Müller 胶质细胞互相紧密连接，由于视网膜有序的细胞排列，它们连接成线状，形成低倍镜下或在 OCT 检查时发现的线性膜，即外界膜。但它不是真正的膜，超微结构上显示它是一系列线性排列的带状粘连。光感受器与 Müller 胶质细胞之间的密切联系可能对内节的代谢很重要[1]。

光感受器细胞与内核层细胞之间的突触出现在外丛状层。视杆细胞的突触末端称为小球，而视锥细胞末端更宽大的称为突触小体。此外，视锥细胞和视杆细胞在它们的突触末端向附近横向延伸，这

精粹

● 在周边视网膜的色素上皮中的脂褐素的聚集和黑色素的丢失，形成了一定的年龄相关的色素类型。

特别关注

● 视网膜的外界膜不是真正的膜，它是位于光感受器细胞和相邻的 Müller 胶质细胞线状排列的紧密连接(粘连小带)。

争论点

● 单侧枕叶皮质梗死出现的"黄斑回避"至少可在某种程度上解释，并非所有来自颞侧视网膜神经节细胞轴突不交叉，也并非来自鼻侧视网膜的神经节细胞轴突全部交叉。

些延伸部分与相邻的视杆细胞和视锥细胞连接,但明显没有突触小泡。

内核层由水平细胞、双极细胞、丛状层间细胞和无长突细胞的细胞体组成。水平细胞往往位于内核层的外缘,双极细胞在整个内核层伸展并与光感细胞和神经节细胞形成突触,无长突细胞和丛状层间细胞沿着内核层的内缘排列,丛状层间细胞在内外丛状层中都有分布[8]。

神经节细胞作为下一级神经元,其突触出现在内丛状层中。然而,除了三级突触——从感光细胞到枕皮质以外,同样明显的是神经节细胞与内核层不同的细胞之间突触连接[8]。

神经节细胞层是视网膜最内层的细胞核。这些细胞一般比较大并富含细胞质。在视网膜周边,这一层由单层细胞组成。解剖上黄斑被定义为由两层以上神经节细胞组成的环形区域,在中央凹边缘它变厚为可达七八层的细胞。神经节细胞有一个到几个树突,并分成几种不同的功能类型[1]。

每个神经节细胞通过神经纤维向视神经发出一个单一的轴突,因此,这是唯一在视神经头上连续的细胞层。可以预料的是,神经纤维层在视盘附近最厚而在锯齿缘最薄。靠近视盘处按象限测量,神经纤维层在上方最厚,颞侧在视盘黄斑束最薄[30]。

神经节细胞的轴突在外侧膝体形成突触。那些来自视网膜颞侧一半的神经纤维仍保持在视交叉同侧,而来自鼻侧一半神经纤维则在视交叉处交叉到对侧。然而垂直分界线处出现一些交错,分界线

处一些颞侧纤维交叉,而一些鼻侧纤维不交叉,这可以解释为什么单侧枕皮质疾病中会出现黄斑区疏通[31]。

Müller 胶质细胞实际上垂直延伸了视网膜全层,它的最外侧顶端通过粘连小带黏附在光感受器上,细胞有许多微小的凸起即纤维篮(fiberbaskets),它们甚至进一步向外延伸到光感受器间的基质。Müller 胶质细胞向内伸展到内界膜。它们有横向的凸起,包绕相邻细胞核和纵向纤维,起着支撑作用。它们的核位于内核层,凸起以双极排列方式包绕着营养神经元的视网膜毛细血管。Müller 胶质细胞向侧方扩展,帮助形成内界膜,它是真正的基底膜。在大血管替代神经纤维的地方内界膜变得薄弱。在视网膜中也存在其他类型的胶质细胞,包括小胶质细胞和星形胶质细胞[8]。

1.3.3 视网膜循环

视网膜接受双重血循环供应。神经视网膜的内半部分一直到内核层的内 1/3 都是由视网膜血管供应,而外半部分通过脉络膜循环的扩散提供营养。

视网膜血管和大脑血管一样,都是终末血管,除非在病理情况下,否则没有血管吻合。视网膜毛细血管像脑血管一样,不同于身体其他地方的血管,对于相对较小的分子(如荧光素)都不能透过。

妊娠第 16 周时,视网膜血管出现于视神经乳头[32],正常情况下出生时达到鼻侧锯齿状缘,由于颞侧锯齿缘距离视盘较远,出生时不一定能完全到达此处。

视网膜循环的血管出现在视盘上以后,迅速分成四个分支。颞侧两支血管呈弓形沿黄斑上下走行,而鼻上和鼻下血管直接向周边走行。向周边走行时,它们进一步分支和变细。每个人所具有的视网膜血管形态都是独一无二的。

大的小动脉和小静脉在神经纤维和神经节细胞

精粹

● 在诸如代谢障碍和视网膜中央动脉阻塞导致神经节细胞水肿和不透明的情况下,视网膜在黄斑区混浊最为明显,这是由于在黄斑区神经节细胞层最厚。而在黄斑的中心部位中央凹处,由于此处无神经节细胞层反而表现为樱桃红。

层中走行（视网膜中央血管仅在视盘短距离内在组织学上保持着动脉和静脉的特征，再向周边就变成小动脉与小静脉。"动脉"和"静脉"，临床和组织学上用于表示各自的血管及其疾病）。静脉伴随动脉，在它们向周边走行过程中可能会相互交叉多次。在交叉的地方，它们共用着外鞘膜。随着年龄的增长和动脉硬化的发生，交叉处变得更加突出并压迫着弹性较差的静脉。视网膜分支静脉阻塞通常发生于动脉跨过静脉的交叉处[33]。

较小的血管，包括毛细血管，在神经纤维层和内核层内侧水平向外伸展。靠近中央凹无血管区，毛细血管形成一个单一层，但在其他地方，毛细血管明显地分为两层或多层[34]。神经网膜在最周边的几毫米是无血管的。

来自脉络膜的动脉经常在视盘边缘和Bruch膜边缘走行，这也为视网膜提供了一部分血供（图1.4）。在一项临床研究中，约一半的患者在一只眼至少有一条睫状视网膜动脉，约1/3患者双侧有睫状视网膜动脉[35]。大多数出现在视盘的颞侧缘，这些血管至少供应部分的黄斑循环。此类血管和脉络膜同样来自睫状后短动脉。因此，在荧光素血管造影检查时，睫状视网膜动脉可通过视网膜中央动脉提前充盈而被确认[35]。

如前所述，视网膜毛细血管包括睫状视网膜血管，对较小的分子也不能透过。这里所说的视网膜内屏障是指血管内皮，屏障部位是内皮细胞之间的

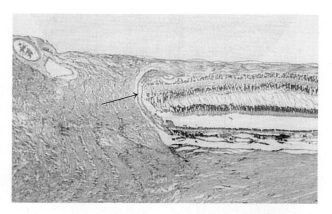

图1.4　一条睫状视网膜动脉（箭头所示）起源于脉络膜向内穿过Bruch膜和视网膜色素上皮及外层视网膜进入神经纤维层。苏木精和伊红染色（HE染色），×62。

特殊的紧密连接（闭锁小带）。另外，与脉络膜毛细血管相比，视网膜的毛细血管内皮没有窗孔[15]。

交感神经系统在机体大多数地方负责调节血管张力，但视网膜血管是一个例外，它由血管内皮分泌的许多血管活性物质来调节[36]。

1.3.4 黄斑

黄斑（即中心部位）是视网膜的一个特殊区域[37]。解剖学家和临床医生所使用的黄斑和中央凹的含义并不相同，原因是临床标志没有解剖学上精确的对应，反之亦然。解剖学上，黄斑包括所有由多层细胞组成神经节细胞层全部视网膜的区域（图1.5）。它对应于临床医生所说的后极部，直径约5.5mm，大概以颞上和颞下血管弓为界（图1.6）。供应神经纤维层的表层毛细血管呈放射状走行，称为视盘周围放射状毛细血管网[38]。它们不会向邻近周边或中央凹延伸，并且阻塞时会产生棉绒斑。这些放射状毛细血管在血管造影上有别于深部的两个血管丛，即内核层内侧的浅层毛细血管层和外侧的深层毛细血管丛。放射状走行的血管呈直角-向下深入视网膜供应这些血管丛[39]。视网膜内局灶性小动脉周围渗出或旁中心急性黄斑中层视网膜病变（PAMM）可能是由于更深层视网膜内（前）毛细血管渗漏或闭塞所致[40,41]。

临床上所指的中央凹[42]是一个直径约1.5mm黄斑中央凹陷的区域，和视盘大小相当。在年轻人，这个中央凹陷边缘往往产生水平方向的呈轻度椭圆形的光反射。随着年龄的增长，这种光反射变暗。从

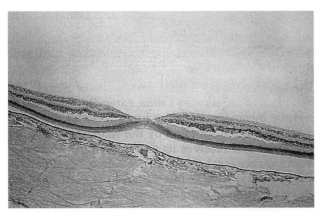

图 1.5　黄斑的低倍数放大图。即使在此放大倍数下,神经节细胞层仍然清晰可见,神经视网膜脱离是人为造成的。苏木精-伊红染色,×16。

这个边界往更中心的地方是毛细血管网边界,或称中央凹无血管区,直径 500~600μm(0.5~0.6mm)。中央小凹直径 350μm(0.35mm),是解剖上中央凹的底部。在这个小凹的中心有时可以看到细小明亮的反光点,特别是在年轻人。这是一个由在这个区域视网膜形态所形成的虚拟图像。中央小凹和中央凹的斜坡起到一个微小的抛物镜作用,来反射入射光。

中央小凹由特殊的视锥细胞组成,完全没有视杆细胞[1]。视锥细胞在形态上细长,呈棒状,以便更紧密地排列,特别是在中央 200μm 的区域。小凹的底部由视锥细胞和 Müller 胶质细胞突起组成,神经

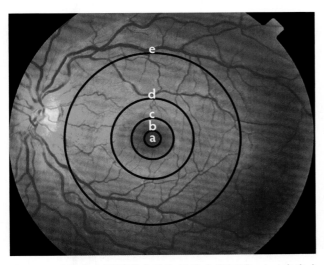

图 1.6　后极中心区域的名称和对应大概区域。(a)中央小凹:直径 0.35mm;(b)中央凹:直径 1.5mm;(c)近中央凹:0.5mm 环形区;(d)旁中央凹:直径 1.5mm 环形区。因此中央区域的直径为 5.5mm:1.5+2×0.5+2×1.5=5.5mm。

视网膜其余各层只出现在其周边(图 1.7)。为了与下一级的神经元建立突触,小凹视锥细胞的向内走行的纤维必须斜向走行,形成 Henle 纤维层。液体更容易收集在小凹的外丛状层,因为此处斜行光感受器纤维比其周围垂直走行的纤维更容易如此。

黄斑因呈黄色而得名。这种色素在白光下看不太清楚,但在无赤光或蓝光照相中比较明显。这种色素存在于视网膜全层,特别是在两个丛状层中[43]。其最高浓度在中央凹,理论上起到光学滤过的作用。这种色素在常规组织固定时会被溶解,但在新鲜冰冻切片或特殊方法固定时可以分析其位置。在化学成分上,它是一种名为叶黄素的类胡萝卜素[44]。

1.3.5　周边视网膜

在解剖学上,周边视网膜包括除解剖上所指的黄斑以外的所有视网膜,或者换一种说法,是指视网膜中具有单层神经节细胞的部分。锯齿缘是神经视网膜和无色素的睫状体上皮相连的地方(图 1.8)。顾名思义,锯齿缘形态似锯齿。在鼻上方的锯齿最明显,有很深的凹槽及很凸的齿(图 1.9)[45]。在其他地方,齿和凹槽不是很明显。

赤道前的视网膜具有特殊的解剖结构和变异。子午线褶皱在周边视网膜呈线性隆起,看起来像是帐篷状的峭线,褶皱沿子午线排列。它们可以出现在锯齿缘的齿或凹槽到锯齿缘后 6mm 内的任何地方,约 4/5 出现在齿部。如果褶皱出现在齿突中并直线向前与睫状突相连,这种结构被称为子午线复合体(图 1.10)。在一项大型的尸检研究中,子午线褶

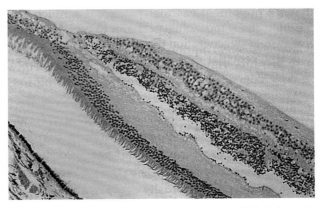

图 1.7　中等放大倍数的黄斑图像,显示右上方的中央凹,由视锥细胞组成,邻近处各核层厚度大概相等。外丛状层和内核层之间的裂隙是人为造成的。苏木素-伊红染色,×62。

皱和复合体以相同的频率出现在生命的各个时期中，因此它们是一种先天性的而不是退化性的病变。不同种族的发生率是相同的，但在男性更常见[45]。

锯齿缘珍珠是位于视网膜锯齿或其后的一种小的、球形的反光体，见于老年人眼。因其乳白色外观而得名，有时是棕色或黑色的。它们可以是多个，沿锯齿部形成一直线延伸。锯齿缘珍珠形成于视网膜色素上皮下，可能是一种玻璃膜疣。它们也可以到达视网膜表面，甚至到达其上的玻璃体内[46]。

锯齿缘的凹槽可向后延伸且非常深。通常情况下，这样的凹槽以两个异常大的齿（即巨齿）为界。如果凹槽被两个融合的相邻的齿所包绕，可称为闭合的齿槽（图1.11）。这个包绕区在临床和组织学上表现为一个平坦部的"岛"，其前后都有视网膜组织。这些表现与年龄无关，似乎是先天性变异[45]。

随着年龄的增长，囊样变性出现在锯齿缘，尤其是在颞侧。典型的周边囊样变性累及外丛状层，形成含有酸性黏多糖的间隙。临床上，囊样变性表现为视网膜周边粗大的颗粒状改变，向前延伸到锯齿缘，在后方与正常外观的周边视网膜有着明显的边界。典型的周边囊样变性几乎在20岁以上所有人

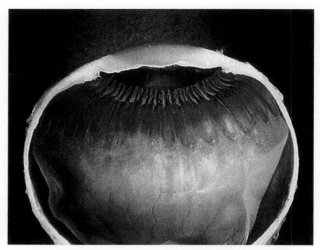

图1.9   锯齿缘的齿和凹槽在眼球的鼻侧容易见到。

的双眼中均可见。相反，网状变性表现为细小的颗粒状，呈明显的血管形态。网状变性很少见，多位于典型周边囊样变性的后面。组织学上网状变性位于神经纤维层。

两种类型的视网膜周边囊样变性都可能进展为退行性劈裂，大小可人为定义为纵向长度为1.5mm或以上。典型退行性视网膜劈裂通常是扁平的且不进展，而网状退行性视网膜劈裂的内面呈大疱性隆起，并且有向后极部进展的趋势[47]。

还可以看到几种视网膜组织的局部隆起，称为视网膜束。非囊性视网膜束位于玻璃体基底部，由于其位置不会引起视网膜脱离。囊性视网膜束位置更靠后，并且表现为0.1~1.0mm的白色隆起，可出现在各个年龄段和视网膜的各个象限，其底部可能有色素改变，以及小圆孔或牵拉性裂孔。组织学上，在囊性视网膜束内部及其周围有微囊改变，其表面经常出现玻璃体凝聚[48]。

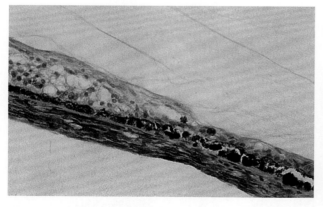

图1.8   在左侧，锯齿缘处可见神经视网膜相对杂乱的层次；在右侧，可见向无色素上皮的突然过渡。在整个区域的上方，可见有玻璃体覆盖，此为玻璃体基底部。苏木精-伊红染色，×156。

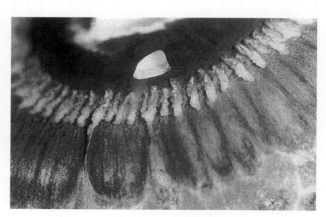

图1.10   两个子午线复合体。

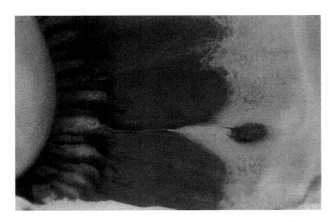

图 1.11　闭合的齿槽。两个视网膜锯齿包绕着一个睫状体上皮的"岛"。

带状牵引束也可导致视网膜脱离。这些是先天性改变，从周边视网膜开始延伸并超过平坦部变成小带纤维。带状牵引束底部的视网膜呈帐篷样隆起并有囊样变性倾向。带状牵引束由一条条薄的胶质细胞链组成，极少有胚胎上皮。由于尚不可知的原因，约 80% 发生在鼻侧，且 3/4 是男性[49]。

因为无色素睫状上皮通过细胞间的紧密连接附着在色素睫状上皮上，神经上皮脱离通常不会超过锯齿缘。然而，裂孔可能会出现在前部玻璃体基底部，可能由于平坦部医源性损伤所致。

1.4 脉络膜

脉络膜是葡萄膜的后部，葡萄膜还包括睫状体和虹膜。脉络膜向前与睫状体相连，向后终止在视神经周围的 Jacoby 神经胶质组织边缘。它是由葡萄膜黑素细胞、纤维细胞和丰富的吻合血管组成。这些血管是脉络膜最明显的特征（图 1.12）。当充血时，脉络膜基质如海绵一样变厚。

葡萄膜的血液供应有多个来源，但都来自眼动脉。15~20 根睫状后短动脉垂直通过视盘周围巩膜，供应筛板前视神经和脉络膜。血管穿过脉络膜上腔

后，在脉络膜分支并向前越过赤道部。

两条睫状后长动脉位于中央凹后水平子午线斜穿进入巩膜，在脉络膜上腔向前进入睫状体上腔（图 1.13）。它们的分支大约在锯齿缘水平进入虹膜大环，供应大部分的前部葡萄膜，但有些分支也会折返进入前部脉络膜。此外，总共有 7 条睫状前动脉在 4 条直肌内走行，在肌肉的赤道前附着处作为主要分支进入巩膜。除了外直肌只有一条来自泪腺的动脉外，每条直肌都有两条睫状前动脉。除了通过与虹膜大环吻合供应虹膜与睫状体外，这些血管还供应角膜缘及 Vogt 条纹。巩膜表面分支形成浅表的边缘血管丛和角膜周围的血管弓，两者在虹膜炎时因充血而清晰可见。

脉络膜由涡静脉引流。这些血管在临床上可见，尤其是在金色眼底，表现为不规则、星形、有时突出的结构（图 1.13）。小静脉聚集在一起，形成一个膨胀的结构即漩涡壶腹（vortexampulla），然后涡静脉穿过巩膜离开眼球。尽管图 1.13 显示 4 个涡静脉壶腹位于在鼻上、颞上、颞下和鼻下，具体数量在不同人的眼中是有差异的，平均每眼 7 个漩涡壶腹，鼻侧

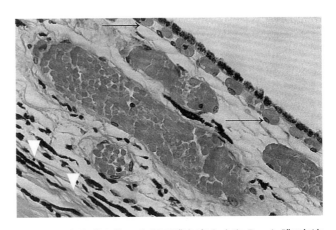

图 1.12　脉络膜血管。在视网膜色素上皮和 Bruch 膜（在该幼儿眼不明显）下是脉络膜毛细血管（箭头所示）。色素在棕黑层（lamina fusca）增加（三角箭头所示）并在此处连接巩膜。HE 染色，×125。

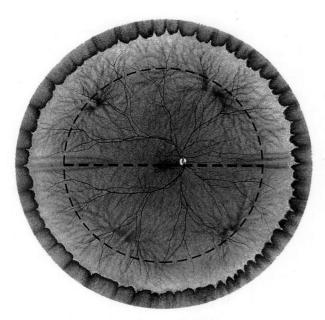

图 1.13 周边视网膜的标志。涡静脉壶腹正好位于赤道后（虚线环）。睫状后长动脉和神经标记在中央凹水平子午线上（虚线）。

往往较多[1]。在脉络膜内，最大的血管距离巩膜最近，而脉络膜毛细血管是最内层。最外层被称为 Haller 大血管层，而中间层由中等大小的毛细血管前血管和毛细血管后血管组成，称为 Sattler 中血管层。脉络膜毛细血管是单层相互交织的毛细血管网，其独特之处由体内最大的毛细血管组成，黄斑处直径可达 20μm，向周边可增大至 50μm[1]。脉络膜毛细血管密度随年龄增长而降低[18]。

尽管从解剖学上看，脉络膜毛细血管在整个脉络膜形成一个分散的网络，尸检研究和荧光素血管造影的证据表明在后极毛细血管呈小叶状排列，每个小叶中心有一条毛细血管向前滋养小动脉。几条毛细血管后小静脉把小叶向周边引流[50]。小动脉迅速变细形成多条毛细血管，这解释了毛细血管床的高血流量。这种高血流量至少可以起到部分的散热作用[51]。也有一些小动脉吻合，尤其是在后极部[52]。

精粹

● 涡静脉壶腹和睫状后长动脉-神经复合体是很好的眼底临床标志。每个象限靠赤道都有一个或多个涡静脉壶腹。两个睫状后长动脉-神经复合体始终位于中央凹水平子午线。

在较远的周边，脉络膜血管多呈经线样排列，因此动脉和静脉更平行，并呈梯形方式与毛细血管连接。在赤道部存在两种纺锤形的过渡形式[53]。在该区域，小静脉往往更趋向位于小叶的中央，而小动脉则更趋向位于小叶周边[54]。

脉络膜毛细血管有窗孔，它们多数朝向视网膜色素上皮内侧。这使得代谢产物能进出于色素上皮和神经视网膜的外侧面。在超微结构上，这些窗孔由小的圆形区域组成，直径 60nm，位于毛细血管内皮的细胞膜上。像其他地方的毛细血管一样，内皮细胞间由闭锁小带连接[55]。

视网膜色素上皮和神经视网膜外侧一半由脉络膜循环通过弥散来提供营养。脉络膜循环阻塞常见于很周边的部分，导致色素上皮和视网膜外层的局部丧失，临床上称为鹅卵石样变性。

脉络膜由睫状后短神经支配，其与睫状后短动脉一起进入和走行。睫状后短神经在眼内很短距离有髓鞘，然后就变成无髓鞘，并提供交感神经来支配血管[1]。

睫状后长神经伴随睫状后长血管在视盘旁两侧中央凹水平斜行两侧进入巩膜。神经在脉络膜和巩膜之间的脉络膜上腔走行，一直到睫状体都保持着有髓神经纤维[1]。

脉络膜黑素细胞像葡萄膜、皮肤和头发其他色素细胞一样来自神经嵴，呈星形并有许多长而纤细的突起。脉络膜黑素细胞包含许多小圆形或椭圆形黑素体[1]，并保留着终身合成黑色素的能力。据推测，脉络膜和视网膜色素上皮中黑色素的主要作用是吸收过多的光线[20]。其他出现在脉络膜的细胞还包括散在的纤维细胞。

脉络膜通过长而相互连接胶原纤维（又称为棕黑层）黏附在巩膜上。脉络膜上腔有黑素细胞和神经丛。脉络膜和巩膜之间的附着物在后部基本上是垂直的，以保持脉络膜相对紧密黏附，但往前附着物则变得倾斜，使得脉络膜上腔积液容易聚集在前部。

1.5 致谢

Janet Sparrow 博士为"视网膜色素上皮"小节提供了素材和建议。

精粹

● 脉络膜上腔液体容易聚集在前部，这可由脉络膜与巩膜胶原纤维的连接方式来解释；后部垂直连接更牢固，前部斜行连接更薄弱。

参考文献

[1] Hogan MJ, Alvarado JA, Weddell JE. Histology of the Human Eye. Philadelphia, PA: WB Saunders; 1971

[2] Fine BS, Tousimis AJ. The structure of the vitreous body and the suspensory ligaments of the lens. Arch Ophthalmol. 1961; 65:95–110

[3] Hogan MJ. The vitreous, its structure, and relation to the ciliary body and retina. Proctor award lecture. Invest Ophthalmol. 1963; 2:418–445

[4] Foos RY. Anatomic and pathologic aspects of the vitreous body. Trans Am Acad Ophthalmol Otolaryngol. 1973; 77(2):OP171–OP183

[5] Worst JGF, Los LI. Cisternal Anatomy of the Vitreous. Amsterdam: Kugler; 1995

[6] Schaal KB, Pang CE, Pozzoni MC, Engelbert M. The premacular bursa's shape revealed in vivo by swept-source optical coherence tomography. Ophthalmology. 2014; 121(5):1020–1028

[7] Sebag J. Age-related differences in the human vitreoretinal interface. Arch Ophthalmol. 1991; 109(7):966–971

[8] Dowling JE. The Retina: An Approachable Part of the Brain. Cambridge, MA: Belknap Press of Harvard University Press; 1987

[9] Sadler TW. Langman's Medical Embryology. 12th ed. Philadelphia, PA: Lippincott Williams & Wilkins; 2012

[10] White MH, Lambert HM, Kincaid MC, Dieckert JP, Lowd DK. The ora serrata and the spiral of Tillaux. Anatomic relationship and clinical correlation. Ophthalmology. 1989; 96(4):508–511

[11] Weiter JJ, Delori FC, Wing GL, Fitch KA. Retinal pigment epithelial lipofuscin and melanin and choroidal melanin in human eyes. Invest Ophthalmol Vis Sci. 1986; 27(2):145–152

[12] Friedman E, Ts'o MOM. The retinal pigment epithelium. II. Histologic changes associated with age. Arch Ophthalmol. 1968; 79(3):315–320

[13] Duvall J. Structure, function, and pathologic responses of pigment epithelium: a review. Semin Ophthalmol. 1987; 2:130–140

[14] Bastek JV, Siegel EB, Straatsma BR, Foos RY. Chorioretinal juncture. Pigmentary patterns of the peripheral fundus. Ophthalmology. 1982; 89(12):1455–1463

[15] Cunha-Vaz J. The blood-ocular barriers. Surv Ophthalmol. 1979; 23(5):279–296

[16] Eagle RC, Jr. Mechanisms of maculopathy. Ophthalmology. 1984; 91(6):613–625

[17] Nakaizumi Y. The ultrastructure of Bruch's membrane. I. Human, monkey, rabbit, guinea pig, and rat eyes. Arch Ophthalmol. 1964; 72:380–387

[18] Ramrattan RS, van der Schaft TL, Mooy CM, de Bruijn WC, Mulder PG, de Jong PT. Morphometric analysis of Bruch's membrane, the choriocapillaris, and the choroid in aging. Invest Ophthalmol Vis Sci. 1994; 35(6):2857–2864

[19] Feeney-Burns L. The pigments of the retinal pigment epithelium. Curr Top Eye Res. 1980; 2:119–178

[20] Smith-Thomas L, Richardson P, Thody AJ, et al. Human ocular melanocytes and retinal pigment epithelial cells differ in their melanogenic properties in vivo and in vitro. Curr Eye Res. 1996; 15(11):1079–1091

[21] Champion R, Daicker BC. Congenital hypertrophy of the pigment epithelium: light microscopic and ultrastructural findings in young children. Retina. 1989; 9(1):44–48

[22] Regillo CD, Eagle RC, Jr, Shields JA, Shields CL, Arbizo VV. Histopathologic findings in congenital grouped pigmentation of the retina. Ophthalmology. 1993; 100(3):400–405

[23] Schmidt SY, Peisch RD. Melanin concentration in normal human retinal pigment epithelium. Regional variation and age-related reduction. Invest Ophthalmol Vis Sci. 1986; 27(7):1063–1067

[24] Sparrow JR, Hicks D, Hamel CP. The retinal pigment epithelium in health and disease. Curr Mol Med. 2010; 10(9):802–823

[25] Sparrow JR, Gregory-Roberts E, Yamamoto K, et al. The bisretinoids of retinal pigment epithelium. Prog Retin Eye Res. 2012; 31(2):121–135

[26] Young RW. Pathophysiology of age-related macular degeneration. Surv Ophthalmol. 1987; 31(5):291–306

[27] Hageman GS, Marmor MF, Yao XY, Johnson LV. The interphotoreceptor matrix mediates primate retinal adhesion. Arch Ophthalmol. 1995; 113(5):655–660

[28] Pycock CJ. Retinal neurotransmission. Surv Ophthalmol. 1985; 29(5):355–365

[29] Bok D. Retinal photoreceptor-pigment epithelium interactions. Friedenwald lecture. Invest Ophthalmol Vis Sci. 1985; 26(12):1659–1694

[30] Varma R, Skaf M, Barron E. Retinal nerve fiber layer thickness in normal human eyes. Ophthalmology. 1996; 103(12):2114–2119

[31] Bunt AH, Minckler DS. Foveal sparing. New anatomical evidence for bilateral representation of the central retina. Arch Ophthalmol. 1977; 95(8):1445–1447

[32] Garner A. Retinal angiogenesis: mechanism in health and disease. Semin Ophthalmol. 1987; 2:71–80

[33] Weinberg D, Dodwell DG, Fern SA. Anatomy of arteriovenous crossings in branch retinal vein occlusion. Am J Ophthalmol. 1990; 109(3):298–302

[34] Iwasaki M, Inomata H. Relation between superficial capillaries and foveal structures in the human retina. Invest Ophthalmol Vis Sci. 1986; 27 (12):1698–1705

[35] Justice J, Jr, Lehmann RP. Cilioretinal arteries. A study based on review of stereo fundus photographs and fluorescein angiographic findings. Arch Ophthalmol. 1976; 94(8):1355–1358

[36] Brown SM, Jampol LM. New concepts of regulation of retinal vessel tone. Arch Ophthalmol. 1996; 114(2):199–204

[37] Polyak SL. The Retina. Chicago, IL: University of Chicago Press; 1941

[38] Michaelson IC. Retinal Circulation in Man and Animals. Springfield, IL: Charles C Thomas; 1954

[39] His W. Abbildungen über das Gefäßsystem der menschlichen Netzhaut und derjenigen des Kaninchens. Arch f Anat u Entwicklungsg. 1880:224

[40] Hayreh SS, Servais GE, Virdi PS. Fundus lesions in malignant hypertension. IV. Focal intraretinal periarteriolar transudates. Ophthalmology. 1986; 93(1):60–73

[41] Rahimy E, Sarraf D, Dollin ML, Pitcher JD, Ho AC. Paracentral acute middle maculopathy in nonischemic central retinal vein occlusion. Am J Ophthalmol. 2014; 158(2):372–380.e1

[42] Orth DH, Fine BS, Fagman W, Quirk TC. Clarification of foveomacular nomenclature and grid for quantitation of macular disorders. Trans Sect Ophthalmol Am Acad Ophthalmol Otolaryngol. 1977; 83(3, Pt 1):OP506–OP514

[43] Nussbaum JJ, Pruett RC, Delori FC. Historic perspectives. Macular yellow pigment. The first 200 years. Retina. 1981; 1(4):296–310

[44] Snodderly DM, Brown PK, Delori FC, Auran JD. The macular pigment. I. Absorbance spectra, localization, and discrimination from other yellow pigments in primate retinas. Invest Ophthalmol Vis Sci. 1984; 25(6):660–673

[45] Spencer LM, Foos RY, Straatsma BR. Meridional folds and meridional complexes of the peripheral retina. Trans Am Acad Ophthalmol Otolaryngol. 1969; 73(2):204–221

[46] Lonn LI, Smith TR. Ora serrata pearls. Clinical and histological correlation. Arch Ophthalmol. 1967; 77(6):809–813

[47] Foos RY. Senile retinoschisis. Relationship to cystoid degeneration. Trans Am Acad Ophthalmol Otolaryngol. 1970; 74(1):33–51

[48] Byer NE. Cystic retinal tufts and their relationship to retinal detachment. Arch Ophthalmol. 1981; 99(10):1788–1790

[49] Foos R. Zonular traction tufts o the peripheral retina in cadaver eyes. Arch Ophthalmol. 1969; 82(5):620–632

[50] Ernest JT. Choroidal circulation. In: Ryan SJ, ed. Retina. 2nd ed. St Louis, MO: CV Mosby; 1994:76–80

[51] Parver LM, Auker C, Carpenter DO. Choroidal blood flow as a heat dissipating mechanism in the macula. Am J Ophthalmol. 1980; 89(5):641–646

[52] Woodlief NF, Eifrig DE. Initial observations on the ocular microcirculation in man: the choriocapillaris. Ann Ophthalmol. 1982; 14(2):176–180

[53] Yoneya S, Tso MOM. Angioarchitecture of the human choroid. Arch Ophthalmol. 1987; 105(5):681–687

[54] McLeod DS, Lutty GA. High-resolution histologic analysis of the human choroidal vasculature. Invest Ophthalmol Vis Sci. 1994; 35(11):3799–3811

[55] Spitznas M, Reale E. Fracture faces of fenestrations and junctions of endothelial cells in human choroidal vessels. Invest Ophthalmol. 1975; 14(2):98–107

第 2 章
视网膜和视网膜色素上皮生理
Michael F.Marmor，Loh-Shan B.Leung

2.1 引言

许多视网膜疾病对视网膜和视网膜色素上皮（RPE）内的特定细胞或代谢系统具有选择性影响。想要有效地治疗这些疾病，如视网膜色素变性（RP）、中心性浆液性脉络膜视网膜病变(CSC)和先天性色盲，就需要了解视网膜生理，以及视网膜和视网膜色素上皮之间的相互作用。特别是在临床上，视网膜生理不能与视网膜色素上皮生理紧密相关，因为 RPE 不仅能够支持和促进视网膜功能，也是眼底疾病中常见的损伤部位[1]。

2.2 视网膜色素上皮

从胚胎角度来看，RPE 和神经上皮起源于相同的神经管组织，但 RPE 细胞分化形成单层上皮，其功能表现为更像胆囊的内壁，而不是中央神经系统组织。这些细胞通过紧密连接相连，并在顶部和底部显示出细胞膜的解剖和生理方面的特殊性（图2.1）。这使得 RPE 能够控制视网膜下间隙水和营养物质进入，对光感受器的活性至关重要。RPE 的主要功能概述如下。

视网膜色素上皮的选择功能

- 色素功能
  - 光适应和筛选
  - 解毒和结合
  - 脂褐素聚集
  - 抗原特性
- 环境和代谢控制
  - 血-视网膜屏障
  - 营养物质和离子的运输
  - 视网膜下空间脱水
  - 酶、生长因子和色素的合成
  - 与内分泌、血管和增生因子的相互作用
- 视色素循环
  - 维生素 A 的捕获和储存
  - 全反式到 11 顺式维生素 A 的异构化
- 视网膜黏附和光感受器间基质(IPM)
  - 杆体和锥体周围基质控制
  - 黏附的代谢控制
- 光感受器的吞噬和老化
  - 外节顶端吞噬
  - 膜物质的消化和回收
  - 老化效应：脂褐素、玻璃膜疣
  - Bruch 膜的沉积和改变
- 电活动
  - 对光诱导离子的反应：C 波，快速振荡
  - 光诱导化学信号响应：眼电图(EOG)
  - 对化学试剂的非光学反应
- 修复和反应性
  - 修复和再生
  - 免疫相互作用
  - 瘢痕化和色素迁移
  - 调节纤维血管增殖的作用

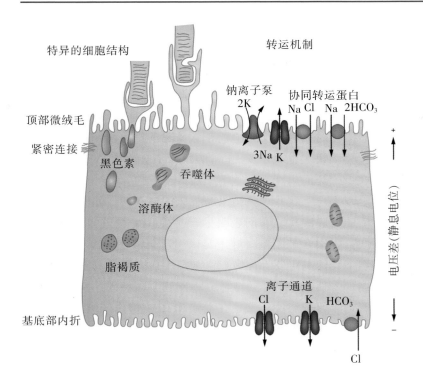

特异的细胞结构　　　　转运机制

顶部微绒毛

紧密连接

黑色素

吞噬体

溶酶体

脂褐质

基底部内折

钠离子泵 2K

协同转运蛋白 Na Cl　Na 2HCO₃

3Na K

离子通道 Cl　K　HCO₃

Cl

电压差(静息电位) + −

图 2.1　RPE 细胞的主要解剖特点和一些膜转运机制。顶端(具有长微绒毛包裹的感受器)与底部(含有又小又多的内折叠)被紧密连接隔开。溶酶体与其他颗粒融合形成吞噬溶酶体或黑色素溶酶体。在细胞顶部及底部膜上有不同的离子通道及转运系统,但钠离子泵只在顶部细胞膜。

2.2.1 视网膜色素上皮的色素和光学功能

RPE 之所以这样命名,是因其含有大量的黑色素,这是一种由细胞质中称作黑色素小体的颗粒合成的大聚合物分子。RPE 是机体内第一个色素化的组织,而一定程度的黑色素合成持续终身。然而,在老年人眼中,许多黑色素颗粒与溶酶体融合并分解,所以老年人眼底通常出现相当程度的脱色。长期以来,黑色素的主要功能之一被认为是吸收杂散光线,尽量减少眼内光线的散射。这在青蛙等动物身上确实如此,它们拥有长的含色素突起,在光感受器之间延伸。然而,在人类视杆细胞周围的 RPE 突起相当短。一般来说,RPE 比脉络膜所含色素少(大多数眼底表现的种族差异是来自脉络膜而不是 RPE)。金色和重度色素沉着眼底之间的视力没有差别。白化病患者视力下降是由于中央凹锥体细胞结构不良所致,而不是由于光散射。

黑色素作为自由基清除剂和毒素结合剂,也可以起到保护眼睛的作用。然而,后者是有争议的,因为还不清楚某些视黄酸毒性药物,如氯喹和硫利达嗪,是通过去除细胞质中的有毒物质起到保护视网膜的作用,还是通过把药物集中在视网膜附近而起了增强毒性的作用。

随着年龄的增长,会出现另一种 RPE 色素——脂褐素的积累。这是一种老化的色素,存在于整个神经系统,但它在眼内可能有特别意义。RPE 中的脂褐素被认为来源于光感受器外段脂质,是视色素再生周期的代谢副产物,RPE 通过吸收和消化脂褐素来保证外节的更新(见下文),包括对可能被光吸收或氧化破坏的膜碎片的处理。其主要成分是 N-视黄烷-N-视黄基-乙醇胺,或 A2E,一种由 ABCA4 (Stargardt 病)基因部分控制的全反式视网膜结合物毒性副产物[2,3]。脂褐素可在儿童 RPE 中发现,但在成年后才变得明显。随着年龄的增长,RPE 细胞经常被大片金黄色的自发荧光色素遮蔽。

A2E 是脂褐素样物质的一个组成部分,它在下列患眼的 RPE 中聚集,如 Stargardt 病、眼底黄色斑

争论点

● RPE 中的黑色素可能具有清除自由基和结合毒素的保护作用。然而,后者是有争议的,因为还不清楚是否结合某些视网膜毒性药物,如氯喹和硫利达嗪,通过去除细胞质中的有毒物质起到保护视网膜的作用,还是通过把药物集中在视网膜附近而起了增强毒性的作用。

点症及 Best 病(卵黄囊样营养不良)[4]。自发荧光色素会遮盖这些患者整个视网膜的 RPE 细胞，而不仅仅是黄斑部，即便在年轻患者也是如此，这些疾病的眼底病理在临床上最为突出。然而，对于这些疾病还有很多需要了解的地方。例如，虽然 Stargardt 病表型可由 ABCA4 突变引起，但同样的基因缺陷也会导致锥体营养不良甚至视网膜色素变性。此外，在一个家系还可能存在表型变异，并且与 A2E 的关系并不总是很明确。

2.2.2　视网膜下间隙的调控

神经视网膜是胚胎性脑组织，因此需要与脑组织一样的环境保护。血-脑或血-视网膜屏障部分由内在的视网膜血管组成，这些血管具有像大脑血管(血-视网膜内屏障)一样的紧密连接。然而，为视网膜外层提供营养的脉络膜血管却是渗漏的，由 RPE 的紧密连接构成了另一种视网膜血管屏障（血-视网膜外屏障）。分泌因子，如血管内皮生长因子（VEGF），在视网膜下间隙液体稳定和维持视网膜外屏障中起着重要作用。RPE 在顶部和底部的膜含有多种选择性离子通道和各种主动和易化的运输系统来调节离子和水的移动，以及代谢产物如葡萄糖和氨基酸的运输[5]。例如，氨基酸牛磺酸是光感受器功能所必需的，并由 RPE 浓缩；D-葡萄糖而不是 L-葡萄糖被运输到视网膜下间隙。在顶部和底部有不同的通道和转运体，如顶部膜上的电子钠-钾泵及底部膜上的氯-碳酸氢盐交换转运体。顶部膜和底部膜之间的不对称导致跨 RPE 电压(称为标准电位)，这种电压可使离子从视网膜下间隙的净移动转出，从而将液体一同转运出来。

RPE 对水的主动转运功能非常强大。如果一个较大范围的视网膜脱离在外加压术中未进行外引流，液体仍可在 24 小时内被清除。即使视网膜下液含有蛋白质，RPE 仍可通过对抗液体静压差和渗透

特别关注

- 血-视网膜屏障由视网膜血管紧密连接(内屏障)和 RPE 的紧密连接(外屏障)组成。这两方面的屏障功能完好无损才能保护和发挥神经视网膜的功能。

压来移除视网膜下液[6]。重要的是，要认识到 RPE 细胞之间的紧密连接是这种主动运输所必需的。被动运输机制，如视网膜所受的眼内压和来自脉络膜的渗透压，也会将液体排出视网膜下间隙，但水的转运通常受到 RPE 屏障的限制。而当 RPE 屏障损坏时，液体实际上比正常情况下排出视网膜下间隙要快。也就是说，正常的眼球不会因为 RPE 屏障被破坏而出现视网膜下积液。

这些观察结果与临床疾病有关，如浆液性视网膜脱离。它们表明尽管存在 RPE 缺陷是必要的，但 RPE 缺陷本身并不足以引起浆液性脱离[7]。脉络膜内一定要有压力点，如新生血管膜或局部缺血或炎性损伤，导致液体向视网膜方向进入。这就解释了原田病液体聚集在炎症和 RPE 损伤区域，急性高血压或先兆子痫液体聚集在脉络膜缺血区域，老年性黄斑变性液体聚集在脉络膜新生血管区域。但这并不能解释在某些疾病如特发性 CSC(图 2.2)，液体的扩散却远远超过小的局部渗漏，本来预计 RPE 能迅速去除这种液体。这些情况可能涉及跨 RPE 的更大范围液体转运的弥漫性损伤，结果阻止了液体的快速吸收。这与其说是由 RPE 疾病引起的，倒不如说更可能是脉络膜疾病的结果。例如，吲哚菁绿造影显示典型 CSC 可看到广泛的脉络膜高灌注、高渗透，高分辨率光学相干断层扫描显示脉络膜在黄斑中央增厚。渗漏本身可能是一种表面现象，但当易感眼发生渗漏时，液体则会积聚，使疾病表现出症状(见第 16 章)。

2.2.3　视觉色素再生

视网膜和 RPE 之间的另一个重要代谢作用是视觉色素循环。RPE 捕获血液中的维生素 A，并以酯化维生素 A 形式储存在细胞质内。特异性结合蛋白[例如，光感受器间类维生素结合蛋白(IRBP)]将维生素运输到视网膜下间隙并与光受体中的视紫红质结合。视紫红质被光激活后，脱敏(全反式)的维生素 A 被运回到 RPE 存储，并异构化为 11-顺式构象(图 2.3)。研究发现，参与这一过程的许多酶发生缺失或异常时会导致病变[8]。

这种视紫红质的再生周期在正常眼可能需要半小时，这是临床暗适应测试的基础。暴露在强光下之后，视锥细胞在暗处需要 6~8 分钟恢复到最高灵

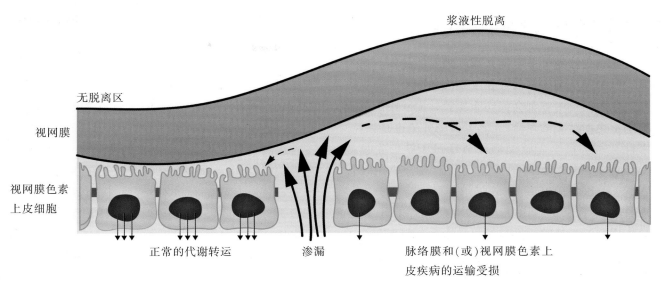

图 2.2 RPE 一点状渗漏。左侧:脉络膜和 RPE 正常,水转运正常,没有脱离。右侧:当血管和(或)视网膜色素上皮功能障碍损害运输(以及视网膜黏附)时,浆液性脱离发展超过了渗漏点。(Modified from Marmor.[13])

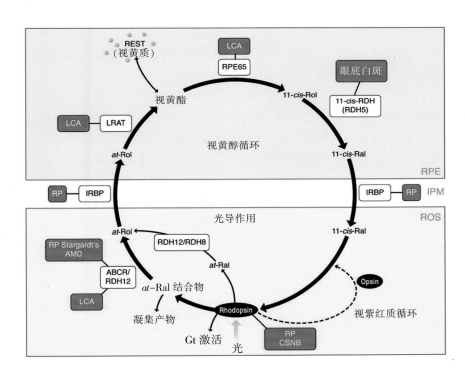

图 2.3 视觉色素再生周期。视紫红质对光子的吸收将 11-顺式视黄醛转变成全反式视黄醛。这个发色团从视蛋白中释放出来,必须结合到 RPE,在那里被酯化、储存,然后异构成 11-顺式结构,然后再运回外节,并与视蛋白结合形成视紫红质。图中显示了一些关键酶,它们控制着这个周期不同阶段,若发生异常则会导致病变。(Reprinted with permission by Elsevier from von Lintig J et al.[8])

敏度,而视杆细胞需要近 30 分钟。这种再生过程的意义对我们所有人来说都是显而易见的,如我们需要时间来适应电影院里的黑暗或在月光下散步。

RPE 中的 RDH5 基因异常会导致一种称为眼底白斑的疾病[9,10],这种疾病在眼底后部显示白点并伴有一种奇怪的夜盲症状。受影响的人找不到进入电影院的座位,但在电影结束时可能会看得很清楚。

问题不在于缺少视杆细胞,而在于暗适应的显著延迟。在黑暗中 4 小时后,眼底白斑疾病患者可以有正常的敏感性和正常的视杆细胞电生理。RPE 基因 LRAT 或 RPE65 缺失会严重扰乱视杆细胞功能并导致 Leber 先天性黑矇(本质上是一种早期发作的严重 RP)。

2.2.4 光感受器再生和外节吞噬作用

光感受器的外节定期暴露在辐射能量下，通过靠近脉络膜毛细血管而存在于高氧环境中。光吸收和氧产生的自由基都会损伤脂质膜。皮肤中的细胞如果不更新就无法存活，光感受器的外节也是如此。因此，每天每个光感受器外节超过 100 个膜盘被 RPE 吞噬（图 2.4），新的膜盘不断地被合成以取代它们[11]。在黑暗开始时，视锥细胞倾向于更加剧烈地脱落，而视杆细胞脱落是发生在晨光开始时，但吞噬作用会一直持续。吞噬的膜盘物质被包裹在吞噬小体内，与溶酶体融合以便于消化。残留物质最终通过 RPE 基底膜排出。一些必要的脂肪酸被保留下来，并循环到合成过程中。这个过程的代谢需求是惊人的，每一个 RPE 细胞每天摄取和消化超过 4000 个膜盘。ABCA4 蛋白被认为是在光感受器膜盘内参与全反式视网膜的循环过程的一种转运蛋白，其发生缺陷会导致 A2E 积累（前面已讨论）在膜盘内，随后被吞噬到 RPE 细胞内。

已经确定了一种依赖于此过程的 RP 形式。MERTK 基因缺陷导致 RPE 吞噬功能衰竭，继而导致其上方视杆细胞和视锥细胞的变性[12]。吞噬过程的病理机制在理论上可能与过度脂褐素形成或衰老和年龄相关的黄斑变性有关。

2.2.5 视网膜黏附和光感受器间基质（IPM）

RPE 有助于形成 IPM 以及牢固的视网膜相互结合。很重要的是要认识到，IPM 不仅是一种"黏性物质"，而且具有基于分离化学域的精细结构，其中含有不同的糖胺聚糖及相关分子。通过将荧光凝集素结合到这些分子上，我们可以识别独立围绕视锥细胞和视杆细胞并结合到 RPE 和外节稀疏的基质鞘（discrete matrix sheaths）。

视网膜与视网膜色素上皮的黏附是一项复杂的生理功能，似乎涉及多个互补系统，使得视网膜牢牢地固定在适当位置，除非有外力使其分离（如玻璃体的牵引力）[13]。视网膜黏附是通过作用于视网膜的眼内压、脉络膜渗透压的吸引及玻璃体凝胶来完成的。RPE 微绒毛紧紧包裹在外节的顶端进行吞噬作用，但是 RPE 和微绒毛之间没有解剖联系。IPM 在两层之间形成黏性键，但这种液性连接不如 IPM 形成的结构和化学结合那么重要，后者是通过受体形式来连接外节和 RPE 膜。例如，当视网膜从 RPE 剥离时可以看到这种基质被明显拉伸（图 2.5），这证明了 IPM 在视网膜和 RPE 表面之间所起的黏附作用很牢固[14]。

IPM 的结构和结合特点受其水化程度和离子含量的影响，两者都依赖于 RPE 的转运特点。因此，视网膜黏附的强度高度依赖于 RPE 离子和水转运的代谢活性的特征[13]。例如，视网膜黏附强度在死亡后或眼循环障碍数分钟后下降。视网膜黏附对代谢的依赖性可以部分地解释了老年人（或许也包括高度近视眼）更容易视网膜脱离，因为衰老（或眼球扩张）使其血管供应能力减弱。

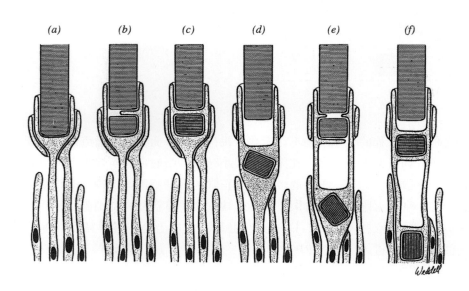

图 2.4　RPE 微绒毛吞噬外节末梢。(Reprinted with permission from Steinberg RH, Wood I, Hogan MJ.)色素上皮包裹和吞噬人视网膜中央凹外视锥细胞。[Phlos Trans R SOC Lond B Biol Sci.1977；277(958)：459–474]

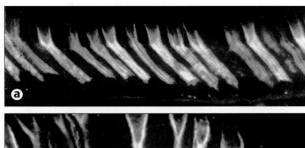

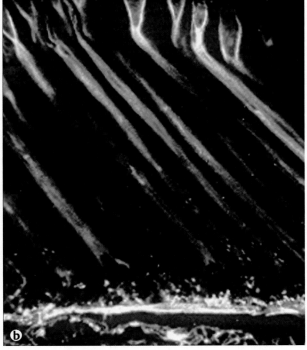

图 2.5　兔光感受器基质间的锥体基质鞘(用荧光花生凝集素标记)。视网膜在上方,RPE 在下方。(a)具有致密鞘的正常组织。(b)视网膜部分脱离 RPE 的组织。视锥基质鞘极大地拉伸，表明视网膜下间隙的两侧有很强的附着性。(Reprinted with permission from Hageman GS, Marmor MF, Yao XY, Johnson LV.) 光感受器基质介导灵长类视网膜粘连。[Arch Ophthalmol.1995;113(5):655-660]

在试验模型中，视网膜黏附强度可通过渗透压和代谢来调节。全身渗透剂使视网膜下腔和 IPM 脱水，并适度增加视网膜粘连,乙酰唑胺和其他碳酸酐酶抑制剂也能类似地增加粘连强度，因为它们加快了液体从视网膜下腔输出的速度。这些制剂理论上对视网膜脱离有帮助，但到目前为止还没有相关应用得到确认。

碳酸酐酶抑制剂也可能与浆液脱离中液体的吸收有关，然而许多人认为它们似乎没有什么效果。原因可能是碳酸酐酶抑制剂必须通过 RPE 才能起作用，当 RPE 被脱离、缺血、炎症或疾病,如 CSC 损伤后，药物则失去作用的底物。目前发现碳酸酐酶抑制剂确实可以减轻某些患者的黄斑囊样水肿,如无晶状体/人工晶状体和 RP[15],但在糖尿病性视网膜病变或其他类型的视网膜水肿中并无显著效果。

2.2.6 视网膜色素上皮的电活动

RPE 与视网膜存在相互的电作用。RPE 不是感光组织,对光不产生直接反应,但是 RPE 细胞对视网膜下间隙的离子变化或光释放的化学物质有电反应。有三种基本的 RPE 膜光诱导反应[16]。接收光子后，在几秒钟内视网膜下间隙钾浓度下降，表现为 ERG 的 C 波。此后,这种变化的钾缓慢地通过 RPE 细胞,约 1 分钟后 RPE 基底膜超极化,并产生一个小的电位下降，称为快速振荡电位。这种反应涉及基底部氯离子通道,在一些囊性纤维化患者中可能是异常的。光感受器的光激活还会引起信使物质释放(尚不清楚,但可能是多巴胺),使得 RPE 缓慢基底部去极化，直到光激活开始后 5~10 分钟达到峰值。这个电压被称为光反应的标准电位，是临床 EOG 的生理基础。

由 Best1(vmd2)基因编码的 Bestrophin-1 蛋白与 Best 卵黄状黄斑营养不良有关，在 RPE 光反应中负责调节基底部的钙和氯通道[17,18]。然而,这些 Bestrophin 通道在视觉的作用尚不清楚，而且 Best 病患者的 ERG 正常。因此,临床 EOG 来源于 RPE,但不一定能反映 RPE 的整体功能。

有趣的是,基底部 RPE 膜的极化也可以通过静脉注射高渗剂、乙酰唑胺或碳酸氢钠来诱导。这些"非光化"反应是 RPE 所特有的,因为它们可以在不依赖视网膜功能的情况下被诱导，但它们的临床意义仍有待确定。

精粹

● IPM 对神经视网膜与视网膜色素上皮正常黏附起重要作用。IPM 的结构和结合特点是受其水化程度和离子含量的影响。两者均由 RPE 所调控。因此，能影响 RPE 代谢活性的因素反过来也影响视网膜的黏附强度。

2.2.7 分泌

PEDF 和 VEGF

RPE 在生理和病理状态都能分泌许多生长因子。其中最重要的是色素上皮生长因子(PEDF)和血管内皮生长因子(VEGF)。尽管名为 PEDF，许多不同类型的组织都能发现 PEDF，并在许多物种中广泛存在[19]。作为细胞周期调节因子，PEDF 具有抗凋亡作用，还可能是一种保护因子，来对抗细胞应急和氧化应激介质，如过氧化物和谷氨酸。此外，PEDF 是一种有效的血管生成抑制剂，并且优先在 RPE 细胞顶端分泌到 IPM 中[20]。

相比之下，作为促血管生成因子 VEGF 的作用是更为大家所熟知的。最初是在肿瘤研究中被发现，VEGF 在多种疾病时上调。VEGF 的作用与 PEDF 相反，组织中的 VEGF/PEDF 比值决定了血管生成是否发生[21]。其主要作用是刺激血管内皮形成新的毛细血管，并增强血管通透性。虽然这些功能与一些疾病如糖尿病性视网膜病变、黄斑水肿和年龄相关性黄斑变性特别相关，但 VEGF 也具有重要的生理作用。VEGF 在 RPE 基底部持续分泌，以维持脉络膜毛细血管开窗并帮助 RPE 调节液体吸收，起到血－视网膜外屏障作用。在氧化应激和补体激活情况下，PEDF 活性降低时，而 VEGF 活性升高，可能与年龄相关的黄斑变性有关[22]。

2.3 视网膜

视网膜部分生理功能概述如下。

2.3.1 光接收和转导

视觉的产生是由于感光色素和感光细胞的存在，它可以将辐射的能量(光)转化为神经反应。最早的动物光接收发生在单细胞生物中，如绿眼虫，在其鞭毛的基底部有感光色素；光的吸收改变了游泳行为，生物体可以向着或远离光的方向活动。随着进化，整个细胞变成了专门光感受器，并逐渐进化为一个视觉框架(眼)内的光敏组织(视网膜)。

人类光感受器是一种特殊的纤毛，其细胞内节含有合成蛋白质和维持离子稳态的新陈代谢机制；外节是大量的细胞膜，其上布满视觉色素。视锥细胞和视杆色素都是由 11-顺式维生素 A 醛(视黄醛)与一种决定色素光谱敏感度的大蛋白结合而成。视紫红质对 500nm(蓝绿色)光最敏感(即最有可能捕获光子)，而三种锥体色素峰值分别约为 426nm、520nm 和 560nm。请注意光感受器的光谱敏感度并不意味着它可以区分不同颜色的光，只是在其峰值灵敏度波长比在不同波长上从统计上可以捕获更多的光子。一旦被捕获，光子的效果是相同的，与它的波长无关。换句话说，杆体对蓝光比对红光更敏感，而一旦被捕获，红光的刺激与蓝光的刺激一样有效。

视网膜的部分功能

- 转导
  - 视紫红质激活
  - G 蛋白扩增级联反应
  - 环鸟苷一磷酸(cGMP)的钠通道调控
  - 受体电位产生
  - 恢复机制
- 视网膜整合
  - 水平和双极细胞的相互作用
  - 中心–周围感受野
  - 强于亮度的对比敏感度
  - 开/关通路
  - 分辨率、颜色和运动/空间方向平行神经通路
- 适应
  - 化学–色素再生周期
  - 神经–光感受器和神经调节
  - 增量阈值灵敏度
- 色觉
  - 三色–锥体感光色素
  - 彩色对立–中心环绕组织(红色与绿色、蓝色与黄色)
  - 蓝光敏感椎体的特征
- 电反应
  - 早期受体电位
  - 受体电位–ERG a 波
  - 双极和 Müller 细胞反应–ERG b 波
  - 整合神经元–ERG 振荡电位
  - 神经节细胞–图形 ERG
  - 黄斑锥体多焦 ERG

在视杆细胞和视锥细胞中，传导的基本过程是相似的，虽然锥体色素在化学上比视紫红质再生快得多(前面已讨论)。由视锥细胞产生的电反应也比视杆细胞更快，而且在饱和度和适应方面也有很大的不同，稍后将论述。其中一些不同可能与视杆细胞和视锥细胞的结构质量有关。当视杆细胞合成了新的膜，则"膜盘"由细胞外膜变为细胞内膜，而很多视锥细胞的膜盘与细胞外膜保持连续。

理想的光感受器应该对最少量的光有足够大的电反应，以触发突触传递。这是通过化学放大级联反应实现的，类似于控制某些激素反应的酶级联反应。当光子撞击视紫红质分子时,11-顺式视黄醛转变为全反式视黄醛，从而改变视紫红质分子的稳定性，导致一系列构象变化。在吸收光子后约 1 毫秒内，视紫红质变为后视紫红质 Ⅱ，并激活转导级联。视紫红质分子进一步化学变化导致视觉色素再生循环，最终分裂出维生素 A 部分，并将其运输到 RPE 中进行储存和再异构(图 2.3)。然而，所有这些后来的化学变化都与对光子的接收无关，可能会在视觉事件过去后的几分钟内才发生。

激活的视紫红质通过激活称为转导蛋白的外段蛋白(一种 G 蛋白)来启动转导级联(图 2.6)[23]。一个视紫红质分子激活大约 500 个转导蛋白分子,每个转导蛋白分子又激活磷酸二酯酶，后者催化外节细胞质内数以千计的 cGMP 分子的分解。cGMP 作用于细胞膜的外段，使细胞膜上的钠通道保持开放，使光感受器保持去极化。

当光线降低 cGMP 浓度时，钠通道关闭，光感受器超极化(这种反应称为感受器电位)。单个光子可以阻止 100 多万个钠离子进入，由此产生的电压变化调节光感受器突触末端神经递质的释放，开始视觉的神经过程。然后，受体电位关闭，因为激活的视紫红质被磷酸化，一种名为视紫红质抑制蛋白的外节蛋白结合磷酸化的视紫红质，阻止转导蛋白和磷酸二酯酶的激活[24]。此外，转导导致细胞质钙浓度下降，进而激活 GMP 环化酶，产生新的 cGMP，重新打开钠通道。

这个电反应系统可能看起来令人费解，因为大多数神经细胞通过开放钠通道和去极化来对刺激做出反应。然而，困难不在于光感受器，而在于我们拟人化的观念，即光一定是刺激物。如果你认为光感受器是一个静止在光中的细胞，那么短暂黑暗的刺

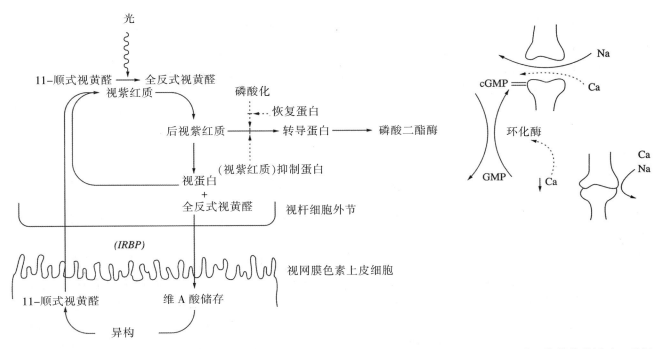

图 2.6　转导级联和视觉色素再生周期。当光线将 11-顺式视黄醛变为全反式视黄醛时，就会激活两个周期的化学活动。后视紫红质(metarhodopsin)的早期构象变化启动了 G 蛋白级联反应，分解环鸟苷单磷酸，关闭钠通道，产生受体电位。相当独立的是，视紫红质继续发生化学变化，最终分解成视黄醛和视蛋白，它们缓慢地循环(部分通过视网膜色素上皮)，将视紫红质恢复到外节。IRBP,光感受器间类维生素结合蛋白。

激会产生典型的去极化感官反应。事实上,光感受器倾向于在黑暗中被"刺激",这对于了解它们的新陈代谢是非常重要的。因为光感受器在开放的钠通道处于去极化状态时会花费更长的时间,除非有一种方法能像钠进入时一样快速地去除钠,否则细胞会膨胀和死亡。这是通过在内节膜上的一个电生钠-钾泵来完成的。这种泵的能量需求使光感受器成为体内代谢率最高的组织之一。脉络膜毛细血管每单位面积的流速是所有血管组织中最高的之一,可以为这种代谢活动提供足够的氧气。

人们已经认识到一些人类疾病涉及光感受器级联的组成部分(图 2.3 和图 2.6)[25]。发现少数患有 RP 的家族在转导蛋白磷酸二酯酶中存在异常。这会导致细胞内产生过多的 GMP 和最终的光感受器退化。显性 RP 中最常见的遗传异常是其视紫红质分子的结构改变。到目前为止,在主要的 RP 家族中已经发现了 50 多种不同的视紫红质单一氨基酸缺陷,其中一些会导致非常严重的 RP,一些会导致相当轻微的疾病。这些缺陷导致光感受器逐渐失代偿的机制尚待阐明。RP 家族也被发现存在外周蛋白的缺陷,外周蛋白是一种在视觉过程中作用不确定的外节蛋白。视紫红质抑制蛋白(arrestin)的异常已被证明是导致 Oguchi 病的原因[26],这是一种罕见的先天性夜盲症,具有一种奇怪的特性,即患者需要数小时才能适应黑暗,但只需要非常短暂的光照(这不足以漂白大部分视觉色素),就会失去对黑暗的敏感度。对这一奇怪症状的解释是,如果没有正常的视紫红质抑制蛋白,转导过程不能迅速关闭,被激活的杆状细胞保持超极化,失去敏感度。另一种视杆蛋白名为(有点不恰当)恢复蛋白(recoverin),在高钙浓度下阻断视紫红质磷酸化。因此,它可以防止级联的关闭,并可能有助于调节体内钙[27]。由 ABCA4 基因产生的 ATP 结合蛋白,虽然不是典型的光转导级联反应的一部分,但在视觉周期中去除有毒代谢物和视网膜再生方面也发挥着重要作用,在 Stargardt 黄斑营养不良中的作用已在前文描述过。

2.3.2 适应

因为恢复过程在转导发生后迅速开始,受体电位在 1 毫秒内迅速从峰值回落。也就是说,光感受器对光开始的反应远大于对光随时间保持的反应。

精粹

已知有几种视网膜疾病涉及感光级联和视觉色素再生循环特定的成分。

这些情况及其对应的有缺陷的成分包括:

- Rp:视紫红质、磷酸二酯酶、外周蛋白
- Oguchi 病:视紫红质抑制蛋白
- 癌症相关视网膜疾病:恢复蛋白
- Stargardt 病:ABCA4
- Leber 病:RPE 基因 lrat 和 rpe65
- 眼底白斑:RDH5

这是一种适应。还有其他类型适应发生在光感受器水平。在非常暗淡的光线下(暗光照明)只有视杆细胞在起作用,但随着背景光变得越来越亮,视锥细胞响应也逐渐饱和,直到视杆细胞完全不能响应。因此在中等强度的光照下,我们开始看到颜色(中间照明)。只有视锥细胞在更高强度的光照(光照照明)下起作用,但视锥细胞可以在不饱和的情况下,在较大的亮度范围内进行调节(适应)。很幸运,我们可以在阳光明媚的日子在外面工作。

视锥细胞的神经适应对现实中的视觉至关重要。前面描述的化学适应的过程是在黑暗环境中获得最大灵敏度所必要的,但在现实中如果我们每次进入一个光线暗淡的房间都需要等 20~30 分钟则是行不通的。相反,视锥细胞可以在几秒钟内适应周围环境的亮度变化,虽然我们在任何时间点上对黑白辨别范围是有限的。当视锥细胞的敏感度发生变化,室内看起来是白色的东西在阳光下变成黑色。因此,在阳光明媚的日子接近隧道时,隧道似乎是黑色的,但是当我们进入的时候,眼睛会很快重新设置灰度,以便我们可以看到道路。这种对不同环境的适应能力也使我们能够欣赏照片和艺术,但它们无法复制(在画廊墙上)黑暗的房间或阳光灿烂的室外场景的真实亮度。我们认出这个场景是因为照片中的亮度反映了我们眼睛在那个环境中看到的东西。

2.3.3 视网膜整合和对比度识别

视网膜有大约 1.2 亿个视杆细胞和 600 万个视锥细胞,但只有 100 万根视神经纤维。这意味着眼睛不可能将感光图像 1:1 地传输到大脑。视网膜必

须简化和编码视觉信息，以便所有必要的空间和颜色信息可以通过神经纤维传递，这些神经纤维在数量上不到感光细胞的 1%。视网膜实现这一功能的基本机制是一种神经组织机构，识别的是对比和边界，而不是亮度或颜色的绝对值。

从胚胎学上讲，视网膜就是大脑，包含三层处理视觉信号的神经元(图 2.7)。这个网络非常复杂，因为有许多不同的特殊类型细胞如双极细胞、水平细胞、无长突细胞和神经节细胞(大、小、快、慢、"开"响应、"关"响应等)，以完成视觉的不同部分，如颜色、运动、深度、分辨率等。在这一简短的章节中无法对其复杂性进行完整描述，下面仅就简单的例子，来说明神经级联如何开始将光感受器输入，又如何编码为对边界和对比度的识别。它是高度简化的，不应被解释为对"视网膜组织"的描述。

视网膜神经元的感受场是可见世界一部分，在那里光可以刺激特定的细胞。对于每个光感受器来说这个区域很小，但是双极细胞或神经节细胞的感受野可以大得多，每个双极细胞汇聚多个光感受器，可能每个神经节细胞又进一步汇聚多个双极细胞。在中央凹的视锥细胞汇聚是最低限度，近 1:1 的传导是视力达到高清晰度所必需的。然而外围的锥体细胞之间有相当大的汇聚，在视杆系统内则汇聚更多，目的是捕捉光线和感知运动，而不是分辨小物体。

对比度的识别始于双极细胞水平。双极细胞的感受野呈"甜甜圈"形，中心对光的兴奋反应，周围对光线的抑制反应(中心开细胞)，反之亦然(中心关细胞)。这个调控是双极细胞和水平细胞在基底部的突触过程汇合的结果(图 2.7)。中心部分感受野是直接连接双极细胞的光感受器决定的，对周围环境的敏感性是由水平细胞决定的；这些细胞在更大的区域(对应周围环境)上分叉，并与中心的光感受器-

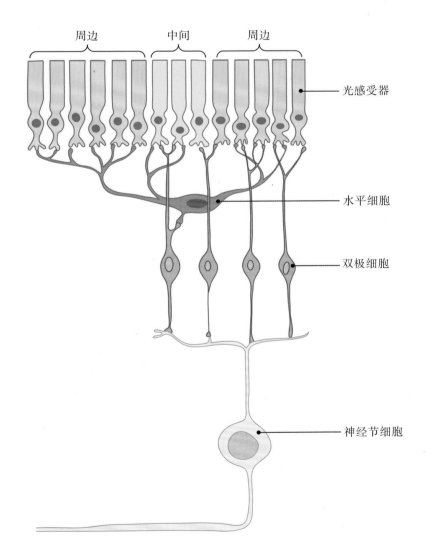

周边　　　中间　　　周边

光感受器

水平细胞

双极细胞

神经节细胞

图 2.7　简化的视网膜电路图，显示了双极细胞如何产生中心-周围(兴奋-抑制)感受场。兴奋中心代表来自覆盖的光感受器的直接输入，周围代表来自水平细胞的抑制性输入，水平细胞与更远的光感受器有突触连接。(Modified from Marmor.[33])

双极性突触进行抑制性接触。因此,光线落在双极细胞中心感受野具有直接效应(如兴奋性),而光线落在周围则是通过水平细胞对双极性细胞产生抑制作用。在"中心开"双极细胞,则效果是相反的。

这个接受光区域的调节是如何产生对比敏感度?均匀覆盖双极细胞中心和周围双极细胞感受野的照明作为刺激相对无效,因为中心和周围区域相互抵消(图2.8)。但当光线只通过感受野边缘时由于只刺激周围的一部分,从而造成一种失衡,则对细胞是一种强有力的刺激。为了适应,同样有必要的是,这些边缘需要连续扫过视网膜,以维持神经元的激活。如果我们的眼睛保持静止,视力会在几秒钟消失,因此我们的眼睛总是随着轻微的扫视而非常轻微的晃动。这种环绕中心的双极细胞产生的对比敏感度编码被传递到神经节细胞,最后到达皮质神经元(形成更复杂的感受区)。视网膜的这种编码功

能意味着我们的眼睛对边界和亮度差异非常敏感,但对稳定的照明相对不感兴趣。我们通过物体边界看清物体,如果没有新的模式创造一个刺激则大脑就会填满中心。这就是为什么我们看不到自己的盲区。

视网膜对于对比度的强烈敏感性可以解释许多常见的亮度错觉。白色背景上的灰色圆圈看起来很暗,而同样的灰色在黑色背景上会很浅。物理学家兼心理学家Ernst Mach[28]描述一个相关的现象。在两层灰色之间连接处,我们往往会感觉到光亮边缘有一条额外亮光带,和黑暗边缘有一条暗的光带。这些马赫光带是无意识的感知,因为它们紧密地与我们视网膜的神经组织相连。相反,如果在一个均匀灰色的表面上存在一个明暗交界区,我们的眼睛和大脑可以被愚弄,把整个表面分成可感知的明暗区域(图2.9)。这些错觉有力地证明了人眼检测的是

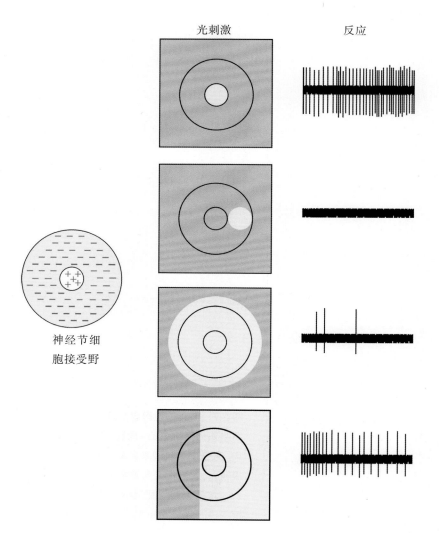

光刺激   反应

神经节细胞接受野

图2.8 神经节细胞接受野显示了边界和对比度对视觉至关重要的原因。该细胞被中心区域的刺激所激活并被周围区域的刺激所抑制,但它对漫射光的反应很小因为中心和周围相互偏移。边界是一种有效的刺激,因为当它覆盖中心时,它只覆盖周围一部分,并且效果的平衡是令人兴奋的。(Modified from Marmor.[33])

对比度,而不能识别绝对的亮度。

早些时候已注意到,双极细胞可能具有在中央开或关功能。视杆细胞只传递到中心细胞,也就是所谓的去极化双极细胞通路。然而,视锥细胞同时传递到去极化和超极化双极细胞。因为超极化细胞对光的偏移去极化,这些路径有时被称为开-关路径。开关通路对视觉感知的功能意义很复杂,已知某些人类疾病专门涉及这些途径[29]。最常见的先天性静止性夜盲(CSNB)中,受影响的个体出生时就不能在黑暗中看见东西,在 ERG 中也没有任何视杆细胞 b 波。然而,视杆细胞 a 波是存在的,很长一段时间认为这种疾病是视杆细胞和双极细胞间的突触破坏。然而,CSNB 实际上是先天性的缺乏开通路(视杆细胞和视锥细胞),而不是特定的视杆细胞疾病。视锥细胞关通道的保留似乎足以允许大多数患者有相对正常的视力和色觉。

在我们这个世界,有意识的感知要远比对明与暗或边界与中心的识别复杂得多,我们还要区分运动、纹理、颜色和深度等特性。在某种程度上,这些不同的感知能力始于不同的双极细胞和神经节细胞,它们在视觉系统中相互并行工作并传递到大脑中感知这些特定的区域[30]。一般来说,较大的神经节细胞与光探测、运动深度和空间方向有关。这些

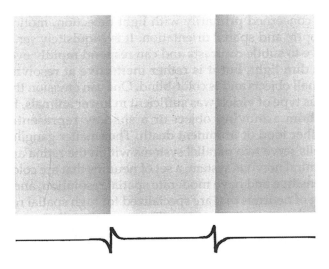

图 2.9　由于马赫光带的存在而产生的黑暗和明亮的错觉。着色图形下方的线条显示每个点的相对亮度。除了交界处之外,这三个区域中的每个区域都同样明亮。中心区域看起来更亮,因为它的两边都有明暗交界处。将铅笔放在交界处将显示所有三个区域的亮度都是相同的。

细胞对亮度反应而不是对颜色反应,但对细微的对比很敏感,即使在昏暗的光线下也能迅速做出反应。较小的神经节细胞在视网膜和中枢神经系统形成两个额外的平行系统。其中一个包含我们的颜色敏感神经元,并具有中等的空间分辨率。第二个包含专门用于高空间分辨率和精细敏锐的神经元。这些小细胞系统需要良好的照明和高对比度。尽管这些平行的通路在大脑皮层视觉关联区保持相对独立,但这些系统之间的相互作用和串扰,有助于产生对世界的综合感知。

2.3.4 色觉

除高等类人猿和人类外,哺乳动物几乎都是红绿色盲。例如,猫和狗只有短波长敏感锥体(S 锥)和长波长敏感锥体(L 锥)。这使得它们可以区分光谱的蓝端和黄端。然而,它们不能完全区分我们人类能看到的整个光谱的颜色。人类产生三色视觉是一个相对较新的系统发育事件,当一些古代类人猿的长波长色素突变为红色敏感型(L)和绿色敏感型(M=中间)锥体色素。然而,我们的锥体色素显示在长波长氨基酸序列中只有 43% 的同源性,而在 M 和 L 色素之间有 95% 的同源性。S 锥体色素编码在体细胞染色体。但 M 和 L 色素基因在 X 性染色体[31]。

虽然三种锥体色素对于感知一个完整的颜色光谱是必需的,但双极细胞和神经节细胞并不传递光谱信息(图 2.10)。相反,根据红色和绿色或蓝色和黄色之间的对比,这些细胞被组织成中心环绕的接收野。一些神经节细胞具有红色兴奋中心和绿色抑制环绕,或者反之亦然,以便它们识别 M 和 L 锥体刺激的相对水平。对蓝色和黄色敏感神经节细胞识别 S 锥细胞和组合的长波长(M 和 L)系统之间对比,这可能是系统发育上一组更古老的对比。由于视网膜中这种细胞组织,我们最终通过颜色之间的关系来识别,而不是通过绝对波长来识别颜色。其中一个含义是我们可以在各种照明条件下保持颜色的恒定感。我们倾向于看大多数彩色物体是一样的,例如,在蓝光或黄色白炽灯下。然而,形状和深度依赖于亮度的这一知觉事实意味着我们很难分辨颜色和亮度都不同的对象。颜色本质上叠加在我们基于形状、运动和深度的亮度识别上。

短波长和长波长椎体之间存在生理差异。例如,

S 锥体的一些电和时间特性非常像杆体。视网膜内 S 锥体的数量比 M 和 L 锥体少得多，中央凹正中完全没有 S 锥体。如果一个蓝点足够小，正处于凝视的中心，我们则无法认出它是蓝色的。但事实上，我们看到蓝色只是偏离了中心，我们的大脑假设颜色在视觉中心保持不变。可能是因为它们的数量少或代谢差异，S 锥体细胞可能更容易受到视网膜疾病影响，它们可以在一些视网膜疾病中选择性受损，如视网膜变性和营养不良、青光眼和糖尿病性视网膜病变。因此，这些疾病的患者往往在蓝黄色分辨方面有细微的缺陷。

2.3.5 视网膜电反应

临床电生理测试将在第 7 章讨论，但是了解视网膜电信号的细胞起源是很重要的(图 2.11)。当明亮的灯光照在适应黑暗的眼睛上时，眼睛产生一系列视网膜和 RPE 的电压变化并可能会振荡数小时。在最初几毫秒内，有一个小的负波叫作早期受体电位，是在传导过程中由于视觉色素分子的构象变化产生的。需要非常明亮的闪光才能引起这种反应，这似乎是由视锥细胞而不是视杆细胞所主导的反应；尽管在人体中记录到这种反应，但临床上并没有普遍应用。这个光感受器电位——由光感受器对光产生的初级超极化在 5~10ms 内发生。它产生的是 ERG a 波的初始负偏转，a 波的向下斜率是衡量光感受器的完整性的一个很好的标准。a 波振幅不那么精确，因为它还依赖于正向的 b 波发展和切断 a 波的速度和幅度。在正常的眼睛中，b 波是最大的 ERG 反应，其峰值出现在 30~50ms 之间，由 Müller 细胞(对环境中离子变化做出被动反应)和双极细胞的电反应产生。从生理上而言，b 波代表视网膜内层的神经活动。这个 b 波上升阶段的振荡电位也在视网膜内层产生，可能是无长突细胞和其他整合神经元的反馈电路产生的。

如果 b 波减弱后继续进行电记录，在几秒钟后可观察到另一个正波称为 c 波。这表示 RPE 和 Müller 细胞顶端膜对传导过程中视网膜下间隙钾浓度下降被动反应。这个电位会在接下来的 1 分钟内下降并产生快速振荡，然后在 5~10 分钟内上升作为对标准电位的光反应。这些是 RPE 产生的反应，它们的机制在前面讨论过。眼电位可能在 1~2 小时内缓慢持续振荡，但这些后期波动尚未在临床上进

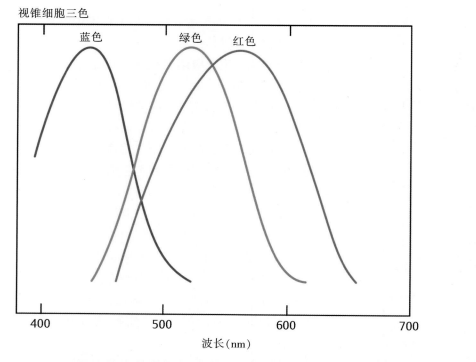
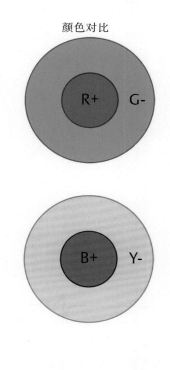

图 2.10 视网膜的三原色和颜色对比。对蓝色、绿色和红色敏感的三种锥体类型的光谱敏感度如图所示。然而，水平细胞和双极细胞的相互作用导致神经节细胞水平的中心-周围感受野(在中枢神经系统中更高)，形成绿色和红色或蓝色和黄色的对比。颜色感知归根结底是识别对比度，而不是识别绝对波长。

精粹

● S 锥体细胞系统比 M 或 L 视锥细胞系统更容易患上视网膜疾病。它可以在视网膜变性和营养不良、青光眼和糖尿病性视网膜病变中选择性受损。因此，这些疾病的患者往往在蓝黄色分辨上存在轻微的缺陷。

行应用。

到目前为止，所有的反应都来自细胞成分。这些细胞成分在很大程度上在眼内是径向的(例如，光感受器、双极性细胞、RPE 细胞)，并且可以平行求和以产生大的眼外信号。神经节细胞是环形定向的，因而用外部(角膜)记录到的信号要小得多。然而，蓝色视锥细胞上强烈的红色或黄色闪光会引起神经节细胞的轻微副反应。背景(明视副反应)或使亮度信号最小化的交替棋盘刺激(图形视网膜电图)。例

如，这些反应在青光眼中有所降低，但还没有细化到对个别患者大量使用的程度。

全视野 ERG 主要由来自视网膜周边，即使对于视锥细胞来说也是如此(视锥细胞在中央凹最密集，但 90% 视锥细胞在黄斑外)。记录黄斑 ERG 是很棘手的，因为来自焦点刺激的光在眼睛里散射会掩盖正常的电反应。一种称为多焦的 ERG 技术(mfERG)克服了这一问题，通过一个计算机化的小六边形刺激，按大小比例与锥体密度相配，以一种看似随机的方式断断续续地闪烁。计算机计算出有多少信号与每个六边形刺激相关，并打印来自黄斑不同区域小的视锥细胞ERG 响应数组。mfERG 目前被广泛应用于评估黄斑病变。

2.4　结论

眼睛的主要感光组织是视网膜，它不仅捕捉辐

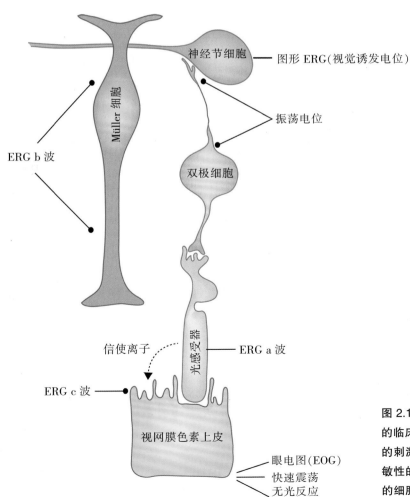

图 2.11　视网膜和视网膜色素上皮(RPE)的临床电反应。RPE 的反应需要光感受器的刺激或服用药物，因为 RPE 本身不是光敏性的。如图所示，视网膜反应定位于不同的细胞层。ERG，视网膜电图。

照能量，而且还将视觉编码输入对比敏感的感受野中，并最大限度地通过有限数量的视神经纤维传递视觉信息。光感受器负责转导、多方面的适应，以及最初感知全光谱颜色的能力。然而，产生对比敏感度的视网膜回路是最终被识别和感知物体的基础。如果视网膜不能与 RPE 紧密结合，视网膜就不能正常工作。此外，如果没有 RPE 执行的各种支持功能，包括视觉色素再生、外节物质的吞噬、视网膜下间隙的控制和视网膜粘连的维持，视网膜也不能正常工作。随着年龄的增长，这些功能的丧失可能会导致多种疾病。已经发现许多眼科疾病在视网膜的转导或整合通路的特定方面存在遗传缺陷。诸如暗适应、ERG 和 EOG 的生理测试反映了视网膜的生理状态，可为临床医生提供有关视网膜内单个细胞类型的状态信息，或视网膜疾病的深度和区域分布的信息。

参考文献

[1] Marmor MF, Wolfensberger TJ, eds. The Retinal Pigment Epithelium: Function and Disease. New York, NY: Oxford University Press; 1998

[2] Allikmets R, Singh N, Sun H, et al. A photoreceptor cell-specific ATP-binding transporter gene (ABCR) is mutated in recessive Stargardt macular dystrophy. Nat Genet. 1997; 15(3):236–246

[3] Liu J, Itagaki Y, Ben-Shabat S, Nakanishi K, Sparrow JR. The biosynthesis of A2E, a fluorophore of aging retina, involves the formation of the precursor, A2-PE, in the photoreceptor outer segment membrane. J Biol Chem. 2000; 275(38):29354–29360

[4] Bakall B, Radu RA, Stanton JB, et al. Enhanced accumulation of A2E in individuals homozygous or heterozygous for mutations in BEST1 (VMD2). Exp Eye Res. 2007; 85(1):34–43

[5] Hughes BA, Gallemore RP, Miller SS. Transport mechanisms in the retinal pigment epithelium. In: Marmor MF, Wolfensberger TJ, eds. The Retinal Pigment Epithelium: Function and Disease. New York, NY: Oxford University Press; 1998:103–134

[6] Marmor MF. Control of subretinal fluid and mechanisms of serous detachment. In: Marmor MF, Wolfensberger TJ, eds. The Retinal Pigment Epithelium: Function and Disease. New York, NY: Oxford University Press; 1998:420–438

[7] Marmor M. On the cause of serous detachments and acute central serous chorioretinopathy. Br J Ophthalmol. 1997; 81(10):812–813

[8] von Lintig J, Kiser PD, Golczak M, Palczewski K. The biochemical and structural basis for trans-to-cis isomerization of retinoids in the chemistry of vision. Trends Biochem Sci. 2010; 35(7):400–410

[9] Marmor MF. Long-term follow-up of the physiologic abnormalities and fundus changes in fundus albipunctatus. Ophthalmology. 1990; 97(3):380–384

[10] Iannaccone A, Tedesco SA, Gallaher KT, Yamamoto H, Charles S, Dryja TP. Fundus albipunctatus in a 6-year old girl due to compound heterozygous mutations in the RDH5 gene. Doc Ophthalmol. 2007; 115(2):111–116

[11] Young RW. Visual cells and the concept of renewal. Invest Ophthalmol Vis Sci. 1976; 15(9):700–725

[12] Gal A, Li Y, Thompson DA, et al. Mutations in MERTK, the human orthologue of the RCS rat retinal dystrophy gene, cause retinitis pigmentosa. Nat Genet. 2000; 26(3):270–271

[13] Marmor MF. Mechanisms of normal retinal adhesion. In: Ryan SJ, ed. Retina. 2nd ed. St. Louis, MO: Mosby; 1994:1931–1953

[14] Hageman GS, Marmor MF, Yao X-Y, Johnson LV. The interphotoreceptor matrix mediates primate retinal adhesion. Arch Ophthalmol. 1995; 113(5):655–660

[15] Cox SN, Hay E, Bird AC. Treatment of chronic macular edema with acetazolamide. Arch Ophthalmol. 1988; 106(9):1190–1195

[16] Gallemore RP, Maruiwa F, Marmor MF. Clinical electrophysiology of the retinal pigment epithelium. In: Marmor MF, Wolfensberger TJ, eds. The Retinal Pigment Epithelium: Function and Disease. New York, NY: Oxford University Press; 1998:199–223

[17] Marmorstein AD, Marmorstein LY, Rayborn M, Wang X, Hollyfield JG, Petrukhin K. Bestrophin, the product of the Best vitelliform macular dystrophy gene (VMD2), localizes to the basolateral plasma membrane of the retinal pigment epithelium. Proc Natl Acad Sci U S A. 2000; 97(23):12758–12763

[18] Strauß O, Müller C, Reichhart N, Tamm ER, Gomez NM. The role of bestrophin-1 in intracellular Ca(2+) signaling. Adv Exp Med Biol. 2014; 801:113–119

[19] Dawson DW, Volpert OV, Gillis P, et al. Pigment epithelium-derived factor: a potent inhibitor of angiogenesis. Science. 1999; 285(5425):245–248

[20] Becerra SP, Fariss RN, Wu YQ, Montuenga LM, Wong P, Pfeffer BA. Pigment epithelium-derived factor in the monkey retinal pigment epithelium and interphotoreceptor matrix: apical secretion and distribution. Exp Eye Res. 2004; 78(2):223–234

[21] Bouck N. PEDF: anti-angiogenic guardian of ocular function. Trends Mol Med. 2002; 8(7):330–334

[22] Bandyopadhyay M, Rohrer B. Matrix metalloproteinase activity creates proangiogenic environment in primary human retinal pigment epithelial cells exposed to complement. Invest Ophthalmol Vis Sci. 2012; 53(4):1953–1961

[23] Stryer L. Biochemistry. 4th ed. New York, NY: WH Freeman; 1995:332–339

[24] Baylor D. How photons start vision. Proc Natl Acad Sci U S A. 1996; 93(2):560–565

[25] Dryja TP, Li T. Molecular genetics of retinitis pigmentosa. Hum Mol Genet. 1995; 4(Spec No):1739–1743

[26] Fuchs S, Nakazawa M, Maw M, Tamai M, Oguchi Y, Gal A. A homozygous 1-base pair deletion in the arrestin gene is a frequent cause of Oguchi disease in Japanese. Nat Genet. 1995; 10(3):360–362

[27] Adamus G, Guy J, Schmied JL, Arendt A, Hargrave PA. Role of anti-recoverin autoantibodies in cancer-associated retinopathy. Invest Ophthalmol Vis Sci. 1993; 34(9):2626–2633

[28] Marmor MF. The bands of Ernst Mach: edge effects in art. In: Marmor MF, Ravin JG, eds. The Eye of the Artist. St. Louis, MO: Mosby-Year Book; 1997:60–69

[29] Sieving PA. Photopic ON- and OFF-pathway abnormalities in retinal dystrophies. Trans Am Ophthalmol Soc. 1993; 91:701–773

[30] Livingstone M, Hubel D. Segregation of form, color, movement, and depth: anatomy, physiology, and perception. Science. 1988; 240(4853):740–749

[31] Nathans J, Thomas D, Hogness DS. Molecular genetics of human color vision: the genes encoding blue, green, and red pigments. Science. 1986; 232(4747):193–202

[32] Steinberg RH, Wood I, Hogan MJ. Pigment epithelial ensheathment and phagocytosis of extrafoveal cones in human retina. Philos Trans R Soc Lond B Biol Sci. 1977; 277(958):459–474

[33] Marmor MF. The eye and art. In: Marmor MF, Ravin JG, eds. The Eye of the Artist. St. Louis, MO: Mosby-Year Book; 1997:2–25

第 2 部分
诊断技术

第3章
眼底检查

Allen Chiang, William E.Benson

3.1 周边视网膜检查

3.1.1 间接检眼镜

原则和优势

检查视网膜的标准技术是双目间接检眼镜检查。在这种方法中，来自患者的眼底反射光被透镜聚焦成中间图像，然后被检查者观看（图 3.1）。所产生的图像是颠倒并反转的（图 3.2）。双目间接检眼镜的头套结构使得来自高强度白炽灯或发光二极管灯光聚焦在镜子上并反射到患者眼睛的视网膜上（图 3.3）。因为镜子安装在观察盒上方，所以进入患者眼睛的光束（照明光束）与检查者观察到的光束（观察光束）是分开的。这种设置可以防止照明光束的角膜反射干扰观察。观察盒包含提供立体视的棱镜，这些棱镜在光学起到"缩小"观察者的瞳孔距离，否则来自患者瞳孔的光线无法到达检查者的两个瞳孔（图 3.4）。与其他眼底检查技术相比，双目间接检眼镜有几个优点，在评价视网膜脱离和其他周边玻璃体视网膜病变方面是不可或缺的[1,2,3,4,5,6]。头灯提供强光加上手持式镜头聚光，使检查者能够透过混浊的屈光介质进行检查。结合巩膜压陷，间接检眼镜检查能提供周边视网膜的最佳图像。它是一种动态技术，允许一次观察到视网膜大范围区域，从而有助于确保不会遗漏任何异常。

技术

几种非球面聚光透镜可用于间接检眼镜检查。14D 是镜头中最高的放大倍数（3.6 倍），但因焦距长（7cm），使用起来很困难。30D 镜头（f=3.3cm）通常是初学者的首选，因为它易于使用，特别是对于小瞳孔的患者，但它不能提供足够的放大倍数（1.5 倍）来发现小的裂孔或其他细微的视网膜病变。大多数临床医生更喜欢 20D 镜头（f=5cm），相对容易使用，并提供 2.3 倍的合理放大倍数。任何镜头都应保持凸面朝向检查者（图 3.1）。略微倾斜，以使两种反光（来自镜头的每个表面）远离检查者观察轴。为尽量减少角膜光反射，应调节反射镜，使照明光线位于目镜视野的顶部。对于小瞳孔，光线位置必须更高（图 3.5）。

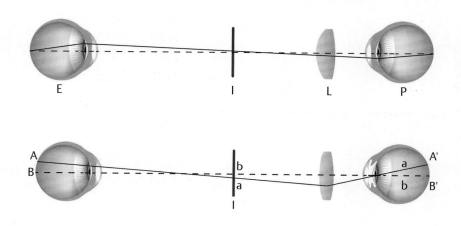

图 3.1　间接检眼镜。来自患者眼底一点的光线（P）被镜头（L）聚焦成检查者（E）可见的中间图像（I）。

图 3.2　来自患者眼底的 A′ 和 B′ 点的 a 和 b 光线的相对位置在中间图像（I）处颠倒，所以 a 对应于检查者的上方视网膜 A。因为检查者的下方视野被他的上方视网膜"看到"，A 显示在 B 的下方。

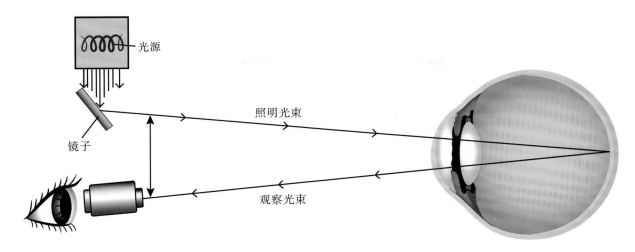

图 3.3 进入眼睛的光线(照明光束)与离开眼睛的光线(观察光束)是分开的,从而最大限度地减少了角膜的光反射。

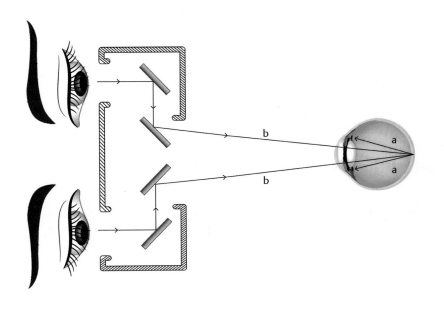

图 3.4 双目间接检眼镜观察盒中的棱镜使检查者的瞳孔距离"变窄"。因此,来自患者眼底一点的观察光束(b)可以到达检查者的每只眼睛。如果没有观察盒,双目视觉则是不可能的,因为瞄准检查者每只眼睛的光线(a)不能从瞳孔中射出。

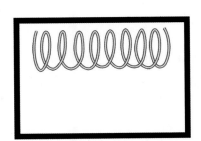 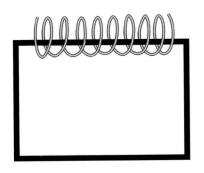

图 3.5 为了通过充分放大的瞳孔观察(左),反射光(灯丝)应位于检查者视野(封闭区域)的顶部。为了通过小瞳孔(右)观察,把镜子放到视野的顶部只能看到一小条光的位置。

患者应该舒适地躺着并且瞳孔被充分散大。最初，变阻器应该设置在低电压。如果患者对光不那么敏感，可尝试更高的光强度。双眼睫状肌麻痹联合表面麻醉可减少畏光并加强配合。应首先检查上方周边部，因为畏光在抬头注视时可能最小，而且周边部对光的敏感性比后极部低。有些患者不能忍受强光并试图闭上眼睛，从而诱发 Bell 现象，导致检查下方视网膜比较困难。为克服这种困难，眼科医生必须不断鼓励患者双眼睁开。可以让患者固视一个目标，比如患者的拇指或天花板上的标志，这样对于检查会有帮助。

> **精粹**
>
> ● 用间接检眼镜检查视网膜应首先检查上方周边，因为向上注视时畏光最轻，而且周边对光的敏感性低于后极部。

有几种非球面透镜可用于间接检眼镜检查。如果瞳孔较大，14D 的放大率最高，检查人员可通过靠近眼睛来增加放大率。但是如果瞳孔很小，检查者可以伸展手臂来取得清晰的眼底像。初学者常犯的错误是站的离患者太近(图 3.6 和图 3.7)。

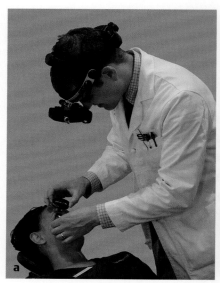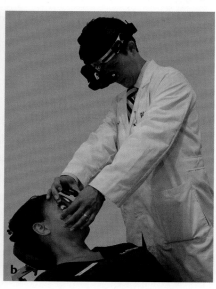

图 3.6　(a)经验不足的检查者站的离瞳孔较小的患者太近。(b)正确伸展手臂，以便对小瞳孔进行检查。(Photo by Wm.Romano.)

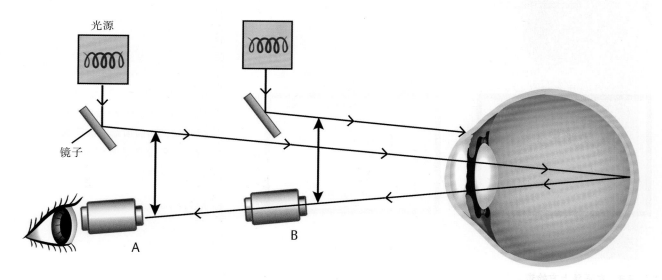

图 3.7　照明光束和观察光束之间的距离是固定的(双头箭头所示)。当检查者站在位置 A 时，照明光束可以进入患者的瞳孔，观察光束可以射出。在位置 B，照明光束(打开箭头所示)不能进入眼睛。如果检查者低下头，眼睛会被照亮，但观察光束无法射出。

检查者的头应直对着患者的象限。例如，在检查鼻部周边部位，检查者应站在患者同一侧（图 3.8 和图 3.9）。检查眼睛的颞侧周边时则应站在患者对侧（图 3.6 和图 3.10）。为了方便，必要时可将右手持镜换成左手持镜，特别是使用巩膜压陷的情况下。当患者的头转向检查者并且眼向颞侧看时，患者的鼻子不大会成为观察颞侧的障碍。

但检查者检查周边视网膜时，瞳孔呈椭圆形。这使得观察的立体感比较困难并且入眼的光线减少。必须增加光源的电压，而检查者的头部必须略微倾斜，以便部分照明光束进入眼睛并且其中一部分观察光束可以出来（图 3.11）。但这只能实现单眼检查，也是为了能观察到适当图像的权宜之计。

当患者是小瞳孔时，要想容易地聚焦在视网膜，检查者必须首先通过镜头观察瞳孔并使镜头离眼睛的距离远大于镜头的焦距。然后检查者使镜头向瞳孔移动。新的检眼镜有更细的光束和可调节的三棱镜来观察小瞳孔，甚至使用更高度数聚焦镜头（例如 25D、28D 或 30D）可以在此情况下取得更好的观察

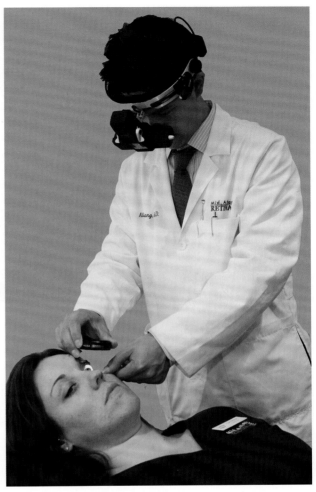

图 3.9　左眼鼻下方检查。患者向下和向右看。检查者仍然站在患者的左边，但右手拿着镜头。（Photo by Wm. Romano.）

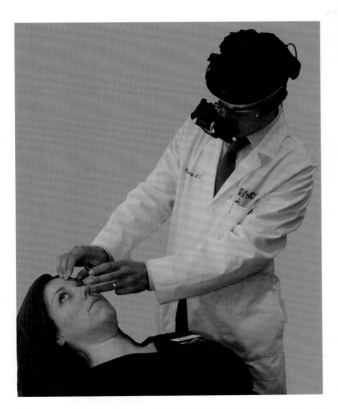

图 3.8　左眼鼻上方检查。患者双眼睁开，向上和向右看。检查者伸出胳膊。检查者站在患者的左边，左手握住镜片，手放在患者脸上使镜片稳定。（Photo by Wm. Romano.）

效果。

眼底绘图

有两种方法可以纠正间接检眼镜的倒像。第一种方法是观察视网膜，然后在头脑里旋转图像，画出它们的真实结果而不是看到的那样。第二种方法是反转绘图板，然后按所看到的结果绘图，当图纸已完成后，再把绘图板位置放正。

为了全面检查眼底，检查者可以从视神经开始，然后再沿视网膜每个血管向周边进行检查。或系统地按圆周先检查外周，然后是后极部。注意他/她的眼睛，聚光镜头对准后，检查者沿周边摆动他/她的视线（图 3.12）。这样做有两个目的，首先，检查整个视网膜；其次，在视网膜脱离的情况下，当突然注意到视网膜下层所产生的亮度变化，就可以辨别出裂孔。在几乎均匀的半透明视网膜脱离情况下中断就

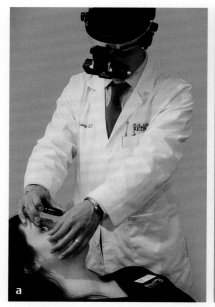
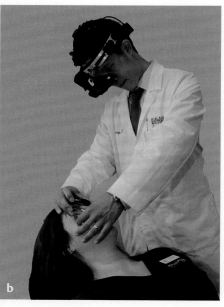

图 3.10　(a)一例瞳孔较小的患者检查颞侧时，检查者的头部位置不正确。(b)检查者头部适当倾斜，使眼睛得到充分照明，并能看到单眼成像。(Photo by Wm. Romano.)

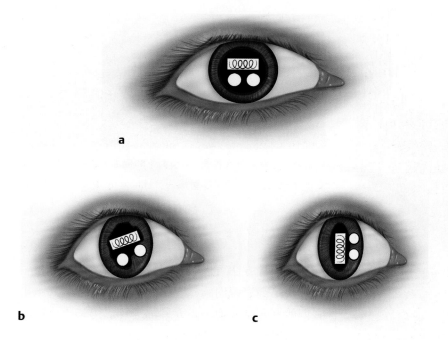

图 3.11　(a)通过大瞳孔观察后极部：照明光束(灯丝)从顶部进入，为下面的观察光束(白色圆圈)留下了充足的空间。提供了双目视觉。(b)检查者试图看到更周边时，瞳孔孔径变为椭圆形。如果检查者不倾斜头部，照明光束虽可以进入眼睛，但观察光束不能射出。(c)检验者必须倾斜头部，使部分照明光束能进入眼睛。通常情况下，眼底只有一个单眼视图是可能的，因为只有一个观察光束可以从眼睛中射出。

精粹

观察小瞳孔眼底的技术包括：
- 将聚光镜头稍微远离眼睛
- 在检查过程中伸长手臂(增加工作距离)
- 使用一个高屈光度的聚光镜头(如 28D 或 30D)
- 使用带有小照明光斑的检眼镜和可调棱镜(即在一些检眼镜上可见小瞳孔特征)

表现为裂孔。当检查者的目光移动时，由于脱离的视网膜和现在可见的视网膜下组织之间的对比，更容易看到不连续现象。轻轻地左右晃动镜头产生棱镜效应，也有助于揭示视网膜上的不连续性。

尽管患者会抱怨，也必须仔细检查患者另一侧眼睛。例如，对于患有视网膜脱离的患者，检查者必须寻找视网膜裂孔或其他异常以便进行预防性治疗。检查双眼也有助于发现细微的单侧异常，如弥漫性脉络膜血管瘤。

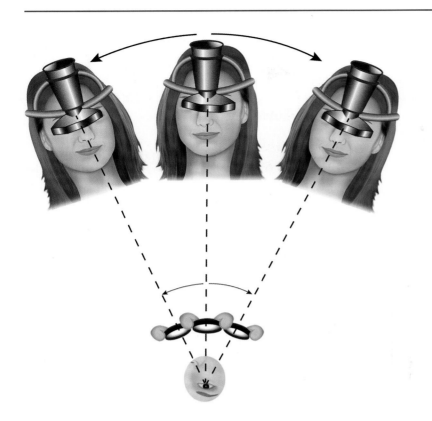

图 3.12　检查视网膜时的扫视方法。检查者在观察视网膜时保持眼睛和镜头对齐。

巩膜压陷

对于视网膜脱离或玻璃体后脱离的患者，在对视网膜进行彻底检查后，还应对周边视网膜进行巩膜压陷检查，以发现小的裂孔，特别是位于锯齿缘附近的小孔。在一些患者，这个区域不压陷就看不到。初学者应在它们没有压陷情况下就可以熟练观察到赤道前的视网膜后，才可以开始尝试进行巩膜压陷检查。否则，巩膜压陷不仅不能提供什么信息，而且让患者承受不必要的痛苦。

尽管有多种金属巩膜压迫器可供选择，但是简单的棉签或大的回形针也同样可以使用。通过巩膜压陷在四个方面有助于发现小的裂孔。首先，它增强了完整视网膜和裂孔的对比。被压陷的脉络膜/视网膜色素上皮(RPE)比未压陷的脉络膜/RPE 及完整的视网膜更暗，检查人员通过对看起来像黑点的裂孔进行定位。第二，压陷区域的视网膜半透明性下降，因而增加了孔和视网膜的对比度，使得视网膜裂孔更容易被发现。视网膜表现为半透明性下降是因为处在一个更锐利的角度来观察。此外，增加的角度可能有助于检查者看到裂孔的后缘。第三，在巩膜压陷情况下，有时可以在后玻璃体基部看到小裂孔瓣。在各种情况下，移动巩膜压迫器为发现小裂口提供了最大机会。第四，患者在小瞳孔的情况下，压迫器可以使周边视网膜进入视野。

巩膜压陷的禁忌证很少，但应避免应用在最近进行过眼内手术或有前房积血的创伤患者。巩膜压陷可能会引起疼痛。它会升高眼压，因此会使本就眼压高的患者更加痛苦。检查青光眼患者时要非常小心和轻柔，特别是对于曾进行青光眼滤过手术的患者。此外，检查会绷紧和压缩眼睑，因此可能会引起不适，这主要取决于眼睑解剖和组织松弛性。为了尽量减少这种情况，应优先从压迫上方开始，因为上睑比下睑更松弛、活动度更大。

让患者向下看，检查者把压迫器放置在靠近睑缘处，当患者向上看时压迫器跟随眼睑向上。初学者应该垂直握住压迫器，这样间接检眼镜就很容易找到压迫点。检查者只是顺着压迫器轴向下压入眼球。如果没有看到压痕，就应该头部从一侧移到另一侧来扫视眼底。保持压迫器垂直也简化了间接检

特别关注

● 近期接受过眼内手术或外伤性前房积血的患眼，应避免进行巩膜压陷检查。

眼镜倒置的视野中确定运动方向的问题(图3.13)。前后移动很容易进行，如果想进一步向后检查，将压迫器移向视神经即可。然而，在这样做的过程中，重要的是要认识到，如果眼睛不处于极端的凝视位置，就会减少不适。圆周运动比较困难，但练习后会自动完成。初学者只要记住，压迫器移动方向应该与所看到的视网膜的方向相反即可。重要的是以患眼为支点，保持检查者的头部、压迫器、手持镜头的联动。

如果要观察上部锯齿缘，患者应尽可能向上看(图3.14)。初学者在高度近视眼中最容易看到锯齿缘。如果要检查赤道后上半区域的视网膜，患者必须稍微向下看(图3.15)。在9点位和3点位进行巩膜压陷最困难，因为眼睑在这里较短，而且眦韧带阻止了压迫器的向后移动。眼角处直接巩膜压迫会产生疼痛，此外，压迫器可能从眼睑滑脱而误伤患者的眼球，以下技术有助于避免这些问题。首先，将压迫器放在水平轴上方的上眼睑上。然后向下向眼角旋转，并且连带着眼睑一起向下。当患者头部转动离开检查者并且不再向极端位置注视时，眼睑会变得更松弛[8]。其次，使用棉签压迫比金属压迫器更钝、

更柔软，因而可能更耐受。最后，如果采用上述技巧不成功，检查者在浅表麻醉后直接在结膜上压陷会很容易。

3.1.2 Goldmann 三面镜

当需要较高的放大倍数，可使用 Goldmann 三面镜来检查周边视网膜情况，这主要用于间接检眼镜很难发现裂孔的视网膜脱离患者，以及很难确定视网膜裂孔是全层还是板层的患者。虽然通过间接检眼镜和巩膜压陷可以发现几乎所有的裂孔，但在某些情况下，用 Goldmann 三面镜可以发现微小的裂孔。该三面镜也可用于周边视网膜激光光凝，如治疗视网膜裂孔。但是自间接检眼镜激光系统问世

> **精粹**
>
> ● 在眼角处进行巩膜压陷既困难又会造成患者痛苦。在浅表麻醉后更容易在水平子午线上直接压陷眼球。

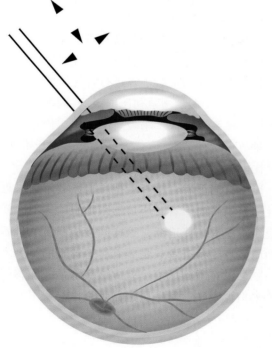

a

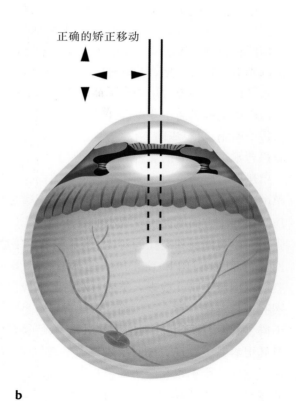

b

图 3.13 　(a)不正确的巩膜压陷方法。由于间接检眼镜的图像倒置和向后，很难在对角线上进行矫正移动。(b)正确的巩膜压陷技术。压迫器保持垂直，便于进行水平和垂直校正移动。

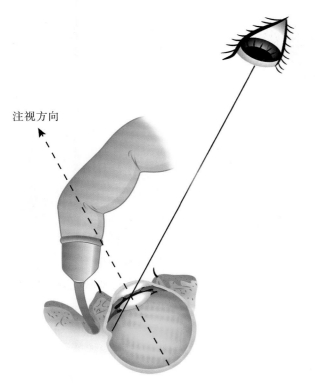

图 3.14　当患者尽可能往上看时,锯齿缘可以看得最清楚。

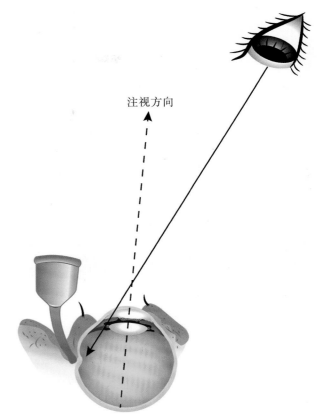

图 3.15　要查看后上半区域,检查人员应该让患者稍微向下看。

以来,已很少用于此目的。

3.1.3 广角接触镜

　　广角接触镜主要用于全视网膜光凝和其他中周部激光治疗。而且它们在诊断上也非常有用,如使用在已做过白内障摘除和人工晶状体植入的视网膜脱离患者。因为这些患者后囊混浊或前囊收缩,用间接检眼镜很难看清周边视网膜。如果 YAG 激光后囊切开术仍未能看清的话,接下来可以试用各种广角接触镜。为了用这些接触镜观察赤道前的视网膜,通常需要结合眼球旋转、镜头倾斜和巩膜压陷。

3.2 黄斑检查

　　间接检眼镜的广角视野也用于对各种黄斑病变做出诊断。检查完周边视网膜后,让患者朝检查者的光源看去以便观察后极部。对于正常的黄斑,应可见中央凹的凹陷和光反射(图 3.16)。也可经常看见一个弥漫的表面光泽。有时人们可以看到大脉络膜血管。当正常黄斑外观不存在时,检查人员应怀疑黄斑病变并用某种类型的黄斑透镜来检查该区域(见后文)。在一些情况下,如动脉阻塞、视网膜震荡

和静脉阻塞,用间接检眼镜比黄斑镜更容易诊断,因为广角视野可以让人更容易观察整体,而非局部。其他情况通常也很容易做出诊断,例如,中心浆液性脉络膜视网膜病变可见视网膜的局灶性浆液性隆起,可通过观察浆液性隆起与正常视网膜之间的颜色对比来诊断(图 3.17)。当黄斑外观苍白、中央凹的凹陷又缺少光反射时(图 3.18),则可怀疑糖尿病性黄斑水肿。

　　然而,在大多数情况下,需要更高的放大倍数来研究黄斑和视神经异常的细节。因此,使用各种“黄斑”透镜并结合裂隙灯显微镜才能够进行精确诊断和处理一些问题,如临床上显著的糖尿病性黄斑水肿和脉络膜新生血管。它们对于黄斑激光光凝治疗也是必不可少的。各种黄斑检查镜各有利弊。正如间接检眼镜检查需要聚光镜一样,用裂隙灯观察黄斑也需要其他镜头[11,12]。

3.2.1 Hruby 透镜

　　Hruby 透镜是安装在裂隙灯显微镜上的 55D 平

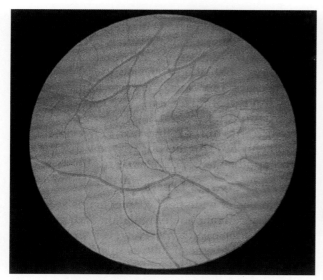

图3.16 正常黄斑。拱环之间的区域有弥漫性光泽。中央凹很容易看到。有中央凹的光反射。

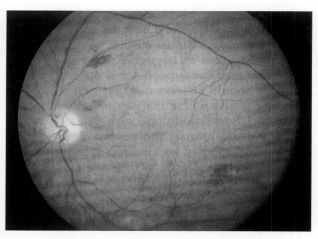

图3.18 糖尿病性视网膜病变合并黄斑水肿。由于失去了正常的脉络膜背景,中央凹的凹陷和光反射消失,可以怀疑黄斑水肿。

凹非接触透镜。尽管它提供了正像并且不需要接触角膜,但缺点是它需要瞳孔散得很大,而且视野非常狭窄。它已被手持非球面透镜所取代。

3.2.2 Goldmann 眼底接触镜

Goldmann 眼底接触镜是一个 64D 的平凹面屈光镜,它提供了直立的实像。虽然人们使用手持镜头几乎能够发现糖尿病性黄斑水肿及各种原因引起

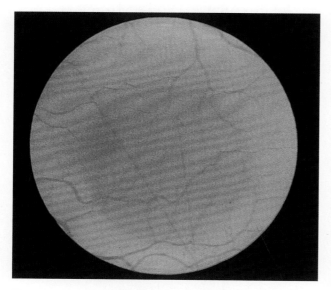

图3.17 特发性中心性浆液性脉络膜视网膜病变。即使没有立体视觉,也可以做出诊断,因为视网膜下液的区域可以通过眼底的颜色变化来识别,中央凹的凹陷和光反射消失。

的视网膜下水肿,但 Goldmann 眼底接触镜提供了观察黄斑的最佳视野。由于这个原因,在过去由于激光光凝是治疗脉络膜新生血管膜主要手段时,它被经常使用。不要混淆的是,Goldmann 三面镜是另一种镜片,它有一个清晰的中央部分用于观察后极,还另外包含三个内镜,分别用来观看患者的中周视网膜、外周视网膜和房角。

3.2.3 Mainster 后极镜

Mainster 后极镜(标准)是一种接触镜,其原理类似于间接检眼镜。它能产生高分辨率的黄斑图像,类似于手持非球面透镜。其缺点是需要接触角膜。它仍然广泛用于局灶性和条纹性黄斑激光光凝。

3.2.4 手持式镜头

手持式非球面镜是高倍率的双凸聚光镜,需要结合裂隙灯显微镜使用。它产生真实的、倒置的后极图像,非常方便易用。90D 非球面镜非常适合检查较小瞳孔的眼睛,以及在渗出性黄斑脱离、特发性中心性浆液性脉络膜视网膜病变,年龄相关黄斑变性和糖尿病性黄斑水肿情况下筛查黄斑。对于视网膜脱离的患者,寻找后部裂孔时尤其有用。当需要更大的放大倍数时,可使用 60D 镜头。78D 镜头放大倍数和视野介于两者之间。

参考文献

[1] Havener WH, Gloeckner S. Atlas of Diagnostic Techniques and Treatment of Retinal Detachment. St. Louis, MO: CV Mosby; 1961:2–53

[2] Hovland KR, Elzeneiny IH, Schepens CL. Clinical evaluation of the small-pupil binocular indirect ophthalmoscope. Arch Ophthalmol. 1969; 82(4):466–474

[3] Rosenthal ML, Fradin S. The technique of binocular indirect ophthalmoscopy. Highl Ophthalmol. 1967; 9:179–257

[4] Rubin ML. The optics of indirect ophthalmoscopy. Surv Ophthalmol. 1964; 9:449–464

[5] Schepens CL. A new ophthalmoscope demonstration. Trans Am Acad Ophthalmol Otolaryngol. 1947; 51:298–301

[6] Schepens CL. Progress in detachment surgery. Trans Am Acad Ophthalmol Otolaryngol. 1951; 55:607–615

[7] Kramer SG, Benson WE. Prophylactic therapy of retinal breaks. Surv Ophthalmol. 1977; 22(1):41–47

[8] Curtin VT. Management of retinal detachment. In: Duane TD, ed. Clinical Ophthalmology. Hagerstown, MD: Harper & Row; 1978:2

[9] Lincoff H, Kreissig I. Finding the retinal hole in the pseudophakic eye with detachment. Am J Ophthalmol. 1994; 117(4):442–446

[10] Lincoff H, Gieser R. Finding the retinal hole. Arch Ophthalmol. 1971; 85 (5):565–569

[11] Tate GW, Safir A. The slit lamp: history, principles, and practice. In: Tasman W, Jaeger EA, eds. Duane's Clinical Ophthalmology. Vol. 1. Philadelphia, PA: JB Lippincott; 1996:1–44

[12] Colenbrander A. Principles of ophthalmoscopy. In: Tasman W, Jaeger EA, eds. Duane's Clinical Ophthalmoscopy. Vol. 1. JB Philadelphia, PA: JB Lippincott; 1996:1–21

第4章
眼底血管造影

Suqin Yu，Lawrence A. Yannuzzi

眼睛独特的光学特性使得在人眼血管系统的非介入性检查比在任何其他组织都更详细。因为在眼底最容易观察到人体的毛细血管床，对其血管造影模式的检查不仅可为眼科实践提供有用的信息，而且对相关的全身病理研究也很有意义。有两种静脉血管造影剂即荧光素钠和吲哚菁绿(ICG)可用于眼底血管造影。虽然这两种造影剂由于不同的物化性质而产生明显不同的血管造影图像，但这两种血管造影的方式相似，并且图像的解释方式也相似，因此以比较的方式对它们进行讨论。

4.1 简史

4.1.1 荧光素血管造影

Von Baeyer[1]于1871年首次合成荧光素钠，不久之后用于角膜疾病的诊断。1882年，Ehrlich[2]证实了注射药物后兔眼内出现荧光素染色剂。1960年，Maclean和Maumenee[3]报道了在人体静脉注射荧光素情况。他们在裂隙灯下用钴蓝滤光片进行了血管镜检，但没有拍摄结果。虽然这项技术对诊断有用，但因没有照片因此不便比较、讨论或文件保存。眼底摄影的同步进展尤其是电子闪光灯的出现，使得Novotny和Alvis[4]完成了第一例成功的人类荧光素血管造影。在随后的35年临床应用中，荧光素血管造影已经成为许多视网膜疾病诊断和治疗必不可少的工具。

4.1.2 吲哚菁绿血管造影

吲哚菁绿(ICG)用于眼底血管造影比荧光素钠晚得多。它最初用于心脏和肝功能测试。虽然它已经用了30多年，但由于当时使用的胶片系统的灵敏度较低，限制了它在眼底成像中的早期使用。随着摄像机、滤光片和技术的改进，到1972年，Flower和Hochheimer已经在人体上进行了ICG血管造影[5,6]。1986年，Hayashi等[7]报道了使用红外数字眼底血管造影技术改善了图像采集。在20世纪90年代初，Guyer等[8]和Yannuzzi等[9]展示了使用新的高分辨率(1024条扫描线)的高质量图像数字系统。同时，基于扫描激光检眼镜(SLO)的系统也应运而生，可显示同样高质量的ICG血管造影图像[10]。

4.2 造影剂的特点

两种造影剂的区别见表4.1。荧光素钠是一种高度水溶性的黄红色染料，其吸收峰值位于蓝光谱(490nm)而发射峰值位于黄绿色光谱(525nm)(图4.1)。激发光谱和发射光谱的这种区别使得耦合的摄影滤光片能够分离入射光和反射光。一旦注射，造影剂与血浆蛋白结合率为60%~80%。荧光素钠不能穿过完整的视网膜内皮紧密连接(血-视网膜内屏障)或完整的视网膜色素上皮(RPE)闭锁小带(血-视网膜外屏障)。然而，脉络膜毛细血管窗孔允许造影剂自由渗入脉络膜细胞外间隙。

ICG是一种水溶性深绿色染料，吸收峰值为790~805nm，发射峰值为835nm(参见图4.1)[11]。其分子量大、对血清蛋白具有高亲和力及近红外光谱的荧光使其和荧光素钠相辅相成。化学性质上，ICG分子同时具有亲脂性和亲水性。在循环中，大约98%和蛋白质结合，其中80%与球蛋白结合、20%的α1

脂蛋白和白蛋白结合[12]。因此造影剂很少能穿透脉络膜毛细血管的窗孔，从而增强了脉络膜血管的成像。它的近红外光谱特性允许更大程度地穿透视网膜色素上皮和黄斑叶黄素以及血液。渗漏更少和荧光穿透色素更强的优点使得ICG成为脉络膜和脉络膜有关异常血管造影检查的理想选择。

4.3 血管造影技术

　　虽然这两种造影剂有不同的光吸收峰值和发射波长，成像系统也需要不同的激发和过滤装置，但荧光素血管造影和ICG血管造影都以相似的方式进行工作。在签署知情同意书后，通常会拍摄彩色和

表 4.1　荧光素钠和吲哚菁绿特性

	荧光素钠	吲哚菁绿
化学结构		
分子式	$C_{20}H_{10}O_5Na_2$	$C_{43}H_{47}N_2O_6S_2Na$
分子量	377Da	775Da
吸收峰值	465nm	790nm
发射峰值	525nm	805nm
血清蛋白结合率	60%~80%	98%

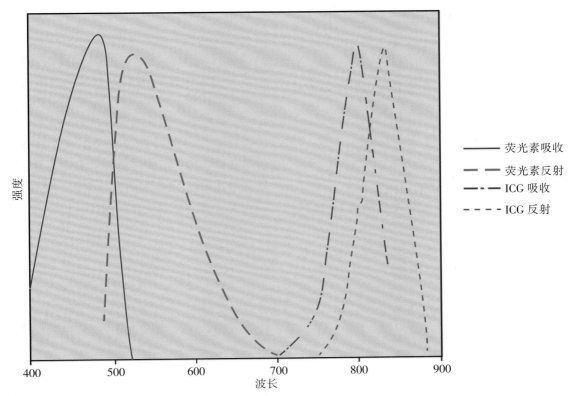

图 4.1　荧光素钠和吲哚菁绿的吸收和发射光谱。

无赤光眼底照片。由于前几秒的血管造影图像通常具有临床价值,患者通常坐在眼底照相机旁用蝶式针头注射造影剂。插入针头后,血液应回流到管子中以确保血管内注射,因为一旦漏到血管外不仅疼痛,还可导致组织坏死。前静脉是首选注射部位。一旦造影剂注入,计时器就启动。最初几秒快速拍摄视频或照片,然后以大约1分钟间隔再拍摄几分钟,来完成脉络膜和视网膜血管系统的全部充盈。整个摄影过程一般为5~10分钟,足以进行荧光素血管造影,而ICG血管造影通常需要30分钟。中期照片是注药后8~12分钟拍摄的,晚期的照片是在注射后20~30分钟拍摄的。有些检查者后期再注入少量造影剂,以便更好地观察视网膜和脉络膜血管[13]。

在荧光素血管造影中,需要推注2~3mL 25%荧光素钠溶液或5mL 10%荧光素钠溶液。造影剂快速循环并主要通过肾脏快速消除。应告知患者皮肤和尿液颜色会有暂时的变化。在皮肤变色期间,患者的光敏感可能增加,因此,轻度色素沉着的患者应避免在24~36小时内过度暴露在阳光下。在ICG血管造影过程中,需要推注25mg ICG染料,因为造影剂是由肝脏排出的[14],因此之后并无尿液颜色变化。

特别关注

● 静脉注射荧光素钠后会出现短暂皮肤变色,并可能会增加一些患者对光的敏感性。应建议轻度色素沉着的患者避免在荧光素血管造影后的24~36小时内过度暴露在阳光下。

4.4 造影剂的不良反应

两种造影剂的不良反应发生率见表4.2。虽然总体上是安全的,但是血管造影可发生少而明显的不良反应。这些反应可能是轻度、中度或严重的,甚至可能导致死亡[15]。轻度反应,如瘙痒、恶心和呕吐,表现为短暂反应,不需要治疗。比较严重的反应表现为荨麻疹、晕厥、发热、局部组织坏死。通常,口服或肌内注射苯海拉明有助于缓解这些症状。严重反应可能涉及心脏、肺或神经系统,这些反应,如过敏反应、癫痫、休克和心肌梗死,需要加强医疗干预。为此,应备有紧急复苏设备。造影剂外渗会引起局

表4.2　造影剂不良反应的发生率

不良反应	荧光素钠	吲哚菁绿
轻度	1%~10%	0.15%
中度	1.6%	0.2%
重度	0.05%	0.05%
死亡	1:222 000	1:333 333

部组织刺激和压痛,但不会造成明显的永久性组织损伤。荧光素血管造影后的实验室检查结果可能由于静脉注射荧光素干扰而出错[16]。其不良反应率(包括死亡率)方面ICG比荧光素钠低。一般来说,ICG耐受性优于荧光素钠。由于含有碘化钠,对碘或贝类过敏患者禁忌使用ICG。有严重肝病或肾病的患者也是禁忌,因为在这些患者不良反应更常见而且更严重。尽管没有对孕期不良反应的报告[17,18],在没有进一步安全性研究之前,孕妇应避免使用,除非对诊断或治疗至关重要。

4.5 眼底血管造影解读

这两种血管造影的解读遵循相似的模式,所遵循逻辑顺序从最初确定造影上的异常弱荧光或强荧光开始。使用类似的医学算法,利用连续的单一决策可能解决问题和进行正确诊断。由于ICG分子具有较高的蛋白质结合率,并且穿透脉络膜毛细血管的窗孔少于荧光素,ICG血管造影因此能够增强脉络膜血管图像,而视神经由于缺少脉络膜血管而在ICG血管造影中影像始终是暗的。另一方面,荧光素血管造影中看到的黄斑暗区在ICG血管造影中是看不到的,因为后者的近红外光谱特性允许更大程度地穿透RPE色素和黄斑叶黄素。表4.3总结了两种正常血管造影的主要区别。

表4.3　两种正常血管造影之间的主要区别

	荧光素钠	吲哚菁绿
视盘	明亮	暗
黄斑	暗	等荧光
视网膜小血管	轮廓清晰	不明显
脉络膜血管	不明显	轮廓清晰

4.5.1 正常眼底血管造影

荧光素血管造影

荧光素血管造影通常分为充盈前期、充盈期、再充盈期和晚期。充盈期分为动脉期、动静脉期和静脉期(图4.2)。如前所述，在注射前，要拍摄几张彩色和无赤光照片，有助于识别标志性病变，并将临床明显的病理区域与其血管造影特征相关联。

插入激发和发射滤光镜后，拍摄照片用来帮助识别假荧光区及自发荧光。假荧光是由于摄像滤光镜不匹配造成的，随着血管造影设备的改进，现在已很少遇到。自发荧光是由于有的组织类似于荧光素，在无荧光素情况下经蓝光照射也会发出黄绿色光谱的光[19]。这些包括视神经乳头玻璃膜疣、眼底黄色斑点症、星状细胞错构瘤、脂褐素沉积和 Best 卵黄囊样变性[20]。晶状体的自体荧光与糖尿病的代谢调控有关[21]。

荧光素染料被注入前静脉后，在10~15秒内首先出现在脉络膜和视神经乳头（表4.4）。从注射到脉络膜充盈的时间取决于注射速度、患者年龄及患者的全身循环状态，因此差异是很大的。充盈延迟可能是循环系统或颈动脉疾病的一个指征。脉络膜荧光呈斑片状和斑点状，分别由脉络膜小叶持续充盈和 RPE 遮挡不均所致(图4.2a)。这种荧光首先出现在后极部，并迅速向前扩散到锯齿缘。均匀的脉络膜"斑片状"通常表现在造影剂刚出现在脉络膜的3~5秒内。约32%的个体存在睫状视网膜动脉与脉络膜同时充盈[22]。

在脉络膜充盈开始后1~3秒内，视网膜中央动脉开始充盈，荧光素扩散到前小动脉、毛细血管和动静脉早期的毛细血管后小静脉。视网膜静脉随后开始充盈，最初表现为板层充盈，因为中央管腔内较快的血液流动和红细胞浓度使染料向血管壁聚集（图4.2b）。正常动静脉通过时间，定义为从造影剂开始出现在动脉到视网膜静脉完全充盈的时间，为8~12秒(表4.4)。在动静脉通过期间，中央凹旁毛细血管荧光最强，在黄斑浓厚色素比较暗的背景下，它们非常突出(图4.2c)。

造影剂注入30秒后进入再循环期，持续约2.5分钟(图4.2d)。各种视网膜和脉络膜异常所致的造影剂渗漏和染色通常首先在再循环阶段观察到。肾脏在第一次通过时清除了大部分荧光素，所以再循

表 4.4　荧光素血管造影通过时间(秒)

	正常范围	异常
手臂–脉络膜	10~15	>30
脉络膜完全充盈[a]	3~5	>5
动静脉通过时间[b]	8~12	>15

[a] 从脉络膜中最初出现染料到均匀脉络膜荧光。
[b] 从视网膜动脉开始出现染料到静脉完全充盈。

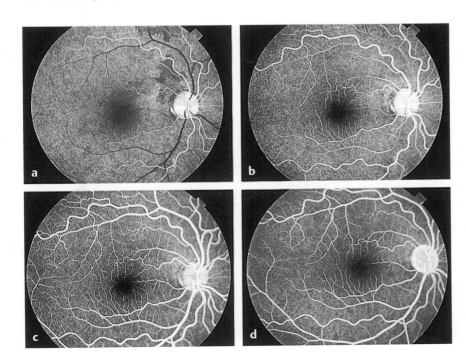

图 4.2　荧光素血管造影标准分期。(a)动脉期、(b)动静脉期、(c)静脉期和 (d)再循环期。

环阶段的荧光明显比动静脉通过期减弱。继续观察下去，脉络膜细胞外荧光素浓度超过脉络膜血管中的浓度，结合外层脉络膜和内层巩膜的染色，产生相对明亮的背景，此背景下没有造影剂的脉络膜血管被勾勒出来，这种轮廓在轻度脱色素的眼底或导致视网膜色素变性的疾病下尤为明显，如视网膜色素变性（图 4.3）。30 分钟后，荧光素已经基本上从眼部循环中全部清除。

吲哚菁绿血管造影

与荧光素血管造影一样，ICG 血管造影分为三个阶段（图 4.4）。第一阶段或"早期"阶段显示视网膜和脉络膜血管的强荧光，与荧光素血管造影不同，它清晰地显示大中型脉络膜血管的轮廓，但是视网膜小血管显示不清楚。约 6 分钟后造影进入"中期"阶段，脉络膜荧光开始消退，任何保留染料或呈现相对强荧光的异常情况通常在这个阶段可首先被观察到。约 20 分钟后即进入"晚期"阶段，脉络膜毛细血管呈均匀但很轻微的荧光，脉络膜血管表现为弱荧光，视网膜血管不明显，视盘呈暗色。在这个时期，由于与非常弱的荧光背景形成鲜明对比，异常强荧光更容易被观察到。ICG 染料不仅停留于脉络膜血管内空间，还渗入脉络膜基质并在 RPE 内积聚。在更晚的阶段，在注射造影剂 30 分钟后，RPE-Bruch 膜复合物表现为均匀明亮的荧光，此时最容易观察到弱荧光病变[23]。

4.5.2 异常眼底血管造影

确定异常表现为相对弱荧光还是强荧光，极大地方便了眼底血管造影的分析[24,25,26]。根据定义，弱荧光区域是显示低于预期正常荧光的区域，而强荧光区域是那些荧光增强的区域或在正常情况下没有荧光的区域。值得注意的是，同样的病变可能在眼底相机造影和 SLO 血管造影之间显示差异[27]。例如，由于 SLO 抑制散射光，浆液性色素上皮脱离在整个眼底相机中表现为明亮，而在 SLO 血管造影中表现为暗色。

弱荧光

弱荧光的原因可分为遮蔽性和血管充盈缺损。当相对不透明的物质覆盖了其下荧光时就发生了荧光遮蔽（图 4.5）。血液、炎症细胞、黑色素、脂褐素、纤维蛋白和介质混浊是弱荧光的常见原因。ICG 血管造影中的荧光遮蔽的效果不像荧光血管造影那样明显，是因为 ICG 染料对这些不透明物质穿透力更强。然而，弱荧光在晚期 ICG 中由于荧光遮蔽会变得明显，其中 RPE-Bruch 膜复合物是均匀明亮的荧光。除了识别遮蔽物质外，判断其解剖位置是荧光素血管造影正确读片的关键。神经纤维层的视网膜大血管和毛细血管前小动脉及内核层毛细血管和毛细血管后小静脉，可帮助确定病变的深度。例如，位于神经纤维层的火焰状出血将遮蔽所有视网膜血管，而深点或斑点出血将阻塞毛细血管荧光，但不会遮蔽较大的视网膜血管的荧光。

深部的脉络膜荧光遮蔽不仅会发生在上述任何的视网膜疾病中，也可由视网膜下物质引起。常见的例子包括视网膜下出血、眼底黄色斑点症和 Best 病的脂褐素沉积、与脉络膜视网膜瘢痕相关的色素沉着，以及先天性 RPE 肥大。

血管充盈缺损可发生在视网膜和脉络膜循环的任何水平。视网膜血管阻塞会导致视网膜血管阻塞远端视网膜的弱荧光（图 4.6）。由糖尿病或辐射性视网膜病变和视网膜静脉阻塞引起毛细血管无灌注，与相邻正常毛细血管荧光相比，无灌注导致受影响区域弱荧光，严重时，可见小血管的"修剪"（pruning）（图 4.7）。然而，在 ICG 血管造影中，因为 ICG 分子比荧光素钠大得多而不能到达非常小的血管，视网膜毛细血管是看不见的。在荧光素血管造影中，脉络膜血管充盈缺损由于 RPE 遮蔽而更难察觉。大的脉络膜血管闭塞可引起脉络膜荧光的楔形缺损。更常见的是，脉络膜灌注不足，如妊娠毒血症、狼疮性脉络膜混浊和恶性高血压，会产生更多的弱

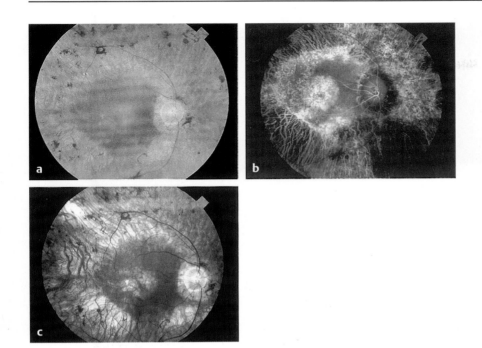

图 4.3　(a)视网膜色素变性和特征性周边视网膜色素上皮并伴有黄斑区中心的一些色素破坏。(b)荧光素血管造影较容易看到周边较大的脉络膜血管。(c)在血管造影的后期,脉络膜血管在背景强荧光的映衬下表现为弱荧光,这是由于脉络膜血管外残留的造影剂和一些巩膜染色的结果。

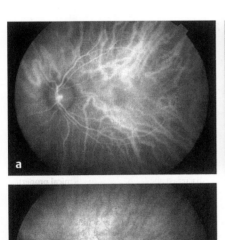

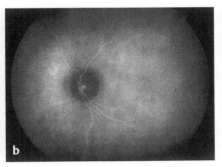

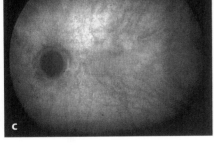

图 4.4　(a)早期、(b)中期和(c)晚期吲哚菁绿(ICG)血管造影(正常眼)。注意早期可见脉络膜血管清晰的细节。

荧光弥漫区。

强荧光

　　将强荧光分为两类是有用的:正常荧光区域的增强,以及正常不会出现荧光的区域出现荧光。RPE遮挡荧光的色素缺失是最常见的正常荧光增强的原因,称为"窗样缺损"(图 4.8)。这种透见荧光的增强见于地图样萎缩性黄斑变性、玻璃膜疣、脉络膜视网膜瘢痕和全层黄斑孔。

　　就像充盈缺损会引起弱荧光区一样,过度充盈也可表现为异常强荧光。由于某种程度的渗漏,强荧光增强可扩展到荧光素造影过程的晚期。渗漏可能来自新生血管(即正常情况下不存在的血管),如糖尿病性视网膜病变的视网膜新生血管,或先前存在的正常血管但变得功能异常,如囊样黄斑水肿中所见。视网膜新生血管可通过在造影晚期视网膜表面强烈的造影剂渗漏血管来鉴别(图 4.9)。脉络膜

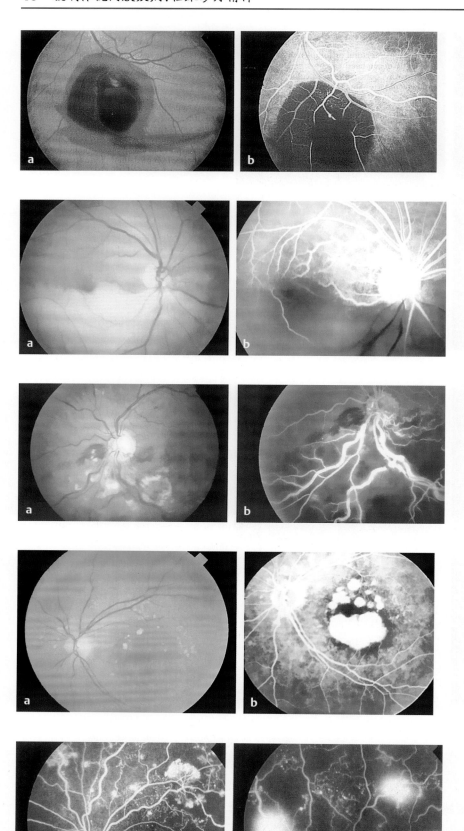

图 4.5　(a) 眼底和 (b) 相应的动静脉期荧光素血管造影照片，显示视网膜动脉大动脉瘤合并视网膜前、视网膜内和视网膜下出血。

图 4.6　(a) 急性视网膜半侧分支动脉阻塞，出现特征性视网膜白色。(b) 视网膜和视网膜血管的荧光素血管造影显示弱荧光。

图 4.7　(a) 视网膜下方缺血性分支静脉阻塞，病变区域有视网膜内出血和棉絮斑。(b) 对应的荧光素血管造影显示血斑块遮挡荧光 (绝对弱荧光) 和下方其余地方汇合的毛细血管无灌注 (相对弱荧光)。

图 4.8　(a) 眼底和 (b) 荧光素血管造影照片，显示干性老年性黄斑变性和多发性软性玻璃膜疣，并伴有相对较大的地理萎缩斑区域。注意与萎缩区域相对应的边缘清晰的"窗样缺损"强荧光。

图 4.9　(a) 早期和 (b) 晚期增殖性糖尿病性视网膜病变的荧光素血管造影照片。广泛外周毛细血管无灌注和视网膜新生血管表现为多个叶状明亮的、渗漏的强荧光病灶。

新生血管,如组织胞浆菌病和年龄相关性黄斑变性,表现为视网膜下不同程度的强荧光和渗漏。和荧光素血管造影不同,由于 ICG 造影剂较少能穿透异常血管,在 ICG 血管造影上,由渗漏造成的强荧光通常不是很明显。

在背景性糖尿病性视网膜病变或与眼部炎症或血管炎相关的疾病状态下,可以看到通常可见的血管中的造影剂渗漏。糖尿病黄斑水肿在血管造影上表现为由于微血管瘤渗漏所引起的视网膜内强荧光(图 4.10)。术后或葡萄膜炎所引起的黄斑水肿表现为中央凹旁毛细血管功能异常所引起的造影剂渗漏,表现为外丛状层的囊样间隙所形成的经典"花瓣状"强荧光(图 4.11)。视网膜下渗漏根据液体的来源可表现为不同类型。神经上皮和色素上皮脱离可引起视网膜下造影剂积聚。这种渗漏的特征和速度可为确定解剖位置和寻找病因提供线索。例如,中心性浆液性脉络膜视网膜病变,主要表现为神经上皮脱离,荧光素是通过色素上皮很小的缺损,因而荧光素的积聚很缓慢(图 4.12)。而黄斑变性是由于色素上皮脱离对脉络膜毛细血管强渗漏缺少屏障,因而表现为更快的造影剂积聚(图 4.13)。

荧光素造影剂还可以对健康眼和异常眼组织着色,并形成强荧光。盘状瘢痕、消退的新生血管复合体、损伤的 Bruch 膜都可表现为晚期染色。如果上方的染色上皮薄弱,巩膜的正常染色也可以表现为强

荧光,如高度近视眼淡色素眼底,或受到疾病如匐行性脉络膜视网膜病变或回旋性萎缩病变影响的眼睛。

如前所述,ICG 的理化性质使其成为研究脉络膜病理,特别是基于血管异常的理想物质。一些研究者已证明 ICG 在诊断和处理年龄相关性黄斑变性中 CNV 的优越性。Yannuzzi 等[9]和 Regillo 等[28]的研究发现 ICG 血管造影可以在许多情况下更清晰地显示 CNV,而荧光素血管造影此时显示的是"隐匿"或不清晰的 CNV。87%的渗出性黄斑变性在荧光造影上不能很好地显示 CNV,但在 ICG 血管造影上,异常 CNV 可有清楚的识别(图 4.14)。一些特殊结构如息肉状脉络膜血管病变(PCV)和视网膜血管瘤样增生也可以得到很好地识别(图 4.15 和图 4.16)[29,30]。

ICG 血管造影在诊断和处理其他脉络膜相关疾病也很有用。Shields 及其同事[31]已广泛描述了眼肿瘤 ICG 血管造影的类型,并发现孤立性脉络膜血管瘤显示了相对独特的荧光类型(图 4.17)。一些研究人员已报道了一些疾病在 ICG 血管造影上的表现,例如,中心性浆液性脉络膜视网膜病变[7,32]、急性后极部多灶性鳞状色素上皮病变[33]、多发性一过性白点综合征[34]和特发性 PCV[35,36]。这些数据不仅有助于诊断和治疗,而且有助于更好地了解疾病的病理生理机制。详细的讨论将在相关疾病章节中讨论。

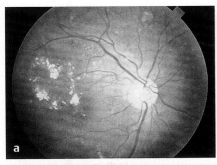
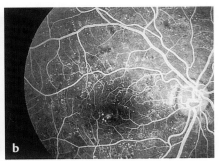
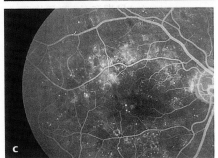

图 4.10　背景性糖尿病性视网膜病变合并黄斑水肿。(a)眼底照片显示黄斑内有脂质渗出,并有散在的斑点和斑点状出血。相对于(b)早期和(c)晚期荧光显示多个渗漏的微血管瘤,大部分聚集在脂质渗出区。

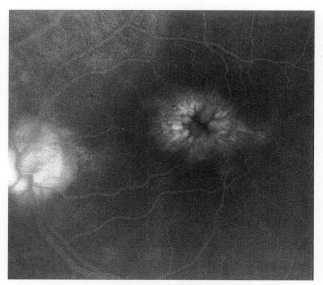

图 4.11　术后黄斑囊样水肿的晚期荧光血管造影照片，典型的"花瓣状"造影剂从黄斑周围毛细血管渗出。

4.6 眼底血管造影的未来

　　近年来，越来越多的非介入性功能成像设备被开发出来。激光多普勒血流测量仪、扫描激光多普勒血流测量仪和多普勒光学相干断层扫描(OCT)已被用来测量大的(动脉和静脉)视网膜血管血流[37,38,39]。具有分离光谱振幅去相关 OCT 血管造影已被用来测量局部微循环（小动脉、小静脉和毛细血管)[40]。最近，自适应光学扫描激光检眼镜和自适应光学OCT 已被用来进行视网膜微循环成像[41,42]。

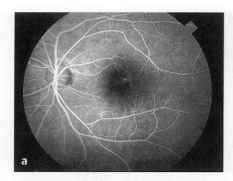

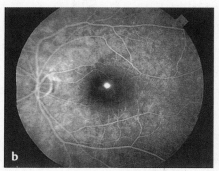

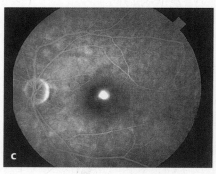

图 4.12　(a)早期、(b)中期和(c)晚期荧光血管造影，中心性浆液性脉络膜视网膜病变和黄斑区神经视网膜脱离。血管造影显示脱离的视网膜区域不明显。可以看到从视网膜色素上皮产生的一个明确的染色剂渗漏点。

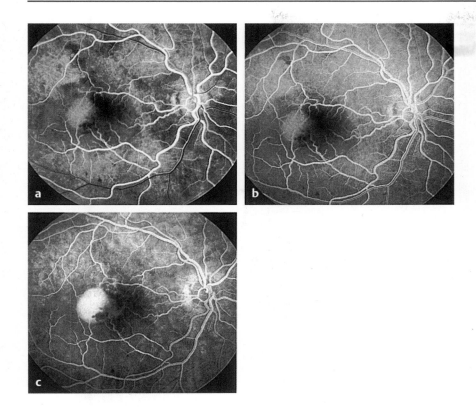

图 4.13 （a）早期、（b）中期和（c）晚期荧光素血管造影的年龄相关性黄斑变性和浆液性色素上皮脱离（PED）。注意整个 PED 快速出现的均匀的超强荧光。

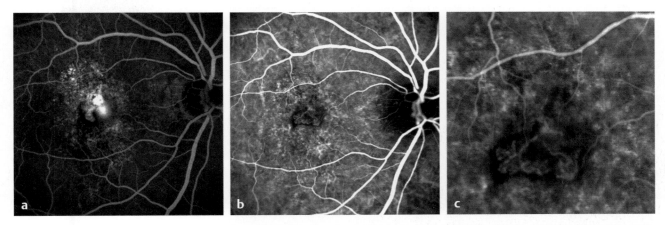

图 4.14 渗出性老年性黄斑变性。(a)荧光素血管造影显示黄斑有明显渗漏。(b)相应的 ICG 血管造影对脉络膜新生血管（CNV）显示较好。(c)放大的图像显示了 CNV 的更多细节。

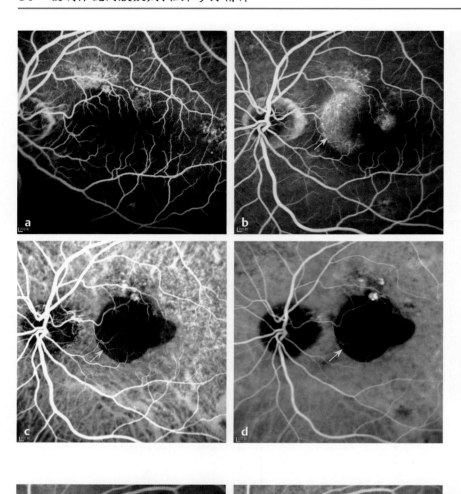

图 4.15 一只眼具有息肉状脉络膜血管病变。(a)早期和(b)晚期荧光素血管造影显示黄斑（隐匿性脉络膜新生血管）渗漏和晚期（黄色箭头所示）轮廓不佳。相应的(c)中期和(d)晚期ICG血管造影显示PED(黄色箭头所示)所致的弱荧光区边缘有息肉（红色箭头所示）。

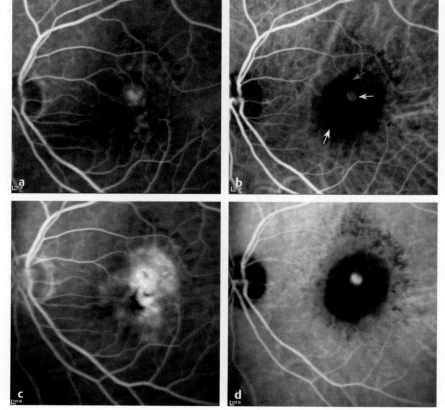

图 4.16　视网膜血管瘤样增生(RAP)眼进行荧光素钠和ICG同步血管造影。(a)早期和(c)晚期荧光素血管造影显示黄斑渗漏轮廓不清楚。同时(b,d)ICG血管造影不仅显示一个亮点（黄色箭头所示），而且还显示与该病吻合的视网膜血管（红色箭头所示）。亮点下方界限清晰的弱荧光异常为PED(白色箭头所示)。

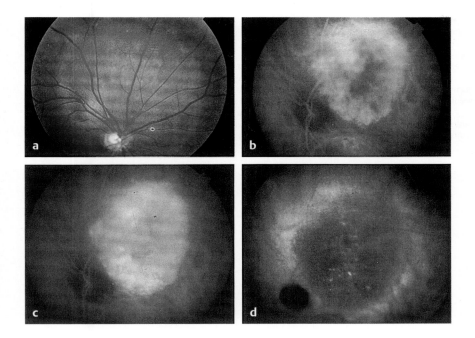

图 4.17 孤立性脉络膜血管瘤。(a)眼底照片和相应的(b)早期、(c)中期和(d)晚期 ICG 血管造影期显示快速、强烈的强荧光,随后造影剂从病变中清除,从而导致弱荧光。(Image Courtesy of Jerry Shields,MD)

参考文献

[1] Von Baeyer A. Uber ein neue Klasse von farbstoffen. Der Deutschen Chem Ges. 1871; 4:555–558

[2] Ehrlich P. Über provicirte fluorescenzerscheinungen am Auge. Dtsch Med Wochenschr. 1882; 8:21–22

[3] MacLean AL, Maumenee AE. Hemangioma of the choroid. Am J Ophthalmol. 1960; 50:3–11

[4] Novotny HR, Alvis DL. A method of photographing fluorescence in circulating blood in the human retina. Circulation. 1961; 24:82–86

[5] Flower RW, Hochheimer BF. Clinical infrared absorption angiography of the choroid. Am J Ophthalmol. 1972; 73(3):458–459

[6] Flower RW, Hochheimer BF. A clinical technique and apparatus for simultaneous angiography of the separate retinal and choroidal circulations. Invest Ophthalmol. 1973; 12(4):248–261

[7] Hayashi K, Hasegawa Y, Tokoro T. Indocyanine green angiography of central serous chorioretinopathy. Int Ophthalmol. 1986; 9(1):37–41

[8] Guyer DR, Puliafito CA, Monés JM, Friedman E, Chang W, Verdooner SR. Digital indocyanine-green angiography in chorioretinal disorders. Ophthalmology. 1992; 99(2):287–291

[9] Yannuzzi LA, Slakter JS, Sorenson JA, Guyer DR, Orlock DA. Digital indocyanine green videoangiography and choroidal neovascularization. Retina. 1992; 12(3):191–223

[10] Wolf S, Wald KJ, Elsner AE, Staurenghi G. Indocyanine green choroidal videoangiography: a comparison of imaging analysis with the scanning laser ophthalmoscope and the fundus camera. Retina. 1993; 13(3):266:269

[11] Fox IJ, Wood EH. Indocyanine green: physical and physiologic properties. Proc Staff Meet Mayo Clin. 1960; 35:732–744

[12] Wipper SH. Validation of Fluorescence Angiography for Intraoperative Assessment and Quantification of Myocardial Perfusion [dissertation]. LMU München: Faculty of Medicine; 2006:18–23

[13] Brucker AJ, Brant A, Nyberg W. "Landmark injection" for localization of choroidal lesions using indocyanine green angiography. Retina. 1993; 13(2):169–171

[14] Caesar J, Shaldon S, Chiandussi L, Guevara L, Sherlock S. The use of indocyanine green in the measurement of hepatic blood flow and as a test of hepatic function. Clin Sci. 1961; 21:43–57

[15] Yannuzzi LA, Rohrer KT, Tindel LJ, et al. Fluorescein angiography complication survey. Ophthalmology. 1986; 93(5):611–617

[16] Bloom JN, Herman DC, Elin RJ, et al. Intravenous fluorescein interference with clinical laboratory tests. Am J Ophthalmol. 1989; 108(4):375–379

[17] Halperin LS, Olk RJ, Soubrane G, Coscas G. Safety of fluorescein angiography during pregnancy. Am J Ophthalmol. 1990; 109(5):563–566

[18] Greenberg F, Lewis RA. Safety of fluorescein angiography during pregnancy. Am J Ophthalmol. 1990; 110(3):323–325

[19] Schatz H, Burton TC, Yannuzzi LA, Rabb MF. Interpretation of Fundus Fluorescein Angiography. St. Louis, MO: Mosby; 1978:8

[20] Miller SA. Fluorescence in Best's vitelliform dystrophy, lipofuscin, and fundus flavimaculatus. Br J Ophthalmol. 1978; 62(4):256–260

[21] Larsen M, Kjer B, Bendtson I, Dalgaard P, Lund-Andersen H. Lens fluorescence in relation to metabolic control of insulin-dependent diabetes mellitus. Arch Ophthalmol. 1989; 107(1):59–62

[22] Justice J, Jr. Lehmann RP. Cilioretinal arteries. A study based on review of stereo fundus photographs and fluorescein angiographic findings. Arch Ophthalmol. 1976; 94(8):1355–1358

[23] Chang AA, Morse LS, Handa JT, et al. Histologic localization of indocyanine green dye in aging primate and human ocular tissues with clinical angiographic correlation. Ophthalmology. 1998; 105(6):1060–1068

[24] Rabb MF, Burton TC, Schatz H, Yannuzzi LA. Fluorescein angiography of the fundus: a schematic approach to interpretation. Surv Ophthalmol. 1978; 22(6):387–403

[25] Schatz H. Letter: flow sheet for the interpretation of the fluorescein angiograms. Arch Ophthalmol. 1976; 94(4):687

[26] Schatz H, Burton TC, Yannuzzi LA, Rabb MF. Interpretation of Fundus Fluorescein Angiography. St. Louis, MO: Mosby; 1978

[27] Flower RW, Csaky KG, Murphy RP. Disparity between fundus camera and scanning laser ophthalmoscope indocyanine green imaging of retinal pigment epithelium detachments. Retina. 1998; 18(3):260–268

[28] Regillo CD, Benson WE, Maguire JI, Annesley WH, Jr. Indocyanine green angiography and occult choroidal neovascularization. Ophthalmology. 1994; 101(2):280–288

[29] Spaide RF, Yannuzzi LA, Slakter JS, Sorenson J, Orlach DA. Indocyanine green videoangiography of idiopathic polypoidal choroidal vasculopathy. Retina. 1995; 15(2):100–110

[30] Yannuzzi LA, Negrão S, Iida T, et al. Retinal angiomatous proliferation in age-related macular degeneration. Retina. 2001; 21(5):416–434

[31] Shields CL, Shields JA, De Potter P. Patterns of indocyanine green videoangiography of choroidal tumours. Br J Ophthalmol. 1995; 79(3):237–245

[32] Scheider A, Nasemann JE, Lund OE. Fluorescein and indocyanine green angiographies of central serous choroidopathy by scanning laser ophthalmoscopy. Am J Ophthalmol. 1993; 115(1):50–56

[33] Dhaliwal RS, Maguire AM, Flower RW, Arribas NP. Acute posterior multifocal placoid pigment epitheliopathy. An indocyanine green angiographic study. Retina. 1993; 13(4):317–325

[34] Ie D, Glaser BM, Murphy RP, Gordon LW, Sjaarda RN, Thompson JT. Indocyanine green angiography in multiple evanescent white-dot syndrome. Am J Ophthalmol. 1994; 117(1):7–12

[35] Spaide RF, Yannuzzi LA, Slakter JS, Sorenson J, Orlach DA. Indocyanine green videoangiography of idiopathic polypoidal choroidal vasculopathy. Retina. 1995; 15(2):100–110

[36] Phillips WB, II, Regillo CD, Maguire JI. Indocyanine green angiography of idiopathic polypoidal choroidal vasculopathy. Ophthalmic Surg Lasers. 1996; 27(6):467–470

[37] Wang Y, Fawzi AA, Tan O, Zhang X, Huang D. Flicker-induced changes in retinal blood flow assessed by Doppler optical coherence tomography. Biomed Opt Express. 2011; 2(7):1852–1860

[38] Riva CE, Falsini B, Logean E. Flicker-evoked responses of human optic nerve head blood flow: luminance versus chromatic modulation. Invest Ophthalmol Vis Sci. 2001; 42(3):756–762

[39] Falsini B, Riva CE, Logean E. Flicker-evoked changes in human optic nerve blood flow: relationship with retinal neural activity. Invest Ophthalmol Vis Sci. 2002; 43(7):2309–2316

[40] Jia Y, Tan O, Tokayer J, et al. Split-spectrum amplitude-decorrelation angiography with optical coherence tomography. Opt Express. 2012; 20(4):4710–4725

[41] Pinhas A, Dubow M, Shah N, et al. In vivo imaging of human retinal microvasculature using adaptive optics scanning light ophthalmoscope fluorescein angiography. Biomed Opt Express. 2013; 4(8):1305–1317

[42] Zawadzki RJ, Jones SM, Pilli S, et al. Integrated adaptive optics optical coherence tomography and adaptive optics scanning laser ophthalmoscope system for simultaneous cellular resolution in vivo retinal imaging. Biomed Opt Express. 2011; 2(6):1674–1686

第5章 光学相干断层扫描

Jay S. Duker，Gregory D. Lee

5.1 引言

光学相干断层扫描(OCT)是一种非介入性影像诊断技术，它以微米级的分辨率在活体内再现光散射介质的横截面图像。OCT基于光干涉测量原理，是基于两个波重叠时增强或减弱的推理模式来提取光波信息的技术。

5.2 简史

1991年临床医生、工程师、研究人员和学生合作首次报告了OCT[1]。随着软件和硬件开发，1993年马萨诸塞州波士顿新英格兰塔夫茨医疗中心的眼科中心报道了活体视网膜成像[2,3,4]。1996年，Carl Zeiss Meditec推出了世界上第一台商用OCT设备，并于2000年推出第二代，在硬件和软件功能方面都有了明显提升。2002年，随着Stratus OCT(Carl Zeiss Meditec)的推出，这项技术被眼科界广泛接受。2006年，Optovue公司推出了第一台频域OCT(SD-OCT)设备，与Stratus OCT相比拥有更高的分辨率和更快的扫描速度。在接下来的几年中，其他制造商推出了各种具有不同扫描参数、速度和软件功能的SD-OCT设备。

随着时间的推移，OCT已成为活体条件下阐明眼部结构，特别是视网膜病理微观变化不可或缺的设备。这项技术的影响从OCT相关出版物数量增多中可见一斑，仅2013年就有约3500种出版物，而从2000年至今，出版物已超过17 000种。

5.3 原理

最初的OCT原型基于迈克尔逊(Michelson)干涉仪，在该仪器中，光源向分束器发射低相干光，一只机械臂指向参照镜，另一只机械臂指向目标样本或组织。来自组织和参照镜产生的反向散射光被组合成可分析强度的干涉图案，以便测量给定点(A扫描)的组织结构的深度和反射。使用低相干光将能够检测到的干涉信号的距离从几米减少到微米。然而，使用低相干光也要求来自参照镜和样本的反向散射光在一个波长内具有相当的长度，以便检测干涉信号。沿着线性路径组合多个A扫描以创建横截面切片(B扫描或"线扫描")，并且同样可以组合多个B扫描以提供三维图像(C扫描)。

三种检测干涉信号的方法均已发展成商用系统。

5.3.1 时域OCT

时域(TD)系统通过机械移动参照镜以对应于每个单独A扫描的组织样本中的反向散射光的长度来获取干涉信号。TD-OCT系统A扫描的速率能够达到400次/秒，轴向分辨率为8~10μm[5]。

5.3.2 频域OCT

频域(SD)技术是一种傅立叶域OCT，它利用固定的参考臂和宽带光源来产生反向散射光的波长光谱，该光谱由干涉仪检测臂中的高速光谱仪测量[6]。该信息通过反傅立叶变换进行转换，以一次曝光提供多次A扫描。同时，从每个位置收集数据提高了灵敏度和采样速度，每秒生成 18 000~70 000 次 A 扫描，轴向分辨率为 5~7μm，比 TD-OCT 快几个数量级，灵敏度更高[7,8]。

5.3.3 扫频源 OCT

扫频源 OCT 也称为时间编码的频域 OCT，此技术利用可调频的扫频激光光源而不是参照镜来扫描较宽的频率范围。干涉信号作为时间的函数在单个或少量接收器上被检测，并且经过逆傅立叶变换以生成 A 扫描信息。扫频源 OCT(SS-OCT)实现了高达 40 万次/秒的 A 扫描速率。

5.3.4 OCT 类型比较

TD-OCT

Stratus OCT(Carl Zeiss Meditec)是 2002 年发布的主要商用扫描仪。它是使用历史最长的设备，也是所有用 OCT 发表研究中使用最多的设备。然而，作为 TD-OCT 系统，它的扫描速度较慢，运动伪影较多，并且覆盖视网膜范围很小。此外，TD-OCT 与 SD-OCT 和 SS-OCT 相比分辨率较低，不能显示更精细的视网膜结构或病理，特别是外感光层、视网膜色素上皮(RPE)或脉络膜。与 SD-OCT 相比，它的扫描可重复性较低。

该设备的主要视网膜扫描输出由 6 个放射线扫描组成，以中央凹为中心，间隔 30°。由于每行扫描之间的间隔量，行扫描之间的视网膜病变很容易被遗漏。该系统输出视网膜厚度测量，这在许多研究中都有报道。但是，层厚测量不能直接与 SD-OCT 扫描仪进行比较，因为两种扫描仪对视网膜外层的分割不同[9]。

SD-OCT

市面上有许多 SD-OCT 扫描仪，具有不同的扫描模式、扫描速度、分辨率和附加模式(例如，前节 OCT)。SD-OCT 较快的扫描速度减少了 TD-OCT 所见的运动和眨眼所造成的伪影。此外，较快的扫描速度允许对视网膜进行更密集的采样，从而减少视网膜病变漏诊的机会。更高的分辨率可以更好地显示视网膜结构，如 RPE 的外感光带，以及微小的视网膜病理改变。

已经开发了手持便携式 SD-OCT 设备，这对于术中扫描或有坐位困难的患者很有用[10,11]。一种可

以连接到手术显微镜上的术中 OCT 设备[12]也已被开发。

SS-OCT

SS-OCT 可提供比 SD-OCT 更快的扫描速度(通常 A 扫描速率在每秒 100 000~250 000 次)，并且灵敏度随深度变化的损失更小，从而可以改善深层结构(即脉络膜)和玻璃体视网膜界面的可视化程度[13,14]。此外，更快的扫描速度和更大的深度范围带来比 SD-OCT 和 TD-OCT 更大的外周范围。

5.4 扫描类型

各种系统和软件包均可提供多种分析和输出，所有商用设备均可使用几种通用扫描模式。B 扫描的密度、速度、扫描长度和像素密度等变量可根据使用的机器进行编程。在目前的实践中，有两种主要类型的扫描，即黄斑扫描(立方体、栅栏状、网格状、放射状)和线性扫描，以及其他附加扫描(稍后详述)，用于分析特定疾病的视网膜各层。

5.4.1 立方体扫描

黄斑立方体扫描方式是一系列 B 超的集合，以创建数据的立方体，类似于计算机断层扫描。扫描一般覆盖以中央凹为中心的 6mm×6mm 区域，分辨率低于线扫描，以减少所需的总扫描时间。扫描的中心可以由操作员手动移动到视网膜的不同区域，并且可以输出为带有颜色编码的早期治疗糖尿病性视网膜病变研究(ETDRS)网格的地形图(图 5.1)。不同的扫描仪使用不同的设置，有些扫描仪提供较低密度的 B 扫描和 C 扫描作为"快速"选项。一个在分析中更重要的区别是所使用的网格扫描类型。

5.4.2 栅栏状扫描

栅栏状扫描涉及一个矩形网格，该矩形网格由目标区域紧密排列的平行 B 扫描组成。这种类型的扫描可以获得扫描区域里均匀数量的信息量，在中央凹和黄斑外具有相等密度的 B 扫描。

5.4.3 网格状扫描

RTVue 设备的 MM5 协议是垂直和水平 B 扫描的混合以创建网格，而不是一系列平行 B 扫描。具

体来说，扫描是由密度较小的 5mm×5mm 区域上的 11mm×11mm B 扫描网格，每条线由 668 个 A 扫描组成，6mm×6mm B 扫描的更密集内部网格覆盖 3mm×3mm 的区域，每条线包含 400 个 A 扫描。此模式需要在逐行扫描之间的插值量最少，从而将遗漏病变的机会降到最低。

5.4.4 放射状扫描

放射状扫描包括 6 个或 12 个径向高分辨率 6mm 线扫描，所有这些扫描都通过中央凹。这是 Stratus TD-OCT 的主要扫描模式，在 RTVue、Topcon3D 和 Heidelberg Spectralis 设备上提供。与栅栏状扫描相比的优点是，在给定的 B 超次数下，单行扫描在黄斑中央凹区域的间隔更紧密，显而易见黄斑中央凹区域是重要的病变部位。这类似于网格状扫描，但具有速度优势，因为不需要进行额外的扫描来增加中央凹区域的行扫描密度。然而，缺点是该软件在每次放射状扫描之间进行插入，并且可能遗漏位于放射线扫描距离较远的黄斑外侧区域的病变。

5.4.5 线性、高清线性和交叉线性扫描

线性扫描（图 5.2）是单一的 B 扫描，它不同于立方体扫描，而是由高密度的 A 扫描组成，因而分辨率更高。这对于描述特定视网膜层和识别目标细微病变尤其有用。蔡司 Cirrus 采用 6mm 高清五线扫描，每线采样 4 次来取平均值。另外，用图像平均化方法，这 5 条线可以通过 20 个采样平均来折叠成一条线，创建一个"高清晰度"OCT 线性扫描。通过图像平均来对同一视网膜部位进行多次 B 扫描平均增加了信噪比。RTVue 系统还具有交叉线性扫描功能，包括水平和垂直线性扫描，就像更高清晰度的网格扫描一样。海德堡光谱图有七线栅栏状扫描。

5.4.6 增强深度成像

增强深度成像（EDI）首次由 Spaide 等[15]于 2008 年报道，目前已在所有商业 OCT 设备中使用。EDI 能够更好地显示巩膜-脉络膜边界（图 5.3，箭头所示），允许测量脉络膜厚度和分析影响脉络膜的病

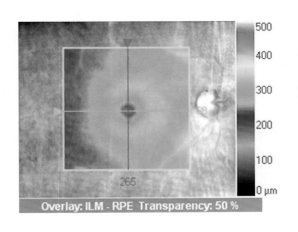
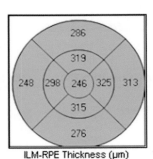

图 5.1　黄斑立方体扫描的地形图（左）和 ETDRS 网格显示视网膜厚度（右）。

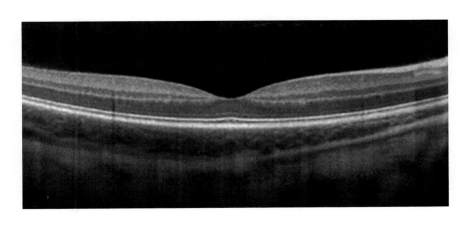

图 5.2　正常眼的 SD-OCT 线扫描图像。

变,这些在标准线扫描中由于 RPE 衰减效果而不可见。EDI 是一种扫描方法,其中把 OCT 的参照镜更靠近患者的眼睛位置,产生倒像并使零延迟线居中更接近脉络膜而不是视网膜。

5.4.7 特殊的分层

各种设备具有分析视网膜特定层的能力,使用算法来确定这些层的内外边界。为了准确识别感兴趣的视网膜层的边界,需要具有高信号强度的高质量扫描。已特别报道两种分析,并用于追踪特定的疾病:视网膜神经纤维层(RNFL)分析和神经节细胞层(GCL)分析。

视网膜神经纤维层

视网膜神经纤维层(RNFL)分析测量以视神经为中心,半径为 1.7mm。它主要用于跟踪青光眼进展,但也用于视神经疾病,如视神经炎、视神经萎缩、非动脉炎性视神经病变和乳头水肿[16,17,18,19,20]。输出显示为神经纤维层厚度的分段测量,以及与年龄匹配对照比较的彩色编码图(图 5.4)。

神经节细胞层

GCL 分析黄斑立方体扫描推断出的 GCL 和内丛状层的基于算法的测量为依据。目前已用于非动

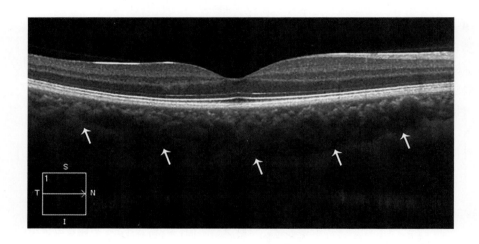

图 5.3 SD-OCT 的 EDI 模式能够更好地显示脉络膜–巩膜边界(箭头所示)。

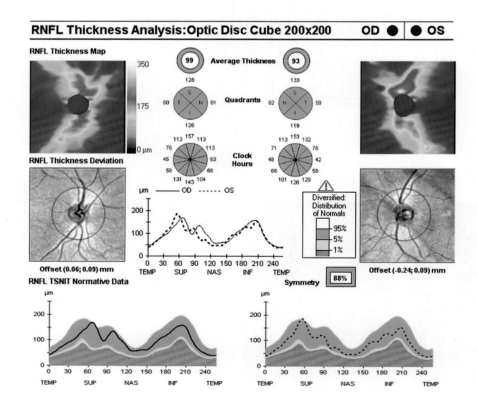

图 5.4 SD-OCT 视网膜神经纤维层分析,上面有数值和表,以及正常人口数据库与神经纤维层厚度对比的彩色编码。

脉炎性视神经病变、颅内压迫性病变、视神经炎等视神经疾病。此分析输出显示为彩色编码图，并已显示与视野损失区域高度相关(图 5.5)[21,22]。

5.4.8 en face

除海德堡外，所有 SD-OCT 设备都提供此功能，它是把 B 扫描汇总起来建立一个 C 扫描，看起来像视网膜的无赤光图像，也称为 OCT 眼底像。软件和数据处理技术的进步已经允许操作员设置视网膜和脉络膜不同深度的 en face 图像。

目前，SS-OCT 设备正在研究用于分析脉络膜和脉络膜毛细血管的 en face 图像，这对于老年性黄斑变性或糖尿病性视网膜病变等疾病很有用[23,24]。SS-OCT 可以增强玻璃体视网膜界面的可视化程度，而且具有更快的扫描速度，可以开发玻璃体视网膜界面 en face 图像，以阐明涉及黄斑裂孔、视网膜前膜、玻璃体黄斑牵引/粘连和孔源性视网膜脱离的病理生理变化。

5.5 正常视网膜 OCT 扫描

OCT 线扫描被称为"光学活检"，因为它与黄斑组织学表现高度相关。SD-OCT 提高了分辨率，可以对视网膜病理和组织结构进行精确的成像[25]。当光通过视网膜组织时，它可以被反射、散射或吸收，从而形成了视网膜的多层图案。光入射角、运动伪影、散斑噪声和图像对比度都会影响视网膜成像的轴向分辨率。因此，不能期望组织学与 OCT 影像的一一对应。

5.5.1 OCT 图像上的分层

组织学层在 OCT 上有相应的层，正常的 SD-OCT 黄斑中心线扫描通过中央凹，如图 5.6 所示，带有标记层。各层的不同反射属性引起在线扫描的高反射或低反射结构。高反射结构通常具有更多的色素或水平定向到入射光的方向(例如、神经纤维层、GCL、丛状层和 RPE)(正常和病理结构的反射参见表 5.1)。三个有意义的光带位于最外层，正好在高反射的 RPE 内侧。从内到外，它们分别对应于外界膜、椭圆体带和光感受器交错带。在解剖学上，它们分别对应于 Müller 细胞的足板、感光细胞内段的椭圆体带，以及感光细胞外段与 RPE 绒毛的犬齿交错区[26]。椭圆体带和犬齿交错区也曾被称为内节/外节(IS/OS)条带。

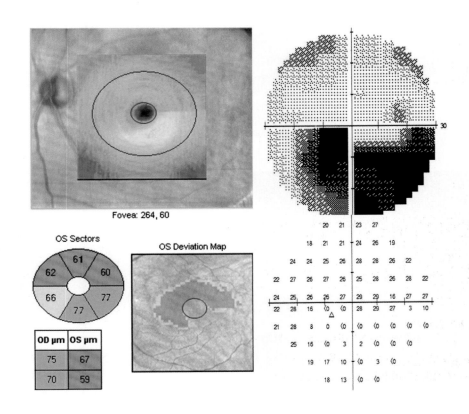

图 5.5　伴有非动脉炎性前部缺血性视神经疾病患者的神经节细胞层分析，并可见相对应的视野损害。

5.6 解读

为了准确地解读 OCT 扫描,需要进行定性和定量分析。

5.6.1 定性分析

定性分析包括对扫描目标区域的每个线性扫描的分析,重点放在病理发现和随时间推移的变化上。全面了解正常的视网膜解剖和 OCT 的表现对于准确鉴别细微的病理至关重要。设备对线扫描可以输出灰度图或伪彩图,后者用不同的颜色表示视网膜结构的反射。然而,颜色编码的图像可能使辨别视网膜的细节或微妙的病理变得困难(图 5.7)。出于实用目的,在分析线性扫描时建议使用灰度成像(图5.2)。

OCT 扫描的病理性改变可以定性地描述为高反射或低反射,如下节所述。在灰度图上,高反射性病变表现为白色,而低反射性病变表现为黑色。当高反射物质或组织阻挡了光线向更后部结构的传输和反射时就会出现阴影。这会导致其深部结构可视性下降,并可能被误认为后部结构的病理性改变。

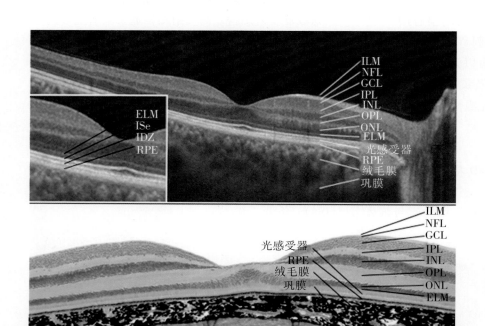

图 5.6　另一患者的带标记层的 SD-OCT 线性扫描及对应的黄斑的组织学切片。

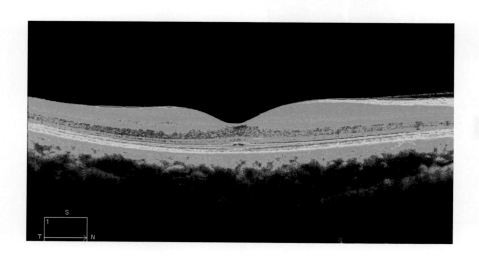

图 5.7　SD-OCT 线性扫描的伪彩图像。

相反,当色素沉着或高反射结构(例如,地图状萎缩)消失并且向更深沉着结构的透射光增加,同时反射信号增加时,表现为窗样或相反的阴影,这导致那些更深结构的反射和可视化增强(图5.8)。

在某些疾病,不仅要识别疾病而且要观察随时间推移的变化。所有 SD-OCT 设备都有的标配,设备使用视网膜结构(如血管)来作为扫描仪瞄准标记,以便在随后的检查中可以准确地扫描相同的目标区域,使得临床医生可以观察糖尿病性黄斑水肿或湿性年龄相关性黄斑变性等对治疗的反应。

5.6.2 定量分析

定量分析能够对视网膜病理进行客观的数值分析。这种分析依赖于 OCT 设备的软件和算法来识别和计算视网膜厚度。识别和测量分层(NFL、GCL)的过程称为分割,它依赖于足够的扫描信号强度来准确识别各层。黄斑立方体或图形分析将视网膜厚度(从视网膜色素上皮到玻璃体–视网膜界面)测量结果显示为地形图,并附有糖尿病性视网膜病变早期治疗研究用的网格不同部分的数字平均值(图5.1)。TD-OCT 和 SD-OCT 都能进行此分析,但由于 TD-

OCT 通常难以准确区分 RPE 和 IS/OS 交界,从而导致与 SD-OCT 相比厚度测量减少,因此无法比较这两种类型的扫描模式的数值。

地形图按色阶来显示视网膜厚度。它有助于在视网膜萎缩条件下可以看到厚度减小(图5.9a),以及在引起水肿或抬高的情况下看到厚度增加(图5.9b)。

5.7 OCT 病理

与正常的视网膜结构存在高或低反射情况相似,视网膜疾病也表现为高反射或低反射。通常,密度较高或有色素沉着的物质表现为高反射。在 OCT 上常见病理表现如图 5.8、图 5.10 至图 5.18 所示。用于解释这些扫描的术语见以下说明。

5.7.1 玻璃体–视网膜界面

2013 年,国际玻璃体黄斑牵引研究小组基于 OCT 的标准定义了一个分类系统,用于描述玻璃体黄斑粘连、玻璃体黄斑牵引和黄斑裂孔情况下的玻璃体–视网膜界面[27]。关于这三种情况的病理和治疗的进一步讨论见第 17 章和第 18 章。

图 5.8 干性年龄相关性黄斑变性患者的窗样地图状萎缩。注意薄脉络膜。(a)眼底红外图像上的绿线对应于(b)所示的横截面线扫描。

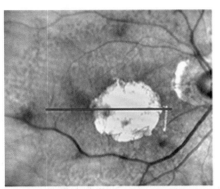

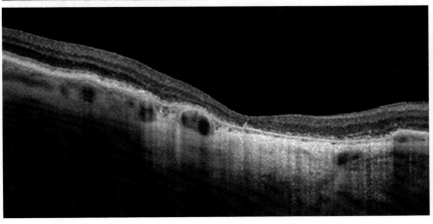

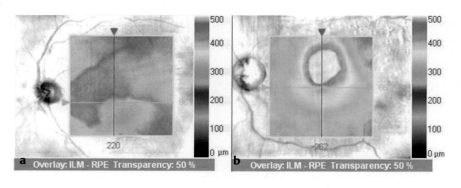

图 5.9　黄斑体积地形图显示（a）干性老年性黄斑变性患者视网膜萎缩导致的厚度减少，和（b）糖尿病性黄斑水肿患者的水肿导致黄斑部厚度增加。

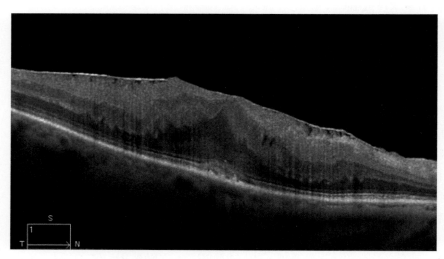

图 5.10　视网膜前膜引起增厚和视网膜表面扭曲。

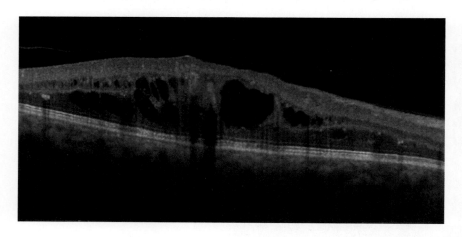

图 5.11　黄斑水肿和视网膜内囊肿。糖尿病性黄斑水肿的患者，视网膜厚度增加、视网膜内囊肿和渗出。

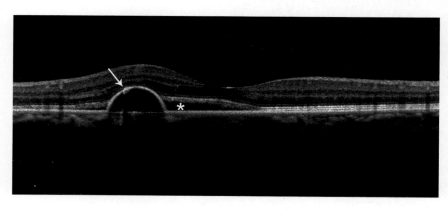

图 5.12　色素上皮脱离和视网膜下液。中心性浆液性脉络膜视网膜病变患者色素上皮脱离（箭头所示）伴有邻近中央凹下视网膜下液（＊）。

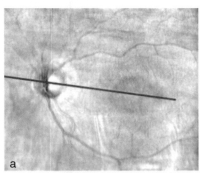

图 5.13　外层光感受器丢失。羟氯喹毒性反应患者的中央凹旁外光感受器丧失对应的是 en face 的 C 扫描显示牛眼状黄斑病变。绿线(a)所经过的红外线图像对应于(b)横截面线性显示扫描。

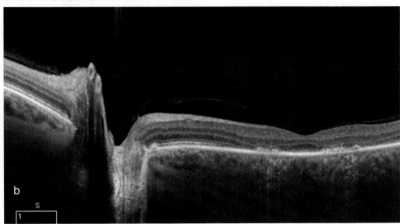

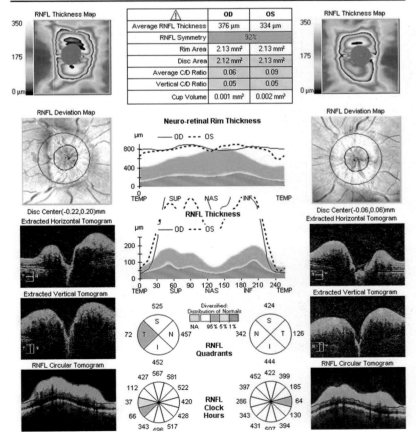

图 5.14　视神经水肿。视网膜神经纤维层扫描显示假瘤性脑水肿患者双眼视网膜神经纤维层增加。

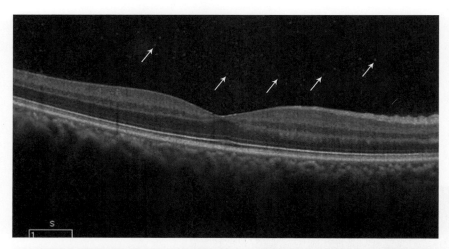

图 5.15 线性扫描显示中度葡萄膜炎患者的正常视网膜结构和玻璃体细胞(箭头所示)。

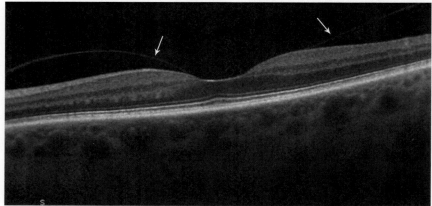

图 5.16 玻璃体黄斑粘连,箭头显示后玻璃体。

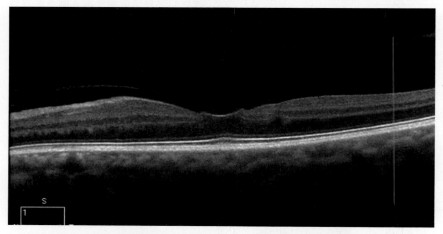

图 5.17 玻璃体黄斑广泛牵引及轻度中央凹周围视网膜变形。

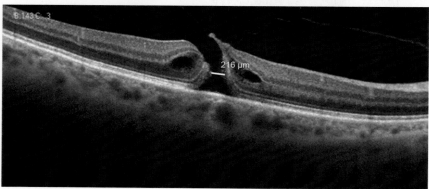

图 5.18 黄斑全层裂孔伴局灶性玻璃体黄斑牵引。孔径大小在 OCT 设备上用标尺测量,以白色显示。

<table>
<tr><td>

正常视网膜层的反射分布及病理结果

- 高反射
  色素(视网膜色素上皮、脉络膜痣)
  瘢痕
  硬性渗出液
  玻璃膜疣
  出血
  新生血管膜
  视网膜前膜
  神经纤维层
  外界膜
  光感受器椭球层(IS/OS 连接)
  光感受器/视网膜色素上皮交接
  脉络膜
- 中等程度反射
  视网膜水肿(视网膜震荡、棉绒斑)
  纤维蛋白
  内、外丛状层
  后玻璃体
- 低反射
  液体(视网膜下、视网膜内、囊肿、色素上皮脱离)
  神经节细胞层
  玻璃体

</td></tr>
</table>

玻璃体黄斑粘连是一种无视网膜异常的黄斑周围玻璃体脱离(图 5.16)。该粘连可以是广泛的($>1500\mu m$),也可以是局灶的($<1500\mu m$),可以使用 OCT 软件系统内置的表尺工具进行测量。玻璃体黄斑牵引是一种伴有视网膜变形或异常的黄斑周围玻璃体脱离。与玻璃体黄斑粘连相似,玻璃体黄斑牵引可通过相同的参数进一步描述为广泛性或局灶性(图 5.17)。黄斑全层裂孔是黄斑中央凹从神经纤维

<table>
<tr><td>

特别关注

- 血管阴影
在黄斑外线性扫描中,可以横断面扫描血管,尽管血管内充满液体,但血管内的有色血液使血管呈现高反射,下面有阴影。

</td></tr>
</table>

<table>
<tr><td>

精粹

- 窗样高反射可能发生在正常的高反射结构已发生病理改变的区域,导致其下方的结构具有较高的反射。

</td></tr>
</table>

层延伸到 RPE 的一种解剖缺损。通过 OCT 设备卡尺测量孔径大小 (小,$<250\mu m$；中等,$200\sim400\mu m$；大,$>400\mu m$)来进一步描绘黄斑裂孔。此外,可能存在相关的广泛性或局灶性玻璃体黄斑牵引(图 5.18)。

5.8 错误和伪影

OCT 扫描会由于扫描中的各种错误而变得复杂,可能导致对病理结果的错误解释。

5.8.1 扫描质量

扫描质量应首先注意的指标是信号强度。信号强度反映光从 OCT 装置传输到目标组织然后反射回来的光量,是通过干涉测量法测量的。信号强度越高反应扫描质量就越高,对病理细节的精细扫描可能性也越高。信号强度受在扫描仪和目标组织之间结构光学清晰度的影响。信号强度降低的典型原因有角膜混浊、白内障、玻璃体细胞、出血,瞳孔不散大。

5.8.2 软件错误

在某些情况下,软件会错误描述视网膜分层的内边界或外边界,从而导致对整体或特定层厚度的测量不正确。图 5.19 显示同一只眼的 GCL 分析,由于扫描的质量使算法不能识别单个层(图 5.19a)和正确识别的高质量扫描(图 5.19b)。

5.8.3 偏心

与 OCT 设备相关的软件将尝试根据厚度测量

<table>
<tr><td>

特别关注

- 瞳孔不散大情况下很难获得高信号强度,但有经验的扫描人员通过患者中等程度的配合在不散瞳的情况下也可进行可靠的扫描,尤其是用于 RNFL 的 OCT 扫描。

</td></tr>
</table>

自动定位中央凹，以使扫描居中。然而，在病理导致厚度变化的眼睛中，自动中心可能会偏离中央凹中心，导致错误的视网膜厚度图，如 OCT 自动分配图（图 5.20a）和校正的手动调整图（图 5.20b）所示。注意在图 5.20b 的相应行扫描中可见正确的中央凹结构。

5.8.4 与患者相关的错误

可能会出现一些与患者相关的错误，导致异常扫描。图 5.21 至图 5.24 显示同一眼的扫描伴有模拟伪影。

眨眼伪影

眨眼伪影（图 5.21）是由于患者在扫描采集过程中任何时刻眨眼。这种伪影很细微，但可识别为扫描中的线性缺损（图 5.21a）。en face 复合照片通常显示这种类型的伪影为水平线状异常，紧靠直线上方和下方的结构，如 RNFL 的 en face 扫描所见（图 5.21b，箭头所示）。

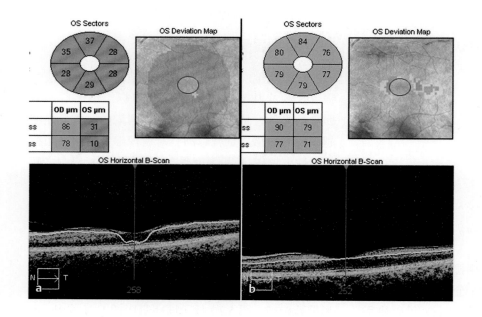

图 5.19　同一眼进行神经节细胞层分析。(a)由于扫描质量，算法不能正确识别各层，而(b)高质量的扫描可正确识别。

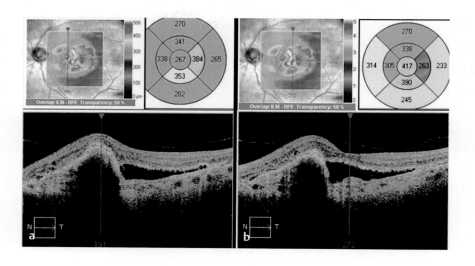

图 5.20　偏心。对患有严重黄斑水肿和色素上皮脱离的同一眼进行黄斑立方体扫描，在识别视网膜中央凹中心算法失败，导致错误的视网膜厚度图，见(a)OCT 自动分配图和(b)经手动校正调整图的两者比较。注意正确的中央凹结构在相应(b)的线性扫描。

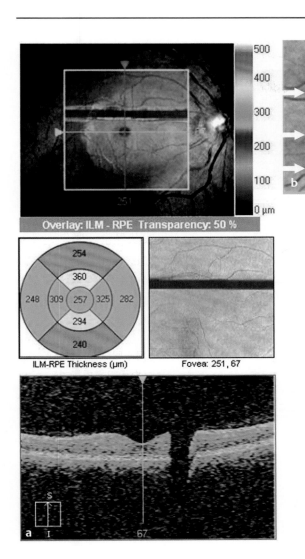

图 5.21 眨眼伪影。(a)当患者眨眼时黄斑体积扫描伴有信号的线性缺损。(b)en face 合成 RNFL 扫描照片,水平线异常以及结构的偏差表现在线的正上方和正下方(箭头所示)。

镜像伪影

当尝试在距离 OCT 设备的零延迟线太近的结构上成像时,会出现镜像伪影,导致扫描中超出 OCT 扫描深度范围的结构的倒置。这可能发生在病理范围很大的病例,如视网膜脱离、大的脉络膜肿瘤、视网膜劈裂(图 5.22)或周围病变。

运动伪影

患者在扫描过程中可能会转动眼球或改变注视点,导致扫描区域丢失或已经扫描的区域重复(图 5.23)。

晕影伪影

这种伪影是由 OCT 扫描光束受阻造成的,在瞳孔散不开或由于手术导致瞳孔不能散大的情况下由虹膜引起。因此,受阻区域的扫描强度非常低,而非阻挡透射区域的扫描强度很高(图 5.24)。

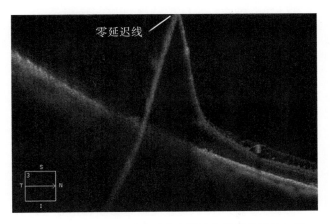

图 5.22 周边型视网膜劈裂患者的镜像伪影的线性扫描。

5.9 结论

OCT 作为一种成像手段,极大地提高对视网膜

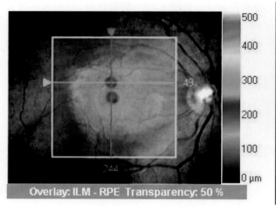

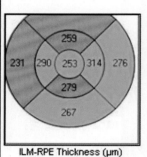

图 5.23　在黄斑正常的患者，黄斑立方体扫描显示中央凹的运动伪影。

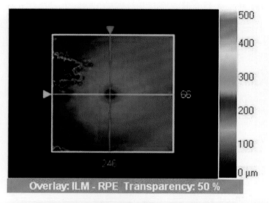

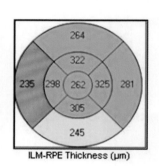

图 5.24　黄斑立方体扫描中可见晕影，由于瞳孔不散大导致信号强度差、算法暂时失效。

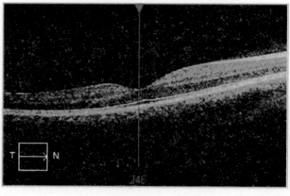

解剖和病理可视化的水平。这项技术可使我们深入了解玻璃体视网膜界面异常、黄斑裂孔、浆液性视网膜脱离、各种情况下的脉络膜厚度和脉络膜新生血管等病理过程。OCT 成像现在是诊断和治疗某些疾病的重要组成部分，包括糖尿病性黄斑水肿、湿性老年性黄斑变性和黄斑裂孔。定量和定性分析对于准确解释 OCT 扫描以帮助临床决策都很重要。更新设备的开发和 SS-OCT 性能的研究可以促进对疾病的病理生理机制的进一步深入了解，提高眼科医生的临床决策能力。

参考文献

[1] Huang D, Swanson EA, Lin CP, et al. Optical coherence tomography. Science. 1991; 254(5035):1178–1181

[2] Swanson E, Huang D. Ophthalmic optical coherence tomography market: past, present, and future. Optical Coherence Tomography News. March 2009. Available online at: www.octnews.org

[3] Fercher AF, Hitzenberger CK, Drexler W, Kamp G, Sattmann H. In vivo optical coherence tomography. Am J Ophthalmol. 1993; 116(1):113–114

[4] Hee MR, Izatt JA, Swanson EA, et al. Optical coherence tomography of the human retina. Arch Ophthalmol. 1995; 113(3):325–332

[5] Sull AC, Vuong LN, Price LL, et al. Comparison of spectral/Fourier domain optical coherence tomography instruments for assessment of normal macular thickness. Retina. 2010; 30(2):235–245

[6] Wojtkowski M. Phase sensitive interferometry in optical coherence tomography. Proc. SPIE 4515, Light and Optics in Biomedicine; 2001:250

[7] de Boer JF, Cense B, Park BH, Pierce MC, Tearney GJ, Bouma BE. Improved signal-to-noise ratio in spectral-domain compared with time-domain optical coherence tomography. Opt Lett. 2003; 28(21):2067–2069

[8] Leitgeb R, Hitzenberger C, Fercher A. Performance of Fourier domain vs. time domain optical coherence tomography. Opt Express. 2003; 11(8):889–894

[9] Leung CK, Cheung CY, Weinreb RN, et al. Comparison of macular thickness measurements between time domain and spectral domain optical coherence tomography. Invest Ophthalmol Vis Sci. 2008; 49(11):4893–4897

[10] Ehlers JP, Kernstine K, Farsiu S, Sarin N, Maldonado R, Toth CA. Analysis of pars plana vitrectomy for optic pit-related maculopathy with intraoperative optical coherence tomography: a possible connection with the vitreous cavity. Arch Ophthalmol. 2011; 129(11):1483–1486

[11] Tao YK, Ehlers JP, Toth CA, Izatt JA. Intraoperative spectral domain optical coherence tomography for vitreoretinal surgery. Opt Lett. 2010; 35 (20):3315–3317

[12] Ray R, Barañano DE, Fortun JA, et al. Intraoperative microscope-mounted spectral domain optical coherence tomography for evaluation of retinal anatomy during macular surgery. Ophthalmology. 2011; 118(11):2212–2217

[13] Liu JJ, Witkin AJ, Adhi M, et al. Enhanced vitreous imaging in healthy eyes using swept source optical coherence tomography. PLoS ONE. 2014; 9(7): e102950

[14] Ruiz-Medrano J, Flores-Moreno I, Peña-García P, Montero JA, Duker JS, Ruiz-Moreno JM. Macular choroidal thickness profile in a healthy population measured by swept-source optical coherence tomography. Invest Ophthalmol Vis Sci. 2014; 55(6):3532–3542

[15] Spaide RF, Koizumi H, Pozzoni MC. Enhanced depth imaging spectral-domain optical coherence tomography. Am J Ophthalmol. 2008; 146(4):496–500

[16] Schuman JS, Hee MR, Puliafito CA, et al. Quantification of nerve fiber layer thickness in normal and glaucomatous eyes using optical coherence tomography. Arch Ophthalmol. 1995; 113(5):586–596

[17] Fisher JB, Jacobs DA, Markowitz CE, et al. Relation of visual function to retinal nerve fiber layer thickness in multiple sclerosis. Ophthalmology. 2006; 113 (2):324–332

[18] Barboni P, Savini G, Parisi V, et al. Retinal nerve fiber layer thickness in dominant optic atrophy measurements by optical coherence tomography and correlation with age. Ophthalmology. 2011; 118(10):2076–2080

[19] Deleón-Ortega J, Carroll KE, Arthur SN, Girkin CA. Correlations between retinal nerve fiber layer and visual field in eyes with nonarteritic anterior ischemic optic neuropathy. Am J Ophthalmol. 2007; 143(2):288–294

[20] Scott CJ, Kardon RH, Lee AG, Frisén L, Wall M. Diagnosis and grading of papilledema in patients with raised intracranial pressure using optical coherence tomography vs clinical expert assessment using a clinical staging scale. Arch Ophthalmol. 2010; 128(6):705–711

[21] Aggarwal D, Tan O, Huang D, Sadun AA. Patterns of ganglion cell complex and nerve fiber layer loss in nonarteritic ischemic optic neuropathy by Fourier-domain optical coherence tomography. Invest Ophthalmol Vis Sci. 2012; 53(8):4539–4545

[22] Shon K, Sung KR. Assessment of macular ganglion cell loss patterns in neurologic lesions that mimic glaucoma. Korean J Ophthalmol. 2014; 28(4):314–322

[23] Srinivasan VJ, Adler DC, Chen Y, et al. Ultrahigh-speed optical coherence tomography for three-dimensional and en face imaging of the retina and optic nerve head. Invest Ophthalmol Vis Sci. 2008; 49(11):5103–5110

[24] Ferrara D, Mohler KJ, Waheed N, et al. En face enhanced-depth swept-source optical coherence tomography features of chronic central serous chorioretinopathy. Ophthalmology. 2014; 121(3):719–726

[25] Drexler W, Sattmann H, Hermann B, et al. Enhanced visualization of macular pathology with the use of ultrahigh-resolution optical coherence tomography. Arch Ophthalmol. 2003; 121(5):695–706

[26] Spaide RF, Curcio CA. Anatomical correlates to the bands seen in the outer retina by optical coherence tomography: literature review and model. Retina. 2011; 31(8):1609–1619

[27] Duker JS, Kaiser PK, Binder S, et al. The International Vitreomacular Traction Study Group classification of vitreomacular adhesion, traction, and macular hole. Ophthalmology. 2013; 120(12):2611–2619

第6章
超声检查

Cathy DiBernardo

6.1 引言

在过去的几十年里,眼部超声作为一种辅助检查工具,对于诊断及随访眼内病变来说十分重要,甚至已是必需。如果眼部检查条件受限或眼底成像被遮蔽不清,那么眼部超声检查就可以用来评估眼后段的情况。

超声诊断的指征通常包括角膜混浊、白内障、继发于外伤或系统性疾病的玻璃体积血,以及显著病变的评估和分型,如较大的肿块[1,2]。本章描述的是利用标准的超声检查来评估和发现玻璃体视网膜疾病[3,4]。

早在 1970 年,Karl Ossoinigy 医生首先介绍了标准的超声检查在眼科学的应用。它是由直接的横向扫描(B 超)和标准化轴向扫描(A 超)组成的一系列规定的检查技术[4]。眼部超声检查(B 超和 A 超)多采用相对高的频率(8~10MHz),使得浅表结构成像有较好的分辨率[1]。通过声波穿梭于整个眼部并在各眼内组织之间反射,其回声信号最后输出于显示屏。B 超或亮度调节可呈现一系列由点线组成的二维图像(图 6.1a)。A 超或波幅调节可呈现自基线垂直偏转的单维图像(图 6.1)。返回的信号亮度及高度取决于组织结构的密度、声束入射的角度、声波穿梭于组织时遇到的声阻抗,以及仪器使用的增益(分贝)等级[1,2,3,4]。

B 超可以提供眼内结构信息,如形状、位置、范围、活动性等,且通常可大致估算组织的高度或厚度。标准化 A 超利用了对特异性组织的 S 型放大技术[5,6],对于诊断提供可靠的信息,包括组织结构(大小及细胞分布)、反射性(峰值高度)、声衰程度(吸收),以及活动性和血供情况等。

6.2 基本检查技术

初始检查时用最大增益在 B 超模式下扫描玻璃体为最佳。在降低的增益(分贝)水平上进行评估可能会导致误诊,因为回声的散射是在相对于声束

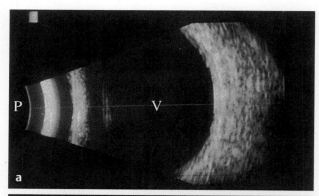

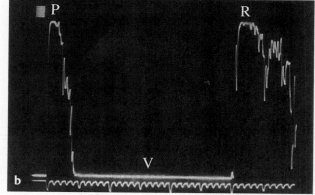

图 6.1 正常的超声图像。(a)横向 B 超检查。(b)标准化 A 超。P,眼部探头;V,玻璃体腔;R,视网膜及其他眼底和眼眶的信号。

直径而言可能存在的不透明物的小尺寸之后发生的。

如前所述,连续成像可使检查更为可靠、全面,并且可使检查者更好地理解探头位置和眼内区域之间的关系。

当探头直接放置在眼球上可获得最佳的分辨率,这和通过眼睑检查的效果相反。每个声波穿过的界面都会减少部分进入眼球的能量。在眼球上直接进行检查操作还可使检查者控制患者的注视。

探头放于待检区域相反的眼球位置上,B 超模式下的初始线对应于眼部的探头。探头上的标记作为方位标志对应于上半部回声区域。如果要检查上方或下方的眼底,标记就应朝向鼻侧(水平横向)。如需检查鼻侧或颞侧的眼底,则标记应朝向 12 点位(垂直横向)。最有利于观察病变细节的是回声中央部分。假如病变不在主要的子午线上(12 点位、3 点位、6 点位或 9 点位),那么可以采用斜行横向扫描以使病变位于回声的中央。因此,标记应呈角度朝上(图 6.2)。通过横向扫描,声束能够垂直对齐地传向眼底。这样可观察到 6 个点位的横断面组织(图 6.3)。

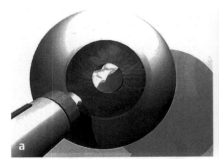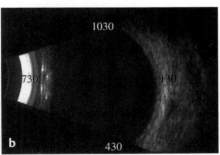

图 6.2 (a)示意图呈现了斜行横向扫描时探头正确的放置位置和标志。(b)B 超模式下斜行横向扫描。探头放置于颞下方(7:30 位),声波到达鼻上方(1:30 位)。此时的标志位于 10:30 方向(屏幕上方)和相反处的 4:30 方向(屏幕下方)。

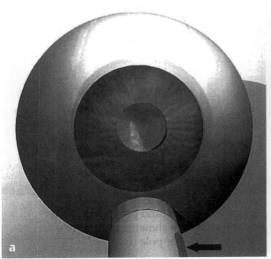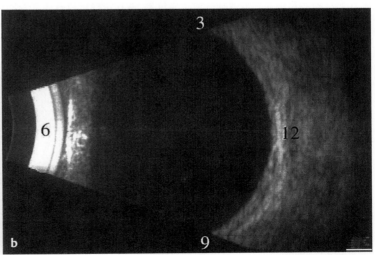

图 6.3 (a)示意图呈现了用水平横向扫描检查右眼上方眼底时的探头位置,标志朝向鼻侧(箭头所示)。(b)B 超模式下的上方眼底。回声轨迹在眼球的子午线上及其顶点,而探头位置在其中(6 点位),声波直达上方(12 点位),标记位置在鼻侧并代表了上部的回声(3 点位),反方向为颞侧(9 点位)。声波扫到的位置为 9 点位至 3 点位的上方眼底。

> **精粹**
>
> ● 最有利于观察病变细节的是回声中央部分。假如病变不在主要的子午线上，那么可以采用斜形横向扫描以使病变位于回声的中央。

为了确保眼球的每个区域都被充分地检查到，在对各个象限的探查之初，应当先将探头置于角膜缘来观察后极部。随后检查者逐渐缓慢地将探头移至结膜穹隆，可观察到整个眼底至周边部。当完成了眼部横断面扫描后，可运用纵向的方式进一步检查任何可疑病变区域；这种方式能够让声束平行对齐到达眼底。纵向扫描可用于观察眼底某一子午线上最后方至最周边的范围（图 6.4）。此时需要将手柄标记朝向角膜缘来观察反方向的区域。轴向扫描可以呈现较为美观易懂的图像，但由此获得的扫描结果有限，并且由于操作时需要将探头直接放置于角膜上，这种方式存在较高的角膜擦伤风险（图 6.5）。

B 超检查结束后，尤其在病变无法单纯靠 B 超鉴别时，可能需要结合标准化 A 超检查进一步判断。为了利用标准化 A 超准确区分正常与非正常组织，应将增益设定在组织敏感性的分贝段[5,6,7]。每个探头和机器之间都有相对独立并标准化的设置，以使仪器可敏感检测到组织间的差异及组织分型的变化。组织敏感性可以通过检查者或生产厂家利用组织模型模拟活体来设定。

与 B 超相似，A 超探头应放置在眼部待检区域

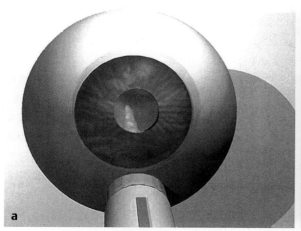
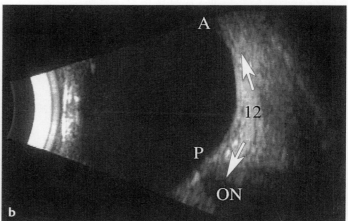

图 6.4　(a)示意图显示放置探头的正确位置,并利用标记以在纵向视图中评估上方眼底。(b)B 超显示从视神经(ON)到周边(A)的 12 点经线。

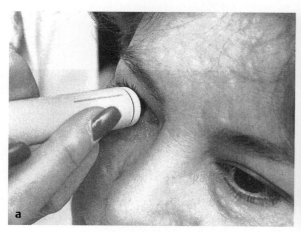
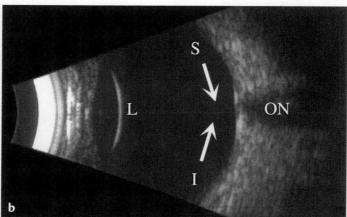

图 6.5　(a)照片显示正确的注视眼位(初始)和探头及标记的放置位置以进行垂直轴向扫描。(b)垂直轴向 B 超扫描显示晶状体(L)、视神经(ON)、上后极(S)和下后极(I)。

的对侧面。A超检查时没有任何标记物,因为其利用的声束为平行束(和B超的聚集束相反)。不过,操作时仍然应从角膜缘移动至穹隆部以便充分检查眼底。如前所述,A超提供的是由一系列起自基线的反射(峰波)组成的单维图像。声波到达的界面所产生的峰波高度,可直接反映交界面的密度。因此,峰波的最大高度提示存在致密的界面。峰波之间的空白段显示的是声波到达界面随后反射信号至探头的时间。这个时间参数可换算为距离,从而进行毫米级的测算。

当评估较大块的病灶时,肿瘤表面会呈现最高的峰波信号。如果信号或峰波来自病变内部,可评估病变部位的结构和反射性。通过将声束对准病灶的不同方向,可将病变结构区分为规则或不规则。如果声束在病变内部的回声的高度和分布始终一致,则考虑病变结构较为规则(如黑色素瘤)。如果声束在不同位置测得的峰波高度不同,则考虑病变结构不规则(如转移瘤)。

较大病变部位的内部反射性可有许多不同的分类(低度、中低度、中度、中高度、高度、不规则),并且由病变内界面的密度、大小和形状决定。黑色素瘤由小而密集的细胞组成,具有均匀一致的比例和分布[8]。当声束通过这些小细胞时,极少发生反射,因此其反射率很低。相反,脉络膜血管瘤有大细胞(充满血液的腔),这些腔的壁更具反射性,产生高反射率[8]。转移癌往往呈现不规则分布的细胞大小和界面,从而导致不规律的反射性[8]。

一则关于“矢量”A超图像叠加在B超图像上的简短评论写道:尽管目前几乎所有市场上的设备具有这种“矢量”功能,但进行超声检查的操作者应当注意该类技术没有诊断价值,因此不应用于评估结构的反射率。矢量A超仅仅是B超图像的单维复制。如果增益被调高,则峰值将变高;相反,如果增益减小,则峰值将变低。

病理结构的动力学特性是指利用B超联合A超进行动态检查期间评估所得的特征。在B超扫描过程中,当患者将其眼朝声束移动的相同方向转动时(垂直上下移动或水平左右移动),其移动性(运动后)是最明显且最佳的。如果患者出现眼球运动障碍或病变处可移动性差,则可适当调整患者的头位。当大血管较明显时,可在B超中观察到血管分布。检测中A超波峰、波谷的快速闪烁动作变化可能是确定血流存在的最佳方法。

6.3　玻璃体的评估

应使用最大增益(分贝)来评估玻璃体腔。需要注意的是,散的混浊和散的出血在声学上的表现是相同的,可结合准确的临床信息来帮助鉴别诊断。例如,当患者的超声检查提示眼前房积血和玻璃腔混浊,则这些混浊点为红细胞的可能性增加,检查者会更倾向于将所见结果报告为玻璃体积血。而另一方面,如果患者存在致密的白内障并且病史有限,回声描记显示混浊点在玻璃体腔内,则报告可以描述为“玻璃体混浊”。

6.3.1　正常玻璃体

在正常眼球中,尤其是在儿童或者年轻人,玻璃体腔缺乏任何声学信号且B超显示为黑色或者无回声区。在标准化A超上,基线在整个扫描过程中保持平坦(图6.1)[6]。在正常的衰老过程中,玻璃体腔胶状物开始凝固并且形成各种不同形态的混浊点(图6.6)。玻璃体胶状物的凝固可能伴有明显的收缩,使得玻璃体后表面可能发生视网膜分离。

6.3.2　星状玻璃体变性

星状玻璃体变性是一种以玻璃体内钙化灶形成为特点的单侧病变。B超显示这些钙化灶为明亮的圆形信号。在标准化A超上,每个混浊灶都会形成各自的回声尖峰(图6.7)。通常这些混浊会同时在A超和B超上形成明显不同的运动表现[9]。

精粹
● 块状结构的内部反射率由病变的密度、大小和界面形状决定。

特别关注
● 玻璃体腔中分散的混浊点和积血在声学上看起来是相同的。

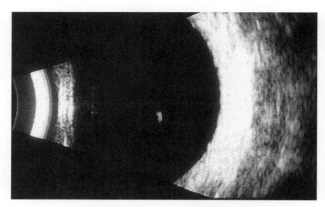

图 6.6   B 超显示仅有一个混浊点的相对透明的玻璃体。

6.3.3 眼内炎

眼内炎可能由于自然界的真菌或细菌感染所致,但最常见的是继发于手术或眼球穿通伤[10]。患者可能出现眼痛和视力下降,并在临床上可见前房积脓。回声描记的结果根据感染的严重程度而有所不同。通常在混浊灶可被注意到时往往已形成增殖膜。在大部分严重的病例中,可能还存在视网膜脱离或脉络膜脱离(图 6.8)[11]。连续超声扫描更有利于评估眼内炎,确定感染的进展情况,或者必要时在病理分型难以确认的情况下给出判断。

6.3.4 玻璃体积血

继发于外伤或系统性疾病的玻璃体积血患者可能占超声检查的大多数。玻璃体积血在 B 超上呈现为小的白色回声信号,通常出血灶密度越大,可见的回声信号越多。通过超声扫描可以区分新鲜出血(图6.9)和已凝固的出血灶(图 6.10)[11,12]。当玻璃体后脱离存在,B 超扫描可见一个广泛平滑的膜界面。尽管后部玻璃体可以在标准化 A 超上产生一个显著的尖峰,但通常其高度小于 100%。对于检查者来说,需要注意眼底视网膜和后玻璃体粘连的任何区

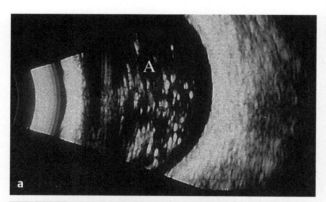

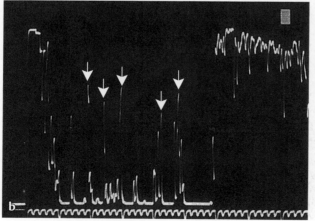

图 6.7   玻璃体形状变性。(a)横向 B 超扫描横截面显示玻璃体腔内轻微散在的星状玻璃小体(A)在玻璃体内。(b)标准化 A 超显示由分散的星状玻璃小体产生的多个中等反射尖峰(箭头所示)。

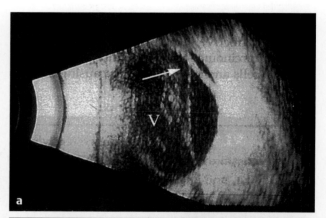

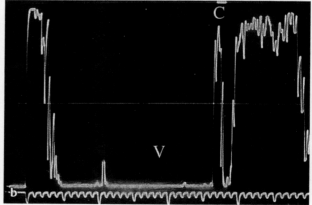

图 6.8   眼内炎。(a)纵向 B 超扫描横截面显示玻璃体腔内散在的混浊点和机化膜(V)。箭头显示局部脉络膜浅脱离。(b)标准化 A 超显示来自玻璃体混浊(V)的非常低的反射尖峰和来自浅脉络膜脱离(C)的双峰高反射尖峰。

域。血液常常积聚于后部玻璃体的下方(图 6.11)。这种玻璃体下积血可能分散或凝固，此时嘱患者转动眼球或调整头位，可使积血从聚集区域移动，从而排除视网膜脱离可能[9,11]。

6.4 评价视网膜

　　视网膜是一种较为致密的膜，当声束的方向垂直于它时，视网膜产生一个急剧上升且很高的尖峰(与初始尖峰相比高 100%)[9,11,13]。在 B 超上，广泛或完全视网膜脱离典型的回声描记特征为：一个密集、厚、多为折叠的膜插入视盘(完全分离时)[9,11,13]。通

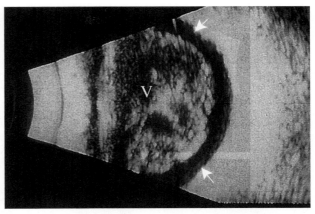

图 6.10　玻璃体积血。横向(横截面)B 超显示非常致密凝固的出血灶(V)，界限清晰的玻璃体后脱离界面(箭头所示)。

常，视网膜将表现出一定的移动性，取决于视网膜脱离的时间。时间越长，视网膜移动性越小，折叠得越多。回声描记过程中致密的玻璃体膜和视网膜脱离看起来十分相似，因此对于检查者而言，识别疾病特征对于鉴别二者非常重要[14](图 6.12)。

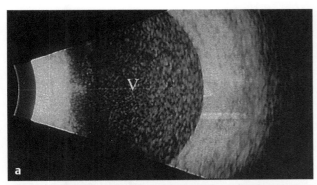

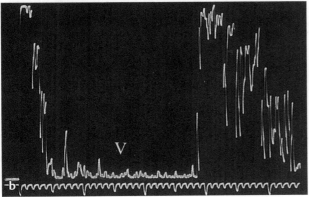

图 6.9　玻璃体积血。(a)横向 B 超显示在玻璃体切割术后可见致密、分散的玻璃体腔(V)积血。(b)标准化 A 超显示沿着由分散的红细胞产生的玻璃体基线的低峰值链(V)。

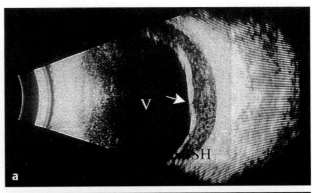

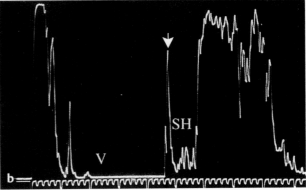

图 6.11　视网膜前出血。(a)横向 B 超显示相对清晰的玻璃体(V)和致密的玻璃体后脱离(箭头所示)，伴有分散的玻璃体下积血(SH)。(b)标准化 A 超中，玻璃体基线平坦(V)，玻璃体后脱离(箭头所示)产生一个中等高信号，玻璃体下积血(SH)产生一串较低的尖峰信号。

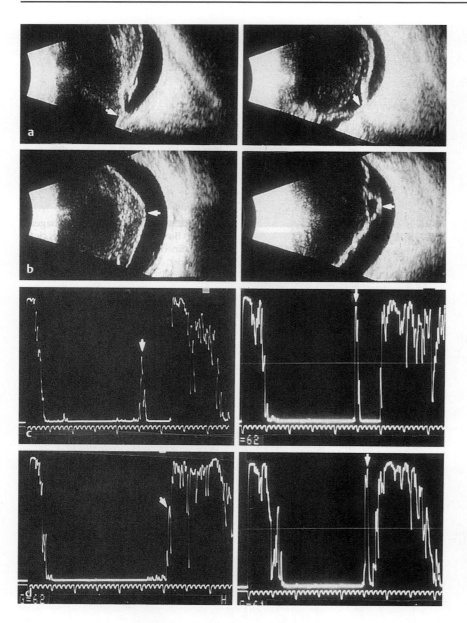

图 6.12　眼内形成密集的玻璃体膜往往会使回波描记结果令人困惑，即使对于最有经验的检查者也是如此。视网膜脱离和致密玻璃膜的某些特征可以帮助检查者鉴别诊断。(a)玻璃体膜插入或接近视盘(左，箭头所示)的情况并不少见。视网膜几乎总是插入视盘(右，箭头所示)。(b)B 超中，后部玻璃体通常具有光滑的一致性(左，箭头所示)，而视网膜更加折叠(右，箭头所示)。(c)A 超中，虽然 B 超显示玻璃体膜信号密集，但它不会在 A 超时产生高振幅信号(左，箭头所示)。视网膜几乎总是产生最大的高信号(右，箭头所示)。(d)玻璃体在所指的区域(左，箭头所示)轻度插入眼底，而视网膜在所指的位置(右，箭头所示)保持最大的高信号。

6.4.1 视网膜撕裂

当患者因玻璃体积血而出现突发视力下降时，超声检查可用于发现小视网膜撕裂[9,15]。小撕裂最常位于上象限，但也可能在周围眼底的任何位置被发现[9,15]。在 B 超中，小撕裂表现为具有高反射性的一簇组织。几乎在所有情况下，都可以发现一层和游离盖相粘连的很薄的玻璃膜[15]。在标准化的 A 超上，撕裂处的盖会产生与眼底其他尖峰不同的最大尖峰信号(图 6.13)。此时需要注意相邻的视网膜是否脱落(图 6.14)。积血清除的过程中通常采取随访观察的手段，等眼底视野改善再进行冷冻疗法或激光治疗。部分患者早期可适用于超声引导下的冷冻疗法[15,16]。

6.4.2 牵拉性视网膜脱离

牵拉性视网膜脱离常见于糖尿病或外伤患者，但在其他疾病过程中也可见。它是由玻璃体膜、玻璃体条带或后部玻璃体表面对视网膜区域的紧密黏

精粹

● 当患者因玻璃体积血而出现突发视力下降时，超声检查可用于检测小视网膜撕裂。

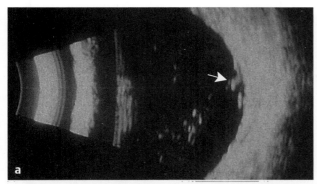

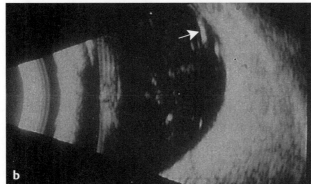

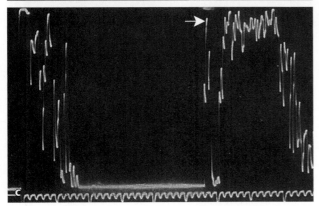

图 6.13 视网膜撕裂。(a) 横向 B 超显示轻度玻璃体积血 (V)，伴有局灶性玻璃体视网膜粘连和高反射性组织的升高信号(箭头所示)。(b)纵向 B 超显示游离盖周边的位置(箭头所示)。(c)标准化 A 超显示当撕裂范围足够大或游离盖被牵拉时，可从撕裂区域(箭头所示)观察到高度反射的尖峰。

附和牵拉引起的。当后部玻璃体离开视网膜时牵拉抬高。局部粘连可能引起"帐篷式"牵拉(图 6.15)，宽且广泛的粘连可引起"桌面式"牵拉(图 6.16)[9,11]。这些都是在 B 超中常见的视网膜脱离类型，尽管在某些情况下，当视网膜被小幅度牵拉时，标准化 A 超对于确认视网膜脱离更有帮助。

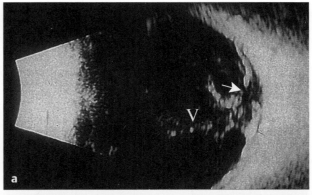

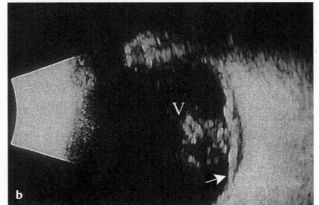

图 6.14 视网膜撕裂和脱离。(a)横向扫描显示玻璃体积血 (V)覆盖显著的视网膜撕裂(箭头所示)。(b)纵向扫描显示玻璃体积血(V)和局部浅视网膜脱离的程度(箭头所示)。

6.4.3 局限性视网膜脱离

视网膜可以发生局限性脱离。鉴别视网膜脱离与玻璃体膜形成是非常重要的，当使用横向扫描和纵向扫描时，B 超对于描述脱离程度最有帮助。使用标准化 A 超时应根据声束垂直瞄准视网膜时产生的尖峰高度来确认视网膜脱离。可能存在涉及黄斑的局灶性视网膜脱离或者保留后极部的周边部广泛视网膜脱离。

6.4.4 完全性视网膜脱离

当观察眼后段视野受限时，超声检查可以帮助确定视网膜脱离的程度和持续时间。基于某些回波特征，可以将陈旧性视网膜脱离与近期发生的视网膜脱离区分开来。对于新发生的视网膜脱离，视网膜活动性较好并且只是略微折叠(图 6.17)。随着时间的推移，玻璃体体积缩小并可能逐渐形成机化膜，从各个方向和视网膜粘连，引起增生性玻璃体视网

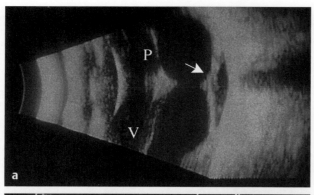

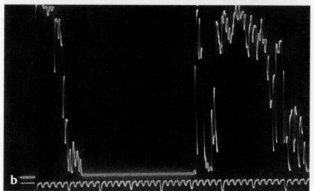

图 6.15 牵拉性视网膜脱离。(a)轴向 B 超显示玻璃体积血(V)。后部玻璃体向前分离(P)但仍然与后极部视网膜粘连，引起帐篷状牵拉性视网膜脱离(箭头所示)。(b)A 超显示视网膜脱离产生密集的最大高信号(箭头所示)。

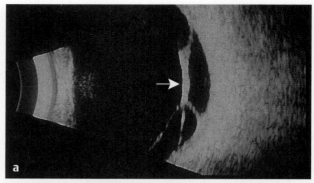

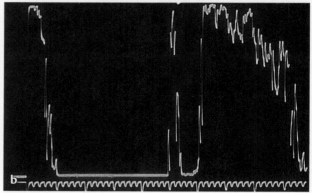

图 6.16 牵拉性视网膜脱离。(a)对玻璃体视网膜粘连的区域做广泛横截面 B 超，可见局部"桌面式"牵拉性视网膜脱离(箭头所示)。(b)A 超显示牵拉性视网膜脱离表面具有典型的最大高信号尖峰(箭头所示)。

膜病变(图 6.18)[13,17]。B 超检查对于观察全视网膜脱离的形态是一种非常好的手段。当视网膜完全脱离，它几乎总是与视盘保持粘连，而在边界区域的视网膜还将持续黏附于周边部眼底。A 超检查对于识别增殖膜较多的病变区域有所帮助，但是通常最后还是依靠B 超检查进行诊断。其他表现如囊肿(图6.19)，或视网膜下混浊如血液(图6.20)，也能通过超声检查发现[9,11]。

6.4.5 早产儿视网膜病变

早产儿视网膜病变最常见的是以玻璃体增殖膜形成和周边部牵拉性视网膜脱离为特征的双侧病变。依据视网膜脱离的程度形成该病的不同分期。在最严重的分期(V 期)，通常可以观察到窄漏斗状的视网膜脱离。致密的晶状体后增殖膜牵拉可能导致周边部视网膜出现凹槽，可能还包括视网膜下出血和眼轴缩短(图 6.21)[18]。

6.4.6 永存胎儿血管

玻璃体动脉和相关结构残留，也称为永存原始玻璃体增生症，最常为单眼发病。回声描记时可能发现眼球较小，并且注意到从晶状体后表面延伸到后极部的玻璃体带。这条带可能非常薄导致难以成像或明显增厚[9,19]。最严重的情况下，可能发现周边毛细血管牵拉性视网膜脱离(图 6.22)[9,19]。

6.5 眼外伤的评估

在评估眼外伤时，回声描记法对眼科医生有很大帮助。在眼外伤之后，通常由于屈光介质混浊以致无法使用间接检眼镜，如前房积血、白内障或玻璃体积血，或者由于眼睑水肿或患者不合作。超声检查能够评估眼内结构以促进治疗，从而作为临床治疗的补充。

在超声检查之前，必须尝试进行完整的检眼

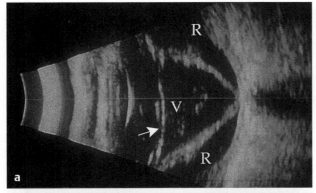

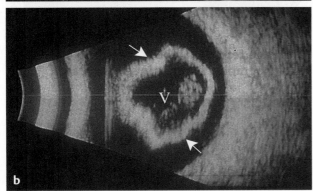

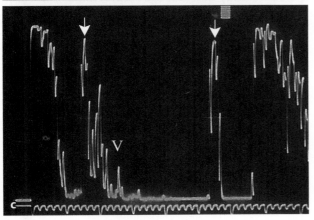

图 6.17 宽漏斗状的完全视网膜脱离。(a)轴向 B 超显示桥状前膜(箭头所示),轻度玻璃体积血(V)和宽漏斗状的视网膜脱离(R)。(b)横向 B 超下的漏斗状视网膜脱离(箭头所示)。漏斗内的混浊点代表玻璃体积血(V)。(c)A 超显示视网膜脱离叶的两个最大尖峰(箭头所示)。与第一个尖峰相邻的连续波峰由漏斗内的玻璃体积血产生(V)。

评估,以确定眼球是否已经破裂。通常在超声波检查之前需要手术修补破裂眼球。但在某些情况下,当怀疑眼球内异物时,如果无法用平面照相或计算机断层扫描确定其具体位置,应由经验丰富的检查者在患者眼睑上进行非常温和的超声检查,从而得到必要的信息来帮助取出异物。这些需要在手术室

中无菌条件下完成。

当通过眼睑进行超声检查时,需要大量的甲基纤维素作为偶联剂,以允许检查者对眼球施加最小的压力并同时获得回声信息。增加系统敏感性或增益可抵消眼睑产生的一些声音衰减。由于肿胀和出血的吸收影响,部分病例可能需要连续超声检查来确认最初的发现。

6.5.1 晶状体脱位

严重的钝挫伤或穿通伤后,晶状体可向后移位或小范围脱离,并且可看到其漂浮在玻璃体内或落在视网膜上。玻璃体可附着在脱位的晶状体上(图6.23)。

6.5.2 穿通伤和贯通伤

当任何尖锐的异物(如铅笔、刀或针)穿透玻璃体时,出血将沿着异物留下的轨迹流出。出血轨道可能在玻璃体内结束或冲向视网膜,但不会从眼球的另一侧穿出[9,11](图 6.24)。但在某些情况下,当一个异物从前面穿入眼球并从后方穿出,穿通轨道通常会有一个后部穿出口(图 6.25)。玻璃体可能会从前方和后方嵌入伤口内[9,11]。

6.5.3 眼内异物

在大多数情况下,眼内异物(IOFB)很容易被超声检测到。即使最初进行放射学研究以异物定位,超声也可对异物精准定位并观察对眼内结构的损伤程度。

金属异物在 B 超呈现非常明亮的信号,在标准化 A 超上产生非常高的尖峰。金属异物的组成成分各有差异。然而,当声束瞄准异物时,大部分声波都是被异物吸收,从而在与其相邻的眼眶位置上产生伪影[9,11,20](图 6.26)。圆形异物在 B 超和标准化 A 超中产生多重反射伪影。在 B 超中需要注意可能产生一连串多个信号(图 6.27),在 A 超上,当声波穿过异物进入眼眶时,伪影的尖峰会有所降低[9,11,20]。

对于超声检查者来说,玻璃、有机材料和气泡稍

精粹

● 当视网膜完全脱离时,它几乎总是黏附在视盘上。

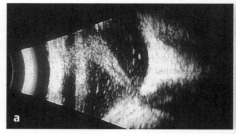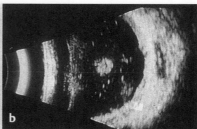

图 6.18　闭合漏斗状完全视网膜脱离。(a)纵向 B 超显示闭合漏斗状的增殖膜插入视盘表面。漏斗下方可见混浊点。(b)玻璃体腔中心的圆形结构是闭合漏斗状视网膜脱离横截面。

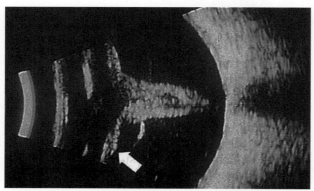

图 6.19　视网膜巨大囊肿。垂直轴向 B 超显示闭合漏斗状视网膜脱离和内部视网膜囊肿(箭头所示)。

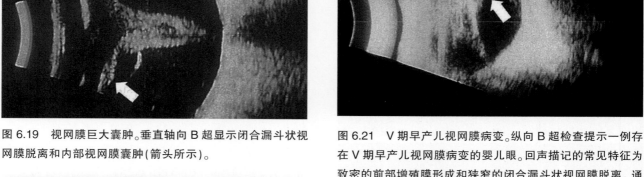

图 6.20　视网膜下出血。(a)横向 B 超显示局部的大疱性视网膜脱离(R),伴有散在的视网膜下出血(H)和颞上周边的小视网膜撕裂(箭头所示)。(b)A 超显示视网膜脱离产生的波峰(箭头所示)和一连串视网膜下出血产生的低峰(H)。

图 6.21　V 期早产儿视网膜病变。纵向 B 超检查提示一例存在 V 期早产儿视网膜病变的婴儿眼。回声描记的常见特征为致密的前部增殖膜形成和狭窄的闭合漏斗状视网膜脱离。通常可以看到大的周边凹槽(箭头所示)。

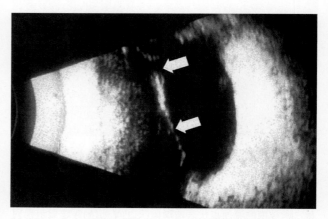

图 6.22　永存原始玻璃体增生(持续性胎儿脉管系统)。纵向 B 超显示从晶状体后表面延伸到视盘的致密带(箭头所示)。

争论点

● 通常在尝试超声检查之前需要手术修复破裂的眼球。当存在眼内异物(IOFB)而其他检查如计算机断层扫描,不能提供计划手术入路所需的所有信息时,术前可使用超声检查(但须谨慎)。

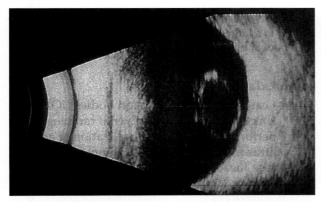

图 6.23 横截面 B 超扫描显示玻璃体腔内圆形晶状体回声。

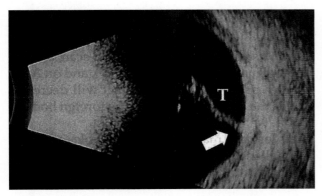

图 6.24 创伤性玻璃体。一根小金属丝进入眼睛，穿过玻璃体腔，在患者把它拉出来前碰到后眼球壁。纵向扫描显示由金属丝产生的出血轨迹(T)，在后方撞击部位有一个局部的眼底增厚区域(箭头所示)。

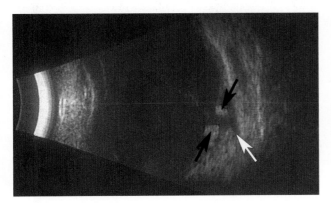

图 6.25 后巩膜破裂。一名儿童跌倒在牛排刀上后发生眼球穿通伤，通过眼睑进行超声检查。已行初步修复，术后行超声检查以排除后段病变。超声显示一个密集的出血道(白色箭头所示)，导致一个大的后破裂(黑色箭头所示)和眼眶一个大的出血池。

微具有挑战性，但它们仍可以被检测到差异。如果难以区分则应进行随访超声检查。

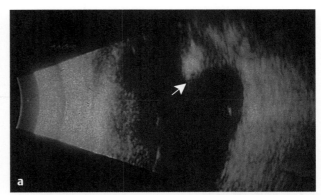

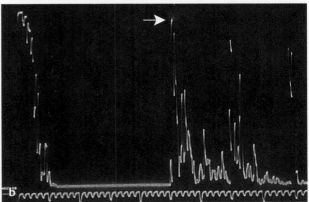

图 6.26 眼内金属异物。(a)纵向 B 超显示大的眼内异物(IOFB)(箭头所示)。(b)从眼内异物区域取得的 A 超。第一个尖峰(箭头所示)代表金属片段。大部分声音被异物吸收，导致眼眶信号的阴影。

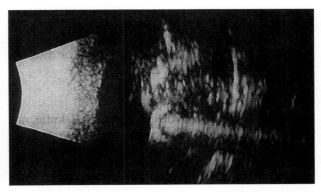

图 6.27 眼内球形异物。"彗星尾影"常见于球形异物。

6.5.4 巩膜折叠

穿通伤或贯通伤可能非常严重以致眼内容物从

精粹

● 超声检查中的巩膜褶皱可能被误认为眼内异物，因为眼眶阴影可能发生在褶皱附近。

伤口挤出并且眼球壁部分或完全塌陷，导致巩膜内陷折叠。在回声描记中，巩膜褶皱可能被误认为眼内异物，因为眼眶阴影可能发生在褶皱附近（图6.28）。如果怀疑是巩膜褶皱，超声随访检查很有用，因为一旦眼球结构恢复，折叠就会消失。

6.6 脉络膜的评估

6.6.1 脉络膜增厚

脉络膜增厚可能是局部或是弥漫性的，并且与许多情况有关，其中水肿型增厚具有高反射性（如葡萄膜渗漏综合征，图6.29），或者继发于炎症过程的浸润，如淋巴样增生、交感性眼炎和原田病（图6.30），该类脉络膜增厚常有低到中度反射性[9,21]。莱姆病的细菌感染也会引起相似的回声描记特征。例如，合并较大病灶引起的弥漫性脉络膜增厚、转移性肿瘤、弥漫性黑色素瘤，甚至淋巴瘤，在超声学上可能难以区分[11]。这些病例需要进行随访检查以确诊。

6.6.2 脉络膜脱离

脉络膜脱离最常发生于外伤或手术中创伤或术后。脉络膜很少会自发脱落，因此，在超声检查评估

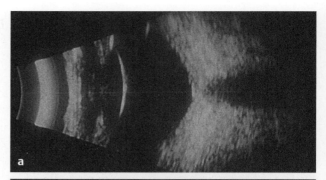
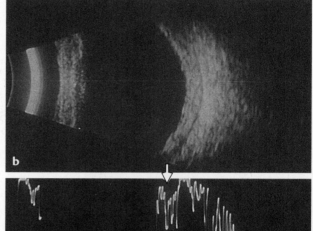
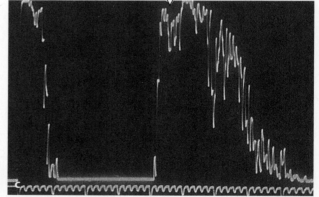

图6.29　葡萄膜渗漏综合征。（a）轴向B超显示眼球相对较小。（b）中心：横向B超显示脉络膜增厚。（c）A超显示脉络膜（箭头所示）的高反射。

之前，获取临床信息评估病情是必要的。脉络膜脱离的超声特征通常很明确，使得该病的病理诊断相对简单。

在B超检查上，脉络膜脱离呈现为光滑的圆顶状的厚膜，但不会插入视盘中。脱离可能是局灶性的或累及整个眼底，在这种情况下可以看到经典的扇形外观[9,11]（图6.31）。在B超评估期间，重要的是应注意脉络膜上腔的表现，以确定脉络膜脱离的性质是浆液性还是出血性的。浆液性脉络膜脱离在分离的脉络膜下方会显示一个回声区域（图6.31）。如果存在出血，脉络膜上腔则出现致密回声。如果脉

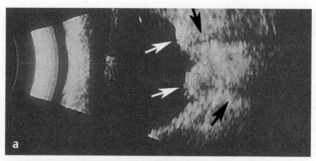
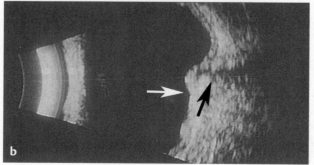

图6.28　巩膜折叠。（a）横向B超显示多个巩膜褶皱（箭头所示）。（b）眼眶阴影来自高反射性巩膜（黑色箭头所示）。

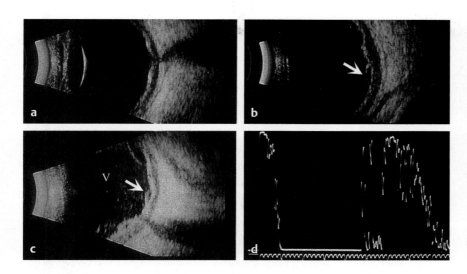

图 6.30　原田病的脉络膜增厚。(a)水平轴向 B 超显示该患者右眼脉络膜的低反射性浸润。(b)横向扫描显示左眼的脉络膜浸润和局部抬高,且上方覆盖视网膜(箭头所示)。(c)纵向 B 超显示分散的玻璃体混浊(V),局灶性黄斑区视网膜脱离(箭头所示)和低反射性脉络膜增厚。(d)A 超对应于右上方回声图,显示由局灶性视网膜脱离和脉络膜增厚产生的尖峰。

络膜上腔出血具有一致的流动性或者形成了血凝块,也有助于确诊。活动性出血与散在的玻璃体积血具有相似的外观。凝固性出血在 B 超中显示为极其致密的白色混浊[21](图 6.32)。通常,当发生大疱性脉络膜脱离时,可以注意到脉络膜上腔有带状物形成。这种带状物形成被认为是牵拉的涡静脉[9,11]。最大高度是评估脉络膜脱离时的另一个重要特征。如果存在广泛的脉络膜脱离,则需要关注脉络膜表面之间保留的玻璃体空间大小。出现"亲吻征"脉络膜脱离视力预后较差,尤其是持续性存在的病例。

在标准化 A 超上,脉络膜(脱离时)可产生最大高度(100%)、厚、双峰(视网膜和脉络膜合在一起)的尖峰[9,11]。该尖峰表现出很少或几乎没有移动。如果脉络膜脱离是浆液性的,脉络膜尖峰和巩膜之间会出现平坦的基线(图 6.31)。脉络膜下方的流动性出血会产生一连串低反射尖峰,而血凝块则产生一连串高反射尖峰(图 6.32)。覆盖在脉络膜脱离之上的任何视网膜脱离的程度和位置都需要同时报告。

6.7 眼内肿瘤的评估

当屈光介质透明时,许多眼内肿瘤很容易通过眼科检查来区分。有些病灶外表相似则难以区分,

精粹

- 在 B 超检查上,脉络膜脱离呈现为光滑的圆顶状厚膜,但不会插入视盘中。

如果屈光介质不清晰,那么通过检眼镜检查辨别是不可能的。标准化超声检查在确诊疾病、对新发病变进行精确测量及监测病变随时间的变化等方面起着重要作用。

由于眼内肿瘤在组织病理学结构上存在巨大差异,其超声检查会呈现不同的声学特征[1,5,6,22]。这些区别性特征在标准化 A 超中的"组织敏感性"得以最佳体现,包括结构、反射率、血管分布和高度[1]。B 超提供地形图特征,如形状、位置和范围。在许多情况下,超声是唯一在怀疑眼内肿块时可进行的成像研究,因此,仔细评估病变附近的眼眶区域对于排除巩膜外扩张的可能非常重要。

6.7.1 黑色素瘤

恶性黑色素瘤通常是脉络膜的原发性肿瘤。通常,它们由均匀分布的、小而致密的细胞紧密组成。在超声检查上,它们呈现为固体,具有规则的结构,存在低度至中度反射性的血管病变。最常见的形状是圆顶或领扣状(图 6.33)。然而,它们可以扩散[22,23,24]。较大黑色素瘤会有稍微不规则的形态结构,这种情况并不少见,可能是由肿瘤内部的组织坏死所致。累及睫状体的黑色素瘤也可能表现出不规则的结构[1,9,22,25]。

6.7.2 转移性癌

在超声检查上,转移性脉络膜癌是实性、结构不规则的病灶,能检测到很少或没有血管[6](图 6.34)。组织病理学上,它们通常显示有大小细胞和不规则

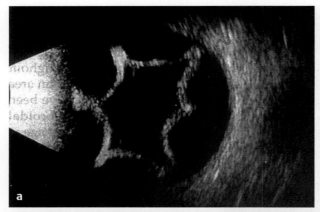

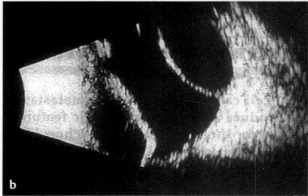

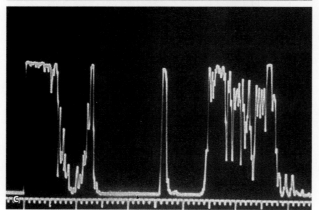

图 6.31 脉络膜脱离。(a)横截面 B 超显示 360°浆液性脉络膜脱离的典型扇形外观。(b)径向切面 B 超显示脉络膜分离的圆顶形状。脉络膜脱离可以向后延伸但不插入视盘。(c)A 超显示在脉络膜表面产生的 100% 的尖峰。

分散在整个病灶中的界面。形状通常是一个中央挖掘状的圆顶形。转移性病变可能与视网膜脱离和脉络膜脱离有关[26]，但很少伴有玻璃体积血或视网膜下出血。小细胞癌可能产生类似于黑色素瘤的非典型回声描记特征，使得二者难以区分[9,27]。完整的病史和超声随访检查则有助于提高正确诊断的可能。

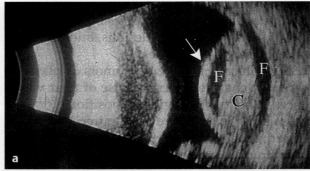

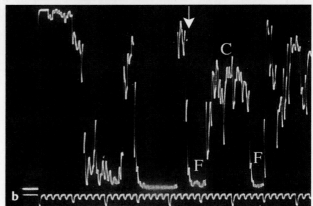

图 6.32 出血性脉络膜脱离。(a)横向 B 超显示大疱性脉络膜脱离(箭头所示)和脉络膜下出血,部分液性(F),部分凝固性(C)。(b)相应的 A 超显示脉络膜高尖峰(箭头所示)和分别由血凝块和流动性出血产生的具有不规则反射性的相对高(C)和低(F)内部尖峰区域。

> **精粹**
>
> ● 在许多情况下,超声是唯一在怀疑眼内肿块时可进行的成像研究,因此,仔细评估病变附近的眼眶区域对于排除巩膜外扩张的可能非常重要。

6.7.3 脉络膜血管瘤

脉络膜血管瘤的诊断往往在临床上观察到橙色

> **精粹**
>
> ● 在超声检查中,脉络膜黑色素瘤是实性、结构规则的、具有低度至中度反射性的血管病变。相反,转移性肿瘤则为实性、结构不规则的肿块,血管分布很少或几乎无法检测到。

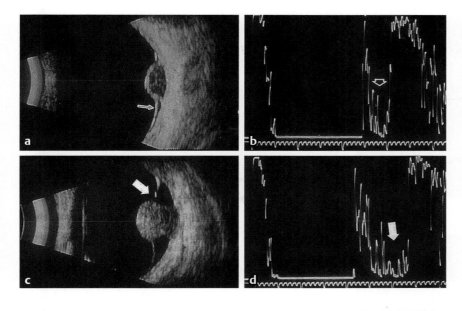

图 6.33　脉络膜黑色素瘤。(a)横向 B 超显示穹顶状脉络膜肿瘤,伴有病变下方局部视网膜浅脱离(箭头所示)。(b)A 超显示病灶表面产生的高尖峰(箭头所示)和内部低反射(箭头所示)。(c)横向 B 超显示与领扣状病灶相邻的视网膜脱离(箭头所示)。(d)组织敏感性 A 超显示内部低反射(箭头所示)。

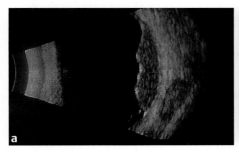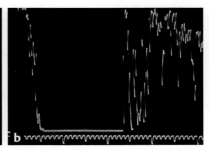

图 6.34　脉络膜转移。(a)横向 B 超显示了转移性病灶的分叶形状及横向尺寸。(b)组织敏感性 A 超显示不规则的内部反射率。

外观的病灶即可做出[28]。建议进行超声检查确认和测量。常见的超声检查特征包括圆顶状、结构规则和内部高反射(图 6.35)。这些病变不是超声显示的血管。有报道发现这些病变还可并发视网膜脱离和(或)表面钙化[9]。

6.7.4　脉络膜骨瘤

脉络膜骨瘤常见于单侧,在 B 超检查时呈现斑块状且最低程度升高[6,9,28]。在标准化 A 超中,它们具有极高的反射性[6]。在 B 超和 A 超中都可以观察到有明显的阴影(图 6.36)。

6.7.5　视网膜母细胞瘤

这些儿童期肿瘤可以是单侧或双侧的,并且大小和形状各不相同。与该类肿瘤有关最常见的超声检查特点包括不规则形状;存在钙化时极高的反射性(图 6.37);如果没有钙化,则反射性为低度到中度;不一定能检测到血管分布[9,29]。

争论点

● 小细胞癌脉络膜转移可能产生类似于脉络膜黑色素瘤的非典型回声描记特征,使二者难以区别。

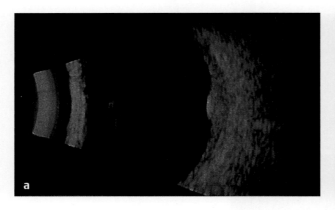
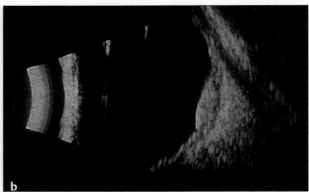

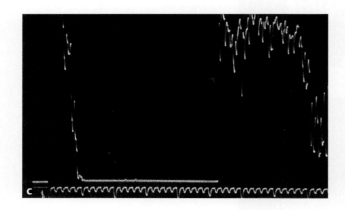

图 6.35　脉络膜血管瘤。(a)横向 B 超显示眼底后极部的圆顶状轻度隆起。(b)纵向 B 超用于确定径向尺寸。(c)标准化组织敏感性 A 超显示内部结构高反射。

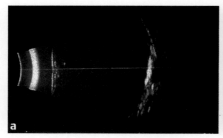
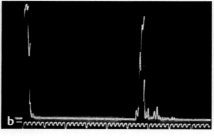

图 6.36　脉络膜骨瘤。(a)降低增益的横向 B 超显示斑块样钙化病变的横向区域,伴有眼眶阴影。(b)降低增益的 A 超显示所有声音都被钙化块吸收,产生最高尖峰,且不伴有后方信号。

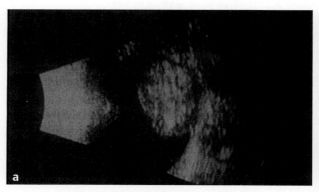
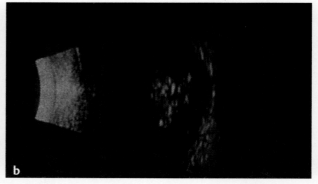

图 6.37　视网膜母细胞瘤。(a)高增益的 B 超显示了在这个大肿瘤内的钙化区域。(b)低增益的 B 超显示了点状钙化的区域。

参考文献

[1] Ossoinig KC. Standardized echography: basic principles, clinical applications, and results. Int Ophthalmol Clin. 1979; 19(4):127–210

[2] Byrne SF. Standardized echography of the eye and orbit. In: Naidich TB, Quencer R, eds. Clinical Neurosonography: Ultrasound of the Central Nervous System. Berlin, Springer-Verlag; 1987:252–272

[3] Ossoinig KC. Basics of clinical echo-ophthalmography. IV: clinical standardization of equipment and techniques. In Bock J, Ossoinig KC, eds. Ultrasonographia Medica. Vienna, Wiener Med Akademie; 1971:83–118

[4] Ossoinig KC. The first standardized system for echo-ophthalmology. In Massin M, Poujol J, eds. Diagnostica Ultrasonica in Ophthalmologia. Paris, Centre National d'Ophthalmologie des Quinze-Vingts; 1973:131

[5] Ossoinig KC, Patel JH. A-scan instrumentation for acoustic tissue differentiation. II: Clinical significance of various technical parameters of the 7200 MA unit of kretztechnik. In: White D, Brown RE, eds. Ultrasound in Medicine. Vol. 3B. New York, Plenum Press; 1977:1949–1953

[6] Patel JH, Ossoinig KC. A-scan instrumentation for acoustic tissue differentiation. I: signal processing in the 7200 MA unit of kretztechnik. In White D, Brown RE, eds. Ultrasound in Medicine. Vol. 3B. New York, Plenum Press; 1977:1939–1947

[7] Till P, Ossoinig KC. First experience with a new solid tissue model for the standardization of A- and B-scan instruments used in tissue diagnosis. In White D, Brown RE, eds. Ultrasound in Medicine. Vol. 3B. New York: Plenum Press; 1977:2167–2178

[8] Freyler H, Egerer I. Echography and histological studies in various eye conditions. Arch Ophthalmol. 1977; 95(8):1387–1394

[9] Byrne SF, Green RL. Ultrasound of the Eye and Orbit. St. Louis, MO: CV Mosby; 1992

[10] Dacey MP, Valencia M, Lee MB, et al. Echographic findings in infectious endophthalmitis. Arch Ophthalmol. 1994; 112(10):1325–1333

[11] Green RL, Byrne SF. Diagnostic ophthalmic ultrasound. In: Ryan SJ, ed. Retina. Vol. 1. St. Louis, MO: CV Mosby; 1989

[12] Coleman DJ, Franzen LA. Vitreous surgery; Preoperative evaluation and prognostic value of ultrasonic display of vitreous hemorrhage. Arch Ophthalmol. 1974; 92(5):375–381

[13] Blumenkranz MS, Byrne SF. Standardized echography (ultrasonography) for the detection and characterization of retinal detachment. Ophthalmology. 1982; 89(7):821–831

[14] Ossoinig KC, Islas G, Tamayo GE, et al. Detached retina versus dense fibrovascular membrane: standardized A-scan and B-scan criteria. In: Ossoinig. KC, ed. Ophthalmic Echography. Dordrecht: Dr W Junk; 1987:275–284

[15] DiBernardo C, Blodi BA, Byrne SF. Echographic evaluation of retinal tears in patients with spontaneous vitreous hemorrhage. Invest Ophthalmol Vis Sci. 1991; 32:878–879

[16] Kelley LM, Walker JP, Wing GL, Raskauskas PA, Schepens CL. Ultrasound-guided cryotherapy for retinal tears in patients with vitreous hemorrhage. Ophthalmic Surg Lasers. 1997; 28(7):565–569

[17] McLeod D, Restori M. Ultrasonic examination in severe diabetic eye disease. Br J Ophthalmol. 1979; 63(8):533–538

[18] Pulido JS, Byrne SF, Clarkson JG, Di Bernardo CL, Howe CA. Evaluation of eyes with advanced stages of retinopathy of prematurity using standardized echography. Ophthalmology. 1991; 98(7):1099–1104

[19] Goldberg MF. Persistent fetal vasculature (PFV): an integrated interpretation of signs and symptoms associated with persistent hyperplastic primary vitreous (PHPV). LIV Edward Jackson Memorial Lecture. Am J Ophthalmol. 1997; 124(5):587–626

[20] Sawada A, Fraser SL, Ossoinig KC. The role of ultrasound in the management of ocular foreign bodies. In: White D, Brown RE, eds. Ultrasound in Medicine. Vol. 3A. New York: Plenum Press; 1977:1003

[21] Forster DJ, Cano MR, Green RL, Rao NA. Echographic features of the Vogt-Koyanagi-Harada syndrome. Arch Ophthalmol. 1990; 108(10):1421–1426

[22] Ossoinig KC, Bigar F, Kaefring SL. Malignant melanoma of the choroid and ciliary body. A differential diagnosis in clinical echography. Bibl Ophthalmol. 1975; 83(83):141–154

[23] Goldberg MF, Hodes BL. Ultrasonographic diagnosis of choroidal malignant melanoma. Surv Ophthalmol. 1977; 22(1):29–40

[24] Shields JA. Diagnosis and Management of Intraocular Tumors. St. Louis, MO: CV Mosby; 1983

[25] Coleman DJ, Lizzi FL, Jack RL, et al. Ultrasonography of the Eye and Orbit. Philadelphia, PA: Lea & Febiger; 1977

[26] Sneed SR, Byrne SF, Mieler WF, Nicholson DH, Olsen K, Hughes JR. Choroidal detachment associated with malignant choroidal tumors. Ophthalmology. 1991; 98(6):963–970

[27] Verbeek AM. A choroidal oat-cell carcinoma metastasis mimicking a choroidal melanoma. In: Thijssen JM, Verbeek AM, eds. Ultrasonography in Ophthalmology. Dordrecht: Dr W Junk; 1981:131–133

[28] Gass JDM. Stereoscopic Atlas of Macular Disease: Diagnosis and Treatment. 3rd ed. Vol. 1. St. Louis, MO: CV Mosby; 1987

[29] Ossoinig KC, Cennomo G, Green RL, et al. Echographic results in the diagnosis of retinoblastoma. In: Thijssen JM, Verbeek AM, eds. Ultrasonography in Ophthalmology. Dordrecht: Dr W Junk; 1981:103–107

第7章
电生理和其他无创检查

Lauren S. Taney, Elias Reichel

7.1 引言

视网膜的无创检查对于视网膜疾病的诊断至关重要,这些非介入性的检查包括电生理检查、心理物理检查和其他成像技术。

视网膜电图(ERG)和眼电图(EOG)通常构成了电生理测试。暗适应检查和色觉检查属于心理物理检查。电生理检查和心理物理检查都用于评估视网膜功能的完整性,在接下来的章节中将进行讨论。视觉诱发电位(VEP)是一种用于测量视觉皮层反应视觉刺激产生的总电信号的技术,由此记录从视网膜到枕叶皮层的整个视觉通路的活动。由于眼科医生很少对其进行操作,因此这里不讨论VEP。成像模式,如扫描激光检眼镜(SLO)、眼底自发荧光(FAF)和自适应光学(AO)是较新的技术,可用于诊断和监测各种视网膜疾病,本章将对它们进行讨论。

7.2 视网膜电图(ERG)

ERG检测的是光刺激后视网膜产生的电反应。有两种最常用的ERG类型,分别是全视野(ffERG)和多焦ERG(mfERG)。ffERG采用弥漫照明来诱发整个视网膜的反应,Ganzfeld圆顶式刺激器仍然是诱发ffERG反应的标准技术。mfERG利用的六边形元素闪烁阵列照明在视锥细胞主导的视网膜区域内产生多个(通常为61个或103个)局部ERG反应,然后创建反映局部ERG反应的地形图。其他超出本讨论范围的特殊形式ERG还包括黄斑或局灶性ERG、模式ERG、早期受体电位、暗视阈值反应、直流ERG、长时间明适应ERG、双闪ERG、色觉刺激ERG、暗适应和明适应亮度反应分析,以及饱和a波斜率分析。

7.2.1 全视野视网膜电图(ffERG)

介绍

ffERG是指视网膜受到全视野闪光刺激后整个视网膜产生电反应的总和。根据两个主要参数描述ffERG反应:①明适应状态和②闪光刺激强度[1]。国际临床视觉电生理学医学会(ISCEV)指出标准化的ffERG应包括5个反应[2]:

1.暗适应0.01ERG(暗适应视杆细胞反应);

2.暗适应3.0ERG(组合杆-锥反应;暗适应最大混合反应);

3.暗适应的3.0振荡电位;

4.明适应3.0ERG(明适应视锥细胞反应);

5.明适应3.0闪烁(30Hz闪烁)。

实际考虑因素

应在ERG测试前进行散瞳,并在测试开始前记录最大瞳孔的大小。使房间变暗并在两只眼睛上放置多个黏性贴片以实现完全遮挡光,应实现至少20分钟的暗适应。理想情况下,最好避免在荧光血管造影和眼底照相后进行ERG测试。如果无法避免,则应在造影后进行至少60分钟的暗适应。

将局部麻醉剂滴于眼表后,应将接触角膜或角膜缘结膜的作用电极置于眼睑下方,这可以在暗红色照明下进行。一些人认为角膜接触镜电极如Burian-Allen或ERG-Jet电极可提供最稳定的记录,但这些也需要使用非黏性离子导电溶液(不超过0.5%的甲基纤维素)。其他可选的电极材料包括导电纤维和金箔、结膜环电极和角膜芯（corneal wicks）。将单个接地电极与电极膏放置在患者的前额或耳朵上。一个参考电极或称"非作用"电极可以包含在每个角膜接触镜-撑开器单元内，或者可以放置在外侧眼眶边缘上。作用电极、接地电极和参考电极都连接到接线盒。然后通过差分放大器记录角膜作用电极和参考电极之间的电压差。

常用的草氙弧光刺激器的闪光持续时间为 $10\mu s$，以获得一系列刺激强度下的 ERG。Ganzfeld 圆顶式刺激器是标准化 ffERG 白色闪光刺激所必需的[3]。在 Ganzfeld 圆顶表面测量的闪光刺激强度以坎德拉秒/平方米为单位[$(cd\cdot s)/m^2$]测量。虽然在某些情况下可能会使用色彩刺激，但标准 ERG 应用的是白色闪光。操作前应确定是否可以重复刺激；如果是，则调整刺激之间的间隔。

在暗视条件下，使用不同的光强度获得一系列 ERG 记录，在 ERG 描述中用数字[$(cd\cdot s)/m^2$]表示：0.01ERG，3.0ERG 和 3.0 振荡电位。然后对患者进行明适应，其定义为暴露于白色背景亮度每平方米 30 坎德拉（cd/m^2）至少 10 分钟，并使用 Ganzfeld 圆顶式刺激器传递这种标准化亮度。然后在明视条件下完成 3.0ERG 和 3.0 闪烁。

ffERG 可受到与视网膜功能无关的各种疾病的影响。在确定 ERG 测试结果为正常或异常时，重要的是要注意这些混杂变量。使用的角膜电极的类型和位置会影响 ERG 的质量。屈光介质混浊，包括白内障、玻璃体积血和玻璃体混浊，可导致 ERG 幅度降低和潜伏时间延长。高龄和近视可以降低 ERG 幅度，但通常不会影响潜伏时间。瞳孔大小也可以影响 ERG 的幅度，并且与年龄相关的 ERG 幅度下降有关。患者依从性及是否存在镇静或麻醉也可能影响测试结果，因此应记录在案。

目的

ffERG 对于检查看起来像"正常"视网膜的病变特别有用。ERG 检查可阐明视觉功能障碍是否归因于视杆细胞、视锥细胞或两者皆有，并且可以更容易地跟踪随访视觉功能障碍的随时间的变化程度。通过这种方式，ERG 能够区分静止形式的夜盲症和进行性视网膜退化，如视网膜色素变性。ERG 对于确认遗传性、毒物代谢、视网膜血管或炎症性等引起视网膜变性的病因是必不可少的。ERG 对于患者的一

些特殊主诉特别有用，例如，周围视力困难、不明原因的中央视力丧失和夜盲症。另外，ffERG 还可以帮助儿科患者或语言障碍患者，以及在屈光介质混浊的眼发现潜在的视网膜功能异常。

除了用于病理情况，ERG 也可以帮助医生和患者确认正常的视网膜功能。在这种情况下，应该考虑视神经、中枢神经系统和非器质性视力丧失的其他原因。

虽然 ERG 有助于查出功能异常，但只有在结合完整的眼科检查和全面的医学评估时，进行 ERG 才能给出正确的诊断。基因检测可能是进一步分类某些退行性疾病的有用辅助手段。

解释

正常的 ERG 由三个主要部分组成：a 波、b 波和 c 波。光感受器产生初始的角膜阴性波即 ERG 的 a 波，而 Müller 细胞和双极细胞负责后方的角膜阳性波即 ERG 的 b 波。c 波似乎是由视网膜色素上皮细胞（RPE）产生的，尽管它也取决于视杆细胞的感光活性。c 波的测量很困难且可变性强；因此，它的临床应用非常有限。

应仔细检查波形的特征，并与正常 ERG 进行比较，理想条件是由同一 ERG 系统生成的波形。可能并不总能明显识别 a 波和 b 波，但是在可能的情况下，应测量 a 波和 b 波的振幅和潜伏时间。从基线到 a 波测量 a 波振幅。从 a 波谷到 b 波峰测量 b 波振幅。分别从闪光时间到 a 波的波谷和 b 波的峰值测量 a 波和 b 波的潜伏时间。在所有情况下都应考虑生理意义，同时还要考虑由于电极与角膜接触不良或校准不当而导致测量错误的可能性。

如前所述，ERG 结果的正常值取决于刺激条件和患者变量。需要将这些考虑因素纳入对 ERG 的考量中。作为近似值，在 50 岁以下且眼轴正常的患者中，白色闪光强度应导致暗适应的 b 波幅度至少为 $350\mu V$，30Hz 闪烁刺激的正常幅度至少为 $50\mu V$。对于有显著视觉功能障碍的患者，计算机平均技术和

特别关注

- 只有结合仔细的病史和眼部检查，全视野视网膜电图检测才能提供完整的评估和准确的诊断。

窄带通滤波允许检测低于 1μV 的 ERG 反应。

在评估视网膜变性患者时，重要的是量化锥-杆系统的功能。ffERG 通常用于定义视杆细胞或视锥细胞(或两者兼有)普遍功能的丧失。与主要的异常视杆细胞反应相关的疾病包括先天性静止性夜盲症、早期视网膜色素变性、杆状营养不良和杆锥营养不良。与显著视锥细胞反应异常相关的疾病包括全色盲(视杆细胞单色和视锥细胞蓝色单色)、视锥细胞营养不良和锥-杆营养不良。晚期视网膜色素变性、Leber 先天性黑矇无脉络膜症、全视网膜脱离和视网膜发育不良等疾病均可引起视锥细胞和视杆细胞功能的显著异常。

通过暗适应的方式实现患者的视杆细胞隔离反应和昏暗的白色(或蓝色，虽然这不是标准化建议的一部分)闪光锥体阈值以下用于刺激视网膜，导致波形几乎没有可检测的 a 波，而是大的 b 波(图 7.1a)。在暗适应状态下使用亮白色闪光会导致视杆细胞和视锥细胞的最大刺激，导致上升 b 波中具有振荡电位的大的 a 波和 b 波(图 7.1b)。虽然这种组合的杆-锥反应是视杆细胞和视锥细胞介导的，但这种反应的 80% 归因于视杆细胞，其余 20% 来自视锥细胞。因此，如果视锥细胞功能障碍是轻微的，则组合的暗视杆-锥反应波形、振幅和潜伏时间都可能看起来正常。振荡电位(图 7.1c)也在暗适应状态下进行评估，但振荡电位较少评估视杆功能。相反，振荡电位被认为是由 b 波上的无长突细胞输入所产生的抑制性影响结果，并且当存在视网膜缺血时特征性地减少。下降的振荡电位也可能与某些形式的先天性静止性夜盲症有关。

在明适应状态下获得视锥反应，因为明适应抑制了视杆反应，使得它们不会对由 3.0ERG 和 3.0 闪烁(30Hz 闪烁)产生的波形做出贡献(图 7.1d~e)。3.0ERG 和 3.0 闪烁使用强度为 3.0[(cd·s)/m²] 的白色闪光。一个红色闪光灯也可用于隔离视锥细胞反应，但这不是标准化建议的一部分。当黄斑瘢痕覆盖至少 4 个视盘直径的区域时，可观察到视锥细胞振幅的轻度下降，在这种黄斑病变的病例中，由于与人视网膜中的视锥细胞相比视杆细胞的数量不成比例，0.01ERG、3.0ERG 和 3.0 振荡电位将受到极小的影响。

许多情况会出现视网膜功能丧失。因此，详细的病史和检眼镜检查与 ERG 测试一起建立诊断是必要的。在考虑以下病症的诊断时，检测视网膜功能至关重要：遗传性视网膜变性(如色素性视网膜炎、锥-杆营养不良、静止性夜盲症)，代谢紊乱，后天性视网膜缺血(由于视网膜动脉阻塞，视网膜静脉阻塞或糖尿病性视网膜病变)，中毒性视网膜病变(如铁血症或药物相关毒性：氯喹、羟氯喹、氯丙嗪、甲硫哒嗪、奎宁)，自身免疫/副肿瘤视网膜病变(包括癌症相关的视网膜病变) 和黑素瘤相关的视网膜病变，维生素 A 缺乏，视网膜脱离，屈光介质混浊和不明原因的视力丧失。

影响全视野视网膜电图的疾病

- 光感受器退化
- 夜盲症
- 遗传性玻璃体视网膜病变
- 视网膜动脉和静脉阻塞
- 糖尿病性视网膜病变
- 毒性视网膜病
- 癌症相关的视网膜病变
- 维生素 A 缺乏症
- 视网膜脱离
- 屈光介质混浊，包括白内障和玻璃体积血

通常需要进行实验室检测以确认是否存在遗传或获得性代谢疾病(例如，维生素 A 缺乏症)，或排除癌症相关的视网膜病变的可能性。基因测试可用于确认遗传性视网膜变性的存在。

对特征性 ERG 异常的全面讨论超出了本章的范围，但这里讨论了一些代表性的观点。在早期视网膜色素变性中，患者可能会出现视锥细胞 b 波潜伏时间延迟，提示更多的弥漫性视网膜功能障碍。在视网膜色素变性的早期阶段，b 波振幅受到不同程度的影响[4]。晚期视网膜色素变性病例通常对于明亮的闪光刺激有显著降低的视杆细胞和视锥细胞反应(图 7.2a)，以及对 30Hz 闪烁和光适应 3.0 ERG 显著降低了视锥细胞反应(图 7.2b)。晚期无脉络膜血症患者的 ERG 也可能表现出对明亮闪光的视杆和视锥反应的显著降低(图 7.2c)。

术语"负性 ERG"具体指的是组合的杆-锥反应的异常波形变体，其中 b 波的振幅小于 a 波的振幅(图 7.2d)。在以下情况下记录到负性 ERG，如后天严重的视网膜循环障碍(如中枢性视网膜动脉阻塞、

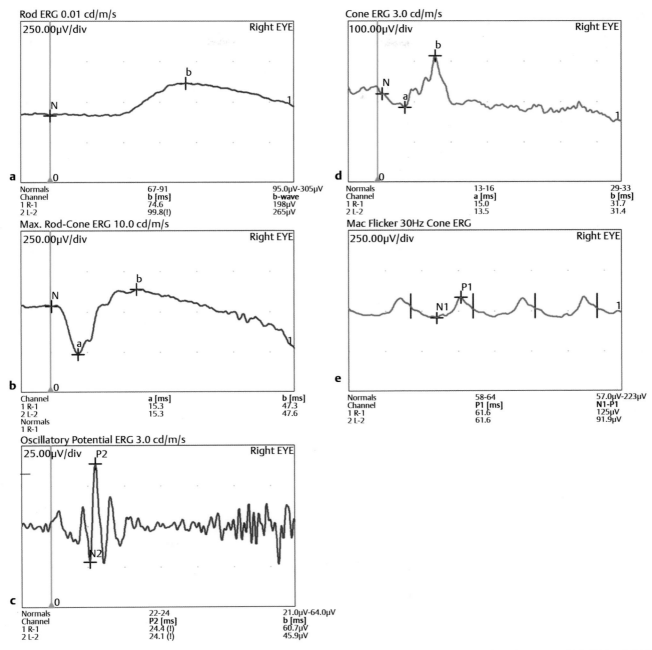

图 7.1 （a）正常全视野，暗适应 0.01 视网膜电图（ERG）（视杆细胞反应），a 波检测不到，但 b 波很大。（b）正常全视野，适应黑暗 10.0ERG（视杆-锥联合反应）。下降的 a 波之后是上升的 b 波。振荡电位可在上升的 b 波上看到（垂直和水平尺度单位分别代表 250 单位 μV 和 20ms）。（c）正常全视野，暗适应 3.0 振荡电位。（d）正常全视野，适应光 3.0ERG（视锥细胞反应）。（e）正常全视野，适应光 3.0 闪烁（30Hz 闪烁）。

缺血性视网膜中央静脉阻塞，或增生性糖尿病视网膜病变），获得性视网膜疾病（如黑色素瘤相关视网膜病变、Birdshot 脉络膜病变、眼铁质沉着症、奎宁视网膜病变或甲醇中毒），或遗传性视网膜疾病（如完全和不完全型先天性静止性夜盲症、X 连锁青少年视网膜劈裂症，青少年发作性神经元蜡样脂褐质沉着症，Goldmann-Favre 综合征和婴幼儿 Refsum 病）[5]。在色素性视网膜色素变性、回盲症、脉络膜血症和癌症相关的视网膜病变的晚期，可以看到视杆-锥联合反应已消失。

ERG 检测可以评估视网膜中央静脉阻塞和糖尿病性视网膜病变引起的视网膜缺血；在决定哪些

精粹
● 为了观察 a 波或 b 波振幅的减小，必须影响大面积的视网膜组织。孤立性黄斑病变不会改变全视野视网膜电图。视神经障碍和皮质病症同样不影响 ffERG。

精粹
● 即使视锥细胞振幅正常，视锥细胞潜伏时间延迟也提示广泛的视网膜病变。

患有这些病症的患者是试图预防虹膜或视网膜新血管形成的全视网膜激光光凝术的最佳候选者时，它可能是有用的。ERG 还可以帮助区分旧的视网膜中央动脉阻塞和旧的视神经病变。ERG 将显示受影响侧的 b 波减少与前一种情况，但在后一种情况下完全正常。

7.2.2 多焦视网膜电图

介绍

Sutter 和 Tran 于 1992 年开发了多焦 ERG (mfERG)，以能够测量多个孤立的局灶性 ERG[6]。与 ffERG 相比，mfERG 测量围绕中心固定 40°~50°产生的视网膜反应。这转化为焦点在黄斑内视锥细胞占优势的视网膜上。根据临床适应证，mfERG 可能是测量黄斑功能的主要或辅助检查。当怀疑羟氯喹毒性、Stargardt 病、急性区域性隐匿性外层视网膜病变

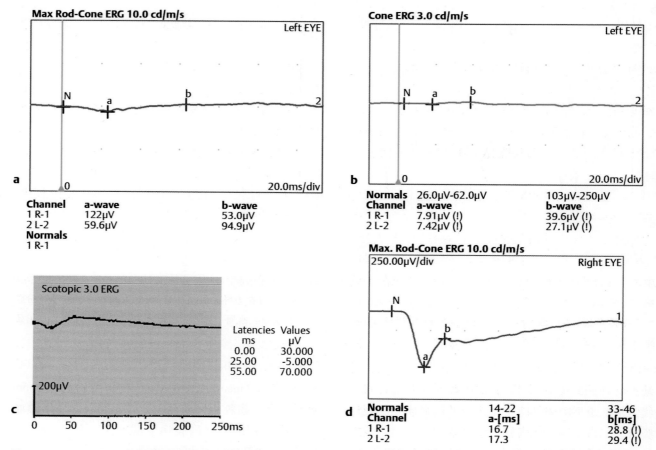

图 7.2 （a）患有晚期视网膜色素变性的患者的全视野异常，暗适应 10.0 视网膜电图（ERG）。a 波和 b 波振幅显著降低。（b）在患有晚期视网膜色素变性的同一患者中，存在异常的全视野，明适应 3.0ERG，波形严重异常。（c）无脉络膜患者的 ffERG 和暗适应 3.0ERG 异常。（d）患有黑素瘤相关视网膜病变的患者的 ERG 阴性。在这个暗适应的 10.0ERG 中，b 波振幅小于 a 波振幅。

（AZOOR）和隐匿性黄斑营养不良等疾病时，mfERG 有助于诊断。

实际考虑因素

在散瞳后对明适应的患者进行 mfERG。在开始测试之前应考虑屈光不正，如果需要，应在矫正屈光不正后进行检查。最好不要在检眼镜或眼底照相后进行 mfERG，但如果需要，可以在进行上述检查后 15 分钟的恢复期进行检查。mfERG 一次在一只眼上进行，未被测试的眼应被遮盖以尽量减少眨眼。

在滴用局部麻醉剂后，以 ffERG 描述的方式放置作用电极、参考电极和接地电极。与 ffERG 的情况一样，活性电极必须接触角膜或相邻的球结膜，并且可以使用角膜接触镜电极、金箔或纤维电极。

阴极射线管或液晶显示器都可用于产生 mfERG 刺激。刺激由交替的光（白色）和深色（黑色）六边形元素组成，这些元素在中心（周围固定）最小并且在整个布置中在外围更大。光元件的亮度应至少为 100cd/m²，暗元素应足够暗，以提供至少 90% 的对比度[7]。在任何时间点，约 50% 的六边形元素被照亮。传统上，使用 61 个或 103 个元素阵列，当使用 61 个元素时，一只眼的测试需要至少 4 分钟才能完成，而当使用 103 个元素阵列时，至少需要 8 分钟才能完成。使用 103 个元素阵列进行测试比使用 61 个元素进行测试提供了更好的空间分辨率，但是执行时间更长，并且导致信噪比降低。

解释

闪烁的六边形元素产生连续的 ERG 信号，通过与刺激序列的相关性从数学上导出各个 mfERG 信号。mfERG 反应的波形称为一阶反应（first-order kernel），它由一个双相波形组成，初始负偏转（N1）后跟一个正偏移（P1）和一个负偏转（N2）。光感受器负责 N1 信号，而 Müller 细胞和双极细胞负责 N2 反应。

尽管彩色地形三维（3D）振幅密度图最能引起医生的注意，但应首先检查电极固定是否恰当、mfERG 原始波形（图 7.3a）的形状、振幅和时间。定量测量因机器而异，因此，波形的幅度应与来自同一台机器的经年龄调整的正常例子进行比较。3D 振幅密度图（图 7.3b）代表视网膜每单位面积的信号强度，并且是特别适用于确定生理盲点的位置和大小。但不能只用 3D 振幅密度图解释 mfERG，不然可能会产生误导。环形图（图 7.3c）可能有助于引起对区域异常的注意，因为环形图表示平均的原始波形图。

mfERG 的基本用途是鉴定视网膜功能异常的精确位置。对于了解视网膜异常是否源于黄斑或周边部视网膜具有诊断价值。例如，与羟氯喹毒性相关的牛眼黄斑病变会引起视网膜功能障碍，这在旁中央凹环中最为明显（图 7.4a）。在视网膜色素变性中，中央凹的异常波形往往出现于病变晚期阶段，更多的是黄斑外周波形减弱（图 7.4b）。在 Stargardt 病中，黄斑和近黄斑区视网膜更容易受外周波形影响。

7.3　眼电图

眼电图（EOG）测量 RPE 产生的静息电位。1865 年，Holmgren 发现角膜和眼后部之间存在恒定的静止或静息电位。这种静息电位可以通过视网膜照射的变化而改变。1951 年，Marg 创造了术语"眼电图"（electro-oculogram）来测量这种电位[8]。

可将眼视为电池，在用作正电极的角膜和用作负电极的眼睛后部之间存在可测量的电压。角膜-眼底电位是电压的来源。RPE 电池之间的紧密连接形成电阻，并且在 RPE 的任一侧产生静息电位。所有 ERG 成分都叠加在眼的静息电位上。当眼暴露在光线之下时，来自 RPE 的电压增加，并且 EOG 能检测到这种光的增强。

EOG 间接测量黑暗和光亮中这种静息电位的幅度[9]。通过将光亮中的峰值 EOG 振幅除以暗适应条件下 EOG 振幅来计算光-暗比值即 Arden 比值[10]。正常个体的 EOG 在光亮中的振幅至少比在黑暗中大 1.7 倍（即 Arden 比值=1.7——译者注）。

EOG 记录取决于眼球运动。当眼睛水平移动时，放置在鼻子侧面和靠近外部斜面的电极测量角膜-眼底电位的变化。当正角膜靠近其中一个电极时，该电极变得比另一个电极更正。从实际角度来看，在暗适应 15 分钟后，每隔 2 分钟记录 EOG，然后进行 15 分钟的明适应（图 7.5）。EOG 是一项难以配合的测试，需要患者合作。幼儿可能会在测试中遇到困难。此外，视力下降可能导致错误结果，因此如果视力低于 20/100，通常不进行该测试。

EOG 对诊断眼部 Best 病最有用。如果 EOG 光暗比小于 1.5，而 ERG 结果正常，并且观察到有特征性眼底表现，那么基本可以确诊为 Best 病。有一些

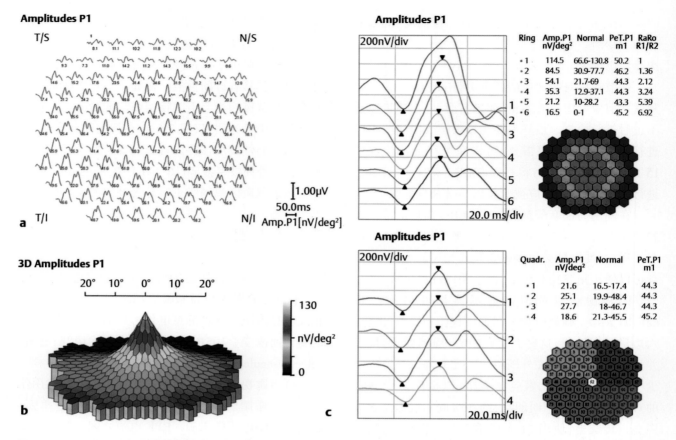

图 7.3 （a）正常多焦视网膜电图（mfERG）：原始波形图（垂直和水平刻度分别代表 1μV 和 50ms）。（b）正常 mfERG：地形三维（3D）图反应振幅密度。（c）正常 mfERG：环形图。

研究显示，在患有图形状营养不良和成人发病的黄斑营养不良或假性卵黄样黄斑营养不良患者中，虽然 ERG 结果正常，但 Arden 比值降低。由于存在遗传异质性，Best 病与这些其他疾病之间可能存在重叠。EOG 对各种形式的光感受器变性（如视网膜色素变性）和静止性夜盲症不太敏感；一般而言，这些疾病首选的检查是 ERG，并不需要 EOG。

7.4 暗适应

暗适应是检查视杆细胞和视锥细胞在其暴露于光之后恢复的灵敏度。虽然视锥细胞比视杆细胞恢复得更快，但视杆细胞比视锥细胞具有更高的灵

敏度。

可以通过绘制随时间的阈值灵敏度来评估暗适应。患者暴露于强烈的预适应光约 5 分钟，然后关闭光，以便随后在黑暗中进行刺激测量。将直径为 1 或 2 度的刺激放置在与中央凹相距 15° 的位置。以 1 分钟的间隔，记录来自患者反应的光刺激的强度。

Goldmann-Weekers 暗适应仪可用于测量视网膜上不同位置的阈值，并可确定视网膜功能的局灶性异常。通常在 40 分钟的时间段内绘制视锥细胞和视杆细胞的亮度阈值。或者，可以在暗适应结束时测量最终的视杆细胞阈值。通常，当随时间绘制阈值亮度时，在约 5 分钟内稳定的阈值亮度降低（或灵敏度的上升）。这表示视锥细胞的灵敏度。在 40 分钟内，阈值亮度平台第二次快速下降。这个恢复平台归因于视杆细胞。第二次下降的中断被称为杆-锥裂。

某些罕见的视网膜疾病对于暗适应配置有特征性发现（参见以下）。视锥细胞退化显示视锥细胞阈

> **精粹**
>
> ● mfERG 的基本用途是鉴定视网膜功能异常的精确位置。

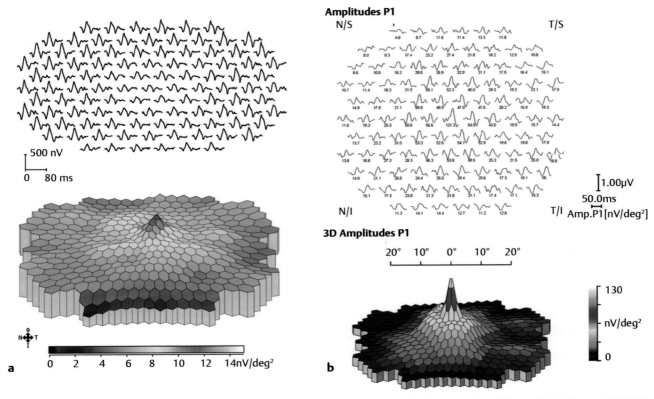

图 7.4　(a)患有羟氯喹毒性的患者的亚正常多焦视网膜电图(mfERG)。中央凹和旁中央凹信号的幅度明显下降。(b)视网膜色素变性患者的 mfERG 低于正常值。外围环的波形受影响最大,这在原始波形图中最为明显。

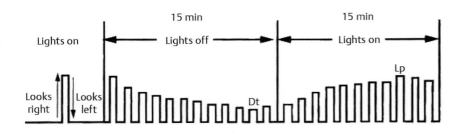

图 7.5　来自正常受试者的示意性眼电图。

值的升高, 伴随正常的最终视杆细胞阈值。先天性静止性夜盲症没有显示出杆-锥裂的迹象,最终阈值仅表示视锥细胞功能。Oguchi 病是一种不寻常的静止性夜盲症。在 Oguchi 病中,暗适应谱显示正常的视锥细胞适应、视杆适应明显延迟,但在很长一段时间内(最多 24 小时)恢复正常。眼底白色斑点(fundus albipunctatus) 通常显示视杆和视锥段的延迟暗适应轮廓。

7.4.1 与暗适应特征异常相关的疾病

- 先天性静止性夜盲症
- 视锥细胞退化
- Oguchi 病
- 视杆细胞单色视病(全色盲)
- 视锥细胞色盲

精粹

- 在正常视网膜电图的设置中,Best 病特征性地表现为低于正常的 EOG (Arden 比值小于 1.5)。如果在任何个体中发现这种情况,则必须考虑对该病的诊断,并且应评估其他家庭成员。

● 眼底白色斑点

7.5 色觉测试

用于在临床环境中评估色觉的测试包括筛选测试、颜色辨别测试和颜色匹配测试。在眼科临床实践中最常见的色觉异常是先天性色觉异常，其影响约8%的男性和1%的女性。后天性色觉异常更难以描述特征，通常可不定期评估。

Ishihara或伪同色板测试是最常见的筛选测试。伪同色板在不同色点的背景中隐藏着一个色点图。伪同色板测试使临床医生能够识别约95%具有先天性色觉缺陷的患者。如果筛选测试发现了一个不能明确分类的缺陷，可以使用Farnsworth–Munsell的100色调测试或Farnsworth面板D-15进一步确认。

使用排列测试（如Farnsworth–Munsell的100色调测试或Farnsworth面板D-15）检查辨别能力。尽管前一种测试可以评估精细的颜色辨别力，但后者可以用于筛查辨别力[11]。虽然这些测试易于实施，但它们需要灵活的手法以及执行命令的能力。具有先天性色觉缺陷的人在排列测试中产生特征误差，使得特定轴被削弱或丢失。这是由于遗传性异常导致的色度区分的丧失。辨别测试可用于区分色觉（红色）和颜色视觉的绿色（绿色）异常[12]。

使用色觉检查镜进行颜色匹配测试对象调整原色以匹配控件颜色。在测试红绿异常时，红色和绿色混合以匹配黄色。异常镜很难使用。通常，它们用于研究中心而不是临床实践。

7.6 扫描激光检眼镜

扫描激光检眼镜由Webb和Hughes首次在1981年描述[13]。飞点扫描激光源，通常是红外光谱中的光，用于以光栅模式扫描眼底。然后处理从视网膜返回的光信号，从而产生en face眼底图像[14]。使用共焦或与激光焦点共轭的针孔被称为共焦扫描

> **精粹**
> ● 后天性色觉缺陷难以使用色觉测试进行分类，并且通常与视力丧失有关。

激光检眼镜（cSLO）。cSLO提供比传统眼底照相机更高的对比度图像，因为它减少了返回光电二极管探测器的散射光量[15,16]。通过优化对比度，cSLO可能会生成传统眼底照相机因对比度差而无法正常解析的图像[17]。

SLO使用最少量的光来扫描视网膜的特定位置且患者可以很好地耐受，尽管SLO图像比传统的单次闪光眼底照片需要更长的时间来生成。SLO的另一个好处是，它可以通过未扩大或最低程度扩大的瞳孔进行，特别是在40°视野中。SLO可提供视网膜实时的眼内视频图像，因此非常适合进行荧光素和吲哚菁绿血管造影。SLO还可以在自发荧光和红外模式下运行，并且AO技术可与SLO集成以增强图像分辨率。与标准眼底照相不同，它还提供定量3D分析功能。

鉴于这些功能，许多研究已经开展研究SLO在视网膜病变成像中的作用：黄斑囊肿、年龄相关性黄斑变性的新生血管形成、玻璃膜疣、色素上皮脱离、黄斑裂孔和玻璃体的不连续性（图7.6a~c）[18-23]。已经证明了SLO在这些病变中眼底后极部成像中的作用。作为一种多功能的活体视网膜成像技术，SLO可与更传统的眼底照相结合使用。

7.7 眼底自发荧光

Delori及其同事首先使用眼底分光光度计测量视网膜自发荧光，他们假设RPE中的脂褐素分别在510mm和630nm处具有特征性激发和发射的荧光团[24]。vonRückmann及其同事随后描述了使用原型cSLO在正常眼和视网膜疾病眼中成像自发荧光。在正常眼中，他们注意到视神经和视网膜血管的低自体荧光。他们还发现，缺乏自发荧光对应于患病眼视网膜萎缩的区域，而强荧光则表现为患有RPE脂褐素过多的疾病的患者的图像，如Best病和图形状营养不良[25]。但由于cSLO成本高且不易获得，促使随后开发了基于眼底照相机的自发荧光系统，其中包括在现有的眼底照相机上使用滤光片，以最大限度地减少来自晶状体的竞争性自发荧光[26]。

如今，cSLO和基于眼底照相机的FAF都已商用并且被广泛使用。海德堡视网膜血管造影/海德堡Spectralis和OPTOS是最广泛使用的cSLO的FAF

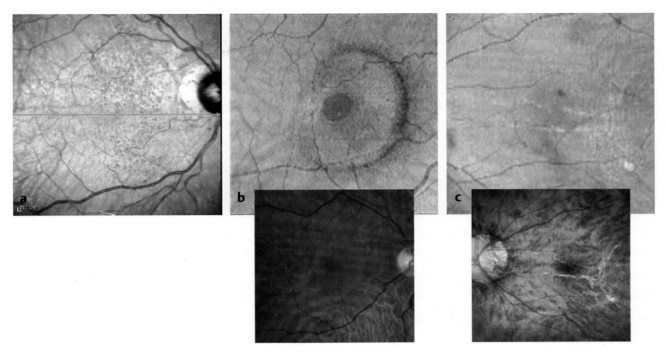

图 7.6　(a)扫描激光检眼镜(SLO)(Spectralis；Heidelberg Engineering)图像的网状假性玻璃膜疣。(b)SLO(Cirrus；Carl Zeiss Meditech)和Ⅱ型特发性黄斑毛细血管扩张症患者的色素上皮脱离和全层黄斑裂孔的彩色图像。(c)SLO(Cirrus；Carl Zeiss Meditech)和患有近视退化患者的漆裂纹的彩色图像。

成像系统。在使用 cSLO 的 FAF 中,使用光栅图案中的连续低强度蓝光(488nm)激发荧光团,然后进行像素平均的图像处理。因为获得了多次扫描并且计算了平均图像,所以 cSLO 的 FAF 系统需要更长的时间来执行(约 2.5 秒),这可能限制了其在难以固定或保持静止的患者中的使用。在使用眼底照相的 FAF 中,绿色光谱中的单个非共焦的高强度闪光用于激发荧光团,并且带宽滤光器用于捕获黄橙色发射光谱内的激发。使用基于眼底照相的 FAF 的图像采集比 cSLO 更快(1/60 秒),但基于眼底照相的 FAF 的主要挑战仍然是光散射,特别是来自前段[27]。对比度需要手动调整,所以在基于眼底照相的 FAF 中,图像质量更依赖于操作者。最近一项比较SLO 和基于眼底照相的 FAF 图像的研究显示,整体定性自发荧光一致率为 86%[28]。

　　脂褐素是分子的异构集合,其中许多是视觉循环的副产物,如脱落的光感受器外节膜盘。在正常眼中,后极上有弥漫性 FAF 信号,中央凹有一个特征性的最暗(这被认为是叶黄素和玉米黄质吸收短波长光的结果)[29]。脂褐素在 RPE 溶酶体中的积聚就像 Best 病或图形状营养不良等疾病一样,往往意味着潜在的 RPE 功能障碍。因为自发荧光是脂褐素的固有特性,脂褐素积聚和相关的 RPE 功能障碍区域在 FAF 上出现强荧光。另一方面,完全没有自发荧光/低自发荧光也是病理性的,并且可能反映 RPE 萎缩或死亡,这通常伴随着上覆光感受器的丧失和视觉功能障碍。FAF 的功能取决于其能够定性地绘制 RPE 功能障碍的程度和分布——基于低自发荧光、等自发荧光和强荧光信号的存在。定量自发荧光强度仍然是一个挑战,不能用于患者本身或患者之间的比较。

　　从诊断的角度来看,FAF 可能是必不可少的,稍后将简要讨论用于诊断几种临床实体的用途。在检眼镜检查和使用传统的眼底照相时,难以理解基底层状玻璃膜疣。然而,FAF 很容易实现基底部层状玻璃膜疣的可视化,并且比荧光素血管造影具有更小的介入性[30]。在这些病例中,FAF 也可能有助于将相关的假卵样脱离与脉络膜新生血管区分开来,因为前者可能会在视网膜下间隙内下方显示分层的高自发荧光物质(图 7.7a)。根据它们在视神经内的位置,视盘玻璃膜疣也可以使用 FAF 很好地观察,因为它们将表现出特征性的强荧光[31]。在地图样萎缩和 Best 病进展的各个阶段也可以使用 FAF 诊断（图 7.7b~c）。FAF 还可以识别由弹性纤维假黄瘤或其他因素引起的血管样条纹[32]。此外，使用 FAF 可以检测使用羟氯喹或氯喹后的早期 RPE 损伤，因此，对于某些患者适用于记录基线并每年进行 FAF 检查（图 7.7d）[33]。

除了在诊断中的作用外，FAF 也可以用于观察某些患者病情的进展。这种作用在原发性或继发性 RPE 脱失的疾病中尤为明显，如视网膜色素变性和 Stargardt 病（图 7.7e）、中央区脉络膜营养不良（图 7.7f），以及干性 AMD 的脉络膜血管病变或地图样萎缩（图 7.7g）。在许多情况下，相比标准眼底照相，使用 FAF 可以更好地观察脉络膜痣或脉络膜黑色素瘤的边界。通过观察 RPE 变化的形式和程度，可以使用 FAF 来观察视网膜下液边界，如脉络膜痣、脉络膜黑色素瘤（图 7.7h），或中心性浆液性脉络视网膜病变。在慢性中心性浆液性脉络膜视网膜病变中，可能存在高自发荧光和低自发荧光不一的重力带[34]。

7.8　自适应光学

在过去的 25 年中，自适应光学（AO）的进步已经转化为人类视网膜成像的新技术。在使用 AO 之前，由于人类视觉系统中的光学像差限制了视网膜的横向分辨率，使用更传统的视网膜成像设备不能充分地可视化各个光感受器。AO 成像系统现在可以获取单个感光细胞的高质量图像（图 7.8a）。

AO 平台的基础是具有传感器检测光学像差和校正这种光学像差的设备[35]。在大多数情况下，Hartmann-Shack 波前传感器检测光学像差，可变形镜或液晶阵列调整这种检测到的像差[36]。这两个元件包括补偿给定患者的独特光学像差的系统，因此被认为是自适应的。AO 技术可以配置在许多现有的视网膜成像系统上，包括传统的泛光照明眼底照相、SLO 和光学相干断层扫描（OCT）[37,38,39]。与 SLO 或 OCT 一起使用的 AO 分别表示为 AO-SLO 或 AO-OCT。目前，已有四家公司开发了商用 AO 视网膜成像系统，即 Imagine Eyes 公司、Boston Microma-chines 公司、Canon 公司和 Physical Sciences 公司[40]。

人类视网膜的实时活体成像增强了对其在正常和病理状态下的结构和功能的理解。AO 系统更容易成像，最近 AO 的发展还能够成像视网膜神经纤维层以及 RPE。在正常眼睛中，中央凹和中央凹视锥细胞是六角形的，并且视锥细胞在距中央凹 0.5mm 的范围内最密集（其中视锥细胞直径也最小）。根据用于量化视锥细胞马赛克的软件，测量的视锥细胞填充密度可能略有不同，但距离中央凹 0.5mm 处的平均视锥细胞密度范围为 30 000~37 000 视锥细胞/mm²[41,42,43]。从中央凹中心开始，视锥细胞密度随距离增加而减小。虽然与水平子午线相比，在垂直子午线方向上视锥细胞密度以较高的速率减小。这导致椭圆形的等值线轮廓，也称为水平圆锥条纹。根据已知的组织学情况，AO 可识别在中央凹 190μm 范围内的视杆细胞[44]。

AO 在研究中产生了相互矛盾的结果，如视锥细胞是否随年龄增长而降低。如果确实存在年龄相关的视锥细胞密度降低，则可能在中央凹中心 0.5mm 内最明显[45]。然而，轴性近视对视锥细胞密度的影响已被 AO 证实，近视眼视锥细胞密度低于正视眼[46]。同样的研究表明，近视眼和正视眼中的下部子午线视锥细胞密度最低。

许多研究使用 AO 平台检查眼睛中的光感受器，包括糖尿病（图 7.8b）、视网膜分支静脉阻塞、眼底白化病、氯喹黄斑病变、视网膜色素变性、年龄相关性黄斑变性、地图样萎缩、网状假性溃疡、特发性黄斑毛细血管扩张症 I 型和 II 型、中心性浆液性脉络膜视网膜病变，急性后部多灶性盘状色素上皮病和黄斑裂孔。具体的发现超出了本讨论的范围，但单个光感受器细胞的可视化有望进一步了解疾病的机制。

虽然 AO 技术的重点似乎是单个感光器细胞的可视化，但 AO 也可用于优化微血管的可视化（图 7.8c）和基于红细胞或白细胞的运动对小血管的定量测量[47]。例如，由 1 型糖尿病引起的非增殖性糖尿病性视网膜病变患者，与非糖尿病对照组相比，泛光照明的 AO 视网膜照相机显示糖尿病患者的视网膜毛细血管腔口径明显缩小[48]。AO-SLO 还揭示了糖尿病、高血压和视网膜血管阻塞患眼中视网膜微动脉瘤的微观特征（图 7.8d），由此给出了一种新的形态学分类方案[49]。计算机算法可与 AO-SLO 一起用于确定视网膜血管的光密度，并计算氧饱和度[50]。

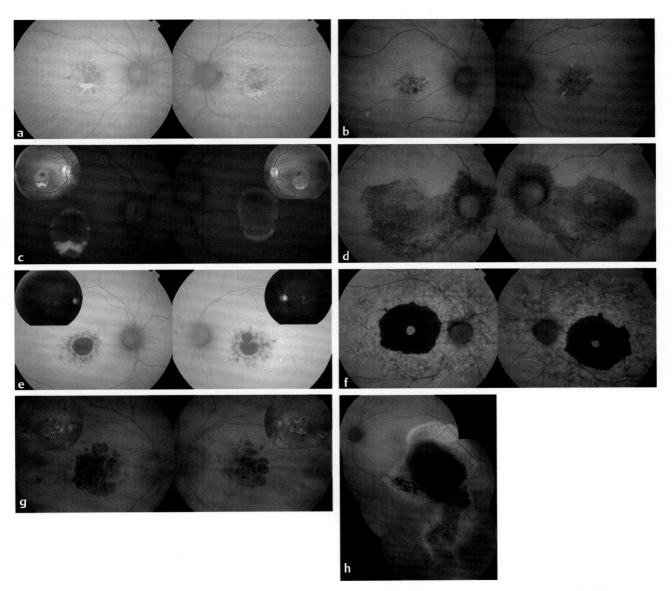

图 7.7 （a）基底部层状玻璃膜疣的眼底自发荧光（FAF）（TRC–50DX，Topcon Medical Systems）。基底部层状玻璃膜疣显示
为低自发荧光的中心圆形区域，周围有高自发荧光环；它们存在于黄斑内外，呈颗粒状分布。注意两个黄斑都有高自发荧光，表
明存在脂褐素。（b）图形状营养不良的 FAF（TRC–50DX）。两个黄斑都有网状强荧光变化。（c）Best 病/卵黄样黄斑营养不良 2
型的 FAF 和彩色眼底照片（TRC–50DX）。黄色视网膜下物质主要在下方分层呈强烈高自发荧光。（d）羟基氯喹毒性的 FAF
（TRC–50DX）。黄斑和周围毛细血管区域的低自发荧光对应于 RPE 和覆盖的视网膜萎缩区域，双眼中央凹相对保留。（e）
Stargardt 病的 FAF 和彩色眼底照片（TRC–50DX）。低自发荧光的中心区域显示 RPE 的分布和覆盖的视网膜萎缩。两个黄斑
中鱼形的（pisciform）斑点都是高自发荧光，提示潜在的 RPE 功能障碍。（f）中央乳晕脉络膜营养不良的 FAF（TRC–50DX）。注
意两个黄斑区的低自发荧光的汇合区域，保留一个小的中央凹岛。附近还存在广泛的 RPE 改变，超出了血管弓范围并累及双
眼视神经的鼻侧视网膜区域。（g）干性 AMD 患者的 FAF 和彩色图像（TRC–50DX），可见地图样萎缩。黄斑区边界清晰的低自
发荧光区域对应于 RPE 丢失区域。RPE 丢失区域中可见脉络膜血管。（h）脉络膜黑色素瘤的 FAF（Spectralis；Heidelberg
Engineering）。中心低自发荧光的区域对应于脉络膜黑色素瘤所在位置的 RPE 丢失。高自发荧光和低自发荧光斑驳的相邻区域
表明相关的 RPE 变化，最可能是由慢性视网膜下液导致。脉络膜黑色素瘤下方的变化表明存在视网膜下液。

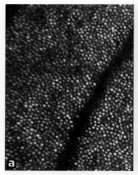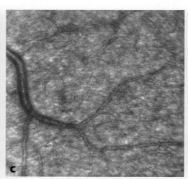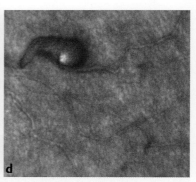

图 7.8　（a）自适应光学扫描激光检眼镜（AO-SLO）图像（Apaeros Retinal Imaging System；Boston Micromachines Corporation）的正常视锥细胞。白色圆圈是单个视锥细胞。（b）AO-SLO 图像显示糖尿病性视网膜病变患者的视锥细胞丢失。黑斑对应于中央凹 4 度内的视锥细胞的干扰，这可能是由于视锥细胞脱落或微动脉瘤的阴影效应或更浅表的视网膜层出血。（c）正常视网膜血管系统的 AO-SLO 成像。（d）糖尿病性视网膜病变患者的微血管瘤的 AO-SLO 图像。（C 2014 Beetham Eye Institue，Joslin Diabetes Center. All rights reserved. Courtesy of JK Sun，MD，MPH）

　　除了在视网膜微血管成像中的新兴作用外，AO 还提供了一种复杂的方法来理解光感受器基质和视觉功能之间的相互作用，并进一步补充了现有的视网膜成像技术。

参考文献

[1] Marmor MF, Arden GB, Nilsson SE, Zrenner E, International Standardization Committee. Standard for clinical electroretinography. Arch Ophthalmol. 1989; 107(6):816–819

[2] Marmor MF, Fulton AB, Holder GE, Miyake Y, Brigell M, Bach M, International Society for Clinical Electrophysiology of Vision. ISCEV standard for full-field clinical electroretinography (2008 update). Doc Ophthalmol. 2009; 118(1):69–77

[3] Cleary TS, Reichel E. Electrophysiology. In: Yanoff M, Duker JS, eds. Ophthalmology. 3rd ed. Philadelphia, PA: Mosby/Elsevier; 2009:54554–54559

[4] Hood DC, Holopigian K, Greenstein V, et al. Assessment of local retinal function in patients with retinitis pigmentosa using the multi-focal ERG technique. Vision Res. 1998; 38(1):163–179

[5] Miyake Y, Shinoda K. Clinical Electrophysiology. In: Ryan SJ, Sadda SR, Hinton DR, eds. Retina. 5th ed. Philadelphia, PA: Elsevier/Saunders; 2013:202–226

[6] Sutter EE, Tran D. The field topography of ERG components in man—I. The photopic luminance response. Vision Res. 1992; 32(3):433–446

[7] Hood DC, Bach M, Brigell M, et al. International Society For Clinical Electrophysiology of Vision. ISCEV standard for clinical multifocal electroretinography (mFERG) (2011 edition). Doc Ophthalmol. 2012; 124(1):1–13

[8] Marg E. Development of electro-oculography; standing potential of the eye in registration of eye movement. AMA Arch Opthalmol. 1951; 45(2):169–185

[9] Arden GB, Kelsey JH. Changes produced by light in the standing potential of the human eye. J Physiol. 1962; 161:189–204

[10] Marmor MF, Brigell MG, McCulloch DL, Westall CA, Bach M, International Society for Clinical Electrophysiology of Vision. ISCEV standard for clinical electro-oculography (2010 update). Doc Ophthalmol. 2011; 122(1):1–7

[11] Smith VC, Pokorny J, Pass AS. Color-axis determination on the Farnsworth-Munsell 100-hue test. Am J Ophthalmol. 1985; 100(1):176–182

[12] Pokorny J, Smith VC, Verriest G, Pinckers AILG, eds. Congenital and Acquired Color Vision Defects. New York, NY: Grune & Stratton; 1979

[13] Webb RH, Hughes GW. Scanning laser ophthalmoscope. IEEE Trans Biomed Eng. 1981; 28(7):488–492

[14] Yannuzzi LA, Ober MD, Slakter JS, et al. Ophthalmic fundus imaging: today and beyond. Am J Ophthalmol. 2004; 137(3):511–524

[15] Webb RH, Hughes GW, Delori FC. Confocal scanning laser ophthalmoscope. Appl Opt. 1987; 26(8):1492–1499

[16] Hammer DX, Ferguson RD, Mujat M, et al. Multimodal adaptive optics retinal imager: design and performance. J Opt Soc Am A Opt Image Sci Vis. 2012; 29(12):2598–2607

[17] Woon WH, Fitzke FW, Bird AC, Marshall J. Confocal imaging of the fundus using a scanning laser ophthalmoscope. Br J Ophthalmol. 1992; 76(8):470–474

[18] Beausencourt E, Remky A, Elsner AE, Hartnett ME, Trempe CL. Infrared scanning laser tomography of macular cysts. Ophthalmology. 2000; 107(2):375–385

[19] Elsner A, Miura M, Burns S, et al. Multiply scattered light tomography and confocal imaging: detecting neovascularization in age-related macular degeneration. Opt Express. 2000; 7(2):95–106

[20] Diniz B, Ribeiro RM, Rodger DC, Maia M, Sadda S. Drusen detection by confocal aperture-modulated infrared scanning laser ophthalmoscopy. Br J Ophthalmol. 2013; 97(3):285–290

[21] Kunze C, Elsner AE, Beausencourt E, Moraes L, Hartnett ME, Trempe CL. Spatial extent of pigment epithelial detachments in age-related macular degeneration. Ophthalmology. 1999; 106(9):1830–1840

[22] Beausencourt E, Elsner AE, Hartnett ME, Trempe CL. Quantitative analysis of macular holes with scanning laser tomography. Ophthalmology. 1997; 104(12):2018–2029

[23] Elsner AE, Burns SA, Weiter JJ, Delori FC. Infrared imaging of sub-retinal structures in the human ocular fundus. Vision Res. 1996; 36(1):191–205

[24] Delori FC, Dorey CK, Staurenghi G, Arend O, Goger DG, Weiter JJ. In vivo fluorescence of the ocular fundus exhibits retinal pigment epithelium lipofuscin characteristics. Invest Ophthalmol Vis Sci. 1995; 36(3):718–729

[25] von Rückmann A, Fitzke FW, Bird AC. Distribution of fundus autofluorescence with a scanning laser ophthalmoscope. Br J Ophthalmol. 1995; 79(5):407–412

[26] Spaide RF. Fundus autofluorescence and age-related macular degeneration. Ophthalmology. 2003; 110(2):392–399

[27] Fleckenstein M, Schmitz-Valkenberg S, Holz F. Autofluorescence Imaging. In: Ryan SJ, Sadda SR, Hinton DR, eds. Retina. 5th ed. Philadelphia, PA: Elsevier/Saunders; 2013:111–132

[28] Park SP, Siringo FS, Pensec N, et al. Comparison of fundus autofluorescence between fundus camera and confocal scanning laser ophthalmoscope-based systems. Ophthalmic Surg Lasers Imaging Retina. 2013; 44(6):536–543

[29] Schmitz-Valckenberg S, Fleckenstein M, Scholl HP, Holz FG. Fundus autofluorescence and progression of age-related macular degeneration. Surv Ophthalmol. 2009; 54(1):96–117

[30] Meyerle CB, Smith RT, Barbazetto IA, Yannuzzi LA. Autofluorescence of basal laminar drusen. Retina. 2007; 27(8):1101–1106

[31] Sato T, Mrejen S, Spaide RF. Multimodal imaging of optic disc drusen. Am J Ophthalmol. 2013; 156(2):275–282.e1

[32] Sawa M, Ober MD, Freund KB, Spaide RF. Fundus autofluorescence in patients with pseudoxanthoma elasticum. Ophthalmology. 2006; 113(5):814–20.e2

[33] Marmor MF, Kellner U, Lai TY, Lyons JS, Mieler WF, American Academy of Ophthalmology. Revised recommendations on screening for chloroquine and hydroxychloroquine retinopathy. Ophthalmology. 2011; 118(2):415–422

[34] Spaide RF, Klancnik JM, Jr. Fundus autofluorescence and central serous cho-

rioretinopathy. Ophthalmology. 2005; 112(5):825–833

[35] Liang J, Williams DR, Miller DT. Supernormal vision and high-resolution retinal imaging through adaptive optics. J Opt Soc Am A Opt Image Sci Vis. 1997; 14(11):2884–2892

[36] Williams DR. Imaging single cells in the living retina. Vision Res. 2011; 51 (13):1379–1396

[37] Miller DT, Williams DR, Morris GM, Liang J. Images of cone photoreceptors in the living human eye. Vision Res. 1996; 36(8):1067–1079

[38] Roorda A, Romero-Borja F, Donnelly Iii W, Queener H, Hebert T, Campbell M. Adaptive optics scanning laser ophthalmoscopy. Opt Express. 2002; 10 (9):405–412

[39] Kitaguchi Y, Fujikado T, Bessho K, et al. Adaptive optics fundus camera to examine localized changes in the photoreceptor layer of the fovea. Ophthalmology. 2008; 115(10):1771–1777

[40] Lombardo M, Serrao S, Devaney N, Parravano M, Lombardo G. Adaptive optics technology for high-resolution retinal imaging. Sensors (Basel). 2013; 13 (1):334–366

[41] Chui TY, Song H, Burns SA. Adaptive-optics imaging of human cone photoreceptor distribution. J Opt Soc Am A Opt Image Sci Vis. 2008; 25(12):3021–3029

[42] Ooto S, Hangai M, Sakamoto A, et al. High-resolution imaging of resolved central serous chorioretinopathy using adaptive optics scanning laser ophthalmoscopy. Ophthalmology. 2010; 117(9):1800–1809, 1809.e1–1809.e2

[43] Song H, Chui TY, Zhong Z, Elsner AE, Burns SA. Variation of cone photoreceptor packing density with retinal eccentricity and age. Invest Ophthalmol Vis Sci. 2011; 52(10):7376–7384

[44] Dubra A, Sulai Y, Norris JL, et al. Noninvasive imaging of the human rod photoreceptor mosaic using a confocal adaptive optics scanning ophthalmoscope. Biomed Opt Express. 2011; 2(7):1864–1876

[45] Park SP, Chung JK, Greenstein V, Tsang SH, Chang S. A study of factors affecting the human cone photoreceptor density measured by adaptive optics scanning laser ophthalmoscope. Exp Eye Res. 2013; 108:1–9

[46] Chui TY, Song H, Burns SA. Individual variations in human cone photoreceptor packing density: variations with refractive error. Invest Ophthalmol Vis Sci. 2008; 49(10):4679–4687

[47] Chui TY, Gast TJ, Burns SA. Imaging of vascular wall fine structure in the human retina using adaptive optics scanning laser ophthalmoscopy. Invest Ophthalmol Vis Sci. 2013; 54(10):7115–7124

[48] Lombardo M, Parravano M, Serrao S, Ducoli P, Stirpe M, Lombardo G. Analysis of retinal capillaries in patients with type 1 diabetes and nonproliferative diabetic retinopathy using adaptive optics imaging. Retina. 2013; 33(8):1630–1639

[49] Dubow M, Pinhas A, Shah N, et al. Classification of human retinal microaneurysms using adaptive optics scanning light ophthalmoscope fluorescein angiography. Invest Ophthalmol Vis Sci. 2014; 55(3):1299–1309

[50] Li H, Lu J, Shi G, Zhang Y. Measurement of oxygen saturation in small retinal vessels with adaptive optics confocal scanning laser ophthalmoscope. J Biomed Opt. 2011; 16(11):110504

第 3 部分
玻璃体、视网膜和脉络膜疾病

第8章
动脉闭塞性疾病

Gary C. Brown

8.1 引言

本章回顾了影响视网膜循环的动脉闭塞性（阻塞性）疾病。首先是影响较大血管的疾病,如颈动脉,需要首先处理。然后依次是影响眼动脉、视网膜动脉循环的疾病。分别包括如下内容。

- 眼缺血综合征（继发于颈动脉闭塞的症状和体征）
- 眼动脉闭塞
- 视网膜中央动脉阻塞
- 视网膜中央动脉合并静脉阻塞
- 视网膜分支动脉闭塞
- 视网膜睫状动脉阻塞
- 棉绒斑（视网膜小动脉闭塞）

8.2 眼缺血综合征

1963 年,Kearns 和 Hollenhorst[1]引入"静脉淤滞性视网膜病变"一词来描述严重颈动脉闭塞性疾病的眼后段表现,他们在大约5%的颈动脉闭塞性疾病患者中发现了这种异常。其他作者也使用了这一术语来表示轻度(非缺血性或灌注性)视网膜中央静脉阻塞[2]。由于眼科文献中的这种差异,对于继发于严重颈动脉闭塞性疾病的眼部症状和体征,首选的术语(由威尔眼科医院视网膜病区的 Brown 和 Magargal 提出)是"眼缺血综合征"(OIS)[2,3]。

OIS 主要由颈动脉闭塞引起,尽管慢性眼动脉阻塞及更少见的视网膜中央动脉阻塞也可引起临床表现。动脉粥样硬化是最常见的病因,但巨细胞动

脉炎、放射治疗和其他引起动脉炎的炎症性疾病也可引起 OIS。艾森曼格(Eisenmenger)综合征也可引起 OIS,表明弥漫性全身缺血也可以是病因。动脉内的血流通常不会受到显著的影响,除非至少存在70%的闭塞[3]。当同侧颈内动脉闭塞达90%时,视网膜动脉灌注压降低约50%[1]。在大多数 OIS 病例中,至少90%为同侧颈动脉闭塞[3]。在多达50%的病例中,存在100%的同侧颈动脉闭塞,而在约10%的病例中存在双侧100%的颈动脉闭塞[3]。闭塞最常见于颈总动脉分叉进入颈内动脉和颈外动脉处,但它可位于主动脉弓远端的任何位置(图 8.1)。

8.2.1 人口统计学

90%的病例累及双侧,其中约 2/3 为男性患者[3],平均年龄 65 岁,且大多数患者年龄超过 50 岁。发病无种族差异。确切的发病率尚不清楚,但 Sturrock 和 Mueller[4]指出,2 年期间在人口为 400 000 的地区中有 6 例病例;将这些数据扩大至美国,每百万患者可能有 7~8 例,或者每年有 2000 例。然而,该综合征可能很轻微,难以识别,从而导致真实发生率被低估。

8.2.2 症状

约90%的患者有视力丧失的病史[3]。视力丧失通常是渐进性的,发生在数周或更长时间内,但在大约12%的病例中是突然发生的。在后一种情况下,可以看到樱桃红斑,提示急性视网膜缺血。大约在10%的病例出现一过性黑矇[3]。暴露于强光下后需要长时间视力恢复也是 OIS 患者常见的症状[5]。

约40%的病例有间歇性的钝痛[3]。患者通常将其定位于患眼的眼眶区域。我们把这种疼痛称为眼

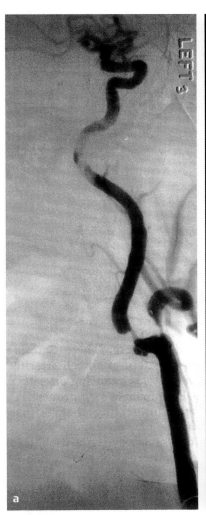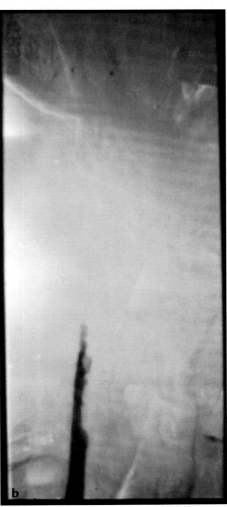

图 8.1　(a)双侧眼缺血综合征患者的颈动脉造影。左侧颈内动脉高度狭窄。(b)右侧颈总动脉造影显示 100% 闭塞。

绞痛(ocular angina),可能继发于:①眼球缺血;②新生血管性青光眼致眼压升高;③同侧硬脑膜缺血,或④上述机制的结合。

8.2.3 表征

OIS 患者偶尔可见额头上的侧支血管(图 8.2)。这些侧支血管通常将血液从一侧的颈外动脉系统转移到对侧闭塞严重的颈动脉。虽然巨细胞动脉炎是 OIS 的罕见原因,但临床医生应谨慎进行颞浅动脉活检,除非可以确定血管不是侧支血管。

8.2.4 视力

OIS 患者视力变化较大[3]。发现时约 35% 的患眼视力为 20/20~20/40,而约 30% 患眼由最初视力为 20/50~20/400,35% 患眼为指数或更差。然而,一年以后,超过 70% 的 OIS 眼视力将降至指数或更少[3]。

8.2.5 眼前节

OIS 患者就诊时, 约 2/3 的患眼出现虹膜新生血管(图 8.3)。当眼压升高时,通常伴有睫状充血。尽管虹膜新生血管普遍存在, 但这些眼中只有一半(占所有患者的 1/3)眼压会升高。在一些病例中,前房角可被纤维血管组织阻塞,并且由于睫状体灌注受损和房水分泌减少,眼压正常或偏低。需要注意

精粹

● 眼缺血综合征(OIS)的症状[3]

OIS 的症状包括 90% 病例在数天至数周内视力丧失(12% 为急性),40% 会伴随眼部疼痛("眼绞痛"),暴露于强光后需要长时间的视力恢复。

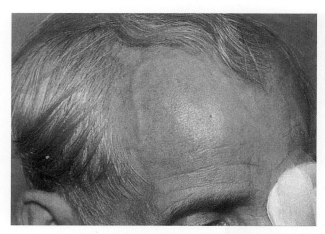

图 8.2　左侧颈内动脉阻塞合并眼缺血综合征的患者，侧支血管从右侧颈外系统横贯至左侧颈外动脉系统。

的是，在颈动脉内膜切除术后，虽然前房角仍然关闭，但睫状体灌注可立即改善。在这些情况下，眼压会急剧上升，并伴有严重的疼痛。由于虹膜新生血管形成时视力预后通常较差，因此最好在此阶段之前发现 OIS。

总体而言，OIS 是成人虹膜新生血管形成的第三大主要原因，约占 13% 的病例[6]。此外，成人虹膜新生血管形成的主要原因还有糖尿病性视网膜病变和视网膜中央静脉阻塞(CRVO)，各约占 1/3 的病例。

无论是继发于 OIS 还是其他潜在原因，大多数虹膜新生血管患者存在前房闪辉。在 20% 的 OIS 眼

中，还有前房细胞反应[3]，但通常是轻微的，很少伴有大的角膜后 KP。白内障可能发生在晚期 OIS 眼中，但通常不是早期阶段的突出特征。

8.2.6　眼后段

视网膜动脉狭窄通常存在于 OIS 患眼中，尽管这比较主观且难以定量。视网膜静脉通常是扩张的(图 8.4)并且可呈串珠状，这两种对缺血的常见反应也可在糖尿病性视网膜病变中看到。视网膜静脉迂曲一般不是 OIS 的特征，并且更常见于 CRVO，其中存在回流通道受阻。

在约 80% 受累的患眼中出现视网膜出血[3]，通常呈斑点状，最常见于中周部(图 8.5)，也可以是不规则条纹状并位于后极部。斑点状出血通常位于外丛状层中，但在某些情况下也可以贯穿视网膜全层。

在 OIS 眼中通常不会出现硬性渗出。当看到硬性渗出时，通常伴有糖尿病性视网膜病变。

约 35% 的患眼可见视盘新生血管(NVD)形成

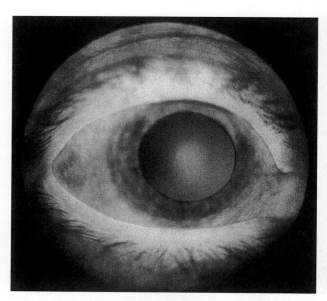

图 8.3　虹膜荧光素血管造影显示眼缺血综合征的患眼虹膜新生血管导致的上方强荧光。

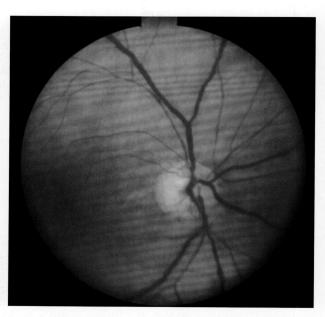

图 8.4　眼缺血综合征。眼底照片显示视网膜静脉扩张但不迂曲，视网膜动脉狭窄。视网膜静脉呈串珠状。

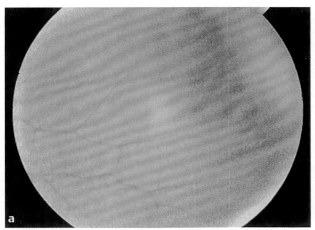

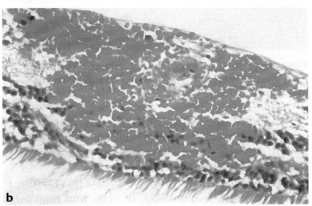

图 8.5 （a）眼缺血综合征患者中周部典型的斑点状视网膜出血。（b）眼缺血综合征眼的视网膜出血，其组织病理学标本显示血液穿过视网膜全层。HE 染色，×100。（Inage Courtesy of W.Richard Green，MD.）

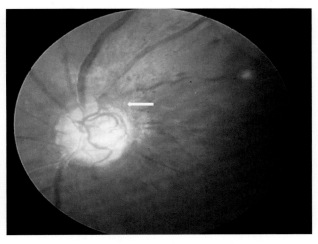

图 8.6 一名 80 岁非糖尿病男性患者，伴右眼缺血综合征及双侧 95%颈内动脉狭窄，右眼视盘可见新生血管（箭头所示）。

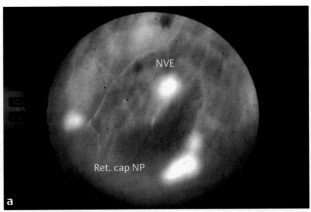

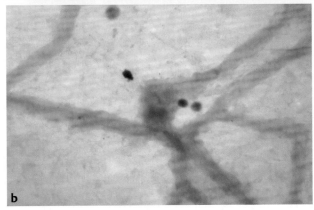

图 8.7 （a）荧光素注射后约 1 分钟，眼缺血综合征患眼荧光素血管造影显示下方视网膜毛细血管无灌注伴 3 处视网膜新生血管性强荧光。（b）视网膜毛细血管未灌注区域中视网膜血管的胰蛋白酶消化显微照片。血管是没有内皮细胞或周细胞的无细胞小管。这种视网膜毛细血管无灌注区域通常不会再灌注。HE 染色，×100 （Image Courtesy of W. Richard Green MD.）

（图 8.6），且在约 8%的患眼可见视网膜新生血管(NVE)形成(图 8.7a)。在极少数情况下，新生血管广泛形成，导致牵拉性视网膜脱离。荧光素血管造影可见视网膜毛细血管无灌注区(图 8.7a)。这与组织病理学上的无细胞视网膜毛细血管相关(图 8.7b)。与其他疾病相关的视网膜毛细血管无灌注一样，这是不可逆的。

在视网膜周边通常存在微动脉瘤。在后极部，它们可以渗漏并导致黄斑水肿[7]。黄斑水肿通常在荧光血管造影更明显(图 8.8)，且无明显的囊样改变。尽管 OIS 和黄斑水肿的患眼荧光素血管造影常规表现为视盘强荧光，但在眼科检查中，视盘表现通常正常。眼底可能存在扩张的毛细血管。

约在 4%的患眼可发现棉绒斑，还存在自发性视网膜动脉搏动[3]。动脉搏动在视盘上最明显，并且从视盘边缘延伸一到两个视盘直径。虽然自发性视

精粹

●90%的 OIS 患眼视网膜静脉扩张，但不迂曲，而 80%的患眼周边、中周或后极部斑点状视网膜出血。

网膜动脉搏动也可见于心脏瓣膜病和眼压升高患者,但当在 50 岁以上中老年人中出现时,应高度怀疑是否存在 OIS。在 1%~2%的病例中观察到缺血性视神经病变,以急性视力丧失和视盘肿胀为特征[8]。

如果自发性视网膜动脉搏动不存在,轻微按压眼睑往往会诱发搏动,通常情况下 CRVO 不会出现这种情况。这种现象是区分这两种疾病的有用方法。

OIS 中主要临床特征列表见表 8.1。

8.2.7 辅助检查

荧光素血管造影显示约 60%的 OIS 眼脉络膜充盈延迟(图 8.9)[3]。正常情况下,脉络膜在第一次染色后 5 秒内完全充盈。脉络膜充盈的明显延迟可能是 OIS 最具特异性的荧光血管造影征象。在 95%的患眼中发现视网膜动静脉期延迟 (即从颞侧视网膜动脉中首次出现染料到相应的视网膜静脉完全充盈的时间;通常短于 11 秒),但这不是 OIS 特有的。在视网膜中央动脉阻塞(CRAO)、糖尿病性视网膜病变和视网膜中央静脉阻塞也可见到。约 85%的 OIS 患眼中可见视网膜血管壁染色(图 8.10),通常更多见于动脉而不是静脉,这可能由于内皮细胞缺血所致。

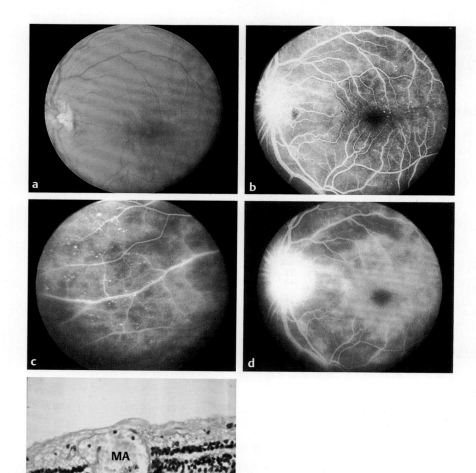

图 8.8 (a)伴同侧 100%颈内动脉闭塞的眼缺血综合征患眼黄斑囊样水肿。视力为 20/40。(b)注射后 70 秒图(a)中所示患眼荧光素血管造影显示出对应于黄斑区视网膜微动脉瘤的多个强荧光灶。(c)注射后 270 秒,中周部可见多个视网膜微动脉瘤。(d)注射后 446 秒,视网膜内明显染料渗漏,以及视盘强荧光。(e)眼缺血综合征患眼微动脉瘤(MA)的组织病理学照片。注意,血管异常占据整个视网膜。这种微动脉瘤的破裂可能导致视网膜出血,并伴有眼缺血综合征。PAS 染色,×63。(Image Courtesy of W. Richard Green MD.)

精粹

● 与 OIS 相关的荧光素血管造影征象包括①脉络膜充盈延迟;②动静脉期时间延长和③视网膜动脉和小动脉晚期染色。

视网膜电图通常显示 a 波和 b 波振幅降低（图 8.11），分别对应于视网膜外层和视网膜内层缺血[3]。组织病理学显示视网膜内层和外层均受损（图 8.12）。虽然视网膜色素上皮（RPE）紊乱通常是急性脉络膜缺血合并急性眼动脉闭塞的一个长期特征，但它通常不是 OIS 的表现。

颈动脉无创检测，尤其是双扫描（实时 B 型动脉成像与脉冲多普勒记录血流速度，或彩色双超），荟萃分析已显示检测 50% 的颈动脉造影狭窄具有 98% 的敏感性和 88% 特异性;而检测 70% 的颈动脉造影狭窄具有 90% 的敏感性和 94% 特异性[10]。计算机断层扫描（CT）血管造影和磁共振血管造影（MRA）可用作确诊试验。在颈动脉通过无创检查正常的情况下，除了 CT 血管造影和 MRA 之外，眼部和眼眶血管的彩色多普勒超声检查可有助于识别潜在的眼动脉闭塞。

8.2.8 鉴别诊断

OIS 最常与轻度 CRVO、糖尿病性视网膜病变混淆[2]。鉴别特征见表 8.2。

特别是糖尿病性视网膜病变易与 OIS 混淆。这是因为超过 50% 的 OIS 患者同时患有糖尿病，而糖尿病是动脉粥样硬化加重的已知危险因素。在某些情况下，糖尿病性视网膜病变和 OIS 同时存在。

与 OIS 相比，糖尿病性视网膜病变的特征包括双侧硬性渗出、较严重的黄斑水肿和后极部多个微动脉瘤。虽然这些体征可能在没有糖尿病的情况下也可以发生，但在我们不会意识到这是眼底存在硬性渗出的 OIS 临床病例，除非患者也患有糖尿病和糖尿病性视网膜病变。在严重不对称的糖尿病性视网膜病变(一只眼为非增生性和另一只眼高风险增生性病变)的情况下，颈动脉闭塞对糖尿病性视网膜病变是否具有保护性或恶化作用尚无有力证据[11]。尽管如此，仍存在一些病例，其中严重的单侧颈动脉闭塞明显加重了同侧增生性糖尿病性视网膜病变。

表 8.1　眼缺血综合征的临床特征[3,9]

	频率
症状	
● 视力下降	90%
● 突然的视力下降	12%
● 疼痛("眼绞痛")	40%
● 黑矇	10%
● 光照后需长时间视力恢复	不确定
体征	
眼前段	
● 虹膜新生血管	67%
● 前房闪辉	>67%
● 前房细胞	20%
● 白内障加重	不常见
眼后段	
● 视网膜动脉狭窄	>90%
● 视网膜静脉扩张	>90%
● 微动脉瘤	常见
● 视网膜静脉迂曲	罕见
● 视网膜出血	80%
● 视盘新生血管	35%
● 黄斑水肿	15%
● 视网膜新生血管	8%
● 棉绒斑	4%
● 自发性视网膜动脉搏动	4%
荧光素血管造影	
● 脉络膜充盈延迟	60%
● 视网膜动静脉期时间延迟	95%
● 晚期动脉染色	85%
视网膜电图	
● a 波和 b 波降低	大多数
颈动脉闭塞	
● 同侧为 85%~90%[a]	100%
● 100%同侧	50%
● 100%双侧	10%
● 5 年死亡率[9]	40%

[a] 慢性眼动脉闭塞也可引起眼缺血综合征。

轻度 CRVO 患眼通常表现出静脉迂曲和明显的视网膜水肿,这两种特征在 OIS 中很少见。此外,检眼镜检查 OIS 很少见到视盘水肿,但在 CRVO 很常见。

虽然只有 4% 的 OIS 患眼出现自发性视网膜动脉搏动,但轻微按压眼睑往往会诱发动脉搏动。由

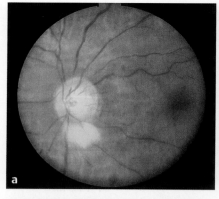
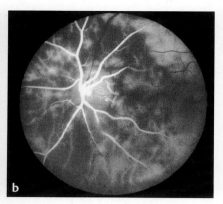
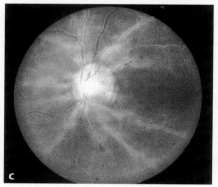

图 8.9　(a)眼缺血综合征患眼显示视网膜动脉狭窄和视网膜静脉扩张。视盘下方的有髓神经纤维与缺血过程无关。(b)在注射后约 1 分钟对应于(a)的荧光素血管造影显示脉络膜和视网膜动脉充盈明显延迟。(c)注射后超过 7 分钟，视网膜大血管，特别是动脉有明显的染色。(Image Courtesy of Larry E.Magargal MD.)

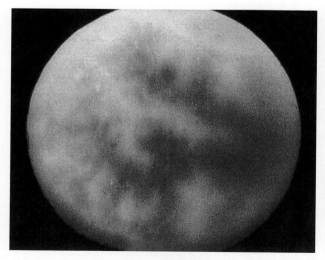

图 8.10　眼缺血综合征(OIS)患眼的晚期荧光素血管造影显示中周部视网膜血管染色。

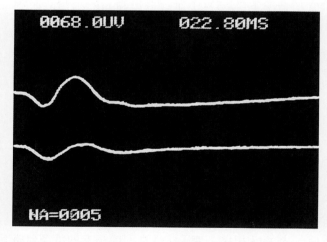

图 8.11　眼缺血综合征眼的视网膜电图显示在下方的波形图中 a 波和 b 波的振幅减小，分别表示外层和内层视网膜缺血。正常的上方波形图是在未受影响的对侧眼中进行的。

于在 80%的病例中 OIS 是单侧的[3]，可将诱发患眼搏动所需的压力大小与对侧眼中的压力大小进行比较。眼科动力学测试更有助于定量差异。搏动最好在视盘上看到，但可以向外延伸几个视盘直径。对于 CRVO 和糖尿病性视网膜病变，必须加大压力才能引起视网膜动脉搏动。

8.2.9　相关系统性疾病

由于明显的动脉粥样硬化通常不是一种孤立现象，OIS 患者中与全身动脉粥样硬化相关疾病的患病率很高[12]。OIS 患者中有超过一半患有糖尿病，近半数患有缺血性心脏病。约 1/4 的患者曾发生过脑

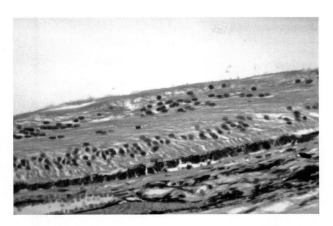

图 8.12 眼缺血综合征患眼视网膜光学显微镜切片显示神经节细胞层的细胞丢失(视网膜内层缺血),以及光感受器丢失(视网膜外层缺血)。视网膜色素上皮细胞是完整的。HE 染色,×40。(Image Courtesy of W. Richard Green MD.)

血管意外,近 1/5 的患者在发现 OIS 前需要进行外周搭桥手术。

OIS 患者的 5 年死亡率为 40%[12]。尽管 OIS 患者中风率为每年 0.4%(超过年龄匹配人群的 4 倍),但死亡的主要原因是心脏病。因此,应根据临床情况进行心脏评估是必要的。

8.2.10 治疗和预后

OIS 的局部治疗通常是暂时性的[13]。当虹膜新生血管形成及前房角开放时可考虑采用全视网膜激光光凝术,这种方法在约 35% 的病例中可成功根除新生血管[13]。在虹膜新生血管形成的 OIS 患眼中可考虑采用抗血管内皮生长因子(VEGF)治疗。在一些病例中,有学者报道在接受玻璃体内注射贝伐单抗治疗的 4 只眼中有两只眼(50%)发生了 CRAO[9]。

虽然没有临床试验评估 OIS 患者手术的视力预后,但颈动脉内膜切除术似乎有助于维持或改善特定病例的视力[13]。不幸的是,一旦出现虹膜新生血管,超过 90% 的眼在 1 年内失明,无论有无手术。

总体而言,颈动脉内膜切除术已被证明有助于预防 70%~99% 的有症状的颈动脉狭窄的患者、有黑蒙、短暂性脑缺血发作或非致残性脑卒中的患者。北美颈动脉内膜切除术试验合作单位发现[14],在常规进行手术的机构中,两年内动脉内膜切除术患者的卒中发生率为 0.9%。相比之下,使用阿司匹林的对照组卒中率为 26%。75 岁及以上的男性和在缺血

表 8.2 眼缺血综合征的鉴别特征

	OIS	DR	CRVO
静脉迂曲	−	−	+
临床视网膜水肿	−	±	+
荧光素血管造影可见视网膜水肿	±	+	+
硬性渗出	−	+	−
视网膜动脉搏动	±	−	−
视盘水肿	−	−	+
轻微的动脉搏动	+	−	−
脉络膜充盈延迟	+	−	−
双侧对称	20%	+	−

CRVO,视网膜中央静脉阻塞;OIS,眼缺血综合征。

性事件发生后两周内进行手术的患者,手术效果似乎最佳[15]。对有症状患者进行颈动脉内膜切除术的 Cochrane[15] 评价发现,伴有 0~29% 的狭窄患者术后 5 年缺血性卒中的危险增加 [绝对风险降低(ARR)降低=−2.2%,$P=0.05$],狭窄程度为 30%~49% 的患者无明显获益(ARR=3.2%,$P=0.60$),50%~69% 的狭窄有临界获益(ARR=4.6%,$P=0.04$),狭窄程度为 70%~99% 的患者有相当大的获益(ARR=16.0%,$P<0.001$)[15]。因此,许多患有溃疡性颈动脉斑块病变的患者在接受阿司匹林治疗和颈动脉内膜切除术的效果是一样的。

对于无症状的颈动脉狭窄患者,随机分为动脉内膜切除术和药物治疗组,5 年卒中发生率为 6.4% 和 11.8%(ARR=5.4%,$P<0.0001$)[16]。在超声检查中,狭窄程度较大的患者(70%~90%)获益更明显。

在血管外科学会的一项大型分析中,有症状且行支架置入术患者的 30 天死亡、卒中和(或)心肌梗死发生率为 7.1%,动脉内膜切除术患者为 3.8%。对于无症状患者,这些发生率分别为 4.6% 和 2.0%[17]。其他随访数据相似[18]。因此,65 岁及以上患者支架置入术后并发症发生率较高。这些数据结果的进一

> **精粹**
>
> • OIS 的可疑迹象包括①无明显诱因下虹膜或眼后段新生血管形成;②自发性视网膜动脉搏动和③荧光素血管造影显示脉络膜充盈延迟和(或)后期视网膜动脉(小动脉)染色。

步精确化仍在进行。

有症状的颈动脉狭窄的治疗尚不明确。一个专业医学学会联盟[19,20]表示，"如果围术期卒中、MI（心肌梗死）和死亡的风险较低，那么颈内动脉狭窄超过70%的无症状患者颈动脉内膜切除术是合理的。"尽管如此，有研究表明高剂量他汀类药物可使高危心血管疾病患者的卒中减少1/3[21]。一项包含30项研究的Meta分析显示，2000年前有症状的颈内动脉疾病患者的卒中发生率为2.83%，而2000年后为1.13%[22]。这在很大程度上是由于他汀类药物的治疗，可考虑使用最有效的他汀类药物，如瑞舒伐他汀和阿托伐他汀。已经证明这些药物可以减少已经形成的动脉粥样硬化[23]。

当100%颈动脉狭窄存在时，血栓通常向远端播散，动脉内膜切除术的效果会受到影响。在这种情况下，已有研究尝试颅外至颅内（例如，颞浅动脉至大脑中动脉）旁路手术。虽然它可能会暂时有助于视力维持，但随访1年后，OIS患者似乎没有长期视觉改善的优势。这种方法已经在临床试验中显示不比阿司匹林更有益于预防卒中[24,25]或改善认知[26]。

8.3 急性眼动脉闭塞

5%~10%的急性CRAO病例可能是急性眼动脉闭塞[27]。

急性眼动脉闭塞的特征是突然且严重的视力丧失。在90%的病例中，视力丧失至无光感（NLP），黄斑区视网膜明显混浊，有时在周边更明显（图8.13）[27]。无光感视力是区分急性眼动脉闭塞与急性CRAO的重要特征，后者通常在颞侧仍有数指或手动的视力[28]。

急性眼动脉闭塞所见的缺血性视网膜混浊通常比急性CRAO所见的更明显。在一些患眼中，苍白非常严重，导致视网膜色素上皮和脉络膜缺血性混浊。约30%的病例无樱桃红斑的体征，40%的病例可疑，其余30%的病例存在脉络膜再灌注[27]。

荧光素血管造影除了发现延迟的动静脉期时间之外，还经常显示脉络膜灌注不良。在后期阶段，可能出现视网膜色素上皮的局灶性或全部染色（图8.14）[27]。视网膜电图显示a波和b波降低[27]。

由于脉络膜缺血，在急性眼动脉闭塞后常存在

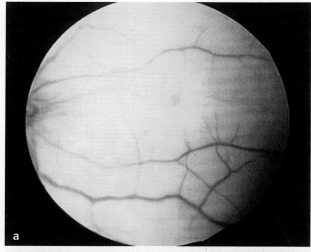

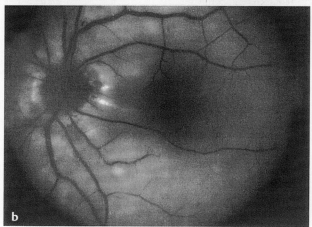

图8.13　(a)急性眼动脉闭塞。由视网膜内外层缺血引起的明显的视网膜混浊，未见樱桃红斑。(b)在注射后23秒对应于(a)的荧光素血管造影显示视网膜动脉缺乏染色，脉络膜视盘周围充盈很少。由于眼底呈黄色，可见弥漫性自发荧光。

长期的RPE变化。可发生在后极和周边眼底。仅CRAO通常不存在RPE变化[27]。

急性眼动脉闭塞的原因通常与急性CRAO的原因类似[27]。特别是对于55岁以上的急性眼动脉闭塞患者，应考虑巨细胞动脉炎。在眶周感染的临床病例中，眶内毛霉菌病一再被观察到是导致血管炎引起的急性眼动脉闭塞的原因[27]。

急性眼动脉闭塞的治疗通常不能令人满意。

8.4 视网膜中央动脉闭塞

1859年，von Graefe[29]报道了一例患有急性视网膜中央动脉阻塞（CRAO）的患者。到20世纪初，

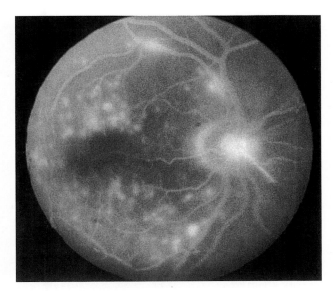

图 8.14　急性眼动脉闭塞患者视网膜色素上皮水平的局灶性染色区域。

在文献中有超过 24 例视网膜动脉闭塞病例。CRAO 的机制包括栓塞、腔内血栓、动脉粥样硬化斑块、动脉粥样硬化斑块下出血、动脉瘤夹层、高血压动脉坏死、血管痉挛、循环衰竭和动脉壁增厚的血管炎症[30-50]。

8.4.1 人口统计学临床特征

来自 Wills 眼科医院视网膜血管科的数据表明，CRAO 在门诊的发生率约为 1/10 000[28]。平均年龄约 65 岁，男性多于女性[28]。不易影响对侧眼，1%~2%的病例双眼发病[28]。当双眼同时发病时，应高度怀疑心脏栓塞、巨细胞动脉炎和其他血管炎症。头痛、下肢跛行或近期关节疼痛的病史，提示巨细胞动脉炎的可能。由于巨细胞动脉炎引起的闭塞更为严重，且我们观察到在第一只眼发病后数小时内看到对侧眼发生 CRAO，该考虑使用大剂量皮质类固醇迅速治疗，保护第二只眼比治疗第一只眼更重要。尽管如此，个例报道表明，大剂量皮质类固醇也可能有助于逆转一些不完全闭塞的病例。

病史

急性 CRAO 患者通常在几秒钟内发生的突然、无痛性、单侧视力丧失。有些人可能在严重视力丧失发作之前有过不明原因的黑蒙史。

视力

CRAO 患者的视力通常在指数到手动范围内[28]。大多数情况下，至少有一个颞侧视野仍然存在。在

发生闭塞后数秒内出现瞳孔传入障碍。

检眼镜检查

检眼镜检查可见视网膜浅层变白，以黄斑区最为明显(图 8.15)。变白通常在数小时内进展，尽管在灵长类动物模型中我们已经看到它在完全闭塞后几分钟内发生。在视网膜厚度仅为 0.1mm 的中央凹中，可以看到樱桃红斑。与缺血和不透明的中央凹旁视网膜(厚度约 0.5mm)相比，较薄的中央凹视网膜仍然可以观察到下面的视网膜色素上皮和脉络膜，因此可见樱桃红斑。病情较轻时，变白可在几天内消退；病情严重时，可能需要 4~10 周才能消失。在严重 CRAO 的眼中，视网膜动脉和静脉中都存在血柱或"栓子"的节段。

保留睫状视网膜动脉

在约 10%的眼中，睫状视网膜动脉来自睫状后动脉、脉络膜或 Zinn-Haller 环，它供应黄斑中央凹血供(图 8.16)[24]。这些睫状视网膜动脉通常分别起源于视盘或颞侧视盘旁视网膜中央动脉。有这些血供的情况下，80%患眼的视力在几周内提高到 20/50 或更好。残余视野是多样的，但是严重的闭塞只能保留中央视野。如果睫状视网膜动脉血供不能到达中央凹，则对视力改善的贡献很小。

栓子

在视网膜动脉系统中，20%~40%的 CRAO 患者

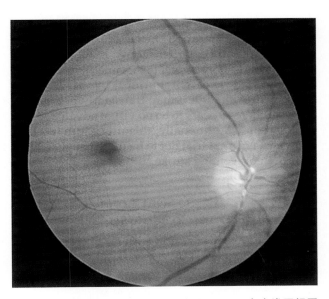

图 8.15　急性视网膜中央动脉阻塞(CRAO)。存在浅层视网膜混浊，并且在中央凹可以看到樱桃红斑。视盘上可见两个巨大的白色钙化栓子。

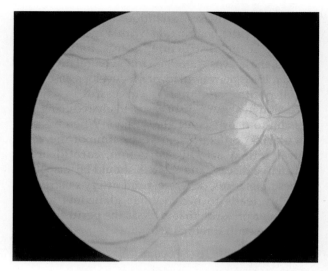

图 8.16　视网膜中央动脉阻塞(CRAO)。一条分叉的睫状视网膜动脉起源于视盘颞侧,与视网膜中央动脉系统分开。睫状视网膜动脉供应视网膜黄斑中央凹处血流。CRAO 发生后,视力即为 20/50,在几周内提高至 20/20。

可见栓子,更常见的是视网膜分支动脉闭塞[28]。来自心脏瓣膜的钙化栓子通常是大而白的(图 8.15 和图 8.17a)。比较小的黄色、闪亮的胆固醇栓子(Hollenhorst 斑块)更容易引起闭塞(图 8.17b)。

胆固醇栓子多源自颈动脉和(或)主动脉弓。在某些情况下,它们是无症状的,在检眼镜检查中被偶然发现。其他形式的栓子包括血小板–纤维蛋白血栓[28]、心房黏液瘤颗粒[41,42]、皮质类固醇[43,44]、滑石[45,46]、寄生虫[47]、造影剂[48,49]和白细胞聚集体(白细胞)[50]。

眼部后遗症

除视力丧失外,急性 CRAO 的眼部并发症还包括虹膜新生血管形成和视盘新生血管(NVD)形成[51,52]。虹膜新生血管形成发生于约 18% 的眼,平均时间为闭塞后 4~5 周,范围为 1~15 周[51,52]。全视网膜激光光凝术已被证明是有效的,可消退 65% 患眼的虹膜新生血管[53]。据观察,2%~3% 的患眼出现 NVD[54]。

8.4.2　辅助检查

荧光素血管造影

荧光素血管造影通常显示视网膜动脉充盈延迟,但急性 CRAO 最一致的表征是延迟的动静脉期时间。通常,动静脉期时间(即从颞侧血管弓的视网膜动脉内第一次出现染料直到相应的视网膜静脉被完全充盈的时间)是 11 秒或更短。视盘的晚期染色

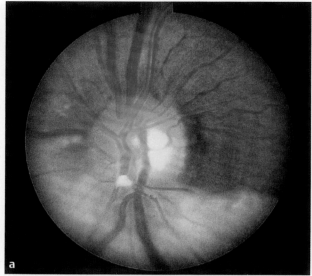

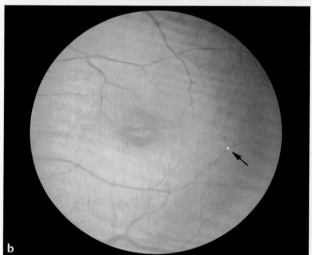

图 8.17　(a)视盘下方视网膜分支动脉阻塞患者视盘上的钙化栓子。(b)伴有胆固醇栓塞(Hollenhorst 斑块)(箭头)的下方视网膜分支动脉阻塞,栓子位于视网膜动脉分叉处,分支远端血管狭窄。胆固醇栓塞通常源自颈动脉和(或)主动脉,并且通常小于钙化栓子。Arruga 和 Sanders (Ophthalmologic findings in 70 patients with evidence of retinal embolism. Ophthalmology 1982;89:1336–1347) 指出,74% 的视网膜栓子是胆固醇,10.5% 是钙化的,15.5% 是血小板–纤维蛋白。

是多样的, 但视网膜血管通常不会染色。视网膜动脉完全没有充盈是明显不正常的,可能在不到2%的病例中发生[28]。CRAO 后视网膜循环具有显著的重建倾向,从数小时到数周不等[55]。因此,虽然视力丧失可能持续存在,但在后来的荧光素血管造影中,血流可以恢复正常。

视网膜电图

视网膜电图(ERG)通常显示 b 波振幅减小[对应于 Müller 细胞和(或)双极细胞的功能],而 a 波(对应于光感受器功能)通常不受影响[28]。这与眼动脉闭塞形成对比,后者 a 波和 b 波均消失。ERG 在确认可疑的陈旧性 CRAO 方面特别有用。CRAO 发生后几个月,可能唯一明显的眼底异常是视神经苍白。b 波振幅减少的特征性视网膜电图表现是将陈旧性 CRAO 与陈旧性视神经病变区分开来的指标,后者在视网膜电图上可能显示正常[56]。

8.4.3 鉴别诊断

Tay-Sachs 病通常在婴儿期呈现樱桃红斑,这是由于神经节苷脂(一种神经鞘脂)在视网膜内沉积,死亡通常发生在 4 岁。因此,临床情况与 CRAO 大不相同。视网膜脂血症也可能出现与 CRAO 相似的眼底表现,从而易与 CRAO 混淆(图 8.18)。但一般其血清甘油三酯水平通常大于 2500mg/L 并且视力轻度至中度降低。

8.4.4 系统性疾病

应进行评估以确定 CRAO 的原因。其中较常见的潜在相关异常包括颈动脉栓塞性阻塞性疾病、心脏瓣膜疾病、心房颤动、胶原血管疾病和凝血功能障碍[28,36,37,57]。约 90% 的病例可发现致病性全身异常。

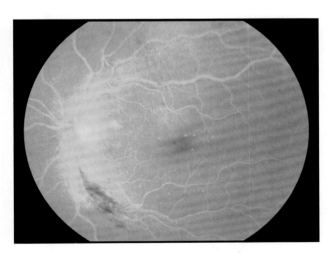

图 8.18 视网膜脂血症,其眼底表现与患有糖尿病视网膜病变的视网膜中央动脉闭塞患者有些相似,其血清甘油三酯水平为 2600 mg/L。视力为 20/60,当甘油三酯水平降至正常范围时,视力提高至 20/30。

2/3 的病例会出现全身动脉高血压,约 25% 的患者患有糖尿病[28]。两者都是动脉粥样硬化发生的危险因素。约 1/4 的患者存在心脏瓣膜疾病[28],以同侧斑块或狭窄形式出现的颈动脉粥样硬化约占 45%[35]。

与视网膜动脉闭塞相关的疾病

动脉血流减少的基本机制

- 栓子[28]
- 腔内血栓[58]
- 动脉粥样硬化斑块下出血[2]
- 动脉壁炎症和增厚[37]
- 免疫因素[62]
- 动脉粥样硬化[3,28,35,94]
- 痉挛[37,60,137]
- 创伤[59]
- 外部压力[61]
- 全身动脉低血压[143,144]

临床疾病

- 导致栓子形成的异常和情况
  ○ 全身动脉高血压(通过动脉粥样硬化斑块形成;也可引起高血压性坏死)[1,2,3,28]
  ○ 颈动脉粥样硬化(只有 10% 的颈动脉栓子到达视网膜动脉循环)[1,2,3,28,36,74,75]
  ○ 主动脉弓,眼动脉,视网膜中央动脉粥样硬化[28,36,74]
  ○ 心脏瓣膜疾病
    (1)风湿病[37]
    (2)二尖瓣脱垂[37]
    (3)血栓栓塞[132]
  ○ 心房颤动[67]
  ○ 心脏黏液瘤[4,37,41]
  ○ 转移性肿瘤[50]
  ○ 静脉药物滥用[45,46]
  ○ 脂质栓子(也可能是白细胞栓塞)
    (1)胰腺炎[78]
    (2)Purtscher 视网膜病变[8,10,90]
  ○ 罗阿丝虫病[47]
  ○ 放射学研究
    (1)颈动脉造影[97]
    (2)淋巴管造影[48]

（3）子宫输卵管造影术[49]

○头颈部皮质类固醇注射[43]

○球后皮质类固醇[44]

○鼻腔皮质类固醇注射[120]

○深静脉血栓形成（通过反常栓子和卵圆孔未闭）[93]

○弹簧圈栓塞治疗床突旁动脉瘤[64]

○卵圆孔未闭伴静脉血栓栓塞[143]

• 原发性视网膜动脉损伤

○视网膜中央动脉套叠（夹层动脉瘤）[32]

○全身动脉高血压[28,143,144]

○糖尿病[28,74]

○动脉粥样硬化[28,74]

○动脉粥样硬化斑块下出血[29,36]

○毛细血管前动脉环[37,72,134]

○视网膜巨大动脉瘤（自发性小动脉闭塞8%，大动脉瘤激光光凝后16%）[128]

○IRVAN（特发性视网膜炎、血管炎、动脉瘤和神经视网膜炎综合征）[140]

○参见"胶原血管（自身免疫性疾病）"和"其他血管炎"

• 颈动脉疾病

○栓子[1,2,3,28,36,74,75]

○纤维肌性发育不良[68,118,119]

○烟雾病（自发性基底动脉环闭塞症）[95]

○动脉粥样硬化阻塞[3,35,94]

○颈动脉夹层[97]

○颈动脉血管造影术[100]

○Takayasu动脉炎[60]

• 创伤

○球后注射[59]

○眼眶手术[81]

○眼部压迫麻醉[109,110]

○球后刀伤[27]

○药物引起的和（或）酒精引起的昏迷，眼球外部压力[27]

○麻醉期间的外部压力[109,110]

○鼻腔皮质类固醇注射[120]

○鼻外科手术[121,122,123]

○光动力疗法[63]

○激光光凝术[128]

○弹簧圈栓塞治疗床突旁动脉瘤[64]

○视盘撕裂[131]

○化妆品面部填充物[66]

○心肺复苏[80]

○眼眶海绵状血管瘤切除[81]

○脊椎按摩治疗[99]

○放射性视网膜病变[88]

○Purtscher视网膜病变[8,10,89]

○玻璃体内注射贝伐单抗[139]

• 凝血功能障碍和其他血液异常

○镰状血红蛋白病（血红蛋白SS、SC、S地中海贫血）

○伴眼压升高的镰状细胞特征[133]

○同型半胱氨酸血症[96,97]

○口服避孕药[37]

○怀孕[90]

○血小板和（或）因子异常[37]

○狼疮抗凝综合征[38]

○蛋白C缺乏[65,101,102,103,105]

○蛋白S缺乏症[101,104]

○抗凝血酶III缺乏症[102]

○真性红细胞增多症[69]

○缺铁性贫血[130]

○原发性血小板增多症[98]

○血栓性血小板减少性紫癜[111]

• 与视网膜动脉闭塞相关的眼部疾病

○视盘玻璃膜疣[129]

○视盘水肿（伴溃疡性结肠炎）[127]

○眼压升高（伴镰状血红蛋白病）[133]

○视神经病变[136]

• 胶原血管（自身免疫）疾病

○系统性红斑狼疮[37]

○结节性多动脉炎

○巨细胞动脉炎[27,39]

○韦格纳肉芽肿病

○Churg-Strauss综合征（过敏性肉芽肿性血管炎）[112]

○Susac综合征（视网膜、大脑和内耳小动脉闭塞）[83]

○抗磷脂综合征[113]
- 其他血管炎
  ○放射性视网膜病变[87]
  ○白塞病[114,115]
  ○克罗恩病[126]
  ○溃疡性结肠炎[127]
  ○视网膜中央静脉阻塞伴有睫状视网膜动脉阻塞[136,138]
- 感染
  ○登革热[79]
  ○眼眶毛霉菌病[27]
  ○弓形虫病[107,108]
  ○人体免疫缺陷病毒(HIV)[82]
  ○莱姆病[91]
  ○猫抓病[116]
  ○西尼罗病毒[117]
  ○洛基山斑疹热[125]
- 肿瘤
  ○非霍奇金大细胞淋巴瘤[92]
  ○HIV 患者的中枢神经系统淋巴瘤[124]
  ○眼眶海绵状血管瘤切除[81]
  ○转移性肿瘤[50]
- 药物
  ○使用鼻用羟甲唑啉[141]
  ○可卡因和甲基苯丙胺滥用[137]
  ○滥用静脉注射毒品(海洛因)[46]
- 其他相关性疾病
  ○Sydenham 舞蹈病[77]
  ○偏头痛[34,37]
  ○全身动脉低血压[143]
  ○眼眶类肉瘤[61]
  ○Parry-Romberg 综合征[70]
  ○眉间注射透明质酸[73]
  ○分娩[89]
  ○成骨不全症[142]
  ○常染色体显性多囊肾病[58]

在 20% 的病例中,狭窄率为 60% 或更高[35]。

与视网膜动脉阻塞相关的更完整的异常列表如下文框所示。对于眼动脉闭塞、视网膜分支动脉闭塞、

睫状视网膜动脉闭塞以及无明显潜在原因的棉絮斑患者,应考虑进行相似的检查。下文框列出了许多疾病,尽管选择异常的相关性比与病例报告中的疾病相关性强,其病理生理机制可能不太明确[58,61,70,91,92,99,130,142]。

在 30 岁以下的人群中,动脉粥样硬化引起的颈动脉闭塞性疾病很少见,尽管存在诸如纤维肌性发育不良[118,119]和 Moyamoya 病[95]等疾病因沉淀沉积物引起颈动脉闭塞。在这个年轻的群体中,主要的系统性关联包括凝血病、偏头痛和胶原血管疾病。总体而言,视网膜动脉闭塞患者的死亡率似乎有所上升。Lorentzen[57]发现 CRAO 患者的平均生存时间为 5.5 年,而同龄人群的平均生存时间则为 15.4 年。最常见的死因是心血管疾病[57]。随着对视网膜动脉闭塞的潜在原因(如动脉粥样硬化、全身动脉高血压、胶原血管疾病和心脏病等)的治疗发展,自1969 年 Lorentzen 的报告以来,这种差异很可能已经减少。然而,应特别考虑心血管疾病的相关性,因为已证实用 HMG-CoA 还原酶抑制剂(他汀类药物)进行积极治疗能够逆转冠状动脉粥样硬化。

8.4.5 治疗和转归

对于急性 CRAO 患眼的视力改善,没有任何治疗方法被证明能够持续有效。眼部按摩、前房穿刺术、氧气和二氧化碳联合吸入治疗、通过颈动脉系统静脉注射抗血栓溶解药物和口服血管扩张剂,这些治疗方法都曾尝试过,但都没有令人信服的效果[145-150]。

与镰状细胞病相关的视网膜中央动脉阻塞已经成功地采用高压氧和交换输血治疗[151]。尽管如此,关于该疾病治疗的报道并不多见。

然而,一种有趣的疗法是 YAG(钇-铝-石榴石)激光疗法,从视网膜中央动脉或视网膜分支动脉中排出可见的栓子。Opremcak 及其同事[152]治疗了 19 只视网膜中央或分支动脉阻塞的眼。在所有 19 只

特别关注

- 临床医生应了解与眼动脉闭塞性疾病相关的心血管疾病的高发病率,因为已经证明 HMG-CoA 还原酶抑制剂(他汀类药物)能够逆转冠状动脉粥样硬化。

眼中实现了经腔内栓塞或栓子切除术（从动脉中排出栓子）。19 例患者中的 17 例（89%）的平均视力改善 4.7 行，提示其疗程优于自然病程。21 例中有 7 例（36%）发生玻璃体积血,21 例中有 5 例（26%）需要进行玻璃体切割术。长期结果还有待观察。

任何治疗方式的时间上限都是不确定的。动物研究表明视网膜中央动脉完全闭塞的窗口期小于 2 小时[143,144,153]。然而,在临床情况中,通常有一些有限的血流通过阻塞的动脉,临床上已见到阻塞 3 天后视力仍能够改善的病例[154]。如果闭塞持续时间少于 24 小时，一些人主张进行眼部按摩和前房穿刺术。不幸的是,在前房穿刺术联合碳水化合物（95%氧气和 5%二氧化碳）治疗的长期随访研究中,证实治疗组仅比未治疗对照组好 1/4[146]。

如上所述，约 18% 的 CRAO 患眼会在闭塞后 4 个月内进展成虹膜新生血管，平均时间为闭塞后 5 周[51,52]。因此，这些患眼在发病的前两个月内应密切随访观察。如果有虹膜新生血管形成，全视网膜激光光凝术可使 65% 的病例新生血管消退，可能会减缓进展为新生血管性青光眼[53]。当急性 CRAO 存在虹膜新生血管形成时，应怀疑颈动脉阻塞性疾病和 OIS。在这些情况下,严重的颈动脉闭塞可能导致新生血管性青光眼和超过视网膜中央动脉灌注压的眼压。

8.5 视网膜中央动脉/视网膜中央静脉阻塞

8.5.1 症状

合并视网膜中央动脉/视网膜中央静脉阻塞的患者通常有视力突然丧失的病史，并表现出两种疾病的特征[71,155,156,157,158]。

精粹
●急性 CRAO 患者需要密切随访，因为约 18% 的眼会发生虹膜新生血管形成，且通常发生在闭塞后数周内。

8.5.2 临床特征

视力通常在指数到手动范围内，尽管在偶尔的情况下它可以出乎意料的好。眼底特征表现是 CRAO 可见浅表的视网膜白变和樱桃红斑，以及视网膜中央静脉阻塞所见的视网膜静脉扩张和视网膜出血（图 8.19）。视力预后通常较差，尚无有效改善视力的治疗方法。但也有罕见的视力改善案例[156,157]。

导致该疾病的病理生理机制尚不清楚。据报道，一例急性病例中视网膜中央动脉和静脉都有组织病理学阻塞[158]。我们已经看到动脉阻塞可能发生在静脉阻塞之前,静脉阻塞可能发生在动脉阻塞之前,或两者同时发生。

急性视网膜中央动脉/静脉相关的系统性疾病与急性 CRAO 所见的相似（参见文本框"与视网膜动脉闭塞相关的疾病"）。尽管如此，几乎 1/4 的报告病例继发于眼科手术时球后注射的并发症。

8.5.3 辅助检查

在荧光素血管造影术中最常见的是严重的视网膜毛细血管无灌注（图 8.20）[157]。临床上黄斑区常显著增厚，尽管在许多病例中似乎没有明显染料渗漏，这可能是由于视网膜血管床的大部分关闭所致。从理论上讲，血浆的明显外渗发生在受损的视网膜血管完全坏死和关闭之前，尽管在无灌注区边缘残余的视网膜血管的渗漏也可能导致视网膜增厚。

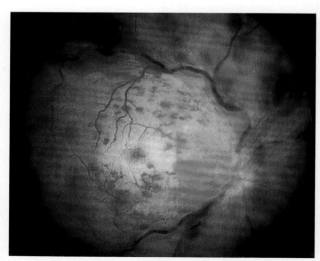

图 8.19 一例 20 岁女性系统性红斑狼疮患者，视网膜中央动脉/静脉阻塞。

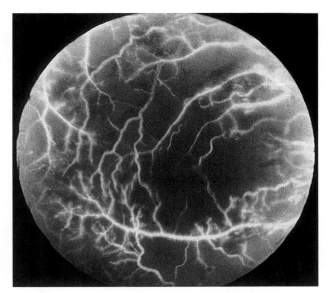

图 8.20 在伴有视网膜中央动静脉阻塞的眼中出现严重的视网膜毛细血管无灌注。

8.5.4 鉴别诊断

在合并视网膜中央动脉/视网膜中央静脉阻塞的鉴别诊断中，一个重要的疾病是氨基糖苷类药物对视网膜的毒性。最初由 McDonald 及其同事[159]在眼内注射庆大霉素后描述的,后来 Brown 等[160]在灵长类动物模型中证明了这一点。在眼内氨基糖苷类注射后数分钟内,视网膜病变呈现类似于 CRAO 的缺血性白变外观。视网膜电图显示视网膜内层的迅速损伤,然后外层损伤。在注射后的第二天,通常也会出现出血性成分。视网膜中央动静脉阻塞与氨基糖苷类毒性的区别性特征见表 8.3。

8.5.5 治疗和转归

不幸的是,视网膜中央动脉合并视网膜中央静脉阻塞的视力丧失无法逆转。在这样的眼中,约80%的虹膜红变将发展为典型的新生血管性青光眼[157]。这种并发症可能在阻塞后 1~2 周内出现,或者 1 年后出现，中位时间约为 6 周。前两个月应密切随访,如果虹膜新生血管形成,应考虑全视网膜激光光凝术。

8.6 视网膜分支动脉阻塞

视网膜分支动脉阻塞可导致视网膜受损部位的急性视野丧失。虽然中心视力通常会降低,但约80%的患眼会改善至 20/40 或更好，因为阻塞边缘处的缺氧区域血供会得到改善[37,74]。但视野缺损通常仍然存在。在所有视网膜动脉阻塞中,CRAO 占 57%,视网膜分支动脉阻塞占 38%,而睫状视网膜动脉阻塞占 5%[41]。

急性视网膜分支动脉阻塞眼底检查显示病变区视网膜表面浑浊(图 8.21a)。在缺血区边缘处可以看到较强的白变,因为除了缺血性坏死之外还存在轴浆阻滞。视网膜分支动脉阻塞后虹膜的新生血管形成极为罕见,但视网膜和(或)视盘的新生血管形成,以及随后的视网膜前出血很少发生[161,162]。动脉–动脉的侧支循环可建立，实际上是先前视网膜分支动脉阻塞的特征。

8.6.1 光学相干断层扫描(OCT)

急性期表现为缺血性视网膜增厚，尽管无视网膜分支静脉阻塞时的典型黄斑囊样水肿。经过数周至数月的时间内,由于视网膜坏死和水肿吸收,视网膜的内层缺失(图 8.21b)。

8.6.2 治疗和转归

虽然 YAG 激光光凝术被认为是一种清除栓子

> **精粹**
> - 约 80%合并视网膜中央动静脉阻塞的患眼将出现虹膜新生血管。

表 8.3 区分视网膜中央动脉合并视网膜中央静脉阻塞与氨基糖苷类毒性的特征

	合并阻塞	氨基糖苷类毒性
巩膜穿孔和(或)眼内注射氨基糖苷类	否	是
白内障形成	否	是
视网膜电图	b 波降低	消失
晚期浆液性视网膜脱离	否	有时

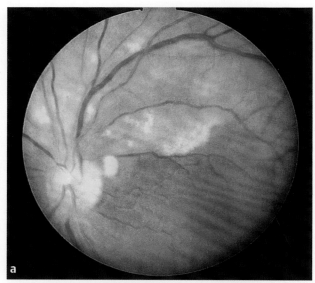

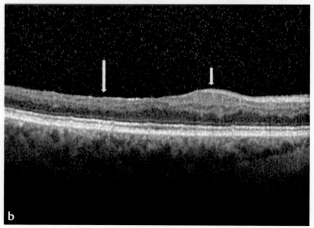

图 8.21 (a)视网膜分支动脉闭塞。视网膜变白在缺血性视网膜的颞上边缘更明显,因为该区域的轴浆阻塞。(b)陈旧性视网膜动脉阻塞的光学相干断层扫描(OCT)。可看到内层视网膜的缺失(较大的箭头)。较小的箭头指向中央凹周围的视网膜,其厚度保持正常。

的方法,但因为视力预后较好,一般不进行眼部治疗[152]。尽管如此,这种治疗方式对改善视力的长期疗效仍有待观察。

全身检查基本上类似于 CRAO 患者的检查。然而,应该注意的是,在动脉分叉处发生闭塞的情况下,其原因更可能是栓塞而不是炎症。

复发性视网膜分支动脉闭塞可见于 Susac 综合征[83,163],表现为:①脑病三联征;②视网膜分支动脉闭塞和③听力丧失。Susac 综合征被认为是继发于小血管内皮细胞的抗体。脑病的典型特征是头痛和涉及胼胝体的白质病变。精神、认知和记忆丧失的

变化可能会发展为痴呆症。随着时间的推移,分支动脉闭塞趋于连续。荧光素血管造影的局部染色表明血管炎症仍然活跃。视网膜分支动脉中黄色且不可折射的 Gass 斑块是疾病的特殊病征(图 8.22)。听力损伤通常在低频范围内,并且可能存在明显的耳鸣。该疾病通常在 5 年内好转,但可能在此之前造成严重损害。口服皮质类固醇通常可以相对较快地逆转炎症,但需要长期大剂量静脉注射免疫球蛋白和使用药物如霉酚酸酯和硫唑嘌呤。在某些情况下,我们观察到可能存在眼部和听觉变化而没有脑病或胼胝体白质病变。

8.7 睫状视网膜动脉阻塞

睫状视网膜动脉直接或通过脉络膜或 Zinn-Haller 环从睫状后短动脉衍生而来。最常见的是,睫状动脉与视网膜中央动脉或其分支分开进入眼底视盘。在某些情况下,它起源于颞叶周围视网膜。它起源于睫状后动脉,因此在视网膜中央动脉之前常常充满荧光素。三种变异的视网膜动脉阻塞已有报道:

- 单纯的睫状视网膜动脉阻塞[127,136]
- 睫状视网膜动脉闭塞合并视网膜中央静脉阻塞[136,138,164]
- 睫状视网膜动脉闭塞合并前部缺血性视神经病变[136]

单纯睫状视网膜动脉闭塞的患眼在闭塞血管分布区域中表现出浅层视网膜混浊(图 8.23)。90%的病例中心视力恢复到 20/40 或更好。该疾病包含约 40%的睫状动脉阻塞[136]。

在睫状视网膜阻塞伴随视网膜中央静脉阻塞的眼中,闭塞动脉分布伴有视网膜中央静脉阻塞,体征包括视网膜出血、视网膜静脉扩张和视网膜水肿(图 8.24)。该疾病包含约 40%的睫状视网膜动脉闭塞[136]。这些眼中约 70%最终会视力改善达到 20/40 或更高。Fong 及其同事[165]指出,约 5%的视网膜中央静脉阻塞眼也有相关的视网膜动脉阻塞。这种相关性的原因尚不清楚,但与视网膜中央动脉相比,在视网膜动脉内静水压降低可能导致中央视网膜静脉阻塞和视网膜中央静脉内静水压增加,导致瘀血和血栓形成。另外,视神经盘的肿胀可能损害视网膜动脉的横截面积并导致血流减少。根据 Poiseuille 定律,

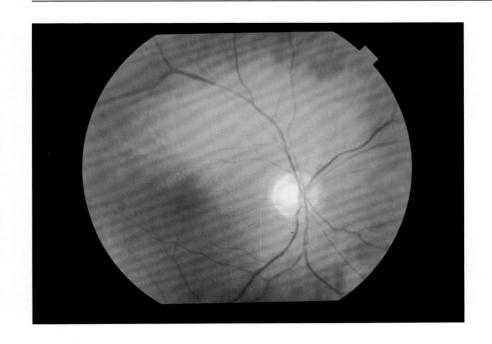

图 8.22 黄色局灶性 Gass 斑块，位于视盘下方一个视盘直径处，呈黄色环状围绕着两条视网膜分支动脉。该 Susac 综合征的患者先前有视网膜分支动脉连续阻塞。由于先前的动脉阻塞，存在残余的视神经苍白。

血管内的血流量与血管半径的四次方成正比，因此半径减小 50% 将导致流量减少约 94%。

毫无疑问，前部缺血性视神经病变可能与睫状视网膜动脉闭塞有关，因为这两种异常都是由于来自后睫状循环的血管闭塞所致。检眼镜下可见视盘水肿伴视网膜浅表混浊（图 8.25）。由于视神经病变，这些患眼的视力（约占睫状视网膜动脉阻塞的 15%）通常保持在 20/400 范围或更差。在这种情况下，巨细胞动脉炎可被考虑为一个潜在的病因。

对于睫状视网膜动脉阻塞没有特别治疗，其全身检查与其他视网膜动脉阻塞疾病相似。尽管如此，我们通常不会在视网膜中央静脉阻塞相关的睫状视网膜动脉阻塞疾病中进行广泛的系统性动脉检查，因为静脉阻塞本身可能通过减少睫状视网膜动脉内的流量而导致睫状视网膜动脉阻塞。

8.8 棉绒斑

8.8.1 检眼镜检查

临床上，棉绒斑表现为视网膜浅表变白，面积小于视盘面积的 1/4（图 8.26）。棉绒斑通常位于毛细血管周围、视网膜颞侧血管弓或黄斑区，通常是多发性的（图 8.27）。它们继发于视网膜末梢小动脉的关闭，导致轴浆阻塞和视网膜神经纤维层白色外观[166]。

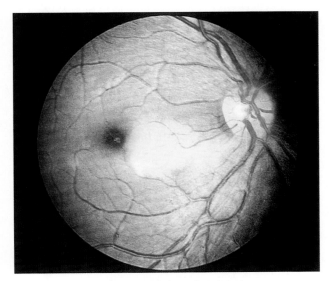

图 8.23 单纯的视网膜动脉闭塞。

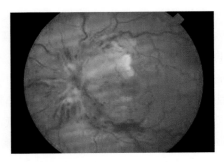

图 8.24 睫状视网膜动脉阻塞，合并视网膜中央静脉阻塞，后者的特征是视盘肿胀，视网膜静脉迂曲、扩张，视网膜出血。

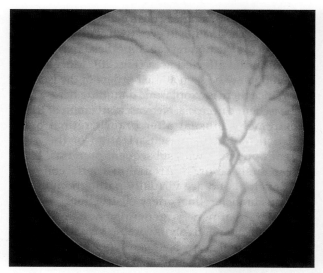

图 8.25　巨细胞动脉炎伴前部缺血性视神经病变的睫状视网膜动脉闭塞。

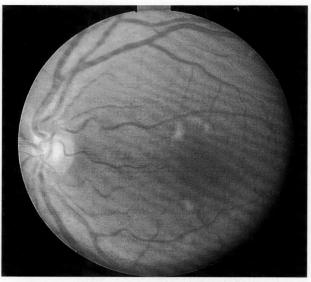

图 8.27　急性未分化白血病患者眼内多发性棉绒斑。

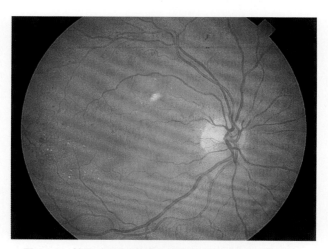

图 8.26　糖尿病性视网膜病变患者的视盘颞侧棉绒斑。

大多数棉绒斑在出现后 5~7 周内消失,尽管糖尿病性视网膜病变患者可能需要更长的时间来消除[166,167]。

8.8.2 鉴别诊断

　　糖尿病性视网膜病变是棉绒斑的主要原因,32%~44%的糖尿病性视网膜病变患者有棉绒斑[167]。当已知的糖尿病被排除时,眼底检查发现至少有一个棉绒斑或以棉绒斑为主,约 95%的病例中有潜在的全身性疾病[168]。未确诊的糖尿病约占此类病例的20%。在这些情况下,可能需要葡萄糖耐量试验来确诊。全身动脉高血压占另外 20%,胶原血管疾病占1/3。

　　对于全身性动脉高压患者,成人的舒张压通常在 110~115mmHg 范围内(在儿童中,舒张压可能较低)。在这种情况下,超过视网膜动脉的自我调节能力,视网膜末梢小动脉承受了过多的压力。随后发生纤维蛋白样坏死,导致小动脉闭塞[169]。因此,如果眼底检查发现棉绒斑且临床医生怀疑高血压是原因,如果舒张压为 90mmHg,则很可能在某一时刻上升到 110~1150mmHg。

　　棉絮斑的另一个原因是艾滋病(获得性免疫缺陷综合征)性视网膜病变(图 8.28)。临床上已观察到50%的艾滋病患者出现棉绒斑[169],在尸检中发现发病率上升至 70%以上[170]。研究表明,免疫复合物在视网膜血管壁内的沉积是艾滋病患者视网膜棉绒斑形成的原因[171]。

　　虽然糖尿病性视网膜病变是棉绒斑最常见的原因,但其他常见原因包括心脏瓣膜疾病、放射性视网膜病变、Purtscher 创伤性视网膜病变和颈动脉阻塞性疾病。更常见的导致棉绒斑的疾病,见如下所列。从理论上说,任何与视网膜动脉阻塞相关的病因都会导致棉绒斑。

　　如下疾病通常与棉绒斑相关。

- 糖尿病
  ○ 全身动脉高血压

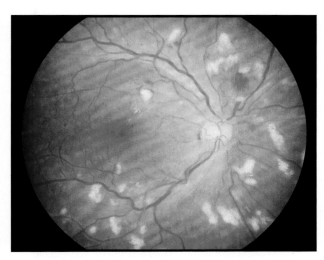

图 8.28　获得性免疫缺陷综合征（艾滋病）患者眼中的许多棉绒斑。研究表明，视网膜末梢小动脉壁内的免疫复合物可能易于阻塞这些血管，并在随后的视网膜局灶性缺血区形成轴浆阻滞的棉绒斑。

- ○胶原血管疾病
- ○系统性红斑狼疮
- ○韦格纳肉芽肿病
- ○结节性多动脉炎
- ○硬皮病
- ○巨细胞动脉炎
- ○心脏瓣膜疾病
- ○二尖瓣脱垂
- ○风湿性心脏病
- ○心内膜炎
- ○获得性免疫缺陷综合征（艾滋病）
- ○白血病
- ○创伤
- ○放射性视网膜病变
- ○视网膜中央动脉阻塞（部分）
- ●视网膜静脉阻塞
- ○转移癌
- ○钩端螺旋体病
- ○洛基山斑疹热
- ○高原视网膜病变
- ○严重贫血
- ○急性失血
- ○视盘水肿
- ○视盘炎
- ○颈动脉闭塞

- ○异常蛋白血症
- ○败血症
- ○主动脉弓综合征（无脉疾病）
- ○静脉注射药物滥用
- ○急性胰腺炎
- ○盘尾丝虫病

在非糖尿病患者中若只发现一个棉绒斑，其他眼底正常，需要对可能的病因进行系统性检查。应该在最初发现时测量血压，因为如上所述，高血压的棉绒斑仅在超过视网膜动脉系统的自我调节能力时才发生。在这种情况下，也可能超过其他器官（如肾和脑）的自我调节能力。

聚乙二醇干扰素治疗慢性肝炎可导致约 25% 的患者眼部产生棉绒斑[172,173,174]。干扰素-β 治疗多发性硬化症也有报道可导致棉绒斑[145]。虽然在这些情况下棉绒斑通常不影响中心视力，但在某些情况下，与聚乙二醇化干扰素相关的视网膜病变可能会比较严重，伴有接近融合的棉绒斑。此时，医患之间可进行充分沟通、讨论，以决定是否继续治疗。

8.8.3 治疗和转归

虽然潜在的全身性疾病经常需要治疗，但棉绒斑通常不需要局部眼部治疗。虽然患者可能会注意到有眼前暗点，这与病变区域的视网膜无灌注有关，但这些暗点通常不会引起长期症状或干扰中心视力。

8.9 结论

动脉阻塞性疾病可表现为：①颈动脉或眼动脉阻塞，导致 OIS 亚急性视力丧失；②急性眼动脉、中央或分支视网膜动脉阻塞，导致视网膜白变，视力突然丧失；③终末视网膜小动脉阻塞导致棉绒斑。每种疾病的处理方式不同。然而，对于每种疾病而言，至关重要的是针对阻塞事件的潜在系统病因学的检查。

参考文献

[1] Kearns TP, Hollenhorst RW. Venous-stasis retinopathy of occlusive disease of the carotid artery. Proc Staff Meet Mayo Clin. 1963; 38:304–312

[2] Brown GC. The ocular ischemic syndrome. In: Ryan S, ed. Retina. Vol 2. Baltimore, MD: CV Mosby; 1994:1515–1527

[3] Brown GC, Magargal LE. The ocular ischemic syndrome. Clinical, fluorescein angiographic and carotid angiographic features. Int Ophthalmol. 1988; 11 (4):239–251

[4] Sturrock GD, Mueller HR. Chronic ocular ischaemia. Br J Ophthalmol. 1984; 68(10):716–723

[5] Furlan AJ, Whisnant JP, Kearns TP. Unilateral visual loss in bright light. An unusual symptom of carotid artery occlusive disease. Arch Neurol. 1979; 36 (11):675–676

[6] Brown GC, Magargal LE, Schachat A, Shah H. Neovascular glaucoma. Etiologic considerations. Ophthalmology. 1984; 91(4):315–320

[7] Brown GC. Macular edema in association with severe carotid artery obstruction. Am J Ophthalmol. 1986; 102(4):442–448

[8] Brown GC. Anterior ischemic optic neuropathy occurring in association with carotid artery obstruction. J Clin Neuroophthalmol. 1986; 6(1):39–42

[9] Higashide T, Murotani E, Saito Y, Ohkubo S, Sugiyama K. Adverse events associated with intraocular injections of bevacizumab in eyes with neovascular glaucoma. Graefes Arch Clin Exp Ophthalmol. 2012; 250(4):603–610

[10] Jahromi AS, Cinà CS, Liu Y, Clase CM. Sensitivity and specificity of color duplex ultrasound measurement in the estimation of internal carotid artery stenosis: a systematic review and meta-analysis. J Vasc Surg. 2005; 41 (6):962–972

[11] Duker JS, Colt C, Brown GC, Bosley TM, Colt CA, Reber R. Asymmetric proliferative diabetic retinopathy and carotid artery obstructive disease. Ophthalmology. 1990; 97(7):869–874

[12] Sivalingam A, Brown GC, Magargal LE, Menduke H. The ocular ischemic syndrome. II. Mortality and systemic morbidity. Int Ophthalmol. 1989; 13 (3):187–191

[13] Sivalingam A, Brown GC, Magargal LE. The ocular ischemic syndrome. III. Visual prognosis and the effect of treatment. Int Ophthalmol. 1991; 15 (1):15–20

[14] North American Symptomatic Carotid Endarterectomy Trial Collaborators. Beneficial effect of carotid endarterectomy in symptomatic patients with high-grade carotid stenosis. N Engl J Med. 1991; 325(7):445–453

[15] Rerkasem K, Rothwell PM. Carotid endarterectomy for symptomatic carotid stenosis. Cochrane Database Syst Rev. 2011(4):CD001081

[16] Halliday A, Mansfield A, Marro J, et al. MRC Asymptomatic Carotid Surgery Trial (ACST) Collaborative Group. Prevention of disabling and fatal strokes by successful carotid endarterectomy in patients without recent neurological symptoms: randomised controlled trial. Lancet. 2004; 363(9420):1491–1502

[17] Sidawy AN, Zwolak RM, White RA, Siami FS, Schermerhorn ML, Sicard GA, Outcomes Committee for the Society for Vascular Surgery. Risk-adjusted 30-day outcomes of carotid stenting and endarterectomy: results from the SVS Vascular Registry. J Vasc Surg. 2009; 49(1):71–79

[18] Jim J, Rubin BG, Ricotta JJ, II, Kenwood CT, Siami FS, Sicard GA, SVS Outcomes Committee. Society for Vascular Surgery (SVS) Vascular Registry evaluation of comparative effectiveness of carotid revascularization procedures stratified by Medicare age. J Vasc Surg. 2012; 55(5):1313–1320, discussion 1321

[19] Brott TG, Halperin JL, Abbara S, et al. American College of Cardiology, American Stroke Association, American Association of Neurological Surgeons, American College of Radiology, Society of NeuroInterventional Surgery, Society for Vascular Medicine, Society for Vascular Surgery. 2011 ASA/ACCF/AHA/AANN/AANS/ACR/ASNR/CNS/SAIP/SCAI/SIR/SNIS/SVM/SVS guideline on the management of patients with extracranial carotid and vertebral artery disease. A report of the American College of Cardiology Foundation/American Heart Association Task Force on Practice Guidelines, and the American Stroke Association, American Association of Neuroscience Nurses, American Association of Neurological Surgeons, American College of Radiology, American Society of Neuroradiology, Congress of Neurological Surgeons, Society of Atherosclerosis Imaging and Prevention, Society for Cardiovascular Angiography and Interventions, Society of Interventional Radiology, Society of NeuroInterventional Surgery, Society for Vascular Medicine, and Society for Vascular Surgery. Circulation. 2011; 124(4):e54–e130

[20] Beckman JA, Beckman MD. Management of asymptomatic internal carotid artery stenosis. JAMA. 2013; 310(15):1612–1618

[21] Heart Protection Study Collaborative Group. MRC/BHF Heart Protection Study of cholesterol lowering with simvastatin in 20,536 high-risk individuals: a randomised placebo-controlled trial. Lancet. 2002; 360(9326):7–22

[22] Raman G, Moorthy D, Hadar N, et al. Management strategies for asymptomatic carotid stenosis: a systematic review and meta-analysis. Ann Intern Med. 2013; 158(9):676–685

[23] Nicholls SJ, Ballantyne CM, Barter PJ, et al. Effect of two intensive statin regimens on progression of coronary disease. N Engl J Med. 2011; 365 (22):2078–2087

[24] The EC/IC Bypass Study Group. Failure of extracranial-intracranial arterial bypass to reduce the risk of ischemic stroke. Results of an international randomized trial. N Engl J Med. 1985; 313(19):1191–1200

[25] Grubb RL, Jr, Powers WJ, Clarke WR, Videen TO, Adams HP, Jr, Derdeyn CP, Carotid Occlusion Surgery Study Investigators. Surgical results of the Carotid Occlusion Surgery Study. J Neurosurg. 2013; 118(1):25–33

[26] Marshall RS, Festa JR, Cheung YK, et al. RECON Investigators. Randomized Evaluation of Carotid Occlusion and Neurocognition (RECON) trial: main results. Neurology. 2014; 82(9):744–751

[27] Brown GC, Magargal LE, Sergott R. Acute obstruction of the retinal and choroidal circulations. Ophthalmology. 1986; 93(11):1373–1382

[28] Brown GC, Magargal LE. Central retinal artery obstruction and visual acuity. Ophthalmology. 1982; 89(1):14–19

[29] von Graefe A. Ueber Embolie der arteria centralis retinae als Urscahc plotzlicher Erblindung. Arch Ophthalmol. 1859; 5:136–157

[30] Appen RE, Wray SH, Cogan DG. Central retinal artery occlusion. Am J Ophthalmol. 1975; 79(3):374–381

[31] Dahrling BE, II. The histopathology of early central retinal artery occlusion. Arch Ophthalmol. 1965; 73:506–510

[32] Wolter JR, Hansen KD. Intimo-intimal intussusception of the central retinal artery. Am J Ophthalmol. 1981; 92(4):486–491

[33] Leishman R. The eye in general vascular disease: hypertension and arteriosclerosis. Br J Ophthalmol. 1957; 41(11):641–701

[34] Graveson GS. Retinal arterial occlusion in migraine. BMJ. 1949; 2 (4632):838–840

[35] Shah HG, Brown GC, Goldberg RE. Digital subtraction carotid angiography and retinal arterial obstruction. Ophthalmology. 1985; 92(1):68–72

[36] Gold D. Retinal arterial occlusion. Trans Sect Ophthalmol Am Acad Ophthalmol Otolaryngol. 1977; 83(3, Pt 1):OP392–OP408

[37] Brown GC, Magargal LE, Shields JA, Goldberg RE, Walsh PN. Retinal arterial obstruction in children and young adults. Ophthalmology. 1981; 88(1):18–25

[38] Kleiner RC, Najarian LV, Schatten S, Jabs DA, Patz A, Kaplan HJ. Vaso-occlusive retinopathy associated with antiphospholipid antibodies (lupus anticoagulant retinopathy). Ophthalmology. 1989; 96(6):896–904

[39] Connolly BP, Krishnan A, Shah GK, et al. Characteristics of patients presenting with central retinal artery occlusion with and without giant cell arteritis. Can J Ophthalmol. 2000; 35(7):379–384

[40] Brown GC, Shields JA. Cilioretinal arteries and retinal arterial occlusion. Arch Ophthalmol. 1979; 97(1):84–92

[41] Jampol LM, Wong AS, Albert DM. Atrial myxoma and central retinal artery occlusion. Am J Ophthalmol. 1973; 75(2):242–249

[42] Cogan DG, Wray SH. Vascular occlusions in the eye from cardiac myxomas. Am J Ophthalmol. 1975; 80(3, Pt 1):396–403

[43] Wilson RS, Havener WH, McGrew RN. Bilateral retinal artery and choriocapillaris occlusion following the injection of long-acting corticosteroid suspensions in combination with other drugs: I. Clinical studies. Ophthalmology. 1978; 85(9):967–973

[44] Ellis PP. Occlusion of the central retinal artery after retrobulbar corticosteroid injection. Am J Ophthalmol. 1978; 85(3):352–356

[45] AtLee WE, Jr. Talc and cornstarch emboli in eyes of drug abusers. JAMA. 1972; 219(1):49–51

[46] Siepser SB, Magargal LE, Augsburger JJ. Acute bilateral retinal microembolization in a heroin addict. Ann Ophthalmol. 1981; 13(6):699–702

[47] Corrigan MJ, Hill DW. Retinal artery occlusion in loiasis. Br J Ophthalmol. 1968; 52(6):477–480

[48] Rasmussen KE. Retinal and cerebral fat emboli following lymphography with oily contrast media. Acta Radiol Diagn (Stockh). 1970; 10(3):199–202

[49] Charawanamuttu AM, Hughes-Nurse J, Hamlett JD. Retinal embolism after hysterosalpingography. Br J Ophthalmol. 1973; 57(3):166–169

[50] Tarkkanen A, Merenmies L, Mäkinen J. Embolism of the central retinal artery secondary to metastatic carcinoma. Acta Ophthalmol (Copenh). 1973; 51 (1):25–33

[51] Duker JS, Brown GC. Iris neovascularization associated with obstruction of the central retinal artery. Ophthalmology. 1988; 95(9):1244–1250

[52] Duker JS, Sivalingam A, Brown GC, Reber R. A prospective study of acute central retinal artery obstruction. The incidence of secondary ocular neovascularization. Arch Ophthalmol. 1991; 109(3):339–342

[53] Duker JS, Brown GC. The efficacy of panretinal photocoagulation for neovascularization of the iris after central retinal artery obstruction. Ophthalmology. 1989; 96(1):92–95

[54] Duker JS, Brown GC. Neovascularization of the optic disc associated with obstruction of the central retinal artery. Ophthalmology. 1989; 96(1):87–91

[55] Montzka D, Regillo CD, Brown GC, et al. Color Doppler imaging and central retinal artery obstructions. Invest Ophthalmol Vis Sci. 1994; 35:1635

[56] Chuman H, Maekubo T, Osako T, Kodama Y, Ishiai M, Nao-I N. Rodent model of nonarteritic ischemic optic neuropathy and its electrophysiological evalu-

ation. Jpn J Ophthalmol. 2012; 56(5):518–527

[57] Lorentzen SE. Occlusion of the central retinal artery. A follow-up. Acta Ophthalmol (Copenh). 1969; 47(3):690–703

[58] Qian Q, Younge BR, Torres VE. Retinal arterial and venous occlusions in patients with ADPKD. Nephrol Dial Transplant. 2007; 22(6):1769–1771

[59] Sullivan KL, Brown GC, Forman AR, Sergott RC, Flanagan JC. Retrobulbar anesthesia and retinal vascular obstruction. Ophthalmology. 1983; 90 (4):373–377

[60] Balaskas K, Potamitou D, Spastri A. Branch retinal artery occlusion as the sole ocular manifestation of Takayasu arteritis [in French]. J Fr Ophtalmol. 2010; 33(1):50.e1–50.e3

[61] Kim DS, Korgavkar K, Zahid S, et al. Vision loss after central retinal artery occlusion secondary to orbital sarcoid mass. Ophthal Plast Reconstr Surg. 2016; 32(2):e37–e40

[62] Jarius S, Kleffner I, Dörr JM, et al. Clinical, paraclinical and serological findings in Susac syndrome: an international multicenter study. J Neuroinflammation. 2014; 11:46

[63] Xiao Y, Guo X, Ouyang P. Branch artery occlusion associated with photodynamic therapy in a circumscribed choroidal haemangioma. Photodiagn Photodyn Ther. 2013; 10(4):644–646

[64] Choudhry N, Brucker AJ. Branch retinal artery occlusion after coil embolization of a paraclinoid aneurysm. Ophthalmic Surg Lasers Imaging Retina. 2014; 45 Online:e26–e28

[65] Desai S, Rai N, Kulkarni P, Natarajan S. Combined CRVO with CRAO in a patient with protein C deficiency. Retin Cases Brief Rep. 2014; 8(2):145–149

[66] Park KH, Kim YK, Woo SJ, et al. Korean Retina Society. Iatrogenic occlusion of the ophthalmic artery after cosmetic facial filler injections: a national survey by the Korean Retina Society. JAMA Ophthalmol. 2014; 132(6):714–723

[67] Plunkett O, Lip PL, Lip GY. Atrial fibrillation and retinal vein or artery occlusion: looking beyond the eye. Br J Ophthalmol. 2014; 98(9):1141–1143

[68] Choi JH, Jung J, Park KP, et al. Intracranial fibromuscular dysplasia presenting as various ocular manifestations. J Neurol Sci. 2014; 337(1–2):232–234

[69] Dhrami-Gavazi E, Lee W, Horowitz JD, et al. Jak2 mutation-positive polycythemia vera presenting as central retinal artery occlusion. Retin Cases Brief Rep. 2015; 9(2):127–130

[70] Ehmann D, Riyaz R, Greve M. Central retinal artery occlusion in a child with Parry-Romberg syndrome. Can J Ophthalmol. 2014; 49(1):e9–e10

[71] Brown GC, Lehman R, Magargal LE. Combined retinal artery-vein obstructions. Trans Pa Acad Ophthalmol Otolaryngol. 1988; 40:697–700

[72] Degenhart W, Brown GC, Augsburger JJ, Magargal L. Prepapillary vascular loops. Ophthalmology. 1981; 88(11):1126–1131

[73] Nonomura K, Oshitari T, Miura G, Chiba A, Yamamoto S. A case of ophthalmic artery occlusion following injection of hyaluronic acid into the glabellar area [in Japanese]. Nippon Ganka Gakkai Zasshi. 2014; 118(9):783–787

[74] Karjalainen K. Occlusion of the central retinal artery and retinal branch arterioles. A clinical, tonographic and fluorescein angiographic study of 175 patients. Acta Ophthalmol Suppl. 1971; 109:1–95

[75] Savino PJ, Glaser JS, Cassady J. Retinal stroke. Is the patient at risk? Arch Ophthalmol. 1977; 95(7):1185–1189

[76] Fledelius HC, Sandfeld L, Rasmussen AK, Madsen CV, Feldt-Rasmussen U. Ophthalmic experience over 10 years in an observational nationwide Danish cohort of Fabry patients with access to enzyme replacement. Acta Ophthalmol (Copenh). 2015; 93(3):258–264

[77] Ling W, Oftedal G, Simon T. Central retinal artery occlusion in Sydenham's chorea. Am J Dis Child. 1969; 118(3):525–527

[78] Timoney PJ, Pate JC, Pearson PA, Crandall J. Bilateral central retinal artery occlusion in a patient with acute pancreatitis. Retin Cases Brief Rep. 2009; 3 (3):308–309

[79] Sadiq N, Naqaish T, Arif A, Mohammad K, Jalis M. Central retinal artery occlusion secondary to dengue fever. J Ayub Med Coll Abbottabad. 2014; 26 (1):98–99

[80] Yolcu Ü, Kaldirim Ü, Ilhan A. Valsalva retinopathy and branch retinal artery occlusion after cardiopulmonary cerebral resuscitation. Am J Emerg Med. 2014; 32(10):1293

[81] Sacconi R, Giordano Resti A, Lattanzio R, et al. A case of branch retinal artery occlusion following orbital cavernous hemangioma excision. Eur J Ophthalmol. 2014; 24(6):972–975

[82] Dunn JP, Yamashita A, Kempen JH, Jabs DA. Retinal vascular occlusion in patients infected with human immunodeficiency virus. Retina. 2005; 25 (6):759–766

[83] Susac JO, Egan RA, Rennebohm RM, Lubow M. Susac's syndrome: 1975–2005 microangiopathy/autoimmune endotheliopathy. J Neurol Sci. 2007; 257(1–2):270–272

[84] Jarius S, Neumayer B, Wandinger KP, Hartmann M, Wildemann B. Anti-endothelial serum antibodies in a patient with Susac's syndrome. J Neurol

Sci. 2009; 285(1–2):259–261

[85] Dörr J, Krautwald S, Wildemann B, et al. Characteristics of Susac syndrome: a review of all reported cases. Nat Rev Neurol. 2013; 9(6):307–316

[86] Buelens T, Herode L, Nubourgh I, Caspers L, Willermain F, Postelmans L. Central retinal artery occlusion and Susac syndrome: a case report. Retin Cases Brief Rep. 2014; 8(3):187–192

[87] Feresiadou A, Eriksson U, Larsen HC, Raininko R, Nygren I, Melberg A. Recurrence of Susac Syndrome following 23 Years of Remission. Case Rep Neurol. 2014; 6(2):171–175

[88] Noble KG. Central retinal artery occlusion: the presenting sign in radiation retinopathy. Arch Ophthalmol. 1994; 112(11):1409–1410

[89] Kurimoto T, Okamoto N, Oku H, et al. Central retinal artery occlusion resembling Purtscher-like retinopathy. Clin Ophthalmol. 2011; 5:1083–1088

[90] Ayaki M, Yokoyama N, Furukawa Y. Postpartum central retinal artery occlusion simulating Purtscher's retinopathy. Ophthalmologica. 1995; 209(1):37–39

[91] Lightman DA, Brod RD. Branch retinal artery occlusion associated with Lyme disease. Arch Ophthalmol. 1991; 109(9):1198–1199

[92] Gass JD, Trattler HL. Retinal artery obstruction and atheromas associated with non-Hodgkin's large cell lymphoma (reticulum cell sarcoma). Arch Ophthalmol. 1991; 109(8):1134–1139

[93] Hayashi K, Iguchi Y, Kimura K, Shibazaki K, Kobayashi K, Inoue T. Paradoxical brain embolism as a cause of central retinal artery occlusion: a case report. J Neuroimaging. 2007; 17(3):255–257

[94] Leisser C, Kaufmann TA, Feltgen N, Schumacher M, Schmoor C, Meckel S. Distribution of internal carotid artery plaque locations among patients with central retinal artery occlusion in the Eagle study population. Graefes Arch Clin Exp Ophthalmol. 2015; 253(8):1227–1230

[95] Kumar M A, Ganesh B A. CRAO in Moyamoya disease. J Clin Diagn Res. 2013; 7(3):545–547

[96] Berkani Z, Kitouni Y, Belhadj A, et al. Cilioretinal artery occlusion and central retinal vein occlusion complicating hyperhomocysteinemia: a case report [in French]. J Fr Ophtalmol. 2013; 36(7):e119–e127

[97] Patel R, Shah G, Davies JB, Mittra RA, Eliott D. Re-evaluating our perspective on retinal artery occlusion from carotid dissection: a report of three cases and review of the literature. Ophthalmic Surg Lasers Imaging Retina. 2013; 44(6):555–560

[98] Strassman I, Silverstone BZ, Seelenfreund MH, Sheer A, Berson D. Essential thrombocythemia: a rare cause of central retinal artery occlusion. Metab Pediatr Syst Ophthalmol (1985). 1991; 14(1):18–20

[99] Jang YJ, Chun JW, Lee SW, Kim HC. A case of central retinal artery occlusion after chiropractic manipulation of the neck. Korean J Ophthalmol. 2012; 26 (2):132–134

[100] Cotineau J, Sorato M, Le Guelec M. Retinal artery occlusions following carotid angiography [author's transl; in French]. J Fr Ophtalmol. 1978; 1(2):119–123

[101] Vignes S, Wechsler B, Elmaleh C, Cassoux N, Horellou MH, Godeau P. Retinal arterial occlusion associated with resistance to activated protein C. Br J Ophthalmol. 1996; 80(12):1111

[102] Bertram B, Remky A, Arend O, Wolf S, Reim M. Protein C, protein S, and antithrombin III in acute ocular occlusive diseases. Ger J Ophthalmol. 1995; 4(6):332–335

[103] Greven CM, Wall AB. Peripheral retinal neovascularization and retinal vascular occlusion associated with activated protein C resistance. Am J Ophthalmol. 1997; 124(5):687–689

[104] Loh BK, Lee SY, Goh KY. Protein S deficiency manifesting simultaneously as central retinal artery occlusion, oculomotor nerve palsy, and systemic arterial occlusive diseases. Eye (Lond). 2007; 21(5):684–686

[105] Glueck CJ, Ping Wang, Hutchins R, Petersen MR, Golnik K. Ocular vascular thrombotic events: central retinal vein and central retinal artery occlusions. Clin Appl Thromb Hemost. 2008; 14(3):286–294

[106] Liem RI, Calamaras DM, Chhabra MS, Files B, Minniti CP, Thompson AA. Sudden-onset blindness in sickle cell disease due to retinal artery occlusion. Pediatr Blood Cancer. 2008; 50(3):624–627

[107] Kianersi F, Ghanbari H, Beni AN, Beni ZN, Fesharaki H, Ahmadi M. Macular branch retinal artery occlusion as the first manifestation of ocular toxoplasmosis. Retin Cases Brief Rep. 2013; 7(4):391–394

[108] Arai H, Sakai T, Okano K, et al. Presumed toxoplasmic central retinal artery occlusion and multifocal retinitis with perivascular sheathing. Clin Ophthalmol. 2014; 8:789–792

[109] Myers MA, Hamilton SR, Bogosian AJ, Smith CH, Wagner TA. Visual loss as a complication of spine surgery. A review of 37 cases. Spine. 1997; 22 (12):1325–1329

[110] Bekar A, Türeyen K, Aksoy K. Unilateral blindness due to patient positioning during cervical syringomyelia surgery: unilateral blindness after prone position. J Neurosurg Anesthesiol. 1996; 8(3):227–229

[111] Schwartz SG, Hickey M, Puliafito CA. Bilateral CRAO and CRVO from thrombotic thrombocytopenic purpura: OCT findings and treatment with triamci-

nolone acetonide and bevacizumab. Ophthalmic Surg Lasers Imaging. 2006; 37(5):420–422

[112] De Salvo G, Li Calzi C, Anastasi M, Lodato G. Branch retinal vein occlusion followed by central retinal artery occlusion in Churg-Strauss syndrome: unusual ocular manifestations in allergic granulomatous angiitis. Eur J Ophthalmol. 2009; 19(2):314–317

[113] Cobo-Soriano R, Sánchez-Ramón S, Aparicio MJ, et al. Antiphospholipid antibodies and retinal thrombosis in patients without risk factors: a prospective case-control study. Am J Ophthalmol. 1999; 128(6):725–732

[114] Esen E, Sizmaz S, Sariyeva A, Demircan N. Bilateral central retinal artery occlusion in Behçet's disease. Ocul Immunol Inflamm. 2015; 23(5):416–419

[115] Ozdal PC, Ortaç S, Taskintuna I, Teke MY, Firat E. Central retinal artery occlusion associated with ocular Behçet's disease. Eur J Ophthalmol. 2002; 12(4):328–330

[116] Chi SL, Stinnett S, Eggenberger E, et al. Clinical characteristics in 53 patients with cat scratch optic neuropathy. Ophthalmology. 2012; 119(1):183–187

[117] Kaiser PK, Lee MS, Martin DA. Occlusive vasculitis in a patient with concomitant West Nile virus infection. Am J Ophthalmol. 2003; 136(5):928–930

[118] Matonti F, Prost Magnin O, Galland F, et al. [Internal carotid artery dissection on arterial fibromuscular dysplasia causing a central retinal artery occlusion: a case report]. J Fr Ophthalmol. 2006; 29(7):e15

[119] Altun A, Altun G, Olcaysu OO, Kurna SA, Aki SF. Central retinal artery occlusion in association with fibromuscular dysplasia. Clin Ophthalmol. 2013; 7:2253–2255

[120] Whiteman DW, Rosen DA, Pinkerton RM. Retinal and choroidal microvascular embolism after intranasal corticosteroid injection. Am J Ophthalmol. 1980; 89(6):851–853

[121] Cheney ML, Blair PA. Blindness as a complication of rhinoplasty. Arch Otolaryngol Head Neck Surg. 1987; 113(7):768–769

[122] Ramezani A, Haghighatkhah H, Moghadasi H, Taheri MS, Parsafar H. A case of central retinal artery occlusion following embolization procedure for juvenile nasopharyngeal angiofibroma. Indian J Ophthalmol. 2010; 58(5):419–421

[123] Xing J, Almeida DR, Belliveau MJ, et al. Ophthalmic artery occlusion secondary to fat emboli after cosmetic nasal injection of autologous fat. Retina. 2012; 32(10):2175–2176

[124] Bachman DM, Green WR, Holman R. Bilateral ophthalmic artery occlusion in a patient with acquired immunodeficiency syndrome and central nervous system lymphoma. Ophthalmology. 2002; 109(6):1142–1147

[125] Smith TW, Burton TC. The retinal manifestations of Rocky Mountain spotted fever. Am J Ophthalmol. 1977; 84(2):259–262

[126] Saatci OA, Koçak N, Durak I, Ergin MH. Unilateral retinal vasculitis, branch retinal artery occlusion and subsequent retinal neovascularization in Crohn's disease. Int Ophthalmol. 2001; 24(2):89–92

[127] Rouleau J, Longmuir R, Lee AG. Optic disc edema with adjacent cilioretinal artery occlusion in a male with ulcerative colitis. Semin Ophthalmol. 2007; 22(1):25–28

[128] Panton RW, Goldberg MF, Farber MD. Retinal arterial macroaneurysms: risk factors and natural history. Br J Ophthalmol. 1990; 74(10):595–600

[129] Newsom RS, Trew DR, Leonard TJ. Bilateral buried optic nerve drusen presenting with central retinal artery occlusion at high altitude. Eye (Lond). 1995; 9(Pt 6):806–808

[130] Imai E, Kunikata H, Udono T, Nakagawa Y, Abe T, Tamai M. Branch retinal artery occlusion: a complication of iron-deficiency anemia in a young adult with a rectal carcinoid. Tohoku J Exp Med. 2004; 203(2):141–144

[131] Chong CC, Chang AA. Traumatic optic nerve avulsion and central retinal artery occlusion following rugby injury. Clin Experiment Ophthalmol. 2006; 34(1):88–89

[132] Ayati M, Gori T, Münzel T. Lesions of the mitral valve as a cause of central retinal artery occlusion: presentation and discussion of two cases. Echocardiography. 2010; 27(1):E1–E3

[133] Wolf A, Shalem M, Horowitz J, Geyer O. Retinal vascular occlusion following traumatic hyphema and glaucoma, as a presenting sign of sickle cell trait. Isr Med Assoc J. 2005; 7(7):476–477

[134] Brown GC, Magargal L, Augsburger JJ, Shields JA. Preretinal arterial loops and retinal arterial occlusion. Am J Ophthalmol. 1979; 87(5):646–651

[135] Brown GC, Shields JA, Sanborn G, Augsburger JJ, Savino PJ, Schatz NJ. Radiation retinopathy. Ophthalmology. 1982; 89(12):1494–1501

[136] Brown GC, Moffat K, Cruess A, Magargal LE, Goldberg RE. Cilioretinal artery obstruction. Retina. 1983; 3(3):182–187

[137] Wallace RT, Brown GC, Benson W, Sivalingham A. Sudden retinal manifestations of intranasal cocaine and methamphetamine abuse. Am J Ophthalmol. 1992; 114(2):158–160

[138] Schatz H, Fong AC, McDonald HR, et al. Cilioretinal artery occlusion in young adults with central retinal vein occlusion. Ophthalmology. 1991; 98(5):594–601

[139] Kaur S, Sachdev N. Unilateral branch retinal arterial occlusion following administration of bevacizumab for branch retinal vein occlusion. Int Ophthalmol. 2013; 33(5):549–552

[140] Terrada C, Dethorey G, Ducos G, Lehoang P, Bodaghi B, Souied EH. Spontaneous branch artery occlusion in idiopathic retinitis, vasculitis, aneurysms, and neuroretinitis syndrome despite panretinal laser photocoagulation of widespread retina nonperfusion. Acta Ophthalmol (Copenh). 2011; 89(6):e542–e543

[141] Magargal LE, Sanborn GE, Donoso LA, Gonder JR. Branch retinal artery occlusion after excessive use of nasal spray. Ann Ophthalmol. 1985; 17(8):500–501

[142] Bradish CF, Flowers M. Central retinal artery occlusion in association with osteogenesis imperfecta. Spine. 1987; 12(2):193–194

[143] Hayreh SS. Acute retinal arterial occlusive disorders. Prog Retin Eye Res. 2011; 30(5):359–394

[144] Ferrières J. Effects on coronary atherosclerosis by targeting low-density lipoprotein cholesterol with statins. Am J Cardiovasc Drugs. 2009; 9(2):109–115

[145] Brown MM, Brown GC, Sharma S. Cost-effective analysis. The value component of evidence-based medicine. Cost-utility of treatment for acute, nonarteritic central retinal artery obstruction. Evidence-Based Eye. 2000; 1:243–247

[146] Atebara NH, Brown GC, Cater J. Efficacy of anterior chamber paracentesis and Carbogen in treating acute nonarteritic central retinal artery occlusion. Ophthalmology. 1995; 102(12):2029–2034, discussion 2034–2035

[147] Lim JY, Lee JY, Chung HW, Yoon YH, Kim JG. Treatment of branch retinal artery occlusion with transluminal Nd:YAG laser embolysis. Korean J Ophthalmol. 2009; 23(4):315–317

[148] Ffytche TJ. A rationalization of treatment of central retinal artery occlusion. Trans Ophthalmol Soc U K. 1974; 94(2):468–479

[149] Watson PG. The treatment of acute central retinal artery occlusion. In: Cant JS, ed. The Ocular Circulation in Health and Disease. St. Louis, MO: CV Mosby; 1969:234–245

[150] Kuritzky S. Nitroglycerin to treat acute loss of vision. N Engl J Med. 1990; 323(20):1428

[151] Schmidt D, Schumacher M, Wakhloo AK. Microcatheter urokinase infusion in central retinal artery occlusion. Am J Ophthalmol. 1992; 113(4):429–434

[152] Opremcak E, Rehmar AJ, Ridenour CD, Borkowski LM, Kelley JK. Restoration of retinal blood flow via transluminal Nd:YAG embolysis/embolectomy (TYL/E) for central and branch retinal artery occlusion. Retina. 2008; 28(2):226–235

[153] Canan H, Ulas B, Altan-Yaycioglu R. Hyperbaric oxygen therapy in combination with systemic treatment of sickle cell disease presenting as central retinal artery occlusion: a case report. J Med Case Reports. 2014; 8:370

[154] Duker JS, Brown GC. Recovery following acute obstruction of the retinal and choroidal circulations. A case history. Retina. 1988; 8(4):257–260

[155] Hayreh SS, Kolder HE, Weingeist TA. Central retinal artery occlusion and retinal tolerance time. Ophthalmology. 1980; 87(1):75–78

[156] Richards RD. Simultaneous occlusion of the central retinal artery and vein. Trans Am Ophthalmol Soc. 1979; 77:191–209

[157] Jorizzo PA, Klein ML, Shults WT, Linn ML. Visual recovery in combined central retinal artery and central retinal vein occlusion. Am J Ophthalmol. 1987; 104(4):358–363

[158] Duker SJ, Brown GC, Sergott R, McNamara JA. Combined arterial and venous disease of the retina. Retina. 1990; 10:105–112

[159] McDonald HR, Schatz H, Allen AW, et al. Retinal toxicity secondary to intraocular gentamicin injection. Ophthalmology. 1986; 93(7):871–877

[160] Brown GC, Duker JS, Lehman R, Eagle RC, Jr. Combined central retinal artery-central vein obstruction. Int Ophthalmol. 1993; 17(1):9–17

[161] Brown GC, Eagle RC, Jr, Shakin EP, Gruber M, Arbizio VV. Retinal toxicity of intravitreal gentamicin. Arch Ophthalmol. 1990; 108(12):1740–1744

[162] Brown GC, Reber R. An unusual presentation of branch retinal artery obstruction in association with ocular neovascularization. Can J Ophthalmol. 1986; 21(3):103–106

[163] Kraushar MF, Brown GC. Retinal neovascularization after branch retinal arterial obstruction. Am J Ophthalmol. 1987; 104(3):294–296

[164] Mateen FJ, Zubkov AY, Muralidharan R, et al. Susac syndrome: clinical characteristics and treatment in 29 new cases. Eur J Neurol. 2012; 19(6):800–811

[165] Fong ACO, Schatz H, McDonald HR, et al. Cilioretinal artery occlusion in young adults with central retinal vein occlusion. Retina. 1992; 12:3–11

[166] McLeod D, Marshall J, Kohner EM, Bird AC. The role of axoplasmic transport in the pathogenesis of retinal cotton-wool spots. Br J Ophthalmol. 1977; 61(3):177–191

[167] Kohner EM, Dollery CT, Bulpitt CJ. Cotton-wool spots in diabetic retinopathy. Diabetes. 1969; 18(10):691–704

[168] Brown GC, Brown MM, Hiller T, Fischer D, Benson WE, Magargal LE. Cotton-wool spots. Retina. 1985; 5(4):206–214

[169] Robinson F, Riva CE, Grunwald JE, Petrig BL, Sinclair SH. Retinal blood flow autoregulation in response to an acute increase in blood pressure. Invest Ophthalmol Vis Sci. 1986; 27(5):722–726

[170] Freeman WR, Lerner CW, Mines JA, et al. A prospective study of the ophthalmologic findings in the acquired immune deficiency syndrome. Am J Ophthalmol. 1984; 97(2):133–142

[171] Pepose JS, Nestro MS, Holland GN, Cochran AJ, Foos RY. An analysis of retinal cotton-wool spots in the acquired immunodeficiency syndrome. Am J Ophthalmol. 1983; 95:118–120

[172] Seligmann M, Chess L, Fahey JL, et al. AIDS—an immunologic reevaluation. N Engl J Med. 1984; 311(20):1286–1292

[173] Lim JW, Shin MC. Pegylated-interferon-associated retinopathy in chronic hepatitis patients. Ophthalmologica. 2010; 224(4):224–229

[174] Ohira M, Ito D, Shimizu T, Shibata M, Ohde H, Suzuki N. Retinopathy: an overlooked adverse effect of interferon-beta treatment of multiple sclerosis. Keio J Med. 2009; 58(1):54–56

第 9 章
视网膜静脉阻塞性疾病

Amol D. Kulkarni, Michael S. Ip, Ingrid U. Scott

9.1 引言

视网膜静脉阻塞性疾病是继糖尿病性视网膜病变之后第二大常见的视网膜血管疾病[1]。根据阻塞部位的不同,视网膜静脉阻塞(RVO)有三种不同类型:视网膜分支静脉阻塞(BRVO)、视网膜中央静脉阻塞(CRVO)及半侧视网膜静脉阻塞(HRVO)[2]。基于人群的研究报道指出,BRVO 的患病率为 0.5%~2.0%,CRVO 的患病率为 0.1%~0.2%[3]。BRVO 的 15 年发病率约为 1.8%,CRVO 为 0.5%[4]。RVO 最常见的致盲原因是黄斑水肿(ME)。视力丧失的原因包括黄斑缺血、视网膜内出血和新生血管形成合并继发性玻璃体积血、牵引性视网膜脱离和(或)新生血管性青光眼(NVG)[5,6]。许多系统性疾病是 RVO 的危险因素[7,8]。RVO 的各种治疗方案包括药物治疗、激光治疗、手术治疗和联合治疗[9]。本章回顾了视网膜静脉阻塞的病理生理学、临床特征和各种治疗方法。

9.2 视网膜分支静脉阻塞

BRVO 的发病率比 CRVO 高 4~6 倍[3]。高龄是一个重要的危险因素,80 岁以上人群 BRVO 的患病率是 40~49 岁人群的 7 倍[3]。高血压(HTN)、高脂血症(HLD)和外周动脉疾病(PAD)等全身性血管疾病及糖尿病(DM)等代谢性疾病与 BRVO 有关[7]。对 BRVO 患者危险因素的 Meta 分析显示,HTN 的优势比为 3.0(95%CI:2.0~4.4),HLD 为 2.3(95%CI:1.5~3.5),DM 为 1.1(95%CI:0.8~1.5)[10]。

血栓形成在 BRVO 发病机制中的作用尚不清楚。文献综述显示,目前已知的血栓形成危险因素在 RVO 中的作用缺乏共识,如高同型半胱氨酸血症、因子 V 莱顿突变、蛋白 C 和(或)S 缺乏、抗凝血酶Ⅲ缺乏、凝血酶原基因突变、抗心磷脂抗体、狼疮抗凝物、细胞体积增加、血细胞比容和纤维蛋白原升高[11]。一些学者得出结论,就 RVO 而言,心血管风险特征比血栓性危险因素更为重要[11]。BRVO 也可能继发于局部或全身性血管炎[12]。此外,诸如结节病、眼结核或肿瘤等疾病,可能是通过直接浸润导致 BRVO[12]。青光眼和高眼压可能易患 RVO,因为眼压升高(IOP)可能导致静脉淤滞;与 CRVO 相比,这些病症不被视为 BRVO 的重要危险因素。此外,口服避孕药和合成代谢类固醇等药物已被报道为 BRVO 的危险因素,因为使用这些药物后血液呈高凝状态[12]。

9.2.1 病理生理学

BRVO 通常发生在动静脉(AV)交叉部位,其中动脉位于静脉表面上。组织学检查显示,视网膜动脉的动脉硬化改变可能导致下方静脉受压,导致血栓形成和静脉闭塞[13,14]。其他理论包括由于 AV 交叉部位的静脉轮廓导致的血流动力学变化是 BRVO 的诱发因素。静脉壁疾病,如血管炎,也可引起 BR-

---

特别关注

- RVO 风险因素
  ○患者的心血管风险特征比血栓性危险因素更为重要。

VO,但可能不涉及 AV 交叉部位[15]。BRVO 导致局部视网膜缺血,这与血管内皮生长因子(VEGF)和白细胞介素-6(IL-6)等血管通透性因子的分泌有关。这些因素导致血-视网膜屏障的破坏和黄斑水肿(ME)的发展。在灌注和无灌注视网膜之间的边界处释放 VEGF 和 IL-6 也与视网膜 NV 的形成有关,其可导致玻璃体积血和异常的玻璃体视网膜粘连。

9.2.2 临床特征和诊断

BRVO 的典型特征是在累及的 AV 交叉部位远端呈现节段性分布, 最常见的位置是视网膜的颞上象限[16]。BRVO 根据其解剖位置可分为两类:一类为大分支静脉 (当一条主分支静脉引流视网膜象限之一时);另一类为黄斑静脉(当黄斑内一个较小的小静脉闭塞时)[12]。BRVO 也可根据病程分为急性(出现时间少于 6 个月) 和慢性 (出现时间超过 6 个月)[9]。在急性 BRVO 中,受累部位通常呈楔形,视网膜静脉扩张、迂曲, 周围伴有视网膜深层和浅层出血、棉绒斑和视网膜水肿(图 9.1)。视力(VA)可因视网膜出血、水肿或局部缺血累及黄斑中心区而降低。如果静脉阻塞位于引流黄斑的分支周围或鼻侧视网膜的分支,除非出现其他并发症,否则 VA 可能不受影响。50%~60%的未治疗患者的最终 VA 为20/40或更高。然而,严重的视力丧失并不少见,20%~25%的患者 VA 为 20/200 或更差[17]。在慢性BRVO 中,视网膜内出血通常会消退并可观察到细微的视网膜血管改变, 如毛细血管异常 (毛细血管扩张和微血管瘤)和侧支血管形成。静脉内荧光素血管造影(FA)可通过更好地显示视网膜血管的节段性改变来帮助诊断。血管造影结果可反映血管通透性、管径和通畅性的变化, 并可能有助于鉴别 ME、NV 和无灌注区。如果视网膜毛细血管无灌注区在荧光素血管造影上小于 5 个视盘直径,则阻塞定义为非缺血型[18]。如果无灌注面积大于 5 个视盘直径,则阻塞定义为非缺血型[18]。在 BRVO 至少影响视网膜象限之一的眼中,约 50%是缺血型[18]。重要的是要认识到非缺血型的 BRVO 可能在随后的数周、数月甚至数年内进展为缺血型[19]。影响 BRVO 视力的主要并发症包括 ME(最常见)和眼内 NV,可能导致玻璃体积血或牵拉性视网膜脱离[19]。

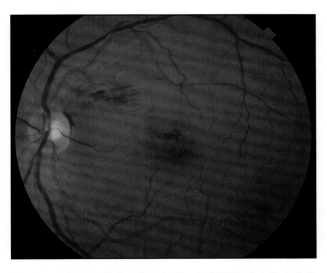

图 9.1 急性视网膜分支静脉阻塞。注意视网膜内出血的节段性分布。

9.2.3 黄斑水肿

在 BRVO 患眼中,ME 可根据血管造影分为灌注型、无灌注型(缺血)及混合型(灌注型和无灌注型)[17,20]。ME 呈灌注型(图 9.2),当荧光血管造影显示在血管造影期间完整的旁中央凹视网膜毛细血管网,后期在中央凹及其周围可见荧光素染料积聚[20]。ME 呈无灌注型(图 9.3),当荧光素血管造影显示不规则的旁中央凹血管网,伴旁中央凹和中央凹周围视网膜毛细血管无灌注, 后期未见荧光素染料积聚[20]。当荧光素血管造影显示旁中央凹毛细血管扩张伴有渗漏和毛细血管无灌注区时,ME 类型为混合型[20]。在灌注型 ME 的患者中, 约 1/3 的患者会自发恢复一些视力[19]。但是, 水肿持续的时间越长,这种可能性就越小。在 BRVO 早期,黄斑无灌注可导致永久性视力丧失[19]。黄斑中央凹存在大量的视网膜内出血可能会影响血管造影的结果, 而光学相干断层扫描(OCT)可能有助于这些病例的诊断。事实上,OCT 已成为检测 ME 和监测 RVO 所致 ME 患者治疗效果的主要手段[21]。视网膜静脉阻塞的标准治疗与糖皮质激素(SCORE)研究结果显示,OCT 测量的中心点厚度与 BRVO 或 CRVO 患者的 VA 之间存在一定的相关性[21]。

9.2.4 脉络膜新生血管

在分支静脉阻塞研究(BVOS)中,5 个或 5 个以

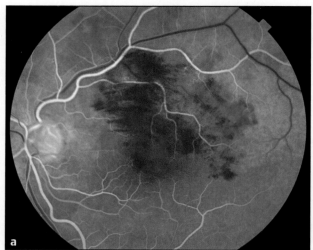

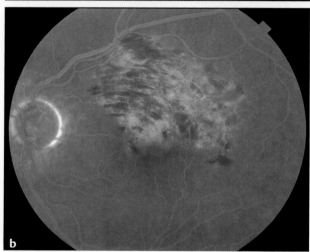

图 9.2 灌注型视网膜分支静脉阻塞相关的黄斑水肿。(a)荧光素血管造影显示在荧光素血管造影的循环阶段完整的旁中央凹视网膜毛细血管网。(b)后期中央凹旁和中央凹下荧光素染料的积聚。

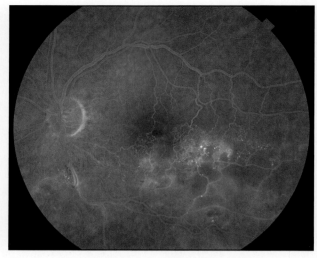

图 9.3 无灌注型视网膜分支静脉阻塞相关的黄斑水肿。荧光素血管造影显示不规则的旁中央凹血管网,伴旁中央凹和中央凹周围视网膜毛细血管无灌注,后期未见荧光素染料积聚。

> **精粹**
>
> ● RVO 的黄斑水肿
> ○ OCT 已成为检测 ME 和监测 RVO 所致 ME 患者治疗效果的主要方法。

上视盘直径的视网膜无灌注眼中有 36% 发生视网膜或视盘脉络膜新生血管(NV),如果不治疗,18% 和 60% 的眼将出现玻璃体积血[18]。NV 通常发生在阻塞后 6~12 个月,但可能在最初 3 年内的任何时间进展[19]。在眼底检查中,新生血管可能与侧支血管混淆。荧光素血管造影可用于区分侧支血管和NV,NV 的染料渗漏比侧支血管更突出(与 NV 相反,侧支血管在 FA 中没有或只有很少的渗漏)[18]。虹膜 NV 和新生血管性青光眼是 BRVO 罕见的并发症[19]。

9.2.5 治疗和转归

除了彻底的眼科检查外,对 BRVO 患者的初步

评估包括医学评估,以确定任何潜在的全身性原因。寻找心血管危险因素非常重要,实验室检查包括空腹血糖水平、全血细胞分类和血小板计数、肾功能检查和血脂检查[11]。

对于年龄小于 50 岁的有或无凝血障碍的患者,可以进行进一步的检测(见下页框)[11]。

针对 BRVO 的各种治疗的目的是尽量减少 ME 和 NV 等并发症引起的视力丧失[9]。ME 的治疗包括药物治疗和激光治疗[9]。至于手术治疗,已有学者尝试 AV 鞘切开术,并取得了不同程度的成功,但由于相关的并发症风险、不可预测的疗效,以及无法改变缺血引起的慢性影响,它通常不被视为标准治疗方法[22]。

> **精粹**
>
> ● BVOS
> ○ 5 个或 5 个以上视盘直径的视网膜无灌注眼中有 36% 发生视网膜或视盘 NV。

药物治疗

玻璃体内药物治疗

玻璃体内注射药物通过抑制 VEGF、IL-6、前列腺素和蛋白激酶 C 等因子来减少血-视网膜屏障的破坏。目前可用于眼内给药的各种药物制剂包括抗 VEGF 药物和糖皮质激素[23]。

玻璃体内抗 VEGF 治疗

抗 VEGF 治疗通常是与 BRVO 相关的 ME 患者的一线治疗方法。目前可用于玻璃体内注射治疗 BRVO 相关的 ME 的抗 VEGF 药物包括雷珠单抗、贝伐单抗和阿普西柏(Eylea)。

雷珠单抗

雷珠单抗(Lucentis, Genentech)是一种人源化的 Fab 片段，可以结合和中和 VEGF-A 的所有亚型。雷珠单抗是第一个获得美国食品药品监督管理局(FDA)批准(2010 年 6 月)用于治疗 BRVO 继发 ME 的抗 VEGF 药物。

在视网膜分支静脉阻塞(BRAVO)研究[24](一项Ⅲ期、多中心、前瞻性临床试验，比较玻璃体内注射雷珠单抗 0.3mg、玻璃体内注射雷珠单抗 0.5mg 和假注射的疗效和安全性)中，纳入研究开始后 12 个月内的 397 例 BRVO 继发的累及黄斑中心的 ME 患者，随机分组至每月眼内注射 0.3mg 雷珠单抗组($n=$ 134)或 0.5mg($n=$131)雷珠单抗组或假注射组($n=$ 132)。与基线相比，早期治疗糖尿病性视网膜病变

研究(ETDRS)最佳矫正视力(BCVA)在治疗 6 个月时获益 15 个字母(主要研究终点)，雷珠单抗组分别达到 55.2%(0.3mg)和 61.1%(0.5mg)，而假注射组为 28.8%(与假注射组相比，每个雷珠单抗组 $P<$ 0.0001)。与假注射组相比，雷珠单抗组的 ME 消退率更高；0.3mg 组中央区厚度(CST)降低 337.3μm；0.5mg 组中降低 345.2μm；假注射降低 157.7μm(与假注射组相比，每个雷珠单抗组 $P<0.0001$)。在 0.3mg 雷珠单抗组中，18.7%的患者进行了格栅样激光治疗，0.5mg 雷珠单抗组中 19.8%的患者和假注射组中 54.5%的患者进行了格栅样激光治疗。6 个月后，所有患者每月进行评估，如果研究眼 Snellen 视力表 BCVA=20/40 或平均 CST=250μm，患者接受玻璃体内雷珠单抗治疗；雷珠单抗组患者接受指定剂量，假注射组患者接受 0.5mg 雷珠单抗治疗。在 6~12 个月之间，雷珠单抗组的视力保持不变，而假注射组有显著改善(与基线相比，在第 6 个月时，假注射组中有28.8%的患者的 VA 字母评分提高了 15 分，而在第 12 个月时，假注射组中有 43.9%的患者的 VA 字母评分提高了 15 分)[25]。在 BRAVO 研究中，假注射组患者在按需接受雷珠单抗治疗后视力显著改善，但他们在第 12 个月的视力不如雷珠单抗组患者的视力好[25]。这表明延迟治疗可能影响最终的视力获益[25]。

贝伐单抗

贝伐单抗(Avastin, Genentech)是一种全人源化 VEGF-A 单克隆抗体。尽管贝伐单抗未被 FDA 批准用于玻璃体内注射，但许多病例报告和病例系列报告表明，玻璃体内注射贝伐单抗与 BRVO 继发 ME 的视力改善和视网膜厚度降低相关[26,27,28]。Fung 等得出结论，玻璃体内贝伐单抗注射后的不良事件并没有显示与药物相关的眼部或全身不良反应发生率增加[29]。关于玻璃体内贝伐单抗治疗存在耐受性和快速性的问题，可以通过改用其他抗 VEGF 药物来解决[30]。

阿普西柏

阿普西柏(Eylea, Regeneron)是一种小的可溶性 VEGF 受体，可作为诱饵受体结合游离的 VEGF。2014 年 10 月，阿普西柏被 FDA 批准用于治疗 BRVO 继发的黄斑水肿[31]。在 VIBRANT 研究[31](一项Ⅲ期、多中心、前瞻性临床试验，比较玻璃体内注射

阿普西柏与黄斑格栅样激光治疗 BRVO 继发黄斑水肿的疗效和安全性),纳入病程少于 12 个月且 BCVA 在 20/40 和 20/320 之间的未治疗的 183 例 BRVO 患者,随机分组至玻璃体内注射阿普西柏 2mg($n=91$)组,每 4 周一次,从基线至第 20 周;或至格栅样激光组($n=92$),如果需要,从第 12 周到第 20 周进行单次格栅样激光补救治疗。补救治疗标准包括①与之前的最低测量值相比,中央视网膜厚度(CRT)增加了 50μm 以上;②OCT 黄斑中央区出现新的或持续性视网膜囊样改变、视网膜下液或持续性弥漫性水肿;③因 BRVO 导致 CRT 增加,与之前最佳测量值相比,ETDRS 字母损失 5 个。如果满足 1 条补救治疗标准,玻璃体内注射阿西普柏组在第 12 周、第 16 周或第 20 周接受假激光治疗。激光组在第 24 周之前有资格接受补救治疗者,在第 12 周至第 20 周再接受一次激光治疗。与基线相比,最佳矫正视力(BCVA)在第 24 周时获益 15 个字母(主要研究终点),阿西普柏组达到 52.7%,而激光组为 26.7%($P=0.0003$)。与基线相比,第 24 周时 CRT 平均降低在阿西普柏组为 280.5μm,而激光组为 128.0μm($P<0.0001$)。无眼内炎的病例。

玻璃体内注射糖皮质激素

玻璃体内注射糖皮质激素通过抑制 VEGF、IL-6、前列腺素和蛋白激酶 C 等因子来减少血-视网膜屏障的破坏[32]。几项病例研究显示玻璃体内注射曲安奈德(TA)对 RVO 相关的黄斑水肿(ME)有良好的解剖学反应[33,34,35,36,37]。目前可用于眼内的糖皮质激素制剂包括 TA 和地塞米松。氟轻松是一种糖皮质激素,可通过聚合物基非生物降解平台传递到后段;目前还没有经 FDA 批准可用于 RVO 的氟轻松植入物[9]。

曲安奈德(TA)

根据一项对人类非玻璃体切除眼的药物代谢动力学研究,单次玻璃体内注射 4mg TA 的平均半衰期为 18.6 天,可测量的浓度预计持续约 3 个月[38]。报道的不良反应包括白内障、眼压升高和注射相关并发症,包括非感染性和感染性眼内炎、视网膜脱离、玻璃体积血和晶状体损伤[33,34,35,36,37]。SCORE 研究是一项多中心、随机、Ⅲ期国家眼科研究所赞助的研究,评估了标准治疗与玻璃体内注射 TA 治疗继发于 BRVO 和 CRVO 继发 ME 的疗效和安全性[39,40]。

BRVO 或 CRVO 患者的 ME 持续时间长达 24 个月,BCVA 为 19~73 个 ETDRS 字母(相当于 Snellen 视力 20/40~20/400)可纳入 SCORE 研究[39,40,41]。SCORE-BRVO 试验的两个主要研究目标是:①确定玻璃体内注射 1mg 和 4mg 剂量的 TA 是否可比格栅样激光(标准治疗)产生更大的视力获益,并具有可接受的安全性,在适当情况下,用于治疗 BRVO 继发 ME 的视力下降;②比较 1mg 和 4mg TA 剂量的有效性和安全性[40]。SCORE-BRVO 试验的结果表明,在 12 个月时三个治疗组 VA 获益 15 个字母没有统计学差异(标准治疗组、1mg TA 组及 4mg TA 组分别为 29%、26% 和 27%)[40]。与 1mg TA 组和标准治疗组相比,4mg TA 组在第 4 个月观察到 VA 获益 15 个字母的早期阳性治疗反应。在第 12 个月和第 36 个月之后,与两个 TA 组相比,标准治疗组的基线 VA 字母评分的平均改善最大。关于 OCT 测量的中心点厚度,所有三组均显示从基线到第 12 个月时厚度减少。类似于 VA 结果,仅在第 4 个月,4mg TA 组显示出对中心点厚度的治疗效果大于 1mg TA 组和标准治疗组;在所有其他研究时间(第 8~36 个月),标准治疗组表现出中心点厚度从基线开始的整体中位数降幅最大。与 1mg TA 组和标准治疗组相比,4mg TA 组的不良事件发生率更高。与标准治疗组(2%)相比,TA 组中开始使用降低 IOP 的药物剂量依赖性更高(4mg 组 41%,1mg 组 8%)。根据临床中心的评估,与标准治疗组(13%)相比,两个 TA 组中更高(4mg 组 35%,1mg 组 25%)的有晶体眼在 12 个月内新发晶状体混浊或现有混浊进展的比例更大。大多数白内障手术在研究的第二年进行,并且在 4mg TA 组中发生率最高($n=35$)。在标准治疗和 1mg TA 组,白内障手术和 IOP 升高的不良事件发生率相似。因此,SCORE 研究结果在发表时支持格栅样激光作为继发于 BRVO 的 ME 导致 VA 降低的患者的标准治疗。

地塞米松植入物

地塞米松是一种糖皮质激素,其效能是 TA 的三倍。然而,它在人体内从玻璃体腔迅速清除(半衰期为 5.5 小时)。Ozurdex(眼力健)是一种延伸的生物可降解地塞米松聚乳酸聚乙醇酸(PLGA)共聚物复合物[41]。一种特别设计的装置用于玻璃体内注射 Ozurdex 地塞米松植入物,而不需要手术。Ozurdex 地塞米松植入物经 FDA 批准用于治疗 BRVO 或

CRVO 相关的 ME[42]。两项相同、随机、前瞻性、多中心、双盲、假对照、Ⅲ期临床试验研究了地塞米松植入物与假注射治疗 BRVO 或 CRVO 相关的 ME 的疗效[42]。该试验纳入了 1267 名年龄为 18 岁以上 BCVA 介于 20/50 和 20/200 之间的 BRAO 或 CRVO 患者，这些患者中心 1mm 黄斑区域继发性 ME=300μm。研究包括一个 6 个月的初始阶段，随后是一个 6 个月的开放式随访阶段[43]。

在初始阶段，纳入患者按 1:1:1 随机分组接受 700μg 地塞米松植入物(n=427)，350μg 地塞米松植入物(n=412)或假注射(n=423)。94% 的患者在第 180 天完成了研究，997 名患者继续处于开放式随访阶段。每组中有 1/3 的患者诊断为 CRVO，而其余的患者诊断为 BRVO。ME 的持续时间在各组之间相似。对照组患者未接受格栅样激光。所有患者均在基线、治疗后第 1、7、30、60、90 和 180 天进行检查。前 6 个月的主要结果是视力比基线至少获益 15 个字母的比例。FDA 后来将第二项研究的主要结果改为视力从基线开始达到获益 15 个字母的时间。在完成第一部分研究后，无论他们使用哪种初始治疗组(假注射、350μg 或 700μg)，只要他们的 OCT 检查显示 ME>250μm，且 6 个月时 VA 低于 20/20，患者即有资格使用 700μg 地塞米松植入物进行开放随访再治疗。

与假注射相比，地塞米松植入组均显示视力明显改善。700μg 组的累积反应率为 41%，350μg 组为 40%，假注射组为 23%(P<0.001)。尽管在第 1 个月时，治疗组比基线 BCVA 至少获益 15 个字母的比例更大(700μg 组为 21%，350μg 组为 18%，假注射组为 8%；P<0.001)和在第 3 个月时(700μg 组为 22%，350μg 组为 23%，假注射组为 13%；P<0.001)，而在第 6 个月时无统计学意义。在第 3 个月时，700μg(208±201μm)组和 350μg(177±197μm)组的平均 OCT 中央视网膜厚度减少幅度大于假注射组

- SCORE-BRVO 试验
  ○ 对于 BRVO 继发 ME 相关的 VA 降低患者，格栅样光凝优于玻璃体腔内注射曲安奈德治疗。

(85±173μm)(P<0.001)，但在第 6 个月时没有统计学意义。值得注意的是，21% 的 BRVO 和 17% 的 CRVO 在 12 个月内仅需要一次治疗。在 6 个月的随访中，地塞米松植入物耐受性良好，大多数患眼的眼压增加没有统计学意义。在地塞米松组中，仅 0.2% 眼压 >35mmHg，且在 6 个月时 1.2% 的眼压 >25mmHg。总体而言，29.7% 的患眼在第 90 天接受了降眼压药物治疗，所有组的眼压在第 180 天恢复到基线水平。5 只眼(0.7%)接受了手术干预以降眼压的治疗，其中 3 只眼是 RVO 继发的 NVG。白内障进展至 1 年的发生率在各组之间没有显著差异。在 6 个月的开放标签延长期间，所有受试者都接受了第一次(假注射组)或第二次地塞米松植入物，不良反应是相似的。在延长的随访中，32.8% 的地塞米松再治疗组 700μg/700μg 组患者在 12 个月内的某个时间点至少一次 IOP 较基线增加 10mmHg。在这个再治疗组中，14 只眼接受了激光或手术以降低眼压。在地塞米松再治疗组 700μg/700μg 组中，29.8% 的有晶状体眼有报道白内障，地塞米松 350μg/700μg 组为 19.8%，延迟治疗组为 10.5%(假注射/700μg)(P=0.001)。共有 11 名患者接受了白内障手术。这两个"3 期"试验的结果具有重要的临床意义。在各亚组中，早期治疗与更好的 VA 预后相关。接受 700μg 植入物治疗后，在病程 90 天的 BRVO 中 48% 的患者 VA 获益 3 行，且该组中 67% 的基线 BCVA 低于 55 个字母的患者 VA 获益 3 行。此外，与 700μg 植入组相比，假注射组 3 行 VA 丢失的风险高出两倍。即使在 6 个月的随访中，假注射组接受 700μg 植入物治疗后，视力丧失的风险仍然持续 12 个月[43]。

激光光凝

在玻璃体内抗 VEGF 治疗出现之前，BRVO 相关 ME 的标准治疗是格栅样激光光凝[40]。治疗技术是在黄斑区应用"格栅样"激光模式，靶向针对荧光血管造影中血管渗漏区域[17]。激光应用于中央凹无血管区域之外，远至主要血管弓的内缘(图 9.4)。视网膜内出血较多应避免激光光凝，因为视网膜内的血液吸收激光会引起视网膜前神经胶质增生。推荐的激光设置为曝光时间 0.1 秒、50~100μm 直径光斑大小，以及足以产生轻度至中度光照的功率设置。不应使用高能量设置，因为这可能导致即时和延迟的并发症，如视网膜下出血和脉络膜新生血管(NV)[44]。

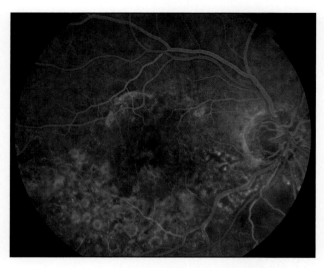

图 9.4　激光治疗由于灌注型视网膜分支静脉阻塞相关的黄斑水肿引起的视力下降,在整个荧光血管造影渗漏区域应用"格栅样"模式激光治疗。治疗应距离中央凹无毛细血管区域之外,远至主要血管弓的内缘。

激光吸收发生在视网膜色素上皮细胞(RPE)水平,并在随后的 2~3 个月内视网膜血管渗漏逐渐减少[45]。激光治疗的反应约在 3 个月后评估,如果仍然认为 VA 由于 BRVO 继发的 ME 而减少,并且 FA 上有残余的渗漏区域,则进行重复激光治疗[17]。由于玻璃体内抗 VEGF 治疗 BRVO 继发的 ME 的疗效,以及激光治疗的风险,如激光瘢痕扩大导致暗点[46]和脉络膜 NV,格栅样激光单次治疗已不太适用于 BRVO 继发的 ME。格栅样激光可以在抗 VEGF 治疗不完全反应之后与抗 VEGF 治疗联合使用,或者可降低玻璃体内抗 VEGF 注射的频率。据已发表的研究报道,联合治疗获得更好的视力预后[47,48];然而,联合治疗降低了抗 VEGF 注射的频率[46]。

周边播散性激光治疗仍然是无灌注 BRVO 视网膜或视盘新生血管(NV)的标准治疗方法[18]。治疗技术包括在视网膜缺血区应用 200~500μm 光斑大小、中等强度能量、间隔约一个光斑宽度、距中央凹 2 个视盘直径处进行激光治疗。激光光斑不应置于视网膜内出血较多或隆起的新生血管上。偶尔需要补充激光以抑制持续的新生血管活动。在 NV 形成初期应用周边播散激光能显著降低玻璃体积血的概率。对 BVOS 数据的分析表明,NV 发生后激光治疗与 NV 发生前激光治疗对于预防玻璃体积血效果相当。因此,不推荐使用预防性播散激光治疗。宽视野

FA 可用于判断 BRVO 的灌注状态和寻找任何视网膜或视盘新生血管的发展[49]。

手术

BRVO 患者的玻璃体积血可能是由于视网膜内出血突破内界膜进入玻璃体腔,也可能是由于视网膜或视盘 NV。玻璃体积血的病程和长期视力预后是多种多样的。在大多数眼中,玻璃体积血是轻微的,可以自行吸收。部分浓厚不透明玻璃体积血患者行平坦部玻璃体切割术和眼内扇形播散激光光凝治疗[22]。在黄斑受累或威胁黄斑的牵拉性视网膜脱离的患者,可采用玻璃体切割术和膜剥除术,联合或不联合眼内扇形激光治疗。

全身治疗

全身抗凝

全身抗凝治疗(包括口服阿司匹林、皮下注射肝素或静脉溶栓)对 BRVO 患者视力并无获益,且有可能加重并发的或将出现的视网膜内出血[50]。对 26 例持续时间小于 5 个月的 BRVO 患者进行了随机双盲研究[50],研究发现曲克芦丁具有抑制红细胞和血小板聚集、改善红细胞变形,以及改善视网膜微循环的能力。两个研究组的基线视力匹配良好,4 个月随访结束时,与安慰剂组相比,曲克芦丁治疗组的 VA(P=0.03)、黄斑阈值(P=0.01)、视网膜循环时间(P=0.04)和 ME(P=0.05)有显著改善。此外,与对照组相比,曲克芦丁治疗组的眼显示缺血进展减少(P=0.05),红细胞聚集性降低(P=0.006)。本研究样本量小,随访时间短(4 个月)。噻氯匹定是一种血小板聚集抑制剂,在 BRVO 症状出现后 3 周内治疗 54 例患者,并与安慰剂进行比较[50]。

本研究报告噻氯匹定治疗组和安慰剂组的 VA 有显著性差异(P=0.01)。在治疗组,69%(20/29)的 VA 改善,而安慰剂组为 52%(13/25)。然而,噻氯匹定与胃肠道症状和皮肤反应的高风险相关[50]。

等容血液稀释

由于血细胞比容和血浆黏度较高,BRVO 被报

精粹

- 治疗与 BRVO 相关的视网膜或视盘 NV
  ○ 周边播散性激光光凝是无灌注 BRVO 视网膜或视盘 NV 的标准治疗。

道与高黏性有关。文献报道了高容或等容血液稀释治疗（IHT）在 BRVO 症状出现后 3 个月内开始，可加快视力恢复率，并对 1 年后的最终 VA 有积极影响[51]。本研究将患者随机分为等容血液稀释组（IHT）（$n=18$）和不治疗组（$n=16$）。随机接受 IHT 治疗的患者在门诊接受了 6 周的静脉切开术和羟乙基淀粉容积置换术，目标红细胞比容为 35%。在积极治疗期结束时，IHT 组显示 VA 显著平均改善约 2 行[0.2 最小分辨角的对数（logMAR）单位]，而对照组改善不到一行（0.01logMAR 单位）（$P=0.003$）。在 1 年随访期结束时，治疗组和对照组之间的差异仍然显著（$P=0.03$），治疗组与基线组相比平均改善约 4 行（0.43logMAR 单位），而对照组只有 1 行。持续性 ME 患者在 3 个月随访后接受黄斑格栅激光治疗；IHT 组 28% 的患者和对照组 44% 的患者接受激光治疗。据报道，血液稀释的并发症包括深静脉血栓形成和低血压[51]。

9.3 视网膜中央静脉阻塞

CRVO 的主要危险因素包括年龄增长、HTN、DM、动脉硬化血管危险因素和原发性开角型青光眼[8]。抗凝药物在 CRVO 风险的患者中使用似乎没有任何显著的保护作用[52,53]。全血黏度和红细胞变形指数与 RVO 呈显著相关，提示血液流变学因素可能在 RVO 发病中起一定作用[54]。这可能解释了年轻患者由于脱水导致 CRVO 的发生[55]。由于文献中的结果相互矛盾，血栓形成倾向在 CRVO 发病机制中的作用仍存在争议[56,57]。

几项小型回顾性研究表明，CRVO 与 V 莱顿因子、高同型半胱氨酸血症、蛋白 C 和 S 缺乏、抗磷脂抗体综合征和Ⅻ因子缺乏有关[58,59,60,61]。广泛筛查 CRVO 患者的凝血功能障碍的价值尚不清楚[57]。对

特别关注

- CRVO 和凝血功能障碍
  - 广泛筛查 CRVO 患者的凝血功能障碍价值尚不清楚。对于有静脉血栓病史、多处静脉血栓形成、双侧或序贯性 RVO 和年轻的患者，考虑血栓形成的危险因素是很重要的。

于有静脉血栓栓塞、多处静脉血栓形成、双侧或序贯性 RVO 和年轻的患者，考虑血栓形成的危险因素是很重要的。

9.3.1 病理生理学

CRVO 的发病机制和治疗方法存在争议。Hayreh 提出有灌注 CRVO 发生在视网膜静脉血流阻塞后，而无灌注 CRVO 发生在筛板区或筛板后静脉和动脉血流阻塞后[62]。视网膜中央静脉流出阻塞被认为发生在筛板区域，并且恰好在筛板后面。组织病理学研究指出，慢性无灌注 CRVO 和 NVG 的剜除眼中有新鲜血栓或再通血栓[63]。包括局部解剖易感性、血管壁变化及血液流变学和血栓形成倾向在内的多种因素的组合都可能有助于 CRVO 的发展。在筛板区域的视网膜中央静脉与视网膜中央动脉有一个共同的外膜鞘，静脉被较硬的动脉壁压迫，特别是在患有动脉硬化性血管疾病的个体中可能发生[64]。尸检研究表明，在健康眼中，视网膜中央静脉这一区域存在自然收缩，随着年龄的增长，变化更为明显[64]。这些变化可能带来更大的剪切力，导致内皮细胞损伤，进而导致内皮细胞增殖和可能的血栓形成[65]。临床表现的变化很可能与视网膜中央静脉阻塞的位置有关[66]。视网膜中央静脉在筛板区域的阻塞可能产生更严重或缺血性的临床表现，而在筛板后部的阻塞可能产生不严重或非缺血性的临床症状[66]。缺血缺氧诱导 VEGF 上调，在 CRVO 继发的 ME 和 NV 发展中起重要作用[67]。在 CRVO 非人灵长类动物模型中抑制 VEGF 可以阻止虹膜和房角的新生血管的发展[68]。VEGF 诱导促凝血酶原激酶的表达，促凝血酶原是一种有效的促凝血组织因子，可能加重 CRVO 诱导的视网膜缺血[69]。此外，VEGF 诱导视网膜内皮肿胀，进而导致毛细血管无灌注[70]。

9.3.2 临床特征和诊断

典型的 CRVO 表现为视网膜静脉明显扩张和迂曲，广泛的视网膜水肿，在所有象限沿视盘放射状明显的浅层和深层视网膜出血、棉绒斑和视盘肿胀。约 2/3 的 CRVO 是灌注型的（图 9.5），其余是非灌注型的[71]。非灌注型 CRVO 的表现往往更为显著，常伴相对性传入性瞳孔障碍和 VA 低于 20/400（图 9.6）。视网膜出血可能会妨碍对毛细血管灌注状态

的评估。在整个疾病过程中，1/3 的灌注型 CRVO 会进展为无灌注型[72]。进展的危险因素包括出现进行性 VA 下降、严重 ME 和进行性视网膜内出血。

CRVO 发生后的临床病程变化很大[71]。视网膜出血可能会持续数周或数年。静脉扩张和迂曲通常随时间而消退，视网膜静脉和动脉可能出现明显的纤维鞘。在非灌注型情况下，视盘肿胀缓慢缓解，但可能出现视盘苍白。睫状血管侧支代偿通常发生在 CRVO 之后(图 9.7)，可能与前段 NV 风险降低有关[71]。微动脉瘤是 CRVO 之后常见的现象，而大动脉瘤和硬渗出则不常见。ME 在 CRVO 后常见，可能会迅速消退，或长期持续、间歇性变化，或在病程后期进展。如果 NV 在 CRVO 之后发生，它通常在 CRVO 的前

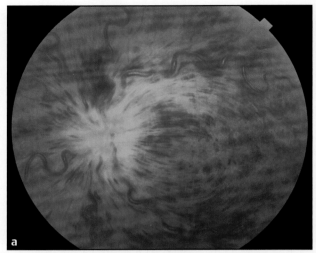

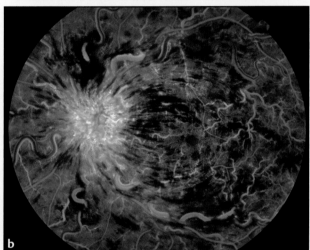

图 9.6　非灌注型视网膜中央静脉阻塞。(a)许多几乎融合的视网膜内出血和明显扩张、迂曲的视网膜静脉系统。(b)荧光素血管造影显示 10 个或以上视盘直径的毛细血管无灌注区。

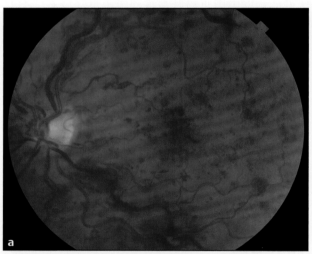

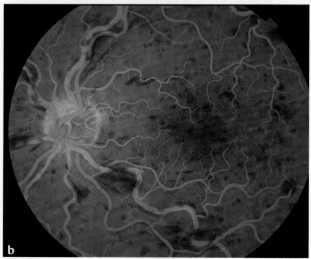

图 9.5　灌注型视网膜中央静脉阻塞。(a)注意相对较少的视网膜内出血和仅轻度扩张、迂曲的视网膜静脉系统。(b)荧光素血管造影显示小于 10 个视盘直径的毛细血管无灌注区。

7 个月内进展且通常在虹膜上形成(图 9.8);NV 在视盘或视网膜上进展并不常见[72]。灌注眼中虹膜 NV 的发生率为 10%，非灌注眼中的发生率为 45%~80%。在进展为虹膜 NV 的眼中，约 2/3 会在没有治疗的情况下进展为 NVG[72]。

灌注状态通常根据临床检查结合造影结果来确定[71]。中央静脉阻塞研究(CVOS)使用 10 个视盘大小无灌注区作为分界点，预测 2 点钟位置虹膜 NV 或任何房角 NV 患病的风险[73]。与 CRVO 相关的 ME，FA 表现为旁中央凹和中央凹旁毛细血管渗漏而呈现强荧光，随着时间的延长，荧光大小和强度增加，后期通常呈花瓣样外观。中央凹附近的无灌注区与较差的视力预后相关。当 FA 不能显示非灌注

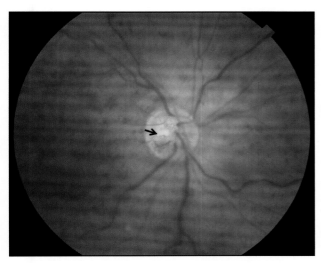

图 9.7 视盘侧支循环。这些循环在视盘上或附近表现为迂曲的血管环(箭头)。它们形成于阻塞的视盘毛细血管和无阻塞的脉络膜或软膜毛细血管之间。

的程度时(例如,在广泛的视网膜内出血的情况下),电生理学检查可能是有帮助的。ERG b/a 波振幅比,明视和暗视 b 波振幅及闪烁振幅在毛细血管无灌注的眼中显著小于灌注眼[74]。OCT 可以帮助临床医生评估和监测 CRVO 的并发症,如 ME 和视网膜前膜形成。

9.3.3 治疗和转归

在初诊和随访检查时,建议进行完整的眼部检查,包括眼压测量、裂隙灯生物显微镜检查、前房角镜检查、以排除虹膜或房角的 NV,以及扩瞳眼底检查。直到最近,CRVO 的治疗通常局限于全视网膜激

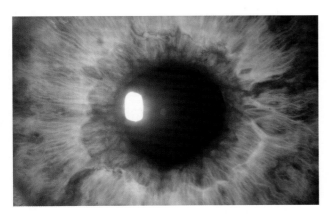

图 9.8 绚丽的虹膜新生血管形成。虹膜新生血管形成和随后的新生血管性青光眼在视网膜中央静脉阻塞的眼中比在视网膜分支静脉阻塞的眼中更常见。

光治疗视网膜缺血引起的新生血管并发症。最近,许多随机对照临床试验评估了各种新治疗方案的作用。这些治疗可大致分为两类:一类旨在缓解静脉流出阻塞的治疗,另一类是针对静脉阻塞后遗症的治疗(包括 ME 和视网膜缺血的并发症)。

缓解静脉阻塞的治疗方法

抗凝

全身抗凝在 CRVO 中的作用尚不清楚。没有证据表明阿司匹林、肝素或华法林等药物改变了 CRVO 的自然史。据报道,服用华法林的患者尽管维持了抗凝治疗水平,但仍会发生 CRVO[52,53]。已经注意到抗癫痫药物如噻氯匹定具有潜在的获益;但尚未在前瞻性、随机、对照的Ⅲ期临床试验中对此进行研究[50]。溶栓剂已在全身和眼内使用,试图溶解潜在的、导致静脉流出受阻的血栓[75]。已有少量非随机病例研究玻璃体内组织纤溶酶原激活剂和组织纤溶酶原激活剂直接注入视网膜静脉[9]。然而,由于与全身溶栓相关的显著的出血性不良反应,它们已不再被使用。

放射状视神经切开术

放射状视神经切开术(RON)的使用基于这样一个假设:CRVO 类似于因巩膜出口受限空间内压力增加而引起的隔室综合征[76]。该手术包括平坦部玻璃体切割术,随后于视神经鼻侧巩膜环做一放射状切口,以释放视网膜中央静脉周围的压力。最初的非随机研究[76]显示,在高达 71% 的眼中平均获得 2.5 行视力提升;然而,另一项研究并没有证实有类似的改善[77]。在用 RON 治疗的眼中,发现有 47% 的患眼脉络膜与视网膜吻合,这可以解释这种手术对某些眼 VA 是有益的影响[78]。由于 RON 的 VA 益处不明确,以及与此手术相关的并发症(例如,玻璃体积血,出血性视网膜脱离,视网膜脱离,视野缺损,视网膜中央动脉阻塞和 NV)[79],RON 通常不认为是 CRVO 的标准治疗。

激光诱导脉络膜视网膜吻合术

激光诱导脉络膜视网膜吻合术(L-CRA)的目的是通过在视网膜静脉和脉络膜静脉循环之间诱导吻合,建立阻塞的视网膜中央静脉旁路[80]。该过程需要使用高功率氩激光,有时还需要结合 Nd:YAG 激光,破坏 Bruch 膜和上覆的视网膜静脉,形成脉络膜视网膜吻合[80]。中央视网膜静脉旁路研究(CVBS)

连续随访了 113 例非缺血性 CRVO 持续时间>3 个月且 VA=20/50 的患者,以评估 L-CRA 疗效[81]。患者随机分为 L-CRA 组 (n=58) 或常规治疗组 (n=55),随访 18 个月。对照组 53 例,治疗组 55 例,随访 18 个月。在治疗组的 42 只眼(76.4%)中成功进行了 L-CRA 治疗。在 18 个月的随访期间,对照眼的平均 BCVA 逐渐下降(与基线相比,18 个月时为-8.9 个字母)。相比之下,与基线相比,18 个月时治疗眼中 BCVA 的平均变化为+1.3 个字母;在具有功能性 L-CRA 治疗的 42 只眼中,与基线相比,18 个月时 BCVA 的平均变化是+3.6 个字母。L-CRA 的产生也与进行性视网膜缺血的保护作用有关。在这项研究中,所有患眼最初都是非缺血性的,L-CRA 组有 4.9% 的患眼转为缺血性,而对照组为 20.8%(P=0.03)[81]。L-CRA 的并发症包括 18% 的患眼发生视网膜 NV(NV 用扇形激光治疗),以及约 9% 的 L-CRA 患者因玻璃体积血或黄斑牵拉而行玻璃体切割术。年龄较小,基线 VA 较好,L-CRA 部位发生脉络膜视网膜吻合的早期证据与手术成功率增加有关[82]。L-CRA 在 CRVO 治疗中的确切作用尚不清楚。

视神经鞘减压术

该手术涉及眼眶入路切除后巩膜环[83]。由于该手术存在重大风险(例如,眼球运动障碍、瞳孔功能障碍和视网膜中央动脉阻塞),已不再使用视神经鞘减压术来治疗 CRVO[83]。

9.4 黄斑水肿的治疗

在 CVOS 中,黄斑格栅样激光治疗与 ME 的血管造影证据减少有关,但格栅样激光治疗 CRVO 相关 ME 未见视力改善[84]。直到最近,还没有与 CRVO 相关的 ME 明确治疗方法[23]。然而,随着玻璃体内药物治疗的出现,目前有各种药物用于治疗因 CRVO 相关 ME 导致的视力下降。

9.4.1 玻璃体内抗 VEGF 治疗

抗 VEGF 治疗通常是与 CRVO 相关 ME 患者的一线治疗方法[85]。目前可获得的玻璃体内抗 VEGF 药物包括雷珠单抗、贝伐单抗和阿普西柏。

雷珠单抗

雷珠单抗是首个获得 FDA 批准(2010 年 6 月)用于治疗 CRVO 继发 ME 的抗 VEGF 药物。在视网膜中央静脉阻塞(CRUISE)研究[86](一项Ⅲ期多中心前瞻性临床试验,比较玻璃体内注射雷珠单抗 0.3mg 玻璃体内注射雷珠单抗 0.5mg 和假注射的有效性和安全性),392 例继发于非缺血性 CRVO 的 ME 患者被随机分组至每个月接受玻璃体内注射 0.3mg 雷珠单抗组(n=132)或 0.5mg 组(n=130)雷珠单抗或假注射组(n=130)。患者入选标准:在研究开始的 12 个月内发生继发于 CRVO 且累及黄斑中心的 ME,BCVA 为 20/40~20/320,CST=250μm。在 6 个月时,BCVA 获益 15 个字母的患者比例在雷珠单抗组中为 46.2%(0.3mg 组)和 47.7%(0.5mg 组),在假注射组中为 16.9%(P<0.0001)。雷珠单抗组较假注射组获得更大的 ME 缓解率(CST 在 0.3mg 雷珠单抗组、0.3mg 雷珠单抗组分别降低了 433.7μm 及 452.3μm,而假注射组降低了 167.7μm)。该研究表明,在 6 个月的过程中每个月注射雷珠单抗 0.3mg 或 0.5mg 可减少 ME 并为 CRVO 相关 ME 患者提供实质性视觉改善。在 CRUISE 研究的主要终点之后,所有患者每个月进行评估,如果研究眼 Snellen 等效 BCVA=20/40 或平均 CST=250μm,则患者接受玻璃体内注射雷珠单抗;雷珠单抗组患者接受指定剂量,假注射组患者接受 0.5mg 雷珠单抗治疗。在 CRVO 患者中,观察期间雷珠单抗注射的平均次数在 0.3 次、0.5 次和假注射组中分别为 3.9、3.6 和 4.2 次。在第 12 个月时,在雷珠单抗组中,视力保持不变,在假注射组中,接受雷珠单抗注射后视力有明显改善(与基线水平相比,在假注射组中,第 12 个月的获益 15 个字母的比例为 33.1%,而第 6 个月比例为 16.9%)[25]。然而,假注射组第 12 个月的视力不如雷珠单抗组患者的视力好[25]。在雷珠单抗治疗的第二年,视力下降,可能是由于随访减少和雷珠单抗注射次数较少。因此,随访和注射应该是个性化的,患有 CRVO 的患者可能需要比每 3 个月更频繁的随访[25]。

> **精粹**
>
> ● 治疗与 CRVO 相关的 ME
> ○ 抗 VEGF 治疗通常是与 CRVO 相关的 ME 患者的一线治疗方法。

贝伐单抗

尽管贝伐单抗未经 FDA 批准用于玻璃体内,但大量的病例报告和系列研究已报道了使用玻璃体内注射贝伐单抗治疗后 CRVO 相关 ME 的改善[87,88,89]。然而,有一些问题如短期疗效和 ME 复发率高仍然存在(图 9.9)[90]。全美合作视网膜研究小组得出结论,在 24 个月时玻璃体内注射贝伐单抗的 2.5mg 剂量与 1.25mg 剂量没有差异,尽管与 1.25mg 剂量相比,2.5mg 剂量与 6 个月时更大程度的 VA 改善和 ME 降低相关。Ach 等发现,受益于玻璃体内注射贝伐单抗治疗的 CRVO 患者在入组时更年轻并且基线 CRT 较玻璃体内注射贝伐单抗没有改善的患者更低[28]。在有些病例即使 ME 对玻璃体内注射贝伐单抗有反应,也可能需要多次连续治疗,缺血性损伤也可能妨碍 VA 的改善[85]。

阿普西柏

根据 GALILEO 和 COPERNICUS 研究的结果,阿普西柏于 2012 年 9 月被 FDA 批准用于治疗 CRVO 继发的 ME[91,92]。在 COPERNICUS 研究中,91 189 名患有 CRVO 继发 ME 的患者被随机 3:2 的比例接受每个月玻璃体内注射阿普西柏 2mg 或假注射 6 个月。与基线相比,在 6 个月时阿普西柏治疗组 BCVA 获益 15 个字母的比例为 56.1%,而假注射眼为 12.3%($P<0.001$)[91]。CRT 在阿普西柏治疗组降低了 457.2μm,而假注射组为 144.8μm($P<0.001$),且在阿普西柏治疗组和假注射组分别有 0 只眼和 5 只眼(6.8%)发生了任何 NV 的进展($P=0.006$)。在 GALILEO 研究(在欧洲和亚洲的 62 个中心进行的一项双盲Ⅲ期试验)中,177 名患者被随机分配,按 3:2 的比例每个月接受玻璃体内注射阿普西柏 2mg 或假注射,直至 24 周,在第 24 周和第 52 周之间,患者继续每个月进行监测,但阿普西柏组根据需要接受治疗,而假注射组每 4 周继续接受假治疗。从第 52 周到第 76 周,随访间隔延长至 8 周,假注射组患者可接受阿普西柏治疗。在 GALILEO 的前 6 个月,每个月接受阿普西柏组治疗视力平均获益 18.0 个字母而假注射组仅获益 3.3 个字母($P<0.0001$)。阿普西柏治疗组和假注射组的平均 CRT 分别下降 448.6μm 和 169.3μm($P<0.0001$)。这种改善一直维持到第 52 周,但在第 52 周和第 76 周之间有所下降。在接受阿普西柏治疗后,假注射组患者的视力获益及 CRT 降低。然而,第 76 周的结果在从最初就使用阿普西柏治疗的患者视力更好。在Ⅲ期 GALILEO 研究中随访至第 76 周的结果显示,玻璃体内注射阿普西柏可显著改善继发于 CRVO 的 ME 初治眼的 VA。然而,这些数据也表明密切监测和早期治疗对于优化 VA 的价值[92]。

视网膜静脉阻塞 2(SCORE2)的对比治疗研究

视网膜静脉阻塞的比较治疗研究 2(SCORE2)是一项多中心随机临床试验,研究玻璃体内注射贝伐单抗是否优于玻璃体内注射阿普西柏治疗继发于 CRVO 或半侧静脉阻塞的 ME。该研究纳入 362 例患者,随机 1:1 每 4 周接受阿普西柏(2.0mg;$n=180$)或贝伐单抗(1.25mg;$n=182$)治疗,共 6 个月。在第 6 个月的主要结果评估之后,根据第 6 个月的治疗结果制订治疗策略,对参与者进行 12 个月的随访。在第 6 个月最初治疗方案反应良好的眼被随机分配,继续使用最初分配的药物进行治疗,每月一次或延长治疗时间;在第 6 个月最初治疗方案效果不好的眼转换为替代治疗;在第 6 个月时反应较差的贝伐单抗组接受阿普西柏治疗,而在第 6 个月时反应较差的阿普西柏治疗组接受玻璃体内注射地塞米松治疗。迄今为止,已公布了 6 个月的结果[93]。主要结果是视力的平均变化,非劣效性差值为 5 个字母。在第 6 个月,贝伐单抗组的平均视力字母评分较基线增加为 18.6 分,而阿普西柏组增加 18.9 分。在治疗 6 个月后,玻璃体内贝伐单抗组视力不劣于阿普西柏组。第 6 个月的事后分析显示,阿普西柏组的黄斑水肿的完全消退率(54.4%)高于贝伐单抗组(28.5%)。然而,在贝伐单抗组中,较低比例的黄斑水肿消退率并不意味着该组在 6 个月时视力仍较差。

精粹

- CRUISE 研究:第二年的结果
  - 在雷珠单抗治疗的第二年,视力下降,可能由于随访减少和雷珠单抗注射次数较少。
  - 因此,随访和注射应个体化,并且 CRVO 患者可能需要比每 3 个月更频繁的随访。

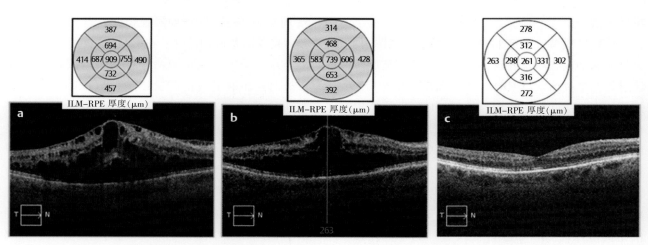

图 9.9 （a）视网膜中央静脉阻塞继发黄斑水肿患者基线时的 OCT 扫描。患者接受 3 次玻璃体内注射贝伐单抗 1.25mg，每次间隔 1 个月。（b）在第三次贝伐单抗注射后 1 个月，在 OCT 上观察到黄斑水肿几乎无消退。患者接受玻璃体内注射阿普西柏 2mg 共 3 次，每次间隔 1 个月。（c）如 OCT 所见，在注射第三次阿普西柏后 1 个月，黄斑水肿消退。

9.4.2 玻璃体内注射类固醇

曲安奈德（TA）

SCORE 研究比较了 1mg 和 4mg 剂量的玻璃体内注射 TA 与标准治疗（观察）治疗灌注型 CRVO 继发的ME 相关的视力损失，并评估 1mg 和 4mg TA 剂量的疗效和安全性[94]。SCORE-CRVO 试验的主要结果是，从基线到第 12 个月，VA 字母得分增加 15 分，以上的参与者百分比在观察组、1mg TA 组和 4mg TA 组分别为 6.8%、26.5%和 25.6%。与 1mg TA（20%）和观察组（8%）相比，4mg TA 组中有更多只眼（35%）在 12 个月内开始使用降眼压药物。在研究的前 12 个月，1mg TA 组的两名参与者接受了引流阀分流手术，在 12 个月至 24 个月期间，4mg TA 组的两名参与者接受了引流阀分流手术；由于 NVG 并非类固醇相关的 IOP 升高，研究者认为所有参与者的手术都是必要的。在基线评估为有晶状体的眼中，根据临床中心的评估，观察组第 12 个月的新发晶状体混浊或现有混浊进展的估计值为 18%，而 1mg 和 4mg TA 组分别为 26%和 33%。观察组和 1mg TA 组 12 个月内无白内障手术，4mg TA 组 4 眼接受白内障手术。同样，4mg TA 组在第 12 个月至第 24 个月期间白内障手术率更高，21 只眼接受白内障手术，而 1mg 组为 3 只眼，观察组为 0。截至第 12 个月，在这三个研究组中没有任何一个研究组出现感染性或非感染性眼内炎或视网膜脱离的报告。总之，1mg 和

4mg 剂量的玻璃体内 TA 治疗灌注型 CRVO 继发的ME 在 1 年甚至可能两年内的 VA 预后优于未经治疗的自然病程（图 9.10）[94]。与 4mg TA 剂量相比，1mg TA 剂量具有更高的安全性，尤其是在青光眼和白内障方面，使其成为首选 TA 剂量。

地塞米松植入物

如 BRVO 小节中所述，剂量为 700μg 的 Ozurdex 地塞米松植入物被证明是治疗 RVO 继发性的 ME 的有效方法（在 BRVO 或 CRVO 患者中研究了 Ozurdex 地塞米松植入物；但并未对这两种疾病进行单独的临床试验，以评估其疗效）（图 9.11）[42,43]。

9.5 缺血性并发症的治疗

CVOS 建议在 CRVO 引起 2 个钟点位虹膜或任何房角新生血管后立即应用全视网膜光凝术（PRP）治疗[73]。许多报道都描述了早在玻璃体腔注射贝伐单抗 48 小时后，CRVO 诱导的新生血管性青光眼呈现新生血管消退和眼压下降，获得短期的治疗效果[95,96,97,98]。然而，NVG 的标准治疗仍然是 PRP，根据需要使用降眼压药物。玻璃体内注射贝伐单抗可能对无法接受 PRP 的患者有用，或者在 PRP 可以进行之前作为过渡治疗（例如，在患有屈光介质混浊的患者中）[98]。对于有些患者，尽管给予最大耐受的降眼压药物治疗仍有明显 IOP 升高的情况，玻璃体内注射贝伐单抗可与 PRP 联合使用，以实现 NV

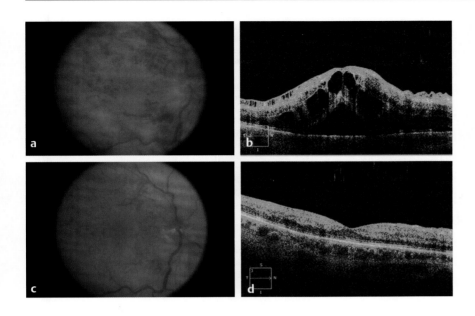

图 9.10　(a)眼底照片和(b)视网膜中央静脉阻塞继发持续性黄斑水肿患者的 OCT 扫描，接受两次玻璃体内注射贝伐单抗 1.25mg 治疗，间隔 1 个月。患者随后接受玻璃体内注射曲安奈德 4mg 治疗，3 个月随访时黄斑水肿消退，如(c)眼底照片和(d)OCT 所示。

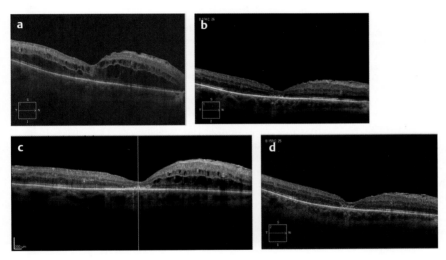

图 9.11　(a)视网膜中央静脉阻塞继发持续性黄斑水肿患者的 OCT 扫描，经两次玻璃体内注射贝伐单抗 1.25mg、一次玻璃体内注射曲安奈德 4mg 和两次玻璃体内注射雷珠单抗 0.5mg。(b)随后患者接受地塞米松植入物 700μg 治疗，如 OCT 所述，在 1 个月的随访中黄斑水肿消退。(c)如 OCT 所述，在注射地塞米松植入物 700μg 3.5 个月后黄斑水肿复发。(d)如 OCT 所述，患者接受第二次注射地塞米松植入物 700μg 治疗，2 个月时黄斑水肿消退。

的快速消退，从而防止永久性房角粘连，更快地实现较好的 IOP 控制[98]。

9.6　视网膜半侧静脉闭塞

　　视网膜半侧静脉阻塞这一术语可互换地用于描述视网膜半侧中央静脉阻塞(HCRVO)或视网膜半静脉阻塞[99]。但是，重要的是要了解 HCRVO 和视网膜半静脉阻塞是两个不同的疾病[99]。HCRVO 的发生是由于先天性视网膜中央静脉异常的两个主干之一被阻塞[100]。另一方面，视网膜半静脉阻塞被认为是 BRVO，其涉及视网膜的上半部分或下半部分[101]。HCRVO 是 CRVO 的解剖变异，可以是缺血性或非

缺血性的。在非缺血性 HCRVO 中，自然病程的进展通常视力预后良好[99]。在缺血性HCRVO 中，最常见的 NV 类型是视网膜 NV(29%)，虹膜 NV 为 12%，视盘 NV 为 12%，房角 NV 为 10%[99]。据报道，发病后 6 个月内，NVG 的发生率为 5%[100]。

9.7　结论

　　RVO 是仅次于糖尿病性视网膜病变的第二常见的视网膜血管疾病，可能与显著的眼部发病率相关。ME 是 RVO 最常见的致盲原因。近年来，RVO 相关的 ME 和缺血性并发症的治疗取得了显著发展。玻璃体内抗 VEGF 治疗目前被认为是由于 RVO 相

关 ME 引起的视力下降的一线治疗方法。具有部分反应或对抗 VEGF 治疗无反应的患者可玻璃体内注射 TA 或地塞米松缓释类固醇释放系统。对于患有 CRVO 相关 ME 的患者，黄斑区格栅样激光尚未被证实对 CRVO 相关 ME 的患者具有视力获益，但对于 BRVO 相关 ME 的患者而无致密性黄斑出血是一种治疗选择。当格栅样激光与玻璃体内药物治疗联合使用时，可能会降低 BRVO 相关 ME 患者的抗 VEGF 注射频率。在 CVBS 中，激光诱导的脉络膜视网膜静脉吻合显示与 CRVO 相关 ME 的视力改善相关，但 VA 的改善不如 CRUISE 研究中所见的那么快和那样多。未来的治疗可包括一种联合方法，解决静脉流出受阻引起的 ME 和缺血性并发症。

参考文献

[1] Rogers SL, McIntosh RL, Lim L, et al. Natural history of branch retinal vein occlusion: an evidence-based systematic review. Ophthalmology. 2010; 117 (6):1094–1101.e5

[2] Hayreh SS, Zimmerman MB, Podhajsky P. Incidence of various types of retinal vein occlusion and their recurrence and demographic characteristics. Am J Ophthalmol. 1994; 117(4):429–441

[3] Rogers S, McIntosh RL, Cheung N, et al. International Eye Disease Consortium. The prevalence of retinal vein occlusion: pooled data from population studies from the United States, Europe, Asia, and Australia. Ophthalmology. 2010; 117(2):313–9.e1

[4] Klein R, Moss SE, Meuer SM, Klein BE. The 15-year cumulative incidence of retinal vein occlusion: the Beaver Dam Eye Study. Arch Ophthalmol. 2008; 126(4):513–518

[5] Chatziralli IP, Jaulim A, Peponis VG, Mitropoulos PG, Moschos MM. Branch retinal vein occlusion: treatment modalities: an update of the literature. Semin Ophthalmol. 2014; 29(2):85–107

[6] McIntosh RL, Rogers SL, Lim L, et al. Natural history of central retinal vein occlusion: an evidence-based systematic review. Ophthalmology. 2010; 117 (6):1113–1123.e15

[7] The Eye Disease Case-control Study Group. Risk factors for branch retinal vein occlusion. Am J Ophthalmol. 1993; 116(3):286–296

[8] The Eye Disease Case-Control Study Group. Risk factors for central retinal vein occlusion. Arch Ophthalmol. 1996; 114(5):545–554

[9] Querques G, Triolo G, Casalino G, et al. Retinal venous occlusions: diagnosis and choice of treatments. Ophthalmic Res. 2013; 49(4):215–222

[10] O'Mahoney PR, Wong DT, Ray JG. Retinal vein occlusion and traditional risk factors for atherosclerosis. Arch Ophthalmol. 2008; 126(5):692–699

[11] Yau JW, Lee P, Wong TY, Best J, Jenkins A. Retinal vein occlusion: an approach to diagnosis, systemic risk factors and management. Intern Med J. 2008; 38 (12):904–910

[12] Jaulim A, Ahmed B, Khanam T, Chatziralli IP. Branch retinal vein occlusion: epidemiology, pathogenesis, risk factors, clinical features, diagnosis, and complications. An update of the literature. Retina. 2013; 33(5):901–910

[13] Bowers DK, Finkelstein D, Wolff SM, Green WR. Branch retinal vein occlusion. A clinicopathologic case report. Retina. 1987; 7(4):252–259

[14] Jefferies P, Clemett R, Day T. An anatomical study of retinal arteriovenous crossings and their role in the pathogenesis of retinal branch vein occlusions. Aust N Z J Ophthalmol. 1993; 21(4):213–217

[15] Hoang QV, Freund KB, Klancnik JM, Jr, Sorenson JA, Cunningham ET, Jr, Yannuzzi LA. Focal retinal phlebitis. Retina. 2012; 32(1):120–126

[16] Parodi MB, Bandello F. Branch retinal vein occlusion: classification and treatment. Ophthalmologica. 2009; 223(5):298–305

[17] The Branch Vein Occlusion Study Group. Argon laser photocoagulation for macular edema in branch vein occlusion. Am J Ophthalmol. 1984; 98(3):271–282

[18] Branch Vein Occlusion Study Group. Argon laser scatter photocoagulation for prevention of neovascularization and vitreous hemorrhage in branch vein occlusion. A randomized clinical trial. Arch Ophthalmol. 1986; 104(1):34–41

[19] Rehak J, Rehak M. Branch retinal vein occlusion: pathogenesis, visual prognosis, and treatment modalities. Curr Eye Res. 2008; 33(2):111–131

[20] Finkelstein D. Ischemic macular edema. Recognition and favorable natural history in branch vein occlusion. Arch Ophthalmol. 1992; 110(10):1427–1434

[21] Scott IU, VanVeldhuisen PC, Oden NL, et al. SCORE Study Investigator Group. SCORE Study report 1: baseline associations between central retinal thickness and visual acuity in patients with retinal vein occlusion. Ophthalmology. 2009; 116(3):504–512

[22] Shahid H, Hossain P, Amoaku WM. The management of retinal vein occlusion: is interventional ophthalmology the way forward? Br J Ophthalmol. 2006; 90(5):627–639

[23] Kulkarni A, Gunther J, Ip MS. Pharmacotherapy of retinal vein occlusions. In: Das A, Friberg T, eds. Ocular Angiogenesis Therapy: Principles and Practice. Philadelphia, PA: Lippincott, Williams & Wilkins; 2010:220–234

[24] Campochiaro PA, Heier JS, Feiner L, et al. BRAVO Investigators. Ranibizumab for macular edema following branch retinal vein occlusion: six-month primary end point results of a phase III study. Ophthalmology. 2010; 117 (6):1102–1112.e1

[25] Thach AB, Yau L, Hoang C, Tuomi L. Time to clinically significant visual acuity gains after ranibizumab treatment for retinal vein occlusion: BRAVO and CRUISE trials. Ophthalmology. 2014; 121(5):1059–1066

[26] Badalà F. The treatment of branch retinal vein occlusion with bevacizumab. Curr Opin Ophthalmol. 2008; 19(3):234–238

[27] Wu L, Arevalo JF, Roca JA, et al. Pan-American Collaborative Retina Study Group (PACORES). Comparison of two doses of intravitreal bevacizumab (Avastin) for treatment of macular edema secondary to branch retinal vein occlusion: results from the Pan-American Collaborative Retina Study Group at 6 months of follow-up. Retina. 2008; 28(2):212–219

[28] Ach T, Hoeh AE, Schaal KB, Scheuerle AF, Dithmar S. Predictive factors for changes in macular edema in intravitreal bevacizumab therapy of retinal vein occlusion. Graefes Arch Clin Exp Ophthalmol. 2010; 248 (2):155–159

[29] Fung AE, Rosenfeld PJ, Reichel E. The International Intravitreal Bevacizumab Safety Survey: using the internet to assess drug safety worldwide. Br J Ophthalmol. 2006; 90(11):1344–1349

[30] De Niro JE, Fu AD, Johnson RN, et al. Intravitreous ranibizumab for persistent macular edema in retinal vein occlusion unresponsive to bevacizumab. Retin Cases Brief Rep. 2013; 7(3):220–224

[31] Campochiaro PA, Clark WL, Boyer DS, et al. Intravitreal aflibercept for macular edema following branch retinal vein occlusion: the 24-week results of the VIBRANT study. Ophthalmology. 2015; 122(3):538–544

[32] Wolfensberger TJ, Gregor ZJ. Macular edema—rationale for therapy. Dev Ophthalmol. 2010; 47:49–58

[33] Lee H, Shah GK. Intravitreal triamcinolone as primary treatment of cystoid macular edema secondary to branch retinal vein occlusion. Retina. 2005; 25 (5):551–555

[34] Yepremyan M, Wertz FD, Tivnan T, Eversman L, Marx JL. Early treatment of cystoid macular edema secondary to branch retinal vein occlusion with intravitreal triamcinolone acetonide. Ophthalmic Surg Lasers Imaging. 2005; 36(1):30–36

[35] Ozkiris A, Evereklioglu C, Erkiliç K, Ilhan O. The efficacy of intravitreal triamcinolone acetonide on macular edema in branch retinal vein occlusion. Eur J Ophthalmol. 2005; 15(1):96–101

[36] Jonas JB, Akkoyun I, Kamppeter B, Kreissig I, Degenring RF. Branch retinal vein occlusion treated by intravitreal triamcinolone acetonide. Eye (Lond). 2005; 19(1):65–71

[37] Chen SD, Sundaram V, Lochhead J, Patel CK. Intravitreal triamcinolone for the treatment of ischemic macular edema associated with branch retinal vein occlusion. Am J Ophthalmol. 2006; 141(5):876–883

[38] Beer PM, Bakri SJ, Singh RJ, Liu W, Peters GB, III, Miller M. Intraocular concentration and pharmacokinetics of triamcinolone acetonide after a single intravitreal injection. Ophthalmology. 2003; 110(4):681–686

[39] Scott IU, Ip MS. It's time for a clinical trial to investigate intravitreal triamcinolone for macular edema due to retinal vein occlusion: the SCORE study. Arch Ophthalmol. 2005; 123(4):581–582

[40] Scott IU, Ip MS, VanVeldhuisen PC, et al. SCORE Study Research Group. A randomized trial comparing the efficacy and safety of intravitreal triamcinolone with standard care to treat vision loss associated with macular Edema secondary to branch retinal vein occlusion: the Standard Care vs Corticosteroid for Retinal Vein Occlusion (SCORE) study report 6. Arch Ophthalmol. 2009; 127(9):1115–1128

[41] London NJ, Chiang A, Haller JA. The dexamethasone drug delivery system: indications and evidence. Adv Ther. 2011; 28(5):351–366

[42] Haller JA, Bandello F, Belfort R, Jr, et al. OZURDEX GENEVA Study Group. Randomized, sham-controlled trial of dexamethasone intravitreal implant in patients with macular edema due to retinal vein occlusion. Ophthalmology. 2010; 117(6):1134–1146.e3

[43] Haller JA, Bandello F, Belfort R, Jr, et al. Ozurdex GENEVA Study Group. Dexamethasone intravitreal implant in patients with macular edema related to branch or central retinal vein occlusion twelve-month study results. Ophthalmology. 2011; 118(12):2453–2460

[44] Han DP, Mieler WF, Burton TC. Submacular fibrosis after photocoagulation for diabetic macular edema. Am J Ophthalmol. 1992; 113(5):513–521

[45] Wilson DJ, Finkelstein D, Quigley HA, Green WR. Macular grid photocoagulation. An experimental study on the primate retina. Arch Ophthalmol. 1988; 106(1):100–105

[46] Schatz H, Madeira D, McDonald HR, Johnson RN. Progressive enlargement of laser scars following grid laser photocoagulation for diffuse diabetic macular edema. Arch Ophthalmol. 1991; 109(11):1549–1551

[47] Leitritz MA, Gelisken F, Ziemssen F, Szurman P, Bartz-Schmidt KU, Jaissle GB. Grid laser photocoagulation for macular oedema due to branch retinal vein occlusion in the age of bevacizumab? Results of a prospective study with crossover design. Br J Ophthalmol. 2013; 97(2):215–219

[48] Donati S, Barosi P, Bianchi M, Al Oum M, Azzolini C. Combined intravitreal bevacizumab and grid laser photocoagulation for macular edema secondary to branch retinal vein occlusion. Eur J Ophthalmol. 2012; 22(4):607–614

[49] Prasad PS, Oliver SC, Coffee RE, Hubschman JP, Schwartz SD. Ultra wide-field angiographic characteristics of branch retinal and hemicentral retinal vein occlusion. Ophthalmology. 2010; 117(4):780–784

[50] McIntosh RL, Mohamed Q, Saw SM, Wong TY. Interventions for branch retinal vein occlusion: an evidence-based systematic review. Ophthalmology. 2007; 114(5):835–854

[51] Chen HC, Wiek J, Gupta A, Luckie A, Kohner EM. Effect of isovolaemic haemodilution on visual outcome in branch retinal vein occlusion. Br J Ophthalmol. 1998; 82(2):162–167

[52] Browning DJ, Fraser CM. Retinal vein occlusions in patients taking warfarin. Ophthalmology. 2004; 111(6):1196–1200

[53] Mruthyunjaya P, Wirostko WJ, Chandrashekhar R, et al. Central retinal vein occlusion in patients treated with long-term warfarin sodium (Coumadin) for anticoagulation. Retina. 2006; 26(3):285–291

[54] Sofi F, Mannini L, Marcucci R, et al. Role of haemorheological factors in patients with retinal vein occlusion. Thromb Haemost. 2007; 98(6):1215–1219

[55] Francis PJ, Stanford MR, Graham EM. Dehydration is a risk factor for central retinal vein occlusion in young patients. Acta Ophthalmol Scand. 2003; 81(4):415–416

[56] Janssen MC, den Heijer M, Cruysberg JR, Wollersheim H, Bredie SJ. Retinal vein occlusion: a form of venous thrombosis or a complication of atherosclerosis? A meta-analysis of thrombophilic factors. Thromb Haemost. 2005; 93(6):1021–1026

[57] Fegan CD. Central retinal vein occlusion and thrombophilia. Eye (Lond). 2002; 16(1):98–106

[58] Chua B, Kifley A, Wong TY, Mitchell P. Homocysteine and retinal vein occlusion: a population-based study. Am J Ophthalmol. 2005; 139(1):181–182

[59] Vine AK. Hyperhomocysteinemia: a risk factor for central retinal vein occlusion. Am J Ophthalmol. 2000; 129(5):640–644

[60] Cobo-Soriano R, Sánchez-Ramón S, Aparicio MJ, et al. Antiphospholipid antibodies and retinal thrombosis in patients without risk factors: a prospective case-control study. Am J Ophthalmol. 1999; 128(6):725–732

[61] Bashshur ZF, Taher A, Masri AF, Najjar D, Arayssi TK, Noureddin BN. Anticardiolipin antibodies in patients with retinal vein occlusion and no risk factors: a prospective study. Retina. 2003; 23(4):486–490

[62] Hayreh SS. Prevalent misconceptions about acute retinal vascular occlusive disorders. Prog Retin Eye Res. 2005; 24(4):493–519

[63] Green WR, Chan CC, Hutchins GM, Terry JM. Central retinal vein occlusion: a prospective histopathologic study of 29 eyes in 28 cases. Trans Am Ophthalmol Soc. 1981; 79:371–422

[64] Taylor AW, Sehu W, Williamson TH, Lee WR. Morphometric assessment of the central retinal artery and vein in the optic nerve head. Can J Ophthalmol. 1993; 28(7):320–324

[65] Williamson THA. A "throttle" mechanism in the central retinal vein in the region of the lamina cribrosa. Br J Ophthalmol. 2007; 91(9):1190–1193

[66] Beaumont PE, Kang HK. Pattern of vascular nonperfusion in retinal venous occlusions occurring within the optic nerve with and without optic nerve head swelling. Arch Ophthalmol. 2000; 118(10):1357–1363

[67] Boyd SR, Zachary I, Chakravarthy U, et al. Correlation of increased vascular endothelial growth factor with neovascularization and permeability in ischemic central vein occlusion. Arch Ophthalmol. 2002; 120(12):1644–1650

[68] Adamis AP, Shima DT, Tolentino MJ, et al. Inhibition of vascular endothelial growth factor prevents retinal ischemia-associated iris neovascularization in a nonhuman primate. Arch Ophthalmol. 1996; 114(1):66–71

[69] Sassa Y, Hata Y, Murata T, et al. Functional role of Egr-1 mediating VEGF-induced tissue factor expression in the retinal capillary endothelium. Graefes Arch Clin Exp Ophthalmol. 2002; 240(12):1003–1010

[70] Hofman P, van Blijswijk BC, Gaillard PJ, Vrensen GF, Schlingemann RO. Endothelial cell hypertrophy induced by vascular endothelial growth factor in the retina: new insights into the pathogenesis of capillary nonperfusion. Arch Ophthalmol. 2001; 119(6):861–866

[71] Quinlan PM, Elman MJ, Bhatt AK, Mardesich P, Enger C. The natural course of central retinal vein occlusion. Am J Ophthalmol. 1990; 110(2):118–123

[72] Magargal LE, Donoso LA, Sanborn GE. Retinal ischemia and risk of neovascularization following central retinal vein obstruction. Ophthalmology. 1982; 89(11):1241–1245

[73] Central Vein Occlusion Study Group. A randomized clinical trial of early panretinal photocoagulation for ischemic central vein occlusion. The Central Vein Occlusion Study Group N report. Ophthalmology. 1995; 102(10):1434–1444

[74] Matsui Y, Katsumi O, Mehta MC, Hirose T. Correlation of electroretinographic and fluorescein angiographic findings in unilateral central retinal vein obstruction. Graefes Arch Clin Exp Ophthalmol. 1994; 232(8):449–457

[75] Elman MJ. Thrombolytic therapy for central retinal vein occlusion: results of a pilot study. Trans Am Ophthalmol Soc. 1996; 94:471–504

[76] Opremcak EM, Rehmar AJ, Ridenour CD, Kurz DE. Radial optic neurotomy for central retinal vein occlusion: 117 consecutive cases. Retina. 2006; 26(3):297–305

[77] Weizer JS, Stinnett SS, Fekrat S. Radial optic neurotomy as treatment for central retinal vein occlusion. Am J Ophthalmol. 2003; 136(5):814–819

[78] García-Arumí J, Boixadera A, Martinez-Castillo V, Castillo R, Dou A, Corcostegui B. Chorioretinal anastomosis after radial optic neurotomy for central retinal vein occlusion. Arch Ophthalmol. 2003; 121(10):1385–1391

[79] Williamson TH, Poon W, Whitefield L, Strothidis N, Jaycock P. A pilot study of pars plana vitrectomy, intraocular gas, and radial neurotomy in ischaemic central retinal vein occlusion. Br J Ophthalmol. 2003; 87(9):1126–1129

[80] McAllister IL, Douglas JP, Constable IJ, Yu DY. Laser-induced chorioretinal venous anastomosis for nonischemic central retinal vein occlusion: evaluation of the complications and their risk factors. Am J Ophthalmol. 1998; 126(2):219–229

[81] McAllister IL, Gillies ME, Smithies LA, et al. The Central Retinal Vein Bypass Study: a trial of laser-induced chorioretinal venous anastomosis for central retinal vein occlusion. Ophthalmology. 2010; 117(5):954–965

[82] McAllister IL, Gillies ME, Smithies LA, et al. Factors promoting success and influencing complications in laser-induced central vein bypass. Ophthalmology. 2012; 119(12):2579–2586

[83] Dev S, Buckley EG. Optic nerve sheath decompression for progressive central retinal vein occlusion. Ophthalmic Surg Lasers. 1999; 30(3):181–184

[84] Evaluation of grid pattern photocoagulation for macular edema in central vein occlusion. The Central Vein Occlusion Study Group M report. Ophthalmology. 1995; 102(10):1425–1433

[85] Braithwaite T, Nanji AA, Lindsley K, Greenberg PB. Anti-vascular endothelial growth factor for macular oedema secondary to central retinal vein occlusion. Cochrane Database Syst Rev. 2014; 5:CD007325

[86] Brown DM, Campochiaro PA, Singh RP, et al. CRUISE Investigators. Ranibizumab for macular edema following central retinal vein occlusion: six-month primary end point results of a phase III study. Ophthalmology. 2010; 117(6):1124–1133.e1

[87] Iturralde D, Spaide RF, Meyerle CB, et al. Intravitreal bevacizumab (Avastin) treatment of macular edema in central retinal vein occlusion: a short-term study. Retina. 2006; 26(3):279–284

[88] Costa RA, Jorge R, Calucci D, Melo LA, Jr, Cardillo JA, Scott IU. Intravitreal bevacizumab (Avastin) for central and hemicentral retinal vein occlusions: IBeVO study. Retina. 2007; 27(2):141–149

[89] Axer-Siegel R, Dotan A, Mimouni K, Bor E, Weinberger D, Bourla DH. Intravitreous bevacizumab treatment for macular edema due to central retinal vein occlusion. Curr Eye Res. 2012; 37(9):818–822

[90] Epstein DL, Algvere PV, von Wendt G, Seregard S, Kvanta A. Benefit from bevacizumab for macular edema in central retinal vein occlusion: twelve-month results of a prospective, randomized study. Ophthalmology. 2012; 119(12):2587–2591

[91] Boyer D, Heier J, Brown DM, et al. Vascular endothelial growth factor Trap-Eye for macular edema secondary to central retinal vein occlusion: six-month results of the phase 3 COPERNICUS study. Ophthalmology. 2012; 119

(5):1024–1032

[92] Korobelnik JF, Holz FG, Roider J, et al. GALILEO Study Group. Intravitreal aflibercept injection for macular edema resulting from central retinal vein occlusion: one-year results of the Phase 3 GALILEO Study. Ophthalmology. 2014; 121(1):202–208

[93] Scott IU, VanVeldhuisen PC, Ip MS, et al. Effect of bevacizumab vs aflibercept on visual acuity among patients with macular edema due to central retinal vein occlusion. The SCORE2 randomized clinical trial. JAMA. 2017; 317 (20):2072-2087

[94] Ip MS, Scott IU, VanVeldhuisen PC, et al. SCORE Study Research Group. A randomized trial comparing the efficacy and safety of intravitreal triamcinolone with observation to treat vision loss associated with macular edema secondary to central retinal vein occlusion: the Standard Care vs Corticosteroid for Retinal Vein Occlusion (SCORE) study report 5. Arch Ophthalmol. 2009; 127(9):1101–1114

[95] Ehlers JP, Spirn MJ, Lam A, Sivalingam A, Samuel MA, Tasman W. Combination intravitreal bevacizumab/panretinal photocoagulation versus panretinal photocoagulation alone in the treatment of neovascular glaucoma.

Retina. 2008; 28(5):696–702

[96] Batioglu F, Astam N, Ozmert E. Rapid improvement of retinal and iris neovascularization after a single intravitreal bevacizumab injection in a patient with central retinal vein occlusion and neovascular glaucoma. Int Ophthalmol. 2008; 28(1):59–61

[97] Kahook MY, Schuman JS, Noecker RJ. Intravitreal bevacizumab in a patient with neovascular glaucoma. Ophthalmic Surg Lasers Imaging. 2006; 37 (2):144–146

[98] Iliev ME, Domig D, Wolf-Schnurrbursch U, Wolf S, Sarra GM. Intravitreal bevacizumab (Avastin) in the treatment of neovascular glaucoma. Am J Ophthalmol. 2006; 142(6):1054–1056

[99] Hayreh SS. Ocular vascular occlusive disorders: natural history of visual outcome. Prog Retin Eye Res. 2014; 41:1–25

[100] Hayreh SS, Hayreh MS. Hemi-central retinal vein occlusion. Pathogenesis, clinical features, and natural history. Arch Ophthalmol. 1980; 98(9):1600–1609

[101] Sanborn GE, Magargal LE. Characteristics of the hemispheric retinal vein occlusion. Ophthalmology. 1984; 91(12):1616–1626

第10章
糖尿病性视网膜病变

Jennifer K. Sun，Lloyd Paul Aiello

10.1 引言

Jabegar 在 1856 年首次提出了糖尿病患者黄斑改变的直接证据，因此在过去半个世纪中进行了大量精心设计的具有里程碑意义的临床试验，使糖尿病性视网膜病变诊断、分类和治疗的方法发生了巨大变化[1]。虽然糖尿病性视网膜病变仍然是许多发达国家（如美国）工作年龄人群视力下降的主要原因，但随着全身性糖尿病控制和视网膜病变治疗的显著进展，糖尿病患者的视力预后不断改善。

1952 年，Luft 及其同事[2]进行了垂体切除术以期改善糖尿病的血管并发症，在 1960 年，Meyer-Schwickerath[3]首次报道了光凝治疗糖尿病性视网膜病变，他使用氙弧光凝器直接治疗视网膜表面的新生血管。尽管做了这些努力，直至 1967 年仍然没有有效的治疗方法，使得 Duke-Elder 将糖尿病的视觉并发症描述为"不可预防"和"相对无法治愈"。

20 世纪 70 年代早期开展的治疗方法，如 Beetham 等[4]提出的氩激光光凝术和平坦部玻璃体切割术，在接下来的几年中进行了几项具有里程碑意义的临床试验，最终证明了它们在保护糖尿病患者视力方面的显著效果。第一项试验是 1976 年的糖尿病性视网膜病变研究（DRS），该研究表明，及时的全视网膜光凝术（PRP）的应用可使高风险增殖性糖尿病性视网膜病变（PDR）中严重视力丧失（SVL）的发生率降低 60%[5]。在 20 世纪 80 年代中期，早期治疗糖尿病性视网膜病变研究（ETDRS）和糖尿病性视网膜病变玻璃体切割术研究（DRVS）的结果值得参考。ETDRS 证明，在接近高危 PDR 时进行 PRP，

可将 SVL 风险降低 96%。ETDRS 还证明，对黄斑进行局部激光光凝治疗可以显著降低糖尿病性黄斑水肿患者中度视力丧失的风险[6]。糖尿病性视网膜病变玻璃体切割术研究（DRVS）显示，在严重玻璃体积血的眼中，对 1 型糖尿病患者进行平坦部玻璃体切割术早期干预比延迟手术有更好的视力预后[7]。

在过去的 10 年里，抗血管内皮生长因子（抗VEGF）制剂在糖尿病眼病治疗中得到了广泛的应用。包括糖尿病视网膜病变临床研究网络（DRCR.net）方案 I [8]、RIDE/RISE[9]、VISTA/VIVID[10]研究在内的主要 3 期临床试验表明，这些药物在改善糖尿病性黄斑水肿患者的视力方面效果显著，优于黄斑激光光凝治疗。由美国国立卫生研究院赞助的DRCR.net 是美国最大的学术和社区协作网站，致力于糖尿病性视网膜病变的研究，是糖尿病性视网膜病变临床研究领域的又一个里程碑。自 2002 年成立以来，DRCR.net 已经设计、实施并报道了 20 多项临床研究，这些研究在糖尿病性视网膜成像、黄斑激光光凝的最佳方案以及玻璃体内抗 VEGF 联合糖皮质激素治疗糖尿病性黄斑水肿的安全性和有效性等多个主题给出糖尿病眼病的当前治疗标准。

临床试验更好地界定了糖尿病患者风险最大的眼、适当的干预时间，以及最有效地保持视力的治疗方式。本章回顾了糖尿病眼部并发症的临床表现和病理生理机制，以及基于主要临床研究结果的糖尿病性视网膜病变的当前适当治疗。

10.2 流行病学

尽管在过去几十年中，糖尿病的治疗取得了较

大进展，血糖和高血压控制整体改善，但糖尿病性视网膜病变仍然是美国工作年龄人群新发失明的主要原因。据估计，2010 年约有 770 万美国人患有糖尿病性视网膜病变，但到 2050 年这个数字将增加近一倍，达到 1460 万[11]。糖尿病性视网膜病变发生的最大危险因素是糖尿病病程较长和血糖控制较差。所有类型的视网膜病变的患病率随糖尿病病程的延长而上升，这可能反映了长期高血糖的后果。早期报告显示，在 15 年的糖尿病病程后，几乎所有 1 型糖尿病的患者(98%)和超过 78% 的 2 型糖尿病患者有不同程度的视网膜病变[12,13]。不受控制的高血压和胆固醇也与糖尿病视网膜病变的不良后果有关。患有 1 型糖尿病的年轻人在其一生中更有可能因 PDR 而发生严重的视力并发症，而 2 型糖尿病的老年患者更多是由于黄斑水肿而导致视力丧失。

预计未来几十年糖尿病发病率将迅速上升，到 2035 年，全球将有约 5.92 亿人面临由糖尿病引发的视力并发症的风险[14]。面临的主要挑战将是对这些患者及时评估和分类，以便消除潜在的社会经济和地理障碍，提供专业的治疗与护理。在这个时代，眼科医生的关键作用之一是确定视网膜病变的各个阶段，在初始阶段患者最容易接受治疗，因为在黄斑水肿、增生性视网膜病变等并发症导致视力丧失之前，采取诸如玻璃体内抗 VEGF 药物注射、激光光凝和手术等眼部干预措施在保持视力方面最有效。

10.3 糖尿病性视网膜病变的临床前期分子和病理生理变化

糖尿病性视网膜病变进展的机制与多种分子途径有关。糖尿病或糖尿病性黄斑水肿患者的新生血管活跃眼显示 VEGF 水平上调[15]，而 VEGF 是一种有效促进眼新生血管生成和视网膜血管通透性的增强剂。目前，对糖尿病性黄斑水肿最有效的临床干预是靶向阻断 VEGF 分子的活性。目前正在研究这些方法，以确定它们对 PDR 的治疗效果。多种早期途径可能在糖尿病眼病的发生或恶化中起关键作用，包括氧化应激的增加、蛋白激酶 C 的激活和晚期糖基化终产物的存在。由于在高血糖条件下，醛糖还原酶将许多醛糖(葡萄糖、半乳糖)还原为它们各自的糖醇(山梨糖醇、半乳糖醇)，糖醇随后可在细胞中积聚至高水平，因此山梨糖醇途径也一直是研究对象。动物研究表明，非糖尿病犬在进食富含半乳糖食物后，周细胞脱落，微动脉瘤形成，毛细血管细胞的增加[16]。然而，醛糖还原酶抑制剂(sorbinil)在动物模型中预防这些微血管变化的作用一直存在争议，它们在减缓糖尿病性视网膜病变进展中的有效性尚未得到证实[17]。

尽管越来越多的证据表明，在早期糖尿病患者中存在神经视网膜异常，如视网膜内层变薄[18]，但在糖尿病性视网膜病变中观察到的眼底变化主要是视网膜血管内病理变化所致。糖尿病视网膜的早期发现之一是周细胞(视网膜毛细血管的支持壁细胞)的丢失。在正常的视网膜血管系统中，内皮细胞和壁内周细胞以约 1:1 的比例均匀分布。胰蛋白酶消化制剂显示，糖尿病性视网膜病变患眼表现出微血管周细胞的优先丢失[19]。糖尿病视网膜毛细血管也可以变成无细胞，与胰蛋白酶消化制剂相关的荧光素血管造影研究提供了直接证据，显示无细胞幽门毛细血管通常是无灌注的[20]。这可能是对视网膜缺氧的反应，相邻的毛细血管床变得扩张和细胞过增多。即使在临床上观察到视网膜血管病变的迹象之前，导致视网膜血管系统异常的腔内因素包括由于血浆纤维蛋白原升高引起的视网膜血流减慢和血液黏度异常、血小板黏附性增加和红细胞聚集特性异常。内皮基底膜增厚也会引起管腔狭窄，可能导致视网膜毛细血管关闭。

内皮细胞是血-视网膜内屏障破坏的主要部位，导致糖尿病眼病的血管通透性异常。内皮细胞紧密连接的缺陷可能继发于邻近血管的阻塞，或者是由毛细血管周细胞的大量脱落引起[21]。即使在临床上可以证实任何视网膜病变之前，荧光素血管造影可能会出现诸如小动脉壁染色等血管通透性异常的证据。随着渗漏变得更广泛，周围视网膜中的液体和血浆成分的积累会导致视网膜明显增厚、中央凹囊样变化和硬性渗出物的形成(由血浆脂蛋白组成)。

10.4 临床特征

糖尿病性视网膜病变大致分为非增生性糖尿病性视网膜病变(NPDR)或增生性糖尿病性视网膜病变(PDR)。NPDR 中发生的微血管变化局限于视网膜,不包括来自现有视网膜血管系统中的新生血管。相反,PDR 的特征是视网膜新生血管形成,且不断生长并可能凸出内界膜。NPDR 或 PDR 可发生糖尿病性黄斑水肿,是糖尿病患者中心视力下降的最常见原因。糖尿病性视网膜血管病变的每一种表现都与本节所述的标志性病变相关。

在糖尿病性视网膜病变中,最早期和最常见的临床可见病变之一是微动脉瘤,即视网膜毛细血管的囊状凸起(图 10.1)。最初仅能在荧光素血管造影中发现小的强荧光灶,其在造影后期可能会或不会荧光渗漏,随后在检眼镜检查时它们会变大,呈现为散在的红点。关于微动脉瘤形成的两个假说如下:①囊状突起发生在周细胞变性部位;②微动脉瘤形成涉及对局灶性视网膜缺氧的细胞增殖反应。微动脉瘤倾向于聚集在毛细血管无灌注的边缘,并遵循典型的生命周期,即管壁逐渐增大、增厚和透明化,最终由于增厚的管壁侵入管腔而导致自闭。有研究表明,糖尿病性视网膜病变的严重程度与病变形成和转变率相关[22]。

随着 NPDR 的进展,由微动脉瘤破裂和毛细血管失代偿引起的视网膜内出血变得明显,浅层火焰状出血位于神经纤维层,而点状出血位于视网膜深层(图 10.2)。糖尿病性视网膜出血偶尔可表现出白色中心,反映其纤维蛋白成分或起源于透明化微动脉瘤。

视网膜缺血的另一个重要的眼底征象是视网膜内微血管异常(IRMA)的进展,IRMA 这一术语描述的是视网膜毛细血管床的不规则、节段性扩张和血管循环(图 10.3b)。IRMA 被认为是既存的血管通道(分流血管)的代偿性扩张,或为视网膜内新生血管形成的一种形式。在纵向荧光素血管造影研究中显示,IRMA 在几个月内小动脉无灌注的病灶区域内缓慢进展[23]。扩张的毛细血管网似乎起源于循环的静脉侧且流入视网膜静脉,与视网膜小动脉直接连接比较罕见的发现。与视网膜前新生血管形成的区

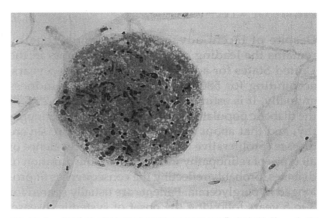

图 10.1　微动脉瘤的形成是糖尿病视网膜病变的第一个临床可见的表现,发生在毛细血管闭塞区域附近。(Image Courtesy of George H. Bresnick MD.)

别在于限于保持在视网膜的范围内,并且不会渗漏荧光素。糖尿病性视网膜病变的另一个标志性发现是静脉管径异常或静脉串珠,由视网膜小静脉扩张和收缩的交替区域组成(图 10.3a)。静脉节段的“重叠”和异常的静脉“环”形成在糖尿病性视网膜病变中也是常见的。

糖尿病视网膜的血管通透性增加,表现为渗出液、脂蛋白和各种其他血浆成分进入视网膜神经组织。渗漏来自微动脉瘤和有缺陷的视网膜小血管,可导致视网膜内囊肿的形成和(或)视网膜下液的积聚(图 10.4)。硬性渗出物通常出现在当前或既往的视网膜增厚区域边缘,由视网膜内黄色胆固醇沉积组成,在光学相干断层扫描(OCT)呈现高反射。

视网膜毛细血管异常可影响邻近的小动脉,导致小动脉关闭和散在毛细血管无灌注区域形成。在

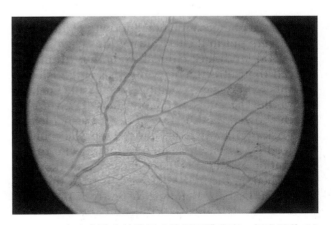

图 10.2　中度非增生性糖尿病性视网膜病变:标准照片 2A 显示中度视网膜内出血和微动脉瘤。(Image Courtesy of the Early Treatment Diabetic Retinopathy Study Group.)

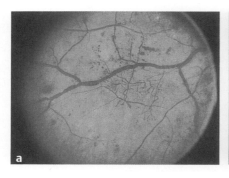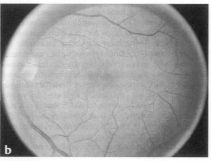

图 10.3　严重非增生性糖尿病性视网膜病变:(a)严重静脉串珠。(b)黄斑中心颞上方可见明显的视网膜内微血管异常(IRMA)。(Image Courtesy of the Early Treatment Diabetic Retinopathy Study Group.)

临床上,这种小动脉缺血的最明显表现是棉绒斑(图 10.5),这是由末端小动脉(毛细血管前小动脉)闭塞引起的局部神经纤维层阻塞。糖尿病性视网膜病变中的棉绒斑往往会持续很长时间;其平均半衰期在 40 岁以下的糖尿病患者中约为 8 个月, 在 40 岁以上的患者中为 17 个月。相比之下,在高血压性视网膜病变患者中的平均半衰期约为 6 周[24]。一旦棉绒斑消退,视网膜内层可能会萎缩,检眼镜下可见局部凹陷区域。ETDRS 的数据表明,孤立的棉绒斑代表糖尿病性视网膜病变的一种常见但非评估预后的体征, 不一定与视网膜缺血的血管造影证据或进展为增生性视网膜病变的高可能性有关[25]。

　　在进行眼底检查时,重要的是要记住,在 NPDR 的严重缺血阶段可能不存在糖尿病性视网膜病变的特征性视网膜内病变。随着时间的推移, 棉绒斑和视网膜渗出物往往会消退, 并且在广泛的毛细血管

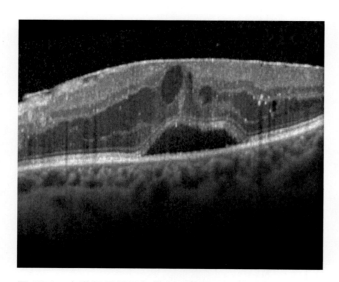

图 10.4　光学相干断层扫描显示糖尿病性黄斑水肿视网膜的横截面。OCT 显示视网膜内囊肿、视网膜下液和硬性渗出。视网膜表面可见视网膜前膜。

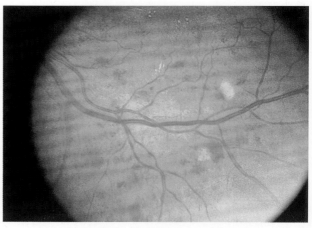

图 10.5　严重的非增生性糖尿病性视网膜病变:在这张眼底照片中可见明显的大量视网膜内出血和散在的棉绒斑。

无灌注后,点状出血和 IRMA 也可能消失。随着视网膜正常血管分布的减少, 出血和微动脉瘤可能会明显减少, 并且一些小动脉可能变成白色细线, 形成"无特征"的视网膜的眼底外观。在粗略检查中,这种病变的缺失会误导检查者,导致视网膜病变的严重程度被大大低估。

　　视网膜毛细血管无灌注导致视网膜缺血,血管增生因子如 VEGF 从视网膜释放,诱导视网膜,视神经乳头和(或)虹膜新生血管的形成。视网膜前新生血管网出血进入玻璃体腔并产生视力模糊。它们还

精粹

● 在某些情况下,随着 NPDR 的进展和视网膜严重缺血,非增生性视网膜病变的常见特征实际上可能变得不那么明显。这种表现通常被称为"无特征"的眼底,粗略的视网膜检查可能会低估视网膜病变的严重程度。

保留着向成纤维细胞分化的潜力，这种纤维成分有助于在视网膜和玻璃体之间的界面形成牢固的粘连。当纤维血管组织收缩时，这些玻璃体视网膜粘连可能导致视网膜下的并发症，如牵拉性视网膜脱离、局部视网膜劈裂和视网膜裂孔。当新生血管发生在前房角和虹膜(虹膜红变)时，可导致新生血管性青光眼的眼压升高。

在不同程度的糖尿病性视网膜病变患者中偶尔可见一种相对良性的视神经乳头肿胀，称为糖尿病性视神经病变(图 10.6)。该疾病最初报道于 1 型糖尿病的年轻患者，但也可见于 2 型糖尿病的老年患者[26]。血糖控制较差的患者更容易发生这种情况。患者视力预后通常良好，视神经盘水肿通常是自限性的。作为视盘水肿的原因，糖尿病性视神经病变是引起视盘水肿的原因之一，被认为是一种排除性的诊断，但可通过以下特征来区分：常见的双侧病变(同时或先后)发生，轻微或无明显视神经功能障碍的迹象或症状，充血性视盘肿胀(视盘毛细血管明显扩张)，并且在几个月内消退而无视神经萎缩表现。在临床上，区分糖尿病性视盘病变的毛细血管扩张血管和视盘新生血管是非常重要的，视盘新生血管更为随机定向，通常高于视盘和视网膜平面。大量研究发现，糖尿病性视神经病变与广泛分布的视网膜毛细血管病变之间的关联，支持了糖尿病相关微血管病变在一定程度上与视盘肿胀相关的推测。

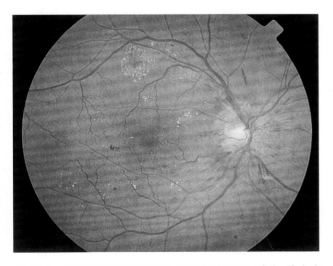

图 10.6　糖尿病性视神经病变：明显视盘充血、肿胀，伴有中度非增生性糖尿病视网膜病变。(Image Courtesy of Carl D. Regillo, MD.)

争论点

● 糖尿病性视神经病变是糖尿病性视网膜病变中视神经乳头的短暂肿胀。在临床上，它与缺血性视神经病变的区别在于没有明显的永久性的视神经功能障碍。这些病例是否代表轻度缺血或视神经乳头血管功能不全仍存在争议。

虽然有全身性高血糖的病史和双眼糖尿病性视网膜病变表现(通常双眼对称)，使诊断在大多数情况下明显，但在糖尿病性视网膜病变的鉴别诊断时应考虑其他可能在后极出现类似微血管病变的疾病。最常见的可能与糖尿病性视网膜病变相似的眼病是其他视网膜血管疾病，包括视网膜中央和分支静脉阻塞(CRVO 和 BRVO)、高血压性视网膜病变、眼缺血综合征(OIS)、放射性视网膜病变、人类免疫缺陷病毒(HIV)性视网膜病变和特发性旁中央凹毛细血管扩张症。

眼底表现伴随系统病史和不对称的表现有助于排除大多数这些疾病。近期的 CRVO 可能与糖尿病性视网膜病变的眼底表现非常相似，典型表现为静脉扩张、棉绒斑，以及涉及所有四个象限的视网膜出血。这两种情况也会影响相似人群，且 CRVO 在糖尿病患者中发生的频率更高，特别是在较年轻的年龄组中。然而，与 CRVO 相关的症状往往更严重，且双眼体征不对称。最后，需要记住的是，患者有时会同时出现两种不同的视网膜疾病(如 BRVO、HIV 性视网膜病变和 NPDR)。

10.5 非增生性糖尿病性视网膜病变

10.5.1 诊断和分期

ETDRS 验证了糖尿病性视网膜病变严重程度分级的分类系统，该系统随后在许多流行病学和介入性临床研究中得到应用，为糖尿病性视网膜病变的诊断和管理确立了当前的金标准。与标准照片相比，该系统依赖于糖尿病性视网膜病变的分级结果。NPDR 按严重程度分级(表 10.1)，可预测视网膜病变随时间推移恶化的风险。糖尿病性视网膜病变进展的风险与以下临床表现和程度密切相关：视网膜内出血和微动脉瘤、静脉串珠和 IRMA 的严重程度。相反，硬性渗出物沉积并不是糖尿病性视网膜病变进展的重要危险因素（尽管它们与糖尿病性黄斑水肿的视力丧失有关），并且棉绒斑的存在与随后的 PDR 进展仅有微弱的相关性。根据这些视网膜内的表现将其分为三个组，ETDRS 发现在最轻微和最严重的 NPDR 水平之间 1 年的增生性视网膜病变发生风险存在显著差异[27]。

轻度 NPDR 的定义为存在至少一个视网膜微动脉瘤和最少量的视网膜内出血。轻度 NPDR 患者 1 年内进展为 PDR 的风险为 4%，5 年内进展为高风险 PDR 的风险为 15%。中度 NPDR 的特征是更广泛的出血和微动脉瘤（超过标准照片 2A，图 10.2）。在这个阶段也可看到棉绒斑和少量的静脉串珠。对于中度 NPDR，1 年内进展为 PDR 的风险为 8%~18%，5 年内进展为高风险 PDR 的风险为 24%~39%。

严重 NPDR（以前称为增生前期视网膜病变）具有以下任何一种特征（"4–2–1 法则"）：

（1）四个象限中出现大量出血和微动脉瘤（大于或等于标准照片 2A）。

（2）两个或多个象限中出现明确的静脉串珠。

（3）一个或多个象限中的 IRMA（大于或等于标准照片 8A）。

严重 NPDR 的视网膜内病变反映广泛的小动脉闭塞，而对严重 NPDR 患者的血管造影研究显示广泛的毛细血管无灌注区（图 10.7）。严重 NPDR 的眼在 1 年内发生 PDR 的风险为 33%，在 5 年内发生高风险 PDR 的风险为 58%。在某些情况下，严重的 NPDR 患者可能需要接受播散（全视网膜）激光光凝治疗。由于严重 NPDR 眼进展为增生性视网膜病变通常很迅速，因此频繁监测是很重要的，建议每 2~4 个月进行一次评估（表 10.1）。

对 ETDRS 未治疗（延迟治疗）眼的血管造影特征分析表明，荧光素渗漏、毛细血管丢失扩张及各种其他小动脉异常与进展为 PDR 的可能性相关[28]。广泛的毛细血管无灌注是进展为 PDR 的一个特别重要的因素（图 10.7）；血管造影中毛细血管闭塞程度似乎与视网膜、视盘和前房角新生血管的严重程度相关[29]。尽管这种相关性和荧光素血管造影提供的其他危险因素，但是临床检查和（或）彩色眼底照片

表 10.1　糖尿病性视网膜病变程度和推荐的治疗方法

糖尿病类型/视网膜病变程度	首次眼底检查/眼底检查结果	随访（至少）	治疗[a]
1 型糖尿病	诊断后 5 年内	每年	不适用
2 型糖尿病	在诊断时	每年	不适用
怀孕前	在受孕前或孕早期	3 个月	不适用
A.轻度的 NPDR	至少一个 MA，轻度 HE，CWS，H（未满足 B 标准）	1 年	不适用
B.中度的 NPDR	H/MA（>照片 2A），CWS，VB，IRMA 存在（未达到 C 标准）	6 个月	不适用
C.严重的 NPDR	以下标准任何一个或多个： （1）所有四个象限中的 H/MA（=照片 2A） （2）两个或多个象限中的 VB （3）一个或多个象限中的 IRMA（=照片 8A）	3~4 个月	在特定病例中考虑 PRP（例如 2 型糖尿病患者）
D. 早期 PDR	出现新生血管（未达到 E 标准）	2~3 个月	考虑 PRP 或抗 VEGF 治疗
E.具有高风险特征的 PDR	以下标准任何一个或多个： （1）伴 VH 的 NVD （2）无伴 VH 的 NVD=1/4~1/3DD（=照片 A） （3）NVE=1/2DD 与 VH	2~3 个月	立即 PRP 或抗 VEGF 治疗

COM，黄斑中心；CWS，棉绒斑；DD，视盘直径；H，视网膜出血；HE，硬性渗出物；IRMA，视网膜内微血管异常；MA，微动脉瘤；NPDR，非增生性糖尿病视网膜病变；NVD，视盘 1 DD 内新生血管形成；NVE，视网膜上其他地方的新血管；PRP，全视网膜激光（播散）光凝；VB，静脉串珠；VEGF，血管内皮生长因子；VH，玻璃体（或视网膜前）出血。

[a] 在所有级别的视网膜病变中，均可能存在糖尿病性黄斑水肿，如果涉及视网膜中心，尤其是伴有视力损害的，则应予以治疗。

似乎也提供了相同的预后信息。因此，荧光素血管造影提高预测进展到 PDR 的能力不足以保证 NPDR 患者常规血管造影的临床重要性[28]。眼底彩色照片加检眼镜检查仍然是糖尿病性视网膜病变严重程度分期的主要依据，对所有糖尿病性视网膜病变患者的定期随访仍然是记录疾病进展的基础。

最近视网膜超广角视野成像仪器的应用，通过一张图像可获得高达 200 度的视野，引起了人们对是否在标准 ETDRS 7 视野外仔细记录视网膜周边区域的兴趣，使人们能够检测到更多的视网膜病理，并且更准确地评估糖尿病性视网膜病变患者未来恶化的风险。多项研究表明，糖尿病患者眼中普遍存在周边视网膜病变，这种病变表明糖尿病视网膜病变的严重程度比 ETDRS 视野中记录的要高 9%~10%（图 10.8）[30]。研究还发现，与基线 ETDRS 视野相比，糖尿病性视网膜病变程度或严重程度更大的眼，其糖尿病性视网膜病变恶化的风险高出 3 倍，而在随后 4 年新发 PDR 的风险增加近 5 倍[31]。如果这些结果在目前正在进行的大型多中心研究中得到证实，这些发现可能会实质性地影响我们确定糖尿病

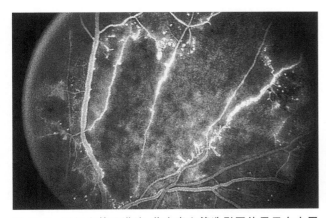

图 10.7 毛细血管无灌注：荧光素血管造影图片显示在中周部眼底有广泛的毛细血管丢失或无灌注区。这是进展为增生性糖尿病性视网膜病变的重要危险因素。

精粹

• 必须严格随访重度 NPDR 眼，因为进展为 PDR 的风险很高。如果无法进行密切随访，应考虑进行播散（全视网膜）激光治疗，以降低由于进展为 PDR 和 PDR 相关并发症而导致视力丧失的风险。

性视网膜病变严重程度的方式，并需要修订当前的严重程度分级标准。

10.5.2 治疗和转归

NPDR 的治疗是基于对糖尿病的最优控制，因为 NPDR 患者通常不需要 PRP，在没有糖尿病性黄斑水肿的情况下也不需要采用抗 VEGF 治疗。根据视网膜病变的严重程度，可以每隔 2~12 个月进行随访（表 10.1）。影响视网膜病变过程最重要的全身性因素似乎是血糖水平，尽管血压和血脂也起作用。

糖尿病控制和并发症试验（DCCT）评估了强化糖尿病管理在胰岛素依赖型糖尿病（IDDM）患者视网膜病变过程的作用。DCCT 显示，与对照组常规胰岛素治疗相比，每天 3 次或 3 次以上注射胰岛素可强化血糖控制发病，并减缓各级视网膜病变的进展（治疗 3 年后开始）[32]。强化控制还将需要激光治疗（增生性视网膜病变）的可能性降低了近 60%。对于那些刚开始接受强化控制方案的严重眼病的患者，建议进行仔细的监测，因为少数患者可能会经历视网膜病变的初期恶化。然而，长期强化治疗仍然会带来更好的结果。尽管 DCCT 中包含的所有视网膜病变似乎都受益于强化血糖控制，但强化治疗在早期 IDDM 过程中预防视网膜病变进展更加有效。此外，糖尿病干预和并发症的流行病学（EDIC）研究最终表明，与常规对照组相比，即使两组随后的血糖控制变得相当，DCCT 强化对照组早期血糖控制的益

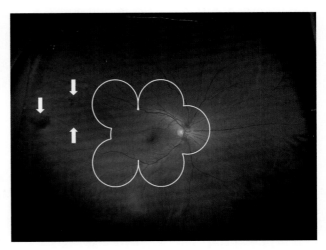

图 10.8 200 度超广角眼底照片，显示周边视网膜新生血管（箭头所示），而在标准 7 ETDRS 视野（白色轮廓）覆盖的区域内仅有非增生性病变。

处持续数十年[33]。在 DCCT 结束后近 20 年里，与常规对照组相比，强化组的所有微血管并发症和视网膜病变治疗的需求均显著降低。与常规对照组相比，强化对照组眼科手术率降低了约 50%，中位随访时间为 23 年[34]。因此，应向患者强调早期血糖水平的最优控制对于降低视力并发症风险的重要性。其他全身性因素，如高血压、高脂血症和肾功能衰竭，也可能导致视网膜病变的进一步发展，应妥善管理。

ETDRS 的目标之一是测试全身阿司匹林治疗糖尿病性视网膜病变的影像[35]。在 NPDR 或早期 PDR 的患者中，每天服用两片阿司匹林(650mg/d)对 NPDR 的进展、PDR 的进展速度或视力结果没有产生任何明显的影响。阿司匹林治疗也没有增加玻璃体积血的风险。虽然这些数据并不支持阿司匹林对糖尿病性视网膜病变具有良好的治疗作用，但结果表明，如果全身其他疾病需要服用这种剂量的阿司匹林，没有眼部禁忌证。

妊娠对糖尿病性视网膜病变自然病程的潜在加速作用早已得到认可，前瞻性研究也已经证实开始妊娠与视网膜病变严重程度的恶化之间存在很强的相关性[36,37]。进展风险最高的孕妇通常长期患有糖尿病且在受孕时就有明显的视网膜病变，而在开始妊娠时没有视网膜病变或轻度视网膜病变的孕妇，在怀孕期间出现威胁视力的并发症的可能性不大[37]。在为怀孕或考虑怀孕的糖尿病妇女提供咨询时，应将视网膜病变的基线严重程度作为可能发生的视力并发症的最重要预后因素。目前建议对所有糖尿病孕妇(至少每 3 个月检查一次)进行视网膜检查，对于患有重度 NPDR 或早期 PDR 的孕妇，早期激光光凝治疗可能是比较谨慎的。

10.5.3 玻璃体内抗 VEGF 治疗后 NPDR 的逆转

抗 VEGF 疗法作为累及黄斑中心的糖尿病黄斑水肿的一线治疗方法，其广泛应用为非增生性糖尿

> **特别关注**
>
> ● 虽然定期服用阿司匹林不能改善糖尿病性视网膜病变的病程，但对于其他适应证，如降低心血管或脑血管死亡的风险，对任何程度的糖尿病性视网膜病变患者都没有不良的眼部影响。

病病变对抗 VEGF 治疗的反应提供了新的见解。用于治疗糖尿病性黄斑水肿的抗 VEGF 药物（阿普西柏和雷珠单抗)的临床试验，一直显示与仅接受黄斑激光光凝治疗的眼相比，接受这些药物治疗的患眼 ETDRS 糖尿病性视网膜病变严重程度量表两步和三步恶化率降低，两步和三步改善率增加[10,38]。糖尿病性视网膜病变严重程度的显著改善已经在根据需要接受治疗的糖尿病性黄斑水肿和每个月接受抗 VEGF 治疗的眼得到证实，其视网膜病变严重程度有显著改善[39]。这些改善可以发生在治疗的早期。在 RIDE/RISE 试验中，每个月使用雷珠单抗治疗一些患眼，随访 3 个月，发现糖尿病性视网膜病变严重程度有两步甚至三步改善。很大一部分接受抗 VEGF 治疗的眼最终会得到改善。在 RIDE/RISE 研究中，36 个月随访后，接受每月 0.3mg 雷珠单抗连续治疗的 39% 和 15% 的患者分别有两步和三步改善[38]。

尽管这些结果很好，但在没有黄斑水肿的情况下抗 VEGF 药物治疗 NPDR 目前尚未被认为是标准治疗。针对该适应证的抗 VEGF 的 3 期临床试验仍在试验中。有一个因素可能限制目前针对 NPDR 单独使用抗 VEGF 药物，即尚不清楚抗 VEGF 治疗对视网膜病变的疗效是否持久。在 RIDE/RISE 开放标签延长阶段，最初接受 36 个月、连续每个月抗 VEGF 治疗的眼，根据黄斑水肿状态，按需给予剂量。尽管与开放标签治疗开始时相比，多只眼在视网膜病变严重程度上保持稳定或改善，但随着时间的推移，一些眼随着抗 VEGF 给药频率的降低而恶化[40]。幸运的是，即使在开放标签延长期间没有接受抗 VEGF 治疗的眼中，糖尿病性视网膜病变也没有显著的复发率。与 RIDE/RISE 试验开始相比，大多数眼保持稳定或改善。

10.6 增生性糖尿病性视网膜病变

增生性糖尿病性视网膜病变(PDR)的增生期的特征在于视网膜外新生血管增生，这被认为是对广泛的视网膜缺血的代偿反应。除了血糖控制较差外，与 PDR 风险增加最密切相关的因素是糖尿病病程较长。在基于人群的研究中，当糖尿病患病不到 10 年、糖尿病患者年龄小于 30 岁时 PDR 的患病率接近于零，但当糖尿病病程达到 20 年或更长时，PDR

患病率迅速上升至 50% 左右[12,13]。

10.6.1 诊断

　　PDR 的诊断包括观察从视盘或视网膜其他部位产生的新血管和(或)纤维组织。这些增生的、未成熟的血管沿着视网膜内表面或进入玻璃体腔，异常的新生血管易出血进入玻璃体腔，从而导致视力模糊。此外，它们可能导致视网膜和玻璃体之间的牢固粘连，并且随着玻璃体凝胶的挛缩或后脱离，可能导致牵拉性视网膜脱离。玻璃体积血和累及黄斑区的牵拉性视网膜脱离是 PDR 患者发生 SVL 最常见的两种原因(图 10.9)。

　　虽然新生血管可能出现在视网膜的任何地方，但它们最常出现在眼底的后部（视神经 45 度范围内），视盘尤为常见(图 10.10 和图 10.11)。对照组的 1337 只眼在基线照片中出现新生血管，其中 60% 的眼显示在视盘的 1 个视盘直径内有新生血管(NVD)[41]。NVD 通常容易被识别为位于视盘表面的细血管环或横跨视杯的桥接。来自视网膜其他部位的新生血管(NVE)通常形成轮状网络，血管从中心放射状辐射，形成圆周包围周边视网膜。NVE 复合体的形状也可能是不规则的，没有明显的放射状图案，或者位于视网膜静脉上方，似乎向视网膜静脉内引流。对DRS 基线照片的回顾表明，59% 的 NVE 眼的颞侧象限病变最为严重，提示这是无灌注区的常见区域[42]。

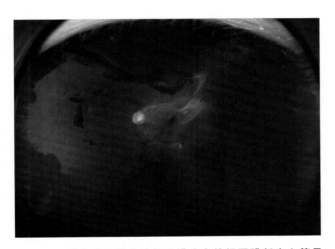

图 10.9　增生性糖尿病性视网膜病变的视网膜新生血管导致牵拉性视网膜脱离，视网膜新生血管跨越颞侧血管弓和中央黄斑。视网膜前出血存在于视网膜上方、鼻侧周围，且玻璃体积血使大部分眼底模糊。

　　通常很难区分 IRMA 和非隆起的 NVE。通过接触生物显微镜或立体 30 度摄片获得的放大立体视图，可以显示视网膜外性质和更浅的位置，有助于鉴别早期新生血管。OCT 还可以帮助确定视网膜新生血管的视网膜前位置。视网膜前新生血管也可通过其穿过视网膜下的小动脉和静脉的特性来区分。在特别难以区分的情况下，荧光素血管造影可显示大量的染料渗漏，这是真正的新生血管的特征。早期NVE 的常规检查应包括后极部裂隙灯生物显微镜检查，以及周边视网膜前或玻璃体积血的间接检眼镜检查。

　　当患者在没有任何可检测到的新生血管形成的情况下出现新的玻璃体积血时，使用 Goldmann 三面镜检查或间接检眼镜荧光血管镜检查更周边的视网膜可能是有帮助的。当仍然找不到新生血管时，应记住玻璃体积血也可能来自周边视网膜裂孔，或者部分视网膜血管撕裂，或者一小块新生血管从其与视盘或视网膜的连接处完全撕裂。

10.6.2 病理生理学

　　对内皮细胞增殖和新生血管形成的发病机制，一个公认的解释是视网膜内层缺血导致从缺血的视网膜释放"血管增生因子"，如 VEGF。这些血管刺激生长因子在局部发挥作用，并通过玻璃体扩散到视网膜、视盘和前房的其他区域，导致这些部位的新生血管形成。视网膜前新生血管的特征是经过一个增殖循环，然后部分或完全退化。其最初表现为沿着视网膜前表面生长的细小新血管和少量的纤维组织。随着异常血管的大小、范围的增加，由纤维细胞和胶质细胞组成的纤维成分也以相似的速度生长。随后是一段退行期，其特征是纤维斑块中心的血管数量和管径减少，随后纤维组织替代部分血管。新鲜、活跃的血管常在部分退化斑块的边缘出现，且在同一只眼也可看到不同发育阶段的新生血管斑块。

　　新生血管复合体可在所有这些阶段循环，而不会造成任何视力并发症。PDR 的大多数视力并发症可归因于沿玻璃体后表面生长的纤维血管组织的收缩，从而导致玻璃体后脱离(PVD)与继发于玻璃体脱水收缩的年龄相关的 PVD 一样，糖尿病眼中玻璃体后脱离通常始于后极，最常见于颞上血管附近、黄斑颞侧，以及视盘上方或下方[43]。然而，PDR 糖尿病

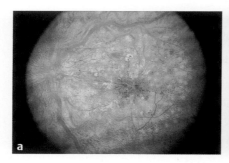
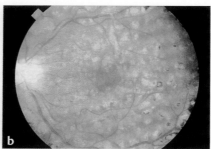

图 10.10　(a)广泛的视盘新生血管，在(b)全视网膜激光治疗后退化。值得注意的是，这只眼(a)弥漫性黄斑水肿随后行格栅激光光凝，(b)在激光治疗 2 年后水肿消退。

患者的 PVD 并不是一个平稳的进展过程，通常以不对称、突然的方式扩散，其前缘被玻璃体视网膜边缘的粘连所阻碍，并伴有新生血管的形成。后玻璃体表面的厚度也往往不同，薄而厚的区域交替出现，呈现"瑞士奶酪"的外观，但没有形成真正的孔[43]。浓缩的玻璃体对脆弱的纤维血管增生的牵拉导致复发性玻璃体积血，这与 PVD 的进展一致，而有症状的玻璃体积血通常伴有局部 PVD 的一些临床证据。

除玻璃体积血外，玻璃体收缩还可导致视网膜下方的并发症，如视网膜血管撕裂、黄斑的扭曲或牵引、视网膜裂孔的形成和牵拉性视网膜脱离等。PDR 的牵拉性视网膜脱离通常局限于眼底后极部，最常见的是沿着颞侧血管弓，可能延伸到黄斑区。持续的玻璃体视网膜牵拉还可导致视网膜裂孔的形成和联合牵拉性、孔源性视网膜脱离的发展。PDR 中的视网膜裂口通常很小，很难识别，位于纤维血管增生区附近。对视网膜的牵拉还可引起视网膜劈裂形成，这可能与全层视网膜脱离难以区分。

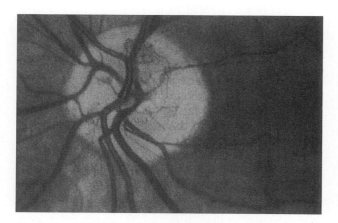

图 10.11　标准照片 10A：最轻微的视盘新生血管（无出血），该眼可归类为具有高风险和增生性疾病。(Image Courtesy of the Early Treatment Diabetic Retinopathy Study Group.)

当 PVD 已经完成或不再进展时，增生性视网膜病变往往进入燃尽或"退化"阶段。玻璃体积血的频率和严重程度都有所降低，尽管清除以前的大量玻璃体积血可能需要几个月的时间。视网膜血管的管径和数量明显减少也是其特征。对这一静止期出现的中心视力丧失最好的解释为严重的黄斑缺血、中央玻璃体积血或累及黄斑的牵拉性视网膜脱离。

10.6.3 治疗和转归

PDR 的主要治疗目标是通过促进现有新生血管组织的退化，防止未来玻璃体积血和视网膜牵拉的增殖或 PDR 相关并发症来保持视力。早期研究的目的是直接激光治疗以消除新生血管，但很快就发现这很难实现，并且不是特别有效。然而，随后在距离直接治疗区域一定距离处观察到明显的新生血管消退，并有报道称糖尿病患者单侧脉络膜视网膜瘢痕、高度近视和视神经萎缩的视网膜病变减少。这些临床观察使首次研究证明周边视网膜播散激光光凝是成功的。从那时起，PRP 治疗 PDR 的疗效在许多随机临床试验中得到了充分的证明。

PRP，或称"播散"激光，目前仍然是活动性 PDR 治疗的主要手段。它的作用机制直到最近才有了一定的认识，即 PRP 通过允许氧从脉络膜通过激光光凝到达视网膜来改善视网膜氧供。此外，由于与 PRP 相关的缺血性 VEGF 生成细胞的破坏，VEGF 表达降低，且激光术后视网膜灌注相对增加。

DRS 证明 PRP 的及时应用可有效抑制视网膜病变的进展，降低 PDR 致 SVL 的风险。DRS 将患者随机分配到氩或氙激光治疗组，每例患者的一只眼被随机分配到立即光凝治疗，另一眼随机分配到无限期延迟治疗[5]。氩和氙激光技术都包括在周边视网膜上施以 360 度的激光斑（见技术章节）。主要结果是 SVL，定义为连续两次随访检查的视力低于 5/200，间隔 4 个月。DRS 显示 SVL 发生率从未治疗组的 15.9% 整体下降至治疗组的 6.4%，在两年内降低了 60%。

通过分析 SVL 的各种危险因素，DRS 确定了从 PRP 中受益最大的特定增生特征[44,45]，被称为高危特征（HRC），根据定义，当存在以下一种或多种 HRC 时，眼部就会出现 PDR：

（1）任何位于视盘上方或在 1 个视盘直径的新生血管（NVD），并伴有视网膜前或玻璃体积血。

（2）中度至重度 NVD（大于或等于 1/4~1/3 视盘直径，标准照片 10A），无相关的视网膜前或玻璃体积血（图 10.11）。

（3）视网膜前或玻璃体积血相关的 NVE（大于或等于半个视盘面积）。

在 DRS 中，越来越严重的视网膜病变与相应的 SVL 的高发生率相关[46]。对于未经治疗的眼，SVL 的 2 年风险从 NPDR 眼的 3.2% 增加到无 HRC 的 PDR 眼的 7.0% 和有 HRC 的 PDR 眼睛的 26.2%[47]。在治疗组中，SVL 的风险降低了 50%~65%，但随着视网膜病变水平的降低，获益眼的百分比变小。SVL 风险总体改善的这种视力获益必须与单个眼中潜在增加的视力丧失风险进行权衡。研究发现，与 PRP 相关的视力永久性下降 3%~11%（两行或更多）。考虑到所有这些因素，DRS 的研究人员得出结论，对于存在 HRC 的眼，应立即进行 PRP，因为治疗的获益处明显大于其在该亚组中的风险。然而，对于严重 NPDR 或早期 PDR 眼（即没有 HRC）的治疗方案，不能仅从 DRS 数据中得出明确的结论。

ETDRS 研究随后试图确定早期 PRP 的获益（即 HRC 发展之前），证明了激光治疗的风险或副作用[48]。与 DRS 一样，ETDRS 发现早期播射治疗降低了 SVL 的风险（或进展到需要玻璃体切割术的阶段），大约为延期组的一半。然而，由于治疗组和延期组的 5 年 SVL 发病率均较低，只有 2%~4% 的 NPDR 或早期 PDR 患者最终从早期 PRP 中获益。

根据这些数据，ETDRS 得出结论，对于轻中度 NPDR，最好推迟播散激光治疗，直到视网膜病变进展到更晚期，前提是保持密切的随访。当视网膜病变更严重（即严重的 NPDR 和早期 PDR）时，可考虑使用 PRP，尤其是对于 2 型糖尿病患者，早期 PRP 可显著降低视力丧失率[49]。

检测到虹膜新生血管（虹膜红变）或前房角新生血管形成是立即进行激光治疗的指标，无论是否存在符合高危标准的 PDR。虹膜红变是严重视网膜缺血的征兆，且这种眼可迅速进展为前房角的全部粘连闭合，伴有典型的难以控制的新生血管性青光眼。即使在前房角显著粘连闭合的眼中，完整的 PRP 治疗也可使这些新生血管显著消退。在严重的情况下，使用抗 VEGF 药物可产生显著但短暂的疗效，为 PRP 预留时间，并取得长期疗效。如果已经进展为新生血管性青光眼，仍建议使用 PRP，因为前房角新生血管的消退可能提高后续滤过手术的成功率。

播散（全视网膜）激光光凝技术

达到 PRP 目标所需的治疗量由临床反应决定。额外的激光治疗一直持续到新生血管消退，或直至玻璃体积血阻碍进一步的治疗，或者直到没有剩余的区域可以用于激光治疗。目前，商业化的眼科激光器已应用于 PRP，有多种波长可供选择。许多研究表明，全视网膜治疗的益处是在类似的光凝中获得，而不考虑所用的波长，主要取决于色素上皮层对激光能量的吸收，该层能很好地吸收所有的波长，所以当使用任何当前可用的波长时，PRP 可具有同等的效能。在不同的介质条件下，某些波长可能对到达视网膜有一些获益，但主要目标是有一个适当的位置和正确的光凝强度。DRS 使用了氩蓝 - 绿激光器（488nm 蓝色和 515nm 绿色波长的混合）。然而，由于可能被黄斑叶黄素色素吸收，蓝光可能对患者和实施治疗的医生都是有害的。因此，在视网膜激光光凝过程中，绿色波长优于蓝绿色波长。在 DRS 使用氩激光治疗 PDR 患者，虽然显示出了获益，但与氩激光治疗的患者相比，其视野和中心视力损失更大，因此不再推荐使用。

商业染料激光器提供黄色（577nm）、橙色（610nm）和红色（630nm）的波长。黄色对色素上皮的影响可能与绿色波长的影响相似，并被认为具有相同的效果。应该避免使用橙色，因为一些研究表明人类视网膜中存在一种定义不明确的发色团，可能会吸收橙色波长，从而导致视网膜损伤。染料红和氩红（647nm）在人眼中的吸收光谱几乎相同，可互换使用。红色波长的优势在于它们具备穿透混浊介质的能力，如玻璃体积血或白内障。不幸的是，红色波长相比短波长穿透色素上皮更深，有可能造成更多的脉络膜损伤，甚至可能造成脉络膜视网膜血管闭合。红色波长也会引起更多的眼部疼痛，需要球后麻醉来完成治疗。模式扫描二极管激光器的使用提供了另一种激光治疗选择，允许临床医生在预设模式一次放置多个点，获得更快的治疗时间和更精确的光凝间距。

标准的"全播散"PRP包括使用氩激光在视网膜上应用1200~1600个大小约500μm的斑点，曝光时间为0.1秒（表10.2）。当使用模式扫描激光时，光斑的数量会增加，最多达到1800~2400个光斑，通常曝光时间为0.02秒。调节功率以获得适当强度的白色光斑，氩气激光器的光斑间隔大约一个光斑，而模式扫描激光器光斑间隔为半个光斑（图10.10）。即使光斑大小设置和持续时间保持不变，达到这种光斑强度所需的功率取决于介质的清晰度和眼底的色素沉着。光凝的大小主要由光斑大小决定，但也受

功率和持续时间设置及所应用接触镜类型的影响。在ETDRS中使用这种"全播散"方案比使用更大光凝间隔的"局部播散"疗法更可取。有些患眼可能需要超过1600个激光点，治疗应根据具体情况而定。特别是在有明显缺血和快速进展的新生血管形成的眼中，往往需要积极的治疗新生血管才能消退。

在ETDRS中，初始（完整的）PRP治疗分为两个或多个疗程，两个疗程至少间隔两周，三个或更多疗程至少间隔4天。目前大多数视网膜外科医生所采用的技术中，全视网膜激光治疗的次数从1次到4次不等，甚至更多。尽管一些报道表明，当PRP一次完成时，初始相关并发症（包括周边脉络膜和睫状体的浆液性脱离）更常见，但是DRCR.net随机试验比较单次治疗与PRP超过4次治疗，在34周的随访期间，OCT测量的中央视网膜厚度或视力没有发现任何临床上有意义的差异[50]。

激光治疗的后缘距黄斑中心上方、颞侧和下方

表10.2　激光治疗糖尿病性视网膜病变的推荐技术

	激光类型	视网膜上的斑点大小(μm)	持续时间(s)	强度[a]	数量	位置
氩激光技术	局部–直接(Focal–direct)	50	0.05~0.1	MA下轻度光凝	足以针对所有荧光渗漏的MA	距COM 500~3000μm，视力小于20/40时为300~500μm，可反复治疗
	局部格栅激光(Focal–grid)	50	0.05~0.1	轻度光凝	覆盖弥漫性水肿和毛细血管无灌注的区域	间隔2个光斑宽度，距COM 500~3000μm，距视盘500μm
	播散(PRP)	400~500	0.05~0.2（建议0.1）	中度光凝	1200~1600	间隔1个光斑宽度，从COM到赤道部的距离大于2 DD，从视盘到赤道部的距离为500μm
	局部（直接）	200~500	0.05~0.2	中等强度	重叠，融合处理，边缘500μm	距离COM大于2DD，疤痕直径小于2DD
图案扫描激光技术	局部–直接	50[b]	0.01	MA下轻度光凝	足以针对所有荧光素渗漏的MA	距COM 500~3000μm，视力小于20/40时为300~500μm，可反复治疗
	局部格栅激光	50[b]	0.01	轻度光凝	覆盖弥漫性水肿和毛细血管无灌注的区域	间隔2个光斑宽度，距COM 500~3000μm，距视盘500μm
	播散(PRP)	400	0.02	中度光凝	1800~2400	间隔1个光斑宽度，从COM到赤道部的距离大于2 DD，从视盘到赤道部的距离为500μm
	局部（直接）	200~400	0.02	中等强度	重叠，融合处理，边缘500μm	距离COM大于2DD，疤痕直径小于2DD

COM，黄斑中心；DD，视盘直径；MA，微动脉瘤；PRP，全视网膜激光光凝。

[a] 没有给出功率的具体设置，因为功率应该在低设置下开始（通常为50~100mW，并且根据需要逐渐增加，以实现本栏中描述的光斑强度）。

[b] 通常设置为机器本身的60μm大小。

不小于 2 个视盘直径的距离，距视盘鼻侧缘不小于 500μm（图 10.12）。在颞侧血管弓内预置一排激光是可行的。激光光凝可延伸到赤道或赤道外，避免直接光凝视网膜大血管、纤维灶、脉络膜视网膜瘢痕和大片视网膜内出血。符合高危 PDR 标准的患眼，与全视网膜激光治疗的副作用相比，其更有可能由于 PDR 并发症导致视力障碍，大多数情况下应遵循 ETDRS 方案。

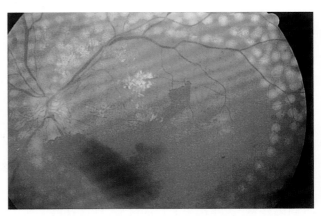

图 10.12 增生性糖尿病性视网膜病变和高危特征眼治疗后立即进行"全播散"全视网膜光凝治疗：激光光斑强度适中，间距约为光斑宽度的一半。治疗的后缘在黄斑中心上方、颞侧和下方约 2 个视盘直径外。

其他区域视网膜新生血管的直接治疗

NVE 的直接（局部）治疗可有效地破坏视网膜表面上的新生血管。它主要用于 ETDRS 治疗方案中概述的标准播射治疗后并仅针对复发的、相对较小的平坦的 NVE。该技术包括重叠（融合）光凝应用于 NVE 组织，将治疗延伸至 NVE 边缘约 500μm 处。首先，使用 500μm 光斑大小和 0.1 秒持续时间的激光参数，并调整功率达到中等强度以适应组织吸收。然后，使用较小的光斑大小（200μm）和较长的持续时间（0.2~0.5 秒）优化对新生血管病灶的直接破坏（表 10.2）。不建议在黄斑中心的 2 个视盘直径内直接治疗 NVE，因为局部治疗会产生大于 2 个视盘直径的瘢痕。对于主要视网膜大静脉、视网膜前出血或深色的脉络膜视网膜瘢痕，也不推荐治疗。

复发性新生血管的随访观察

首次应用 PRP 治疗后，建议每隔 2~4 个月进行随访。仔细检查是必要的，因为在广泛的激光疤痕的背景下可能难以识别复发性或持续性视网膜新生血管区域。还应进行间接检眼镜检查或超广角眼底成像检查观察周边视网膜，以确定小的、无症状的玻璃体或视网膜前出血。一旦发现异常，检查者应更仔细地寻找复发性新生血管斑块，并考虑在某些情况下进行荧光素血管造影或血管镜检查。后续治疗持续性或复发性新生血管的各种策略包括补充播散

激光治疗，直接（局部）激光治疗 NVE，平坦部玻璃体切割术治疗不可控制的纤维血管增殖和视网膜牵拉，或者只是继续观察。

许多观察者已经注意到，尽管进行了全视网膜激光治疗，但新生血管仍在继续增长，或者更常见的是，在显示部分或完全消退的证据后复发（图 10.13）。当患有广泛毛细血管无灌注或严重增殖性视网膜病变[NVD 和（或）玻璃体积血]的患眼得到治疗时，尽管经过多次治疗且有大量的激光斑点，新生血管仍很难从高危期消退。各种研究显示，在初始激光完成后，至少有 25% 的眼需要补充激光治疗，对于严重视网膜缺血和 PDR 进展期患者，特别是在青少年发病型 1 型糖尿病患者，应预期需要密切随访的多个疗程。

在随访中，如果新生血管活跃并且发生显著的玻璃体或视网膜前出血，强烈建议补充激光治疗（图 10.13）。如果新生血管的范围远远大于最初激光治疗时的范围，或者新生血管与以前的治疗相比持续增长，则更应当补充激光治疗。如果起初的激光斑

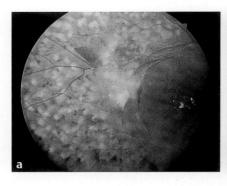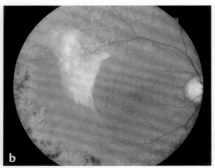

图 10.13　(a)沿着黄斑的颞侧边缘部分消退但仍活跃的视网膜新生血管：近期补充的激光斑点在相邻的周边视网膜中可见。(b)治疗后 3 个月眼底照片显示，新生血管和残余纤维化完全消退。

点间隔较宽，或存在未治疗的区域，则在这些区域中"填充"激光斑点。激光间接检眼镜传送系统在持续的新生血管活动和良好的后极部激光治疗的情况下，对于"填充"周边视网膜特别有用。

全视网膜激光光凝术的不良反应

在全视网膜激光治疗后经常观察到中心视力暂时降低，大多数患者在几周内恢复到治疗前水平。在 DRS 中，21%的氩气治疗眼和46%的氙气治疗眼在 6 周时视力下降 2 行或更多，而未治疗眼仅为9%[47]。两行或更多永久性视力丧失归因于 3%的氩激光光凝治疗和 11%的氙激光光凝治疗。在 ETDRS中，观察到 PRP 有类似的不良反应，9.7%的全视网膜激光治疗组在 4 个月的随访中出现 3 行或更多的视力丧失，而延迟治疗组仅为 3.8%[51]。虽然在全视网膜激光治疗前接受过局部治疗的眼中，这个数字降低为 2.3%，但全视网膜光凝对中心视力的初始有害影响似乎是持续的，因为延迟 4 个月的局部治疗并没有降低视力丧失的比例。由于 DRS 和 ETDRS都支持全视网膜光凝后黄斑水肿可能恶化的临床现象，因此患者应定期接受糖尿病性黄斑水肿的治疗（现在通常使用抗 VEGF 药物），为全视网膜激光治疗做准备。

在 DRS 的氙激光治疗组中，18%的患有严重纤维增生或局部牵拉性视网膜脱离的眼表现出 5 行或更多的视力下降[52]。这种眼中，PRP 术后有时会发生纤维增生的进行性收缩，导致牵拉性脱离向黄斑中心扩展。然而，一项亚组分析表明，即使在这些眼中，全视网膜激光治疗的获益也超过了潜在的并发症。因此，当高危 PDR 存在于有牵拉并发症风险的眼中时，仍应进行 PRP，并采取预防措施，避免纤维增生区域，同时使用轻度到中度的激光设置，并分多次进行。

与 PRP 相关的其他不良反应包括夜视、色觉和周边视力下降，以及闪光感和暂时性的适应能力丧失。一些患者可能会经历明显的术后疼痛，尤其是年轻患者接受大范围激光治疗时。中央凹光凝是一种罕见的并发症，可以在任何时候通过在眼底保持适当的位置来避免。睫状体脱离最易发生在单次重度治疗、治疗覆盖视网膜大部分区域，以及轴长较短的眼中[53,54,55]。幸运的是，在绝大多数情况下，是无症状且没有后遗症的（请参阅下页 PRP 潜在不良反应或并发症的完整清单）。糖尿病性黄斑水肿伴高危增生性视网膜病变时，播散光凝或 PRP 的启动可能加剧黄斑水肿。如果先针对黄斑水肿进行抗VEGF 药物治疗，然后再进行播射光凝治疗，这些患者可达到最佳的疗效。

- 全视网膜激光光凝术的不良反应和并发症
  - 视力下降
  - 黄斑水肿加剧
  - 夜视力下降
  - 周边视力下降(受限)
  - 辨色力降低
  - 失去适应能力和瞳孔变化

争论点

- 在广泛的纤维血管增生和局部牵拉性视网膜脱离的眼中，PRP 可能在某些情况下促进牵拉性视网膜脱离的扩展。但这些患眼仍能受益于PRP。然而，为了尽量减少这种潜在的不良反应，应避免在牵拉区域附近施行过重的激光光凝，并可将 PRP 分多次进行。

　　○短暂的疼痛

　　○渗出性视网膜脱离

　　○睫状体脱离

　　○继发性房角关闭和眼压升高

　　○误伤黄斑中央凹

　　○牵拉性视网膜脱离的加重(有争议)

PDR 的抗 VEGF 治疗

　　VEGF 是 PDR 中眼内血管生成的关键驱动因子,PDR 视网膜新生血管对抗 VEGF 治疗高度敏感。一份早期报告表明,玻璃体内注射贝伐单抗的剂量即使是通常治疗后段玻璃体疾病注射剂量的百分之一, 也能实现糖尿病患者的 NVD 和 NVE 暂时消退[56]。视网膜新生血管对玻璃体内抗 VEGF 治疗的反应通常是快速的,在治疗后的第一周内,灌注、血管管径和荧光素渗漏均明显减少(图 10.14)。

　　评估抗 VEGF 治疗糖尿病性黄斑水肿疗效的 3 期临床试验报告显示,这些眼中 PDR 相关并发症的发生率显著降低,包括较少的新发 PDR、玻璃体积血及 PRP 治疗率或玻璃体切割术[39]。一项来自 DRCR.net 方案 S,即快速 PRP 与抗 VEGF 治疗联合延迟 PRP 治疗 PDR 的多中心试验初步结果表明,根据需要使用雷珠单抗治疗(0.5mg)可使在两年时的视力不低于基线 PRP 的视力。雷珠单抗治疗相比 PRP 的优势包括更高的平均视力,减少了周边视野的损失,降低了 DME 发展速度,以及减少了两年内玻璃体切割术的需求。雷珠单抗治疗组中 1 只眼发生眼内炎,但在各系统安全性事件方面(包括血栓栓塞性不良事件),两组间未发现显著差异。

　　尽管方案 S 的结果有望将抗 VEGF 治疗作为 PRP 的一线治疗替代方案,而且许多 PDR 患者在抗 VEGF 治疗后新生血管快速、显著消退,但临床经验表明,一旦停止抗 VEGF 治疗,NVD 和 NVE 均会复发。因此, 对于那些由于旅行或健康问题而难以每个月随访或其他方面不配合的患者来说,具有持久效果的 PRP 治疗可能是一个更好的选择。每个月玻璃体注射抗 VEGF 药物也使患者暴露于眼内炎和其他潜在相关不良事件的风险增加。最后, 纤维增殖增加可导致抗 VEGF 治疗的眼的视网膜进行性牵拉,使这些眼面临牵拉性视网膜脱离的风险,如果不进行治疗则可能对视力产生严重影响。然而, 最近

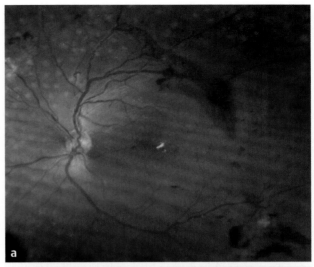
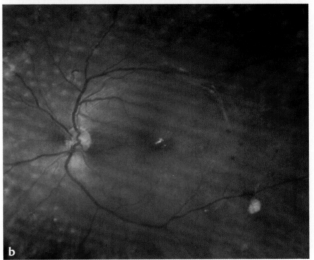

图 10.14　增生性糖尿病性视网膜病变对玻璃体内抗血管内皮生长因子(抗 VEGF)治疗的反应:(a)基线超广角眼底照片,显示沿着颞上和颞下血管弓分布的视网膜上其他部位的新生血管活跃区(NVE)。(b)抗 VEGF 治疗 1 个月后,NVE 区域退化并纤维化。

的研究表明,这种情况很少发生。一项 DRCR.net 的研究比较了雷珠单抗与生理盐水玻璃体内注射治疗 PDR 玻璃体积血的疗效,发现在基线、第 4 周和第 8 周注射后, 在随访第 16 周时出现牵拉性视网膜脱离,雷珠单抗组为 6%,而生理盐水组为 7%[51]。然而, 单独手术或联合抗 VEGF 治疗可能是更好的有黄斑牵拉风险的一线治疗方案。

　　尽管存在这些问题,但 PDR 的抗 VEGF 治疗在许多患者眼中是 PRP 的一个有前途的替代方案。在活动性 PDR 的眼睛中,已经开始针对糖尿病性黄斑

水肿的抗 VEGF 治疗,播散激光治疗常被延迟,因为可以预期 PDR 将在抗 VEGF 治疗后显著退化。一旦黄斑水肿不再需要抗 VEGF 治疗,可以重新评估这些眼是否需要 PDR 治疗。此外,玻璃体内抗 VEGF 治疗在玻璃体切割术用于活动性 PDR 及其并发症的手术前是有用的。在这些眼中术前给予抗 VEGF 治疗可使新生血管消退,从而减少术中出血。这些病例中的抗 VEGF 治疗一般应在术前不超过 1 周,以尽量减少黄斑牵拉恶化的概率。

10.7 糖尿病性黄斑水肿

糖尿病性黄斑水肿可出现在任何程度的视网膜病变中,可见于约 10% 的糖尿病患者[17]。正如所预料的那样,黄斑水肿的患病率与视网膜病变的总体严重程度及其持续时间直接相关。轻度 NPDR 患者为 3%,中、重度 NPDR 患者为 38%,PDR 患者为 71%[57]。老年糖尿病患者的黄斑水肿可能更早发生(确诊后 5 年内发病率更高),部分原因可能是许多 2 型糖尿病患者在确诊前有一段不确定的亚临床期。需要胰岛素治疗的老年患者在所有人群中黄斑水肿患病率最高[57]。

10.7.1 临床特征

糖尿病性黄斑水肿是由于血管通透性异常增加而导致视网膜内或视网膜下液积聚。玻璃体黄斑牵拉还可能在糖尿病性黄斑水肿引起的视网膜增厚中起作用。由黄斑水肿引起的细胞变形和损伤最初是可逆的。然后,影响中央黄斑的慢性渗漏可导致永久性视力丧失,原因可能是广泛的硬性渗出物沉积或中央凹的退行性改变。视网膜内硬性渗出物由微动脉瘤渗漏的血浆脂蛋白组成,它们主要沉积在内外丛状层中。偶尔,这种渗出物可能沉积在神经视网膜下,并演变成有组织的斑块,导致光感受器变性,SVL 和视网膜色素上皮细胞(RPE)的纤维化[58]。RPE 的屏障和转运功能障碍也可能导致弥漫性黄斑水肿的发生[59]。一些弥漫性水肿的患者表现出由于并发心力衰竭、肾病或系统性高血压引起的系统性液体潴留的症状,对这些系统性异常进行适当的治疗可能会解决一些视力障碍。

在目前玻璃体内抗 VEGF 治疗被认为是大多数

糖尿病性黄斑水肿患者的一线治疗的时代,确定治疗建议的最相关特征是视网膜增厚是否累及直径为 1mm 的黄斑中心区。如果中央 1mm 区域变厚,则认为是黄斑中心受累的糖尿病性黄斑水肿。如果中央 1mm 区域不受影响,但黄斑内有视网膜增厚,则为非黄斑中心受累的糖尿病性黄斑水肿。目前,在开始抗 VEGF 治疗之前,通常观察到非黄斑中心受累的糖尿病性黄斑水肿进展为黄斑中心受累,因为这些病例的视力丧失的风险较低。

在玻璃体内抗 VEGF 治疗之前,ETDRS 将临床上有意义的黄斑水肿(CSME)定义为进行性局灶/格栅黄斑激光光凝的阈值。CSME 被定义为符合以下任一标准(图 10.15):

(1)黄斑中心 500μm 处或之内的视网膜增厚。

(2)黄斑中心 500μm 处或 500μm 内的硬性渗出伴邻近视网膜增厚(可能超出 500μm)。

(3)视网膜增厚区域大小为 1 个视盘直径,其中至少部分位于黄斑中心的 1 个视盘直径内。

糖尿病性黄斑水肿也可描述为局限性或弥漫性视网膜增厚,伴或不伴视网膜内硬性渗出物沉积。局部(或局灶性)水肿是指由散在的微动脉瘤渗漏病灶引起视网膜增厚的局限区域。特征性表现为以环状硬性渗出为界的圆形水肿区域,其中心为簇状渗漏的微动脉瘤(图 10.16)。弥漫性水肿是由整个后极部具有异常通透性和扩张的毛细血管广泛渗漏引起的更弥漫性的视网膜增厚(图 10.17 和图 10.18),通常与视网膜无灌注区有关。

伴或不伴黄斑水肿的缺血性黄斑病变是糖尿病性视网膜病变患者中心视力丧失的另一个原因。它代表了中央凹周围毛细血管的闭合或无灌注(图 10.19)[57]。虽然正常患者和糖尿病患者中央凹无血管区(FAZ)的大小有相当大的重叠,但 FAZ 大小与视网膜病变水平之间似乎存在相关性,几乎所有严重 PDR 眼中出现了超过 1000μm 的增大[60]。糖尿病相关的 FAZ 异常的更具体表现包括无血管区边缘的不规则、毛细血管"出芽"进入毛细血管闭合区,以及中央凹周围毛细血管床毛细血管间隙扩大[60]。

10.7.2 治疗和转归

抗 VEGF 治疗

多项大规模临床试验明确确立了玻璃体注射抗

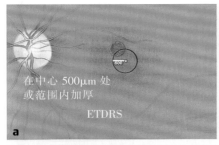
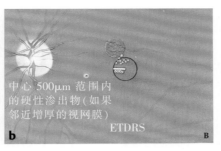
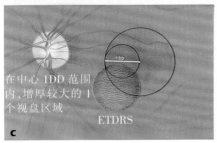

图 10.15　早期糖尿病性视网膜病变研究(ETDRS)中定义的临床显著性黄斑水肿的三种亚型(CSME)。

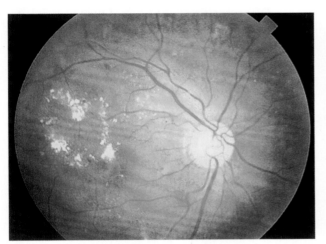

图 10.16　局灶性黄斑水肿：视网膜增厚的孤立区域，具有典型的环状硬渗出物形成。

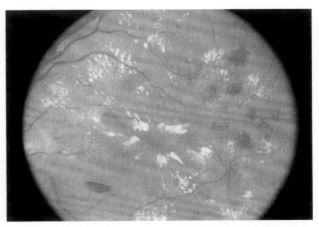

图 10.17　弥漫性黄斑水肿：整个黄斑区视网膜增厚和散在的硬性渗出物。

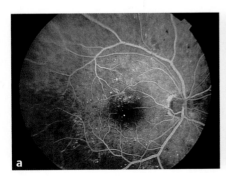
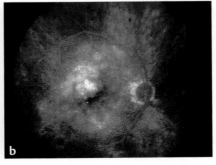

图 10.18　局灶性和弥漫性糖尿病性黄斑水肿：早期(a)和晚期(b)荧光素血管造影显示一簇微动脉瘤渗漏和仅在造影后期才明显的更广泛的视网膜内染料渗漏。

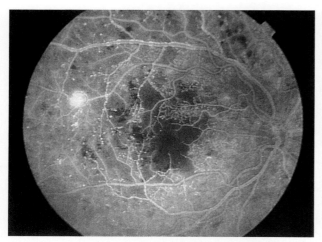

图 10.19　黄斑缺血：荧光素血管造影照片显示广泛的中央凹周围毛细血管丢失，导致中央凹无血管区异常扩大和不规则（患者视力明显降低，但无明显黄斑增厚）。

VEGF 治疗是目前治疗黄斑中心受累的糖尿病黄斑水肿视力受损的一线治疗方法。DRCR.net 的方案 I 研究（"随机试验评价雷珠单抗联合立即或延迟激光，或曲安奈德联合立即激光治疗糖尿病性黄斑水肿"）是首个主要的 3 期研究，以证明在改善黄斑中心受累的糖尿病性黄斑水肿的视力方面抗 VEGF 治疗效果优于黄斑局灶/格栅激光光凝[56]。在主要评价指标的 1 年时间点，两个雷珠单抗治疗组（一组从基线开始立即激光治疗，另一组若抗 VEGF 治疗后持续水肿，则从第 6 个月开始延长激光治疗），视力分别获益 8 和 9 个字母，而激光治疗组仅获益 3 个字母。与假注射联合激光组相比，雷珠单抗联合立即激光和延迟激光治疗组视力差异分别接近 4 和 6 个字母，并且这种差异持续了两年。解剖结构变化反映了视力的结果，抗 VEGF 组中视网膜增厚较对照组明显减少。在每月使用雷珠单抗和阿普西柏治疗糖尿病性黄斑水肿的其他 3 期研究中已经报道了类似的结果，证明了抗 VEGF 治疗相对于黄斑激光治疗的明显获益。

市面上可用的抗 VEGF 药物包括阿普西柏、贝伐单抗、哌加他尼（pegaptanib）和雷珠单抗。其中，目前美国 FDA 批准的治疗糖尿病性黄斑水肿的药物只有阿普西柏和雷珠单抗。然而，尽管贝伐单抗为标签外使用，它也被广泛应用于糖尿病性黄斑水肿，因为它提供了一种替代方案，成本大大降低，而疗效大致相当。2015 年，DRCR.net 报告了一项疗效比较

研究（方案 T）的结果，该研究纳入了视力为 20/32~20/320 的黄斑中心受累的糖尿病性黄斑水肿患者，并将这些患者随机分配至阿普西柏组、贝伐单抗组和雷珠单抗组[61]。共有 660 名参与者加入本研究，每名参与者 1 只眼参与研究。研究显示，3 个治疗组的视力均有显著改善。然而，在整个队列研究中，在主要评价指标的 1 年时间点，阿普西柏治疗组获得更多的视力获益。阿普西柏治疗组视力获益 13 个字母，而雷珠单抗和贝伐单抗治疗组的视力分别获益 11 个和 10 个字母。重要的是要认识到，治疗效果的这种差异是由基线视力较差（20/50 或更差）的结果造成的。阿普西柏治疗组视力获益 19 个字母，在该组中，约占总队列的 50%，相比之下，雷珠单抗和贝伐单抗组的视力分别获益 14 个和 12 个字母。在基线视力较差的亚组中，10 个或更多字母的视力获益率在阿普西柏组相应高于雷珠单抗组或贝伐单抗组（分别为 77%、69% 和 60%）。相比之下，在基线视力为 20/32 或 20/40 的眼中，1 年的视力结果没有显著差异。平均而言，每组在治疗的第一年内获益 8 个字母，并且 3 个治疗组之间 10 个字母的改善率相似（阿普西柏组 50%，贝伐单抗组 45%，雷珠单抗组 50%）。在所有组中，10 个或更多字母的视力丧失率低至 4% 或更低。视网膜厚度结果与视力结果基本一致，但贝伐单抗治疗的眼在视网膜中央水肿方面改善最小，且这与基线视力状态无关。

糖尿病性黄斑水肿的最佳给药方案和再治疗方案可能尚未完全确定，但鉴于在 DRCR.net 方案 I 和 T 研究中获得的优异视力结果，许多临床医生使用这些研究中概述的方案作为抗 VEGF 再治疗指南。参加方案 T 的眼在基线访视时进行治疗，如果有改善或恶化（定义为 5 个或更多字母的视力变化或 OCT 黄斑中心厚度变化 10% 或更多），则在随后的每次随访时重新注射。只有当眼在最后两次注射保持稳定时才推迟注射。在因稳定而延迟治疗的眼中，如果视力或 OCT 检查有任何恶化，则恢复注射。第一年每个月进行一次随访，但如果继续推迟治疗，则在治疗的第二年将随访间隔延长至最多 16 周。遵循这些治疗指南，使用方案 T 的眼第一年内平均接受了 8~10 次注射。方案 I 中，使用类似的治疗指南，第 1 年后治疗需求在第 2 年下降至仅 2~3 次，在第 3 年 1~2 次注射，在研究的第 4 年和第 5 年为 0~

1 次注射。

来自方案 I 和 RIDE/RISE 研究的数据表明,只要给予足够的早期治疗,在每个月使用抗 VEGF 治疗的初始阶段获得的视力改善可以维持,因为可过渡到不太频繁的按需治疗。然而,延迟两年或更长时间的初始抗 VEGF 治疗可能导致更差的视力结果,这可以通过最初使用假注射治疗的 RIDE/RISE 组在连续治疗 1 年每个月注射后,达不到与 2 年前开始每个月注射雷珠单抗的治疗组相同的视力这一事实得到证明[9]。

此外,有数据表明,玻璃体切割术的眼与未切除的眼相比,玻璃体内抗 VEGF 治疗同样有效。玻璃体切割术后兔眼贝伐单抗和雷珠单抗半衰期缩短的初步报告表明,抗 VEGF 药物的有效性可能在糖尿病性黄斑水肿的眼中受到限制,因为玻璃体切割术后眼部药物的清除速度更快[62]。然而,一项对 DRCR.net 方案 I 中随机接受雷珠单抗治疗的眼的回顾显示,经过 3 年的观察,玻璃体切割组和非玻璃体切割组的视力和视网膜厚度结果没有显著差异[63]。因此,无论患眼是否曾进行玻璃体切割术,玻璃体内抗 VEGF 都可用来治疗黄斑中心受累的糖尿病性黄斑水肿。

由于玻璃体内抗 VEGF 药物作为癌症化疗药物以更高的剂量(眼部治疗的几百倍剂量)给药会增加血栓栓塞事件的风险,玻璃体内抗 VEGF 治疗的安全性受到了密切关注。幸运的是,在治疗糖尿病性黄斑水肿的眼中,玻璃体内抗 VEGF 治疗安全且耐受性良好。最常见的相关严重不良事件,如眼内炎,与玻璃体内注射程序有关,而与药物治疗无关。

目前研究尚未发现玻璃体内抗 VEGF 治疗与血栓栓塞事件发生率增加之间存在任何一致的关联,例如,那些包括抗血小板试验组非致命性心肌梗死、非致命性卒中或血管性死亡的联合研究中均未发现有相关性。

虽然对糖尿病性黄斑水肿的抗 VEGF 治疗,大多数眼表现出至少部分良好的反应,但 40%~50% 的抗 VEGF 治疗的患眼不会有完全反应,即不会获得 20/20 或更好的视力或黄斑水肿完全消退。鉴于现有 VEGF 药物的高效性和良好选择性,在频繁和持续的治疗中,VEGF 药物的这种次优反应表明糖尿病性黄斑水肿是一个多因素的过程,除了与 VEGF

相关的途径外,其他通路可能在反应不完全的患眼中是活跃的。

糖皮质激素治疗

糖尿病性黄斑水肿玻璃体内糖皮质激素治疗的初步报道是非常令人鼓舞的,因为在糖皮质激素治疗后的最初几个月内,视网膜增厚迅速减少,视力也相应改善[64]。然而,一年或更长时间的长期研究表明,这些短期获益并不能持续更长的时间。DRCR.net 方案 B 比较了玻璃体内注射曲安奈德单药治疗与黄斑激光光凝治疗糖尿病性黄斑水肿的安全性和有效性[65]。虽然 4 个月时糖皮质激素治疗眼的视力和视网膜厚度较好,但 1 年和 16 个月时糖皮质激素组和激光组的视力结果无显著差异,激光组平均视力比糖皮质激素组更好。在方案 I 中也发现了类似的结果,即在 1 年的随访中,使用即时激光的糖皮质激素治疗组早期获益消失。在主要评价指标的 1 年时间点,这组患者的视力结果与激光对照组相当,且低于任何一个抗 VEGF 治疗组。

糖皮质激素相关的眼部不良事件是常见的,包括白内障的发生、眼内压升高导致的青光眼。事实上,方案 I 糖皮质激素组的视力下降很大程度上可能与晶体眼白内障的发生有关,因为在该试验基线为人工晶状体眼时,糖皮质激素治疗与抗 VEGF 治疗的视力结果非常相似。在该项研究的第 24 个月,超过 70% 的糖皮质激素治疗的眼接受了白内障手术,而抗 VEGF 和激光治疗的眼仅有约 20%[66]。高眼压的发生率在糖皮质激素组也更常见。

虽然玻璃体内注射糖皮质激素通常不被认为是糖尿病性黄斑水肿的一线治疗,但糖皮质激素确实有一定作用,特别是作为以前抗 VEGF 治疗效果不佳的患眼的二线治疗。目前可用的糖皮质激素制剂的作用时间从 3 个月至 3 年不等,并且 3 期研究已

> **精粹**
>
> - 对于大多数黄斑中心受累的糖尿病性黄斑水肿和相关视力损害的患者,玻璃体内抗 VEGF 治疗应被视为一线治疗。虽然最佳治疗方案需要在治疗的第一年进行频繁的每个月注射,但通常可以在接下来的几年中大幅减少注射的次数和频率,同时保持良好的视力效果。

证实对糖尿病性黄斑水肿有一定疗效[67,68]。对于一些在抗 VEGF 治疗的第一年不能遵守每月随访的患者来说，糖皮质激素可能也是一个可行的选择，尤其是对于人工晶状体眼患者。

玻璃体内注射技术

抗 VEGF 治疗和糖皮质激素治疗都是通过玻璃体内注射完成的。糖尿病患者眼中数万次玻璃体内注射的反复经验强烈表明，无论是局部麻醉还是结膜下麻醉，这些注射通常是安全的，并且耐受性良好。在 DRCR.net 研究中进行的前 8027 例玻璃体内注射，仅有 7 例发生眼内炎[69]。其中 6 例发生在使用局部抗生素，1 例未使用局部抗生素。其他相关的严重眼部并发症很少见，包括视网膜撕裂或脱离、玻璃体积血或外伤性白内障。常见的轻度不良事件可能与玻璃体内注射有关，可包括结膜注射、结膜下出血、浅表点状角膜炎、角膜损伤和短暂的自限性飞蚊症。

玻璃体内注射在角膜缘后 3.5~4mm 处进行。玻璃体内注射的 DRCR.net 方案需要使用局部聚维酮碘和无菌开睑器，但注射前后不要求使用抗生素、无菌手套或无菌盖布。使用开睑器减少了注射期间的眼睑移动，因此理论上可以减少结膜表面污染的概率。但其他研究显示，使用开睑器似乎对注射后感染的速率没有影响。尽管注射后由于眼内容积增加，眼压立即升高，但这种升高通常是轻微且自限性的，通常不需要局部降眼压药物或前房穿刺治疗。尽管如此，在患者离开医疗机构前要确认视神经灌注和视力是否恢复。

局部/格栅黄斑激光治疗

虽然对于大多数黄斑中心受累的糖尿病性黄斑水肿患者来说，黄斑激光治疗已不再被认为是一线治疗方法，但激光光凝仍有重要的辅助作用，特别是对那些抗 VEGF 治疗后仍有持续性水肿的患者。此外，对于无法耐受侵入性操作或无法完成抗 VEGF 治疗所需的每个月随访的患者，激光是一种很好的选择。一些易识别的特定微动脉瘤且局灶性渗漏的

> **精粹**
>
> ● 当进行玻璃体内注射时，局部使用聚维酮碘是必要的，以减少后续发生眼内炎的风险。

眼也可受益于特定激光治疗，并在有限的治疗时间内改善视网膜水肿。非黄斑中心受累的 DME 患者通常可以观察而不是治疗，因为黄斑中心受累的进展率通常较低，一旦 DME 影响中央视网膜，抗 VEGF 治疗的效果非常好。尽管如此，非黄斑中心受累 DME 的特定病例（例如，威胁中心的环形渗出引起局灶性高度渗漏）可能对局部激光治疗有良好的反应，从而解决了 DME，避免进一步的抗 VEGF 治疗。ETDRS 证明 CSME 患者可立即进行局部氩激光光凝治疗，从而显著降低中度视力丧失（MVL）的风险（图 10.20）（在 ETDRS 中，MVL 被定义为在标准化视力表上丢失 15 个或更多字母，相当于视角的加倍，例如从 20/25 到 20/50）。进一步分析显示局部激光治疗对符合 CSME 标准的眼获益最多，3 年时视力丧失的发生率降低约 50%（MVL 风险从 30% 降低至 15%）。黄斑中心受累的 CSME 眼亚组治疗后有更佳的视力获益（MVL 风险从 33% 降至 13%）。在基线时没有临床意义的黄斑水肿眼视力丧失率低，治疗组和推迟组之间的差异很小，特别是在随访的前两年。激光治疗也增加了视力改善的可能性，16% 的患者视力提高超过 1 行（图 10.21）。除了视野的轻微损失和偶尔的旁中央阴影外，局部治疗没有发现严重的不良反应。由于具有较大的利益风险比，ETDRS 建议所有 CSME 患眼都应考虑进行局部光凝。

糖尿病性黄斑水肿患者行黄斑激光治疗后的视力预后在局灶性渗漏性是最佳的，而弥漫性则较差。预测局部光凝反应不良的其他因素包括伴广泛的中央凹周围毛细血管无灌注的缺血性黄斑病变，慢性水肿引起的囊样改变，以及中央凹的硬渗出物沉积。在回顾性研究发现，年龄增长和正在接受高血压治疗的患者，局部光凝治疗效果不佳[70,71]。

技术

如 ETDRS 中所述，直接治疗包括将激光光斑应用于距黄斑中心 500~3000μm（2 个视盘直径）的所有渗漏的微动脉瘤。如果①既往已行激光治疗且 CSME 持续存在；②视力低于 20/40，以及③治疗不太可能破坏剩下的旁中央凹毛细血管网，则可以在距中心 300~500μm 的范围针对局部渗漏进行光凝治疗。对于距离黄斑中心超过 2 个视盘直径的微动脉瘤或其他渗漏点是可选择性的治疗，如果它们明显渗漏且与视网膜增厚或硬渗出环延伸到黄斑有

● 虽然对于大多数伴有黄斑中心受累的糖尿病性黄斑水肿患者来说，黄斑激光治疗已不再被认为是一线治疗方法，激光仍然在对抗 VEGF 治疗效果不佳的，以及在不能耐受重复抗 VEGF 注射的患者中起着重要的辅助治疗作用。一些表现为单纯的局部微动脉瘤渗漏的眼可以首先局部光凝治疗，这种治疗方法可以在 1~2 个疗程内解决视网膜增厚的问题，从而避免进一步治疗的需要。

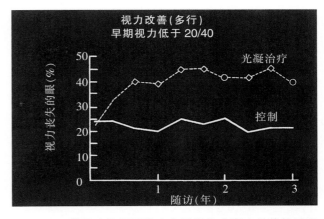

图 10.21 糖尿病性视网膜病变早期治疗研究组的结果显示，视力改善(6 个字母或更多)的患者百分比，这些患者被分配为立即局部光凝或延迟治疗：局部激光治疗临床显著性黄斑水肿增加了视力改善的概率。

关，则可考虑治疗(表 10.2)。最初将功率设定为 50mW 并缓慢增加，以获得微动脉瘤的光凝斑。在最小功率设置下，微动脉瘤最初变白或变暗(图 10.22)则为光凝成功，因为颜色变化通常表明已产生足够的热量以凝固微动脉瘤的瘤壁。小于 40μm 的微动脉瘤很少能达到这一点，目前预期的终点只是对下方视网膜进行轻度至中度白化，同时注意避免破坏 Bruch 膜。

格栅治疗是激光治疗弥漫性黄斑水肿眼的主要方法。其治疗范围包括在距离黄斑中心超过 500μm 且距视神经颞侧 500μm 的渗漏区域，在 RPE 水平设置 50~200μm 的轻度光凝。暴露时间为 0.1 秒或更短，功率设置从 10mW 开始并缓慢增加，以在外层视网膜中获得浅灰白色病变(表 10.2)。一般来说，光斑的强度应远低于 PRP 烧伤，而且要足够轻，几

乎不能被看到，这是确保光斑适当间距的最低标准。应避免过度治疗，以尽量减少对旁中心暗点，未来激光斑的扩大可导致黄斑区脉络膜视网膜瘢痕的融合(图 10.23)。

大多数病例的最佳治疗方法是直接治疗和格栅治疗相结合，正确的治疗顺序是先进行直接治疗，然后进行格栅激光治疗。局部激光治疗 DME 的确切机制尚不清楚，但治疗效果可能基于 RPE 的刺激、VEGF 表达的变化及渗漏微动脉瘤的直接闭合，但局部激光治疗 DME 的确切机制尚不清楚。

当对黄斑进行局灶激光治疗时，必须注意避免破坏 Bruch 膜，这可能导致脉络膜新生血管(CNV)

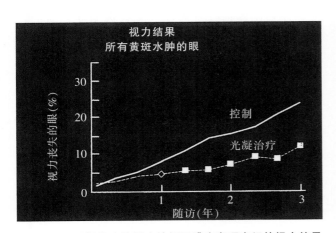

图 10.20 早期治疗糖尿病性视网膜病变研究组的视力结果表明，黄斑水肿的即刻局灶性光凝可将中度视力丧失(视角加倍)的风险降低 50%。

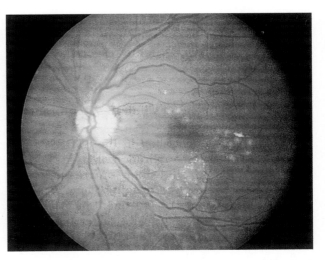

图 10.22 局部激光光凝：激光斑点(治疗后立即拍摄)针对黄斑增厚孤立区域内的微动脉瘤。

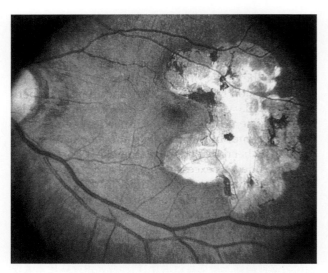

图 10.23　局部光凝强度过高，导致大的、融合的、有症状的脉络膜视网膜瘢痕。

的进展。据报道，这种罕见但严重的并发症源于既往的黄斑光凝瘢痕，其可能机制是高强度、通常是较小（50μm）（平均功率 256mW）光凝导致的 Bruch 膜医源性破裂[72]。黄斑激光治疗后发生无血管性黄斑下纤维化的病例亦有报道[73]。尽管无法确定造成这种瘢痕的具体诱因，但这些病例应强调避免向黄斑过度输送能量（以下列出了局部激光治疗的潜在不良反应或并发症）。

- 局部激光光凝术的不良反应和并发症
  - 旁中心暗点
  - 短暂性水肿/视力下降
  - 脉络膜新生血管
  - 视网膜下纤维化
  - 光凝疤痕扩张

> **精粹**
>
> 避免局灶/格栅激光光凝治疗 DME 的并发症的方法：
> - 仅治疗黄斑增厚区域。
> - 从低功率设置开始并以小增量增加，轻轻处理。
> - 初次治疗期间，不要在中央凹中心 500μm 范围内治疗。
> - 不能使激光光斑间隔小于一个光斑宽度。
> - 避免在视网膜内出血或扩大的 FAZ 边缘设置激光斑。

- 中央凹意外灼伤

随访

患者应该知道，在局部激光治疗后通常需要 1~4 个月才能看到水肿吸收后的最大效果，并且建议大多数患者的随访时间间隔为 3~4 个月。激光治疗后立即出现的渗出量的暂时性增加并不罕见，不应视为再治疗的指征。事实上，这可能代表了水肿的快速再吸收和脂质成分的沉积，通常会在一段时间后消退。如果在 4 个月时存在残留的 CSME，则可以重复荧光素血管造影，如果存在可治疗的病变则进行再治疗。这些持续性微动脉瘤渗漏存在于距黄斑中心 500μm 以上或距中心 300μm 处，且视力低于 20/40，没有旁中央凹毛细血管丢失。如果这些区域既往未经过治疗，也可对距离黄斑中心 500μm 的弥散性渗漏区域进行格栅激光治疗；不推荐对既往治疗的区域进行再治疗，因为可能会随着时间推移而发生激光瘢痕的过度扩散和融合。对于许多患者来说，持续数月的多次治疗对于稳定视力是必要的。

10.8　糖尿病眼手术治疗

10.8.1　玻璃体切割术

1971 年，当玻璃体切割术被引入时，其在糖尿病患者中的最初适应证包括长期的玻璃体积血和累及后极的牵拉性视网膜脱离（图 10.24）[74]。随着玻璃体切割术的广泛应用，早期干预可能对严重的 PDR 有价值。DRVS 是一项临床试验，旨在评估早期玻璃体切割术治疗视力较差患者玻璃体积血的疗效[7,75,76]。在 DRVS 中，近期玻璃体积血且视力低于 5/200 至少 1 个月的眼被随机分配到早期玻璃体切割术组（1~6 个月）或常规治疗组（随访，除非视网膜脱离累及黄斑中心或出血未能在 1 年的等待期内清除）。随访 2 年后，早期玻璃体切割术组视力恢复良好（视力为 10/20 或更好）的发生率更高（早期玻璃体切割术组 25%对常规治疗组 15%）。

如果患者在 20 岁或 20 岁之前被诊断为 1 型糖尿病，并且在研究开始时正在接受胰岛素治疗，DRVS 将其归类为 1 型糖尿病。患者年龄在 40 岁或 40 岁以上（无论是否使用胰岛素）被归类为 2 型糖尿病，如果在研究开始时没有接受胰岛素治疗，那么

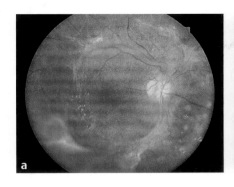
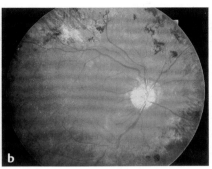

图 10.24 伴有牵拉性视网膜脱离的增生性糖尿病性视网膜病变:(a)沿着视盘和颞侧血管弓的广泛融合的纤维血管增生,伴有早期黄斑牵拉脱离和视力下降。(b)玻璃体切除联合膜剥离及全视网膜激光术后 6 个月,附着的视网膜无牵拉,并且没有活跃的增生性视网膜病变。(Image Courtesy of Carl D. Regillo, MD.)

患者在年轻时就被诊断出患有糖尿病。DRVS 的进一步分析表明,早期玻璃体切割术明显仅对 1 型组有利,其中 36% 的早期玻璃体切割术患者视力良好(视力 10/20 或更好),而常规治疗组为 12%。早期玻璃体切割术的最大优势是小于 20 年病程的 1 型糖尿病患者亚组(早期玻璃体切割术组 34% 对常规治疗组 2%)。

对 1 型糖尿病患者早期玻璃体切割术优势的一个可能解释是年轻患者通常具有更严重的增生性疾病,且在等待玻璃体积血吸收时发生新生血管和玻璃体视网膜牵拉并发症的风险更高。另一方面,年龄较大的患者在出现玻璃体积血时更常出现轻度增生性疾病,等待出血吸收可能不会有害。然而,我们不应通过解读 DRVS 数据得出结论,即所有患有 2 型糖尿病和致密玻璃体积血的患者等待数个月是安全的。如果已知(或怀疑)新生血管增生广泛或快速进展,应考虑对这些患者进行早期玻璃体切割术[76]。

许多糖尿病视网膜病变的并发症可受益于手术干预。大多数(但不是全部)并发症发生在疾病的更晚期即增生阶段。总体而言,糖尿病视网膜病变玻璃体切割术的主要适应证总结如下:

- 玻璃体积血无法吸收,视力显著下降。
- 累及或威胁黄斑区的牵拉性视网膜脱离。
- 牵拉性视网膜脱离合并孔源性视网膜脱离。
- 其他:
  - 进行性纤维血管增生(尽管有广泛的 PRP)。
  - 难治性黄斑水肿伴玻璃体后皮质粘连。
  - 对黄斑的牵拉(无脱离)导致视力下降。
  - 虹膜红变和屈光介质混浊,无法进行 PRP。
  - 不透明的黄斑前膜或玻璃体后皮质界面。

值得注意的是,过去 10 年间的外科进展,包括

更小的测量仪器、眼内电凝、双手技术和改进的眼底广角观察系统,使外科手术时间更短,并发症发生率显著降低,可能使 DRVS 的结果不再反映当前的手术干预结果。关于玻璃体切割术技术和手术适应证的更多信息请参阅第 40 章。

10.8.2 白内障手术和糖尿病性视网膜病变

糖尿病患者白内障摘除术通常用于视力恢复和观察眼底。在当今的小切口技术时代,视力效果通常是很好的。然而,接受白内障手术的糖尿病患者的视力预后可能不是最理想的,主要是因为视网膜病变严重程度或黄斑水肿恶化的风险。几乎所有病例都在术后前 6 个月内进展,最常见的表现为NPDR 恶化和黄斑水肿加重,少数进展为 PDR、玻璃体积血和虹膜新生血管[77]。

在糖尿病患者行白内障囊外摘除(ECCE)联合后房人工晶状体植入术时,视网膜病变进展的总比率为 30%~39%[77,78]。与接受囊外手术的患者相比,接受囊内白内障摘除(ICCE)的患者发生视网膜病变进展率更高。据推测,完整的晶状体后囊充当半透明性屏障,阻止前房和后房之间各种因子扩散,减少术后新生血管和炎症等并发症。在经历过 ICCE 的PDR 患者中,前段新生血管的发生率可高达 40%[79]。对于玻璃体脱出和后囊破裂的 ECCE 病例有相同的风险,但随后的后囊膜切开术似乎不会加快视力恶化的速度[80]。手术时活动性 PDR 眼视网膜病变进展的风险最高,视力改善的预后最差。相反,没有黄斑病变并已达到增生性视网膜病变静止期的眼(通过先前的光凝或玻璃体切割术)通常表现出良好的病程,约 50% 可达到 20/40 或更好的视力[80]。

目前的白内障手术主要采用超声乳化或其他先

进技术。与 ICCE 和 ECCE 相比,这些技术可缩短手术时间,减少组织损伤,恢复更快,并发症更少。糖尿病性视网膜病变的进展率在简单的超声乳化手术后似乎没有显著高于自然病程的患者[81]。然而,术前糖尿病性视网膜病变的严重程度,血糖控制差,糖尿病病程长,是超声乳化术后视网膜病变恶化可能性增加的危险因素[82,83]。

术前视网膜病变的严重程度是决定白内障手术视力预后的重要因素。无糖尿病视网膜病变患者的视力预后与非糖尿病患者相近,近 90% 的患者视力达到 20/40[84]。对于有视网膜病变病史的患者,术后视力可能受到弥漫性渗出型黄斑水肿的影响,特别是在女性和老年人中[80,85]。黄斑囊样水肿(CME)是术后视力下降的另一个常见原因,约 50% 有视网膜病变史的患者在 1 年时出现持续性 CME[84,86]。白内障手术时出现非黄斑中心受累的黄斑水肿患者,术后进展为黄斑中心受累的比例为 13%~28%。幸运的是,当基线评估时,没有黄斑中心受累的糖尿病性黄斑水肿,也没有治疗糖尿病性黄斑水肿的病史时,随后发生黄斑中心受累的黄斑水肿的风险很低,为1%~8%[87]。

理想情况下,应在白内障摘除前,以及在白内障严重混浊妨碍治疗之前,通过适当的抗 VEGF 治疗和(或)激光光凝来稳定增生性视网膜病变和黄斑水肿。当计划进行白内障手术时,应始终牢记良好眼底可见度的必要性和未来后段激光治疗的可能性;因此,应保持较宽的瞳孔大小,并且优选具有较大光学面的后房型人工晶状体。应避免使用硅胶人工晶状体,因为在随后必要的玻璃体切割术中进行术中气-液交换时,这些晶状体上的冷凝倾向增加。对于有伤口愈合不良倾向的糖尿病患者,应更频繁地缝合角膜缘或角膜切口。由于术后 CME 和纤维蛋白样葡萄膜炎的风险较大,建议预防性使用抗炎药物。密切随访视网膜病变的进展是必要的,尤其是在手术后的前 6 个月,尽早开始局灶或播散性光凝治疗。通过适当的咨询、仔细的手术计划和适当的随访,白内障摘除可为糖尿病患者带来令人满意的视力预后,改善眼底可视化,促进可能进展的任何临床显著糖尿病视网膜病变的早期诊断和治疗。

10.9 结论

在未来的几十年里,全球范围内糖尿病的流行将使越来越多的患者面临因糖尿病性眼病导致视力丧失的风险。幸运的是,包括激光光凝和玻璃体内抗 VEGF 药物和糖皮质激素等药物治疗的进展已经显著改善了糖尿病性视网膜病变的视力预后。对于大多数患眼,糖尿病性黄斑水肿的一线治疗已经从黄斑局灶/格栅激光光凝术演变为抗 VEGF 治疗。激光和偶尔使用糖皮质激素可应用于不适合抗 VEGF 治疗的病例,或作为抗 VEGF 治疗不完全反应所需的辅助治疗。PDR 的标准治疗方法仍然是全视网膜 PRP,但证据表明,1 年以上的抗 VEGF 治疗并不比 PRP 更差,而且具有潜在的获益,目前正在进行的大规模临床试验可能有助于阐明抗 VEGF 长期治疗视网膜新生血管的潜在疗效。持续的临床研究工作正在评估其他方法,以识别和分类有视力威胁的糖尿病视性网膜病变并发症风险的患者,并探索更有效的早期疾病治疗方法,以尽可能地保护视力。因此,对于糖尿病性视网膜病变患者来说,目前可用的治疗方案的疗效是非常好的,并且未来进一步发展前景仍然良好。

特别关注

● 优化糖尿病患者白内障手术视力预后的措施包括在白内障变得严重之前选择合适的手术时机;术前采取适当的治疗以稳定视网膜病变和黄斑水肿;术中维持完整的晶状体后囊。

参考文献

[1] Wolfensberger TJ, Hamilton AM. Diabetic retinopathy—an historical review. Semin Ophthalmol. 2001; 16(1):2–7

[2] Luft R, Olivecrona H, Sjögren B. [Hypophysectomy in man]. Nord Med. 1952; 47(11):351–354

[3] Meyer-Schwickerath G. Light coagulation [Drance SM, transl.]. St. Louis: Mosby Year Book, 1960

[4] Beetham WP, Aiello LM, Balodimos MC, Koncz L. Ruby-laser photocoagulation of early diabetic neovascular retinopathy: preliminary report of a long-term controlled study. Trans Am Ophthalmol Soc. 1969; 67:39–67

[5] The Diabetic Retinopathy Study Research Group. Preliminary report on effects of photocoagulation therapy. Am J Ophthalmol. 1976; 81(4):383–396

[6] Early Treatment Diabetic Retinopathy Study Research Group. Photocoagulation for diabetic macular edema: ETDRS report number 1. Arch Ophthalmol. 1985; 103:1796–1806

[7] The Diabetic Retinopathy Vitrectomy Study Research Group. Early vitrectomy

for severe vitreous hemorrhage in diabetic retinopathy. Two-year results of a randomized trial. Diabetic Retinopathy Vitrectomy Study report 2. Arch Ophthalmol. 1985; 103(11):1644–1652

[8] Elman MJ, Aiello LP, Beck RW, et al. Diabetic Retinopathy Clinical Research Network. Randomized trial evaluating ranibizumab plus prompt or deferred laser or triamcinolone plus prompt laser for diabetic macular edema. Ophthalmology. 2010; 117(6):1064–1077.e35

[9] Brown DM, Nguyen QD, Marcus DM, et al. RIDE and RISE Research Group. Long-term outcomes of ranibizumab therapy for diabetic macular edema: the 36-month results from two phase III trials: RISE and RIDE. Ophthalmology. 2013; 120(10):2013–2022

[10] Brown DM, Schmidt-Erfurth U, Do DV, et al. Intravitreal Aflibercept for Diabetic Macular Edema: 100-Week Results From the VISTA and VIVID Studies. Ophthalmology. 2015; 122(10):2044–2052

[11] National Eye Institute. Diabetic Retinopathy. Available at: https://nei.nih.gov/eyedata/diabetic; Accessed October 7, 2015

[12] Klein R, Klein BE, Moss SE, Davis MD, DeMets DL. The Wisconsin epidemiologic study of diabetic retinopathy. III. Prevalence and risk of diabetic retinopathy when age at diagnosis is 30 or more years. Arch Ophthalmol. 1984; 102(4):527–532

[13] Klein R, Klein BE, Moss SE, Davis MD, DeMets DL. The Wisconsin epidemiologic study of diabetic retinopathy. II. Prevalence and risk of diabetic retinopathy when age at diagnosis is less than 30 years. Arch Ophthalmol. 1984; 102(4):520–526

[14] International Diabetes Federation. IDF Diabetes Atlas: Sixth Edition, 2014 Update. Available at: http://www.idf.org/diabetesatlas/update-2014; Accessed October 7, 2015

[15] Aiello LP, Avery RL, Arrigg PG, et al. Vascular endothelial growth factor in ocular fluid of patients with diabetic retinopathy and other retinal disorders. N Engl J Med. 1994; 331(22):1480–1487

[16] Engerman RL, Kern TS. Experimental galactosemia produces diabetic-like retinopathy. Diabetes. 1984; 33(1):97–100

[17] Sorbinil Retinopathy Trial Research Group. A randomized trial of sorbinil, an aldose reductase inhibitor, in diabetic retinopathy. Arch Ophthalmol. 1990; 108(9):1234–1244

[18] Stem MS, Gardner TW. Neurodegeneration in the pathogenesis of diabetic retinopathy: molecular mechanisms and therapeutic implications. Curr Med Chem. 2013; 20(26):3241–3250

[19] Cogan DG, Toussaint D, Kuwabara T. Retinal vascular patterns. IV. Diabetic retinopathy. Arch Ophthalmol. 1961; 66:366–378

[20] De Venecia G, Davis M, Engerman R. Clinicopathologic correlations in diabetic retinopathy. I. Histology and fluorescein angiography of microaneurysms. Arch Ophthalmol. 1976; 94(10):1766–1773

[21] Antonetti DA, Klein R, Gardner TW. Diabetic retinopathy. N Engl J Med. 2012; 366(13):1227–1239

[22] Kohner EM, Sleightholm M. Does microaneurysm count reflect severity of early diabetic retinopathy? Ophthalmology. 1986; 93(5):586–589

[23] Muraoka K, Shimizu K. Intraretinal neovascularization in diabetic retinopathy. Ophthalmology. 1984; 91(12):1440–1446

[24] Kohner EM, Dollery CT, Bulpitt CJ. Cotton-wool spots in diabetic retinopathy. Diabetes. 1969; 18(10):691–704

[25] Roy MS, Rick ME, Higgins KE, McCulloch JC. Retinal cotton-wool spots: an early finding in diabetic retinopathy? Br J Ophthalmol. 1986; 70(10):772–778

[26] Regillo CD, Brown GC, Savino PJ, et al. Diabetic papillopathy. Patient characteristics and fundus findings. Arch Ophthalmol. 1995; 113(7):889–895

[27] Early Treatment Diabetic Retinopathy Study Research Group. Fundus photographic risk factors for progression of diabetic retinopathy. ETDRS report number 12. Ophthalmology. 1991; 98(5) Suppl:823–833

[28] Early Treatment Diabetic Retinopathy Study Research Group. Classification of diabetic retinopathy from fluorescein angiograms. ETDRS report number 11. Ophthalmology. 1991; 98(5) Suppl:807–822

[29] Shimizu K, Kobayashi Y, Muraoka K. Midperipheral fundus involvement in diabetic retinopathy. Ophthalmology. 1981; 88(7):601–612

[30] Silva PS, Cavallerano JD, Sun JK, Soliman AZ, Aiello LM, Aiello LP. Peripheral lesions identified by mydriatic ultrawide field imaging: distribution and potential impact on diabetic retinopathy severity. Ophthalmology. 2013; 120(12):2587–2595

[31] Silva PS, Cavallerano JD, Haddad NM, et al. Peripheral lesions identified on ultrawide field imaging predict increased risk of diabetic retinopathy progression over 4 years. Ophthalmology. 2015; 122(5):949–956

[32] Diabetes Control and Complications Trial Research Group. Progression of retinopathy with intensive versus conventional treatment in the Diabetes Control and Complications Trial. Ophthalmology. 1995; 102(4):647–661

[33] Aiello LP, DCCT/EDIC Research Group. Diabetic retinopathy and other ocular findings in the Diabetes Control and Complications Trial/Epidemiology of Diabetes Interventions and Complications study. Diabetes Care. 2014; 37(1):17–23

[34] Aiello LP, Sun W, Das A, et al. DCCT/EDIC Research Group. Intensive diabetes therapy and ocular surgery in type 1 diabetes. N Engl J Med. 2015; 372(18):1722–1733

[35] Early Treatment Diabetic Retinopathy Study Research Group. Effects of aspirin treatment on diabetic retinopathy. ETDRS report number 8. Ophthalmology. 1991; 98(5) Suppl:757–765

[36] Klein BEK, Moss SE, Klein R. Effect of pregnancy on progression of diabetic retinopathy. Diabetes Care. 1990; 13(1):34–40

[37] Axer-Siegel R, Hod M, Fink-Cohen S, et al. Diabetic retinopathy during pregnancy. Ophthalmology. 1996; 103(11):1815–1819

[38] Ip MS, Domalpally A, Sun JK, Ehrlich JS. Long-term effects of therapy with ranibizumab on diabetic retinopathy severity and baseline risk factors for worsening retinopathy. Ophthalmology. 2015; 122(2):367–374

[39] Bressler SB, Qin H, Melia M, et al. Diabetic Retinopathy Clinical Research Network. Exploratory analysis of the effect of intravitreal ranibizumab or triamcinolone on worsening of diabetic retinopathy in a randomized clinical trial. JAMA Ophthalmol. 2013; 131(8):1033–1040

[40] Sun JK, Wang P, Fung A. Impact of treatment delay and durability of diabetic retinopathy (DR) improvement with PRN ranibizumab (RBZ) during the RIDE/RISE Open-Label Extension (OLE). 2015 Macula Society Abstract

[41] Diabetic Retinopathy Study Research Group. Design, methods, and baseline results: DRS report number 6. Invest Ophthalmol Vis Sci. 1981; 21:149–209

[42] Prud'homme GJ, Rand L, The Diabetic Retinopathy Study Research Group. Distribution of maximum grade of lesions in proliferative diabetic retinopathy. Invest Ophthalmol Vis Sci. 1981; 20:59

[43] Davis MD. Vitreous contraction in proliferative diabetic retinopathy. Arch Ophthalmol. 1965; 74(6):741–751

[44] The Diabetic Retinopathy Study Research Group. Four risk factors for severe visual loss in diabetic retinopathy. The third report from the Diabetic Retinopathy Study. Arch Ophthalmol. 1979; 97(4):654–655

[45] Photocoagulation treatment of proliferative diabetic retinopathy. Clinical application of Diabetic Retinopathy Study (DRS) findings, DRS Report Number 8. The Diabetic Retinopathy Study Research Group. Ophthalmology. 1981 Jul;88(7):583-600.

[46] The Diabetic Retinopathy Study Research Group. Factors influencing the development of visual loss in advanced diabetic retinopathy: DRS report number 10. Invest Ophthalmol Vis Sci. 1985; 26:983–991

[47] The Diabetic Retinopathy Study Research Group. Indications for photocoagulation treatment of diabetic retinopathy: DRS report number 14. Int Ophthalmol Clin. 1987; 27:239–253

[48] Early Treatment Diabetic Retinopathy Study Research Group. Early photocoagulation for diabetic retinopathy. ETDRS report number 9. Ophthalmology. 1991; 98(5) Suppl:766–785

[49] Ferris F. Early photocoagulation in patients with either type I or type II diabetes. Trans Am Ophthalmol Soc. 1996; 94:505–537

[50] Brucker AJ, Qin H, Antoszyk AN, et al. Diabetic Retinopathy Clinical Research Network. Observational study of the development of diabetic macular edema following panretinal (scatter) photocoagulation given in 1 or 4 sittings. Arch Ophthalmol. 2009; 127(2):132–140

[51] Diabetic Retinopathy Clinical Research Network*. Randomized clinical trial evaluating intravitreal ranibizumab or saline for vitreous hemorrhage from proliferative diabetic retinopathy. JAMA Ophthalmol. 2013; 131(3):283–293

[52] Diabetic Retinopathy Study Research Group. Photocoagulation treatment of proliferative diabetic retinopathy: relationship of adverse treatment effects to retinopathy severity: DRS report number 5. Dev Ophthalmol. 1981; 2:248–261

[53] Doft BH, Blankenship GW. Single versus multiple treatment sessions of argon laser panretinal photocoagulation for proliferative diabetic retinopathy. Ophthalmology. 1982; 89(7):772–779

[54] Blankenship GW. A clinical comparison of central and peripheral argon laser panretinal photocoagulation for proliferative diabetic retinopathy. Ophthalmology. 1988; 95(2):170–177

[55] Gentile RC, Stegman Z, Liebmann JM, et al. Risk factors for ciliochoroidal effusion after panretinal photocoagulation. Ophthalmology. 1996; 103(5):827–832

[56] Avery RL, Pearlman J, Pieramici DJ, et al. Intravitreal bevacizumab (Avastin) in the treatment of proliferative diabetic retinopathy. Ophthalmology. 2006; 113(10):1695.e1–1695.e15

[57] Klein R, Klein BE, Moss SE, Davis MD, DeMets DL. The Wisconsin epidemiologic study of diabetic retinopathy. IV. Diabetic macular edema. Ophthalmology. 1984; 91(12):1464–1474

[58] Sigurdsson R, Begg IS. Organised macular plaques in exudative diabetic maculopathy. Br J Ophthalmol. 1980; 64(6):392–397

[59] Bresnick GH. Diabetic maculopathy. A critical review highlighting diffuse macular edema. Ophthalmology. 1983; 90(11):1301–1317

[60] Bresnick GH, Condit R, Syrjala S, Palta M, Groo A, Korth K. Abnormalities of the foveal avascular zone in diabetic retinopathy. Arch Ophthalmol. 1984; 102(9):1286–1293

[61] Wells JA, Glassman AR, Ayala AR, et al. Diabetic Retinopathy Clinical Research Network. Aflibercept, bevacizumab, or ranibizumab for diabetic macular edema. N Engl J Med. 2015; 372(13):1193–1203

[62] Christoforidis JB, Williams MM, Wang J, et al. Anatomic and pharmacokinetic properties of intravitreal bevacizumab and ranibizumab after vitrectomy and lensectomy. Retina. 2013; 33(5):946–952

[63] Bressler SB, Melia M, Glassman AR, et al. Diabetic Retinopathy Clinical Research Network. Ranibizumab plus prompt or deferred laser for diabetic macular edema in eyes with vitrectomy before anti-vascular endothelial growth factor therapy. Retina. 2015; 35(12):2516–2528

[64] Martidis A, Duker JS, Greenberg PB, et al. Intravitreal triamcinolone for refractory diabetic macular edema. Ophthalmology. 2002; 109(5):920–927

[65] Diabetic Retinopathy Clinical Research Network. A randomized trial comparing intravitreal triamcinolone acetonide and focal/grid photocoagulation for diabetic macular edema. Ophthalmology. 2008; 115(9):1447–1449, 1449.e1–1449.e10

[66] Elman MJ, Bressler NM, Qin H, et al. Diabetic Retinopathy Clinical Research Network. Expanded 2-year follow-up of ranibizumab plus prompt or deferred laser or triamcinolone plus prompt laser for diabetic macular edema. Ophthalmology. 2011; 118(4):609–614

[67] Boyer DS, Yoon YH, Belfort R, Jr, et al. Ozurdex MEAD Study Group. Three-year, randomized, sham-controlled trial of dexamethasone intravitreal implant in patients with diabetic macular edema. Ophthalmology. 2014; 121(10):1904–1914

[68] Campochiaro PA, Brown DM, Pearson A, et al. FAME Study Group. Sustained delivery fluocinolone acetonide vitreous inserts provide benefit for at least 3 years in patients with diabetic macular edema. Ophthalmology. 2012; 119(10):2125–2132

[69] Bhavsar AR, Stockdale CR, Ferris FL, III, Brucker AJ, Bressler NM, Glassman AR, Diabetic Retinopathy Clinical Research Network. Update on risk of endophthalmitis after intravitreal drug injections and potential impact of elimination of topical antibiotics. Arch Ophthalmol. 2012; 130(6):809–810

[70] McDonald HR, Schatz H. Grid photocoagulation for diffuse macular edema. Retina. 1985; 5(2):65–72

[71] Browning DJ, Zhang Z, Benfield JM, Scott AQ. The effect of patient characteristics on response to focal laser treatment for diabetic macular edema. Ophthalmology. 1997; 104(3):466–472

[72] Lewis H, Schachat AP, Haimann MH, et al. Choroidal neovascularization after laser photocoagulation for diabetic macular edema. Ophthalmology. 1990; 97(4):503–510, discussion 510–511

[73] Han DP, Mieler WF, Burton TC. Submacular fibrosis after photocoagulation for diabetic macular edema. Am J Ophthalmol. 1992; 113(5):513–521

[74] Machemer R, Buettner H, Norton EW, Parel JM. Vitrectomy: a pars plana approach. Trans Am Acad Ophthalmol Otolaryngol. 1971; 75(4):813–820

[75] The Diabetic Retinopathy Vitrectomy Study Research Group. Early vitrectomy for severe proliferative diabetic retinopathy in eyes with useful vision. Results of a randomized trial—Diabetic Retinopathy Vitrectomy Study Report 3. Ophthalmology. 1988; 95(10):1307–1320

[76] Diabetic Retinopathy Vitrectomy Study Research Group. Early vitrectomy for severe vitreous hemorrhage. Four-year results of a randomized trial: Diabetic Retinopathy Study report 5. Arch Ophthalmol. 1990; 108:958–964

[77] Pollack A, Dotan S, Oliver M. Progression of diabetic retinopathy after cataract extraction. Br J Ophthalmol. 1991; 75(9):547–551

[78] Pollack A, Leiba H, Bukelman A, Abrahami S, Oliver M. The course of diabetic retinopathy following cataract surgery in eyes previously treated by laser photocoagulation. Br J Ophthalmol. 1992; 76(4):228–231

[79] Aiello LM, Wand M, Liang G. Neovascular glaucoma and vitreous hemorrhage following cataract surgery in patients with diabetes mellitus. Ophthalmology. 1983; 90(7):814–820

[80] Hykin PG, Gregson RM, Stevens JD, Hamilton PA. Extracapsular cataract extraction in proliferative diabetic retinopathy. Ophthalmology. 1993; 100(3):394–399

[81] Haddad NM, Sun JK, Abujaber S, Schlossman DK, Silva PS. Cataract surgery and its complications in diabetic patients. Semin Ophthalmol. 2014; 29(5–6):329–337

[82] Mittra RA, Borrillo JL, Dev S, Mieler WF, Koenig SB. Retinopathy progression and visual outcomes after phacoemulsification in patients with diabetes mellitus. Arch Ophthalmol. 2000; 118(7):912–917

[83] Kato S, Fukada Y, Hori S, Tanaka Y, Oshika T. Influence of phacoemulsification and intraocular lens implantation on the course of diabetic retinopathy. J Cataract Refract Surg. 1999; 25(6):788–793

[84] Cheng H, Franklin SL. Treatment of cataract in diabetics with and without retinopathy. Eye (Lond). 1988; 2(Pt 6):607–614

[85] Jaffe GJ, Burton TC. Progression of nonproliferative diabetic retinopathy following cataract extraction. Arch Ophthalmol. 1988; 106(6):745–749

[86] Pollack A, Leiba H, Bukelman A, Oliver M. Cystoid macular oedema following cataract extraction in patients with diabetes. Br J Ophthalmol. 1992; 76(4):221–224

[87] Baker CW, Almukhtar T, Bressler NM, et al. Diabetic Retinopathy Clinical Research Network Authors/Writing Committee. Macular edema after cataract surgery in eyes without preoperative central-involved diabetic macular edema. JAMA Ophthalmol. 2013; 131(7):870–879

第11章
黄斑囊样水肿

Stephen J. Kim, Ingrid U. Scott

11.1 引言

黄斑囊样水肿(CME)可广义地定义为神经感觉视网膜细胞外间隙多余液体的积聚,临床表现为囊样(囊性)空间和黄斑异常增厚。1953年Irvine首先描述了此疾病[1],Gass和Norton[2]于1966年首次对这种疾病进行了详细的显微镜和血管造影描述,之后其被称为Irvine-Gass综合征。虽然已经观察到Müller细胞的细胞内水肿,但CME的典型病理表现为Henle外丛状层的大囊性腔隙[3]。随着现代成像技术的发展,充满液体的腔隙常可见于视网膜的多层,包括视网膜下间隙。尽管在大多数情况下,CME的确切原因不能确定,但根据潜在的病因和临床背景,几种基本的病理生理过程的认知有助于CME的诊疗发展。CME是许多视网膜疾病最终的一种常见并发症,可被认为是导致中心视力丧失的主要原因,因此具有巨大的社会及经济重要性。

CME的治疗方法在过去20年中不断发展,研究使得我们对其潜在病因和病理生理机制有了更深入的理解。近年来,抑制血管内皮生长因子(VEGF)药物的应用在治疗潜在视网膜血管疾病引起的CME方面取得了显著进展。药物递送的最新进展,特别是局部应用和玻璃体内递送的抗炎药物生物利用效率的提高,也改善了治疗方案。

11.2 分类和诊断

CME可分类为临床(裂隙灯显微镜检查可见视网膜增厚并伴有视力损害)、血管造影[荧光素血管造影(FA)上检测到渗漏]或近期光学相干断层扫描(OCT)检查可见视网膜内(有或无视网膜下)液体。虽然通过直接的裂隙灯显微镜能够可靠地观察到中、重度CME病例,但轻度病例可能被遗漏。FA是检测CME的传统方法,可以在造影后期显示黄斑区花瓣状强荧光,这是由于中央凹周围毛细血管染料渗漏和外丛状层的囊腔内染料积聚所致(图11.1)。OCT是一种相对较新的技术,可提供高分辨率的横断面成像,直接测量黄斑厚度。与血管造影相比,它的优点包括速度更快、无创性和可重复性。此外,它的测量值是可量化的,很适合于临床试验[4]。因此,OCT越来越多地被用于临床CME的分级和评估。具有这些固有的优点同时,OCT容易忽略轻微弥漫性CME病例,而在血管造影上更容易观察到,显示视网膜血管直接渗漏(图11.2)。

CME不是一种特殊的疾病,而是黄斑视网膜内液体[黄斑水肿(ME)]的临床表现,通常(但不总是)伴有囊性改变,是许多疾病的常见并发症。由于Gass和Norton[2]对白内障手术后Irvine-Gass综合征的病史描述及其与炎症的假设关系[5],文献中经常使用CME来描述各种原因引起的黄斑水肿,如白内障术后、葡萄膜炎和其他疾病[如视网膜色素变性(RP)],这些疾病均主要与炎症相关。相比之下,在文献中,ME更常用于描述视网膜静脉阻塞(RVO)、辐射性视网膜病变和其他视网膜血管疾病的临床表现。此外,当患者存在糖尿病时,通常使用的描述术语为糖尿病性黄斑水肿(DME)。目前普遍认为,慢性炎症在视网膜血管疾病ME的发病机制中的作用比以前更为重要,模糊了这一传统分类的界限[6,7]。因此,在本章中,CME和ME被视为重叠而不是独

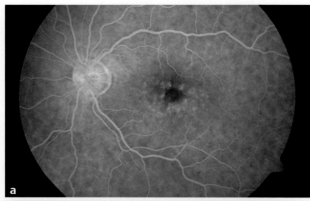

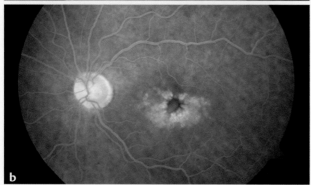

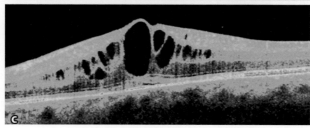

图 11.1 (a)早期和(b)后期荧光素血管造影图像显示,由于中央凹周围毛细血管的染料渗漏导致造影后期黄斑区典型的花瓣样强荧光。(c)相应的光学相干断层扫描(OCT)图像显示,囊样腔隙主要位于外丛状层。

● CME 不是一种特定的疾病,而是使许多疾病复杂化的临床表现。它可以与 ME 和 DME 重叠。因此,区分 CME 和 ME 或 DME 并不总是可行的,甚至不是最重要的,因为治疗方法通常是相似的。

立的术语[8],但在适当情况下,引用更多的术语旨在对疾病的描述具有历史连贯性。

11.3 病理生理机制

正常情况下,视网膜神经感觉细胞外腔的体积和成分受到血-视网膜内屏障(视网膜毛细血管内皮细胞紧密连接)、外屏障[视网膜色素上皮(RPE)细胞紧密连接]和 RPE 细胞主动泵功能的严格调控[3,9]。因此,细胞(内皮或 RPE)损伤/死亡、紧密连接完整性丧失和管腔内压力增加可能破坏和(或)超过这些屏障/RPE 泵功能,导致视网膜内液体积聚(见下页框)[10,11]。虽然玻璃体黄斑牵拉也会导致 OCT 上的囊样空腔(图 11.3),并且在某些情况下牵拉会导致 FA 上的黄斑毛细血管渗漏,其病理生理机制是独特的,主要是由于机械牵拉和视网膜内层的分离。

尽管 ME 有多种发病机制,但最常见的是由于视网膜毛细血管的病理高通透性,其可能是由于内皮细胞损伤(如糖尿病、Coats 病)或炎症引起的血管通透性增加(如术后、葡萄膜炎;表 11.1)[3]。白细胞

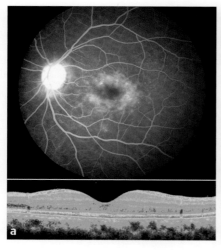
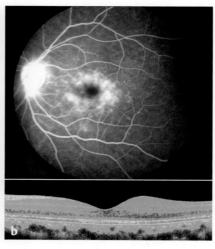

图 11.2 (a)早期和(b)后期荧光素血管造影图像及相应的 OCT 图像显示明确的血管造影渗漏,OCT 未见明显的囊样改变。

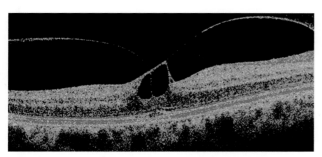

图 11.3　玻璃体黄斑牵拉伴视网膜内层囊样腔隙。

黏附于血管壁(白细胞淤滞),糖尿病性视网膜病变(DR)的早期发现和由细胞间黏附分子-1(ICAM-1)[12]介导的一氧化氮和炎症介质导致进行性内皮损伤。这些介质包括前列腺素、白三烯、蛋白激酶 C(PKC)、VEGF、一氧化氮和各种细胞因子,通过直接或间接引起血管舒张和内皮细胞紧密连接的破坏导致视网膜血管通透性增加[13,14,15]。随后,由于血管通透性增加导致蛋白质、液体和其他大分子外渗到细胞外间隙和视网膜间质,导致流体静压和渗透压平衡的转变,引起细胞外间隙内的液体积聚和 ME 的进展。大多数 ME 病例液体积聚在视网膜外层,但严重的病例可能导致液体二次进入视网膜下腔。

　　RPE 屏障和(或)泵功能被破坏,如中心性浆液性视网膜病变、色素性视网膜炎(RP)和药物诱导的毒性,导致渗出和液体进入视网膜,这可能导致浆液性黄斑脱离和继发性 ME。视网膜的通透性可通过

黄斑囊样水肿的主要病理生理机制

- 血管通透性增加
  - 炎症
  - 周细胞和内皮细胞丢失
  - 血管功能不全(如 Coats 病)
  - 血管通透性因子增加(如 VEGF)
  - 白细胞淤滞
- 血管内压力增加
  - 血流量增加
  - 血管扩张
  - 血容量增加
  - 血管闭塞(如静脉阻塞)
- RPE 屏障和(或)泵的功能障碍
- 药物毒性

表 11.1　引起黄斑囊样水肿的病理状况

炎症性疾病	眼内手术
	眼内炎症(葡萄膜炎)
	激光治疗
视网膜血管疾病	糖尿病性视网膜病变
	放射性视网膜病变
	视网膜静脉阻塞
	高血压性视网膜病变
药物诱导	前列腺素类似物
	肾上腺素
	烟酸
	紫杉烷(多西紫杉醇,紫杉醇)
	他莫昔芬
	噻唑烷二酮类(格列酮类)
	干扰素
	芬戈莫德
遗传性视网膜营养不良	视网膜色素变性
	常染色体显性遗传性黄斑囊样水肿
其他	脉络膜肿瘤
	视网膜血管瘤(如毛细血管瘤)
	脉络膜新生血管
	玻璃体黄斑牵拉综合征
	渗出性视网膜脱离
	视神经乳头异常(缺损,小凹)

Reused with permission by Elsevier from Johnson Elsevier[3]。

增加血容量、血流和管腔内压来增加[如视网膜中央静脉阻塞(CRVO)],或促进血管扩张。

　　不同于 CME 的机制,视力取决于许多因素,包括水肿的持续时间和严重程度、RPE 和光感受器潜在的健康状况及黄斑灌注程度。除了在术前健康的视网膜中发生术后明显 ME 的病例外[8],许多研究报道,在复发或长期慢性 ME 眼中,黄斑厚度与视力之间的相关性较差[16]。

11.4　主要病理情况

11.4.1　眼内手术

　　美国每年有超过 200 万例白内障手术,CME 的进展仍然是导致术后视力丧失的最常见原因。根据使用的定义和纳入研究的患者类型,CME 的发病率

在整个文献中有很大差异。很明显，葡萄膜炎或糖尿病患者的 CME 发生率更高[17,18]。最近的研究报告显示，健康个体（无糖尿病或葡萄膜炎）进行现代小切口、简单的白内障手术后，使用 FA 检测发现 ME 的发生率高达 9%~19%，但有临床意义的 CME 的报道率则低得多（在 1%~4% 的范围内）[4]。虽然 CME 可以治疗，但其进展使白内障手术成本增加了约 50%（2014 年造成的额外成本为 1092 美元），慢性疾病可能导致永久性视力损害[19]。

虽然白内障手术后 CME 的确切发病机制尚不清楚，但由于炎症导致的血-视网膜屏障的破坏可能起重要作用。据推测，前列腺素和其他炎症介质可能从前葡萄膜组织释放，增加了中央凹周围毛细血管的通透性，导致视网膜层的液体积聚和囊样改变[5]。与此一致的是，在伴有玻璃体丢失、白内障伤口粘连和晶状体皮质残留的复杂白内障手术中，CME 的发生率更高，炎症反应可能更明显，持续时间更长[20]。最近的研究证实，糖尿病患者白内障手术后 ME 发生率较高，特别是那些既往有 DME 病史的眼，因此可能存在视网膜血管通透性增加和损害[21]。虽然在白内障手术后几乎不可能区分是术后 CME（Irvine-Gass 综合征）还是糖尿病眼的 DME 恶化，但这种区别主要是学术性的，因为每个疾病的治疗目标和策略是相似的。相反，重点在于对既往有 DME 病史的眼接受白内障手术前采取预防措施。

同样，在选择性白内障手术前，应采取措施确保葡萄膜炎患者的炎症控制至少 3 个月。最近的一项前瞻性试验表明，术前 2 天开始围手术期全身泼尼松治疗，术后炎症明显减轻，术后 4 周 CME 的风险降低了 7 倍[18]。

虽然白内障手术后的 CME 备受关注，但在其他类型的眼内手术[22,23]和激光治疗后的 CME 也有报道[24,25,26]。众所周知，糖尿病患者全视网膜激光光凝

> **精粹**
>
> ● 既往 DME 病史与白内障手术后 ME 的进展密切相关[21]。这种高危眼应采取适当的预防措施，包括术前局部使用糖皮质激素和（或）非甾体类抗炎滴剂，以及眼周或眼内注射糖皮质激素。

> **精粹**
>
> ● 葡萄膜炎患者在围手术期全身泼尼松治疗可显著降低白内障术后 4 周的 CME 发生率[18]。

术后，会出现 CME 的新发或加重[24]。CME 也有报道发生在掺钕钇铝石榴石（Nd:YAG）后囊膜切开术[25]和选择性激光小梁成形术后[26]。

虽然美国食品药品监督管理局（FDA）没有批准对 CME 的治疗，但预防和治疗的目的都是通过局部使用糖皮质激素和非甾体抗炎药（NSAID）来阻断前葡萄膜产生的炎症介质（主要是前列腺素）。1998 年对世界文献的广泛 Meta 分析得出结论：非甾体抗炎药有利于白内障术后 CME 的治疗和预防[27]。随后，在 2010 年对这一主题的文献进行的主要回顾报告了类似的发现，但强调了这些文献缺乏良好的设计和长期有效的证据[28]。特别是由于许多 CME 病例病情轻微，可自行消退，因此预防性治疗是否可以改善长期视力预后仍不清楚。

尽管有一小部分患者的眼压明显升高，但考虑到糖皮质激素有长期的使用记录和强大的抗炎特性，它应继续作为预防和治疗术后 CME 的主要手段。应采取逐步加量的方法，最初通常使用局部糖皮质激素预防。如果 CME 进展是轻微的，可以尝试增加剂量和（或）延长局部使用糖皮质激素。在更严重的情况下，可能需要局部或玻璃体内注射[29]。据报道，碳酸酐酶抑制剂在某些情况下是有用的[30]。贝伐单抗和雷珠单抗都曾用于非对照病例系列中用于治疗难治性 CME，但结果不一致[31,32]。

11.4.2 葡萄膜炎

在美国，约有 10% 的法定盲症是由葡萄膜炎引起的[33]。CME 是与葡萄膜炎相关的视力丧失的主要原因，并且使各种葡萄膜综合征复杂化，特别是后葡萄膜炎和全葡萄膜炎[34]。尽管 CME 的发病机制尚

> **争论点**
>
> ● 尽管广泛使用，但局部 NSAID 联合局部糖皮质激素在预防和治疗术后 CME 的作用仍然未知。

不完全清楚，但是抗感染治疗后，CME 的消退与前列腺素、白三烯和细胞因子等炎症介质密切相关，从而导致血-视网膜内屏障的损害。随着时间的推移，尽管炎症得到了充分控制，RPE 屏障和（或）泵功能可能会永久性下降，并导致持续性积液。这种可能的机制通过碳酸酐酶抑制剂对葡萄膜炎性 CME 治疗效果得到了证实，碳酸氢酶抑制剂功能主要是通过 RPE 促进液体的转运[35,36]。在过去的 20 年里，人们更加重视对慢性炎症的持续抑制，以防止 CME 和永久性视力丧失[37]。治疗策略主要是局部糖皮质激素、辅助性、全身小剂量泼尼松（=10mg/d）和糖皮质激素减量免疫抑制药物[38]。一般来说，控制眼部炎症需要比治疗全身性自身免疫性疾病更大剂量的类固醇减量制剂。使用泼尼松和（或）类固醇减量制剂进行全身治疗对双眼疾病患者尤其有利，而且与局部治疗不同，它降低了外周淋巴结中白细胞的激活和增殖。

与术后 CME 相似，对难治性或慢性病例的治疗需要逐步进行。FDA 批准了两种缓释装置可用于治疗葡萄膜炎引起的 CME[39,40]。一种 0.7mg 的地塞米松植入物（Ozurdex；Allergan，Inc.）可以在诊室注射，并持续释放长达 6 个月。它在减轻炎症方面的效果已在一项大型随机试验中得到证实，其白内障形成率和眼压升高是可以接受的[39,41]。地塞米松植入物在玻璃体切割术中可能特别有利，因为玻璃体内注射曲安奈德的半衰期明显缩短。在一项大型随机临床试验中，一种含 0.59mg 醋酸氟轻松的手术植入装置可使药物持续释放超过 2 年，与慢性全身免疫抑制剂相当[42]。虽然植入物与较高的眼部不良反应发生率有关，主要是白内障形成和眼压升高，但它控制炎症的效果略好于全身免疫抑制，患者可得到较高的生活质量。因此，它仍然是一个可行的选择，以控制顽固性葡萄膜炎和 CME，尤其是对全身免疫抑制剂无法耐受的患者。据报道，使用抗 VEGF 治疗葡萄膜炎 CME 对于较小的和未控制的病例系列也是有益的[14]。

11.4.3 糖尿病性视网膜病变

全世界有近 3 亿人患有糖尿病，糖尿病性视网膜病变（DR）是工作年龄成人失明的主要原因。约 35% 的糖尿病患者会患有某种形式的 DR，其中 5%~

10% 的患者会因糖尿病性黄斑水肿（DME）而视力丧失[43]。尽管糖尿病可能通过多种途径导致视力丧失，包括白内障形成和增生性视网膜病变，但 DME 是最常见的原因（图 11.4）。DR 的早期组织学发现包括毛细血管基底膜增厚、周细胞丢失和内皮细胞缺失。随后形成微血管瘤、血-视网膜内屏障的破坏、血管渗漏可能导致 ME。DME 的病理生理学是多因素而且复杂的，至今未被完全阐明。慢性高血糖是引起微血管并发症的主要原因之一，它通过醛糖还原酶途径积累多元醇，产生活性氧中间体生，促发晚期糖基化终产物（AGE）的形成，引起 PKC 的病理性激活，从而导致一系列代谢事件[3,6]。尤其是在 DR 组织学上看到的一些最早的变化存在 AGE 的积累，其与晚期糖基化终末产物（RAGE）的受体结合并导致 VEGF、ICAM-1、肿瘤坏死因子-α 和其他一些炎症介质的表达[44]。PKC 是由生长激素激活的丝氨酸苏氨酸激酶家族[45]。至少存在 13 种亚型，PKC-β2 亚型似乎在由 VEGF 引起的血管通透性增加中起重要作用。在动物模型中，使用 PKC-β 特异性抑制剂（RBX）可以阻断超过 95% 的 VEGF 对血管通透性增加的影响[46]。PKC-β 特异性抑制剂（RBX）已在几项大型、多中心、随机对照试验中评估其对 DR 的影响，但由于缺乏疗效而未被 FDA 批准用于 DME[47,48]。

越来越多的科学证据表明，炎症是 DME 的发病机制之一[7,49,50]。糖尿病患者视网膜血管系统中黏附性白细胞增多，血-视网膜内屏障的破坏在 DR 早期就已形成[50,51]。这两种现象都可能导致内皮细胞和周细胞的进行性功能障碍和死亡，这是 DR 的病理生理学标志。支持这一观点的是，在 DR 和 DME 晚期患者的房水和玻璃体中，许多促炎细胞因子持续升高[54,55,56,57,58]。慢性炎症介导的血管疾病可能导致毛细血管无灌注、视网膜缺血和血管渗漏，这些是晚期 DR 和 DME 的主要临床特征，并导致不可逆的视力丧失。血流改变引起的进行性缺血可能进一步促进 VEGF 和其他炎症介质的上调，进而使这一过程不断进行[50,59]。

糖尿病性视网膜病变研究早期治疗（ETDRS）小组在对 DME 的治疗指南中推荐黄斑激光光凝（推荐级别：I 级）[60]。如果对伴有局灶性渗漏的患者进行适当的治疗，激光治疗是安全、有效的，并且具有长期疗效。相反，激光光凝对 DME 的弥漫性渗漏治

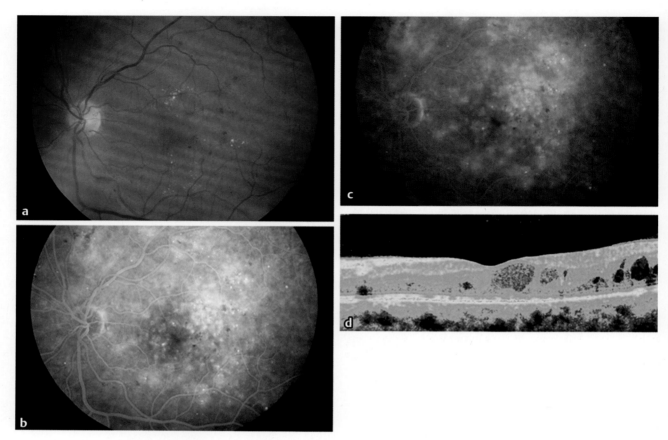

图 11.4 （a)彩色眼底照片和(b)早期和(c)晚期荧光素血管造影(FA)图像显示糖尿病性视网膜病变。在彩色照片上可见微血管瘤和脂质渗出物,FA 早期呈强荧光、后期染色和荧光渗漏。注意先前局部激光疤痕的存在。(d)对应的 OCT 显示弥漫性 DME。

疗效果较差。这些临床激光治疗指南是在使用辅助药物之前建立的。VEGF 是一种强效的血管通透因子,已经证明在 DME 中起着重要作用[61]。

在撰写本书时, 有两种主要的抗 VEGF 药物已在大型、前瞻性、随机、多中心试验中进行评估,并获得 FDA 批准用于治疗 DME：雷珠单抗(Lucentis, Genentech, Inc.) [62,63] 和阿普西柏(Eylea, Regeneron Pharmaceuticals, Inc.) [64,65]。第三种药物贝伐单抗(Avastin, Genentech, Inc.) 的标签外使用很常见[66]。雷珠单抗是重组人源化免疫球蛋白 G1 kappa 同型治疗性抗体片段,与人 VEGF-A 的所有同型结合并抑制其生物活性。它于 2012 年 8 月获得 FDA 批准用于治疗 DME。阿普西柏是一种 115-kDa 的重组融合蛋白, 于 2014 年 8 月由 FDA 批准用于治疗 CME, 由人 VEGF 受体 1 和受体 2 的结合域融合人免疫球蛋白 G1 的 Fc 结构域。阿普西柏可竞争性地抑制 VEGF,并结合胎盘生长因子 1 和因子 2。贝伐单抗是一种全长单克隆抗体, 也可以结合 VEGF-A

的所有亚型。它被 FDA 批准用于治疗转移性结直肠癌、非小细胞肺癌、转移性肾细胞癌和胶质母细胞瘤。

虽然抗 VEGF 药物在治疗 DME 方面取得了显著进展,但临床疗效通常是短暂的,需要重复和连续注射。超过 3 年的长期获益也未得到证实, 这一点尤为重要,因为 DME 发生在较年轻的患者中,而连续的玻璃体注射对工作年龄的患者来说是一种负担[61]。

在抗 VEGF 药物出现之前, 玻璃体内注射糖皮质激素常被用于治疗 CME[67,68]。使用糖皮质激素的基本原理是基于它们对包括 VEGF 在内的炎症介质的广泛抑制，这些炎症介质被认为直接参与白细胞淤滞和血-视网膜屏障的破坏[50,69]。糖尿病性视网膜病变临床研究网络(DRCR.net)进行了一项前瞻性随机试验，比较局部/格栅样激光光凝与 1mg 和 4mg 玻璃体腔注射曲安奈德治疗 DME 的疗效[70]。虽然与局部/格栅样激光相比，4mg 组在 4 个月时有早期疗效，但 2 年后局部/格栅样激光更有效，且不良反应更少。另一项 DRCR.net 试验报道，玻璃体内曲安奈德联合局部/格栅样激光治疗与单独激光治疗相比，并未获得更好的视力结果，但在人工晶状体眼中确实具有与雷珠单抗相似的视力改善[71,72]。因此，玻璃体内曲安奈德的应用继续在一些 DME 患者治疗中发挥重要作用。2014 年 6 月，0.7mg 地塞米松玻璃体内植入物(Ozurdex)被批准用于治疗已经接受白内障手术或正在接受白内障手术的 DME 患者[73]。由于玻璃体内注射药物的半衰期显著缩短，这种 Ozurdex 可能对玻璃体切割术后的眼特别有益[74]。一项名为 FAME(糖皮质激素治疗糖尿病性黄斑水肿)的全球临床研究包括两项前瞻性、随机、多中心试验，评估醋酸氟轻松(0.19mg)玻璃体内植入物的安全性和有效性(ILUVIEN，Alimera Sciences，Inc.)，其可释放药物长达 36 个月[75]。2014 年 9 月，ILUVIEN 被 FDA 批准用于治疗既往接受过糖皮质激素治疗的 DME 患者，且临床上没有显著的眼内压升高。

对于具有明显黄斑牵拉的 DME，玻璃体切割术的益处几乎没有争议，但对于无明显牵拉的 DME，玻璃体切割术的作用仍存在争议[76,77]。有人认为，玻璃体去除可改善氧合，并使炎症介质更大程度地扩散，在完整的后玻璃体环境中，炎症介质可能集中在视网膜表面附近[78]。没有令人信服的试验证明玻璃体切割术对无牵拉的 DME 有长期益处。此外，玻璃体切割术的任何潜在益处都需要与玻璃体注射抗 VEGF 药物的半衰期缩短的前景相权衡。

11.4.4 放射性视网膜病变

ME 是放射性视网膜病变的早期并发症，是导致患者视力丧失的主要原因。组织学检查结果与 DR 相似，包括周细胞和视网膜内皮细胞丢失、微动脉瘤、毛细血管丢失和闭塞、血管通透性增加和新生血管形成(图 11.5)[79]。辐射诱发的 ME 是一种可预测的并发症，它是继外照射和斑块放疗之后出现的。据报道，10%~63% 的脉络膜黑色素瘤患者接受斑块放疗后出现放射性黄斑病变[80,81]。治疗放射性 ME 的方法包括玻璃体腔注射贝伐单抗、玻璃体腔注射曲安奈德和激光光凝术，少数病例报告描述了其他方法。然而，目前尚无有效的治疗方法。有研究报道同时使用糖皮质激素和玻璃体腔注射抗 VEGF 药物可能有帮助[82]，最近的一份报告显示，同时进行玻璃体切割术并植入 1000 厘司(centistokes)硅油可降低放射性视网膜病变的发生率[83]。

11.4.5 视网膜静脉阻塞

ME 作为视网膜分支静脉阻塞(BRVO)和 CRVO 的并发症，是继发于 RVO 中心视力下降的主要原因。RVO 的临床特征包括视网膜出血、血管扩张和迂曲、棉绒斑、视盘水肿伴裂隙状出血以及 ME。此外，视网膜下液和浆液性黄斑脱离可使 BRVO 和 CRVO 复杂化。在阻塞部位的远端视网膜静脉的血管内压力立即升高，增加了跨壁静水压，导致液体更大程度地渗入细胞外间隙。加之血管淤滞引起缺血，导致 VEGF 等其他炎症介质上调，血管通透性增加，进一步促进液体外渗。

RVO 后视力丧失通常由 ME 引起，但也可能由黄斑缺血或新生血管并发症(如玻璃体积血、新生血管性青光眼)引起。在一项随机试验中显示，黄斑格栅样激光光凝对因 BRVO 造成的 ME 有一定的益处，但对因 CRVO 造成的 ME 没有益处[84,85]。糖皮质

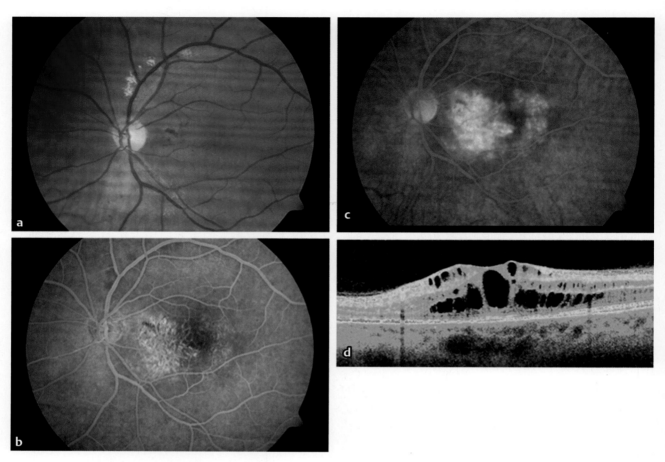

图 11.5　(a)彩色眼底照片和(b)早期和晚期(c)荧光素血管造影图像显示垂体瘤治疗后的放射性视网膜病变患者的微动脉瘤和脂质渗出，伴有弥漫性强荧光和渗漏。(d)相应的 OCT 显示弥漫性水肿。每个月注射贝伐单抗，黄斑水肿完全消退，且视力保持在 20/40 超过 3 年，每 6 周注射一次持续治疗。

激素药物治疗被认为通过稳定血管的通透性、下调炎症介质和间接抑制 VEGF 的作用来减轻水肿[86]。地塞米松玻璃体内植入物(Ozurdex)经 FDA 批准用于治疗与 RVO 相关的 ME，并且曲安奈德的几种制剂可标签外用于此适应证[87,88]。

　　由美国眼科研究所(NEI)资助的 SCORE 研究表明，一种非商业可用且无防腐剂的曲安奈德制剂对 CRVO 所致 ME 的疗效优于标准治疗，但对 BRVO 所致 ME 疗效不佳[89,90]。在撰写本书时，抗 VEGF 药物的治疗已经成为治疗由于 RVO 所致 ME 的主要手段。雷珠单抗[91,92,93]和阿普西柏[94,95]都是经 FDA 批准用于治疗 RVO 相关的 ME 的药物，并且标签外使用贝伐单抗是常见的[96,97]。虽然 RVO 相关的 ME 的其他几种治疗方法已有报道，包括玻璃体切割术[98]、放射状视神经切开术[99]、玻璃体内或视网膜血管内组织纤溶酶原激活剂，以及激光诱导的脉络

膜视网膜吻合术[100]，但这些治疗方法较少得到证实，且其效果与抗 VEGF 药物所证实的视觉改善相去甚远。几项大型前瞻性交叉研究也表明，RVO 相关的 ME 患者，延迟使用抗 VEGF 药物治疗会对 ME 患者的长期视力产生不利影响[92,95]。

11.5 其他局部视网膜血管疾病

　　有几种引起 ME 的视网膜血管疾病，包括 1 型黄斑毛细血管扩张症和 Coats 病。这些疾病通常局

精粹
● 因 RVO 而产生 ME 的患者，延迟使用抗 VEGF 药物治疗会对患者的长期视力产生不利影响。应鼓励早期治疗 ME。

限于视网膜血管的局部节段，并且通常导致进行性血管通透性增加和 ME 的加重。

11.5.1 视网膜营养不良

视网膜色素变性(RP)患者中 CME 的发生率约为 10%，通常伴有玻璃体炎症(图 11.6)。一般认为，RPE 泵功能障碍是 CME 的主要原因，但血–视网膜外屏障的破坏也可能是原因之一[101]。因此，据报道，碳酸酐酶抑制剂，特别是口服乙酰唑胺，可有效治疗由 RP 导致的 CME，因为它们可促进RPE 的液体转运[102,103]。对乙酰唑胺治疗无反应的 CME 可能对玻璃体内糖皮质激素治疗有反应，但解剖学上的益处通常是暂时的，复发也很常见。FA 会表现出不同程度的缓慢渗漏，OCT 通常会随着时间的推移而表现出囊样改变，通常是在视网膜变薄的情况下。常染色体显性遗传性 CME 是一种罕见的双侧疾病，其特征表现为远视、眼电图异常和荧光素渗漏。这与中央凹劈裂相反，后者不会在 FA 上渗漏，并且可能与

X 连锁青少年视网膜劈裂和 Goldmann–Favre 综合征等疾病有关。

11.5.2 药物毒性

几种药物与 ME 的进展有关[104]。据报道，局部前列腺素类似物(如拉坦前列素)可引起 CME，特别是在伴眼内炎症的眼中[105]。局部肾上腺素首先被报道可在无晶状体眼中引起 CME (其特点是 FA 发现与 Irvine-Gass 综合征相同)[106]。一项关于玻璃体切除手术的前瞻性研究表明，在灌注液中加入肾上腺素会增加术后眼内炎症，从而支持炎症参与机制[107]。据报道，噻唑烷二酮类(TZD)如罗格列酮和吡格列酮可导致 5%~15%的糖尿病患者外周水肿和液体潴留[104]。随后研究表明，TZD 与患者 DME 的进展和恶化有关，但这种关联仍然很微弱[108]。芬戈莫德(Fingolimod) 被 FDA 批准用于复发型多发性硬化，患者发生 ME 的风险与其剂量相关[109]。根据 FDA 建议，患者应在开始芬戈莫德治疗前进行眼科检查，

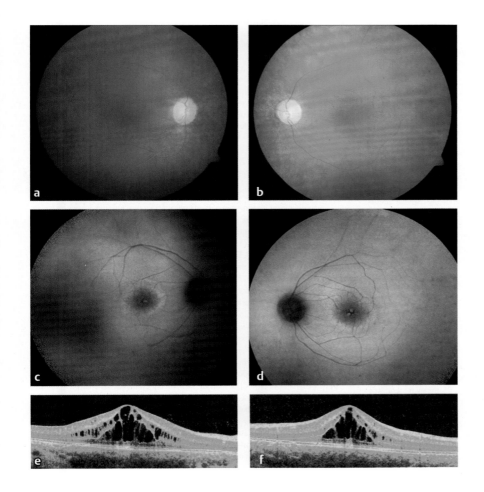

图 11.6 (a,b)彩色眼底照片，(c,d)眼底自发荧光，(e,f)患有慢性 CME 的视网膜色素变性患者的 OCT 图像。注意视盘典型的蜡样苍白和小动脉变细。CME 对口服乙酰唑胺治疗有反应。

并在开始治疗后 3~4 个月进行第二次检查。高胆固醇血症患者口服高剂量的烟酸(=3g/d)可能导致一小部分患者出现 CME(通常双侧)。虽然烟酸诱导的 CME 与炎性 CME 的裂隙灯显微镜检查相同，但 FA 显示烟酸诱导的 CME 眼无视网膜毛细血管渗漏[110]。服用紫杉烷类(多西紫杉醇和紫杉醇)的患者也可能出现无荧光素渗漏的 ME，这是广泛使用的化疗药物，但其病理生理机制尚不清楚[111,112]。他莫昔芬是一种口服非甾体类抗雌激素药，主要用于预防乳腺癌高风险妇女或治疗雌激素受体阳性乳腺癌。已经有几项关于他莫昔芬诱发的视网膜病变和 ME 的报道，但大多数来自反映这种情况罕见的孤立病例报告[113]。干扰素(INF)-α、INF-β 和 INF-γ 是天然存在的调节免疫系统活性的细胞因子。INF-β 用于治疗多发性硬化，INF-α 用于治疗多种癌症和丙型肝炎。INF 治疗最常见的眼部并发症是视网膜病变，以视网膜出血和棉绒斑为特征，但 ME 很少有报道[114]。

参考文献

[1] Irvine SR. A newly defined vitreous syndrome following cataract surgery. Am J Ophthalmol. 1953; 36(5):599–619

[2] Gass JD, Norton EW. Cystoid macular edema and papilledema following cataract extraction. A fluorescein fundoscopic and angiographic study. Arch Ophthalmol. 1966; 76(5):646–661

[3] Johnson MW. Etiology and treatment of macular edema. Am J Ophthalmol. 2009; 147(1):11–21.e1

[4] Kim SJ, Bressler NM. Optical coherence tomography and cataract surgery. Curr Opin Ophthalmol. 2009; 20(1):46–51

[5] Miyake K, Ibaraki N. Prostaglandins and cystoid macular edema. Surv Ophthalmol. 2002; 47 Suppl 1:S203–S218

[6] Bhagat N, Grigorian RA, Tutela A, Zarbin MA. Diabetic macular edema: pathogenesis and treatment. Surv Ophthalmol. 2009; 54(1):1–32

[7] Schoenberger SD, Kim SJ. Nonsteroidal anti-inflammatory drugs for retinal disease. Int J Inflamm. 2013; 2013:281981

[8] Kim SJ, Belair ML, Bressler NM, et al. A method of reporting macular edema after cataract surgery using optical coherence tomography. Retina. 2008; 28(6):870–876

[9] Cunha-Vaz JG, Travassos A. Breakdown of the blood-retinal barriers and cystoid macular edema. Surv Ophthalmol. 1984; 28 Suppl:485–492

[10] Scholl S, Kirchhof J, Augustin AJ. Pathophysiology of macular edema. Ophthalmologica. 2010; 224:8–15

[11] Singh A, Stewart JM. Pathophysiology of diabetic macular edema. Int Ophthalmol Clin. 2009; 49(2):1–11

[12] Miyamoto K, Khosrof S, Bursell SE, et al. Prevention of leukostasis and vascular leakage in streptozotocin-induced diabetic retinopathy via intercellular adhesion molecule-1 inhibition. Proc Natl Acad Sci U S A. 1999; 96(19):10836–10841

[13] Saishin Y, Saishin Y, Takahashi K, Melia M, Vinores SA, Campochiaro PA. Inhibition of protein kinase C decreases prostaglandin-induced breakdown of the blood-retinal barrier. J Cell Physiol. 2003; 195(2):210–219

[14] Cordero Coma M, Sobrin L, Onal S, Christen W, Foster CS. Intravitreal bevacizumab for treatment of uveitic macular edema. Ophthalmology. 2007; 114(8):1574–1579.e1

[15] Leal EC, Manivannan A, Hosoya K, et al. Inducible nitric oxide synthase isoform is a key mediator of leukostasis and blood-retinal barrier breakdown in diabetic retinopathy. Invest Ophthalmol Vis Sci. 2007; 48(11):5257–5265

[16] Catier A, Tadayoni R, Paques M, et al. Characterization of macular edema from various etiologies by optical coherence tomography. Am J Ophthalmol. 2005; 140(2):200–206

[17] Kim SJ, Equi R, Bressler NM. Analysis of macular edema after cataract surgery in patients with diabetes using optical coherence tomography. Ophthalmology. 2007; 114(5):881–889

[18] Bélair ML, Kim SJ, Thorne JE, et al. Incidence of cystoid macular edema after cataract surgery in patients with and without uveitis using optical coherence tomography. Am J Ophthalmol. 2009; 148(1):128–35.e2

[19] Schmier JK, Halpern MT, Covert DW, Matthews GP. Evaluation of costs for cystoid macular edema among patients after cataract surgery. Retina. 2007; 27(5):621–628

[20] Konstantopoulos A, Yadegarfar G, Madhusudhana K, et al. Prognostic factors that determine visual outcome following cataract surgery complicated by vitreous loss. Eur J Ophthalmol. 2009; 19(2):247–253

[21] Baker CW, Almukhtar T, Bressler NM, et al. Diabetic Retinopathy Clinical Research Network Authors/Writing Committee. Macular edema after cataract surgery in eyes without preoperative central-involved diabetic macular edema. JAMA Ophthalmol. 2013; 131(7):870–879

[22] Kramer SG. Cystoid macular edema after aphakic penetrating keratoplasty. Ophthalmology. 1981; 88(8):782–787

[23] Benson SE, Ratcliffe S, Van Raders P, et al. A randomized comparison of parecoxib/valdecoxib and placebo for the prevention of cystoid macular edema after scleral buckling surgery. Retina. 2009; 29(3):387–394

[24] Falavarjani KG, Modarres M, Nazari H, Naseripour M, Parvaresh MM. Diabetic macular edema following panretinal photocoagulation. Arch Ophthalmol. 2010; 128(2):262–, author reply 262

[25] Steinert RF, Puliafito CA, Kumar SR, Dudak SD, Patel S. Cystoid macular edema, retinal detachment, and glaucoma after Nd:YAG laser posterior capsulotomy. Am J Ophthalmol. 1991; 112(4):373–380

[26] Wechsler DZ, Wechsler IB. Cystoid macular oedema after selective laser trabeculoplasty. Eye (Lond). 2010; 24(6):1113

[27] Rossetti L, Chaudhuri J, Dickersin K. Medical prophylaxis and treatment of cystoid macular edema after cataract surgery. The results of a meta-analysis. Ophthalmology. 1998; 105(3):397–405

[28] Kim SJ, Flach AJ, Jampol LM. Nonsteroidal anti-inflammatory drugs in ophthalmology. Surv Ophthalmol. 2010; 55(2):108–133

[29] Kiernan DF, Mieler WF. Intraocular corticosteroids for posterior segment disease: 2012 update. Expert Opin Pharmacother. 2012; 13(12):1679–1694

[30] Ismail RA, Sallam A, Zambarakji HJ. Pseudophakic macular edema and oral acetazolamide: an optical coherence tomography measurable, dose-related response. Eur J Ophthalmol. 2008; 18(6):1011–1013

[31] Spitzer MS, Ziemssen F, Yoeruek E, Petermeier K, Aisenbrey S, Szurman P. Efficacy of intravitreal bevacizumab in treating postoperative pseudophakic cystoid macular edema. J Cataract Refract Surg. 2008; 34(1):70–75

[32] Demirel S, Batioglu F, Özmert E. Intravitreal ranibizumab for the treatment of cystoid macular edema in Irvine-Gass syndrome. J Ocul Pharmacol Ther. 2012; 28(6):636–639

[33] Nussenblatt RB. The natural history of uveitis. Int Ophthalmol. 1990; 14(5–6):303–308

[34] Rothova A, Suttorp-van Schulten MS, Frits Treffers W, Kijlstra A. Causes and frequency of blindness in patients with intraocular inflammatory disease. Br J Ophthalmol. 1996; 80(4):332–336

[35] Rho D. Acetazolamide treatment of CME in patients with uveitis. Ophthalmology. 1996; 103(11):1717–, author reply 1717–1718

[36] Zierhut M, Thiel HJ, Schlote T. Treatment of uveitic macular edema with acetazolamide. Doc Ophthalmol. 1999; 97(3–4):409–413

[37] Nguyen QD, Callanan D, Dugel P, et al. Treating chronic noninfectious posterior segment uveitis: the impact of cumulative damage. Proceedings of an expert panel roundtable discussion. Retina. 2006(Suppl):1–16

[38] Jabs DA, Rosenbaum JT, Foster CS, et al. Guidelines for the use of immunosuppressive drugs in patients with ocular inflammatory disorders: recommendations of an expert panel. Am J Ophthalmol. 2000; 130(4):492–513

[39] Lowder C, Belfort R, Jr, Lightman S, et al. Ozurdex HURON Study Group. Dexamethasone intravitreal implant for noninfectious intermediate or posterior uveitis. Arch Ophthalmol. 2011; 129(5):545–553

[40] Callanan DG, Jaffe GJ, Martin DF, Pearson PA, Comstock TL. Treatment of posterior uveitis with a fluocinolone acetonide implant: three-year clinical trial results. Arch Ophthalmol. 2008; 126(9):1191–1201

[41] Williams GA, Haller JA, Kuppermann BD, et al. Dexamethasone DDS Phase II Study Group. Dexamethasone posterior-segment drug delivery system in the treatment of macular edema resulting from uveitis or Irvine-Gass syndrome. Am J Ophthalmol. 2009; 147(6):1048–1054, 1054.e1–1054.e2

[42] Kempen JH, Altaweel MM, Holbrook JT, et al. Multicenter Uveitis Steroid Treatment (MUST) Trial Research Group. Randomized comparison of systemic anti-inflammatory therapy versus fluocinolone acetonide implant for intermediate, posterior, and panuveitis: the multicenter uveitis steroid treatment trial. Ophthalmology. 2011; 118(10):1916–1926

[43] Antonetti DA, Klein R, Gardner TW. Diabetic retinopathy. N Engl J Med. 2012; 366(13):1227–1239

[44] Wenick AS, Bressler NM. Diabetic macular edema: current and emerging therapies. Middle East Afr J Ophthalmol. 2012; 19(1):4–12

[45] Danis RP, Sheetz MJ. Ruboxistaurin: PKC-beta inhibition for complications of diabetes. Expert Opin Pharmacother. 2009; 10(17):2913–2925

[46] Aiello LP, Bursell SE, Clermont A, et al. Vascular endothelial growth factor-induced retinal permeability is mediated by protein kinase C in vivo and suppressed by an orally effective beta-isoform-selective inhibitor. Diabetes. 1997; 46(9):1473–1480

[47] PKC-DMES Study Group. Effect of ruboxistaurin in patients with diabetic macular edema: thirty-month results of the randomized PKC-DMES clinical trial. Arch Ophthalmol. 2007; 125(3):318–324

[48] Aiello LP, Davis MD, Girach A, et al. PKC-DRS2 Group. Effect of ruboxistaurin on visual loss in patients with diabetic retinopathy. Ophthalmology. 2006; 113(12):2221–2230

[49] Adamis AP, Berman AJ. Immunological mechanisms in the pathogenesis of diabetic retinopathy. Semin Immunopathol. 2008; 30(2):65–84

[50] Tang J, Kern TS. Inflammation in diabetic retinopathy. Prog Retin Eye Res. 2011; 30(5):343–358

[51] Joussen AM, Poulaki V, Le ML, et al. A central role for inflammation in the pathogenesis of diabetic retinopathy. FASEB J. 2004; 18(12):1450–1452

[52] Tu Z, Li Y, Smith DS, et al. Retinal pericytes inhibit activated T cell proliferation. Invest Ophthalmol Vis Sci. 2011; 52(12):9005–9010

[53] Li Y, Smith D, Li Q, et al. Antibody-mediated retinal pericyte injury: implications for diabetic retinopathy. Invest Ophthalmol Vis Sci. 2012; 53(9):5520–5526

[54] Schoenberger SD, Kim SJ, Sheng J, Rezaei KA, Lalezary M, Cherney E. Increased prostaglandin E2 (PGE2) levels in proliferative diabetic retinopathy, and correlation with VEGF and inflammatory cytokines. Invest Ophthalmol Vis Sci. 2012; 53(9):5906–5911

[55] Sohn HJ, Han DH, Kim IT, et al. Changes in aqueous concentrations of various cytokines after intravitreal triamcinolone versus bevacizumab for diabetic macular edema. Am J Ophthalmol. 2011; 152(4):686–694

[56] Funk M, Schmidinger G, Maar N, et al. Angiogenic and inflammatory markers in the intraocular fluid of eyes with diabetic macular edema and influence of therapy with bevacizumab. Retina. 2010; 30(9):1412–1419

[57] Lange CA, Stavrakas P, Luhmann UF, et al. Intraocular oxygen distribution in advanced proliferative diabetic retinopathy. Am J Ophthalmol. 2011; 152(3):406–412.e3

[58] Zhou J, Wang S, Xia X. Role of intravitreal inflammatory cytokines and angiogenic factors in proliferative diabetic retinopathy. Curr Eye Res. 2012; 37(5):416–420

[59] Spijkerman AM, Gall MA, Tarnow L, et al. Endothelial dysfunction and low-grade inflammation and the progression of retinopathy in Type 2 diabetes. Diabet Med. 2007; 24(9):969–976

[60] Early Treatment Diabetic Retinopathy Study research group. Photocoagulation for diabetic macular edema. Early Treatment Diabetic Retinopathy Study report number 1. Early Treatment Diabetic Retinopathy Study research group. Arch Ophthalmol. 1985; 103(12):1796–1806

[61] Ho AC, Scott IU, Kim SJ, et al. Anti-vascular endothelial growth factor pharmacotherapy for diabetic macular edema: a report by the American Academy of Ophthalmology. Ophthalmology. 2012; 119(10):2179–2188

[62] Mitchell P, Bandello F, Schmidt-Erfurth U, et al. RESTORE study group. The RESTORE study: ranibizumab monotherapy or combined with laser versus laser monotherapy for diabetic macular edema. Ophthalmology. 2011; 118(4):615–625

[63] Nguyen QD, Brown DM, Marcus DM, et al. RISE and RIDE Research Group. Ranibizumab for diabetic macular edema: results from 2 phase III randomized trials: RISE and RIDE. Ophthalmology. 2012; 119(4):789–801

[64] Do DV, Schmidt-Erfurth U, Gonzalez VH, et al. The DA VINCI Study: phase 2 primary results of VEGF Trap-Eye in patients with diabetic macular edema. Ophthalmology. 2011; 118(9):1819–1826

[65] Do DV, Nguyen QD, Boyer D, et al. da Vinci Study Group.. One-year outcomes of the da Vinci Study of VEGF Trap-Eye in eyes with diabetic macular edema. Ophthalmology. 2012; 119:1658–1665

[66] Rajendram R, Fraser-Bell S, Kaines A, et al. A 2-year prospective randomized controlled trial of intravitreal bevacizumab or laser therapy (BOLT) in the management of diabetic macular edema: 24-month data: report 3. Arch Ophthalmol. 2012; 130(8):972–979

[67] Qi HP, Bi S, Wei SQ, Cui H, Zhao JB. Intravitreal versus subtenon triamcinolone acetonide injection for diabetic macular edema: a systematic review and meta-analysis. Curr Eye Res. 2012; 37(12):1136–1147

[68] Stewart MW. Corticosteroid use for diabetic macular edema: old fad or new trend? Curr Diab Rep. 2012; 12(4):364–375

[69] Schröder S, Palinski W, Schmid-Schönbein GW. Activated monocytes and granulocytes, capillary nonperfusion, and neovascularization in diabetic retinopathy. Am J Pathol. 1991; 139(1):81–100

[70] Beck RW, Edwards AR, Aiello LP, et al. Diabetic Retinopathy Clinical Research Network (DRCR.net). Three-year follow-up of a randomized trial comparing focal/grid photocoagulation and intravitreal triamcinolone for diabetic macular edema. Arch Ophthalmol. 2009; 127(3):245–251

[71] Elman MJ, Aiello LP, Beck RW, et al. Diabetic Retinopathy Clinical Research Network. Randomized trial evaluating ranibizumab plus prompt or deferred laser or triamcinolone plus prompt laser for diabetic macular edema. Ophthalmology. 2010; 117(6):1064–1077.e35

[72] Elman MJ, Bressler NM, Qin H, et al. Diabetic Retinopathy Clinical Research Network. Expanded 2-year follow-up of ranibizumab plus prompt or deferred laser or triamcinolone plus prompt laser for diabetic macular edema. Ophthalmology. 2011; 118(4):609–614

[73] Haller JA, Kuppermann BD, Blumenkranz MS, et al. Dexamethasone DDS Phase II Study Group. Randomized controlled trial of an intravitreous dexamethasone drug delivery system in patients with diabetic macular edema. Arch Ophthalmol. 2010; 128(3):289–296

[74] Boyer DS, Faber D, Gupta S, et al. Ozurdex CHAMPLAIN Study Group. Dexamethasone intravitreal implant for treatment of diabetic macular edema in vitrectomized patients. Retina. 2011; 31(5):915–923

[75] Campochiaro PA, Brown DM, Pearson A, et al. FAME Study Group. Sustained delivery fluocinolone acetonide vitreous inserts provide benefit for at least 3 years in patients with diabetic macular edema. Ophthalmology. 2012; 119(10):2125–2132

[76] Haller JA, Qin H, Apte RS, et al. Diabetic Retinopathy Clinical Research Network Writing Committee. Vitrectomy outcomes in eyes with diabetic macular edema and vitreomacular traction. Ophthalmology. 2010; 117(6):1087–1093.e3

[77] Doi N, Sakamoto T, Sonoda Y, et al. Comparative study of vitrectomy versus intravitreous triamcinolone for diabetic macular edema on randomized paired-eyes. Graefes Arch Clin Exp Ophthalmol. 2012; 250(1):71–78

[78] Jiramongkolchai K, Lalezary M, Kim SJ. Influence of previous vitrectomy on incidence of macular oedema after cataract surgery in diabetic eyes. Br J Ophthalmol. 2011; 95(4):524–529

[79] Archer DB, Amoaku WM, Gardiner TA. Radiation retinopathy—clinical, histopathological, ultrastructural and experimental correlations. Eye (Lond). 1991; 5(Pt 2):239–251

[80] Wen JC, Oliver SC, McCannel TA. Ocular complications following I-125 brachytherapy for choroidal melanoma. Eye (Lond). 2009; 23(6):1254–1268

[81] Wen JC, McCannel TA. Treatment of radiation retinopathy following plaque brachytherapy for choroidal melanoma. Curr Opin Ophthalmol. 2009; 20(3):200–204

[82] Shah NV, Houston SK, Markoe A, Murray TG. Combination therapy with triamcinolone acetonide and bevacizumab for the treatment of severe radiation maculopathy in patients with posterior uveal melanoma. Clin Ophthalmol. 2013; 7:1877–1882

[83] McCannel TA, McCannel CA. Iodine 125 brachytherapy with vitrectomy and silicone oil in the treatment of uveal melanoma: 1-to-1 matched case-control series. Int J Radiat Oncol Biol Phys. 2014; 89(2):347–352

[84] The Branch Vein Occlusion Study Group. Argon laser photocoagulation for macular edema in branch vein occlusion. Am J Ophthalmol. 1984; 98(3):271–282

[85] Central Vein Occlusion Study Group. Evaluation of grid pattern photocoagulation for macular edema in central vein occlusion. The Central Vein Occlusion Study Group M report. Ophthalmology. 1995; 102(10):1425–1433

[86] Park SP, Ahn JK. Changes of aqueous vascular endothelial growth factor and interleukin-6 after intravitreal triamcinolone for branch retinal vein occlusion. Clin Experiment Ophthalmol. 2008; 36(9):831–835

[87] Haller JA, Bandello F, Belfort R, Jr, et al. OZURDEX GENEVA Study Group. Randomized, sham-controlled trial of dexamethasone intravitreal implant in patients with macular edema due to retinal vein occlusion. Ophthalmology. 2010; 117(6):1134–1146.e3

[88] Haller JA, Bandello F, Belfort R, Jr, et al. Ozurdex GENEVA Study Group. Dexamethasone intravitreal implant in patients with macular edema related to branch or central retinal vein occlusion twelve-month study results. Ophthalmology. 2011; 118(12):2453–2460

[89] Ip MS, Scott IU, VanVeldhuisen PC, et al. SCORE Study Research Group. A randomized trial comparing the efficacy and safety of intravitreal triamcinolone with observation to treat vision loss associated with macular edema secondary to central retinal vein occlusion: the Standard Care vs Corticosteroid for Retinal Vein Occlusion (SCORE) study report 5. Arch Ophthalmol. 2009; 127(9):1101–1114

[90] Scott IU, Ip MS, VanVeldhuisen PC, et al. SCORE Study Research Group. A randomized trial comparing the efficacy and safety of intravitreal triamcinolone with standard care to treat vision loss associated with macular Edema secondary to branch retinal vein occlusion: the Standard Care vs Corticosteroid for Retinal Vein Occlusion (SCORE) study report 6. Arch Ophthalmol. 2009; 127(9):1115–1128

[91] Brown DM, Campochiaro PA, Singh RP, et al. CRUISE Investigators. Ranibizumab for macular edema following central retinal vein occlusion: six-month primary end point results of a phase III study. Ophthalmology. 2010; 117(6):1124–1133.e1

[92] Campochiaro PA, Brown DM, Awh CC, et al. Sustained benefits from ranibizumab for macular edema following central retinal vein occlusion: twelvemonth outcomes of a phase III study. Ophthalmology. 2011; 118(10):2041–2049

[93] Heier JS, Campochiaro PA, Yau L, et al. Ranibizumab for macular edema due to retinal vein occlusions: long-term follow-up in the HORIZON trial. Ophthalmology. 2012; 119(4):802–809

[94] Boyer D, Heier J, Brown DM, et al. Vascular endothelial growth factor TrapEye for macular edema secondary to central retinal vein occlusion: sixmonth results of the phase 3 COPERNICUS study. Ophthalmology. 2012; 119(5):1024–1032

[95] Brown DM, Heier JS, Clark WL, et al. Intravitreal aflibercept injection for macular edema secondary to central retinal vein occlusion: 1-year results from the phase 3 COPERNICUS study. Am J Ophthalmol. 2013; 155(3):429–437.e7

[96] Epstein DL, Algvere PV, von Wendt G, Seregard S, Kvanta A. Bevacizumab for macular edema in central retinal vein occlusion: a prospective, randomized, double-masked clinical study. Ophthalmology. 2012; 119(6):1184–1189

[97] Epstein DL, Algvere PV, von Wendt G, Seregard S, Kvanta A. Benefit from bevacizumab for macular edema in central retinal vein occlusion: twelvemonth results of a prospective, randomized study. Ophthalmology. 2012; 119(12):2587–2591

[98] Raszewska-Steglinska M, Gozdek P, Cisiecki S, Michalewska Z, Michalewski J, Nawrocki J. Pars plana vitrectomy with ILM peeling for macular edema secondary to retinal vein occlusion. Eur J Ophthalmol. 2009; 19(6):1055–1062

[99] Opremcak EM, Rehmar AJ, Ridenour CD, Kurz DE, Borkowski LM. Radial optic neurotomy with adjunctive intraocular triamcinolone for central retinal vein occlusion: 63 consecutive cases. Retina. 2006; 26(3):306–313

[100] McAllister IL, Gillies ME, Smithies LA, et al. The Central Retinal Vein Bypass Study: a trial of laser-induced chorioretinal venous anastomosis for central retinal vein occlusion. Ophthalmology. 2010; 117(5):954–965

[101] Scorolli L, Morara M, Meduri A, et al. Treatment of cystoid macular edema in retinitis pigmentosa with intravitreal triamcinolone. Arch Ophthalmol. 2007; 125(6):759–764

[102] Cox SN, Hay E, Bird AC. Treatment of chronic macular edema with acetazolamide. Arch Ophthalmol. 1988; 106(9):1190–1195

[103] Fishman GA, Gilbert LD, Fiscella RG, Kimura AE, Jampol LM. Acetazolamide for treatment of chronic macular edema in retinitis pigmentosa. Arch Ophthalmol. 1989; 107(10):1445–1452

[104] Makri OE, Georgalas I, Georgakopoulos CD. Drug-induced macular edema. Drugs. 2013; 73(8):789–802

[105] Rowe JA, Hattenhauer MG, Herman DC. Adverse side effects associated with latanoprost. Am J Ophthalmol. 1997; 124(5):683–685

[106] Kolker AE, Becker B. Epinephrine maculopathy. Arch Ophthalmol. 1968; 79(5):552–562

[107] Kim SJ, Martin DF, Hubbard GB, III, et al. Incidence of postvitrectomy macular edema using optical coherence tomography. Ophthalmology. 2009; 116(8):1531–1537

[108] Ryan EH, Jr, Han DP, Ramsay RC, et al. Diabetic macular edema associated with glitazone use. Retina. 2006; 26(5):562–570

[109] Minuk A, Belliveau MJ, Almeida DR, Dorrepaal SJ, Gale JS. Fingolimod-associated macular edema: resolution by sub-tenon injection of triamcinolone with continued fingolimod use. JAMA Ophthalmol. 2013; 131(6):802–804

[110] Gass JDM. Nicotinic acid maculopathy. Am J Ophthalmol. 1973; 76(4):500–510

[111] Telander DG, Sarraf D. Cystoid macular edema with docetaxel chemotherapy and the fluid retention syndrome. Semin Ophthalmol. 2007; 22(3):151–153

[112] Joshi MM, Garretson BR. Paclitaxel maculopathy. Arch Ophthalmol. 2007; 125(5):709–710

[113] Griffiths MF. Tamoxifen retinopathy at low dosage. Am J Ophthalmol. 1987; 104(2):185–186

[114] Tokai R, Ikeda T, Miyaura T, Sato K. Interferon-associated retinopathy and cystoid macular edema. Arch Ophthalmol. 2001; 119(7):1077–1079

第12章
早产儿视网膜病变

Yoshihiro Yonekawa, R. V. Paul Chan

本章初稿由 J. Arch McNamara 和 Brian P. Connol 撰写。

12.1 引言

早产儿视网膜病变(ROP)是一种潜在致盲的视网膜血管疾病,影响早产儿的视网膜。由于新生儿医学的进步提高了早产儿的存活率,使 ROP 变得更加常见。超过一半的出生体重为 700g[1] 的婴儿和出生于 24 周孕龄(GA)[2] 的婴儿现在能够存活。出生时超早产和出生体重极低的新生儿患 ROP 的风险最大。例如,在早期治疗 ROP(ETROP)研究中,从 2000 年到 2002 年,筛查了 6998 名出生体重<1251g 的婴儿,其中 68% 的婴儿发现了不同程度的 ROP[3]。然而,出生体重<750g 的患者中,93% 的患者出现 ROP,而出生体重在 1000~1250g 的患者中,44% 的患者出现 ROP,而前者的 89% 为 27 周的 GA,后者的 14% 为 32 周 GA[3]。

12.2 初步发现和氧的作用

1942 年 Terry 首次将 ROP 描述为一种与早产相关的疾病,他命名了"晶状体后纤维增生(retrolental fibroplasia)"一词,指的是全视网膜脱离的晚期表现,晶状体后覆有纤维血管膜[4,5]。在他最初报告的 10 年间,ROP 成为工业化国家儿童失明的主要原因[6]。20 世纪 50 年代早期,氧暴露被认为与 ROP 有关[7],随后的研究表明,吸氧治疗在 ROP 进展中的作用[8]。鼓励新生儿保健机构减少吸氧疗法,随后 ROP 的发病率迅速下降。然而,在 20 世纪 60 年代,据报

道缺氧与新生儿神经和肺部疾病的死亡率增加有关,这导致了更多的氧气使用和 ROP 发病率的回升[9]。连续经皮氧监测的出现使医疗机构能够设定氧饱和度的目标,以平衡 ROP 和死亡率的风险,但氧饱和度的目标范围仍然存在争议[10,11,12]。此外,现在已经认识到 ROP 是一种复杂的、多因素的疾病,而不是仅由于补充氧暴露引起的视网膜病变。

12.3 患病率

ROP 在某些国家的总体患病率与社会经济地位和新生儿重症监护病房(NICU)能力有关。低收入国家的 ROP 率很低,因为早产儿的死亡率很高。高收入国家出现了更严重的 ROP,这是由于新生儿护理的进步,使最年幼和最体弱的婴儿得以存活,但往往会出现更严重的眼部和全身后遗症。ETROP 研究在 20 世纪初[3] 在美国进行,虽然 ROP 的总发病率与 20 世纪 80 年代的早产儿视网膜病变冷冻治疗(CRYO-ROP)的研究相似,但 ETROP 研究中有更多的眼后段疾病患者,最常发生在最年幼和最体弱的婴儿中。

由于新生儿重症监护病房的数量增加,中等收入国家目前正在经历 ROP 的"第三次流行",但许多新生儿重症监护病房缺乏先进的氧气监测设备[13]。根据 1993 年的流行病学数据,世界卫生组织估计全世界有超过 50 000 名儿童因 ROP 致盲[14]。

12.4 临床特征

幸运的是,根据急性 ROP 的自然病程,大多数

病例是可以自愈的。在 ROP 自行消退的婴儿中，Flynn 等[15]报道 ROP 平均持续 15 周。退行的最早迹象是视网膜的血管化超出纤维血管嵴。随着小动脉和小静脉延伸至视网膜无血管区，分流后和后极部的血管管径和弯曲度减小。

进展到 ROP 晚期的婴儿仅占少数。最重要的危险因素是低出生体重和低龄孕周。在 CRYO-ROP 研究中，4099 名接受筛查的婴儿中，291 名（7%）达到了阈值病变[16]。这些婴儿的平均出生体重为 800±165g，平均 GA 为 26.3±1.8 周。

12.5 发病机制

视网膜血管通常在妊娠 36 周时到达鼻侧锯齿缘，在妊娠 40 周时到达颞侧，尽管在足月出生后 2~3 个月视网膜血管才能完全成熟[17]。早产儿在视网膜完全血管化之前出生，相对高氧的宫外环境和补充氧会导致生长因子[如血管内皮生长因子（VEGF）]下调，从而导致血管发育减缓[18]。现有的血管变得脆弱并可能发生凋亡[19]。血管闭塞和成熟外周视网膜代谢需求的增加使视网膜缺氧，导致生长因子上调。这导致病理性纤维血管增生。变薄的血管与周围的间充质细胞合并形成动静脉分流，如下一节所述，在 1 期 ROP 中以分界线表示[20]。分流在大多数情况下退化并且发生外周视网膜血管形成。然而，新生血管可能在高危婴儿中持续存在，导致分流的原始内皮细胞通过内界膜扩散进入玻璃体内[21]。这种纤维血管组织会产生玻璃体视网膜收缩力，可导致牵拉性视网膜脱离。

12.6 诊断和分类

1984 年，由来自 11 个国家的 23 名眼科医生设计的急性 ROP 分类系统发表并被广泛接受[22]。《国际早产儿视网膜病变分类》（ICROP）系统地定义了该病在视网膜中的位置以及视网膜血管系统的发展

精粹

- 在美国，出生体重小于 1000g 的婴儿中，83% 的婴儿进展为 ROP 的风险最大[3]。

程度。此外，该分类系统为随机对照临床试验奠定了基础。使用三个参数来描述疾病的数量：区域、分期和（存在或不存在）"plus"病变。以 12 点钟方位，标出病变的广泛程度（图 12.1）。

为了确定疾病在视网膜的解剖位置，视网膜以视盘为中心分为三个区。Ⅰ区：视盘至黄斑中央凹距离的两倍为半径的圆形区域。Ⅱ区：从Ⅰ区的前缘延伸至鼻侧锯齿缘的距离为半径的环形区域。Ⅲ区：代表Ⅱ区前视网膜的颞侧月牙形区域。

当出现异常血管反应时，它是第二个参数疾病分期的基础。当血管化和非血管化视网膜之间没有分界线时，未成熟的血管系统（但不是急性 ROP）被认为是存在的（图 12.2a）。原始分类包括五期，具体描述如下：1 期（分界线）是由一个薄而明确的结构所定义，它将视网膜前部无血管区与后极部血管区隔开（图 12.2b）。在通往该分界线的地方，可以看到异常的血管分支或拱起。这条线既平又白，位于视网膜平面上。2 期（嵴）是 1 期的白色分界线进一步变宽且增高，形成高于视网膜平面的嵴状隆起（图 12.2c）。嵴可以是粉红色或白色。血管可能离开视网膜平面进入嵴。在嵴后的视网膜表面可见小簇新血管。这些血管不构成纤维血管生长，这是 3 期 ROP 的必要条件。3 期（视网膜外纤维血管形成并长在嵴上）是在 2 期 ROP 嵴上出现的视网膜外纤维血管（图 12.2d）。4 期（视网膜脱离）是在 3 期基础上发现部分牵拉性视网膜脱离（图 12.3a,b）。5 期是完全性视网膜脱离，通常伴有晶状体后纤维组织增生（图 12.4）。5 期的视网膜脱离是完全性的，其根据漏斗的形状来细分。漏斗分为前后两部分，根据漏斗两部分是宽的还是窄的，可以分为四个亚型。

进行性血管功能不全，与异常发育的视网膜血管系统边缘的改变相关，可通过周围视网膜血管的扩张和迂曲、虹膜血管充血、瞳孔强直和玻璃体混浊来确诊。当血管变化很明显，后静脉扩张，小动脉迂曲时，ROP 分期添加"+"标记（"plus"病变）（图 12.5a）。plus 病变的诊断是至少需要两个象限存在这样的病变。虽然这不是分类的一部分，但委员会认识到血管退化是 ROP 最常见的结果。因退化的方式太多而无法分类，见表 12.1。

2005 年，采用广角数码眼底照片对 ICROP 报告进行了更新，包括以下修订[23]：①介绍了"preplus"

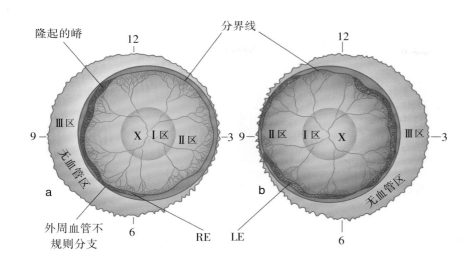

图 12.1　以两种方式之一达到早产儿视网膜病变阈值标准的两眼示意图：(a)3 期病变的 5 个连续钟点；(b)3 期病变的累积 8 个钟点。此外，附加病变(此处未显示)也是阈值疾病分类所必需的。

病变的分类。它代表不符合 plus 病变标准的后部血管变化(图 12.5b)。②还认识到一种称为"进展性后部 ROP"(AP-ROP)的严重型 ROP(图 12.5c)。这种情况发生在最小孕周的婴儿身上，其特征是后部附加 plus 病变，通常伴有扁平的新生血管形成和快速进展，可能会跳过典型的 ROP 阶段。

12.6.1 荧光素血管造影和光学相干断层扫描

广角荧光素血管造影(FA)可在 ROP 的患者中使用数字成像系统，如 RetCam(高清医疗系统)[25,26,27,28,29,30]。它可以精确地描绘血管-无血管分界，清晰地显示纤维血管增生，并识别毛细血管无灌注区。与单纯的临床或数字眼底图像相比，平坦的 3 期病变常见于后部 ROP，爆米花样病变(3 期退行性的小的孤立簇状病变)也更容易在血管造影中被发现。在血管造影中也可观察到其他特征，如局灶性毛细血管扩张、动静脉分流和外周血管的不规则分支。最后，FA 可用于对治疗后残余无血管的区域进行成像，以确定适当的再次治疗或随访时间(图 12.6)。这可能是有用的，但目前在常规 ROP 管理中并不重要。

光学相干断层扫描(OCT)为 ROP 的病理生理学和中央凹发育提供了新的视角(图 12.7a)[31]。最初

精粹

● 幸运的是，大多数急性 ROP 在没有治疗的情况下会自愈。

的技术要求新生儿在全身麻醉下俯卧位，将婴儿的下巴置于 OCT 界面上[32,33]，但目前已经开发了手持系统，使仰卧位扫描更容易、更安全[34,35,36]。通过 OCT 成像，观察到约一半的早产儿出现黄斑囊样病变(图 12.7b)[37,38]。这似乎与临床 ROP 分期无关[38,39]。许多有 ROP 病史的患者，尽管解剖结果良好，但视力较差。以前，视力差通常归因于脑功能不全，但 OCT 上发现的黄斑病变也可能是原因之一[33]。此外，OCT 已被作为研究脉络膜[40]和视神经[41]发育的一种方法。

12.6.2 筛查时间表

最近更新的早产儿初步眼科筛查建议的关键要素如下[44]：

● 所有出生体重=1500g 或 GA 为 30 周或更短的婴儿都应接受筛查。此外，出生体重在 1500~2000g 或 GA>30 周且经历过不稳定临床病程的婴儿，也可由新生儿医师或儿科医师自行决定进行筛查。

● 首次筛查应在受孕后 31 周(PMA)或分娩后 4 周进行。

初步筛查后，随访根据以下指南，但将由医师确定：

● 1 周或以下：Ⅰ区 1 期或 2 期，Ⅱ区 3 期，或怀疑 AP-ROP。

● 1~2 周：后部Ⅱ区未成熟区，或Ⅱ区 2 期。

● 2 周：Ⅱ区未成熟区，1 期或退化。

● 2~3 周：Ⅲ区 1 期，2 期，或退化。

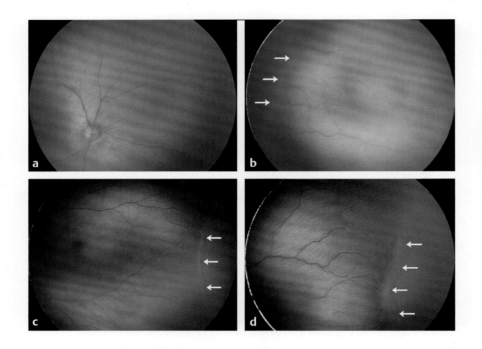

图 12.2 早产儿视网膜病变的分期。(a)未成熟的血管化:血管和无血管视网膜之间没有明显的边界,血管化延伸到Ⅱ区。(b)1 期:划分血管化和无血管视网膜的白色分界线(箭头所示)。(c)2 期:划分血管化和无血管视网膜的隆起嵴(箭头所示)。(d)3 期:视网膜外血管形成(箭头所示)。

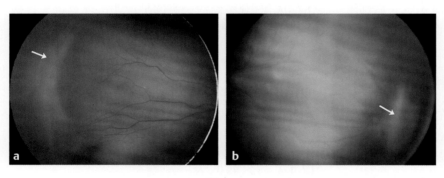

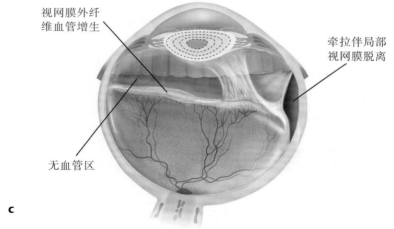

图 12.3 4 期早产儿视网膜病变。(a)4A 期是由牵拉膜(箭头)引起的视网膜脱离,未累及中央凹。(b)4B 期是牵拉性(箭头所示)视网膜脱离,累及中央凹。(c)部分视网膜脱离示意图,玻璃体视网膜向前方和中心牵拉。

有助于临床医生决定进行急性 ROP 筛查的标准包括:

- 既往无 ROP 的眼视网膜血管化至Ⅲ区。
- 完全血管化到锯齿状突起。

- PMA 50 周,无阈前疾病或更糟。
- ROP 退化,未见可能重新活化的异常血管组织。

在使用玻璃体内贝伐单抗治疗的眼中,建议进

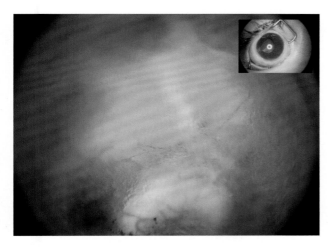

图 12.4　5 期早产儿视网膜病变为全视网膜脱离,常伴有晶状体后纤维组织增生。

行随访检查,直到视网膜完全血管化。

建议密切关注 2 型 ROP(视网膜脱离风险<15%)的婴儿。2 型 ROP 包括:

- Ⅰ区:1 期或 2 期不伴 plus 病变。
- Ⅱ区:3 期不伴 plus 病变。

检查通常在重症监护室进行,由托育工作人员对婴儿进行监护。为了降低呕吐和吸入的风险,应在喂食后 1 小时内进行检查。虽然可以使用其他散瞳剂方案,但我们联合使用三滴 0.2%环戊通和 1%去氧肾上腺素(Cyclomydril,Alcon)。使用 0.5%丙美卡因或 0.5%丁卡因局部麻醉,并使用眼睑撑开器。然后进行眼前段检查,使用 28D 的双目间接检眼镜检查。

眼前段检查应注意瞳孔扩大程度。散瞳不理想

- AP–ROP 是一种快速进展型的 ROP,见于极早产儿的Ⅰ区或后Ⅱ区,可跳过传统的 ROP 阶段。AP–ROP 需要立即治疗。

可能反映虹膜血管充血,提示 ROP 非常活跃,这经常被误认为是虹膜新生血管。在压迫巩膜之前应注意是否存在 plus 病变。压迫巩膜可以明显改变血管充盈量。在间接检眼镜检查中,应根据每个钟点位进行分期和分区。

如果出现玻璃体积血或 5 期 ROP,可能需要 B 超扫描。由于出血使视网膜不能充分显示,超声检查有助于确定玻璃体积血后是否存在视网膜脱离。在晚期 5 期 ROP 中,可以评估整个漏斗状视网膜脱离的形态。漏斗的前部和后部可为开或闭,有助于判断预后和计划手术。

12.6.3 远程医疗 ROP 筛查

严重 ROP 的发生率呈上升趋势[45,46],眼科医生的数量越来越难以满足 ROP 筛查服务的需求[47]。为了提高获得治疗的机会,远程医疗 ROP 筛查可能为常规床边筛查提供一种可行的替代或辅助方法。目前,似乎最适合 ROP 筛查的远程医疗模式是由受过培训的人员使用广角数码眼底照相机获取床边眼底图像。然后,这些图像以"存储和转发"的方式上传给专家进行远程筛查[48,49]。引入"转诊–保证"[50]和"临床显著"[51]ROP 的概念来识别患者,这些患者由

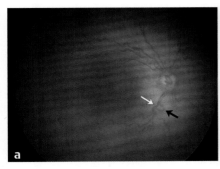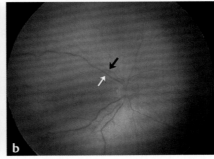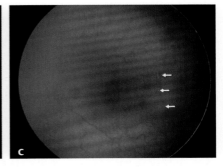

图 12.5　plus 病变。(a)plus 病变的特征是扩张的小静脉(白色箭头所示)和迂曲的小动脉(黑色箭头所示)。需要至少两个象限血管变化才能满足 plue 病变的诊断标准。(b)pre-plus 病变描述的是后极部血管改变伴轻度静脉扩张(白色箭头所示)和动脉迂曲(黑色箭头所示),不符合 plus 病变的标准。(c)早产儿的侵袭性后极部视网膜病变(APROP)进展迅速,具有后 3 期和大量附加病变的标志。这张 AP–ROP 照片显示了伴Ⅰ区扁平新生血管的明显 plus 病变(箭头所示)。

表 12.1 早产儿视网膜病变患儿的后遗症和体征[22,24]

	周边部	后极部
血管	• 周围视网膜血管化失败 • 视网膜血管非分支状分化异常 • 周边环形互连的血管弓 • 毛细血管扩张	• 血管迂曲 • 颞侧血管弓僵直 • 颞侧大血管弓插入角度减小
视网膜	• 色素变化 • 玻璃体视网膜界面变化 • 视网膜变薄 • 周边褶皱 • 有或无附着视网膜的玻璃体膜 • 格子状变性 • 视网膜裂孔 • 牵拉性或孔源性视网膜脱离	• 色素变化 • 黄斑变形和异位 • 黄斑的伸展和折叠 • 玻璃体视网膜界面变化 • 玻璃体膜 • 视网膜牵拉视盘上方 • 牵拉性或孔源性视网膜脱离

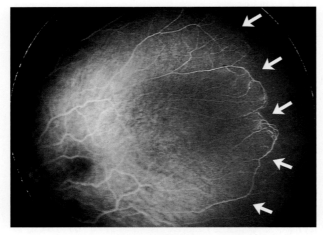

图 12.6 玻璃体内贝伐单抗治疗早产儿视网膜病变后,广角荧光血管造影显示不完全的周边血管化形成。

治疗的眼科医师通过间接检眼镜从床边检查中获益。研究表明,远程数字眼底成像具有较高的灵敏度和特异性[52,53,54],尤其是对于年龄较大的婴儿[54,55]。远程医疗筛选程序已经证明了识别需要治疗患者的可靠性[56,57]。

2012 年,美国眼科学会发布了一项眼科技术评估,利用广角数码摄影技术检测具有临床意义的ROP,并将 7 项研究归类为 I 级证据[58]。这项技术的优点包括客观的文档,能够纵向比较照片并将其发送给外部咨询专家及教育和研究机构;挑战包括人员培训、法医问题、HIPAA 的遵守、与 NICU 的协调,以及明确的职责分配。

12.7 冷冻疗法和 CRYO-ROP 研究

对于进行性 ROP 的婴儿,各种干预措施可使病情稳定或消退。早在 1967 年,Nagata 等[59]就注意到氙弧光凝后 ROP 的退行。尽管如此,这种方法还是很烦琐,并被冷冻疗法所取代,1972 年,Yamashita[60]第一次将冷冻方法引入 ROP 的治疗。几项冷冻疗法的初步研究为具有里程碑意义的多中心冷冻 ROP试验铺平了道路[16,61,62]。这项研究证实了冷冻疗法可有效降低患有阈值病变婴儿"不良结果"的可能性。在 CRYO-ROP 研究中,不良结果定义为视网膜皱褶累及黄斑,视网膜脱离累及 I 区,或晶状体后纤维组织或"肿块"。阈值病变定义为合并 plus 病变的3 期病变,范围达 5 个连续钟点或累积 8 个钟点[22]。治疗阈值 ROP 可将不良预后从观察组的 51%降低到冷冻治疗组的 31%(风险降低约 40%)[62]。这就降低

精粹

建议 72 小时内激光治疗具有高风险阈值或 I 型 ROP(视网膜脱离风险>15%)的婴儿。不再推荐等到阈值病变。I 型 ROP 包括:
• I 区:合并 plus 病变的任何分期。
• I 区:3 期不伴 plus 病变。
• II 区:2 期或 3 期合并 plus 病变。

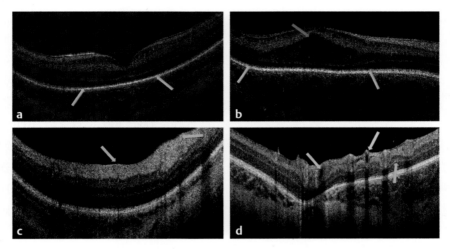

图 12.7　早产儿视网膜病变的频域光学相干断层扫描(SD-OCT)。(a)早产儿的 SD-OCT,PMA 34 周,无黄斑囊样水肿。然而,由于椭圆体区域(蓝色箭头所示)的末端没有迁移到中央凹,因此光感受器发育不完全。(b)早产儿的 SD-OCT,PMA 34 周,内核层有黄斑囊样水肿,导致中央凹向上隆起(红色箭头所示)。光感受器发育也不完全(蓝色箭头所示)。(c)早产儿的 SD-OCT,PMA 41 周,无 plus 病变。该婴儿具有正常的血管特征(橙色箭头所示)。(d)早产儿的 SD-OCT,PMA 42 周,合并 plus 病变。该患儿出现血管异常,包括血管升高(黄色箭头所示),视网膜内层扇形突起(绿色箭头所示)和低反射血管(紫色箭头所示)[42,43]。(Image Courtesy of Cynthia A. Toth MD.)

了治疗组失明的风险[63]。

婴儿的全身状态可能妨碍治疗。在 CRYO-ROP 研究中[62],9%的婴儿在麻醉和冷冻治疗期间出现心动过缓、心律失常或显著的呼吸暂停。Brown 等[64]报道了连续 80 例接受 ROP 冷冻治疗的婴儿,其中 3 例呼吸停止和 1 例心肺骤停。这些严重的全身性并发症强调了新生儿医师或麻醉师在治疗期间需要仔细监护婴儿的必要性。如果新生儿医师认为冷冻疗法对婴儿来说风险太大,则应推迟治疗。

12.8　激光光凝和 ETROP 研究

20 世纪 80 年代末,激光光凝间接检眼镜传输系统开始出现。在 CY-ROP 研究提供的基础上,McNamara 等[65]和 Iverson 等[66]在前瞻性随机临床试验中比较了氩激光光凝和冷冻治疗。Landers 等[67]也报道了使用氩激光治疗阈值 ROP。随后,便携式二极管和氩间接激光器被制造出来,并已证明在治疗婴儿 ROP 方面是有效的[68]。便携式激光器的优点是可以直接带进婴儿室。Capone 等的研究表明,激光治疗对后极部病变尤其有益[69]。在一项针对阈值 ROP 的冷冻疗法和激光光凝治疗的随机比较研究中,White 和 Repka 注意到激光治疗的眼比冷冻治

疗的眼具有更好的视力和更少的近视趋势[70]。Vander 等在一项小型对照试验中对阈值前 ROP 的早期激光治疗进行了试验,该试验的研究结果表明,在阈值和阈值前治疗的婴儿中,不良结局的发生率相似[71]。

这样的试点研究促成了 ETROP 研究小组的成立。根据 CRYO-ROP 数据开发了数学算法,并将其转换为风险分析程序,称为风险模型(RM)ROP[72,73]。阈值病变具有 50%的功能和结构不良风险。根据计算,功能和结构不良风险为 15%或更高的眼为高风险阈前值(也称为 1 型 ROP:Ⅰ区合并 plus 病变任何分期,Ⅰ区合并或无 plus 病变 3 期,或Ⅱ区合并 plus 病变的 2 期或 3 期)。根据计算,功能和结构不良风险低于 15%的眼为低风险阈前值(2 型 ROP:Ⅰ区无 plus 病变的 1 期或 2 期,或Ⅱ区无 plus 病变的 3 期)。在 ETROP 中,患者被随机分配至阈值治疗组或高风险阈前值治疗组。大多数婴儿接受激光治疗,但冷冻治疗也是被允许的。与 CRYO-ROP 研究中的 72 小时治疗窗口不同,治疗在 48 小时内完成。ETROP 显示早期 1 型 ROP 治疗导致 9 个月时不良视力(19.5%~14.5%)和结构减少(15.6%~9.1%)[74]。6 年时也出现了类似的趋势[75]。这些数据促成了当前的治疗方案:治疗 1 型 ROP,密切监测 2 型 ROP。

尽管进行了治疗,ROP 仍可能进展到 4 期或 5

期。在 ETROP 中,718 例随机眼中有 89 例(12%)发生视网膜脱离[76]。部分或完全与 ROP 相关的视网膜脱离接受手术治疗(如玻璃体切割术、巩膜扣带术)。

12.9 抗 VEGF 治疗

在 ROP 的病理新生血管形成的第 2 期,通过玻璃体内抗 VEGF 治疗的标签外使用来靶向抑制缺氧诱导的 VEGF 上调引起了越来越多的关注。目前关于使用抗 VEGF [通常是贝伐单抗(Avastin, Genentech)] 治疗 ROP 的文献主要包括病例报告和小病例系列,并提供了抗 VEGF 治疗促进急性 ROP 患者新生血管消退的证据 [77,78,79]。但是抗 VEGF 治疗 ROP 仍存在争议。

与激光光凝治疗 ROP 相比,抗 VEGF 治疗具有几个理论上的优势[80]:①周边视网膜的激光光凝导致周边视野丧失,而抗 VEGF 药物可以更好地保护周边视网膜。②抗 VEGF 治疗后异常血管消退通常比激光治疗后更快。③玻璃体内注射可在局部麻醉下进行,而且速度更快。④在资源贫乏的国家贝伐单抗可能比便携式激光系统更容易获得。⑤与激光治疗相比,屈光不正可能不常见[81,82]。⑥由于抗 VEGF治疗快速起效可能会减少最终接受治疗婴儿的数量,抗 VEGF 治疗可能会延长治疗窗口期。

BEAT-ROP 试验是首次发表的前瞻性对照、多中心试验,评估玻璃体内注射贝伐单抗治疗 ROP 的疗效[83]。共有 150 名患有 I 区或后部 II 区 3 期合并 plus 病变的婴儿被纳入研究,并随机分为双侧 0.625mg 贝伐单抗治疗组或双侧激光治疗组。总体而言,贝伐单抗组 140 只眼中有 6 只复发,而激光治疗组 146 只眼中有 32 只复发(P=0.002)。在 I 区病变的亚组中,贝伐单抗组有 2 例复发,而激光治疗组有 23 例复发(P=0.003)。贝伐单抗在 II 区病变中没有观察到益处。这项试验没有进行安全性评估,但是贝伐单抗组有 4 例与肺部并发症相关的死亡,而激光治疗组有 1 例死亡。

玻璃体内抗 VEGF 治疗的主要问题之一是其在早产儿中的全身安全性。已知在患有 ROP 的婴儿的玻璃体内给予贝伐单抗被全身吸收,导致全身 VEGF 减少[84,85,86]。短暂降低的全身 VEGF 水平对其他器官系统发育的影响尚不清楚。肺窘迫是早产儿

发病和死亡的主要原因,VEGF 可能在肺部发育中起重要作用[87]。有许多关于成人动脉血栓形成和出血事件的报道与抗 VEGF 治疗有关[88,89]。已知静脉注射贝伐单抗作为化疗药物可引起高血压、中风和胃肠道出血等并发症[90]。还有人担心潜在的局部不良事件。在抗 VEGF 治疗后,ROP 患者纤维血管膜快速退化收缩,增加了牵拉力导致视网膜脱离[91]。在 ROP 文献中也有关于玻璃体和视网膜出血[92]、白内障[93]、伴有渗出和视神经萎缩的血管退化[94]及脉络膜缺血[95]的报道。Retcam 广角血管造影也显示,玻璃体内贝伐单抗治疗 ROP 的患者中,约有一半的眼仍存在不完全的周围血管化[96]。

与年龄相关性黄斑变性和糖尿病性视网膜病变不同,在这种情况下,VEGF 连续上调,因此,可能需要多次注射抗 VEGF 治疗,理论上,单次玻璃体内注射抗 VEGF 剂可以抑制活动性 ROP 中新生血管的生长。激光治疗可防止视网膜无血管区释放额外的 VEGF,与激光治疗不同,抗 VEGF 治疗可抑制现有的 VEGF。然而,抗 VEGF 治疗不应被视为不需要随访的一次性治疗。ROP 复发在抗 VEGF 治疗后比激光治疗后出现的时间要晚得多[97,98,99,100]。推荐随访计划的共识尚未达成一致意见,但是由于视网膜周围血管化的延迟和 ROP 的晚期活化,使用抗 VEGF 药物治疗的婴儿通常需要比使用激光治疗的婴儿接受更长时间的随访。

使用抗 VEGF 疗法治疗 ROP 仍存在争议,特别是在易于获得便携式激光系统的工业化国家,因为经过长期随访已证明光凝治疗有效。抗 VEGF 类药物已证实对 ROP 中新生血管的消退有效,但必须仔细选择患者,且应谨慎地与患儿父母沟通以获得知情同意。在资源有限的国家,由于激光系统和训练有素的儿童眼科医师或视网膜专家缺乏,抗 VEGF治疗可能是一个急需的选择。进一步的研究将有助于更好地定义抗 VEGF 治疗 ROP 的适应证、时机和随访时间。

12.10 治疗技术

12.10.1 冷冻疗法

由于激光光凝效果好,目前冷冻疗法在治疗

ROP 方面的适应证有限。然而,如果瞳孔散大不理想或玻璃体积血不允许使用间接激光治疗,或没有激光系统,则可能需要进行冷冻治疗。冷冻疗法可以应用于局部、结膜下或全身麻醉。如果选择局部麻醉,应给予静脉镇静剂,注射局部麻醉剂引起的结膜肿胀增加了冷冻疗法期间水肿的发生率,并且可能使角膜变得模糊,从而必须终止手术。对于局部麻醉,在治疗期间每 20 分钟可将 0.5%丙美卡因或丁卡因滴于角膜,也可用 1%利多卡因结膜下注射。为避免可能的心肺并发症,注射剂量不应超过 0.5mL[64]。

使用标准的视网膜或新生儿冷冻探头。最好从鼻侧开始治疗,因为来自冷冻探头的压力可使眼球软化,从而有利于颞侧的治疗,颞侧的无血管区通常位于后部。在嵴前无血管区的视网膜上应用连续的冷冻疗法(图 12.5)。通常,根据视网膜无血管的程度,需要 30~50 次冷冻治疗。应注意避免长时间巩膜压陷,这会增加眼内压和视网膜中央动脉阻塞的风险。可能需要一个适合冷冻探头的结膜小切口来治疗后部疾病。

角膜混浊偶尔会使视野模糊。取下开睑器并等待几分钟角膜通常会变透明。如果未变透明,可用蘸有 4%利多卡因的棉签刮除角膜上皮。在治疗过程中玻璃体积血也可能发生,需要终止治疗。这通常是视网膜外纤维血管增生区出血的结果,也可能是由于冷冻探头压迫了眼球壁。治疗应在玻璃体积血吸收后继续完成。在 CRYO-ROP 研究中,22%的治疗眼发生视网膜、视网膜前或玻璃体积血[62]。

如果眼底由于眼前段改变或玻璃体积血而被遮挡,则不应进行冷冻治疗,而应进行超声检查。若在 ROP 活动期,玻璃体积血而无法窥入眼底,应考虑玻璃体切割术予以清除。如果双眼或一只眼失明后的对侧眼出现前段改变,如角膜混浊或白内障,超声检查发现视网膜脱离,应考虑眼前段手术联合玻璃体手术。

12.10.2 激光光凝

透明屈光介质是激光光凝成功的关键。眼前段病变,如白内障、角膜混浊和玻璃体积血,可能会阻碍激光治疗,在这种情况下,可进行冷冻治疗或玻璃体内注射。

虽然通过间接检眼镜传输的激光光凝可以在全身麻醉下进行,但局部麻醉可以在育婴室进行(出于安全原因,可能的话治疗应在隔离的治疗室进行)。使用巩膜压迫器进行温和的操作,定位眼球以观察周边视网膜。

光斑应设置接近融合的模式,以暗白色激光光凝作为终点标记[101,102]。我们更喜欢使用二极管激光器。如果使用氩激光,初始功率可以设置为 200mw,持续时间为 0.1 秒,然后可以逐渐增加功率,以达到所需的适当终点。使用二极管激光器时,我们将初始功率设置略低(150mW),持续时间更长(0.2 秒),以避免 Bruch 膜破裂和脉络膜出血。应治疗整个视网膜前无血管区(图 12.8)。如果婴儿在局部麻醉下的活动妨碍了激光的充分聚焦,新生儿医师或麻醉师可以进行静脉镇静。在治疗期间,婴儿应由新生儿医师和(或)麻醉师监护。

由激光光凝引起的潜在眼部并发症包括角膜、虹膜或晶状体的前段灼伤(见下表)。通过镇静限制婴儿的活动可以减少前段灼伤的风险。确保瞄准光束清晰地聚焦在视网膜上是至关重要的。在理论上,二极管激光可降低伴持续晶状体血管内膜的早产儿晶状体灼伤的可能性。二极管激光发出的激光波长为 810nm,不会被这些血管中的血红蛋白吸收,而氩绿激光波长为 514nm,可被血红蛋白吸收。

激光光凝治疗早产儿视网膜病变的眼部并发症

- 视网膜或眼前段有偶发性灼伤

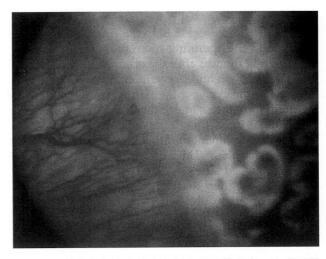

图 12.8 激光光凝治疗早产儿阈值视网膜病变。治疗两周后,激光斑显示早期色素沉着,视网膜外纤维血管组织恢复良好。

- 白内障
- 玻璃体积血
- 晚期视网膜脱离

12.10.3 玻璃体内抗 VEGF 注射

在进行玻璃体内注射时，必须考虑新生儿眼的独特解剖结构。最重要的是，晶体在较小的眼球中占据相对较大的体积。对早产儿通常采用局部麻醉，5%聚维酮碘擦洗眼睑，并插入开睑器。采用 30G 针头，沿角膜缘后 0.5~1.0mm 进针，对应于睫状体平坦部的位置。目前尚未确定用于治疗 ROP 的最佳剂量或玻璃体内注射贝伐单抗的剂量。BEAT-ROP 研究在 0.025mL 溶液中使用 0.625mg，这是成人使用剂量的一半[83]，但据报道低至 0.25mg 的剂量是有效的[84]。

12.10.4 巩膜扣带术

ROP 中的视网膜脱离是典型牵拉性的，伴或不伴渗出性成分。由于进行性纤维增生，可发生牵拉性视网膜。该牵拉力通常是环形的，视网膜可能像荷包被拉紧一样分离。视网膜外纤维血管增生旺盛可导致视网膜下浆液性积聚。孔源性视网膜脱离很少见，但数年后可能作为 ROP 的迟发性并发症出现。视网膜脱离通常发生在治疗和未治疗的边界处[103]。在 ETROP 中，尽管激光治疗，但仍有 16%(401 例中的 63 例)的婴儿出现视网膜脱离[76]。全组中黄斑区复位的占 36%(70 例中的 25 例)，玻璃体切割术后行巩膜扣带术或未行扣带术后的占 34%(50 例中的 17 例)，单纯巩膜扣带术后占 67%(9 例中的 6 例)，观察的占 18%(11 例中的 2 例)。4A 期 ROP 可能会自行消退，或由于激光或抗 VEGF 治疗而退行；因此，只有在这些脱离有进展的情况下，才应密切跟踪和修复这些脱离。当出现中央凹受累(4B 期)或即将受累时，应考虑治疗。

多年来，巩膜扣带术一直是 ROP 脱离的标准治疗方法，但在当今显微切口玻璃体切割术和广角观察系统的时代，它已被保留晶状体的玻璃体切割术(LSV)所取代。在资源有限的国家，巩膜扣带术仍然是一种有效的治疗选择，当纤维血管嵴位于赤道前方，且伴有孔源性成分时，巩膜扣带术可能是玻璃体切割术的有用辅助手段。

玻璃体积血是巩膜扣带术的相对禁忌证。如果出血较少，且眼底视野足够清晰可见，允许分期和评估纤维增生的数量，则可以进行巩膜扣带术。如果出血过于密集或者存在漏斗状视网膜脱离，玻璃体切割术是最好的选择。

总的来说，ROP 中巩膜扣带术的原则是在玻璃体视网膜牵拉区域上缩进巩膜，使视网膜正好重新附着于视网膜色素上皮和脉络膜上。眼球一般被环扎带环绕，视网膜下液可以放或不放，这由术者决定。新生儿巩膜很薄，术者在压迫眼球和缝合时必须牢记这一点。

由于患眼在治疗时往往很小，所以在初次手术后 3~6 个月，可在全麻的情况下，对扣带进行切除或摘除。这有助于眼球的生长，防止巩膜扣带侵蚀眼睛。环扎带也会引起明显的近视性屈光参差，通过分开扣带可以减少近视性屈光参差。虽然扣带分开本身并不会产生视网膜脱离的并发症，但视网膜附着失败不是我们希望看到的。这可能是疾病过程本身(视网膜持续性或进行性牵拉分离)及扣带松动的结果。如果扣带产生嵴的高度不够，则应调整巩膜扣带。

ROP 视网膜脱离巩膜扣带术后的解剖复位成功定义为黄斑再附着（颞侧血管弓之间的视网膜完全附着），已报道的成功率在 46%~75%[104-111]。当进行玻璃体或巩膜扣带术后，可获得较高的黄斑再附着率。虽然这些研究的解剖成功率令人鼓舞，但视力预后令人失望。

12.10.5 玻璃体切割术

随着 ROP 病情的加重，视网膜复位手术操作变得更加复杂，视力预后通常更差。玻璃体手术用于治疗 4 期和 5 期视网膜脱离。对于 ROP 退行，且一只眼视力良好，但对侧眼出现严重的 4B 期或 5 期疾病的婴儿，可以考虑保守治疗，特别是在全身麻醉风险高的情况下。

与其他形式的手术一样，在进行玻璃体切割术之前应考虑婴儿的全身状况。玻璃体手术是在全身麻醉下进行的，对这种麻醉形式的禁忌证可能需要延迟手术。ROP 的玻璃体手术技术持续发展。一些有奉献精神的外科医师，特别是 Machemer, Schepens, Charles, Trese, Hirose, Tasman 和 de Juan 等[112-117]，使我们对手术病理解剖学的理解以及为晚期 ROP

手术技术的发展做出了巨大贡献。

在 20 世纪中期以前，晶状体切除术一直是 ROP 视网膜脱离玻璃体切割术的常规组成部分。1992 年，Maguire 和 Trese 引入了 LSV[118]。在这项技术中，使用带有导光的灌注管、玻璃体切割器和膜剥离剪刀的双端口系统进行了玻璃体切除。巩膜切开术是平行于视轴进行的，但可能需要对其进行修改[119]，使其进入晶状体和视网膜之间的平面。通过移除嵴到嵴、嵴到周边视网膜、嵴到晶状体和嵴到视盘等部位的纤维组织增生的玻璃体来解除牵拉力。

随后的一些研究对该技术进行了修改，报告了在 4A 期和 4B 期 ROP 患者中相对良好的结果[120-129]。手术辅助技术应用（如酶促玻璃体溶解，可促进玻璃体操作[130,131,132]）和内镜辅助玻璃体切割术[133,134]正在研究中。ROP 玻璃体切割术的细节已被广泛描述[135,136]。

手术时机是很重要的。在进行玻璃体手术之前，ROP 最好处于静止状态，但进展期并不是禁忌证。如果存在持续性 plus 病变、合并虹膜血管充血、视网膜血管迂曲和扩张，术中出血的风险可能更高。出于对 CRYO-ROP 和 ETROP 研究结果的广泛了解，我们知道大多数患者在出现晚期视网膜脱离之前已经接受了激光消融治疗。视网膜脱离的发生是由于消融不能阻止牵拉性视网膜脱离的进展。尽管如此，消融治疗通常会使严重的 plus 病变消退，使随后的玻璃体手术更加安全。一些手术医生甚至主张对 AP-ROP 患者进行早期玻璃体切割术以预防疾病的进展[137,138]。

如果有持续严重的 plus 病变，TRES[139]建议采用两步疗法。患者最初接受周边视网膜无血管区激光消融治疗，治疗后的视网膜区域通常不会脱离；在接受治疗的患者中，视网膜脱离的形态是典型的外周槽形，较靠前的无血管视网膜仍然附着。在大约 3 周内，plus 病变通常已经退化到可以进行玻璃体手术的程度。

ROP 患儿视网膜脱离手术的目的与成人玻璃体视网膜手术的目的不同。由于患有 ROP 的婴儿的视网膜前组织附着牢固，有时会嵌入视网膜中，因此尝试去除所有的膜是危险的。如果玻璃体视网膜牵拉力解除，膜组织可以被分离并留在原位。除了大量出血和感染外，玻璃体切割术治疗晚期 ROP 的另一个重要潜在并发症是视网膜裂孔的形成。视网膜裂孔通常发生在视网膜平坦部区域的前方，此区域在剥离前膜时粘连紧密。当发生视网膜裂孔时，视网膜无法变平，导致不能在裂孔周围和巩膜扣带区进行足够的冷冻治疗或激光治疗。在 Zilis 等[116]报告的所有病例中，没有一例在手术中发现视网膜裂孔，术后视网膜均复位。当没有看到视网膜裂孔但是观察到纹影（schlieren）（即当两种不同光密度的透明液体混合时产生的小块或条纹）时，应该认为视网膜裂孔是存在的，尽管较稠的液体可以存在于被膜或褶皱包围的区域内，且在释放时可能呈现纹影样的外观。

在 4A 期 ROP 中，LSV 的目标是使后极部变形最小化，实现视网膜复位，保持清晰的视轴。如果成功，LSV 应停止进展到 4B 期/5 期。对于 4B 期，应尽可能减少后极部变形，但黄斑牵拉较为常见，大多数情况下可能无法完全视网膜复位，有时可能需要切除晶状体。活动视觉是功能目标。对于 5 期 ROP，应尽量在不引起医源性视网膜裂孔情况下尝试尽可能多地重新复位视网膜。LSV 可在一些开放的漏斗状视网膜脱离中应用，但晶状体切除术通常在 5 期视网膜脱离时进行，存在广泛的纤维血管增生向前取代了晶状体。可采取分段手术的方法，在第一次手术中进行晶状体切除和巩膜外引流，几周后再进行膜剥离。确定视网膜脱离的形态是手术计划的第一步。5 期 ROP 手术后仍可获得视力[140,141,142]。

开窗式玻璃体切割术在目前进行的手术中并不常见，但是它是另一种需要行晶状体切除术的 ROP 手术方法[113,114,140]。开窗式玻璃体切割术（通过角膜环钻开窗进行的玻璃体手术）的主要优点是易于接近和观察前段视网膜和视网前膜。开窗式玻璃体切割术的缺点包括对眼内压缺乏控制和后段操作困难。目前，开窗式玻璃体切割术可能适用于角膜混浊而不能进行闭合玻璃体切割术的眼，或适用于极窄漏斗的 5 期视网膜脱离的眼。手术基本步骤包括环钻角膜、冷冻探头取出晶状体，然后按前后方向逐步仔细剥除视网膜前纤维增生组织。

12.11 结论

早产儿存活率的提高导致晚期 ROP 的发病率增加，这是中等收入国家的新流行趋势。ROP 在治疗方面已取得了很大进展，通过三项开创性的努力来对抗这种疾病：CRYO-ROP 和 ETROP 研究指导治疗方案，ICROP 通过标准化命名法促进国际临床研究工作。在过去 10 年中，正在仔细评估的新进展包括抗 VEGF 治疗、远程医疗筛查和新的成像技术。对患有 ROP 的新生儿的护理是一项多层面的工作，需要优化护理途径、危险因素评估、筛查、成像、手术和非手术治疗，以及考虑复杂的社会经济和法医学问题。

参考文献

[1] Wilcox A, Skjaerven R, Buekens P, Kiely J. Birth weight and perinatal mortality. A comparison of the United States and Norway. JAMA. 1995; 273 (9):709–711

[2] Stoll BJ, Hansen NI, Bell EF, et al. Eunice Kennedy Shriver National Institute of Child Health and Human Development Neonatal Research Network. Neonatal outcomes of extremely preterm infants from the NICHD Neonatal Research Network. Pediatrics. 2010; 126(3):443–456

[3] Good WV, Hardy RJ, Dobson V, et al. Early Treatment for Retinopathy of Prematurity Cooperative Group. The incidence and course of retinopathy of prematurity: findings from the early treatment for retinopathy of prematurity study. Pediatrics. 2005; 116(1):15–23

[4] Terry TL. Extreme prematurity and fibroblastic overgrowth of persistent vascular sheath behind each crystalline lens. I. Preliminary report. Am J Ophthalmol. 1942; 25:203–204

[5] Terry TL. Retrolental fibroplasia in the premature infant: V. Further studies on fibroplastic overgrowth of the persistent tunica vasculosa lentis. Trans Am Ophthalmol Soc. 1944; 42:383–396

[6] Patz A. The role of oxygen in retrolental fibroplasia. Trans Am Ophthalmol Soc. 1968; 66:940–985

[7] Campbell K. Intensive oxygen therapy as a possible cause of retrolental fibroplasia; a clinical approach. Med J Aust. 1951; 2(2):48–50

[8] Patz A, Hoeck LE, De La Cruz E. Studies on the effect of high oxygen administration in retrolental fibroplasia. I. Nursery observations. Am J Ophthalmol. 1952; 35(9):1248–1253

[9] Cross KW. Cost of preventing retrolental fibroplasia? Lancet. 1973; 2 (7835):954–956

[10] Carlo WA, Finer NN, Walsh MC, et al. SUPPORT Study Group of the Eunice Kennedy Shriver NICHD Neonatal Research Network. Target ranges of oxygen saturation in extremely preterm infants. N Engl J Med. 2010; 362 (21):1959–1969

[11] Schmidt B, Whyte RK, Asztalos EV, et al. Canadian Oxygen Trial (COT) Group. Effects of targeting higher vs lower arterial oxygen saturations on death or disability in extremely preterm infants: a randomized clinical trial. JAMA. 2013; 309(20):2111–2120

[12] Stenson BJ, Tarnow-Mordi WO, Darlow BA, et al. BOOST II United Kingdom Collaborative Group, BOOST II Australia Collaborative Group, BOOST II New Zealand Collaborative Group. Oxygen saturation and outcomes in preterm infants. N Engl J Med. 2013; 368(22):2094–2104

[13] Gilbert C, Rahi J, Eckstein M, O'Sullivan J, Foster A. Retinopathy of prematurity in middle-income countries. Lancet. 1997; 350(9070):12–14

[14] Gilbert C, Fielder A, Gordillo L, et al. International NO-ROP Group. Characteristics of infants with severe retinopathy of prematurity in countries with low, moderate, and high levels of development: implications for screening programs. Pediatrics. 2005; 115(5):e518–e525

[15] Flynn JT, Bancalari E, Bachynski BN, et al. Retinopathy of prematurity. Diagnosis, severity, and natural history. Ophthalmology. 1987; 94(6):620–629

[16] Cryotherapy for Retinopathy of Prematurity Cooperative Group. Multicenter trial of cryotherapy for retinopathy of prematurity. One-year outcome—structure and function. Arch Ophthalmol. 1990; 108(10):1408–1416

[17] Cogan DG. Development and senescence of the human retinal vasculature. Trans Ophthalmol Soc U K. 1963; 83:465–489

[18] Pierce EA, Foley ED, Smith LE. Regulation of vascular endothelial growth factor by oxygen in a model of retinopathy of prematurity. Arch Ophthalmol. 1996; 114(10):1219–1228

[19] Ashton N. Oxygen and the growth and development of retinal vessels. In vivo and in vitro studies. The XX Francis I. Proctor Lecture. Am J Ophthalmol. 1966; 62(3):412–435

[20] Flynn JT. Retinopathy of prematurity. Pediatr Clin North Am. 1987; 34 (6):1487–1516

[21] Foos RY. Retinopathy of prematurity. Pathologic correlation of clinical stages. Retina. 1987; 7(4):260–276

[22] The Committee for the Classification of Retinopathy of Prematurity. An international classification of retinopathy of prematurity. Arch Ophthalmol. 1984; 102(8):1130–1134

[23] International Committee for the Classification of Retinopathy of Prematurity. The International Classification of Retinopathy of Prematurity revisited. Arch Ophthalmol. 2005; 123(7):991–999

[24] The International Committee for the Classification of the Late Stages of Retinopathy of Prematurity. An international classification of retinopathy of prematurity. II. The classification of retinal detachment. Arch Ophthalmol. 1987; 105(7):906–912

[25] Yokoi T, Hiraoka M, Miyamoto M, et al. Vascular abnormalities in aggressive posterior retinopathy of prematurity detected by fluorescein angiography. Ophthalmology. 2009; 116(7):1377–1382

[26] Hoang QV, Kiernan DF, Chau FY, Shapiro MJ, Blair MP. Fluorescein angiography of recurrent retinopathy of prematurity after initial intravitreous bevacizumab treatment. Arch Ophthalmol. 2010; 128(8):1080–1081

[27] Lepore D, Molle F, Pagliara MM, et al. Atlas of fluorescein angiographic findings in eyes undergoing laser for retinopathy of prematurity. Ophthalmology. 2011; 118(1):168–175

[28] Kang KB, Wessel MM, Tong J, D'Amico DJ, Chan RVP. Ultra-widefield imaging for the management of pediatric retinal diseases. J Pediatr Ophthalmol Strabismus. 2013; 50(5):282–288

[29] Tsui I, Franco-Cardenas V, Hubschman J-P, Schwartz SD. Pediatric retinal conditions imaged by ultra wide field fluorescein angiography. Ophthalmic Surg Lasers Imaging Retina. 2013; 44(1):59–67

[30] Yonekawa Y, Chan RVP. Widefield imaging-guided treatment of pediatric vitreoretinal diseases. Retina Today. 2014:54–57

[31] Maldonado RS, O'Connell RV, Sarin N, et al. Dynamics of human foveal development after premature birth. Ophthalmology. 2011; 118(12):2315–2325

[32] Patel CK. Optical coherence tomography in the management of acute retinopathy of prematurity. Am J Ophthalmol. 2006; 141(3):582–584

[33] Joshi MM, Trese MT, Capone A, Jr. Optical coherence tomography findings in stage 4A retinopathy of prematurity: a theory for visual variability. Ophthalmology. 2006; 113(4):657–660

[34] Chavala SH, Farsiu S, Maldonado R, Wallace DK, Freedman SF, Toth CA. Insights into advanced retinopathy of prematurity using handheld spectral domain optical coherence tomography imaging. Ophthalmology. 2009; 116 (12):2448–2456

[35] Muni RH, Kohly RP, Charonis AC, Lee TC. Retinoschisis detected with handheld spectral-domain optical coherence tomography in neonates with advanced retinopathy of prematurity. Arch Ophthalmol. 2010; 128(1):57–62

[36] Vinekar A, Sivakumar M, Shetty R, et al. A novel technique using spectral-domain optical coherence tomography (Spectralis, SD-OCT+HRA) to image supine non-anaesthetized infants: utility demonstrated in aggressive posterior retinopathy of prematurity. Eye (Lond). 2010; 24(2):379–382

[37] Vinekar A, Avadhani K, Sivakumar M, et al. Understanding clinically undetected macular changes in early retinopathy of prematurity on spectral domain optical coherence tomography. Invest Ophthalmol Vis Sci. 2011; 52 (8):5183–5188

[38] Maldonado RS, O'Connell R, Ascher SB, et al. Spectral-domain optical coherence tomographic assessment of severity of cystoid macular edema in retinopathy of prematurity. Arch Ophthalmol. 2012; 130(5):569–578

[39] Dubis AM, Subramaniam CD, Godara P, Carroll J, Costakos DM. Subclinical macular findings in infants screened for retinopathy of prematurity with spectral-domain optical coherence tomography. Ophthalmology. 2013; 120 (8):1665–1671

[40] Moreno TA, O'Connell RV, Chiu SJ, et al. Choroid development and feasibility of choroidal imaging in the preterm and term infants utilizing SD-OCT. Invest Ophthalmol Vis Sci. 2013; 54(6):4140–4147

[41] Tong AY, El-Dairi M, Maldonado RS, et al. Evaluation of optic nerve development in preterm and term infants using handheld spectral-domain optical coherence tomography. Ophthalmology. 2014; 121(9):1818–1826

[42] Rothman AL, Tran-Viet D, Gustafson KE, et al. Poorer neurodevelopmental outcomes associated with cystoid macular edema identified in preterm infants in the intensive care nursery. Ophthalmology. 2015; 122(3):610–619

[43] Maldonado RS, Yuan E, Tran-Viet D, et al. Three-dimensional assessment of vascular and perivascular characteristics in subjects with retinopathy of prematurity. Ophthalmology. 2014; 121(6):1289–1296

[44] Fierson WM, American Academy of Pediatrics Section on Ophthalmology, American Academy of Ophthalmology, American Association for Pediatric Ophthalmology and Strabismus, American Association of Certified Orthoptists. Screening examination of premature infants for retinopathy of prematurity. Pediatrics. 2013; 131(1):189–195

[45] Lad EM, Hernandez-Boussard T, Morton JM, Moshfeghi DM. Incidence of retinopathy of prematurity in the United States: 1997 through 2005. Am J Ophthalmol. 2009; 148(3):451–458

[46] Lad EM, Nguyen TC, Morton JM, Moshfeghi DM. Retinopathy of prematurity in the United States. Br J Ophthalmol. 2008; 92(3):320–325

[47] Roach L. ROP crisis near, survey says. EyeNet July 2006

[48] Lorenz B, Bock M, Müller HM, Massie NA. Telemedicine based screening of infants at risk for retinopathy of prematurity. Stud Health Technol Inform. 1999; 64:155–163

[49] Schwartz SD, Harrison SA, Ferrone PJ, Trese MT. Telemedical evaluation and management of retinopathy of prematurity using a fiberoptic digital fundus camera. Ophthalmology. 2000; 107(1):25–28

[50] Ells AL, Holmes JM, Astle WF, et al. Telemedicine approach to screening for severe retinopathy of prematurity: a pilot study. Ophthalmology. 2003; 110(11):2113–2117

[51] Photographic Screening for Retinopathy of Prematurity (Photo-ROP) Cooperative Group. The photographic screening for retinopathy of prematurity study (photo-ROP). Primary outcomes. Retina. 2008; 28(3) Suppl:S47–S54

[52] Chiang MF, Keenan JD, Starren J, et al. Accuracy and reliability of remote retinopathy of prematurity diagnosis. Arch Ophthalmol. 2006; 124(3):322–327

[53] Chiang MF, Starren J, Du YE, et al. Remote image based retinopathy of prematurity diagnosis: a receiver operating characteristic analysis of accuracy. Br J Ophthalmol. 2006; 90(10):1292–1296

[54] Chiang MF, Wang L, Busuioc M, et al. Telemedical retinopathy of prematurity diagnosis: accuracy, reliability, and image quality. Arch Ophthalmol. 2007; 125(11):1531–1538

[55] Yen KG, Hess D, Burke B, Johnson RA, Feuer WJ, Flynn JT. Telephotoscreening to detect retinopathy of prematurity: preliminary study of the optimum time to employ digital fundus camera imaging to detect ROP. J AAPOS. 2002; 6(2):64–70

[56] Lorenz B, Spasovska K, Elflein H, Schneider N. Wide-field digital imaging based telemedicine for screening for acute retinopathy of prematurity (ROP). Six-year results of a multicentre field study. Graefes Arch Clin Exp Ophthalmol. 2009; 247(9):1251–1262

[57] Fijalkowski N, Zheng LL, Henderson MT, et al. Stanford University Network for Diagnosis of Retinopathy of Prematurity (SUNDROP): five years of screening with telemedicine. Ophthalmic Surg Lasers Imaging Retina. 2014; 45(2):106–113

[58] Chiang MF, Melia M, Buffenn AN, et al. Detection of clinically significant retinopathy of prematurity using wide-angle digital retinal photography: a report by the American Academy of Ophthalmology. Ophthalmology. 2012; 119(6):1272–1280

[59] Nagata M, Kobayashi Y, Fukuda H, Suekane K. Photocoagulation for the treatment of retinopathy of prematurity. Jpn J Clin Ophthalmol. 1968; 22:419–427

[60] Yamashita Y. Studies on retinopathy of prematurity. III. Cryocautery for retinopathy of prematurity. Jpn J Clin Ophthalmol. 1972; 26:385–393

[61] Cryotherapy for Retinopathy of Prematurity Cooperative Group. Multicenter trial of cryotherapy for retinopathy of prematurity. Preliminary results. Arch Ophthalmol. 1988; 106(4):471–479

[62] Cryotherapy for Retinopathy of Prematurity Cooperative Group. Multicenter trial of cryotherapy for retinopathy of prematurity. Three-month outcome. Arch Ophthalmol. 1990; 108(2):195–204

[63] Cryotherapy for Retinopathy of Prematurity Cooperative Group. Multicenter trial of cryotherapy for retinopathy of prematurity. Snellen visual acuity and structural outcome at 5 1/2 years after randomization. Arch Ophthalmol. 1996; 114(4):417–424

[64] Brown GC, Tasman WS, Naidoff M, Schaffer DB, Quinn G, Bhutani VK. Systemic complications associated with retinal cryoablation for retinopathy of prematurity. Ophthalmology. 1990; 97(7):855–858

[65] McNamara JA, Tasman W, Brown GC, Federman JL. Laser photocoagulation for stage 3 + retinopathy of prematurity. Ophthalmology. 1991; 98(5):576–580

[66] Iverson DA, Trese MT, Orgel IK, Williams GA. Laser photocoagulation for threshold retinopathy of prematurity. Arch Ophthalmol. 1991; 109(10):1342–1343

[67] Landers MB, III, Toth CA, Semple HC, Morse LS. Treatment of retinopathy of prematurity with argon laser photocoagulation. Arch Ophthalmol. 1992; 110(1):44–47

[68] McNamara JA, Tasman W, Vander JF, Brown GC. Diode laser photocoagulation for retinopathy of prematurity. Preliminary results. Arch Ophthalmol. 1992; 110(12):1714–1716

[69] Capone A, Jr, Diaz-Rohena R, Sternberg P, Jr, Mandell B, Lambert HM, Lopez PF. Diode-laser photocoagulation for zone 1 threshold retinopathy of prematurity. Am J Ophthalmol. 1993; 116(4):444–450

[70] White JE, Repka MX. Randomized comparison of diode laser photocoagulation versus cryotherapy for threshold retinopathy of prematurity: 3-year outcome. J Pediatr Ophthalmol Strabismus. 1997; 34(2):83–87, quiz 121–122

[71] Vander JF, Handa J, McNamara JA, et al. Early treatment of posterior retinopathy of prematurity: a controlled trial. Ophthalmology. 1997; 104(11):1731–1735, discussion 1735–1736

[72] Hardy RJ, Palmer EA, Schaffer DB, Phelps DL, Davis BR, Cooper CJ. Outcome-based management of retinopathy of prematurity. Multicenter Trial of Cryotherapy for Retinopathy of prematurity Cooperative Group. J AAPOS. 1997; 1(1):46–54

[73] Hardy RJ, Palmer EA, Dobson V, et al. Cryotherapy for Retinopathy of Prematurity Cooperative Group. Risk analysis of prethreshold retinopathy of prematurity. Arch Ophthalmol. 2003; 121(12):1697–1701

[74] Early Treatment For Retinopathy Of Prematurity Cooperative Group. Revised indications for the treatment of retinopathy of prematurity: results of the early treatment for retinopathy of prematurity randomized trial. Arch Ophthalmol. 2003; 121(12):1684–1694

[75] Good WV, Hardy RJ, Dobson V, et al. Early Treatment for Retinopathy of Prematurity Cooperative Group. Final visual acuity results in the early treatment for retinopathy of prematurity study. Arch Ophthalmol. 2010; 128(6):663–671

[76] Repka MX, Tung B, Good WV, et al. Outcome of eyes developing retinal detachment during the Early Treatment for Retinopathy of Prematurity Study (ETROP). Arch Ophthalmol. 2006; 124(1):24–30

[77] Wykoff CC, Houston SK, Berrocal AM. Anti-vascular endothelial growth factor agents for pediatric retinal diseases. Int Ophthalmol Clin. 2011; 51(1):185–199

[78] Micieli JA, Surkont M, Smith AF. A systematic analysis of the off-label use of bevacizumab for severe retinopathy of prematurity. Am J Ophthalmol. 2009; 148(4):536–543.e2

[79] Mititelu M, Chaudhary KM, Lieberman RM. An evidence-based meta-analysis of vascular endothelial growth factor inhibition in pediatric retinal diseases: part 1. Retinopathy of prematurity. J Pediatr Ophthalmol Strabismus. 2012; 49(6):332–340

[80] Mintz-Hittner HA. Treatment of retinopathy of prematurity with vascular endothelial growth factor inhibitors. Early Hum Dev. 2012; 88(12):937–941

[81] Harder BC, von Baltz S, Schlichtenbrede FC, Jonas JB. Early refractive outcome after intravitreous bevacizumab for retinopathy of prematurity. Arch Ophthalmol. 2012; 130(6):800–801

[82] Harder BC, Schlichtenbrede FC, von Baltz S, Jendritza W, Jendritza B, Jonas JB. Intravitreal bevacizumab for retinopathy of prematurity: refractive error results. Am J Ophthalmol. 2013; 155(6):1119–1124.e1

[83] Mintz-Hittner HA, Kennedy KA, Chuang AZ, BEAT-ROP Cooperative Group. Efficacy of intravitreal bevacizumab for stage 3 + retinopathy of prematurity. N Engl J Med. 2011; 364(7):603–615

[84] Sato T, Wada K, Arahori H, et al. Serum concentrations of bevacizumab (avastin) and vascular endothelial growth factor in infants with retinopathy of prematurity. Am J Ophthalmol. 2012; 153(2):327–333.e1

[85] Matsuyama K, Ogata N, Matsuoka M, Wada M, Takahashi K, Nishimura T. Plasma levels of vascular endothelial growth factor and pigment epithelium-derived factor before and after intravitreal injection of bevacizumab. Br J Ophthalmol. 2010; 94(9):1215–1218

[86] Karaca C, Oner AO, Mirza E, Polat OA, Sahiner M. Bilateral effect of unilateral bevacizumab injection in retinopathy of prematurity. JAMA Ophthalmol. 2013; 131(8):1099–1101

[87] Meller S, Bhandari V. VEGF levels in humans and animal models with RDS and BPD: temporal relationships. Exp Lung Res. 2012; 38(4):192–203

[88] Curtis LH, Hammill BG, Schulman KA, Cousins SW. Risks of mortality, myocardial infarction, bleeding, and stroke associated with therapies for age-related macular degeneration. Arch Ophthalmol. 2010; 128(10):1273–1279

[89] Ueta T, Yanagi Y, Tamaki Y, Yamaguchi T. Cerebrovascular accidents in ranibizumab. Ophthalmology. 2009; 116(2):362–362

[90] Hapani S, Sher A, Chu D, Wu S. Increased risk of serious hemorrhage with bevacizumab in cancer patients: a meta-analysis. Oncology. 2010; 79(1–2):27–38

[91] Mintz-Hittner HA, Best LM. Antivascular endothelial growth factor for retinopathy of prematurity. Curr Opin Pediatr. 2009; 21(2):182–187

[92] Wu W-C, Yeh P-T, Chen S-N, Yang C-M, Lai C-C, Kuo H-K. Effects and complications of bevacizumab use in patients with retinopathy of prematurity: a multicenter study in Taiwan. Ophthalmology. 2011; 118(1):176–183

[93] Wu W-C, Kuo H-K, Yeh P-T, Yang C-M, Lai C-C, Chen S-N. An updated study of the use of bevacizumab in the treatment of patients with prethreshold retinopathy of prematurity in Taiwan. Am J Ophthalmol. 2013; 155(1):150–158.e1

[94] Jalali S, Balakrishnan D, Zeynalova Z, Padhi TR, Rani PK. Serious adverse events and visual outcomes of rescue therapy using adjunct bevacizumab to laser and surgery for retinopathy of prematurity. The Indian Twin Cities Retinopathy of Prematurity Screening database Report number 5. Arch Dis Child Fetal Neonatal Ed. 2013; 98(4):F327–F333

[95] Chhablani J, Rani PK, Balakrishnan D, Jalali S. Unusual adverse choroidal reaction to intravitreal bevacizumab in aggressive posterior retinopathy of prematurity: the Indian Twin Cities ROP screening (ITCROPS) data base report number 7. Semin Ophthalmol. 201 4; 29(4):222–225

[96] Tahija SG, Hersetyati R, Lam GC, Kusaka S, McMenamin PG. Fluorescein angiographic observations of peripheral retinal vessel growth in infants after intravitreal injection of bevacizumab as sole therapy for zone I and posterior zone II retinopathy of prematurity. Br J Ophthalmol. 2014; 98(4):507–512

[97] Blair M, Shapiro MJ. Bevacizumab for ROP. Ophthalmology. 2012; 119(2):431–432, author reply 432

[98] Moshfeghi DM, Berrocal AM. Retinopathy of prematurity in the time of bevacizumab: incorporating the BEAT-ROP results into clinical practice. Ophthalmology. 2011; 118(7):1227–1228

[99] Hu J, Blair MP, Shapiro MJ, Lichtenstein SJ, Galasso JM, Kapur R. Reactivation of retinopathy of prematurity after bevacizumab injection. Arch Ophthalmol. 2012; 130(8):1000–1006

[100] Ittiara S, Blair MP, Shapiro MJ, Lichtenstein SJ. Exudative retinopathy and detachment: a late reactivation of retinopathy of prematurity after intravitreal bevacizumab. J AAPOS. 2013; 17(3):323–325

[101] Banach MJ, Ferrone PJ, Trese MT. A comparison of dense versus less dense diode laser photocoagulation patterns for threshold retinopathy of prematurity. Ophthalmology. 2000; 107(2):324–327, discussion 328

[102] Rezai KA, Eliott D, Ferrone PJ, Kim RW. Near confluent laser photocoagulation for the treatment of threshold retinopathy of prematurity. Arch Ophthalmol. 2005; 123(5):621–626

[103] Greven CM, Tasman W. Rhegmatogenous retinal detachment following cryotherapy in retinopathy of prematurity. Arch Ophthalmol. 1989; 107(7):1017–1018

[104] McPherson AR, Hittner HM, Lemos R. Retinal detachment in young premature infants with acute retrolental fibroplasia. Thirty-two new cases. Ophthalmology. 1982; 89(10):1160–1169

[105] Topilow HW, Ackerman AL, Wang FM. The treatment of advanced retinopathy of prematurity by cryotherapy and scleral buckling surgery. Ophthalmology. 1985; 92(3):379–387

[106] Greven C, Tasman W. Scleral buckling in stages 4B and 5 retinopathy of prematurity. Ophthalmology. 1990; 97(6):817–820

[107] Noorily SW, Small K, de Juan E, Jr, Machemer R. Scleral buckling surgery for stage 4B retinopathy of prematurity. Ophthalmology. 1992; 99(2):263–268

[108] Trese MT. Scleral buckling for retinopathy of prematurity. Ophthalmology. 1994; 101(1):23–26

[109] Ricci B, Santo A, Ricci F, Minicucci G, Molle F. Scleral buckling surgery in stage 4 retinopathy of prematurity. Graefes Arch Clin Exp Ophthalmol. 1996; 234 Suppl 1:S38–S41

[110] Chuang YC, Yang CM. Scleral buckling for stage 4 retinopathy of prematurity. Ophthalmic Surg Lasers. 2000; 31(5):374–379

[111] Hinz BJ, de Juan E, Jr, Repka MX. Scleral buckling surgery for active stage 4A retinopathy of prematurity. Ophthalmology. 1998; 105(10):1827–1830

[112] Treister G, Machemer R. Results of vitrectomy for rare proliferative and hemorrhagic diseases. Am J Ophthalmol. 1977; 84(3):394–412

[113] Schepens CL. Clinical and research aspects of subtotal open-sky vitrectomy. XXXVII Edward Jackson Memorial Lecture. Am J Ophthalmol. 1981; 91(2):143–171

[114] Hirose T, Schepens CL, Lopansri C. Subtotal open-sky vitrectomy for severe retinal detachment occurring as a late complication of ocular trauma. Ophthalmology. 1981; 88(1):1–9

[115] Tasman W, Borrone RN, Bolling J. Open sky vitrectomy for total retinal detachment in retinopathy of prematurity. Ophthalmology. 1987; 94(4):449–452

[116] Zilis JD, deJuan E, Machemer R. Advanced retinopathy of prematurity. The anatomic and visual results of vitreous surgery. Ophthalmology. 1990; 97(6):821–826

[117] de Juan E, Jr, Machemer R, Charles ST, Hirose T, Tasman WS, Trese MT. Surgery for stage 5 retinopathy of prematurity. Arch Ophthalmol. 1987; 105(1):21

[118] Maguire AM, Trese MT. Lens-sparing vitreoretinal surgery in infants. Arch Ophthalmol. 1992 Feb; 110(2):284:6

[119] Ho LY, Ranchod TM, Drenser KA, Capone A, Jr, Trese MT. Ab interno incision for pediatric vitreoretinal surgery. Retina. 2010; 30(9):1542–1543

[120] Capone A, Jr, Trese MT. Lens-sparing vitreous surgery for tractional stage 4A retinopathy of prematurity retinal detachments. Ophthalmology. 2001; 108(11):2068–2070

[121] Hubbard GB, III, Cherwick DH, Burian G. Lens-sparing vitrectomy for stage 4 retinopathy of prematurity. Ophthalmology. 2004; 111(12):2274–2277

[122] Moshfeghi AA, Banach MJ, Salam GA, Ferrone PJ. Lens-sparing vitrectomy for progressive tractional retinal detachments associated with stage 4A retinopathy of prematurity. Arch Ophthalmol. 2004; 122(12):1816–1818

[123] Chan-Kai BT, Lauer AK. Transconjunctival, sutureless 25-gauge lens sparing vitrectomy for stage 4 retinopathy of prematurity-related retinal detachments. Retina. 2009; 29(6):854–859

[124] Kychenthal A, Dorta P. 25-gauge lens-sparing vitrectomy for stage 4A retinopathy of prematurity. Retina. 2008; 28(3) Suppl:S65–S68

[125] Lakhanpal RR, Davis GH, Sun RL, Albini TA, Holz ER. Lens clarity after 3-port lens-sparing vitrectomy in stage 4A and 4B retinal detachments secondary to retinopathy of prematurity. Arch Ophthalmol. 2006; 124(1):20–23

[126] Gonzales CR, Boshra J, Schwartz SD. 25-Gauge pars plicata vitrectomy for stage 4 and 5 retinopathy of prematurity. Retina. 2006; 26(7) Suppl:S42–S46

[127] Luna JD, Caribaux LJ, Reviglio VE, Juarez CP. Lens-sparing surgery for retinopathy of prematurity. Ophthalmology. 2003; 110(8):1669

[128] Singh R, Reddy DM, Barkmeier AJ, Holz ER, Ram R, Carvounis PE. Long-term visual outcomes following lens-sparing vitrectomy for retinopathy of prematurity. Br J Ophthalmol. 2012; 96(11):1395–1398

[129] Wu W-C, Lai C-C, Lin R-I, et al. Modified 23-gauge vitrectomy system for stage 4 retinopathy of prematurity. Arch Ophthalmol. 2011; 129(10):1326–1331

[130] Wong SC, Capone A, Jr. Microplasmin (ocriplasmin) in pediatric vitreoretinal surgery: update and review. Retina. 2013; 33(2):339–348

[131] Wu W-C, Drenser KA, Lai M, Capone A, Trese MT. Plasmin enzyme-assisted vitrectomy for primary and reoperated eyes with stage 5 retinopathy of prematurity. Retina. 2008; 28(3) Suppl:S75–S80

[132] Tsukahara Y, Honda S, Imai H, et al. Autologous plasmin-assisted vitrectomy for stage 5 retinopathy of prematurity: a preliminary trial. Am J Ophthalmol. 2007; 144(1):139–141

[133] Yonekawa Y, Papakostas TD, Marra KV, Arroyo JG. Endoscopic pars plana vitrectomy for the management of severe ocular trauma. Int Ophthalmol Clin. 2013; 53(4):139–148

[134] Wong SC, Lee TC, Heier JS, Ho AC. Endoscopic vitrectomy. Curr Opin Ophthalmol. 2014; 25(3):195–206

[135] Faia LJ, Trese MT. Retinopathy of prematurity. In: Ryan SJ, Wilkinson CP, Wiedemann P, eds. Retina. Vol. 3, 5 ed. Philadelphia, PA: Elsevier; 2013:1920–1932

[136] Capone AJ, Trese MT, Hartnett ME. Treatment of stages 4 and 5 retinopathy of prematurity. In: Hartnett ME, Trese MT, Capone AJ, Keats B, Caputo G, eds. Pediatric Retina. 2nd ed. New York, NY: Lippincott Williams & Wilkins; 2014:597–603

[137] Micelli Ferrari T, Furino C, Lorusso VV, et al. Three-port lens-sparing vitrectomy for aggressive posterior retinopathy of prematurity: early surgery before tractional retinal detachment appearance. Eur J Ophthalmol. 2007; 17(5):785–789

[138] Nishina S, Yokoi T, Yokoi T, Kobayashi Y, Hiraoka M, Azuma N. Effect of early vitreous surgery for aggressive posterior retinopathy of prematurity detected by fundus fluorescein angiography. Ophthalmology. 2009; 116(12):2442–2447

[139] Trese MT. Surgical therapy for stage V retinopathy of prematurity. A two-step approach. Graefes Arch Clin Exp Ophthalmol. 1987; 225(4):266–268

[140] Hirose T, Katsumi O, Mehta MC, Schepens CL. Vision in stage 5 retinopathy of prematurity after retinal reattachment by open-sky vitrectomy. Arch Ophthalmol. 1993; 111(3):345–349

[141] Mintz-Hittner HA, O'Malley RE, Kretzer FL. Long-term form identification vision after early, closed, lensectomy-vitrectomy for stage 5 retinopathy of prematurity. Ophthalmology. 1997; 104(3):454–459

[142] Trese MT, Droste PJ. Long-term postoperative results of a consecutive series of stages 4 and 5 retinopathy of prematurity. Ophthalmology. 1998; 105(6):992–997

第13章
其他视网膜血管疾病

Frank S. Siringo, Ingrid U. Scott, Naresh Mandava, Lawrence A. Yannuzzi

13.1 高血压性视网膜病变

- 0 级：无变化
- 1 级：几乎无法观察到小动脉狭窄
- 2 级：明显的小动脉狭窄伴局灶性不规则
- 3 级：2 级加视网膜出血和（或）渗出
- 4 级：3 级加视盘水肿

全身动脉性高血压可加速糖尿病性视网膜病变的进展，并与视网膜动脉和静脉阻塞性疾病的风险增加有关。高血压性视网膜病变是指与全身性高血压直接相关的任何视网膜血管变化。

13.1.1 临床特征

由高血压引起的视网膜血管改变通常不会引起视力丧失或其他眼部症状。在典型的原发性、慢性高血压中，最常见的眼底征是视网膜大动脉分支的局灶性狭窄[1]。还可以存在广泛的视网膜小动脉狭窄，血管呈"铜丝"或"银丝"样外观，分别反映中度和重度动脉硬化[2]。这些血管的颜色变化是管腔狭窄导致正常光反射增宽的结果。最后，慢性高血压有时会出现动静脉"切迹"，这指的是动静脉交叉处视网膜静脉的局部狭窄。由于交叉处有一个共同的外膜鞘，视网膜小动脉硬化引起的小动脉壁增厚会导致一定程度的静脉压迫或狭窄[3]。

当高血压严重或急性时，可以看到各种其他眼底变化。在视网膜上，可出现明显的局灶性小动脉狭窄或闭塞、视网膜内出血、棉绒斑或脂质渗出（图13.1）。并发症包括内界膜的出血性脱离及周围区域的视网膜前膜形成[1]。一旦血压得到合理控制，出血、棉绒斑和脂质渗出最终会消失（参见"治疗和转归"部分）。然而，与之前的棉绒斑相对应的微血管异常或视网膜凹陷的局部区域可能会持续存在[4]。

在血压很高时，可能会发生视盘水肿。根据定义，这是恶性高血压（或根据修订的 Scheie 分类，为4 级高血压性视网膜病变）[5]。在这种情况下视盘水肿可能是由颅内高压所致，尤其是双侧视盘水肿，也可能是局部血管受损导致视盘缺血的结果 （见后文）。视盘水肿伴黄斑星芒状脂质渗出是严重系统性高血压的典型但非特异性表现。

总之，修订的 Scheie 分类允许临床医生对高血压性视网膜病变进行分级：如无异常（0 级），小动脉轻度局灶性狭窄（1 级），中度、广泛的小动脉狭窄（2级），视网膜出血与广泛的小动脉狭窄同时出现（3级），或严重时出现视盘水肿（4 级）[5]。

高血压性脉络膜病变可伴视网膜血管病变。临床上明显的脉络膜受累提示急性高血压，可导致局灶性脉络膜低灌注。在眼科检查中，高血压性脉络膜病变可表现为伴或不伴渗出性视网膜脱离的 Elschnig 斑（图 13.2）[6]。Elschnig 斑代表视网膜色素上皮（RPE）梗死的病灶，来自下方脉络膜毛细血管纤维蛋白样坏死[6,7]。在急性期，这些 RPE 改变表现为深的灰黄色斑点；随着时间的推移，可出现 RPE 增殖。当血压得到更好的控制时，上覆的渗出性视网膜脱离就会消退。脉络膜小动脉附近类似的缺血灶和纤维蛋白样坏死导致临床出现线状、色素沉着的病变，称为 Siegrist 条纹[6,7]。

妊娠合并先兆子痫的妇女有高血压性视网膜病变和脉络膜病变急性表现的风险。快速视力丧失可能是由于累及黄斑区，浆液性视网膜脱离覆盖在脉

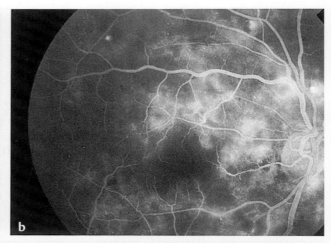

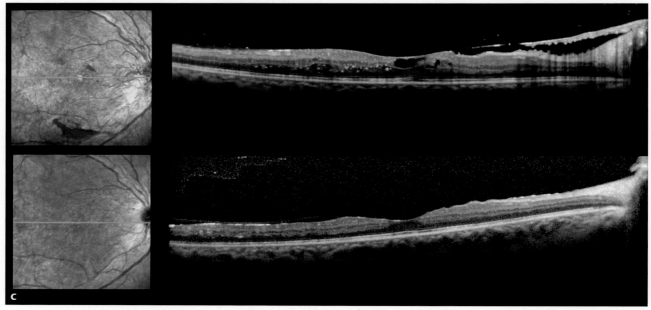

图 13.1 急性高血压性视网膜病变。(a)后极可见多个棉绒斑和视网膜内出血。在黄斑中央可见点状脂质渗出。(b)相应的中期荧光素血管造影显示散在的微动脉瘤,毛细血管无灌注和着染的视网膜内染料渗漏。(c)上图:24 岁孕妇先兆子痫患眼的急性高血压性视网膜病变,表现为视盘水肿,视网膜内脂质渗出,视网膜前和视网膜内出血,以及扫描激光检眼镜(SLO)和频域光学相干断层扫描(SD–OCT)的中央凹内囊样变化。下图:同一患者 6 个月后,血压持续改善。

络膜低灌注区域[8]。随着近年来频域光学相干断层扫描深度成像技术(EDI-SDOCT)的发展,脉络膜低灌注的潜在证据已在这些患者中得到证实。虽然妊娠与中央凹下脉络膜厚度增加有关,但与健康怀孕对照组相比,先兆子痫妇女的脉络膜厚度明显减小,与第三组年龄匹配的非妊娠健康女性相匹配[9,10,11]。在一项关于产后先兆子痫妇女、健康产后妇女和年龄匹配的非妊娠对照组的视网膜黄斑体积和脉络膜厚度的研究中,先兆子痫产后妇女的脉络膜厚度和视网膜黄斑体积均较正常产后和非妊娠对照组增

加,后两者在脉络膜厚度和视网膜黄斑体积方面相似[12]。以上这些研究表明,在分娩期间和分娩后先兆子痫妇女的脉络膜血管自动调节功能障碍,易患高血压脉络膜病变。

高血压性视网膜病变直接导致的视力丧失可能

> **精粹**
>
> ● 年轻的高血压患者快速进展,最有可能出现高血压脉络膜病变的症状。

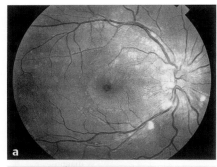
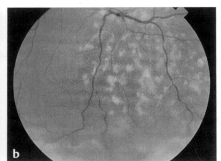

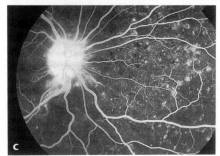

图 13.2　急性高血压性脉络膜病变:黄斑(a)和鼻下方视网膜(b)的眼底照片显示视网膜色素上皮水平的多个灰黄色斑点。注意视网膜下(渗出性)脱离和乳头周围的棉绒斑。(c)相应的中期荧光血管造影显示多发性、深部强荧光灶和视盘荧光渗漏。

是由脂质或浆液性物质从受损的黄斑旁毛细血管渗出到中央凹区域引起。在 4 级病变的情况下，视盘的缺血性损伤可能是视力丧失的根源。最后，脉络膜明显受累也可导致视力丧失，特别是当渗出性视网膜脱离累及黄斑。

高血压性视网膜病变的荧光素血管造影表现包括毛细血管微动脉瘤样扩张、毛细血管扩张、毛细血管无灌注，以及视网膜血管或视神经乳头的渗漏(图13.1)。在控制高血压之后，这些小血管改变可能在一定程度上持续存在，主要在视盘周围和后极部。高血压性脉络膜病变的血管造影表现包括 RPE 水平的局灶性强荧光和渗漏，对应于"急性"Elschnig斑的位置(图 13.2)[13](参见第 30 章)。

与全身性高血压相关的常见眼病包括视网膜静脉阻塞、大动脉瘤和缺血性视神经病变。患有这些疾病的眼部可能有或没有高血压性视网膜病变的眼底表现。

13.1.2　鉴别诊断

由于高血压性视网膜病变的急性和慢性表现无特异性，其鉴别诊断需要考虑的疾病较多。有毛细血管异常证据的患者，如毛细血管无灌注或微动脉瘤，可能患有糖尿病性视网膜病变、放射性视网膜病变、静脉阻塞性疾病、旁中央凹毛细血管扩张或全身

性疾病，如胶原血管疾病。常见的是，可能有两种疾病同时在产生影响[例如，系统性红斑狼疮(SLE)和继发性高血压]。视盘水肿和黄斑星芒状 (脂质)的患者必须立即检查血压。根据临床表现，鉴别诊断包括神经视网膜炎(猫抓病、弓形虫病)、糖尿病性视神经病变和感染性视神经炎(结节病、梅毒、莱姆病)或炎症性疾病。通常，恶性高血压患者会出现头痛;尽管如此，继发于颅内疾病的视盘水肿也可表现为头痛，必须予以排除。

13.1.3　发病机制

小动脉硬化是指长期高血压引起的小动脉壁的改变。早期的改变是由于内膜弹性组织的增加;随后内膜逐渐玻璃样变，肌壁变得纤维化[2,14]。在急性病例中，血管壁的损伤也可能是由于血液成分渗漏到小动脉壁，导致血管腔变窄或闭合。此外，神经纤维层的毛细血管无灌注的局灶区形成缺血区，表现为棉绒斑。由于视网膜缺血区轴浆瘀滞，棉绒斑呈白色[4,13]。视网膜微循环的重塑导致微动脉瘤形成和毛细血管扩张，还可导致继发于血管通透性增加的视网膜内渗出[1]。黄斑星芒状渗出的形成是由于视盘毛细血管和旁中央凹毛细血管的损伤所致，富含脂质的物质沿着外丛状层的平面进入黄斑，形成星芒状外观[1]。Tso 和 Jampol 所示的动物模型试验

证据表明，视盘水肿可能是由轴浆瘀滞引起的轴浆成分积聚所致[7]。

13.1.4 治疗和转归

慢性高血压性视网膜病变的眼底变化，如视网膜动脉变窄和动静脉压迹，不能说明最近的血压控制情况。因为这些特征代表血管壁的永久性改变，所以尽管血压恢复正常后，这些特征仍会持续很长时间。

相反，急性高血压眼底表现表明在眼部检查时血压控制不佳。当视网膜小动脉的自动调节机制被破坏时，就会出现视网膜出血和棉绒斑。在正常人中，当平均动脉血压突然升高到 115mmHg 以上时，就会发生这种情况[14]。在先前存在高血压的人群中，可能需要更高的血压才能引起急性视网膜变化。

治疗包括控制血压、适当的全身治疗，可解决急性的、潜在的威胁视力的症状。如果有明显的黄斑或视神经受累，可能会出现一定程度的永久性视力丧失。当有严重的高血压性视网膜病变、脉络膜病变或任何视盘水肿的迹象时，必须立即就地检查血压。非常高的血压是医疗急症，需要及时转诊到综合医疗机构。

> **精粹**
>
> ● 高血压视网膜病变时视盘水肿被认为是恶性高血压，因此可能是一种潜在的医疗急症。应立即就地检查血压，如果确诊为高血压失控，患者应立即转诊。

13.2 Coats 病

Coats 病是一种特发性疾病，最初由 George Coats 于 1908 年定义[15]。Coats 将该疾病描述为异常毛细血管扩张或动脉瘤性视网膜血管，伴视网膜内及视网膜下大量渗出。他将该疾病的患者分为三组，每组都有不同程度的血管异常，但都有大量视网膜下渗出。第 3 组患者有动静脉畸形和渗出，von Hippel 后来将其描述为一个独特的疾病——视网膜血管瘤病，导致 Coats 将它从原有的分类中移除。后来，Leber[16]描述了一种疾病——Leber 多发性粟粒

状动脉瘤，其特征是与 Coats 病相同的血管异常，但缺乏大量的视网膜下渗出。Reese[17]记录了一例疑似多发性粟粒状动脉瘤的病例，发现具有典型 Coats 病的大量视网膜下渗出，这证实了这些疾病可能是疾病谱系的一部分。他也是第一个使用"视网膜毛细血管扩张"这个术语的人，许多研究者认为这个术语更好地描述了这种疾病与其广泛的表现和不同程度的严重性。

13.2.1 临床特征

先天性视网膜毛细血管扩张症，或 Coats 病，主要是儿童期的一种疾病；然而，成人以一种不太严重的形式发展[18,19,20,21,22,23,24]。大多数病例在 20 岁时诊断，在第一个 10 年结束时发病率最高[18,19]。男性患者的患病率是女性患者的 4 倍，没有种族或民族倾向[13]。它通常被认为是单眼发病[21,23,25,26]。然而，最近的报道显示，Coats 患者对侧眼中轻度视网膜血管异常的发生率很高，这些异常包括周边血管无灌注、毛细血管扩张和荧光血管造影可观察到微动脉瘤[27]。

传统上，Coats 病这一术语用于描述疾病谱中最严重的形式，其特征是儿童视网膜下大量黄色脂质渗出和继发性视网膜脱离[26]。婴幼儿可因视网膜下脂质沉积和渗出性视网膜脱离而出现白瞳症，或因视力不佳而出现斜视。由于白瞳症和斜视在其他儿童疾病中常见，因此必须与其他诊断相鉴别（表 13.1）[27,28]。

通常只通过检眼镜进行诊断。"视网膜毛细血管扩张"一词是适当的，因为这是一种主要累及视网膜毛细血管的疾病。毛细血管扩张、弯曲度增加和小管径血管功能不全性渗出是典型特征（图 13.3）。然而，较大的血管，包括大动脉和大静脉，可能会受

表 13.1　旁中央凹视网膜毛细血管扩张症（Gass 分类）

1A 组	单侧，先天性旁中央凹毛细血管扩张症
1B 组	单侧，特发性，局灶性中央凹旁毛细血管扩张症
2A 组	双侧，特发性，获得性旁中央凹毛细血管扩张症
3A 组	闭塞性、特发性、中央凹旁视网膜毛细血管扩张症
3B 组	与中枢神经系统血管病变相关的闭塞性、特发性、中央凹旁视网膜毛细血管扩张症

Reprinted with permission from Gass JDM, Oyakawa RT. Idiopathic juxtafoveolar retinal telangiectasis. Arch Ophthalmol. 1982；100（5）：769–780。

到鞘膜、动脉瘤扩张和渗出的影响。有趣的是，虽然存在毛细血管无灌注区和邻近的相对正常的血管，但视网膜新生血管形成很少见。玻璃体积血和新生血管只有在较大的毛细血管无灌注区或视网膜脱离时才可见。尽管新生血管的发生率较低，但有研究表明，与对照组相比，体内血管内皮生长因子（VEGF）的水平随着 Coats 病的进展而升高[28]。此外，在 Coats 病患者的尸检眼中证实了 VEGF 和 VEGF

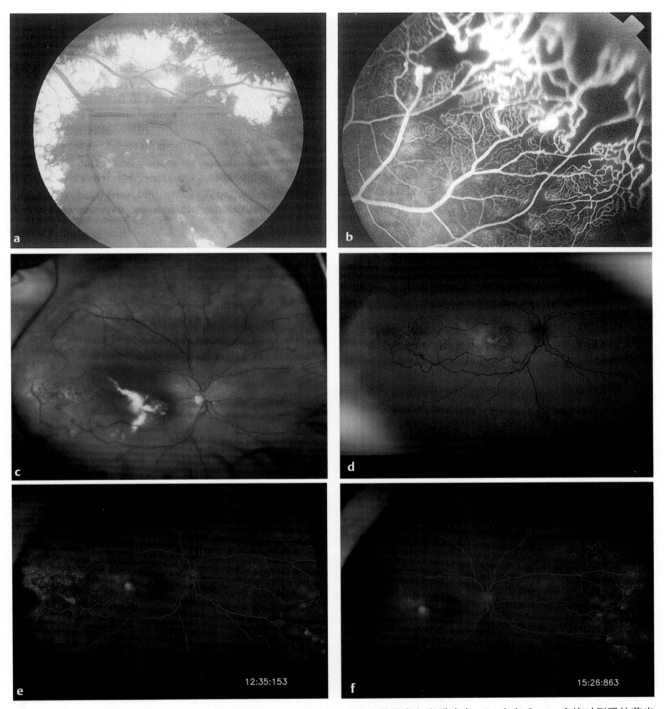

图 13.3　Coats 病。(a)眼底照片显示周边视网膜毛细血管扩张，动脉瘤样异常和脂质渗出。(b)患有 Coats 病的对侧眼的荧光素血管造影显示典型的周边视网膜血管异常和邻近毛细血管无灌注。(c,d)超广角视野和自发荧光图像，显示颞侧毛细血管扩张、动脉瘤、颞下渗出性浅脱离和明显的黄斑脂质沉积。(e,f)同一患者，再循环期口服荧光素图像显示鼻侧和颞侧动脉瘤和周围无灌注区。延时显影代表胃肠道吸收荧光素的时间增加。

受体 2 的水平升高[29]。这使得研究人员研究了新的治疗方法,即辅助使用抗 VEGF 药物,如贝伐单抗和雷珠单抗。

与通常具有攻击性的儿童期表现和病程不同,成人发病的疾病称为特发性黄斑毛细血管扩张症(IMT)1 型(稍后讨论),通常不严重,毛细血管扩张和视网膜内渗出常与其他疾病相似。视力丧失是由于旁中央凹毛细血管扩张渗漏引起,导致黄斑囊样水肿,并常在黄斑周围形成环状脂质沉积(图 13.4)。通常,成人 Coats 眼底和血管造影图像很难与其他

旁中央凹微血管异常相鉴别(表 13.1)。儿童期典型的渗出性视网膜脱离在成人中很少见。

该病的介入性形式通常见于儿童和婴儿。最初,严重的视网膜血管渗漏导致视网膜下蛋白和富含脂质的渗出物积聚。大量黄色视网膜下渗出物的积聚导致以 Coats 病为特征的大泡性视网膜脱离。随着时间的推移,未分解的视网膜下脂质沉积可导致纤维血管组织形成甚至脉络膜新生血管形成(CNV)。盘状瘢痕可从 CNV 进展而来,且不幸的是,这些瘢痕在黄斑中最常见,因为来自周边渗出性病变的脂

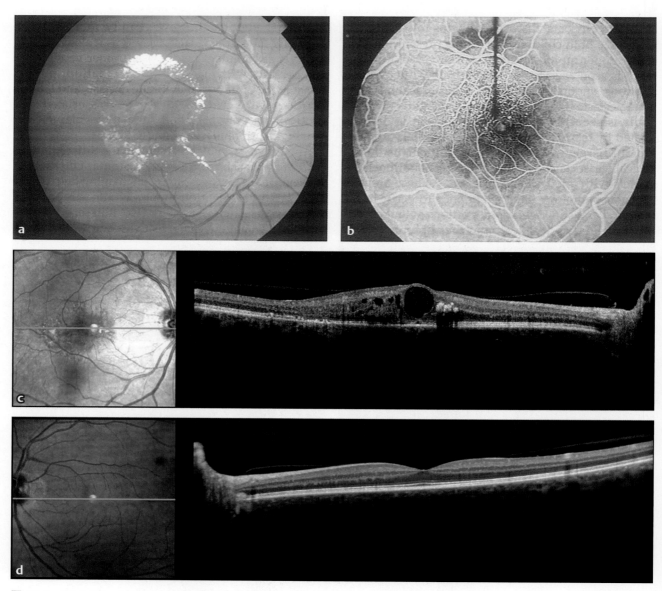

图 13.4 Coats 病。(a)黄斑区局部微动脉瘤和毛细血管扩张改变。注意脂质渗出物通过中央凹形成环状。(b)荧光素血管造影能更好地显示微动脉瘤及相关血管异常。(c,d)上图:一名患有特发性黄斑毛细血管扩张症(IMT)1 型的 45 岁男性的 SLO 和 SDOCT 图像,显示与脂质一致的视网膜内高反射沉积和中央凹内囊样水肿。下图:正常的对侧眼。

质倾向于沉积在黄斑区。事实上，盘状瘢痕最常见于儿童和婴儿，其周边受累区域更广[22]。

除了盘状疤痕外，长期渗出性视网膜脱离的并发症很多。白内障、虹膜睫状体炎、新生血管性青光眼，最终可发生眼球萎缩。罕见的是，长期分离的视网膜下液组织可能导致类似于其他疾病的临床表现。据报道，在未治愈的脱离中合并视网膜内囊腔导致出血性视网膜大囊肿[30]。也有报道称，眼眶蜂窝织炎是由患有晚期 Coats 病的儿童从巩膜渗漏的视网膜下毒素引起的[31]。

虽然没有确凿的证据表明 Coats 病具有遗传性，但已经报道了其与全身性和眼部疾病的多种关联。据报道，Alport 病、结节性硬化症、Turner 综合征、Senior-Løken 综合征和表皮痣综合征的鱼鳞病变系统都与 Coats 病样反应有关。有许多与肌营养不良有关的报道，最近还有与面肩胛肱骨营养不良有关的报道。1956 年，Zamorani[32] 首次报道了视网膜色素变性与 Coats 病的相关性。此后，Morgan 和 Crawford[33] 描述了视网膜色素变性患者中多种类似 Coats 的表现。在一篇文献综述中，Khan 等[34] 报道了 46 例视网膜色素变性患者与 Coats 病样类似的表现，或有 1.2%~3.6% 的视网膜色素变性患者的报告数据受影响。Pruett 将视网膜色素变性患者的 Coats 病样表现与典型 Coats 病表现进行了区分，并指出视网膜色素变性患者的动脉瘤性毛细血管扩张和渗出性脱离更常见于双侧，没有性别倾向，且多见于下方[35]。成人 Coats 病也与高胆固醇血症有关。

荧光素血管造影显示血管起源的 Coats 病，并有助于确认诊断。儿童和成人都有相同的血管造影表现。大血管受累被视为囊状（"灯泡"）动脉瘤样扩张、异常血管交通和毛细血管扩张（图 13.3）。偶尔可见血管壁串珠。毛细血管扩张和毛细血管无灌注证实了毛细血管受累。大范围的毛细血管无灌注通常与相邻的动脉瘤样扩张的异常大血管相关[21]。这些血管病变区域倾向于发生在视网膜的颞侧和颞上部分[20]。荧光素染料确实会渗入视网膜下腔，但染色较轻。毛细血管扩张远端的大范围渗出性视网膜脱离未见染色。然而，荧光素染料确实填充了视网膜内囊腔，通常表现出黄斑囊样水肿的特征[21]。有意思的是，许多渗出最初被报道为没有明显可见的血管来源的病例，后来通过荧光素血管造影证实具

有相关的血管异常。最近，超广角视野彩色眼底和荧光素成像有助于更好地理解这种周边视网膜血管疾病谱，特别是在儿童视网膜领域。不需要在麻醉下进行检查即可快速获得后极和视网膜周边的单次拍摄图像。可以通过口服荧光素钠获得荧光素血管造影照片。虽然精确的脉络膜充盈很难用这种方式计时，但是有用的血管造影图像仍可通过少量合作获得（图 13.3e-f）。这不仅有助于记录已知情况下的新发现，如之前提到的 Coats 病患者的细微的眼部血管病变，也可用于新病例或具有挑战性病例的诊断[36]。

荧光素血管造影在鉴别视网膜母细胞瘤和 Coats 病方面可能有一定的益处。内生型视网膜母细胞瘤可能有一支通向视网膜下肿块的滋养血管。荧光素血管造影也可以加强对 Coats 病的治疗。未被察觉的血管渗漏区域可以很容易地识别出来，然后以光凝或冷冻疗法直接对这些区域进行治疗（见"治疗和转归"部分）[15]。

13.2.2 鉴别诊断

儿童期以白瞳症或渗出性视网膜脱离为表现的 Coats 病的鉴别诊断很广泛（参见下页框"Coats 病的鉴别诊断"）[37]。最重要的是，必须排除视网膜母细胞瘤，因为它危及生命。在 Howard 和 Ellsworth 的一系列研究中[38]，3.9% 最初被认为患有视网膜母细胞瘤的儿童被发现患有 Coats 病。全面的病史和临床检查对于准确诊断至关重要；与视网膜母细胞瘤不同，Coats 病主要发生于男性，并且没有遗传倾向[37]。此外，Coats 病的脂质渗出物比视网膜母细胞瘤更多，并且特征性血管异常通常在 Coats 病患者中可识别。

视网膜血管瘤病（视网膜毛细血管瘤或 von Hippel 病变）和周围获得性视网膜血管瘤可出现明显的脂质渗出。在视网膜血管瘤病中，双侧病变的发生率很高，病变通常与扩张的滋养血管和引流血管有关，这与 Coats 病的病变不同[37]。然而，获得性周围毛细血管瘤可能更难与 Coats 病区分，因为它也没有非常突出的滋养血管和引流血管，并可出现严重的脂质渗出、浆液性分离、视网膜前膜和毛细血管扩张性血管改变。尽管有这些相关的相似性，分散的视网膜周围血管团块通常是可以识别的（见第 28 章）。

辅助检查可能是 Coats 病与视网膜母细胞瘤鉴

别的关键。超声和计算机断层扫描（CT）成像有助于检测眼内钙化，这将支持视网膜母细胞瘤的诊断[39]。此外，薄片 CT 成像可以检测视网膜下区域的血管形成，有时在视网膜母细胞瘤病变中发现病灶。如前所述，荧光素血管造影也可用于评估内生肿块的血管系统[16]。血管造影术可发现视网膜母细胞瘤的滋养血管。乳酸脱氢酶和同工酶水平对诊断无帮助。然而，在视网膜下液中含有胆固醇的巨噬细胞是 Coats 病所特有的，但在临床上对非侵入性诊断几乎没有帮助[38,40]。

局部毛细血管扩张和渗漏见于成人 Coats 病。Gass[21] 将这些病例称为单侧先天性旁中央凹视网膜毛细血管扩张症（他对特发性旁中央凹视网膜毛细血管扩张症的分类，见后文），并在更新的 Yannuzzi 分类中称为 IMT 1 型（表 13.1）。鉴别诊断包括所有视网膜中央凹周围的微血管异常，无论有或无渗漏（见框）。当然，糖尿病性视网膜病变和静脉阻塞性疾病比 Coats 病更常见。特发性、获得性旁中央凹视网膜毛细血管扩张症（Gass 分类 2 组）可以有少量的视网膜内浆液性渗出，但根据定义，没有脂质渗出[41]。它通常也是双侧疾病，没有性别倾向。（这种形式的旁中央凹毛细血管扩张症的其他特征将在下一节中讨论）。成人 Coats 病中可见的毛细血管无灌注和旁中央凹微血管疾病也可见于放射性视网膜病变和镰状细胞视网膜病变。海绵状血管瘤是一种相对独立的视网膜血管异常，外观像一串葡萄。没有临床或血管造影证据表明血管功能不全，就像在 Coats 病中一样。获得性大动脉瘤通过血管造影可发现通常环绕在单个病变的渗漏区域。特发性视网膜血管炎、动脉瘤和视神经视网膜炎（IRVAN）的一系列表现与典型的 Coats 病不同。

13.2.3 发病机制和组织病理学

从历史上看，感染性和炎症过程与 Coats 病有关。血管病因也已被描述，通过高碘酸希夫（PAS）和内皮基底膜增厚染色的材料得到确认[42]。然而，这些组织病理学变化可能是非特异性的，并与其他病因有关。例如，基于基底膜疾病与糖尿病和妊娠相关血管疾病的相似性，有人提出 Coats 病与内分泌紊乱相关。其他系统异常也已被研究，并提出了与胆固醇转运缺陷有关[43]。已知的高胆固醇血症与成人

> **Coats 病的鉴别诊断**
>
> - 儿童期疾病（白瞳症或渗出性视网膜脱离）
>   - 视网膜母细胞瘤
>   - 永存原始玻璃体增生症
>   - 早产儿视网膜病变
>   - 家族性渗出性玻璃体视网膜病变
>   - Norrie 病
>   - 弓蛔虫病
>   - von Hippel-Lindau 病（视网膜血管瘤病）
>   - 外周获得性视网膜血管瘤
>   - 色素失禁症
>   - 睫状体扁平部炎
>   - 视网膜色素变性伴有 Coats 样视网膜毛细血管扩张和渗出
> - 伴有或不伴脂质渗出的旁中央凹毛细血管扩张
>   - 糖尿病性视网膜病变
>   - 视网膜分支静脉阻塞
>   - 特发性视网膜旁中央凹毛细血管扩张症
>   - 视网膜前膜伴继发性血管渗漏
>   - 镰状细胞视网膜病变
>   - 放射性视网膜病变
>   - 获得性炎性疾病
> - 局部毛细血管扩张伴动脉或动静脉瘤
>   - 视网膜海绵状血管瘤
>   - IRVAN 综合征
>   - 获得性视网膜大动脉瘤

Coats 病之间关联可能是血脂异常的进一步证据[44]。

由于诊断测试的改进，因 Coats 病而摘除眼球的情况现在非常罕见。Coats 病的大多数组织病理学报告来自早期的研究。通过光学显微镜观察，所有报告都描述了异常的毛细血管扩张，它们将血浆和渗出液渗漏到视网膜组织及视网膜下[42,45,46]。视网膜下可见充满脂质的巨噬细胞。Green[46] 报道显示，目前还不确定这些巨噬细胞是否起源于视网膜血管并在视网膜下迁移，还是从脉络膜循环迁移到视网膜下腔吞噬脂质。

电子显微镜证实了 Coats 病眼中视网膜血管内皮水平的异常[47]。此外，Egbert 等[42]在 10 只眼胰蛋

白酶消化后发现视网膜血管动脉瘤和视网膜血管壁 PAS 阳性物质沉积。胰蛋白酶消化研究证实弥漫性毛细血管受累,甚至在周边视网膜也是如此[45]。

慢性脂质沉积导致纤维血管组织的生长,并最终导致临床上的盘状瘢痕。组织病理学上,RPE 增生常覆盖在视网膜下纤维血管的组织上[46]。据报道,RPE 的纤维上皮化生,在这些有组织的纤维结节中偶尔存在钙化甚至骨化[45]。

13.2.4 治疗和转归

了解疾病严重程度及疾病的缓解和恶化的特性是至关重要的。临床上完全缓解的病例虽然罕见,但已有报道[48,49]。罕见的双侧疾病患者通常只有对侧眼的轻度受累,通常临床表现不明显[20]。

针对 Coats 病的治疗,已经提出了多种治疗策略。早期使用促肾上腺皮质激素、糖皮质激素和抗生素治疗无效。尽管一些作者报道了偶尔经巩膜透热疗法和放射疗法的益处,但直到 Meyer-Schwick-erath[50]将其新的激光技术应用于 Coats 病的治疗,才确定了显著的治愈率。

在 20 世纪 70 年代,使用氙弧、氩激光光凝或冷冻疗法治疗 Coats 病的血管病变的成功率极低。尽管采用了最积极的治疗,但影响预后的主要因素是疾病的累及范围[20,22,51]。Egerer 及其同事[20]报道仅累及两个或更少象限的病变患者的视力得到了改善。Harris 先前的报道[22]回应了这一发现。Harris 还得出结论,黄斑内的脂质沉积是不可逆转的。之后 Spitznas[52]报道了几例 Coats 病,治疗后黄斑内脂质沉积吸收。然而,他推测早期治疗是重要的,因为更严重的脂质沉积不能消退,往往会导致永久性视力丧失。大多数研究者推断,在黄斑内脂质积聚之前,早期治疗血管病变是有益的[20,22,51,52]。

1982 年,在一项对 41 名患者进行的回顾性研究中,Ridley 等[23]报道了 4 岁以下的 Coats 病患者病情更为严重。他们的报告表明,采用光凝术、冷冻

精粹

● 早期治疗 Coats 病的血管异常可以最好地控制渗漏,并且可以最大限度地减少视力丧失的可能性。通常需要多次治疗以阻止渗漏。

疗法和修复视网膜脱离的积极治疗是有益的。事实上,在 4 岁以上的儿童中,只有 25% 的未经治疗的患者维持其先前的视力,而超过 70% 接受过积极治疗的儿童保持了以前的视力。4 岁以下儿童的视力结果更差,但积极的治疗仍然有更好的预后。当渗出造成视网膜明显隆起时,视网膜下液的外部或内部引流可能是必要的,以充分吸收激光光凝或冷冻治疗,达到最终控制视网膜血管的渗漏的目的[20,23,52]。Machemer 和 Williams[53]报道了 2 例继发于 Coats 病的牵拉性视网膜脱离患者,玻璃体切割术后发生自发性视网膜复位和渗出消退。对渗漏血管的充分处理防止了进一步的渗出和前膜形成。

这些动脉瘤病变的激光光凝的并发症包括血管壁破坏引起的玻璃体积血,以及玻璃体收缩引起黄斑皱褶[20,22,23]。很少发生进行性纤维化和牵拉性视网膜脱离。因此,应谨慎使用激光能量,以避免这些并发症。我们尽可能使用激光,因为与冷冻疗法相比,它最大限度地减少了视网膜前膜的形成。直接治疗动脉瘤或播散治疗在毛细血管扩张症的分布中起作用。我们倾向于在播散激光治疗过程中治疗动脉瘤。通常需要多次激光治疗残余的渗漏血管,当渗出物清除时,可能会看到这些渗漏的血管。此外,据报道在 Coats 病完全缓解 5 年后仍有复发的情况[20]。这就需要对所有 Coats 病患者进行密切观察,甚至在病情稳定后也应如此。

在抗血管生成治疗的时代,玻璃体内注射贝伐单抗和雷珠单抗作为单一疗法或与激光、冷冻疗法或局部疗法联合使用糖皮质激素治疗 Coats 病患者。一些研究报告了较好的结果,改善或稳定了视力,并使得渗出和毛细血管扩张消退[54,55]。其他研究者对这些药物在 Coats 病中的作用更加乐观,但需要注意的是,因玻璃体视网膜纤维化引起牵拉性视网膜脱离的风险可接近 50%[56]。因为样本量小且缺乏那些随机对照研究[57],一些持否定意见的研究者质疑抗血管生成药物是否真正改变了 Coats 病的自然病程,这可能涉及纤维化和玻璃体视网膜牵拉。在缺乏明确数据支持的情况下,抗血管生成药物作为辅助治疗或单药治疗可能是合理的,特别是在广泛渗出性视网膜脱离的晚期病例中,常规激光或冷冻治疗可能失败且视力预后较差。

13.3 特发性黄斑毛细血管扩张症

特发性黄斑毛细血管扩张症是由 Gass 描述的"旁中央凹或中央凹旁的毛细血管扩张症"的更新术语和分类，是一种独特的疾病，其与仅在单眼或双眼的旁中央凹区域中的视网膜毛细血管的扩张和功能不完全相关。在这里，我们讨论双眼 2 型 IMT，以前称为特发性旁中央凹毛细血管扩张症(IPT)或 Gass 的旁中央凹毛细血管扩张症分类的 2A 组(表 13.1)[58]。除了已经讨论过的 1A 组或"Coats 变体"外，其他疾病很少。2 型 IMT 的变化可能是后天的，但根据定义，不应出现相关的视网膜血管疾病。

13.3.1 临床特征

2 型 IMT 是一种双眼病变，最常见于 50~60 岁的患者，平均年龄 55 岁[41,59]。它没有性别差异，如前所述，虽然与糖尿病有关，但与全身性疾病无关[60]。

患者通常出现视力下降至 20/30 或更差的水平[41,59]。最常见的是，患者有隐匿性毛细血管扩张区，小于一个视盘直径，局限于颞侧黄斑区，尽管可能存在较大的毛细血管异常区域。与 1 型黄斑毛细血管扩张症（也称为动脉瘤性毛细血管扩张症）相反，仅有少量的视网膜内浆液性渗出，无脂质渗出。

临床特征最好通过疾病严重程度的分期来了解[58]。1 期在荧光素血管造影中显示颞侧黄斑外层视网膜的轻度染色，没有裂隙灯或血管造影证据显示毛细血管扩张。2 期病变中，受累区域出现灰色改变，荧光素血管造影显示轻度毛细血管扩张，后期荧光素染料渗漏更为明显。3 期病变中，血管严重变钝、扩张，可见直角小静脉"潜入"视网膜外丛状层。4 期病变的标志是在 RPE 增生反应后沿直角小静脉形成星状 RPE 斑块(图 13.5)。这些视网膜内星状色素斑块是本病的特征。Yannuzzi 将前 4 期归为非增生期，而在第 5 期，CNV 开始形成。此外，该病特有的视网膜脉络膜吻合发生在色素斑块附近。

其他临床表现包括小的、折射的、金色的结晶沉积物，可见于约半数 2~5 期病变的患者(图 13.6)[61]。在 5% 的受累患者中，单眼或双眼可见中央凹黄色病变。这可能表现为黄斑板层裂孔，继发于外层视网膜的进行性萎缩[62]。SD-OCT 的出现为这类疾病

的视网膜微结构变化提供了更深入的见解，证实了 Gass、Blodi 和 Yannuzzi 的临床观察(图 13.5c–h)[63,64]。

重要的是，在不到 5% 的患者中，出现视力低于 20/50 的严重并发症，如视网膜下新生血管、视网膜下出血和盘状瘢痕形成(即 5 期增生性疾病)。有明显的旁中央凹毛细血管无灌注的患者而不表现为典型的 IMT。事实上，在经过适当的检查以排除恶性肿瘤或其他系统性疾病后，它们可能被诊断为 Gass 的第 3 组疾病[58,65]。

13.3.2 鉴别诊断

IMT 的诊断常较为困难，因其主要特征亦可见于其他疾病。糖尿病性视网膜病变、静脉阻塞性疾病、放射性视网膜病变、Coats 病、继发于葡萄膜炎或 Irvine-Gass 的黄斑囊样水肿，甚至在 Eales 病中均可见毛细血管扩张性血管改变。与其他疾病相比，IMT 最重要的特征是该疾病局限于旁中央凹区域（首先是颞侧）。这使其他疾病 IMT 患者可能最初被诊断为糖尿病性视网膜病变或中心性浆液性脉络膜视网膜病变，直到临床表现没有进展或已经恢复才意识到。在老年患者中，IMT 可能与年龄相关性黄斑变性相似，特别是当存在色素改变和纤维血管瘢痕时。重要的是，Coats 病可能与 IMT 混淆；然而，在旁中央凹区域外存在微血管异常，单侧病变和脂质存在是 Coats 病的关键特征，而非 IMT 的特征。视网膜结晶的存在可类似其他结晶样视网膜病变。最后，进行性视网膜外萎缩类似板层黄斑裂孔。通常情况下，对侧眼具有更典型的 IMT 病变，使诊断更为直接。

> **精粹**
>
> ● 脂质在 IPT 中不可见，但在中心性浆液性脉络膜视网膜病变、CNV、糖尿病性视网膜病变和 Coats 病变中可见。

13.3.3 发病机制和组织病理学

IMT 的发病机制尚不清楚，虽然 15% 的患者有高血压、轻度糖尿病或动脉粥样硬化疾病，但与其他疾病无显著相关性[41]。一项研究确实发现了 IMT 患者糖代谢异常的相关性[66]。Gass 和 Blodi[59] 报道了一个家庭有两个兄弟受 IMT 影响，这表明该疾病具有

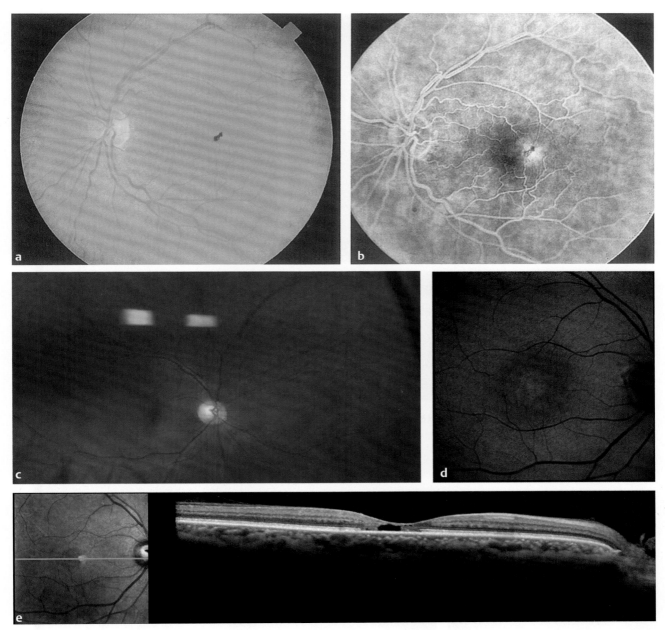

图 13.5　特发性旁中央凹毛细血管扩张症。(a)轻度视网膜增厚伴有黄斑中央凹反射减弱和颞侧中央凹区域内相邻的视网膜内色素块。(b)相应的后期荧光血管造影显示色素块周围的视网膜内染料渗漏。(c,d)一名患有 IMT 2 型的 59 岁男性的超广角彩色照相和短波眼底自发荧光(FAF)成像,显示黄斑色素减少,正常黄斑中央凹低自发荧光减弱。最佳矫正视力为 20/200(偏心)。(e)同一患者的 SLO 和 SDOCT 图像显示中央凹假孔和外层视网膜萎缩。(待续)

遗传可能,尽管相似的环境因素可能是致病原因。

　　组织病理学检查显示患有 IMT 的患者受影响的毛细血管内皮壁增厚,但没有观察到毛细血管扩张的证据[67]。Gass[58]认为 IMT 中可见视网膜受体层的视网膜毛细血管受累和视网膜内细胞外液的积聚。此外,典型的 IMT 血管造影染色是继发于视网膜中层营养缺乏,导致细胞损伤。最终,视网膜外层细胞层的退化导致视网膜外层萎缩。在晚期病变中,血管增生改变始于视网膜深层静脉丛,并延伸至神经视网膜下间隙。RPE 沿直角小静脉增生和迁移。在该病中血管增生和色素迁移的原因尚不清楚,视网膜内结晶的病因尚不清楚;然而,内界膜中细胞代谢的退化产物可能是致病因素。

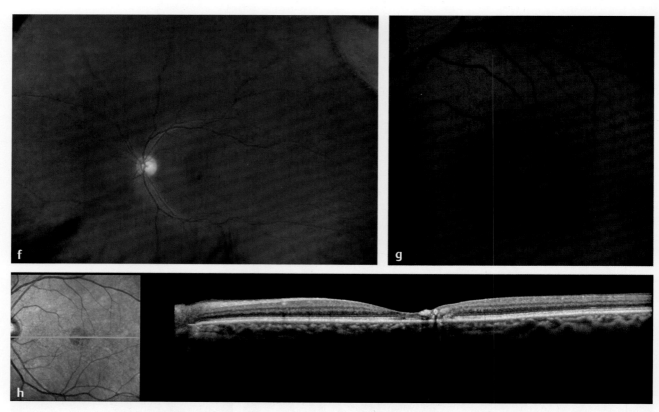

图 13.5（续）　(f-h)上图：同一患者的对侧眼的超广角彩色照相和 FAF 图像，显示中央凹中异常的花瓣样弱荧光，对应于在彩色图像中显示的视网膜内色素迁移。下图：同一患者的 SLO 和 SD-OCT 图像显示，视网膜内高反射率与色素迁移和外层视网膜萎缩一致。最佳矫正视力为 20/50。

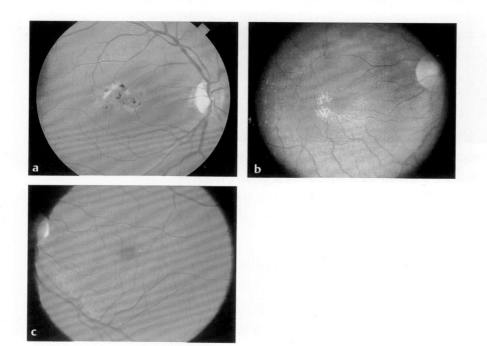

图 13.6　特发性旁中央凹毛细血管扩张症的其他发现。(a)晚期伴有广泛的色素上皮增生和纤维化生。(b)视网膜表面上的结晶，主要是黄斑的颞侧，与毛细血管扩张有关。(c)中央凹周围早期灰色病变和板层黄斑裂孔的出现，提示外层视网膜萎缩。

13.3.4 治疗和转归

仅在患有持续性、晚期非增生性疾病的 IMT 患者中考虑激光治疗[66]。该疾病通常是自限性的，大多数患者视力稳定在 20/30 水平。由于视力丧失通常继发于视网膜组织的萎缩，而不是继发于血管功能不全而导致浆液性渗出的积聚，因此激光治疗没有理论支持。虽然通常观察到非增生性疾病，但黄斑水肿可采用抗血管生成药物治疗。

不幸的是，此治疗仅短期改善黄斑水肿，但几乎没有视力提高。患有继发性 CNV 的患者——过去几十年采用激光或光动力疗法治疗，现在常规进行玻璃体内抗血管生成治疗，视力预后更好，因为血管通透性降低和视网膜下新生血管复合物的消退，通常能保持或恢复视力[69]。

> **争论点**
>
> - 对特发性黄斑毛细血管扩张症的异常视网膜血管区域的激光治疗可减少视网膜内渗漏，但在大多数情况下，并不认为它有利于最终的视力预后。抗血管生成疗法可用于增生性 IMT。

13.4 Eales 病

1880 年，Henry Eales 首次描述了一种与视网膜静脉异常和出血相关的疾病。他最初描述的疾病很可能包括几种不同的疾病。不过，以特发性闭塞性血管病变、视网膜血管周围炎、周边无灌注和双侧复发性玻璃体积血为主要表现的疾病被称为 Eales 病。最重要的是，这仍然是一个排除诊断。有趣的是，这种疾病在中东和印度更为常见。

13.4.1 临床特征

Eales 病最常发生于 20~30 岁的年轻人，男性多发，但也有报道称男女患者中发病率相同[70,71]，80%~90% 的患者双眼发病[72]。

该病的炎性成分表现在视网膜血管鞘，从微小的血管白鞘到较重的局部渗出区域。静脉受累的影响可能比动脉更大，尽管有些报道称动静脉受累程度是相同的[68,69]。在前房中可见细胞、前房闪辉和角膜后沉积物，而后段可见玻璃体炎和黄斑水肿。

在约 80% 的患者中，该疾病的血管受累从灌注和无灌注视网膜边缘轻微的微血管异常到明显的新生血管形成。无灌注区域通常位于周边视网膜中，可能有白色硬化血管。交界区可能有微动脉瘤、动静脉分流、静脉串珠或侧支形成[71,73]。此外，棉绒斑和硬性渗出物在该区域更为突出。新生血管形成最常发生在灌注和无灌注视网膜的边界（图 13.7），可导致玻璃体积血和复杂的视网膜脱离（最初可能是部分脱离，但后来进展为孔源性脱离）。

视力丧失继发于玻璃体积血、视网膜血管炎和与葡萄膜炎相关的黄斑水肿。若黄斑不受影响，视力预后可能很好。但在黄斑受累的情况下，视力预后可能很差。伴有视网膜分支静脉阻塞的患者也有报道，这也可能导致视力丧失。虹膜红变和新生血管性青光眼是严重无灌注或慢性视网膜脱离的晚期并发症。罕见的是，在一些 Eales 病患者存在中风伴局灶性中枢神经系统受累[74,75]。据报道，多达 50% 的患者有听力丧失，可能是由耳蜗缺血引起[75]。

13.4.2 鉴别诊断

由于 Eales 病是一种排除性诊断，因此必须排除许多眼部和全身性疾病，特别是后段炎性疾病和引起周边新生血管形成的疾病。镰状细胞病、糖尿病性视网膜病变、色素失禁症、早产儿视网膜病变和家族性渗出性玻璃体视网膜疾病等均可见无炎症的周边新生血管形成。与类似的视网膜血管异常相关的炎症可见于结节病、睫状体扁平部炎和胶原血管疾病，如红斑狼疮。极少数情况下，如溃疡性结肠炎等全身性疾病可能会出现类似的表现。Eales 病患者的部分视网膜脱离必须与中心性浆液性脉络膜视网膜病变等疾病中的大泡性视网膜脱离相鉴别[76]。

> **精粹**
>
> - Eales 病是一种年轻人的双侧、闭塞性视网膜血管病变，可导致广泛的周边血管无灌注、视网膜新生血管形成和复发性玻璃体积血。这是一个排除性诊断，因为许多已知的感染性和非感染性疾病可以产生类似的眼部征象。

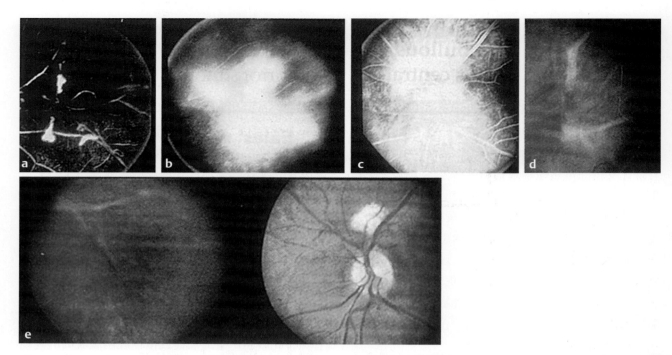

图 13.7 Eales 病。(a–c)荧光素血管造影照片显示在周边无灌注,在严重毛细血管无灌注边缘处新生血管形成。荧光素染料的后期渗漏提示典型的新生血管形成。(d,e)眼底照片显示毛细血管无灌注边缘的纤维增生,这是牵拉性视网膜脱离的前兆。(继续)

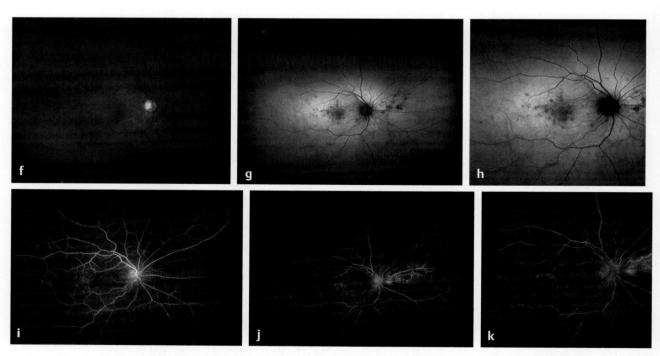

图 13.7(续) (f–h)超广角彩色眼底照相和 FAF 照片显示鼻侧视网膜内出血和斑点状黄斑弱荧光,与视网膜色素上皮(RPE)功能障碍相一致。(i–k)上图:早期(左)和后期(右下)眼底荧光血管造影显示对应于鼻侧出血的遮蔽荧光伴邻近的弱荧光和视网膜血管炎。黄斑区在自发弱荧光区域显示 RPE 窗样缺损的强荧光。

13.4.3 发病机制和组织病理学

Eales 病的病因尚不清楚，最常见的相关报道是之前接触结核菌素蛋白。然而，尚未确认与活动性结核病的关联性。Gass[41]报道了 α-1 酸性糖蛋白和其他血清蛋白水平升高，但这些可能是急性炎症患者的非特异性发现。

13.4.4 治疗和转归

目前似乎没有有效的治疗方法来减轻疾病的炎症。迄今为止，糖皮质激素效果相对较差。该治疗仅限于通过对无灌注视网膜区域进行激光治疗使新生血管消退[77]。有人还提倡治疗灌注视网膜的交界区域[70]。Murphy 等[71]报道 67% 的患者视力优于 20/40。约 10% 的患者报告有严重的视力丧失，最常见的原因是玻璃体积血、视网膜脱离和新生血管性青光眼。玻璃体切割术适用于不可吸收的玻璃体积血、视网膜前膜和牵拉或合并孔源性视网膜脱离。

13.5 获得性视网膜大动脉瘤

获得性视网膜大动脉瘤通常在 50~60 岁的患者中发生，是单发的、梭形的视网膜小动脉扩张，女性比男性更常见。血管异常通常在后极部，且常发生在动脉分叉或动静脉交叉处。出血或渗出累及黄斑中心可导致患者视力丧失，且最常见的是颞上大动脉瘤。约 2/3 的患者有全身性高血压和其他导致中风和冠状动脉疾病的危险因素[78]。Robertson[79]首先使用"视网膜大动脉瘤"这一术语来描述这些血管异常，因为它们比糖尿病性视网膜病变和静脉阻塞性疾病中的微动脉瘤要大。

13.5.1 临床特征

如前所述，视网膜大动脉瘤最常见的表现是沿着颞上血管弓的病变引起中央凹脂质渗出或出血，从而导致视力丧失。多个大动脉瘤并不常见，但多个大动脉瘤可发生在同一血管，或在眼底的另一个区域独立发生。多发性大动脉瘤应引起临床医生警惕其他具有相似表现的疾病（参见后文"鉴别诊断"）。获得性视网膜大动脉瘤的患者中约 10% 双眼受累。已有报道大动脉瘤可累及睫状视网膜动脉和视盘血管[80]。当病变有环状脂质区域围绕时，通常可以通过眼科检查观察到大动脉瘤。但常见的是，当出血遮挡病变时，其表现不明显。获得性大动脉瘤最显著的特征是每一个可能的解剖结构，如视网膜下、视网膜内、内界膜下、视网膜前和玻璃体内，都可能存在出血（图 13.8）。沙漏状出血实际上是视网膜大动脉瘤的特征。脂质渗出的严重程度可从轻微到严重不等，并且可以在激光治疗后加重（图 13.9）[81]。在 10% 的患者中，局灶性动脉黄色斑块的存在曾被认为是栓塞性病灶，但最有可能是受损血管壁上形成动脉粥样硬化的区域。Gass[80]已发现这些病灶可进

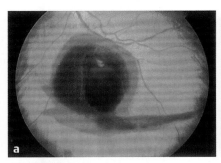
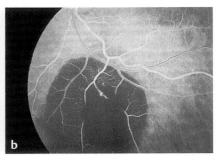
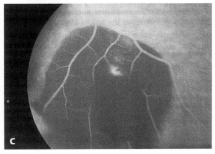

图 13.8　获得性视网膜大动脉瘤。(a)视网膜前、视网膜内和视网膜下出血。早期(b)和后期(c)荧光素血管造影照片显示大动脉瘤为沿视网膜小动脉渗漏的病灶。

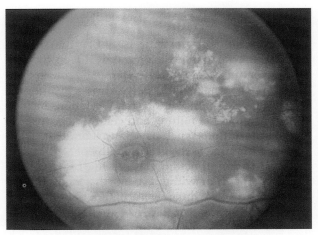

图 13.9　获得性视网膜大动脉瘤。受累眼主要是脂质渗出，而不是出血。激光已被直接应用于大动脉瘤。

展为大动脉瘤。

荧光素血管造影对视网膜动脉灌注及大动脉瘤渗漏的诊断和定量是有帮助的。大动脉瘤通常在早期充盈、受损的血管壁在血管造影后期着染（图13.8）。荧光素染料渗漏到血管外区域，与临床所见的脂质渗出程度一致。通常，在病变周围可见显著的毛细血管无灌注区，并且相邻的血管系统可能出现微动脉瘤和动脉内侧支形成。受累血管的远端可见荧光素染料缓慢充盈，提示动脉部分闭塞。动脉通常保持完全通畅，但典型的视网膜分支动脉阻塞合并远端完全闭塞并不少见[80]。吲哚菁绿血管造影（ICGA）显示了类似的发现，动脉瘤呈强荧光，后期染料渗漏。在中等厚度的血液层下，在 ICGA 中仍然可见强荧光病灶，但在荧光素血管造影中未能显影。

> **精粹**
>
> ● 获得性大动脉瘤最显著的特征是每一个可能的解剖结构，如视网膜下、视网膜内、内界膜下、视网膜前和玻璃体内都可能存在出血（图13.8）。沙漏状出血实际上是视网膜大动脉瘤的特征。

13.5.2 鉴别诊断

视网膜小动脉（大动脉瘤）的大梭形扩张可见于其他疾病，如视网膜血管瘤病、Eales 病、Leber 多发性粟粒性动脉瘤、Coats 病和视网膜分支静脉阻塞。这些疾病的临床特征有助于将其与孤立的、获得性

的大动脉瘤区分开来。多发性双侧"Y"形大动脉瘤主要发生在视网膜大动脉分叉处，这种疾病称为 IRVAN 综合征[82]。

诊断上的困难常是由于视网膜病变因出血而导致视野模糊。出血的鉴别诊断包括糖尿病性视网膜病变、视网膜毛细血管扩张、视网膜毛细血管瘤和视网膜海绵状血管瘤。在获得性大动脉瘤中常见的 RPE 深层的深色区域也可见于年龄相关性黄斑变性的 RPE 下出血，重要的是，还可见于脉络膜恶性黑色素瘤。黄斑变性的其他特征，如玻璃膜疣的形成或累及对侧眼，将有助于诊断。在恶性黑色素瘤的情况下，超声波将显示内部低反射。当出血不多时，ICGA 可有助于检测大动脉瘤或排除其他原因，如前所述的 CNV。

13.5.3 发病机制和组织病理学

全身动脉性高血压与大动脉瘤的形成密切相关。动脉壁破裂导致受累血管局灶性扩张被认为是长期高血压所致。在脑动脉中也有类似的高血压表现。也有报道称其与脂质和脂蛋白异常有关。组织病理学检查显示纤维蛋白-血小板血栓的形成，渗出的血液、渗出物、含铁血黄素和含脂巨噬细胞，以及受累血管内和周围的纤维胶质增生[80,83,84,85]。未经治疗的大动脉瘤的自然病程包括血栓形成、退化和渗出的消退。通常情况下，累及的动脉仍然是通畅的。

13.5.4 治疗和预后

视网膜大动脉瘤的自然病程是出血、渗出的消退。因此，治疗通常只在慢性渗出或黄斑出血继发的持续性视力丧失的情况下考虑。我们使用氩绿或黄色染料激光器，并应用大光斑（500μm）、持续时间 0.5 秒和较低的能量。直接治疗动脉瘤，不治疗邻近的无灌注区域及其他微血管病变。激光治疗的并发症包括远端视网膜动脉闭塞和出血，这两种情况都可以在治疗过程中看到。可以通过手动将镜头压向眼球来控制出血，以提高眼内压并关闭视网膜动脉循环。据报道，玻璃体内注射贝伐单抗是治疗视网膜大动脉瘤引起的黄斑中心水肿的有效治疗方法。与治疗前荧光素血管造影相比，治疗后渗漏减少，视网膜中央厚度减少，视力改善[86]。然而，一项病例对照研究表明，这些指标的改善速度更快，但治疗组和

观察组的最终结果相似[87]。

视网膜下血液或视网膜前出血进行手术引流后的视力预后通常不会优于自然病程。最近，一些研究者报道了使用组织纤溶酶原激活剂(tPA)来促进中央凹下出血的吸收，取得了更好的视力预后[88,89]。使用 Nd:YAG 激光可加速内界膜下出血患者的视力恢复[90]。一般来说，如果有慢性脂质渗出进入黄斑或中央凹下出血，则患者的视力恢复有限。

> **争论点**
>
> ● 视网膜大动脉瘤引起渗出或出血后的视力预后一般较好。然而，如果由于黄斑慢性渗出而导致的持续或渐进性的视力丧失，则应考虑治疗。

13.6 胶原血管疾病

许多眼部问题可由各种胶原血管疾病引起（参见右列框）。本节的范围仅限于已报道的影响视网膜或脉络膜血管系统的疾病。

SLE 是最常影响视网膜血管系统的胶原血管疾病。SLE 的典型全身表现包括颧部皮疹、多发性关节炎、关节痛、发烧和体重减轻。严重的表现包括高血压、肾功能衰竭和中枢神经系统表现，如癫痫发作或中风。眼部对 SLE 的血管病变无免疫力。事实上，SLE 最常见的眼部发现是有或没有出血的棉绒斑。约 3% 的 SLE 患者在门诊诊疗中发现视网膜病变，28% 的患者在住院期间出现视网膜病变[91,92]。

已有报道 SLE 患者的血管阻塞性疾病，如视网膜中央或分支动脉阻塞和视网膜中央或分支静脉阻塞。事实上，这种风险似乎比单纯的高血压更大。在一些患者中，可发生严重的血管炎性反应，视网膜毛细血管无灌注，可能是局部的或广泛的，有时导致永久性的视力丧失（图 13.10 和图 13.11）。大面积毛细血管无灌注可导致新生血管形成、玻璃体积血和其他类似于糖尿病视网膜病变的并发症。血管炎可通过适当的免疫抑制来改善，尤其是在病变早期（图13.11）。

狼疮性脉络膜病是由脉络膜循环缺血引起的。典型的眼底表现为多灶性渗出性神经感层脱离，伴有急性 Elschnig 斑或 Siegrist 条纹[93]。这些发现与高

视网膜血管炎的病因

系统性疾病

非感染性疾病
- 白塞病
- 韦格纳肉芽肿病
- SLE
- 结节性多动脉炎
- Whipple 病
- 克罗恩病
- 结节病
- 多发性硬化
- 接种疫苗后
- Buerger 病
- Takayasu 病
- 干燥综合征
- Churg-Strauss 综合征

传染性疾病
- 梅毒
- 莱姆病
- 弓形虫病
- 犬弓蛔虫感染
- 球孢子菌病
- 结核病
- 巨细胞病毒(CMV)感染
- 单孢病毒或带状疱疹病毒感染
- 念珠菌病
- 布鲁菌病
- 钩端螺旋体病
- 立克次体感染
- 阿米巴病
- EB 病毒感染(单核细胞增多症)

眼部疾病
- Birdshot 脉络膜视网膜病变
- 睫状体平坦部炎(中间葡萄膜炎)
- Eales 病
- IRVAN 综合征
- 霜样树枝状视网膜血管炎(病毒后,CMV,其他)
- 多灶性脉络膜炎和全葡萄膜炎

来源:Information presented in this text box was obtained in personal oral communication with Thomas E. Flynn, MD, 1998(Columbia University and St. Luke's Roosevelt Medical Center, New York).

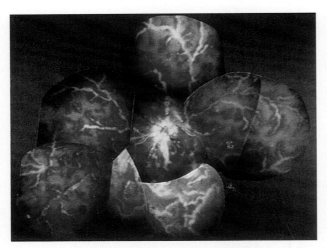

图 13.10　狼疮性视网膜病变，视网膜动脉和静脉广泛受累。注意霜状树枝状视网膜血管炎样图片和明显的视网膜内出血，提示静脉阻塞性疾病。

血压脉络膜病变和器官移植后的渗出性视网膜脱离的发现相同。

SLE 视网膜病变的鉴别诊断包括糖尿病性视网膜病变、高血压性视网膜病变、放射性视网膜病变和其他胶原性血管疾病或系统性血管炎，如硬皮病、皮肌炎、复发性多软骨炎，结节性多动脉炎，韦格纳肉芽肿病和白塞病。某些系统性血管炎综合征（如血红蛋白病、艾滋病和莱姆病等）感染性原因也可出现棉绒斑和视网膜血管病变。

SLE 血管病变的发病机制可能不是炎性的，因为许多 SLE 患者有循环的抗磷脂抗体或抗心磷脂抗体，导致高凝状态[94]。有趣的是，中枢神经系统红斑狼疮微血管病变的组织病理学与视网膜病变非常相似。

SLE 相关视网膜病变的治疗目的是控制原发性疾病的高血压表现，必要时使用糖皮质激素或其他免疫抑制药物治疗自身免疫性疾病。通常情况下，口服糖皮质激素治疗和控制血压是足够的（图 13.11）。在严重的无灌注和视网膜新血管形成的情况下，激光治疗毛细血管无灌注区可能是必要的。激光可用于罕见的持续性红斑狼疮脉络膜病变[93]。

其他胶原血管疾病可能以视网膜血管受累为主要表现或继发性高血压。类风湿性关节炎很少与眼底的棉绒斑相关。虽然硬皮病的主要眼部表现是干眼症和眼前段病变，但有时也可能会出现棉绒斑、视网膜出血，甚至视盘水肿。然而，这些变化似乎主要

归因于与该病相关的高血压。硬皮病和高血压性视网膜病变的相同组织病理学，以及高血压控制后视网膜病变的消退，支持了这一假设[95]。仅在皮肌炎中报道了棉绒斑，并在复发性多软骨炎中报道了少数血管阻塞发作。

结节性多动脉炎和韦格纳肉芽肿病都被报道与棉绒斑、出血和血管阻塞有关，尽管缺血性视神经病变是更常见的表现[96]。除了典型的视网膜中央动脉阻塞或缺血性视神经病变外，临床医师还应考虑巨细胞动脉炎伴一种其他原因不明的、非特异性的阻塞性视网膜病变，包括棉绒斑和出血。巨细胞动脉炎应及时诊断和治疗，以避免双侧视力丧失。白塞病的典型表现为口腔溃疡、生殖器溃疡和前房积脓性葡萄膜炎。典型的视网膜血管炎如果存在，会累及动脉和静脉，并伴有严重的小动脉阻塞和视网膜坏死（见第 25 章）。

13.7 系统性血管炎综合征

视网膜血管受累见于许多影响整个全身血管系统的疾病，包括血红蛋白病、弥散性血管内凝血综合征和一些高凝状态综合征，如蛋白 C 或蛋白 S 缺乏、抗活性蛋白 C 和抗磷脂抗体综合征（图 13.12）。在弥散性血管内凝血中，通常很难分辨视网膜血管闭塞性疾病是否与血管炎过程、高凝过程或两者的结合有关。真正血管炎的全身性原因包括感染性和炎性疾病（参见"胶原血管疾病"一节的框）。传染病（如梅毒、猫抓病、艾滋病、犬弓蛔虫感染、弓形虫病和莱姆病）通常与视网膜血管炎有关。关于这些疾病的详细讨论，请参阅第 24 章。

必须排除血管炎的全身性原因，包括之前讨论的胶原血管疾病。结节病是一种自身免疫性疾病，与视网膜血管炎有关，将在第 25 章讨论。最后，多发性硬化症与葡萄膜炎和视网膜血管炎有关，尤其是静脉周围炎（图 13.13）[97]。

克罗恩病和其他炎症性肠病通常仅与前段表现有关；然而，视网膜血管炎和全身性血栓性病变导致视网膜分支动脉阻塞已有报道。此外，惠普尔病表现为葡萄膜炎和视网膜血管炎。一般来说，炎症性和感染性视网膜血管炎优先累及静脉，或与动脉累及程度相同。白塞病和梅毒是明显的例外，因为动

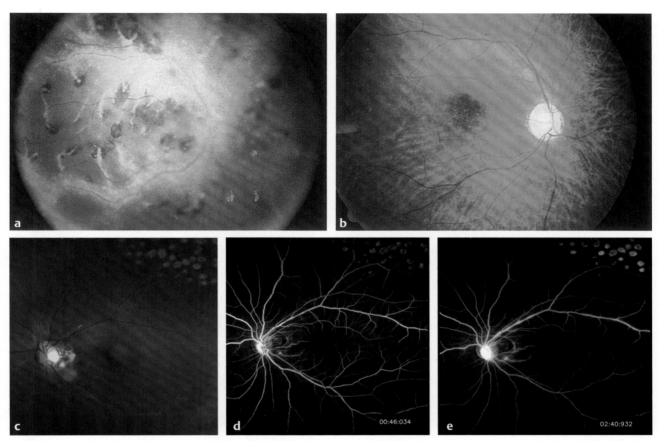

图 13.11 狼疮性视网膜病变。(a)急性表现伴有严重血管炎。(b)经全身糖皮质激素治疗后,血管炎表现完全消退,但视神经明显苍白。(c-e)陈旧性视网膜血管阻塞和活动性系统性红斑狼疮血管病变的患者。荧光素血管造影显示沿着上方血管弓的进行性视网膜血管染色和在睫状视网膜小动脉分布上的无灌注区。

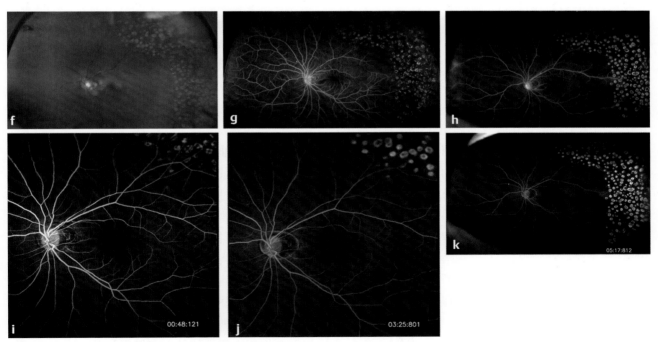

图 13.11 (f-h)同一患者的超广角眼底图像显示周边视网膜血管炎。(i-k)同一患者在开始口服糖皮质激素和甲氨蝶呤免疫抑制治疗两个月后,视网膜血管炎消退。

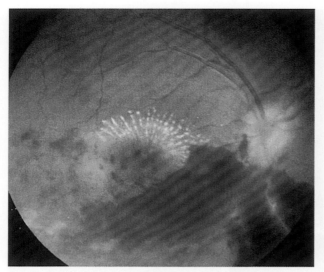

图 13.12　伴蛋白 C 缺乏的高凝综合征表现为视网膜分支静脉阻塞。血管炎也很明显。

脉是优先累及的。这些疾病的血管炎成分可能表现为血管鞘,即白色轮廓血管的眼底外观,无论是节段性的还是连续性的。

精粹

- 一般而言,炎症性和感染性视网膜血管炎往往累及静脉的程度大于或等于动脉。值得注意的是,白塞病和梅毒是例外。

13.8 Valsalva 视网膜病变

在 1972 年的美国眼科学会年会上,托马斯·杜恩医师描述了一系列在血液循环受到远处创伤后出现眼底病变的患者[98]。最引人注目的病例可能是在骨科手术的硫喷妥钠麻醉过程中出现"气管和支气管树反射性痉挛",这就需要"相当英勇的气管插管形式"。患者醒来后"主诉较多,但以喉痛、双眼视力下降为主"[98],扩瞳眼底检查显示双侧视网膜黄斑前出血,几个月后均消退,无长期视力影响。在同一次会议上,Edward Norton 医师介绍了 3 名患者,他们在相对较普通的发作后有相同的自愈性眼底发现:每一名患者都有呕吐、咳嗽和易怒[98]。

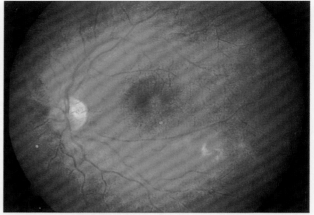

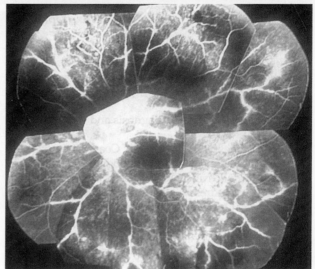

图 13.13　多发性硬化相关性血管炎。眼底照片显示节段性视网膜血管鞘膜和深部视网膜白色病变散在颞侧中周部。荧光素血管造影显示广泛的血管炎,以视网膜静脉染色为主,还有广泛的视网膜周边毛细血管无灌注。

13.8.1 临床特征

这类刺激事件和眼后遗症说明了 Valsalva 出血性视网膜病变的特征:胸内或腹内压力突然增加,通常是针对闭合性声门,从而导致视网膜静脉压力的增加,超过了视网膜毛细血管水平自动调节机制的能力。因此,可能会发生一系列的渗出,从视网膜内水肿到视网膜内出血,以及视觉上可见的玻璃体下或视网膜前出血,甚至可能进入玻璃体腔内[99,100]。近年来对 SD-OCT 的研究发现,许多出血实际上发生在内界膜下[101]。所施加压力的幅度和持续时间,以及视网膜血管系统的原有健康状况,可能相互作用,决定着眼底受累的程度。尽管如此,据报道,随着时间的推移，即使是视网膜前大片黄斑出血也会自行吸收，视力完全恢复[99,100]。Valsalva 动作后罕见的相关并发症包括视网膜中央静脉阻塞和黄斑裂孔（图 13.14）[102,103]。

Valsalva 视网膜病变已被描述在各种先前的环境中，包括怀孕、分娩、俯卧撑、性交、结肠镜检查、食管胃十二指肠镜检查，甚至在演讲比赛期间[104–110]。视网膜血管疾病如视网膜大动脉瘤、增生性糖尿病性视网膜病变和增生性镰状细胞视网膜病变也可出现类似的视网膜下或内界膜下出血[111,112]。并且可以在鉴别诊断中考虑，或者如果先前有过 Valsalva 动作史，则可能作为诱发因素。虽然缺乏对照研究，但视网膜毛细血管完整性受损可能会增加 Valsalva 动作期间明显出血的风险。

13.8.2 治疗和转归

由于 Valsalva 出血性视网膜病变的自然病程转归良好[99,100]，观察通常是治疗的首选。然而，由于视力恢复可能需要数月，患者和医生都可能会寻求干预。目前研究最多的治疗方法是 Nd：YAG 激光内界膜切开，最初由 Raymond 报道用于治疗增生性糖尿病性视网膜病变和视网膜大动脉瘤中的黄斑前出血[111]，现用于 Valsalva 视网膜病变的治疗[113,114,115,116]。治疗目的是激光切开玻璃体后界膜或视网膜内界膜，从而将出血引流至玻璃体。

Nd：YAG 激光内界膜切开术通过激光前后的 SD-OCT 显示，精确分解玻璃体后界膜或视网膜内界膜[113,115]，已被证明是一种安全、相对快速的恢复视力的方法[116]。玻璃体切割术、后玻璃体抬高、伴或不伴内界膜剥离，也获得了良好的效果[117]。然而，鉴于 Valsalva 视网膜病变的良性自然病程，临床医生应暂停考虑激光或手术干预。

精粹

- Valsalva 动作引起的急性单眼或双眼视力丧失是由黄斑区玻璃体下或内界膜下出血引起的。虽然恢复视力可能需要数月，但自然病程良好。在特定情况下可采用 Nd：YAG 激光内界膜切开术或玻璃体切割术治疗。

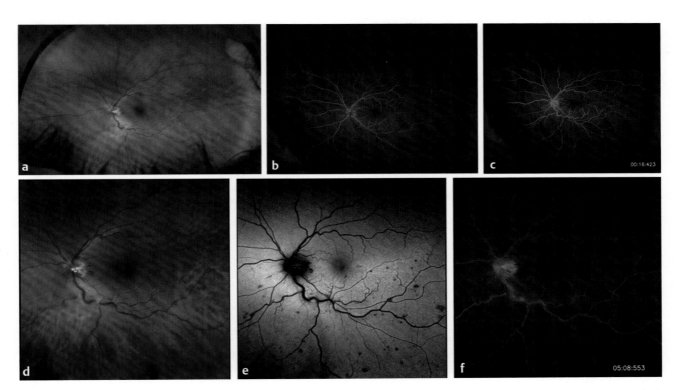

图 13.14 （a–c）42 岁男性，患有灌注型视网膜中央静脉阻塞和抗磷脂抗体综合征。最佳矫正视力为 20/30。（d–f）同一患者的眼底彩色照片，FAF 和后期荧光素图像显示明显的视网膜血管迂曲，棉绒斑和无新生血管或未见灌注的视网膜内出血。

参考文献

[1] Gass JDM. Stereoscopic Atlas of Macular Diseases: Diagnosis and Treatment, 4th ed. St. Louis, MO: Mosby-Year Book; 1997:467–471

[2] Murphy RP, Chew EY. Hypertension. In: Ryan SJ, ed. Retina. 2nd ed. St Louis, MO: Mosby-Year Book; 1994:1413–1419

[3] Green WR. Systemic diseases with retinal involvement. In: Spencer WH, ed. Ophthalmic Pathology: An Atlas and Textbook. Philadelphia, PA: WB Saunders; 1985:1034–1047

[4] Goldbaum MH. Retinal depression sign indicating a small retinal infarct. Am J Ophthalmol. 1978; 86(1):45–55

[5] Scheie HG. Evaluation of ophthalmoscopic changes of hypertension and arteriolar sclerosis. AMA Arch Opthalmol. 1953; 49(2):117–138

[6] de Venecia G, Wallow I, Houser D, Wahlstrom M. The eye in accelerated hypertension. I. Elschnig's spots in nonhuman primates. Arch Ophthalmol. 1980; 98(5):913–918

[7] Tso MOM, Jampol LM. Pathophysiology of hypertensive retinopathy. Ophthalmology. 1982; 89(10):1132–1145

[8] Dewilde E, Huygens M, Cools G, Van Calster J. Hypertensive choroidopathy in pre-eclampsia: two consecutive cases. Ophthalmic Surg Lasers Imaging Retina. 2014; 45(4):343–346

[9] Sayin N, Kara N, Pirhan D, et al. Subfoveal choroidal thickness in preeclampsia: comparison with normal pregnant and nonpregnant women. Semin Ophthalmol. 2014; 29(1):11–17

[10] Kara N, Sayin N, Pirhan D, et al. Evaluation of subfoveal choroidal thickness in pregnant women using enhanced depth imaging optical coherence tomography. Curr Eye Res. 2014; 39(6):642–647

[11] Atas M, Açmaz G, Aksoy H, et al. Evaluation of the macula, retinal nerve fiber layer and choroid in preeclampsia, healthy pregnant and healthy non-pregnant women using spectral-domain optical coherence tomography. Hypertens Pregnancy. 2014; 33(3):299–310

[12] Garg A, Wapner RJ, Ananth CV, et al. Choroidal and retinal thickening in severe preeclampsia. Invest Ophthalmol Vis Sci. 2014; 55(9):5723–5729

[13] Ashton N, Harry J. The pathology of cotton wool spots and cytoid bodies in hypertensive retinopathy and other diseases. Trans Ophthalmol Soc U K. 1963; 83:91–114

[14] Robinson F, Riva CE, Grunwald JE, Petrig BL, Sinclair SH. Retinal blood flow autoregulation in response to an acute increase in blood pressure. Invest Ophthalmol Vis Sci. 1986; 27(5):722–726

[15] Coats G. Forms of retinal disease with massive subretinal exudation. R Lond Ophthalmic Hosp Rep. 1908; 17:440–525

[16] Leber TH. Verber ein durch Yorkommen miltipler Miliaraneurisimen characterisierte Form von Retinal degeneration. Graefes Arch Clin Exp Ophthalmol. 1912; 81:1–14

[17] Reese AB. Telangiectasis of the retina and Coats' disease. Am J Ophthalmol. 1956; 42(1):1–8

[18] Gomez Morales A. Coats' disease. Natural history and results of treatment. Am J Ophthalmol. 1965; 60(5):855–865

[19] Spitznas M, Joussen F, Wessing A, Meyer-Schwickerath G. Coat's disease. An epidemiologic and Fluorescein angiographic study. Albrecht Von Graefes Arch Klin Exp Ophthalmol. 1975; 195(4):241–250

[20] Egerer I, Tasman W, Tomer TT. Coats disease. Arch Ophthalmol. 1974; 92(2):109–112

[21] Gass JDM. Stereoscopic Atlas of Macular Diseases: Diagnosis and Treatment. 4th ed. St. Louis, MO: Mosby-Year Book; 1997:494–502

[22] Harris GS. Coats' disease, diagnosis and treatment. Can J Ophthalmol. 1970; 5(4):311–320

[23] Ridley ME, Shields JA, Brown GC, Tasman W. Coats' disease. Evaluation of management. Ophthalmology. 1982; 89(12):1381–1387

[24] Pauleikhoff D, Kruger K, Heinrich T, Wessing A. Epidemiologic features and therapeutic results in Coats' disease. Invest Ophthalmol. 1988; 29:335

[25] Green WR. Bilateral Coats' disease. Massive gliosis of the retina. Arch Ophthalmol. 1967; 77(3):378–383

[26] McGettrick PM, Loeffler KU. Bilateral Coats' disease in an infant (a clinical, angiographic, light and electron microscopic study). Eye (Lond). 1987; 1(Pt 1):136–145

[27] Blair MP, Ulrich JN, Elizabeth Hartnett M, Shapiro MJ. Peripheral retinal non-perfusion in fellow eyes in coats disease. Retina. 2013; 33(8):1694–1699

[28] Zhao Q, Peng XY, Chen FH, et al. Vascular endothelial growth factor in Coats' disease. Acta Ophthalmol (Copenh). 2014; 92(3):e225–e228

[29] Kase S, Rao NA, Yoshikawa H, et al. Expression of vascular endothelial growth factor in eyes with Coats' disease. Invest Ophthalmol Vis Sci. 2013; 54(1):57–62

[30] Goel SD, Augsburger JJ. Hemorrhagic retinal macrocysts in advanced Coats disease. Retina. 1991; 11(4):437–440

[31] Judisch GF, Apple DJ. Orbital cellulitis in an infant secondary to Coats' disease. Arch Ophthalmol. 1980; 98(11):2004–2006

[32] Zamorani G. A rare association of Coats' and retinitis pigmentosa. G Ital Oftalmol. 1956; 9:429–443

[33] Morgan WE, III, Crawford JB. Retinitis pigmentosa and Coats' disease. Arch Ophthalmol. 1968; 79(2):146–149

[34] Khan JA, Ide CH, Strickland MP. Coats'-type retinitis pigmentosa. Surv Ophthalmol. 1988; 32(5):317–332

[35] Pruett RC. Retinitis pigmentosa: clinical observations and correlations. Trans Am Ophthalmol Soc. 1983; 81:693–735

[36] Kang KB, Wessel MM, Tong J, D'Amico DJ, Chan RV. Ultra-widefield imaging for the management of pediatric retinal diseases. J Pediatr Ophthalmol Strabismus. 2013; 50(5):282–288

[37] Shields JA, Shields CL. Intraocular Tumors. A Text and Atlas. Philadelphia, PA: WB Saunders; 1992:356–358

[38] Howard GM, Ellsworth RM. Differential diagnosis of retinoblastoma. A statistical survey of 500 children. I. Relative frequency of the lesions which simulate retinoblastoma. Am J Ophthalmol. 1965; 60(4):610–618

[39] Tasman WS. Coats' disease. In: Tasman WS, ed. Clinical Decisions in Medical Retinal Disease. St. Louis, MO: Mosby-Year Book; 1994:204–210

[40] Haik BG. Advanced Coats' disease. Trans Am Ophthalmol Soc. 1991; 89:371–476

[41] Gass JDM, Oyakawa RT. Idiopathic juxtafoveolar retinal telangiectasis. Arch Ophthalmol. 1982; 100(5):769–780

[42] Egbert PR, Chan CC, Winter FC. Flat preparations of the retinal vessels in Coats' disease. J Pediatr Ophthalmol. 1976; 13(6):336–339

[43] Yeung J, Harris GS. Coats' disease: a study of cholesterol transport in the eye. Can J Ophthalmol. 1976; 11(1):61–68

[44] Woods AC, Duke JR. Coats' disease. I. Review of the literature, diagnostic criteria, clinical findings, and plasma lipid studies. Br J Ophthalmol. 1963; 47:385–412

[45] Chang MM, McLean IW, Merritt JC. Coats' disease: a study of 62 histologically confirmed cases. J Pediatr Ophthalmol Strabismus. 1984; 21(5):163–168

[46] Green WR. Congenital variations and abnormalities. In: Spencer WH, ed. Ophthalmic Pathology. 3rd ed. Philadelphia, PA: WB Saunders; 1985:624–630

[47] Tripathi R, Ashton N. Electron microscopical study of Coat's disease. Br J Ophthalmol. 1971; 55(5):289–301

[48] Campbell FP. Coats' disease and congenital vascular retinopathy. Trans Am Ophthalmol Soc. 1976; 74:365–424

[49] Deutsch TA, Rabb MF, Jampol LM. Spontaneous regression of retinal lesions in Coats' disease. Can J Ophthalmol. 1982; 17(4):169–172

[50] Meyer-Schwickerath G. Light Coagulation. St. Louis, MO: CV Mosby; 1960:103

[51] McGrand JC. Photocoagulation in Coats' disease. Trans Ophthalmol Soc U K. 1970; 90:47–56

[52] Spitznas M. Coats' disease: an epidemiologic and fluorescein angiographic study. Graefes Arch Clin Exp Ophthalmol. 1976; 199:31

[53] Machemer R, Williams JM, Sr. Pathogenesis and therapy of traction detachment in various retinal vascular diseases. Am J Ophthalmol. 1988; 105(2):170–181

[54] Zheng XX, Jiang YR. The effect of intravitreal bevacizumab injection as the initial treatment for Coats' disease. Graefes Arch Clin Exp Ophthalmol. 2014; 252(1):35–42

[55] Lin CJ, Chen SN, Hwang JF, Yang CM. Combination treatment of pediatric coats' disease: a bicenter study in Taiwan. J Pediatr Ophthalmol Strabismus. 2013; 50(6):356–362

[56] Ramasubramanian A, Shields CL. Bevacizumab for Coats' disease with exudative retinal detachment and risk of vitreoretinal traction. Br J Ophthalmol. 2012; 96(3):356–359

[57] Gaillard MC, Mataftsi A, Balmer A, Houghton S, Munier FL. ranibizumab in the management of advanced Coats disease Stages 3B and 4: long-term outcomes. Retina. 2014; 34(11):2275–2281

[58] Gass JDM. Stereoscopic Atlas of Macular Diseases: Diagnosis and Treatment. 4th ed. St. Louis: Mosby-Year Book; 1997:506–510

[59] Gass JDM, Blodi BA. Idiopathic juxtafoveolar retinal telangiectasis. Update of classification and follow-up study. Ophthalmology. 1993; 100(10):1536–1546

[60] Chew EY, Murphy RP, Newsome DA, Fine SL. Parafoveal telangiectasis and diabetic retinopathy. Arch Ophthalmol. 1986; 104(1):71–75

[61] Moisseiev J, Lewis H, Bartov E, Fine SL, Murphy RP. Superficial retinal refractile deposits in juxtafoveal telangiectasis. Am J Ophthalmol. 1990; 109(5):604–605

[62] Patel B, Duvall J, Tullo AB. Lamellar macular hole associated with idiopathic juxtafoveolar telangiectasia. Br J Ophthalmol. 1988; 72(7):550–551

[63] Wong WT, Forooghian F, Majumdar Z, et al. Fundus autofluorescence in type 2 macular telangiectasia: correlation with optical coherence tomography and microperimetry. Am J Ophthalmol. 2009; 148:573–583

[64] Wolff B, Basdekidou C, Vasseur V, et al. "En Face" optical coherence tomography imaging in type 2 idiopathic macular telangiectasia. Retina. 2014; 34:2072–2078

[65] Minnella AM, Yannuzzi LA, Slakter JS, Rodriquez A. Bilateral perifoveal ischemia associated with chronic granulocytic leukemia. Case report. Arch Ophthalmol. 1988; 106(9):1170–1171

[66] Millay RH, Klein ML, Handelman IL, Watzke RC. Abnormal glucose metabolism and parafoveal telangiectasia. Am J Ophthalmol. 1986; 102(3):363–370

[67] Green WR, Quigley HA, De la Cruz Z, Cohen B. Parafoveal retinal telangiectasis. Light and electron microscopy studies. Trans Ophthalmol Soc U K. 1980; 100(Pt 1):162–170

[68] Chopdar A. Retinal telangiectasis in adults: fluorescein angiographic findings and treatment by argon laser. Br J Ophthalmol. 1978; 62(4):243–250

[69] Kovach JL, Rosenfeld PJ. Bevacizumab (avastin) therapy for idiopathic macular telangiectasia type II. Retina. 2009; 29(1):27–32

[70] Elliot AJ, Harris GS. The present status of the diagnosis and treatment of periphlebitis retinae (Eales' disease). Can J Ophthalmol. 1969; 4(2):117–122

[71] Murphy RP, Renie WA, Proctor LR, et al. A survey of patients with Eales' disease. In: Fine SL, Owens SL, eds. Management of Retinal Vascular and Macular Disorders. Baltimore, MD: Williams & Wilkins; 1983

[72] Elliot AJ. 30-year observation of patients with Eale's disease. Am J Ophthalmol. 1975; 80(3, Pt 1):404–408

[73] Spitznas M, Meyer-Schwickerath G, Stephan B. The clinical picture of Eales' disease. Albrecht Von Graefes Arch Klin Exp Ophthalmol. 1975; 194(2):73–85

[74] Misra UK, Jha S, Kalita J, Sharma K. Stroke—a rare presentation of Eales' disease. A case report. Angiology. 1996; 47(1):73–76

[75] Renie WA, Murphy RP, Anderson KC, et al. The evaluation of patients with Eales' disease. Retina. 1983; 3(4):243–248

[76] Gass JD, Little H. Bilateral bullous exudative retinal detachment complicating idiopathic central serous chorioretinopathy during systemic corticosteroid therapy. Ophthalmology. 1995; 102(5):737–747

[77] Meyer-Schwickerath G. Eales' disease: treatment with light photocoagulation. Mod Probl Ophthalmol. 1966; 4:10–18

[78] Green WR. Retinal ischemia: vascular and circulatory conditions and diseases. In: Spencer WH, ed. Ophthalmic Pathology. Philadelphia, PA: WB Saunders; 1985

[79] Robertson DM. Macroaneurysms of the retinal arteries. Trans Am Acad Ophthalmol Otolaryngol. 1973; 77(1):OP55–OP67

[80] Gass JDM. Stereoscopic Atlas of Macular Diseases: Diagnosis and Treatment. 4th ed. St. Louis, MO: Mosby-Year Book; 1997:472–476

[81] Panton RW, Goldberg MF, Farber MD. Retinal arterial macroaneurysms: risk factors and natural history. Br J Ophthalmol. 1990; 74(10):595–600

[82] Chang TS, Aylward GW, Davis JL, et al. Idiopathic retinal vasculitis, aneurysms, and neuro-retinitis. Retinal Vasculitis Study. Ophthalmology. 1995; 102(7):1089–1097

[83] Perry HD, Zimerman LE, Benson WE. Hemorrhage from isolated aneurysm of a retinal artery: report of two cases simulating malignant melanoma. Arch Ophthalmol. 1977; 95(2):281–283

[84] Fichte C, Streeten BW, Friedman AH. A histopathologic study of retinal arterial aneurysms. Am J Ophthalmol. 1978; 85(4):509–518

[85] Gold DH, La Piana F, Zimmerman LE. Isolated retinal arterial aneurysms. Am J Ophthalmol. 1976; 82(6):848–857

[86] Pichi F, Morara M, Torrazza C, et al. Intravitreal bevacizumab for macular complications from retinal arterial macroaneurysms. Am J Ophthalmol. 2013; 155(2):287–294.e1

[87] Cho HJ, Rhee TK, Kim HS, et al. Intravitreal bevacizumab for symptomatic retinal arterial macroaneurysm. Am J Ophthalmol. 2013; 155(5):898–904

[88] Peyman GA, Nelson NC, Jr, Alturki W, et al. Tissue plasminogen activating factor assisted removal of subretinal hemorrhage. Ophthalmic Surg. 1991; 22(10):575–582

[89] Moriarty AP, McAllister IL, Constable IJ. Initial clinical experience with tissue plasminogen activator (tPA) assisted removal of submacular haemorrhage. Eye (Lond). 1995; 9(Pt 5):582–588

[90] Tassignon MJ, Stempels N, Van Mulders L. Retrohyaloid premacular hemorrhage treated by Q-switched Nd-YAG laser. A case report. Graefes Arch Clin Exp Ophthalmol. 1989; 227(5):440–442

[91] Gold D, Feiner L, Henkind P. Retinal arterial occlusive disease in systemic lupus erythematosus. Arch Ophthalmol. 1977; 95(9):1580–1585

[92] Lanham JG, Barrie T, Kohner EM, Hughes GRV. SLE retinopathy: evaluation by fluorescein angiography. Ann Rheum Dis. 1982; 41(5):473–478

[93] Jabs DA, Hanneken AM, Schachat AP, Fine SL. Choroidopathy in systemic lupus erythematosus. Arch Ophthalmol. 1988; 106(2):230–234

[94] Kleiner RC, Najarian LV, Schatten S, Jabs DA, Patz A, Kaplan HJ. Vaso-occlusive retinopathy associated with antiphospholipid antibodies (lupus anticoagulant retinopathy). Ophthalmology. 1989; 96(6):896–904

[95] Ashton N, Coomes EN, Garner A, Oliver DO. Retinopathy due to progressive systemic sclerosis. J Pathol Bacteriol. 1968; 96(2):259–268

[96] Bullen CL, Liesegang TJ, McDonald TJ, DeRemee RA. Ocular complications of Wegener's granulomatosis. Ophthalmology. 1983; 90(3):279–290

[97] Vine AK. Severe periphlebitis, peripheral retinal ischemia, and preretinal neovascularization in patients with multiple sclerosis. Am J Ophthalmol. 1992; 113(1):28–32

[98] Duane TD. Valsalva hemorrhagic retinopathy. Trans Am Ophthalmol Soc. 1972; 70:298–313

[99] Szelog JT, Lally DR, Heier JS. Natural history of Valsalva-induced subhyaloid hemorrhage. JAMA Ophthalmol. 2015; 133(2):e143268

[100] García Fernández M, Navarro JC, Castaño CG. Long-term evolution of Valsalva retinopathy: a case series. J Med Case Reports. 2012; 6:346

[101] Shukla D, Naresh KB, Kim R. Optical coherence tomography findings in Valsalva retinopathy. Am J Ophthalmol. 2005; 140(1):134–136

[102] Weiss KD, Kuriyan AE, Flynn HW, Jr. Central retinal vein occlusion after prolonged vomiting and repeated valsalva maneuvers associated with gastroenteritis and dehydration. Ophthalmic Surg Lasers Imaging Retina. 2014; 45 Online:e23–e25

[103] Xie ZG, Yu SQ, Chen X, Zhu J, Chen F. Macular hole secondary to Valsalva retinopathy after doing push-up exercise. BMC Ophthalmol. 2014; 14(98):98

[104] Deane JS, Ziakas N. Valsalva retinopathy in pregnancy. Eye (Lond). 1997; 11(Pt 1):137–138

[105] Ladjimi A, Zaouali S, Messaoud R, et al. Valsalva retinopathy induced by labour. Eur J Ophthalmol. 2002; 12(4):336–338

[106] Hassan M, Tajunisah I. Valsalva haemorrhagic retinopathy after push-ups. Lancet. 2011; 377(9764):504

[107] Al Rubaie K, Arevalo JF. Valsalva retinopathy associated with sexual activity. Case Rep Med. 2014; 2014:524286

[108] Oboh AM, Weilke F, Sheindlin J. Valsalva retinopathy as a complication of colonoscopy. J Clin Gastroenterol. 2004; 38(9):793–794

[109] Park JH, Sagong M, Chang W. Valsalva retinopathy following esophagogastroduodenoscopy under propofol sedation: a case report. World J Gastroenterol. 2014; 20(11):3056–3058

[110] Kim JY, Lee DH, Lee JH, Yoon IeN. Valsalva retinopathy associated with an oratorical contest. Korean J Ophthalmol. 2009; 23(4):318–320

[111] Raymond LA. Neodymium:YAG laser treatment for hemorrhages under the internal limiting membrane and posterior hyaloid face in the macula. Ophthalmology. 1995; 102(3):406–411

[112] Konotey-Ahulu F. Valsalva vitreous haemorrhage and retinopathy in sickle cell haemoglobin C disease. Lancet. 1997; 349(9067):1774

[113] Sabella P, Bottoni F, Staurenghi G. Spectral-domain OCT evaluation of Nd:YAG laser treatment for Valsalva retinopathy. Graefes Arch Clin Exp Ophthalmol. 2010; 248(4):599–601

[114] Bourne RA, Talks SJ, Richards AB. Treatment of preretinal Valsalva haemorrhages with neodymium:YAG laser. Eye (Lond). 1999; 13(Pt 6):791–793

[115] Goel N, Kumar V, Seth A, Raina UK, Ghosh B. Spectral-domain optical coherence tomography following Nd:YAG laser membranotomy in valsalva retinopathy. Ophthalmic Surg Lasers Imaging. 2011; 42(3):222–228

[116] Durukan AH, Kerimoglu H, Erdurman C, Demirel A, Karagul S. Long-term results of Nd:YAG laser treatment for premacular subhyaloid haemorrhage owing to Valsalva retinopathy. Eye (Lond). 2008; 22(2):214–218

[117] De Maeyer K, Van Ginderdeuren R, Postelmans L, Stalmans P, Van Calster J. Sub-inner limiting membrane haemorrhage: causes and treatment with vitrectomy. Br J Ophthalmol. 2007; 91(7):869–872

第 14 章
年龄相关性黄斑变性

Ashleigh L. Levison, Paula E. Pecen, Peter K. Kaiser

14.1 引言

年龄相关性黄斑变性(AMD)是黄斑的慢性进展性疾病,是美国和其他西方国家 65 岁以上人群严重不可逆中心视力丧失和失明的主要原因[1,2,3,4,5,6]。一项荟萃分析报道,在 40 岁以上高加索人群中,早期 AMD 的患病率为 6.8%,晚期 AMD 的患病率为 1.5%,并随着年龄的增长而增加。总体而言,在美国估计超过 800 万人患有 AMD,175 万人患有晚期 AMD[6]。

AMD 主要分为两种临床类型。最常见的一类是非新生血管性 AMD(非 NVAMD),称为"干性"或"非渗出性"AMD[8,9]。第二种是 NVAMD,也称为"湿性"或"渗出性"AMD。区分干性和湿性对于预后和治疗具有重要意义。非 NVAMD 的检查有视网膜色素上皮细胞(RPE)异常和玻璃膜疣。早期干性 AMD 视力轻微下降;然而,可能会进展为晚期干性 AMD,最后进展为地图样萎缩,RPE 细胞丢失。晚期干性 AMD 在 AMD 相关致盲中占约 20%[9]。NVAMD 即出现了脉络膜新生血管(CNV),如果不治疗,可出现严重的视力丧失伴视网膜下纤维化或盘状瘢痕形成。而所有 AMD 患者中 CNV 发生率为 10%~15%,占 AMD 致盲患者的 80%以上,且与严重的中心视力丧失有关。

在过去 20 年中,AMD 的诊断取得了重大进展,

特别是光学相干断层扫描(OCT)技术的出现。我们曾使用带接触镜头的临床生物显微镜和荧光素血管造影来评估 CNV,而现在 OCT 扫描能够提供视网膜乃至脉络膜的快速、无创的横截面图像,使接触性检查几近过时。随着 OCT 技术从时域、谱域到现在的扫频源 OCT 的发展,医生能够通过更高分辨率的 OCT 图像,获得关于 AMD 病理变化的详细信息。

在 2004 年之前,渗出性 AMD 的治疗方案包括激光光凝、维替泊芬(维速达尔)光动力疗法(PDT)和黄斑下手术及黄斑转位。遗憾的是,这些疗法维持视力的效果不佳,大多数患者进行性视力丧失。渗出性 AMD 的治疗在 2004 年因抗血管内皮细胞生长因子(抗 VEGF)疗法的出现而发生了革命性变化,不仅能防止视力丧失,渗出性 AMD 的预后也被重新定义,有可能改善视力,并在大多数情况下稳定视力[9]。

本章回顾了最新的 AMD 知识,了解目前的处理方案和未来潜在的治疗策略。

14.2 非新生血管性年龄相关性黄斑变性

14.2.1 临床特征

非 NVAMD 的特征包括玻璃膜疣,与玻璃疣相关的色素沉着增加或外层视网膜色素沉着过度,以及 RPE 的色素沉着或色素减退区域。干性 AMD 晚期可能有地图样和非地图样的 RPE 萎缩。所有这些特征均被称为"非新生血管性",它们不涉及与 CNV 进展(晚期 AMD 的一个特征)相关的表现特征,将

特别关注

● AMD 是美国 65 岁以上人群致盲性眼病的主要原因。

在本节的第二部分讨论。

玻璃膜疣

早期 AMD 的发病机制以脂质和蛋白质的聚积、RPE 下沉积物形成，导致 Bruch 膜增厚为特征，称为"玻璃膜疣"[10]。玻璃膜疣表现为 RPE 水平的黄白色病变，临床上可以呈现各种形状和大小。玻璃膜疣按照大小可分为小（<63μm）、中等（63~125μm）和大（>125μm）[13,14]。根据玻璃膜疣的外观，可分为"硬疣"或"软疣"。如果大量玻璃膜疣融合在一起，则称之为"融合疣"[6,10]。

玻璃膜疣由凝集素结合糖组成，包括甘露糖、葡萄糖胺、半乳糖和唾液酸。凝集素是可以与特定糖类可逆结合的糖蛋白序列。在玻璃膜疣中存在多种蛋白质，包括淀粉样蛋白 P 成分、载脂蛋白 E、免疫球蛋白和补体[15,16]。此外，玻璃膜疣包含与体液和细胞免疫相关的分子[15,16]。硬玻璃膜疣通常较小（<63μm），边界明确（图 14.1）。几乎所有黄斑存在至少一个小的玻璃膜疣，这并未增加地图样萎缩或新生血管 AMD 致盲的风险[3,17,18]。荧光素血管造影上硬玻璃膜疣可能在早期脉络膜显影时通过玻璃膜疣的微小"窗样缺损"显示强荧光。后期随着脉络膜荧光消退而消退。软玻璃膜疣直径超过 63μm，没有清晰的边界（图 14.2）。软玻璃膜疣被认为是 AMD 出现

CNV 和 RPE 的地图样萎缩的标志。与单纯硬玻璃膜疣相比，RPE 的地图样萎缩多与软玻璃膜疣相关[14,18,19,20,21,22]。血管造影检查中，软玻璃膜疣可能表现出弱荧光或强荧光。一些研究者已经提出，染色强度可能是由于玻璃膜疣成分的极性变化所致[23]。荧光的差异可能是由 PED 的程度所致，在谱域 OCT（SD-OCT），小和中等的玻璃膜疣为分散的 RPE 隆起，RPE 下方具有不同的反射（图 14.3a）。玻璃膜疣可与上方的外层视网膜变化有关，特别是外节（OS）椭圆体区域（以前称为内外节连接区）中断的迹象[12]。

大于 125μm 的玻璃膜疣比小玻璃膜疣更具有临床价值，通常被描述为软玻璃膜疣。较大的玻璃膜疣可能会融合和进展为玻璃膜疣样 RPE 脱离[6]。在 OCT 上，较大的玻璃膜疣或玻璃膜疣色素上皮细胞脱离（PED）产生 RPE 圆顶形抬高，在 RPE 和 Bruch 膜之间有低反射或中等反射物质（图 14.3b）[12]。荧光素血管造影检查玻璃膜疣 PED 早期弱荧光，晚期不进展为强荧光。PED 上方经常出现网状色素聚集。

AMD 患者中除玻璃膜疣外，在 RPE 层面还有明显的形态学改变。视网膜色素上皮下沉积物有两种表现，也称为基底沉积物，它们被视网膜色素上皮基底膜分隔开。"基底层状沉积物"是指在基底膜层异常的膜性物质，沉积在 RPE 基底膜的内面。"基底

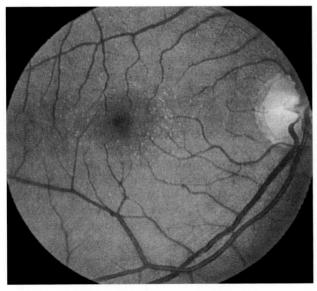

图 14.1 硬玻璃膜疣。硬玻璃膜疣眼底照片：小的、圆形分散的黄白色沉积物。(Reproduced with permission by Elsevier from Bressler et al.[61])

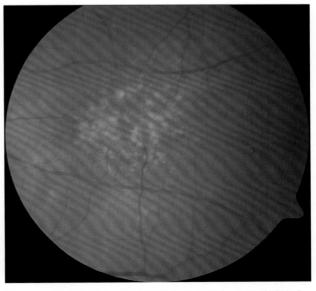

图 14.2 软玻璃膜疣。软玻璃膜疣眼底照片：比硬玻璃膜疣大，边界不清。软玻璃膜疣相比硬玻璃膜疣与脉络膜新生血管形成更加紧密相关。

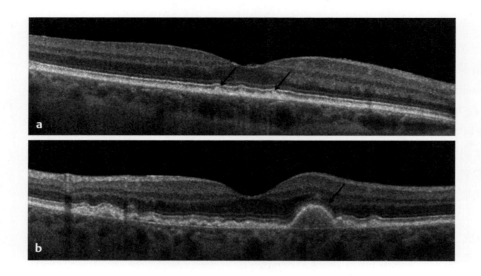

图 14.3　玻璃膜疣的光学相干断层扫描(OCT)图像。(a)箭头所示为小玻璃膜疣。它们在视网膜色素上皮下表现为高反射物质。(b)箭头所示为一个大的玻璃膜疣色素上皮脱离(PED)。玻璃膜疣样 PED 并不表示存在脉络膜新生血管。PED 允许荧光素聚集,因 RPE 脱色素程度不同,或多或少地透见 RPE 下荧光。

> **精粹**
>
> ● 与单纯硬玻璃膜疣相比,CNV 似乎与软玻璃膜疣更为相关。

线性沉积物"是 RPE 基底膜外部的一层膜状碎屑膜,并且位于 Bruch 膜的内层胶原区内[6]。

视网膜色素上皮异常

　　局灶性色素聚集,对应于临床上可见的色素细胞聚集在 RPE 层面,或色素迁移到外层视网膜光感受器层面(图 14.4)[20,24]。OCT 上色素聚集和迁移表现为局部高反射区域。这些区域通常为外核层或覆盖玻璃膜疣的 RPE 邻近区域[12]。已经证明局灶性色素聚集增加了 CNV 形成或 RPE 萎缩的风险[19,25,26]。

地图样萎缩

　　RPE 的萎缩性异常可能是 AMD 的另一种表现。随着 RPE 的萎缩,上方视网膜外层和下方脉络膜毛细血管也可能恶化甚至萎缩。地图样萎缩是一个边界明显的下方 RPE 丢失的区域,最初通常位于中央凹外。这种萎缩可透见下方的脉络膜血管(图 14.5a)[27]。中央凹通常可以保留至晚期。在地图样萎缩累及中央凹之前,视力受功能性中央凹大小的影响,因此可以看到图像部分缺失的现象。由于地图样萎缩延伸到中央凹,患者将遭受严重的视力丧失[27]。即使累及中央凹,地图样萎缩患者的视力也是逐渐丢失的[20]。

　　OCT 能够很好地发现地图样萎缩区域,有 RPE 及其上方光感受器的丢失,导致地图样萎缩区域内

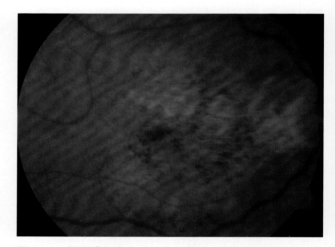

图 14.4　视网膜色素上皮(RPE)增生。眼底彩色照片显示多灶性 RPE 增生和 RPE 萎缩。RPE 增生是年龄相关性黄斑变性的常见临床表现。

的视网膜变薄(图 14.5b)。由于脉络膜上方的视网膜和 RPE 变薄,导致脉络膜呈现高反射[12]。在萎缩灶边缘、外界膜(ELM)和 OS 椭圆体带信号可能异常并逐渐减弱。这个视网膜变薄边缘的异常表明光感受器的丢失超出了萎缩边缘。OCT 能客观地量化和随访地图样萎缩。

　　眼底自发荧光(FAF)是另一种重要的用于识别和监测地图样萎缩进展的成像方式。由于脂褐素的

> **精粹**
>
> ● 局灶性色素聚集增加 CNV 形成或 RPE 萎缩的风险。

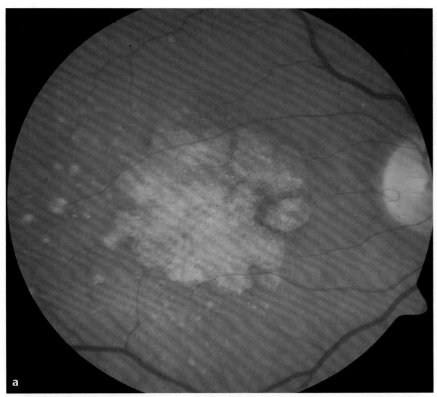

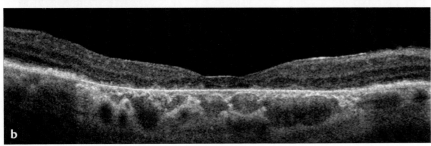

图 14.5　地图样萎缩。(a)眼底照相显示了大面积的地图样萎缩,RPE 萎缩和外层视网膜丢失。可见萎缩区域下方的脉络膜血管。(b)这是另一个中心地图样萎缩患者的 OCT 图像。外层视网膜萎缩伴有椭圆体带的丢失。

聚集,RPE 细胞通常具有天然的自发荧光。失去 RPE 自发荧光代表 RPE-光感受器复合物的破坏,可能是由于感光细胞和(或)RPE 细胞的死亡。因此,地图样萎缩区域表现为分散的自发弱荧光病变。在地图样萎缩患者的 FAF 成像中可以看到各种各样的模式,提示有多种不同的地图样萎缩表型[28]。

比较地图样萎缩患者 OCT 和 FAF 图像表明,FAF 信号的丢失与 OCT 图像中脉络膜毛细血管的反射性改变相关(图 14.6)[27]。与 OCT 类似,FAF 可用于监测 GA 的进展。

14.2.2 鉴别诊断

其他几种黄斑病变具有类似 AMD 的特征,但有明显不同的病因。需要识别并将它们与 AMD 相鉴别,因为预后和治疗可能与 AMD 大不相同。

网状假疣

网状假疣形成直径约 250μm 黄色交织网络,类似软性、融合的玻璃膜疣。这些假疣通常首先出现在黄斑外,然后可以进展至周边。在无赤光成像上显现清晰,荧光素血管造影时不发荧光。临床上,假疣可能看起来类似于软性融合的玻璃膜疣,但在 SD-OCT 上可以很容易鉴别。在 SD-OCT 上,网状假疣沉积物位于 RPE 上方,明显不同于 RPE 下方的玻璃膜疣[29,30]。在组织学上,网状假疣具有与软玻璃膜疣相似的成分[31]。与软性玻璃膜疣相比,网状假疣进展为晚期 AMD 的风险要低得多[6]。

基底层状玻璃膜疣(表皮玻璃膜疣)

基底层状玻璃膜疣,也称为"表皮玻璃膜疣",是

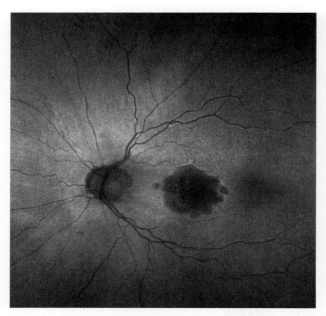

图 14.6　地图样萎缩的眼底自发荧光。对应于地图样萎缩区域为弱荧光。由于萎缩导致脂褐素丢失。脂褐素的丢失导致了黄斑中强荧光缺失。

多个小的、分散的、圆形的、黄色的 RPE 下的病变（图 14.7a）。临床术语"基底层状玻璃膜疣"不要与组织病理学术语"基底层状沉积物"和"基底线状沉积物"（在上一小节中定义为玻璃膜疣）相混淆[24]。在 OCT 上，表皮玻璃膜疣导致 RPE 锯齿状抬高，并有一些 OS 椭圆体带和外界膜的中断。在荧光素血管造影术中，表皮玻璃膜疣早期强荧光，呈现"星夜"样表现，晚期逐渐消退（图 14.7b）。既往曾认为基底层状玻璃膜疣继发于 RPE 增厚；但是现在从组织病理学的角度来看，它们与玻璃膜疣基本一致[12,32]。有表皮玻璃膜疣的眼可形成假性卵黄样黄斑脱离。这些假性卵黄样病灶的自然病程可能进行性崩解，并有明显的地图样萎缩，或被清除并有轻微的萎缩。然

而，患有基底层状玻璃膜疣的患者有继发 CNV 的风险，OCT 或荧光素血管造影检查提示有 CNV 的应考虑治疗。

图形状营养不良

图形状营养不良是一组异质性疾病，其特征是双侧对称性的黄斑中央区色素紊乱，中年发病，视力轻度下降。大都是常染色体显性遗传，预后似乎很好，到晚年仍能保留有效视力。临床上，各种各样橙黄色病变出现在 RPE 层面，它们通常是双侧的，位于黄斑中央（图 14.8）。偶尔可见单侧的或偏中心。这些模式中最为人所知的包括成人发病的黄斑中央凹色素上皮营养不良、蝴蝶状色素上皮营养不良和网状色素上皮营养不良。它们之间的鉴别很困难，因为在一个家系中同样的营养不良可能表达不同的表型[33,34]。

检眼镜检查提示为黄斑营养不良而不是 AMD 的依据为缺乏典型的软玻璃膜疣，并且色素沉着有差异，深达视网膜，外观灰绿色，常有网状的黄斑营养不良。有时色素沉着通过透照检查能够很好地鉴别，而直接照明仅有微小变化。荧光素血管造影也可以显现"图形"状，色素遮挡荧光，伴有色素周围强荧光。临床病理学相关性表现，为较厚的一层位于萎缩性 RPE 和 Bruch 膜的 PAS 染色阳性物质，Bruch 膜表面有大的充满脂褐素和细胞外色素的色素细胞。在基底层状玻璃膜疣，这些异常可能与卵黄样病变有关，类似 CNV 在血管造影上荧光表现。此外，区分卵黄样病变与 CNV 很重要，因为前者不需要治疗，而 CNV 通常需要治疗[35]。

14.2.3　处理和病程

AMD 由于中央凹萎缩或 CNV 的并发症会造成

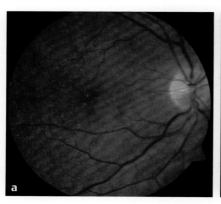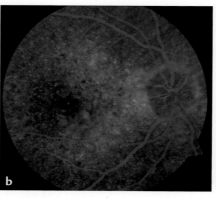

图 14.7　表皮玻璃膜疣。(a)眼底照片显示许多小的、分散的圆形黄色基底层状玻璃膜疣，也称为表皮玻璃膜疣。(b)荧光素血管造影，表皮玻璃膜疣呈"星夜"样外观。

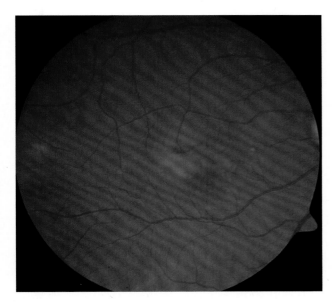

图 14.8　具有卵黄样病变的图形状营养不良。在图形状营养不良中，视网膜色素上皮层面有黄色、橙色和灰色病灶伴网状色素沉着。重要的是不要把这个病变误诊为年龄相关性黄斑变性，因为图形状营养不良与年龄相关性黄斑变性相比，脉络膜新生血管形成较少。

眼晚期 AMD。这是一项非盲的多中心随机试验，比较了添加 ForeseeHome（Notal Vision）设备与标准护理。标准护理[36]包括每个研究者专门提供的用于自我监测的说明，并使用 Amsler 方格表。 Foresee-Home 设备优先使用超敏视野检查和远程监控来监测因 AMD 形成 CNV 相关的视功能变化[36]。研究发现有形成 CNV 危险的参与者在家庭监控的早期检测中受益。那些有设备组的患者警觉或有意识进行检查的中位时间是 5 天，而标准护理组的患者检查中位时间为 7.5 天。在研究期间,82 名患者进展为 CNV。其中,设备组发现 51 人，而标准护理组仅检测到 31 人。在诊断 CNV 时,设备组也具有明显更好的平均视力。早期检测增加了玻璃体腔内抗 VEGF 治疗后获得更好视力的可能性[36]。

严重的视力丧失。随着抗 VEGF 的发展，特别是在早期干预的情况下，与 CNV 相关的严重视力丧失明显减少。抗 VEGF 治疗后视力结果预测的主要因素是起始治疗时的视力；因此，及早发现并立即治疗至关重要。

鉴于临床检查的频次很低，干性 AMD 患者进行自查很重要。理想状态下，非 NVAMD 患者应每天进行单眼 Amsler 方格表检查以检测视物变形或视物暗点。发现新的视觉症状，患者应立即进行详细检查。

CNV 的形成往往是无症状的。因此，建议非 NVAMD 患者每 6~12 个月检查一次，干性 AMD 转变为湿性 AMD 高风险的患者应更频繁。一些视网膜专家用 OCT 图像监测干性 AMD 患者，确保发现早期渗出。如果有新生血管异常表现，如临床检查或 OCT 检查时发现视网膜内液、视网膜下液，或者出血,提示应行荧光血管造影检查。

最近，智能化的家庭监测 AMD 形成和进展的系统取得了进展。家庭监测眼（HOME）研究的参与者年龄在 55~90 岁，具有发生 NVAMD 的重大风险。患者有双眼大玻璃膜疣或单眼大玻璃膜疣并有对侧

精粹

● 为尽早发现 CNV,AMD 患者应每天使用 Amsler 方格表进行单眼检查视物变形或视物暗点。

14.2.4 进展到晚期年龄相关性黄斑变性的危险因素

已有证据证实了 AMD 的几种基因和非基因危险因素。其中一些危险因素是可以规避的，而有的不能。抗氧化剂和矿物质补充剂已被证明可降低从非渗出性转为渗出性 AMD 的风险。

年龄相关性黄斑变性的基因风险

几种基因已被确定是进展为 AMD 的危险因素。患者具有特异性单核苷酸补体因子 H 区（CFH）的多态性（SNP）和年龄相关性黄斑病变易感性蛋白 2（ARMS2）基因，已被证明与地图样萎缩和渗出性 AMD 有很高的相关性[37,38]。2005 年，已确定 AMD 和 CFH 之间有很强的相关性[39]。该相关性已在世界各地的多个民族中得到确认。补充因子 H 是 α 血清糖蛋白，作为补体因子 3（C3）转化酶的天然抑制剂，并阻止正常细胞中的替代补体途径激活。与补体途径相关的易感基因的确定，证实了炎症途径在 AMD 的发病机制中发挥重要作用[9,39]。

除了炎症途径之外，人们认为氧化应激也在

AMD 进展中起着重要作用。某些使患者易于细胞氧化损伤的基因突变可能在 AMD 易感性中起重要作用。ARMS2 的确切功能尚不清楚;然而,这种蛋白质最初是在线粒体外膜中发现的。线粒体通过它们在视网膜中的氧化磷酸化中的作用来控制氧化应激[9]。

Beaver Dam Eye 研究发现,当至少有一个 CFH 风险等位基因时,估计的人口归因风险分数对于早期和晚期 AMD,分别为 9.6% 和 53.2%。当至少有一个 ARMS2 风险等位基因时,风险分别为 5.0% 和 43.0%。

除了 CFH 和 ARMS2 之外,还有一项关于 HTRA1 启动子多态性的、纳入 14 个病例对照研究的荟萃分析,确定了与 AMD 的重要关系。因为 HRTA1 启动子接近 ARMS2 基因,有可能两者一起影响 AMD 的易感性[9]。多个其他基因已被研究或正被研究与 AMD 的关系,但它们的作用似乎并不像 CFH 和 ARMS2 那么强[39]。

基因检测现已商业化用于 AMD 患者,但尚未被广泛应用于临床实践。最近发表的一篇文章提出了具有某些基因的患者可能对 AREDS 补充反应存在差异,事实上一些病例对标准 AREDS 配方的结果较差[40,41]。然而,目前尚存争议[40,42],到目前为止,其他研究者并未发现类似的相关性。随着更多信息的出现,人们可能会对 AMD 的基因检测兴趣增加。

年龄相关性黄斑变性进展的非基因危险因素

2010 年,一项纳入 45 个研究的荟萃分析评估了 16 种被认为与进展性 AMD 发展相关的危险因素。在这项系统评价和荟萃分析中确定的 16 个危险因素中,高龄、吸烟、白内障手术史和家族史都是强烈的并且一致与晚期 AMD 相关[43]。大多数研究表明,男性和女性在 AMD 进展风险方面没有差异。然而,在原始 AREDS 研究的 10 年随访中,女性被确定是进展为 NVAMD 的危险因素[44]。

AMD 最大的可改变危险因素是吸烟。Jonasson 及其同事发现,2196 名吸烟且基线检查无 AMD 的患者中,14.9% 的人进展为 AMD。正在吸烟者发生 AMD 的比值比(OR)为 2.07,曾经吸烟者为 1.36[1]。Beaver Dam Eye 研究还证实,吸烟增加早期 AMD 进展至中期,以及早期快速进展为晚期 AMD 的风险[45]。许多其他研究也验证了这种相关性[39,46,47]。

除吸烟外,还有其他系统性危险因素,包括心血管疾病、高血压和肥胖,增加了发展为晚期 AMD 的风险。一些系统性危险因素比其他因素有更强的证据[39,48,49]。汇总数据荟萃分析显示对于心血管疾病和高血压患者,风险增加具有统计学意义[43]。

关于紫外线(UV)照射在 AMD 中的作用尚无定论。紫外线照射被认为可能是通过产生外层视网膜中的活性氧化物和自由基来促进 AMD 的进展。光毒性与 AMD 进展相关的假设是基于实验和动物研究。有些研究发现了关联,而另一些研究则没有。目前,大型流行病学研究尚未提供紫外线与 AMD 相关的令人信服的证据[39,50,51,52]。

一些研究报道了白内障手术与 AMD 进展相关的证据。2003 年发表的一项研究表明,6%~7% 的人工晶状体眼患者进展为渗出性 AMD 或地图样萎缩,而有晶体眼中仅占 0.7%。然而 AREDS 研究没有发现白内障手术与 AMD 进展的相关性。

年龄相关性黄斑变性进展的保护因素

20 世纪 80 年代和 90 年代的各种研究表明了抗氧化状态和锌水平与 AMD 风险的关系[10,54,55,56]。自那些研究发表以来,两个大型随机对照试验显示了补充维生素和矿物质,可在一定程度上预防 AMD 进展到晚期。第一个是年龄相关性眼病研究(AREDS),根据玻璃膜疣的大小和程度、各眼 RPE 的异常、对侧眼有进展性 AMD 和视力情况,将 4575 名患者分为 4 组[5]。

1 组患者少于 5 个小的(<63μm)玻璃膜疣,双眼视力 ≥20/32。2 组患者有多个小玻璃膜疣,至少一个中等(63~124μm)和(或)有色素改变,双眼视力 ≥20/32。3 组患者双眼没有进展性 AMD,一眼视力至少 20/32,至少有一个大玻璃膜疣(>125μm),明显的中等大玻璃膜疣和(或)黄斑中央凹外的地图样萎缩。第 4 组,视力 ≥20/32,研究眼没有进展性 AMD,但对侧眼有进展性的 AMD,或视力低于 20/32 且为 AMD 导致的视力下降。

患者随机分为每日服用口服片剂②抗氧化剂(500mg 维生素 C、400IU 维生素 E 和 15mg β-胡萝卜素);②80mg 氧化锌和 2mg 氧化铜;③抗氧化剂加锌,或④安慰剂[5]。AREDS 证明 3 组和 4 组 AMD 患者从抗氧化和矿物质补充中受益。那些服用抗氧化剂和锌的患者的风险降低了 25%[5]。这项研究的结果是,所有 3 组或 4 组 AMD 患者都推荐使用

精粹

AREDS2 配方包括：

- 500mg 维生素 C
- 400IU 维生素 E
- 10mg 叶黄素
- 2mg 玉米黄质
- 80mg 锌
- 2mg 氧化铜/铜

（注意：没有 β-胡萝卜素或 omega-3 脂肪酸。）

特别关注

- 吸烟的患者不建议使用原始的 AREDS 配方。

AREDS 配方。

一项随访研究 AREDS2 为降低进展为晚期 AMD 的风险，评估原始 AREDS 配方中补充叶黄素和玉米黄质和（或）omega-3 长链多不饱和脂肪酸（LCPUFA），同时去除 β-胡萝卜素的安全性和有效性。AREDS2 招募了 4203 名参与者，年龄 50~85 岁，遍布美国的 82 个临床点。在 4203 名参与者中，3036 人同意进行二次随机分组，目的是评估从原始 AREDS 配方中去除 β-胡萝卜素和减少锌含量的影响[57]。

叶黄素和玉米黄质都是构成黄斑色素的重要成分，因此，有人认为这些化合物可能有助于降低进展为晚期 AMD 的风险。在规划原始的 AREDS 研究配方时，认为叶黄素可能具有降低进展风险的潜在益处。然而，在第一次研究时，叶黄素无法直接购得[58]。从 AREDS 配方中去除 β-胡萝卜素的原因源于一个报道，吸烟者有与 β-胡萝卜素营养补充剂相关的肺癌风险增加。

最初分析与原始配方相比，AREDS2 没有显示任何添加叶黄素、玉米黄质、ω-3 LCPUFA 或复合物对进展为晚期 AMD 的正面或负面影响。当添加叶黄素和玉米黄质时，去除 β-胡萝卜素对进展至晚期 AMD 也没有任何统计学上的显著影响[57]。关于 80~25mg 锌的比较，没有足够的证据来推荐理想剂量。虽然主要分析没有显示叶黄素和玉米黄质的独立益处，一些二次分析表明可能会有一些积极的影响。鉴于所有这些结果和补充 β-胡萝卜素会增加吸烟者患肺癌的风险，因此从 AREDS2 配方中去除 β-胡萝卜素，加入叶黄素和玉米黄质。

年龄相关性黄斑变性进展的危险因素

我们已经认识了进展至晚期 AMD 的危险因素，因此一些研究者试图制造模型，来帮助识别有进展风险的患者。有些风险模型比其他模型复杂得多。2013 年，一个大型委员会召集创建一个新的 AMD 分类系统。他们确定了进展至晚期 AMD 风险的两个基本临床检查特征：有一个或多个大玻璃膜疣（>125μm）和（或）与玻璃膜疣有关的任何色素沉着或脱色素的异常。每只眼中的每一种特征记 1 分。一人的最高总分为 4 分，每只眼为 2 分。得 4 分的患者比得 0 分的患者进展至晚期 AMD 的 5 年风险高 100 倍。得 1 分、2~3 分和 3~4 分的患者进展到晚期 AMD 的风险分别是 12%、25%、50%。综合 AMD 进展的其他系统和外部危险因素，进一步调整这些百分比。例如，进展风险基于吸烟状态而变化[44,59,60]。

14.3 新生血管性年龄相关性黄斑变性

以脉络膜循环来源的纤维血管组织生长为特征，NVAMD 是美国和西方国家 65 岁以上人群的严重的视力丧失的主要病因。虽然湿性 AMD 仅占晚期 AMD 患者的 8%，但 85% 的 AMD 致盲的患者是湿性 AMD[4]。视力下降的原因是 CNV 产生的不可逆的视网膜下纤维化。

14.3.1 临床特征

任何主诉有视物变形或暗点的人都应怀疑发生 CNV，特别是年龄超过 65 岁，并且已知有非 NVAMD 的患者[61]。裂隙灯检查可能会显示因下方积液或出血视网膜隆起，因 RPE 下积液、出血或纤维血管组织色素上皮隆起，视网膜内或视网膜下脂质，或 CNV 膜上的神经视网膜囊样水肿（图 14.9a）。应排除视网膜下出血的其他原因，如大动脉瘤、病理性近视的漆裂纹或脉络膜肿瘤。尽管存在 CNV，眼底检查可能还是正常的，特别是仅有视网膜下液时的检眼镜检查。

荧光血管造影是诊断渗出性 AMD 并描述 CNV 的金标准。早期、中期和晚期图像能够识别 CNV 边界(边界清晰或边界不清)类型(经典或隐匿)和位置(中央凹下或中央凹外)。

CNV 可能在荧光素血管造影上具有多种表现形式。被认可的基本形式是经典型和隐匿型(图 14.10)。CNV 在荧光素血管造影上可能具有多种表现形式,一般可分为经典型和隐匿型(图 14.10)。虽然目前这些分型不再像既往那样常用,但在使用抗 VEGF 药物之前,还是可以提供一些重要的预后信息。经典型 CNV 在早期就显示为边界清楚的强荧光灶,后期有明显的渗漏,视网膜下染料积存,强荧光区边界模糊。有时在早期可见血管网,但不是经典型所必需的。事实上,这种表现仅存在于少数经典型 AMD 相关 CNV 病变中,隐匿型 CNV 可能也会有,因为经典型和隐匿型 CNV 都有新生血管。

隐匿型 CNV 在 AMD 相关 CNV 眼中有两种类型。第一种称为纤维血管色素上皮脱离(FVPED),在染料注射后 1~2 分钟,观察到一个不规则的 RPE 隆起并有点状强荧光。晚期荧光着染或渗漏是因为

视网膜下的纤维组织对荧光素的获取或积存在 FVPED 表面的视网膜下。当荧光勾勒出急剧隆起的 RPE 时,FVPED 的确切边界才能被确定。隆起高度取决于立体照片的质量和纤维血管组织的厚度。不幸的是,FVPED 的边界通常不太好确定。第二种即未确定来源的晚期渗漏,即晚期脉络膜渗漏,血管造影的早期或中期没有明确可识别的经典 CNV 或 FVPED 来解释它的晚期渗漏。通常,这种隐匿性 CNV 可以表现为点簇状强荧光,下方有视网膜下的染料积存。

因为从激光治疗发展到玻璃体腔内注射抗 VEGF 药物治疗,经典型和隐匿型 CNV 的术语目前已不常用。随着 OCT 检查的广泛应用,目前已建立新的分类法。SD-OCT 能够显现出 CNV 及视网膜内液、视网膜下液和 PED(图 14.9b)[12]。1 型 CNV 起源于脉络膜,然后突破 Bruch 膜在 RPE 下延伸,再进入视网膜下,类似于 2 型 CNV。CNV 通常是两者 1 型和 2 型的组合。如果疾病主要表现为 1 型,称之为轻微经典型。如果主要是 2 型,就是显著经典型的[32,62]。3 型新生血管是指视网膜血管瘤样增生(RAP)。其

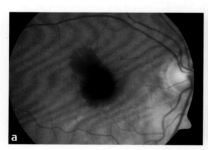
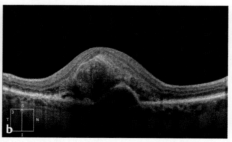

图 14.9 新生血管性年龄相关性黄斑变性。(a)眼底照片显示有玻璃膜疣和视网膜下出血。(b)同一患者的黄斑 OCT 显示在视网膜下有与视网膜下出血一致的高反射物质。

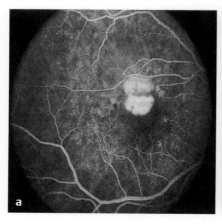
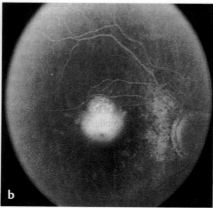

图 14.10 经典型和隐匿型脉络膜新生血管(CNV)。(a)"经典型"CNV 是显而易见的,在早期病变的下半部分,血管造影显示为明显的边界清楚的花边或车轮样强荧光;"隐匿型"CNV 中的上半部分明显形成纤维血管色素上皮脱离(FVPED),表现为一个稍致密的斑点样强荧光;视网膜色素上皮细胞层隆起。(b)经典型 CNV 后期大量渗漏。晚期 FVPED 染色。(Reproduced with permission by Wolter from Bressler SB. The Wilmer Retina Update 1995;1:3–7.)

特征为视网膜新血管来自视网膜的深部毛细血管丛。RAP 进展有多个阶段，最后阶段包括脉络膜和视网膜新生血管吻合，形成视网膜脉络膜吻合。视网膜内、视网膜下渗漏，并形成 PED[63,64]。

随着 SD-OCT 的广泛应用，已经发现了新的 AMD 特征。外层视网膜管形 (ORT) 可见于一些视网膜损伤和光感受器破坏疾病的患者中，但最常见于渗出性 AMD[65]。ORT 代表感光细胞重排和变性。SD-OCT 上，ORT 为圆形的、色素上皮或视网膜下纤维病灶之上的、环绕高反射环的低反射结构。高反射环被认为是光感受器的内节和外节结合。区分 ORT 与黄斑囊样水肿很重要，因为 ORT 不代表活动性的渗出，没有抗 VEGF 治疗的指征[65,66]。

渗出性 AMD 的最后阶段形成盘状纤维瘢痕 (图 14.11)。与 CNV 相关的视网膜内、视网膜下液以及出血可导致视网膜结构的紊乱，RPE 和光感受器大量丢失，伴有盘状瘢痕。当这些疤痕累及中央凹时，就会有明显的视力下降。虽然盘状瘢痕代表终末期疾病，仍有可能 CNV 再活化而进一步出血。因此，这些患者还应规律随访。

色素上皮脱离

AMD 中的各种病变将导致视网膜的色素上皮层隆起。如前所述，隐匿型 CNV 的纤维血管 PED 是一种类型 (图 14.12)。RPE 的浆液性脱离 (图 14.13)

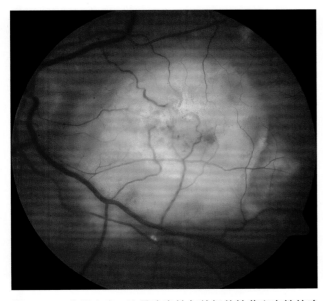

图 14.11　盘状疤痕。这是渗出性年龄相关性黄斑变性的晚期阶段，伴有明显的视网膜下纤维化和视力丧失。

可以通过血管造影与纤维血管 PED 鉴别，表现为早期边界清楚的、均匀的强荧光，晚期强荧光持续存在，稍渗漏到视网膜下腔。虽然临床过程多变，但大部分患者在 1~2 年内出现 CNV。有些浆液性 PED 在边缘处有个凹陷，被认为是一个隐匿型 CNV 的标志[69]。

OCT 上，PED 是在 Bruch 膜上方宽的 RPE 隆起。纤维血管性 PED 与浆液性渗出和 (或) 出血相关。PED 的隆起坡度根据其下渗出成分而不同。在 OCT 上，浆液性 PED 显示为圆顶样 RPE 隆起。RPE 下是均匀的低反射腔。血管性 PED 可能发生于 RPE 下 CNV 病变生长，伴有显著的渗出。这种渗出产生浆液间隔，看起来类似于浆液性 PED；然而，有一些小的固体物质 (纤维血管增生)，附着在 RPE 的外层上。

RPE 下的新生血管出血时会出现出血性 PED。出血遮挡 Bruch 膜[12]。出血性 PED 也使荧光素血管造影发现不了 CNV。出血性 PED 有时看起来类似脉络膜黑色素瘤，超声检查缺乏低内回声影，可供鉴别。

RPE 撕裂可发生于浆液性 PED 或治疗后[70]。研究表明，抗 VEGF 治疗后 RPE 撕裂的发生率与自然病程的 RPE 撕裂相似。OCT 上，可以发现 RPE 不连续。如果撕裂区域下方没有纤维血管组织，荧光素血管造影的早期出现 RPE 裸露区域明显的、边界清楚的强荧光。袖口的 RPE 遮挡了下方的荧光，因此显现撕裂相邻区域的弱荧光 (图 14.14)。如果纤维血管组织在 RPE 撕裂区域持续存在，裸露区域的荧光可能不那么明显。

RPE 撕裂后，视力可能迅速下降。一些研究表明在更长时间的随访中，大多数患者会持续视力下降。判断视力预后的主要因素是中央凹是否有 RPE 丢失。不幸的是，RPE 撕裂通常与进行性纤维血管瘢痕形成有关，这也会导致视力丧失[71]。因此，当使用抗 VEGF 药物时，如果出现 RPE 裂口，并且脉络膜新生血管膜存在持续活动性，大多数仍建议继续用抗 VEGF 治疗，有助于预防纤维血管瘢痕。虽然可能有人担心进一步巩固 CNV 的治疗会扩大 RPE 撕裂，但研究显示治疗更有益[72]。

有报道 RPE 撕裂即使是中央凹下 RPE 缺失了，视力也得以保留，但是这些病例没有与相关 CNV 的证据[9,33]。而 Coco 及其同事描述了一系列

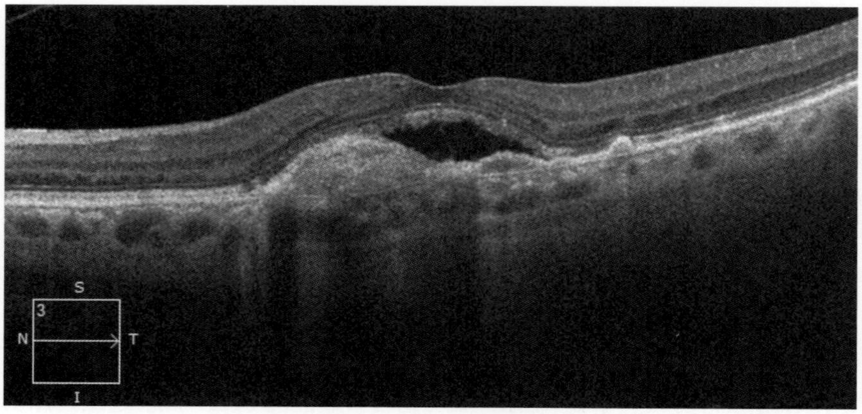

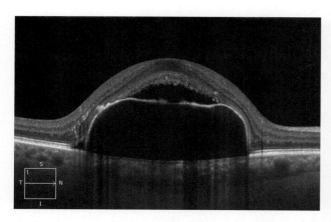

图 14.12　纤维血管性视网膜色素上皮脱离（PED）。OCT 扫描显示视网膜色素上皮的隆起，PED 伴有视网膜下液。PED 其下的高反射与纤维血管 PED 一致。显示了产生视网膜下液的脉络膜新生血管。

图 14.13　浆液性视网膜色素上皮脱离（PED）。该 OCT 扫描显示有视网膜下液相关的浆液性 PED。与上面的纤维血管 PED 不同，浆液性 PED 下有均匀的低反射腔。可见下方 Bruch 膜。（Image courtesy of Dr. Justis Enlers.）

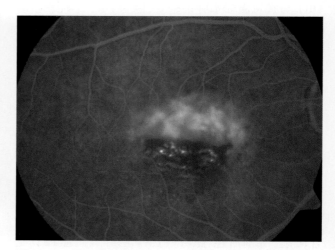

图 14.14　视网膜色素上皮（RPE）撕裂。荧光素血管造影显示撕裂区早期强荧光。强荧光区域对应于不被 RPE 遮挡的脉络膜荧光，暗区对应被 RPE 聚集组织阻挡的荧光。

RPE 撕裂未累及中央凹的患者。他们发现继续抗 VEGF 治疗带来了有统计学意义的视力改善[72]。已发表的研究显示一些 RPE 撕裂的患者在 RPE 恢复后又有了视力[73]。

14.3.2　渗出性年龄相关性黄斑变性的鉴别诊断

必须意识到除 AMD 之外，还有其他疾病是与 CNV 相关的，因为预后可能不同。患者大于 50 岁，双眼有软玻璃膜疣和 RPE 异常[色素沉着和（或）萎缩]将有助于诊断 AMD。其他一些 CNV 相关疾病包括眼组织胞浆菌病综合征（OHS）、病理性近视、脉络膜破裂、血管样条纹、视神经玻璃膜疣、局灶性激光光凝术史，以及脉络膜炎性综合征，如多灶性脉络膜炎和点状内层脉络膜病（PIC）。

还必须认识生物显微镜和 OCT 检查 CNV 相关其他表现，即视网膜下的液体、出血和脂质渗出。视网膜下和视网膜内出血可见于视网膜大动脉瘤、病理性近视漆裂纹、外伤性脉络膜破裂、中心性浆液性脉络膜视网膜病变（CSCR）、息肉样脉络膜视网膜病变和视网膜血管疾病如静脉阻塞。视网膜下液也可见于脉络膜肿瘤如黑色素瘤、痣、骨瘤、血管瘤和转移瘤，炎症性疾病如原田病或后巩膜炎和葡萄膜渗漏综合征。

中心性浆液性脉络膜视网膜病变

特发性中心性浆液性脉络膜视网膜病变（CSCR）是一种黄斑疾病，特征是神经视网膜和 RPE 的浆液性脱离。随着浆液性脱离的消退，可能会出现色素斑点,提示色素聚集和非 NVAMD 的萎缩。当患者大于 55 岁时,可能很难鉴别。没有软玻璃膜疣和双眼多灶性斑驳的 RPE 聚集,特别是黄斑外病灶,考虑是 CSCR 而非 AMD。在严重的 CSCR 中,视网膜下液的“排出”区域–即积液下方延伸的伪足样的重力带,将留下斑驳色素。FAF 可以很好显现(图14.15)。虽然通常发病于 20 岁和 45 岁之间的男性,有时也会出现有 65 岁以上的患者,这表明可能存在AMD 相关 CNV。血管造影中,CSCR 的视网膜下液与 AMD 中的 CNV 不同,通常在早期和中期之后才渗漏。OCT 可证实 PED 和视网膜下液。使用增强的深度成像(EDI)模式和现在的扫频源 OCT 技术,可以看到 CSCR 与脉络膜增厚相关[74,75]。区分 CSCR 和AMD 的 CNV 至关重要。CSCR 通常对抗 VEGF 治疗无反应,但对 PDT 反应良好。

息肉状脉络膜血管病变

息肉样脉络膜血管病变(PCV)表现与 AMD 类似,它是另一种疾病还是 AMD 中另一种 1 型 CNV仍然存在争议。该疾病与视网膜下的息肉样血管病变有关,可能导致浆液性和出血性 PED 及视网膜下出血[76]。一些患者可能有反复出血导致严重的视力丧失和瘢痕。男女均可发病,并且最常见于亚洲患者人群,它也出现在美国非洲裔和白人。荧光素血管造影不能总是可靠地鉴别息肉状脉络膜血管病变与 AMD;通常使用吲哚菁绿血管造影(ICGA)成像检查区分 PCV 和 AMD[77](图 14.16)。区分息肉状脉络膜血管病变与 AMD 很重要,因为通过抗 VEGF

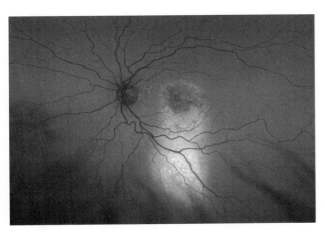

图 14.15　中心性浆液性脉络膜视网膜病变。眼底自发荧光显示了黄斑中心异常的一个低反射区域,下方重力带证明积液来自中心性浆液性脉络膜视网膜病变。

治疗息肉可能无法消退,但已经显示 PDT 可以消退。EVEREST 研究发现维替泊芬 PDT 联合雷珠单抗(Lucentis Genentech/Roche)或单纯 PDT,比雷珠单抗治疗能够更有效地使 PCV 患者在 ICGA 检查时息肉完全消退[77]。

14.3.3 处理和病程

在过去的 10 年中,随着抗 VEGF 药物发现和进展,渗出性 AMD 的治疗方法有了革命性的变化。传统的激光、PDT、中央凹下手术和黄斑转位术治疗渗出性 AMD,但与抗 VEGF 治疗相比,视功能结果明显更差。

年龄相关性黄斑变性中 CNV 的治疗

新生血管从脉络膜毛细血管,穿透 Bruch 膜进入视网膜下色素上皮空间或视网膜下间隙,形成液体和血液的渗漏。有多个因素参与新生血管或从已存在的血管生成新生血管。VEGF 在血管新生中起重要作用,但其他因素也很重要,包括成纤维细胞生长因子(FGF)、血管生成素(Ang)、血小板衍生生长因子(PDGF)、色素上皮衍生因子、一氧化氮、基质金属蛋白酶和金属蛋白酶组织抑制剂[7]。

激光光凝术

在抗 VEGF 治疗之前,黄斑光凝研究(MPS)显示几种确定类型的新生血管激光治疗有益。有三组研究:氩气、氪气和中央凹研究。每个都比较观察了局灶性激光光凝[79,80,81]虽然通常不再进行激光光凝,但从历史的角度来看研究结果很重要。

第一份 MPS 报告中央凹下新病灶中,平均而言,激光治疗眼与未治疗眼相比,维持更好的视力水平、阅读速度和对比敏感度。治疗后通常会出现视力立即下降,但治疗的好处是在 1~2 年后出现的,因为随机观察眼的视力不断下降[81]。

1991 年,MPS 组公布了一项长期(5 年)随机前瞻性试验结果,评估激光光凝治疗中央凹外 CNV(CNV>距离中央凹中心 200μm)的有效性[80]。未治疗眼失去平均 7.1 行视力,激光治疗眼丢失 5.2 行。不幸的是,在 54% 的治疗眼中观察到持续性或复发性 CNV。CNV 持续性或复发与明显的视力丧失有关[80]。

AMD 的中央凹旁 CNV(CNV 距离中央凹中心1~199μm)的 5 年结果于 1994 年更新。与中央凹外

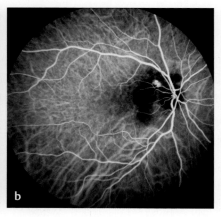

图 14.16 息肉样脉络膜视网膜病变。(a)眼底照片显示视网膜下出血和渗出。(b)吲哚菁绿血管造影图像显示视神经颞侧的息肉。

病变一样，治疗眼视功能有统计学上的显著益处。25%的治疗眼与 15%的未治疗眼保持了他们的基线视力水平。另外,两倍多的治疗患者视力保持在 20/40 甚至更高。不幸的是,通过 5 年的后续检查,78%的治疗患者有持续性或复发性 CNV 累及黄斑中央凹[79]。

原始研究表明对于不累及中央凹的病变激光的好处,没有区分隐匿型与经典型 CNV。随后对所有来自中央凹旁 AMD MPS 试验荧光血管造影的再分析更加支持了结论,当治疗覆盖整个病变时,治疗完全经典型 CNV 相比观察更有益[81]。仅治疗经典 CNV,病灶同时有经典型和隐匿型 CNV 时,基本上相当于没有治疗。要得出该亚组治疗有益的结论,有隐匿型 CNV 眼样本量太少了。然而,只有 41%的隐匿型 CNV 未治疗眼,研究开始后 1 年内失去显著的视力,随后通常有经典 CNV 的进展[82]。

黄斑下手术

黄斑下手术(SST)研究小组进行了多中心、随机临床试验,旨在确定与观察眼相比,手术切除中央凹下 CNV 是否能够稳定或改善视力。研究表明大多数 AMD 黄斑下手术患者的视力没有改善。结论是对于 AMD 中的大多数 CNV 病变,黄斑下手术无效[83,84]。

黄斑转位术

在抗 VEGF 治疗渗出性 AMD 之前,黄斑转位术用来治疗中央凹下 CNV。黄斑转位用 360°视网膜切开术将黄斑区视网膜从中央凹下 CNV 和 RPE 病变区移开到新的更健康的 RPE 和脉络膜位置。目的是改善视功能[85,86]。这个手术在抗 VEGF 药物时代已经被废弃了。

光动力学疗法

维替泊芬(Visudyne;Novartis Pharma AG)PDT 已经批准用于治疗 AMD 的 CNV[87]。机制是维替泊芬摄取光敏素,当被特定能量激光激活时,通过血栓形成选择性封闭脉络膜新生血管膜[88]。光动力疗法治疗年龄相关性黄斑变性(TAP)试验发现,与安慰剂组相比,在 24 个月时,接受 PDT 治疗的患者视力下降少于 3 行。亚组分析显示超过 50%经典 CNV 的 PDT 治疗更有益。一份关于 5 年结果的报告显示,随访患者的结果稳定[87]。维替泊芬光动力疗法研究(VIP)纳入了不符合 TAP 研究资格的患者。参加该研究的大多数参与者都没有经典型 CNV[88]。这些患者 PDT 治疗获益较少。

鉴于抗 VEGF 药物有更大获益,PDT 不再常用于治疗渗出性 AMD,而仍用于对抗 VEGF 治疗效果较差的,和不能或不愿频繁接受抗 VEGF 药物治疗的患者[89]。对抗 VEGF 的反应差提示息肉状脉络膜病变的可能性,与单独的抗 VEGF 相比,联合 PDT 与抗 VEGF 治疗效果更好[77]。

抗血管内皮生长因子治疗

哌加他尼

Pegaptanib (Macugen;Valeant Ophthalmics)是经美国食品药品监督管理局(FDA)批准的第一种用于治疗 NVAMD 的抗 VEGF 制剂。2004 年开始用于治疗 NVAMD。哌加他尼是一种 RNA 寡核苷酸(或适体),可特异性结合并阻断 VEGF 的细胞外 165-氨基酸同型的活性(VEGF 165)。2004 年,VEGF 抑制眼部新生血管的研究结果 (VISION) 试验发表。VISION 是一项随机、前瞻性、多中心、双盲对照临床试验,纳入 1186 名患者,比较每 6 周给予不同剂量的哌加他尼持续超过 48 周与假注射。到 54 周时,哌加他尼组少于 15 个视力表字母丢失的患者比例较多(70%的哌加他尼治疗患者对 55%的对照组患者)。早在治疗开始后 6 周以及随后的所有时间点,治疗组患者的平均视力比接受假注射的患者均较好[90]。因为贝伐单抗、兰尼单抗和阿普西柏的疗效更好,这种抗 VEGF 治疗药物现已被取代[91-93]。

贝伐单抗

贝伐单抗(Avastin; Genentech/Roche)是一种 149kDa 的全长单克隆抗体,针对 VEGF-A 的所有亚型,2004 年经 FDA 批准作为转移性结直肠癌的全身治疗。2004 年,开始应用于新生血管性 AMD,(SANA)试验启动并证明全身用贝伐单抗也可有效治疗渗出性 AMD。在这项无对照的、标签外使用的单中心临床研究中,18 名患者间隔 2 周接受了 2~3 次的静滴贝伐单抗(5mg/kg)。最初,全身性贝伐单抗引起收缩压轻度升高,但可被高血压药物控制,治疗后 12 周不再显著升高。到第 24 周时,全身性贝伐单抗治疗后,视力平均增加 14 个字母,平均中央视网膜厚度下降,OCT 测量为 112μm[94,95]。

2005 年,首次报道了首例复发性 CNV 的患者玻璃体内注射贝伐单抗,之前治疗包括维替泊芬 PDT 联合治疗曲安奈德注射、哌加他尼注射。1.0mg 玻璃体内注射贝伐单抗治疗后,OCT 中央视网膜厚度下降,1 周内改善视觉质量,并能维持至少 4 周[96]。

当贝伐单抗作为 NVAMD 的标签外使用时,临床研究使用哌加他尼和雷珠单抗正在进行中,并且有人担忧,与更小的 48kDa 雷单抗相比,149kDa 贝伐单抗太大而无法穿透视网膜有效地治疗 CNV。然而,2006 年 Shahar 及其同事研究报道玻璃体内注射的贝伐单抗,可见于家兔注射后 24 小时内的视网膜下间隙[97]。几项小型 NVAMD 患者接受玻璃体腔注射贝伐单抗治疗的研究,记录了平均视力的改善和 OCT 厚度的减少。2010 年,一项随机、双盲的 III/IV 期研究阿瓦斯汀(贝伐单抗)玻璃体内注射,治疗继发于年龄相关性黄斑变性的 CNV 与标准治疗相比的疗效和安全性的结果(ABC)发表,这是一个前瞻性、双盲、多中心、随机对照试验,涉及英国三个中心的 131 名 NVAMD 患者,随机 1:1 进行干预或控制。干预是玻璃体内注射贝伐单抗[1.25mg,0.05mL,每

6 周 1 次的负荷剂量,共 3 次,然后根据需要每 6 周注射(PRN)]。对照治疗是标准治疗,当时是维替泊芬 PDT 用于主要经典 CNV,或哌加他尼注射液或假注射用于微小经典型或隐匿型 CNV。不论病变类型,贝伐单抗组患者相比标准治疗组,基线视力增加 15 个或更多字母的患者比例更高(32%对 3%)。到研究结束时为 54 周,视力平均变化为贝伐单抗组 7.0+字母,标准治疗组-9.4 字母,提供了贝伐单抗治疗 NVAMD 的第一个 I 级证据[98]。

雷珠单抗

雷珠单抗(Lucentis; Genentech/Roche)是一种具有亲和力的人源化抗 VEGF-A 重组 Fab 片段,可增加对 VEGF-A 的结合亲和力。2006 年,抗 VEGF 抗体雷珠单抗治疗新生血管性年龄相关性黄斑变性的微小经典/隐匿性试验(MARINA)研究结果发表,这是一个多中心、为期 2 年、双盲、假对照研究,纳入 716 例 NVAMD 患者和微小经典型或隐匿型 CNV 患者,随机接受 24 个月雷珠单抗玻璃体内注射(0.3 或 0.5mg)或假注射。在 24 个月时,与假注射组相比,0.5mg 雷珠单抗组视力提高至少 15 个字母的患者人数显著增加(33%对 4%)。接受玻璃体内注射雷珠单抗治疗发生眼内炎患者约占 1%(n=5)。与对照组相比,雷珠单抗没有增加全身血管并发症的风险,包括高血压、心肌梗死、中风和非眼部出血,该研究无法检测出这些罕见不良事件的各组之间的微小差异。

抗 VEGF 抗体在年龄相关性黄斑变性(ANCHOR)研究中主要用于治疗经典脉络膜新生血管形成,结果发表于 2006 年和 2009 年,也是一项多中心、为期 2 年、双盲研究,研究对象为 423 例非黄斑变性和经典 CNV 病患者,随机 1:1:1 接受每月雷珠单抗玻璃体内注射(0.3mg 或 0.5mg)加假维替泊芬注射,或每月假注射加活性维替泊芬 PRN 注射(每 3 个月一次)。在 24 个月时,与维替泊芬 PDT 组治疗组相比,0.5mg 雷珠单抗组中的视力提高至少 15 个字母的患者人数显著增加(6%对 41%)。在 0.5mg 雷珠单抗组中,视觉平均变化为+10.7 个字母,而维替泊芬 PDT 组中是-9.8 个字母。约 1.1%(3/277)接受玻璃体内雷珠单抗治疗的患者发生眼内炎(注射次数比率=3/5,921,或 0.05%)。与对照组相比,雷珠单抗组的全身血管并发症风险没有增加,包括高血

压、心肌梗死、中风和非眼部出血的风险[99,100]。

在 MARINA 和 ANCHOR 试验中，视力改善似乎在 4 个月后达到稳定，每月注射认为对患者不方便，在Ⅲb期评估替代治疗方案，多中心、随机、双盲、假注射对照研究雷珠单抗治疗中央凹下 CNV 患者的疗效和安全性，伴或不伴年龄相关性黄斑变性经典 CNV(PIER)和雷珠单抗治疗年龄相关性黄斑变性的中央凹下 CNV 患者的疗效和安全性(EX-CITE)研究。在 2008 年和 2010 年，PIER 研究的第 1 年和第 2 年结果发表。PIER 研究是一项多中心、随机、双盲实验，184 名患有 NVAMD 有中央凹下 CNV 的患者，随机分组 1:1:1 至 0.3mg 雷珠单抗，0.5mg 雷珠单抗或假注射，每月注射 1 次连续 3 个月，然后每 3 个月进行一次补充注射[101]。在两年中，符合条件的假注射组患者转入 0.5mg 雷珠单抗每季度注射组。第二年晚些时候，所有符合条件的随机患者转入每月 0.5mg 雷珠单抗组[102]。在第 3 个月，在 0.5mg 雷珠单抗组中视力的平均变化是+4.3 个字母。在第一年，视力的平均变化是 0.5mg 的雷珠单抗组−0.2 个字母，假注射组中是−16.3 个字母。在第二年，视力的平均变化在 0.5mg 雷珠单抗组为−2.3 个字母，假注射组中是−21.4 个字母。假注射组转入雷珠单抗季度注射组患者的视力在转入 10 个月后丢失了 3.5 个字母。0.3mg 和 0.5mg 组转入每月 0.5mg 雷珠单抗组，在第 2 年转入 4 个月后增加平均视力分别为 2.2 个和 4.1 个字母。因此，雷珠单抗的季度注射似乎不可能与每月雷珠单抗注射的视力改善效果相同，每月雷珠单抗注射可为治疗患者提供额外的视益处，但不包括患者超过 14 个月的假注射后再开始接受雷珠单抗治疗[101,102]。因此，早期开始抗 VEGF 治疗在 NVAMD 中很重要。

EXCITE 研究发表于 2011 年，是一个为期 12 个月、多中心双盲实验，293 例 NVAMD 有中央凹下 CNV 患者，在每月注射连续 3 次之后，随机 1:1:1 至 0.3mg 每季度、0.5mg 每季度，或每月 0.3mg 雷珠单抗治疗。到第 12 个月时，所有组的视力从基线开始增加，每季度 0.3mg 增加+4.9 个，每季度 0.5mg+3.8 个和每月 0.3mg 给药组+8.3 个字母。在第 12 个月，OCT 中央视网膜厚度也从基线开始有所下降：每季度 0.3mg、每季度 0.5mg、每月 0.3mg 组分别是−96.0、−105.6 和−105.3um。在第 12 个月，每月治疗方

案相关的视力改善优于每季度治疗的视力改善，并且季度方案的非劣效性没有达到 5.0 个字母的非劣效性边缘[103]。

因此，来自 MARINA、ANCHOR、PIER 和 EX-CITE 研究的数据表明，经过 3 个月的导入剂量注射，随后每月注射雷珠单抗优于季度注射。

2007 年和 2009 年发表的前瞻性 OCT 检查新生血管性 AMD 患者眼内雷珠单抗注射(PrONTO)的研究，是一项为期 2 年的、玻璃体内雷珠单抗治疗 40 例 NVAMD 并有中央凹下 CNV，并且 OCT 测量中央视网膜厚度至少 300μm 患者的多样给药研究。患者最初每月接受玻璃体内注射 0.5mg 雷珠单抗连续 3 次，发生以下任何一个变化则进行雷珠单抗再治疗：①失去 5 个字母视力且 OCT 检测到黄斑区积液；②OCT 检查中央视网膜厚度增加至少 100μm；③新发经典型 CNV；④新发黄斑出血，或⑤注射至少 1 个月后持续存在的黄斑积液。OCT 每个月监测患者。在第 24 个月时，平均视力提高了 11.1 个字母且 OCT 中央视网膜厚度减少 212μm，平均注射 9.9 次。PrONTO 研究表明 OCT 指导的玻璃体内雷珠单抗可变剂量，有与每个月注射相当的视力结果，并且注射次数较少[104,105]。

玻璃体内雷珠单抗治疗 AMD(SAILOR)的安全性评估研究，是Ⅲb期评估 0.3 和 0.5mg 雷珠单抗治疗 4307 例 NVAMD 并有中央凹下 CNV 的安全性的研究。患者被随机分配到任一剂量，起初每个月注射连续 3 次，然后如果视力下降超过 5 个字母，或者中央视网膜厚度增加>100μm，伴有视网膜内或视网膜下液，每 3 个月 PRN 再次治疗。1 年时，患者的平均视力得到改善，0.3 和 0.5mg 组的视力分别为+0.5 个和+2.3 个字母，曾经接受治疗的患者有平均视力为+1.7 个和+2.3 个字母。0.5mg 与 0.3mg 雷珠单抗相比，脑血管卒中发生率较高(1.2%对 0.7%)，但没有统计学意义，而且患有中风、心律失常和充血性心力衰竭是中风的重要危险因素。SAILOR 的 PRN 方案与 MARINA 和 ANCHOR 中每月治疗方案相比，没有更好的视觉获益，与 PrONTO 研究治疗方案相比也是一样，虽然采取了不同的再治疗标准和方案[106]。

雷珠单抗灵活给药方案治疗新生血管性年龄相关性黄斑变性的安全性和有效性研究(SUSTAIN)于 2011 年发表，这是一项在 10 个欧洲国家和澳大利

亚的多中心、标签外使用的单组研究，共有 513 例 NVAMD 有中央凹下 CNV 患者接受雷珠单抗治疗。给予患者连续 3 次每月注射 0.3mg 雷珠单抗，然后 PRN 再治疗 9 个月(注意，雷珠单抗在欧洲批准后，换至 0.5mg)。每月随访，并且如果视力下降超过 5 个字母或 OCT 中央视网膜厚度增加>100μm 则再治疗。如果视力≥79 个字母或中心视网膜厚度≤ 225μm，就不再治疗。平均视力在第 3 个月达到峰值+5.8 个字母，第 12 个月为+3.6 个字母。平均中央视网膜厚度在第 3 个月为-101μm，第 12 个月为-92μm。第 3 个月到第 11 个月的平均再次治疗次数是 2.7 次[107]。

因此，SAILOR 和 SUSTAIN 的 PRN 治疗方案与 ANCHOR 和 MARINA 的月度给药方案相比，视力结果不太有利，但是 PrONTO 研究中的 PRN 方案与每月给予雷珠单抗的结果相当。

年龄相关性黄斑变性研究的比较

已经确定了雷珠单抗在多个临床试验中治疗 NVAMD 的疗效。尽管如此，缺乏明确的 I 级证据支持贝伐单抗的标签外使用治疗 NVAMD 优于发表于 2010 年的 ABC 试验，2008 年最常用贝伐单抗治疗 NVAMD。回顾 2008 年审查医疗保险按服务收费 B 文件发现所有玻璃体内注射的 58% 是贝伐单抗，41% 是雷珠单抗[108]。因此，年龄相关性黄斑变性治疗试验(CATT)研究旨在比较贝伐单抗和雷珠单抗的疗效，每月或 PRN 给药治疗 NVAMD。CATT 是一项多中心随机临床试验，纳入 1107 例先前未治疗的 AMD 中央凹下 CNV 患者。4 个治疗组(0.5mg 雷珠单抗或 1.25mg 贝伐单抗) 和给药方案 (每月或 PRN)，患者随机分配。在 1 年时，起始每月治疗组的患者被随机重新分配到每月或 PRN 治疗，而不改变药物分配。相同的治疗方案两年的患者，视力平均增加(贝伐单抗-雷珠单抗的差异，-1.4 字母;95%置信区间:-3.7 到+0.8 个字母)，两种药物无统计学意义并有相似性。每月方案比 PRN 方案的平均视力增加略高(差异，-2.4 个字母;95%置信区间:-4.8 到-0.1 个字母)。OCT 上无积液的患者比例在雷珠单抗每月治疗组中最高，为 46%，贝伐单抗组每月治疗组为 30%，雷珠单抗 PRN 组为 22%，贝伐单抗 PRN 组最少，为 14%。从每月治疗转为 PRN 治疗的患者第二年的视力平均下降幅度更大(-2.2 个字母)，无积

液眼比例较低(19%)。两种药物的死亡和动脉血栓形成事件(ATE)的比例相似。贝伐珠单抗有一种或多种全身严重不良事件的患者比例比雷珠单抗更高(39.9%对 31.7%);然而，大多数这些不良事件与以前全身抗 VEGF 治疗没有相关性。因此，两年以上的雷珠单抗和贝伐单抗治疗视觉结果相似。PRN 治疗视力增加更少，不管是原始治疗，或 1 年后改为每月治疗。药物在死亡或 ATE 方面没有显著差异。考虑到这些病症与 VEGF 抑制无关，而与贝伐单抗相关的严重不良事件发生率略高，这值得进一步研究[91,109]。虽然成本不是 CATT 的主要终点，但平均每位每月注射患者的年度费用，贝伐单抗为 595 美元，雷珠单抗 23 400 美元。

自 2011 年第一次 CATT 结果发布以来，已经发布了几项比较雷珠单抗和贝伐单抗治疗 NVAMD 的研究。与 CATT 类似的研究结果来自于 2013 年在法国进行的一项随机对照试验，评估贝伐单抗与雷珠单抗(GEFAL)，该试验旨在研究 2013 年英国二选一抗 VEGF 治疗年龄相关性脉络膜新生血管(IVAN)，2013 年在奥地利的一项随机双盲实验，比较雷珠单抗或贝伐单抗治疗新生血管性年龄相关性黄斑变性患者视觉结果(MANTA)，挪威于 2013 年研究雷珠单抗与阿瓦斯汀(LUCAS)，2014 年在荷兰有比较研究贝伐单抗与雷珠单抗治疗渗出性年龄相关性黄斑变性患者的有效性(BRAMD)[110-114]。

阿普西柏

阿普西柏(Eylea;Regeneron)是一种融合蛋白，结合细胞外区域的配体结合元件血管内皮生长因子受体 1 和 2 融合到人免疫球蛋白 G。与雷珠单抗或贝伐单抗相比，阿普西柏对血管内皮生长因子具有更高的结合亲和力，与贝伐单抗或雷珠单抗(只抑制血管内皮生长因子 A)不同，阿普西柏也与 VEGF-B 和胎盘生长因子结合[115]。"VEGF Trap-Eye:湿性 AMD"研究中的有效性和安全性研究(VIEW 1 和

> **争论点**
>
> ● 目前多项研究报告贝伐单抗与雷珠单抗治疗渗出性 AMD 无显著差异。但两种药物成本差异显著。

VIEW 2)同样设计了前瞻性、双盲、多中心、对照、随机临床试验。VIEW 1 中的患者随机分配在美国和加拿大的 154 个地点，VIEW 2 中的患者被随机分配到欧洲、中东、亚太地区和拉丁美洲的 172 个地点。第一年中，渗出性 AMD 患者以 1:1:1:1 的比例分配到阿普西柏 0.5mg 每月(0.5q4)、2mg 每月(2q4)、2mg 每两个月（每月 1 次连续 3 个月的负荷剂量之后，2q8)，或每月 0.5mg 雷珠单抗(Rq4)。两种药物 PRN 剂量至少每 3 个月给药一次(但不多于每月一次)，在第二年进行评估。第一年结果发布于 2012 年，第二年结果发表于 2014 年[116,117]。从基线到 2 年的所有治疗平均视力增加相似，分别为 0.5q4、2q4、2q8 和 Rq4 组的+6.6、+7.6、+7.6 和+7.9 个字母。52 周至 96 周的平均注射次数对于 0.5q4、2q4、2q8 和 Rq4 组，分别为 4.6、4.1、4.2 和 4.7。2q4 和 2q8 组比 Rq4 组的注射次数显著降低[差异为-0.64(95%置信区间:-0.89 至-0.40)和-0.55(95%置信区间:-0.79 至-0.30)]。所有组动脉血栓栓塞事件的发生率相似。因此，所有阿普西柏组和雷珠单抗组都在 96 周时同样有效地改善视力。2mg 每两个月阿普西柏组与雷珠单抗组在 96 周的视力结果相似，但平均减少 5 次注射（11.2 次对 16.5 次)[116,117]。表 14.1 汇总了 VIEW 1/2 结果以及之前抗 VEGF 治疗的临床试验。

14.3.4 当前新生血管性年龄相关性黄斑变性的治疗

目前在临床实践中，许多医生遵循"治疗和加强(treat-and-extend)"或"PRN"方案来治疗 NVAMD，而不是每月抗 VEGF 注射，这已在 MARINA、ANCHOR、CATT 和 VIEW 1/2 证明有效。考虑到医生和患者的每月注射和随访负担，近年来评估了"治疗和加强"以及"PRN"治疗方案。如之前讨论过的，PrONTO 试验每月注射雷珠单抗 3 个月，然后根据 PRN 治疗预先指定的标准。总体而言，与每月注射相比，PrONTO 试验 PRN 给药与每月注射相比，虽然注射次数较少，但有相当的视力结果；然而，另一种在 SAILOR 中 PRN 方案，与每月治疗相比视觉效果较差[104,105,106]。最近，于 2014 年发表治疗和加强方案治疗 AMD 相关 CNV，患者治疗包括起始 3 次每月雷珠单抗或贝伐单抗注射，然后每月一次注射，直到没有活动性 CNV。一旦没有活动 CNV，随访/注射间隔延长 2 周至 12 周。"治疗和加强"方案的结果与每月雷珠单抗的结果类似，从基线到第 12 个月和第 24 个月时，视力平均改善+9.5 个和+8.0 个字母[118]。到目前为止，还没有比较"治疗和加强"方案与"PRN"方案的正面比较试验，但有一些证据支持这两种做法。不像治疗糖尿病性黄斑水肿，随着时间的推移，抗 VEGF 治疗的需求减少，在 NVAMD 中 CNV 大多数是慢性和持久性的，大部分患者需要持续积极地治疗两年以上[119]。

OCT 对于监测与 CNV 活性相关的视网膜内或视网膜下液是至关重要的，而眼底检查并不明显。荧光血管造影在显现脉络膜新生血管膜方面很重要，但现在使用 OCT 频率更高。比较罕见的 NVAMD 对抗 VEGF 治疗的反应很差和(或)进一步用吲哚菁绿成像可能会显示息肉状脉络膜血管病变样 CNV，这时可以考虑 PDT 治疗。CNV 的另一种变体，即视盘周围的 CNV，仍然可以用激光光凝治疗成功，因为先前 MPS 的结果已经表明应用激光光凝比观察降低了视力丧失的风险[80]。然而，抗 VEGF 玻璃体内注射现在是 NVAMD 治疗的主要方案，不常用 PDT 和激光光凝。

14.3.5 未来治疗

目前正在开发其他玻璃体内药剂，旨在降低 VEGF 水平且持续时间更长，还有其他抗血管生成分子的药剂。目前，频繁的玻璃体内注射给患者和治疗医生造成了明显的负担，因此，正在进行各种机制减轻这种负担的调查。正因在渗出性 AMD 患者的预后中取得了一些成功，现在关注转到干性 AMD 上，希望既可以减少地图样萎缩的进展，又可以降低从干性进展到湿性的风险。

目前，Fovista(OphthoTech)正在进行Ⅲ期、多中心、双盲随机对照试验治疗渗出性 AMD。Fovista 靶目标在 PDGF，结合抗 VEGF 药物，抑制 CNV 的形成。Fovista 阻止 PDGF 与周细胞上的 PDGF 受体结合，减少脉络膜新生血管膜中周细胞。在ⅡB 期研究中，患者用 Fovista 和雷珠单抗组合治疗，24 周时平均增加 10.6ETDRS 字母，而仅用雷珠单抗治疗只有 6.5 个 ETDRS 字母。该研究还发现 Fovista 联合治疗视力丧失更少[120]。

如前所述，频繁注射抗 VEGF 治疗会产生显著

表 14.1　关于抗 VEGF 治疗 nAMD 临床实验的小结

临床试验（年份,地点,研究时长）	治疗组（n）	治疗方案	平均视力改变（字母数）	获得 15 个字母视力的比例	平均注射次数	平均中央视凹视网膜厚度（μm）	OCT 上无积液
ABC 实验（2010,应该,54 周）	贝伐单抗注射 1.25mg(n=66)	Q6wk×3,然后 Q6wk PRN	+7.0	32%	7.1	-91	N/A
	标准护理（PDT 治疗明显的经典型 CNV 或哌加他尼对假注射治疗微小经典型/隐匿型 CNV）	PDT q3 个月 PRN 或哌加他尼对假注射 q6k	-9.4	3%	PDT3.2（治疗）,哌加他尼 8.9,假注射 7.3	-55	N/A
MARINA（2006,美国 24 个月）	假注射(n=238)	每月	-14.9	4%	未报道	N/A	N/A
	兰尼单抗注射 0.5mg(n=240)	每月	+6.6	33%	未报道	N/A	N/A
ANCHOR（2009,美国 24 个月）	假注射+PDT(n=110)	注射每月一次,PDT 每 3 个月一次	-9.8	6%	PDT3.8 次（治疗）	N/A	N/A
	兰尼单抗注射 0.5mg+假 PDT(n=116)	个月一次	+10.7	41%	21.3	N/A	N/A
PIER（2010,美国,24 个月）	假注射(n=63)	每月一次连续 3 次,然后每 3 个月注射一次	-21.4	4.8%	2.6	N/A	N/A
	兰尼单抗注射 0.5mg(n=61)	每 3 个月注射一次	-2.3	8.2%	2.5	N/A	N/A
PrONTO（2009,美国,24 个月）	兰尼单抗注射 0.5mg(n=40)	每月一次连续 3 次,然后 PRN 治疗每月	+11.1	43%	9.9	-212	N/A
SUSTAIN（2011,欧洲和澳大利亚,12 个月）	兰尼单抗注射 0.3（然后 0.5）mg (n=513)	每月一次连续 3 次,然后 PRN 治疗每月	+3.6	19.3%	5.7	-92	N/A
CATT（2012,美国,2 年）	兰尼单抗注射 0.5mg(n=134)	每月	+8.8	33%	22.4	-190	46%
	贝伐单抗注射 1.25mg(n=129)	每月	+7.8	32%	23.4	-180	30%
	兰尼单抗注射 0.5mg(n=264)	PRN	+6.7	31%	12.6	-166	22%
	贝伐单抗注射 1.25mg(n=251)	PRN	+5.0	28%	14.1	-153	14%
VIEW 1/2（2014,多中心,96 周）	兰尼单抗注射 0.5mg(n=595)	每月	+7.9	32%	16.5	未报道	46%
	阿普西柏注射 2mg(n=613)	每月	+7.6	31%	16.0	未报道	54%
	阿普西柏注射 2mg(n=607)	每 2 个月	+7.6	33%	11.2	未报道	50%

CNV,脉络膜新生血管;N/A,未提供;PDT,光动力学治疗;PRN,必要时;OCT,光学相干断层扫描。

的治疗负担。寻找持续作用的药物将对渗出性 AMD 的治疗有显著的积极影响。目前正试验单链抗体片段 ESBA1008（Alcon）治疗渗出性 AMD，与雷珠单抗相比，中央视网膜厚度下降，可能具有更长的作用时间[121]。除了开发更长持续时间的药物外，也在研究药物载体和无须频繁注射的缓释药物。

湿性 AMD 治疗的另一个目标是使用介入性较小的治疗方法替代玻璃体内注射。滴眼液将提供治疗 AMD 的无创方法。0.2%乳酸角鲨胺眼液（Ohr Pharmaceutical Inc）正在进行 II 期研究，比较单用雷珠单抗与角鲨胺联合使用雷珠单抗的结果。一份中期报告提出了这一组合与单用雷珠单抗相比可能更有效地改善视力。II 期研究应在 2015 年初完成[122]。

渗出性 AMD 的治疗取得了重大进展，然而干性 AMD 的治疗除了增加 AREDS 补充剂外，没有太大变化。一种有前景的药物，lampalizumab（Roche），也称为抗因子 D，已被用来预防地图样萎缩进展。lampalizumab 是人源化的抗原结合片段（Fab），针对补体因子 D 的单克隆抗体，补体因子 D 是限速酶，其对于替代补体途径的激活是重要的。这种途径的活性增加似乎在地图样萎缩的进展中起作用[115]。MAHALO 研究是一个 II 期多中心、单盲、对照研究每月或每隔 1 个月注射一次 lampalizumab 或假注射。在第 20 个月时，每月注射一次 lampalizumab 的患者比对照组地图样萎缩面积进展降低率为 20.4%[123]。

这是 AMD 研究、药物和载体研究蓬勃发展、激动人心的时代，在接下来的几年里，我们很可能会看到许多新药通过保护视力，给 AMD 患者带来更好的生活质量。

14.4 结论

AMD 的诊断和治疗因为 OCT 检查和抗 VEGF 治疗实现了突破。当非渗出性 AMD 患者出现有视物变形或视力改变症状，应立即由经验丰富的新生血管病变眼科医生及时检查。渗出性 AMD 的视力结果在很大程度上取决于治疗时的基线视力。因此，早期发现 CNV 很重要。未来对 AMD 的处理有希望涉及对新生血管并发症的预防。

参考文献

[1] Jonasson F, Fisher DE, Eiriksdottir G, et al. Five-year incidence, progression, and risk factors for age-related macular degeneration: the age, gene/environment susceptibility study. Ophthalmology. 2014; 121(9):1766–1772
[2] Klein R, Klein BE, Jensen SC, Meuer SM. The five-year incidence and progression of age-related maculopathy: the Beaver Dam Eye Study. Ophthalmology. 1997; 104(1):7–21
[3] Klein R, Klein BE, Linton KL. Prevalence of age-related maculopathy. The Beaver Dam Eye Study. Ophthalmology. 1992; 99(6):933–943
[4] Vingerling JR, Dielemans I, Hofman A, et al. The prevalence of age-related maculopathy in the Rotterdam Study. Ophthalmology. 1995; 102(2):205–210
[5] Age-Related Eye Disease Study Research Group. A randomized, placebo-controlled, clinical trial of high-dose supplementation with vitamins C and E, beta carotene, and zinc for age-related macular degeneration and vision loss: AREDS report no. 8. Arch Ophthalmol. 2001; 119(10):1417–1436
[6] Ryan SSA, Wilkinson C, Hinton D, Sadda V, Wiedemann P. Retina. Vols. 1-3. 5th ed. Philadelphia, PA: Elsevier; 2012
[7] Lim LS, Mitchell P, Seddon JM, Holz FG, Wong TY. Age-related macular degeneration. Lancet. 2012; 379(9827):1728–1738
[8] Bressler NM, Bressler SB. Preventative ophthalmology. Age-related macular degeneration. Ophthalmology. 1995; 102(8):1206–1211
[9] Velez-Montoya R, Oliver SC, Olson JL, Fine SL, Mandava N, Quiroz-Mercado H. Current knowledge and trends in age-related macular degeneration: today's and future treatments. Retina. 2013; 33(8):1487–1502
[10] Bowes Rickman C, Farsiu S, Toth CA, Klingeborn M. Dry age-related macular degeneration: mechanisms, therapeutic targets, and imaging. Invest Ophthalmol Vis Sci. 2013; 54(14):ORSF68–80
[11] Ferris FL, III, Fine SL, Hyman L. Age-related macular degeneration and blindness due to neovascular maculopathy. Arch Ophthalmol. 1984; 102 (11):1640–1642
[12] Keane PA, Patel PJ, Liakopoulos S, Heussen FM, Sadda SR, Tufail A. Evaluation of age-related macular degeneration with optical coherence tomography. Surv Ophthalmol. 2012; 57(5):389–414
[13] Ferris FL, Davis MD, Clemons TE, et al. Age-Related Eye Disease Study (AREDS) Research Group. A simplified severity scale for age-related macular degeneration: AREDS Report No. 18. Arch Ophthalmol. 2005; 123 (11):1570–1574
[14] Goodman GE, Thornquist MD, Balmes J, et al. The Beta-Carotene and Retinol Efficacy Trial: incidence of lung cancer and cardiovascular disease mortality during 6-year follow-up after stopping beta-carotene and retinol supplements. J Natl Cancer Inst. 2004; 96(23):1743–1750
[15] Russell SR, Mullins RF, Schneider BL, Hageman GS. Location, substructure, and composition of basal laminar drusen compared with drusen associated with aging and age-related macular degeneration. Am J Ophthalmol. 2000; 129(2):205–214
[16] D'souza Y, Jones CJ, Bonshek R. Glycoproteins of drusen and drusen-like lesions. J Mol Histol. 2008; 39(1):77–86
[17] Bressler NM, Bressler SB, West SK, Fine SL, Taylor HR. The grading and prevalence of macular degeneration in Chesapeake Bay watermen. Arch Ophthalmol. 1989; 107(6):847–852
[18] Klein BE, Klein R. Cataracts and macular degeneration in older Americans. Arch Ophthalmol. 1982; 100(4):571–573
[19] Bressler SB, Maguire MG, Bressler NM, Fine SL, The Macular Photocoagulation Study Group. Relationship of drusen and abnormalities of the retinal pigment epithelium to the prognosis of neovascular macular degeneration. Arch Ophthalmol. 1990; 108(10):1442–1447
[20] Sarks JP, Sarks SH, Killingsworth MC. Evolution of geographic atrophy of the retinal pigment epithelium. Eye (Lond). 1988; 2(Pt 5):552–577
[21] Pauleikhoff D, Barondes MJ, Minassian D, Chisholm IH, Bird AC. Drusen as risk factors in age-related macular disease. Am J Ophthalmol. 1990; 109 (1):38–43
[22] Bird AC, Bressler NM, Bressler SB, et al. The International ARM Epidemiological Study Group. An international classification and grading system for age-related maculopathy and age-related macular degeneration. Surv Ophthalmol. 1995; 39(5):367–374
[23] Killingsworth MC. Age-related components of Bruch's membrane in the human eye. Graefes Arch Clin Exp Ophthalmol. 1987; 225(6):406–412
[24] Green WR, Enger C. Age-related macular degeneration histopathologic studies. The 1992 Lorenz E. Zimmerman Lecture. Ophthalmology. 1993; 100 (10):1519–1535

[25] Smiddy WE, Fine SL. Prognosis of patients with bilateral macular drusen. Ophthalmology. 1984; 91(3):271–277

[26] Holz FG, Wolfensberger TJ, Piguet B, et al. Bilateral macular drusen in age-related macular degeneration. Prognosis and risk factors. Ophthalmology. 1994; 101(9):1522–1528

[27] Schmitz-Valckenberg S, Fleckenstein M, Göbel AP, Hohman TC, Holz FG. Optical coherence tomography and autofluorescence findings in areas with geographic atrophy due to age-related macular degeneration. Invest Ophthalmol Vis Sci. 2011; 52(1):1–6

[28] Bindewald A, Schmitz-Valckenberg S, Jorzik JJ, et al. Classification of abnormal fundus autofluorescence patterns in the junctional zone of geographic atrophy in patients with age related macular degeneration. Br J Ophthalmol. 2005; 89(7):874–878

[29] Zweifel SA, Imamura Y, Spaide TC, Fujiwara T, Spaide RF. Prevalence and significance of subretinal drusenoid deposits (reticular pseudodrusen) in age-related macular degeneration. Ophthalmology. 2010; 117(9):1775–1781

[30] Zweifel SA, Spaide RF, Curcio CA, Malek G, Imamura Y. Reticular pseudodrusen are subretinal drusenoid deposits. Ophthalmology. 2010; 117(2):303–12.e1

[31] Rudolf M, Malek G, Messinger JD, Clark ME, Wang L, Curcio CA. Sub-retinal drusenoid deposits in human retina: organization and composition. Exp Eye Res. 2008; 87(5):402–408

[32] Yannuzzi LA. The Retinal Atlas. Philadelphia, PA: Saunders/Elsevier; 2010

[33] Thomann U, Büchi ER, Suppiger M, Kryenbühl C, Schipper I, Spiegel R. Age-dependent phenotypic expression of a pattern dystrophy of the retina. Eur J Ophthalmol. 1995; 5(2):107–112

[34] Zerbib J, Querques G, Massamba N, et al. Reticular pattern dystrophy of the retina: a spectral-domain optical coherence tomography analysis. Am J Ophthalmol. 2013; 156(6):1228–1237

[35] Todd KSH, Crawford JB. Pathological findings in pseudo-vitelliform macular degeneration. Invest Ophthalmol Vis Sci. 1986; 27:198

[36] Chew EY, Clemons TE, Bressler SB, et al. AREDS2-HOME Study Research Group. Randomized trial of a home monitoring system for early detection of choroidal neovascularization home monitoring of the Eye (HOME) study. Ophthalmology. 2014; 121(2):535–544

[37] Klein R, Myers CE, Meuer SM, et al. Risk alleles in CFH and ARMS2 and the long-term natural history of age-related macular degeneration: the Beaver Dam Eye Study. JAMA Ophthalmol. 2013; 131(3):383–392

[38] Horie-Inoue K, Inoue S. Genomic aspects of age-related macular degeneration. Biochem Biophys Res Commun. 2014; 452(2):263–275

[39] Katta S, Kaur I, Chakrabarti S. The molecular genetic basis of age-related macular degeneration: an overview. J Genet. 2009; 88(4):425–449

[40] Chew EY, Klein ML, Clemons TE, et al. No clinically significant association between CFH and ARMS2 genotypes and response to nutritional supplements: AREDS report number 38. Ophthalmology. 2014; 121(11):2173–2180

[41] Awh CC, Lane AM, Hawken S, Zanke B, Kim IK. CFH and ARMS2 genetic polymorphisms predict response to antioxidants and zinc in patients with age-related macular degeneration. Ophthalmology. 2013; 120(11):2317–2323

[42] Wittes J, Musch DC. Should we test for genotype in deciding on age-related eye disease study supplementation? Ophthalmology. 2015; 122(1):3–5

[43] Chakravarthy U, Wong TY, Fletcher A, et al. Clinical risk factors for age-related macular degeneration: a systematic review and meta-analysis. BMC Ophthalmol. 2010; 10:31

[44] Chew EY, Clemons TE, Agrón E, et al. Age-Related Eye Disease Study Research Group. Ten-year follow-up of age-related macular degeneration in the age-related eye disease study: AREDS report no. 36. JAMA Ophthalmol. 2014; 132(3):272–277

[45] Myers CE, Klein BE, Gangnon R, Sivakumaran TA, Iyengar SK, Klein R. Cigarette smoking and the natural history of age-related macular degeneration: the Beaver Dam Eye Study. Ophthalmology. 2014; 121(10):1949–1955

[46] Berendschot TT, Willemse-Assink JJ, Bastiaanse M, de Jong PT, van Norren D. Macular pigment and melanin in age-related maculopathy in a general population. Invest Ophthalmol Vis Sci. 2002; 43(6):1928–1932

[47] Klein R, Klein BE, Moss SE. Relation of smoking to the incidence of age-related maculopathy. The Beaver Dam Eye Study. Am J Epidemiol. 1998; 147(2):103–110

[48] Johnson EJ. Obesity, lutein metabolism, and age-related macular degeneration: a web of connections. Nutr Rev. 2005; 63(1):9–15

[49] van Leeuwen R, Ikram MK, Vingerling JR, Witteman JC, Hofman A, de Jong PT. Blood pressure, atherosclerosis, and the incidence of age-related maculopathy: the Rotterdam Study. Invest Ophthalmol Vis Sci. 2003; 44(9):3771–3777

[50] Khan JC, Shahid H, Thurlby DA, et al. Genetic Factors in AMD Study. Age related macular degeneration and sun exposure, iris colour, and skin sensitivity to sunlight. Br J Ophthalmol. 2006; 90(1):29–32

[51] Darzins P, Mitchell P, Heller RF. Sun exposure and age-related macular degeneration. An Australian case-control study. Ophthalmology. 1997; 104(5):770–776

[52] Stryker WS, Kaplan LA, Stein EA, Stampfer MJ, Sober A, Willett WC. The relation of diet, cigarette smoking, and alcohol consumption to plasma beta-carotene and alpha-tocopherol levels. Am J Epidemiol. 1988; 127(2):283–296

[53] Wang JJ, Klein R, Smith W, Klein BE, Tomany S, Mitchell P. Cataract surgery and the 5-year incidence of late-stage age-related maculopathy: pooled findings from the Beaver Dam and Blue Mountains eye studies. Ophthalmology. 2003; 110(10):1960–1967

[54] The Eye Disease Case-Control Study Group. Risk factors for neovascular age-related macular degeneration. Arch Ophthalmol. 1992; 110(12):1701–1708

[55] Eye Disease Case-Control Study Group. Antioxidant status and neovascular age-related macular degeneration. Arch Ophthalmol. 1993; 111(1):104–109

[56] Goldberg J, Flowerdew G, Smith E, Brody JA, Tso MO. Factors associated with age-related macular degeneration. An analysis of data from the first National Health and Nutrition Examination Survey. Am J Epidemiol. 1988; 128(4):700–710

[57] Age-Related Eye Disease Study 2 Research Group. Lutein + zeaxanthin and omega-3 fatty acids for age-related macular degeneration: the Age-Related Eye Disease Study 2 (AREDS2) randomized clinical trial. JAMA. 2013; 309(19):2005–2015

[58] Aronow ME, Chew EY. Age-related Eye Disease Study 2: perspectives, recommendations, and unanswered questions. Curr Opin Ophthalmol. 2014; 25(3):186–190

[59] Ferris FL, III, Wilkinson CP, Bird A, et al. Beckman Initiative for Macular Research Classification Committee. Clinical classification of age-related macular degeneration. Ophthalmology. 2013; 120(4):844–851

[60] Klein ML, Francis PJ, Ferris FL, III, Hamon SC, Clemons TE. Risk assessment model for development of advanced age-related macular degeneration. Arch Ophthalmol. 2011; 129(12):1543–1550

[61] Bressler NM, Bressler SB, Fine SL. Age-related macular degeneration. Surv Ophthalmol. 1988; 32(6):375–413

[62] Jung JJ, Chen CY, Mrejen S, et al. The incidence of neovascular subtypes in newly diagnosed neovascular age-related macular degeneration. Am J Ophthalmol. 2014; 158(4):769–779.e2

[63] Yannuzzi LA, Freund KB, Takahashi BS. Review of retinal angiomatous proliferation or type 3 neovascularization. Retina. 2008; 28(3):375–384

[64] Freund KB, Ho IV, Barbazetto IA, et al. Type 3 neovascularization: the expanded spectrum of retinal angiomatous proliferation. Retina. 2008; 28(2):201–211

[65] Jung JJ, Freund KB. Long-term follow-up of outer retinal tubulation documented by eye-tracked and en face spectral-domain optical coherence tomography. Arch Ophthalmol. 2012; 130(12):1618–1619

[66] Wolff B, Matet A, Vasseur V, Sahel JA, Mauget-Faÿsse M. En Face OCT Imaging for the Diagnosis of Outer Retinal Tubulations in Age-Related Macular Degeneration. J Ophthalmol. 2012; 2012:542417

[67] Sarks J, Tang K, Killingsworth M, Arnold J, Sarks S. Development of atrophy of the retinal pigment epithelium around disciform scars. Br J Ophthalmol. 2006; 90(4):442–446

[68] Coco RM, Sala-Puigdollers A. Management of significant reactivation of old disciform scars in wet age-related macular degeneration. BMC Ophthalmol. 2014; 14:82

[69] Gass JD. Serous retinal pigment epithelial detachment with a notch: a sign of occult choroidal neovascularization. 1984. Retina. 2003; 23(6) Suppl:205–220

[70] Bressler NM, Finklestein D, Sunness JS, Maguire AM, Yarian D. Retinal pigment epithelial tears through the fovea with preservation of good visual acuity. Arch Ophthalmol. 1990; 108(12):1694–1697

[71] Gutfleisch M, Heimes B, Schumacher M, et al. Long-term visual outcome of pigment epithelial tears in association with anti-VEGF therapy of pigment epithelial detachment in AMD. Eye (Lond). 2011; 25(9):1181–1186

[72] Coco RM, Sanabria MR, Hernandez AG, Fernández Muñoz M. Retinal pigment epithelium tears in age-related macular degeneration treated with antiangiogenic drugs: a controlled study with long follow-up. Ophthalmologica. 2012; 228(2):78–83

[73] Peiretti E, Iranmanesh R, Lee JJ, Klancnik JM, Jr, Sorenson JA, Yannuzzi LA. Repopulation of the retinal pigment epithelium after pigment epithelial rip. Retina. 2006; 26(9):1097–1099

[74] Ferrara D, Mohler KJ, Waheed N, et al. En face enhanced-depth swept-source optical coherence tomography features of chronic central serous chorioretinopathy. Ophthalmology. 2014; 121(3):719–726

[75] Jirarattanasopa P, Ooto S, Tsujikawa A, et al. Assessment of macular choroidal

thickness by optical coherence tomography and angiographic changes in central serous chorioretinopathy. Ophthalmology. 2012; 119(8):1666–1678

[76] Koh AH, Chen LJ, Chen SJ, et al. Expert PCV Panel. Polypoidal choroidal vasculopathy: evidence-based guidelines for clinical diagnosis and treatment. Retina. 2013; 33(4):686–716

[77] Koh A, Lee WK, Chen LJ, et al. EVEREST study: efficacy and safety of verteporfin photodynamic therapy in combination with ranibizumab or alone versus ranibizumab monotherapy in patients with symptomatic macular polypoidal choroidal vasculopathy. Retina. 2012; 32(8):1453–1464

[78] Ambati J, Ambati BK, Yoo SH, Ianchulev S, Adamis AP. Age-related macular degeneration: etiology, pathogenesis, and therapeutic strategies. Surv Ophthalmol. 2003; 48(3):257–293

[79] Macular Photocoagulation Study Group. Krypton laser photocoagulation for idiopathic neovascular lesions. Results of a randomized clinical trial. Arch Ophthalmol. 1990; 108(6):832–837

[80] Macular Photocoagulation Study Group. Argon laser photocoagulation for neovascular maculopathy. Five-year results from randomized clinical trials. Arch Ophthalmol. 1991; 109(8):1109–1114

[81] Macular Photocoagulation Study Group. Laser photocoagulation of subfoveal neovascular lesions of age-related macular degeneration. Updated findings from two clinical trials. Arch Ophthalmol. 1993; 111(9):1200–1209

[82] Macular Photocoagulation Study Group. Occult choroidal neovascularization. Influence on visual outcome in patients with age-related macular degeneration. Arch Ophthalmol. 1996; 114(4):400–412

[83] Hawkins BS, Bressler NM, Miskala PH, et al. Submacular Surgery Trials (SST) Research Group. Surgery for subfoveal choroidal neovascularization in age-related macular degeneration: ophthalmic findings: SST report no. 11. Ophthalmology. 2004; 111(11):1967–1980

[84] Bressler NM, Bressler SB, Childs AL, et al. Submacular Surgery Trials (SST) Research Group. Surgery for hemorrhagic choroidal neovascular lesions of age-related macular degeneration: ophthalmic findings: SST report no. 13. Ophthalmology. 2004; 111(11):1993–2006

[85] Lai JC, Lapolice DJ, Stinnett SS, et al. Visual outcomes following macular translocation with 360-degree peripheral retinectomy. Arch Ophthalmol. 2002; 120(10):1317–1324

[86] Park CH, Toth CA. Macular translocation surgery with 360-degree peripheral retinectomy following ocular photodynamic therapy of choroidal neovascularization. Am J Ophthalmol. 2003; 136(5):830–835

[87] Kaiser PK, Treatment of Age-Related Macular Degeneration with Photodynamic Therapy (TAP) Study Group. Verteporfin therapy of subfoveal choroidal neovascularization in age-related macular degeneration: 5-year results of two randomized clinical trials with an open-label extension: TAP report no. 8. Graefes Arch Clin Exp Ophthalmol. 2006; 244(9):1132–1142

[88] Wormald R, Evans J, Smeeth L, Henshaw K. Photodynamic therapy for neovascular age-related macular degeneration. Cochrane Database Syst Rev. 2007(3):CD002030

[89] Amoaku WM, Chakravarthy U, Gale R, et al. Defining response to anti-VEGF therapies in neovascular AMD. Eye (Lond). 2015; 29(6):721–31

[90] Gragoudas ES, Adamis AP, Cunningham ET, Jr, Feinsod M, Guyer DR, VEGF Inhibition Study in Ocular Neovascularization Clinical Trial Group. Pegaptanib for neovascular age-related macular degeneration. N Engl J Med. 2004; 351 (27):2805–2816

[91] Martin DF, Maguire MG, Ying GS, Grunwald JE, Fine SL, Jaffe GJ, CATT Research Group. Ranibizumab and bevacizumab for neovascular age-related macular degeneration. N Engl J Med. 2011; 364(20):1897–1908

[92] Rosenfeld PJ, Brown DM, Heier JS, et al. MARINA Study Group. Ranibizumab for neovascular age-related macular degeneration. N Engl J Med. 2006; 355 (14):1419–1431

[93] Brown DM, Heier JS, Ciulla T, et al. CLEAR-IT 2 Investigators. Primary endpoint results of a phase II study of vascular endothelial growth factor trap-eye in wet age-related macular degeneration. Ophthalmology. 2011; 118 (6):1089–1097

[94] Michels S, Rosenfeld PJ, Puliafito CA, Marcus EN, Venkatraman AS. Systemic bevacizumab (Avastin) therapy for neovascular age-related macular degeneration twelve-week results of an uncontrolled open-label clinical study. Ophthalmology. 2005; 112(6):1035–1047

[95] Moshfeghi AA, Rosenfeld PJ, Puliafito CA, et al. Systemic bevacizumab (Avastin) therapy for neovascular age-related macular degeneration: twenty-four-week results of an uncontrolled open-label clinical study. Ophthalmology. 2006; 113(11):2002.e1–12

[96] Rosenfeld PJ, Moshfeghi AA, Puliafito CA. Optical coherence tomography findings after an intravitreal injection of bevacizumab (Avastin) for neovascular age-related macular degeneration. Ophthalmic Surg Lasers Imaging. 2005; 36(4):331–335

[97] Shahar J, Avery RL, Heilweil G, et al. Electrophysiologic and retinal penetration studies following intravitreal injection of bevacizumab (Avastin). Retina. 2006; 26(3):262–269

[98] Tufail A, Patel PJ, Egan C, et al. ABC Trial Investigators. Bevacizumab for neovascular age related macular degeneration (ABC Trial): multicentre randomised double masked study. BMJ. 2010; 340:c2459

[99] Brown DM, Michels M, Kaiser PK, Heier JS, Sy JP, Ianchulev T, ANCHOR Study Group. Ranibizumab versus verteporfin photodynamic therapy for neovascular age-related macular degeneration: two-year results of the ANCHOR study. Ophthalmology. 2009; 116(1):57–65.e5

[100] Brown DM, Kaiser PK, Michels M, et al. ANCHOR Study Group. Ranibizumab versus verteporfin for neovascular age-related macular degeneration. N Engl J Med. 2006; 355(14):1432–1444

[101] Regillo CD, Brown DM, Abraham P, et al. Randomized, double-masked, sham-controlled trial of ranibizumab for neovascular age-related macular degeneration: PIER Study year 1. Am J Ophthalmol. 2008; 145(2):239–248

[102] Abraham P, Yue H, Wilson L. Randomized, double-masked, sham-controlled trial of ranibizumab for neovascular age-related macular degeneration: PIER study year 2. Am J Ophthalmol. 2010; 150(3):315–324.e1

[103] Schmidt-Erfurth U, Eldem B, Guymer R, et al. EXCITE Study Group. Efficacy and safety of monthly versus quarterly ranibizumab treatment in neovascular age-related macular degeneration: the EXCITE study. Ophthalmology. 2011; 118(5):831–839

[104] Lalwani GA, Rosenfeld PJ, Fung AE, et al. A variable-dosing regimen with intravitreal ranibizumab for neovascular age-related macular degeneration: year 2 of the PrONTO Study. Am J Ophthalmol. 2009; 148(1):43–58.e1

[105] Fung AE, Lalwani GA, Rosenfeld PJ, et al. An optical coherence tomography-guided, variable dosing regimen with intravitreal ranibizumab (Lucentis) for neovascular age-related macular degeneration. Am J Ophthalmol. 2007; 143 (4):566–583

[106] Boyer DS, Heier JS, Brown DM, Francom SF, Ianchulev T, Rubio RG. A Phase IIIb study to evaluate the safety of ranibizumab in subjects with neovascular age-related macular degeneration. Ophthalmology. 2009; 116(9):1731–1739

[107] Holz FG, Amoaku W, Donate J, et al. SUSTAIN Study Group. Safety and efficacy of a flexible dosing regimen of ranibizumab in neovascular age-related macular degeneration: the SUSTAIN study. Ophthalmology. 2011; 118 (4):663–671

[108] Brechner RJ, Rosenfeld PJ, Babish JD, Caplan S. Pharmacotherapy for neovascular age-related macular degeneration: an analysis of the 100% 2008 Medicare fee-for-service part B claims file. Am J Ophthalmol. 2011; 151(5):887–895.e1

[109] Martin DF, Maguire MG, Fine SL, et al. Comparison of Age-related Macular Degeneration Treatments Trials (CATT) Research Group. Ranibizumab and bevacizumab for treatment of neovascular age-related macular degeneration: two-year results. Ophthalmology. 2012; 119(7):1388–1398

[110] Kodjikian L, Souied EH, Mimoun G, et al. GEFAL Study Group. Ranibizumab versus Bevacizumab for Neovascular Age-related Macular Degeneration: Results from the GEFAL Noninferiority Randomized Trial. Ophthalmology. 2013; 120(11):2300–2309

[111] Chakravarthy U, Harding SP, Rogers CA, et al. IVAN study investigators. Alternative treatments to inhibit VEGF in age-related choroidal neovascularisation: 2-year findings of the IVAN randomised controlled trial. Lancet. 2013; 382(9900):1258–1267

[112] Berg K. Lucentis Compared to Avastin Study (LUCAS): treating exudative AMD with Lucentis (ranibizumab) versus Avastin (bevacizumab) following an "inject and extend" protocol, 1-year results. Paper presented at: the American Academy of Ophthalmology 2013 Annual Meeting; November 15–19, 2013; New Orleans, LA

[113] Schauwvlieghe AM, Dijkman G, Hooyman JM, et al; Comparing the effectiveness of bevacizumab to ranibizumab in patients with exudative age-related macular degeneration. BRAMD. Paper presented at: Association for Research in Vision and Ophthalmology Annual Meeting; May 3–8, 2014; Orlando, FL

[114] Krebs I, Schmetterer L, Boltz A, et al. MANTA Research Group. A randomised double-masked trial comparing the visual outcome after treatment with ranibizumab or bevacizumab in patients with neovascular age-related macular degeneration. Br J Ophthalmol. 2013; 97(3):266–271

[115] Nguyen QD, Shah SM, Browning DJ, et al. A phase I study of intravitreal vascular endothelial growth factor trap-eye in patients with neovascular age-related macular degeneration. Ophthalmology. 2009; 116(11):2141–8.e1

[116] Heier JS, Brown DM, Chong V, et al. VIEW 1 and VIEW 2 Study Groups. Intravitreal aflibercept (VEGF trap-eye) in wet age-related macular degeneration. Ophthalmology. 2012; 119(12):2537–2548

[117] Schmidt-Erfurth U, Kaiser PK, Korobelnik JF, et al. Intravitreal aflibercept injection for neovascular age-related macular degeneration: ninety-six-

week results of the VIEW studies. Ophthalmology. 2014; 121(1):193–201

[118] Abedi F, Wickremasinghe S, Islam AF, Inglis KM, Guymer RH. Anti-VEGF treatment in neovascular age-related macular degeneration: a treat-and-extend protocol over 2 years. Retina. 2014; 34(8):1531–1538

[119] Rasmussen A, Sander B. Long-term longitudinal study of patients treated with ranibizumab for neovascular age-related macular degeneration. Curr Opin Ophthalmol. 2014; 25(3):158–163

[120] Fovista. Available at: http://www.ophthotech.com/product-candidates/fovista. Accessed August 29, 2014

[121] Dugel P. Results of ESBA 1008, a single-chain antibody fragment, for the treatment of neovascular AMD. Paper presented at: American Society of Retina Specialists 2014 Annual Meeting; August 9–13, 2014; San Diego, CA

[122] Slakter J. Interim results from a phase 2 study of squalamine lactate ophthalmic solution 0.2% in the treatment of neovascular age-related macular degeneration. Paper presented at: American Society of Retina Specialists 2014 Annual Meeting; August 9–13, 2014; San Diego, CA

[123] Regillo C. Lampalizumab (anti-factor D) in patients with geographic atrophy: the MAHALO phase 2 results. Paper presented at: the American Academy of Ophthalmology 2013 Annual Meeting; November 15–19, 2013; New Orleans, LA

第 **15** 章
各种各样的黄斑变性

Samuel K. Steven Houston III, Allen C. Ho

15.1 病理性近视

病理性近视是世界上主要的致盲性眼病之一。在美国和欧洲导致严重不可逆视力丧失的疾病中排第七位[1]。视力丧失是由于渗出物或者逐渐萎缩的黄斑变性导致的。一般来说，患者高于 600 度的近视，特征为近视度数进展性增加，并有眼轴的延长[2]。不同的种族和民族之间的病理性近视发病率有所不同，女性似乎比男性更高。在美国 17 岁人群中的发病率为 2.1%[1]。而其他地方的患病率不一，据报道，如埃及低至 0.2%，西班牙为 9.6%[3]。

15.1.1 临床特征

病理性近视的临床表现是眼轴逐渐延长的结果。某些特征也可存在于近视度数低于 –6D 的患者中，一些高度近视的患者眼底表现也可能相对正常。检眼镜检查的特征性表现为视盘周围近视性新月形萎缩弧（图 15.1）。通常出现在视盘颞侧，为脱色素、边界清晰的区域。该区域中视网膜色素上皮细胞变薄，脉络膜血管变细，还有一个巩膜壳。萎缩弧的边界延伸到上方和鼻侧，并且通常有色素聚集。偶尔，近视萎缩弧延伸到黄斑并穿过固视区。单纯位于鼻侧的萎缩弧不常见。萎缩弧的存在与眼轴长度相关，但不与总屈光力相关，因其受角膜和晶体因素的影响。通常，视盘是垂直拉长的，有时可以是倾斜的，颞侧扁平。这种视盘的形态可能使得怀疑青光眼时难以评估视杯情况。

后极部葡萄肿也可观察到，其特征是界限清楚的、外观呈白色的圆形脉络膜视网膜萎缩区域（图

15.2）。当这些病变扩大并延伸到黄斑中心时会影响视力。葡萄肿的发病与眼轴延长有关。

病理性近视眼还可见到不明显但很重要的眼底特征。黄斑区的 RPE 可能表现出不同程度的斑驳影。黄斑区的黄色、线状视网膜下条纹被称为漆裂纹，存在于 4% 的高度近视眼[4]。对应于 Bruch 膜的断裂，它们预示着随后有广泛的脉络膜视网膜变性，是视力预后差的信号（图 15.1）[5]。Fuchs 斑是圆形或卵圆形的视网膜下的色素过度沉着，可见于高达 10% 病理性近视眼中，特别是 30 岁以后的患者（图 15.3）。40% 的患者为双眼，第二只眼 5 年内出现[5]。Fuchs 斑被认为是视网膜下出血或脉络膜新生血管（CNV）的后遗症。它们周围可有脱色素萎缩区，如果靠近中央凹会显著影响视力。

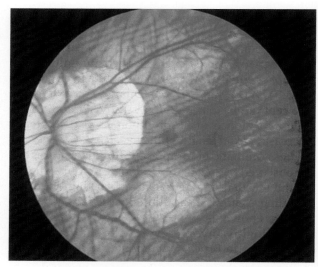

图 15.1　病理性近视。位于视盘周围的近视性新月状区域，主要位于视盘颞侧。邻近漆裂纹的黄斑出血也很明显。

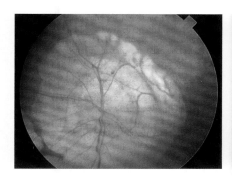
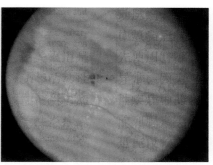

图 15.2 病理性近视。包括视盘在内的后极葡萄肿延伸到黄斑区。请注意"穿凿样"外观和不连续的病变边界。视神经盘和相邻的色素沉着的视网膜的焦点不一致,反映了葡萄肿的轴向伸长。

大多数病理性近视患者因进行性萎缩、变性而慢慢失去中心视力。突发且更严重的视力丢失通常是由 CNV 继发的视网膜下渗出性改变引起的 (图 15.4)[6]。渗出性改变主要包括视网膜下出血和积液。在频域光学相干断层扫描(SD-OCT)中可以看到相关的 RPE 隆起。SD-OCT 还可以识别视网膜下和视网膜内的出血或积液。荧光血管造影(FA)通常显示中央凹附近或下方清晰、典型的经典型 CNV (图 15.5)。总的来说,与 AMD 新生血管相比,新生血管没那么广泛,破坏性也没那么强,视网膜下液或黄斑水肿较少。

值得注意的是,有些病理性近视患者出现了新的黄斑出血,FA 没有 CNV 表现(图 15.1)。新生血管可能被出血遮蔽,或者目前还没有形成。无论出血的来源在哪,病理性近视眼伴有黄斑下出血的视力预后多变,取决于距离中央凹的位置,而且要知道的是,许多患有中央凹外病变的患者可以保持很好的中心视力。但是,对于中央凹下或中央凹旁病变患

者,已有研究采用光动力疗法(PDT)和抗 VEGF 药物治疗。

病理性近视患者的周边视网膜通常表现出弥漫性色素改变,常有一个虎斑样的外观。经常观察到视网膜和脉络膜分散的或广泛的萎缩区域。病理性近视患者视网膜裂孔和视网膜脱离的风险增加。

15.1.2 诊断

需要矫正的高度屈光不正史提示病理性近视的诊断,偶尔也要根据家族史诊断。眼轴长度通常大于 26mm,并综合观察前面描述的眼底特征来确诊。

鉴别诊断取决于主要的临床特征。患有异常倾斜视盘的患者通常表现出下方巩膜新月形萎缩弧,从视神经乳头和颞下眼底扩张区域发出的不规则的血管模式。近视萎缩弧更常见于颞侧。眼假组织胞浆菌病综合征(POHS)表现出视盘周围毛细血管色素改变,分散的"穿凿样"脉络膜视网膜萎缩性病变和黄斑 CNV。然而,这种综合征不常见于高度近视患者。表现出浆液性或血清性渗出的黄斑病变,如 AMD 或中心性浆液性脉络膜视网膜病变又有近视和视盘周围的色素改变时,可能易与近视性黄斑变性混淆。旋涡状萎缩是一种罕见的常染色体隐性遗传病,其特征是儿童时期的多个、边界清楚、从中周部眼底开始的地图样脉络膜视网膜萎缩区域,然后随着年龄的增长,病灶融合累及大部分眼底。这些

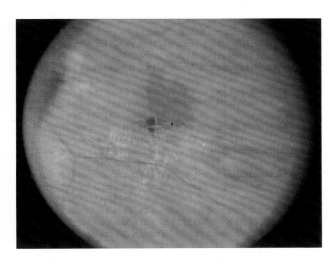

图 15.3 病理性近视。Fuchs 斑与邻近的黄斑出血。Fuchs 斑是视网膜下出血或脉络膜新生血管的后遗症。

精粹

- 近视黄斑出血视力预后多变。对于与 CNV 相关的中央凹下出血,首选抗血管内皮生长因子(抗 VEGF)治疗。

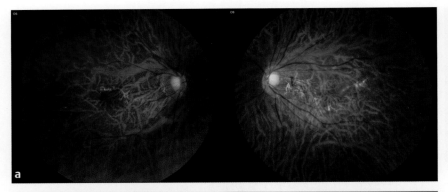

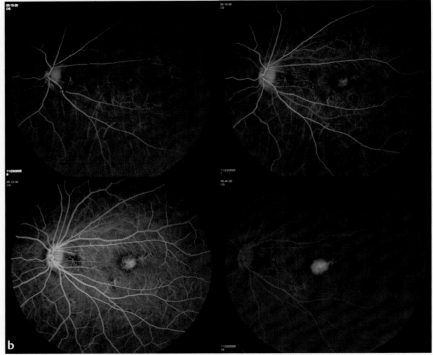

图 15.4　病理性近视。双眼显示视网膜色素上皮萎缩，透见深部脉络膜血管。左眼显示了一个黄斑中央凹颞侧的灰绿色的脉络膜新生血管。(a)荧光素血管造影早期显示经典病灶。(b)后期进行性渗漏。

患者往往高度近视，如果这种早期的变性模式出现，在鉴别诊断中应考虑旋涡状萎缩(见第 22 章)。

15.1.3 发病机制和组织病理学

高度近视黄斑变性的发病机制尚不明确，尽管被认为受遗传因素的影响。进展性的眼轴延长使眼球扩张，并引起视盘周围、视网膜、脉络膜和巩膜变性。导致的 Bruch 膜异常是 CNV 趋势的基础，如同其本章讨论的其他疾病一样。

组织病理学上，巩膜很薄，其相应区域的胶原束结构也有变化。退行性变化涉及脉络膜毛细血管、Bruch 膜、RPE 和脉络膜变薄，以及某些区域无血管系统[7]。RPE 细胞看起来更平坦和更大，Bruch 膜变薄和破裂，还有视网膜神经感觉层的相应变薄，尤其在脉络膜萎缩区域。由于神经节细胞层细胞变薄，黄斑区视网膜神经感觉层厚度局灶性减少。

15.1.4 处理和病程

目前，还没有可靠的方法来预防病理性近视中眼球的进行性延长。已实施巩膜切除和强化手术，希望减缓或预防明显的萎缩性黄斑变性。有限的报告表明可有一定程度的眼轴或葡萄肿稳定[8,9]。然而，尚未证实有视觉结果的明确获益。

目前研究的热点集中在 CNV 发现和治疗上。突发视力丧失并且表现出黄斑渗出性或出血性改变的患者，应进行 SD-OCT 和 FA 检查来确定并判断

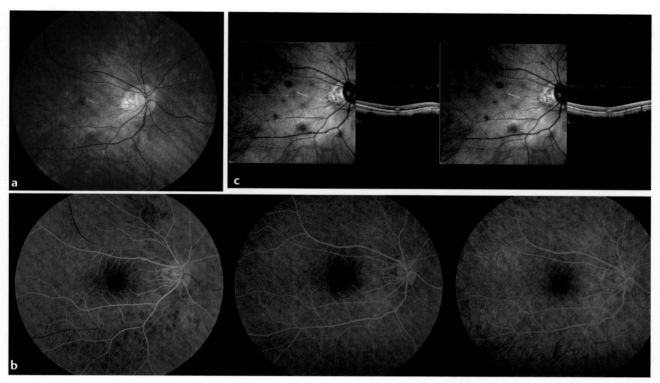

图 15.5　病理性近视。(a)右眼显示中央凹视网膜出血。(b)荧光素血管造影显示出血处的荧光遮蔽。(c)SD-OCT 显示视网膜下隆起与视网膜内高反射物质。

CNV 的范围(图 15.4 和图 15.5)。如果只有出血遮蔽荧光,吲哚菁绿血管造影(ICG)可能有助于识别或找出潜在的 CNV。不幸的是,当找出 CNV 时,60%~75%的患者病灶位于中央凹[3,5]。虽然 CNV 并不像 AMD 那样具有破坏性,但它仍然存在不同程度的中心视力丢失[10]。

对近视变性眼的非中央凹下 CNV,激光光凝术已被证明可有效预防视力丢失[11,12]。然而,CNV 的复发率高,需要特别关注的是随着时间延长,会有明显的激光光凝瘢痕渐进的扩大（图 15.6）[13]。因此,患有中央凹旁(距中央凹中心 200μm 以内)特别是中央凹下 CNV 的患者,不适合激光治疗。抗 VEGF 药物出现之前,PDT 用来治疗与近视变性相关的 CNV。VIP 研究是一项随机对照临床试验,研究维替泊芬 PDT 相比安慰剂治疗近视相关的 CNV。该研究纳入了 120 例中央凹下 CNV 患者;约 90%有典型 CNV 病变。1 年的结果显示,与安慰剂相比,维替泊芬 PDT 的视力丢失较少。两组之间主要结果指标[视力丢失小于早期治疗糖尿病视网膜病变研究(ETDRS)8 个字母眼的比例]具有统计学意义(72%

对 44%;$P<0.01$）。在 PDT 小组中,86%的患者失去了少于 15 个 ETDRS 视力,而对照组为 67%。此外,32%的患者用 PDT 治疗至少获得 5 个 ETDRS 字母,对照组为 15%[14]。在两年的随访中,主要结果指标(丢失少于 8 个 ETDRS 字母)不再具有统计学意义(64%对 49%;$P=0.11$)。但是,40%的 PDT 组患者获得 5 个或更多字母,对照组仅有 13%[15]。这项研究指导采用维替泊芬 PDT 治疗继发于近视变性的中央凹下 CNV,直至 2006 年使用抗 VEGF 药物[16,17]。

玻璃体内注射贝伐单抗使治疗 AMD 相关的 CNV 方案转移,ANCHOR[18] 和 MARINA[19] 试验表明,雷珠单抗治疗和抗 VEGF 治疗不仅可以预防大多数患者的严重视力丧失,视力还可以平均增益 8~10 个 ETDRS 字母,近 40%的患者获益 3 行以上的视力(=15 个 ETDRS 字母)。早期病例证实了玻璃体内贝伐单抗治疗继发于近视性变性 CNV 的疗效[16,17]。系统回顾和荟萃分析表明,抗 VEGF 药物在两年的结果优于 PDT 治疗,可提高近视相关 CNV 患者的视力。汇总数据结果显示,513 例中有 35%患者获得了 3 行以上的视力,OCT 测量的中央视网膜厚度降

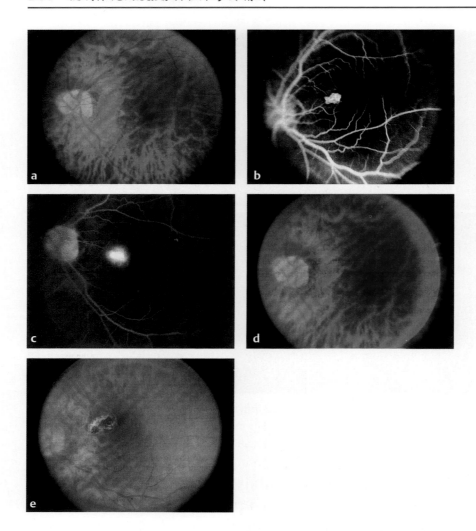

图 15.6 病理性近视。(a)视网膜下灰绿色病灶位于中央凹的鼻侧，引起视网膜下出血和积液。视力为 20/25。(b)荧光素血管造影早期显示病变早期强荧光。(c)荧光素血管造影晚期显示与脉络膜新生血管一致的荧光渗漏。(d)因对侧眼脉络膜新生血管形成视力不佳。应用激光光凝治疗，治疗后不久，渗出消退。(e)治疗 6 个月后，色素沉着增加和激光瘢痕明显扩大。视力稳定在 20/25。

低[20]。虽然已经证实抗 VEGF 治疗可以稳定并改善近视相关 CNV 的视力，但尚无确定的最佳治疗方案。大多数研究使用一次注射联合基于 OCT、视力、临床检查的 PRN 治疗，或每 3 个月注射一次，然后进行 PRN 治疗。RADIANCE 研究[21]是一项随机、双盲、对照试验研究玻璃体内注射雷珠单抗对比 PDT 治疗继发于病理性近视的 CNV。该研究包括 277 例患者，分为三组：①两次雷珠单抗注射，然后根据视力结果进行 PRN 注射；②1 次原始雷珠单抗注射，然后根据疾病活动性进行 PRN 注射；③维替泊芬 PDT 治疗，3 个月后进行雷珠单抗治疗。发现玻璃体内雷珠单抗治疗在视力预后方面优于 PDT。在第 3 个月，两个雷珠单抗组平均上升 10.5 个 ETDRS 字母，PDT 组中是 2.2 字母。在第 12 个月，雷珠单抗单药治疗组获得平均 13.8~14.4 个 ETDRS 字母。雷珠单抗随后使用 PDT 组在第 3 个月后获得平均 9.3 个

字母（与基线相比），但差于雷珠单抗单药治疗组。两种玻璃体内雷珠单抗治疗方案有相似的视力增益，第 1 组接受中位数为 4 次注射，第 2 组 2 次注射。

虽然已有研究使用贝伐单抗和雷珠单抗治疗继发于病理性近视的 CNV，小样本量病例研究[22]显示药剂和药剂之间的相似功效，CATT 和 IVAN 研究[23,24]报告了雷珠单抗和贝伐单抗治疗渗出性 AMD，具有类似的临床疗效。尽管抗 VEGF 治疗在治疗近视相关 CNV 方面有效，但患者在停止治疗后需要密切随访。家用监控使用 Amsler 网格表结合密切的随访，包括 SDOCT 和临床检查，可以确定疾病再次复发，已发现多达 25% 的患者出现这种情况[25]。CNV 复发的危险因素包括年龄增长、近视度数增长、脉络膜厚度降低、大的 CNV 病灶和中央凹下出血。漆裂纹延伸过中央凹、基线视力和视盘周围脉络膜萎缩是治疗后的视力预后因素。

玻璃体内抗 VEGF 治疗已成为继发于近视性变性 CNV 的标准治疗方案。大多数视网膜专家使用 PRN 治疗方法发现,与 AMD 不同,近视性 CNV 2~4 次注射治疗后有效。

15.2 假性眼组织胞浆菌病综合征

组织胞浆菌是一种土壤中的霉菌,主要存在于美国中部和东部,特别是俄亥俄州密西西比河谷地区[27]。呼吸道感染通常是无症状和自限性的。假性眼组织胞浆菌病综合征(POHS)可能就是该生物体多年前的系统性亚临床感染的结果。于 1960 年首次被描述,临床表现有周围脉络膜视网膜病变、多发性黄斑和视盘周围脉络膜视网膜萎缩性病灶、黄斑 CNV,并且没有炎性改变[28]。眼内感染活性的组织胞浆菌不常见。全葡萄膜炎可见于慢性病程和免疫功能低下的患者,但不是 POHS 的特征表现[29]。

15.2.1 临床特征

POHS 的经典三联征包括视盘旁脉络膜视网膜萎缩、多灶性穿凿样脉络膜视网膜瘢痕和急性或慢性 CNV 引起的黄斑渗出性改变(图 15.7)。患者年龄在 20~50 岁,比较年轻,曾经经过或生活在俄亥俄州密西西比河谷地区;这个流行区域的"组织斑点"的发病率估计为 2.6%[30]。鸽子、鸡或长尾小鹦鹉的接触史起重要作用。

视盘旁脉络膜视网膜萎缩性改变程度不同。视盘与邻近的萎缩灶之间有色素环[31]。"穿凿样"病变分散在整个眼底,直径通常不到 1mm,周围有色素沉着,没有明显的隆起。偶尔,这些"组织斑点"可能形成外周脱色线条纹,表明好发于脉络膜血管(图 15.8)[32]。条纹通常分布在赤道部,可见于多达 5% 的 POHS 患者。POHS 没有前房和玻璃体炎症细胞。

患有 POHS 的患者通常无症状,偶尔会出现突然的视物变形或视力丧失。视觉症状通常是黄斑 CNV 的渗出性改变引起的(图 15.9 和图 15.10)[33,34,35]。CNV 通常在眼科检查中发现并且位于神经视网膜下,表现为轻微隆起的灰绿色病灶(图 15.9)。

FA 能很好地显示 CNV 早期经典的强荧光,晚期渗漏。OCT 上可有视网膜下或 RPE 下渗出性新生血管,并有视网膜下和视网膜内积液。FA 上最常见的表现是经典型 CNV,OCT 显示为 2 型 CNV。

15.2.2 诊断

POHS 的诊断通常有一个地域史或暴露史,眼底特征表现包括三联征中的至少两个。眼科检查中,有其他几种疾病类似于 POHS。在近视变性中也有萎缩斑点,但通常比 POHS 斑更白、更大。也可有视盘旁改变,但是近视萎缩弧通常在外围有一条色素边缘而不是内围,不同于 POHS。此外,近视退变的视盘通常是倾斜的,但 POHS 没有。漆裂纹和 Fuchs 斑也不会在 POHS 中出现。

多灶性脉络膜炎是另一种多发、萎缩的穿凿样病灶。然而多灶性脉络膜炎的萎缩性病灶,通常不会边缘色素聚集。此外,经常有 POHS 没有的轻度前葡萄膜炎或玻璃体炎的表现。虽然这两种疾病都可导致 CNV,但最终多灶性脉络膜炎最可能弥漫性黄斑下纤维化。

伴有血管样条纹的眼可能有萎缩性脉络膜视网膜斑点,但斑点往往聚集在眼底赤道部,在 POHS 中不会发生。虽然在两种情况下都可以看到视盘周围的改变和 CNV,但对视盘周围视网膜的仔细检查应

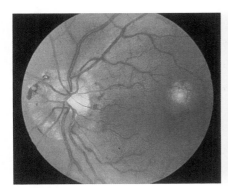
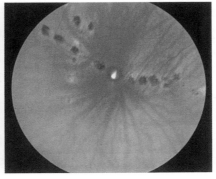

图 15.7 假性眼组织胞浆菌病综合征。视盘周围脉络膜视网膜瘢痕形成、色素聚集和脱色素区域。位于中央凹正上方的平坦的萎缩性脉络膜视网膜瘢痕,伴有脉络膜新生血管相关的视网膜内出血。

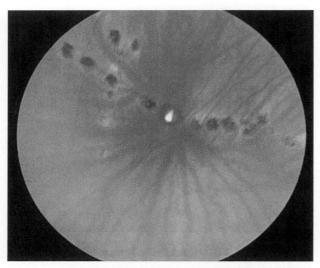

图 15.8　假性眼组织胞浆菌病综合征。赤道部脉络膜视网膜"组织斑点"，具有典型的萎缩和色素过度沉着。斑复合物包括外围线性条纹。在多灶性脉络膜炎和近视变性中也可观察到线性条纹。

该能够显示放射状的视网膜下条纹特征的血管样条纹。

年龄超过 50 岁的 CNV 患者更可能是 AMD 而不是 POHS。黄斑玻璃膜疣和缺乏穿凿样的周边病灶，则应诊断为 AMD。然而，有时老年 POHS 患者也有 CNV 和渗出性改变。在这些情况下，相比那些发病年龄年轻的患者，CNV 往往表现得更具破坏性。研究 POHS 的自然病程表发现，在几年内，大多数 POHS 相关 CNV 患者的视力降至 20/200[36]。

15.2.3 发病机制和组织病理学

这种综合征被认为继发于感染真菌组织胞浆菌，因为经典临床表现的患者眼中没有发现典型的微生物。暴露和急性感染通常被认为是亚临床的，并且在眼科疾病发病前几年发生[31]。提出的发病机制因为原发性亚临床肺部感染荚膜梭菌的荚膜导致整个身体多个小肉芽肿的形成，包括脉络膜[31,33,37]。假设这些肉芽肿的淋巴细胞浸润产生逐渐扩大的瘢痕，使其成为典型的"组织斑点"[38,39,40,41]。组织病理学研究，证实了局灶性淋巴细胞浸润在黄斑下出血和 CNV 下方区域及在萎缩性疤痕外周区域。导致 POHS 中的 CNV 的机制并不确切，尽管它被认为组织斑点的 Bruch 膜结构破坏，有助于新生血管向内生长。CNV 可发生在原发感染后多年，通常在组织

病灶的边缘。研究表明这些瘢痕中有组织胞浆菌的 DNA，表明慢性炎症可能对 CNV 的形成有一定的作用[42]。

15.2.4 处理和病程

无症状的 POHS 患者必须接受所患疾病的科普教育。有黄斑区任何"组织斑点病灶"的患者，特别是如果一只眼有任何 CNV 相关的黄斑病变，那就是 CNV 进展和中心视力丢失的最高危险因素。应指导他们每天使用 Amsler 网格表监测其中心视力的完整性，任何新的症状出现应立即报告。应进行定期眼底检查，包括 SD-OCT 扫描黄斑病灶。

黄斑激光光凝术研究小组的临床试验已经证明，POHS 边界清晰的黄斑中央凹外 CNV 的激光光凝术可显著降低致盲率[43,44]。激光光凝中央凹下 CNV 没有被证明有益[45]。幸运的是，如果先前没有黄斑病变史，对侧眼预后良好（5 年内的发病率为 9% 或每年 2%）。但是，如果黄斑有任何"组织斑点病灶"，不管是典型的或非典型的，发生 CNV 的风险提高 3 倍[46]。PDT 也被研究用于治疗继发于 POHS 的 CNV，尤其是未从激光光凝术中获益的患者（特别是患有中央凹下 CNV 的患者）。只有小样本系列研究表明 PDT 治疗这些病灶可能有效[47]。一项前瞻性、无对照的研究调查了 22 名患者随访 24 个月。患者初始用 PDT 治疗，然后以 3 个月间隔，如果 FA 显示渗漏 PDT 再治疗。24 个月时，平均视力提高 6 个字母。此外，45% 的患者至少提高 7 个字母，而只有 18% 的患者丢失了 8 个或更多的字母[48]。PDT 是治疗中央凹下病变很好的治疗方法，直到开始广泛抗 VEGF 治疗。抗 VEGF 药物已经证明不仅可以维持，还可以改善与 AMD 相关 CNV 眼的视力，这些药剂已成功治疗其他原因的 CNV，包括 POHS。已有病例报告和系列研究证实玻璃体内注射贝伐单抗可治疗继发于 POHS 的 CNV[49,50,51,52]。一项回顾性比较病例系列研究了 140 例患者的 150 只眼，患有继发于 POHS 的中央凹下或近中央凹的 CNV。该研究比较了玻璃体

精粹
● POHS 可能与多灶性脉络膜炎相混淆，但 POHS 患者没有前房或玻璃体炎症。

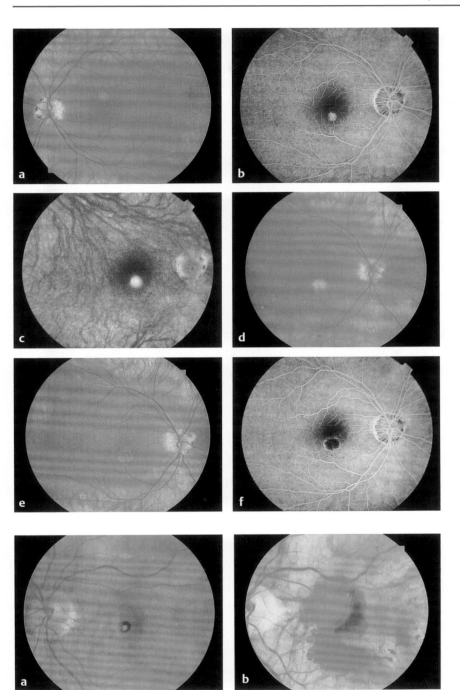

图 15.9 假性眼组织胞浆菌病综合征。(a)灰绿色的视网膜下病变伴有少量的中央凹下方积液。相应的荧光素血管造影显示（b）早期强荧光和(c)位于中央凹旁的,与之一致的脉络膜新生血管晚期渗漏。(d)激光光凝治疗术后即刻眼底照片。注意致密的灰白色融合激光明显覆盖了病灶。治疗约 1 个月后的眼底照片(e)和荧光素血管造影照片(f)显示干性的激光瘢痕,血管造影没有持续新血管的证据。

图 15.10 假性眼组织胞浆菌病综合征。(a)色素病变提示脉络膜新生血管和周围的视网膜下出血和积液。患者拒绝治疗并观察。(b)1 年病程期间,病变继续增长,并导致大量视网膜下出血,视力急剧下降。

内贝伐单抗单药治疗与玻璃体内注射贝伐单抗联合 PDT。玻璃体内注射贝伐单抗单药治疗用于 116 只眼，这些患者表现出明显的视力改善，从基线时的 20/83 上升到两年时的 20/54。患有中央凹下病变视力明显改善，基线为 20/132,2 年后为 20/63。34 只中央凹下 CNV 眼，进行了联合治疗（玻璃体内注射贝伐单抗联合 PDT），视力从基线时的 20/174 改善到两年时的 20/75。然而，只有 10 名患者进行了两

年的随访,因此结果没有统计学意义。在两组中,约 30%的患者通过治疗获得了 3 行甚至更多的视力提高。单药治疗组平均每年注射 3.33 次,而联合组平均每年注射 2.42 次。虽然本研究缺乏规范的再治疗标准,该研究表明,玻璃体内注射贝伐单抗作为单药治疗或联合 PDT 治疗可以稳定并改善继发于 POHS 的中央凹下 CNV 患者的视力[53]。

以往进行的是中央凹下 CNV 手术，但随着抗

VEGF 药物的出现,这种技术已经被舍弃了。与随访观察相比,黄斑下手术无明显获益,58%的手术组患者 CNV 复发[54]。

15.3 血管样条纹

血管样条纹是不规则的、从视盘发出的、逐渐变细的 Bruch 膜线性断裂。Doyne[55]于 1889 年首次描述,Knapp[56]因为这些病变的血管样外观将其命名为血管样条纹。血管样条纹有眼部和全身病灶,约 50%的患者出现严重的全身性疾病。对 50 例血管样条纹患者进行的诊断性检查显示,其中一半病例是特发性的,另一半由高至低与假黄瘤、佩吉特病、镰状细胞血红蛋白病,Ehlers-Danlos 综合征,以及各种罕见疾病有关[57]。

15.3.1 临床特征

根据下方脉络膜的颜色和色素沉着,血管样条纹可能会呈现浅红橙色至深红色(图 15.11)。

放射状条纹通常形成圆周条纹,在视盘附近汇聚,并且可以延伸到黄斑,偶尔进入周边视网膜。条纹的宽度可从细线至视网膜血管直径的 4~5 倍,通常双眼发病,由视盘向远处延伸,逐渐变细(图 15.11)[58]。某些情况下,存在纤维血管向内生长或上方更弥漫性的 RPE 改变。偶尔,特别是在弹性假黄瘤中,会有视盘玻璃膜疣或视网膜斑驳的色素外观(橘皮样外观)[59]。随着时间的推移,可能会有一些条纹逐渐扩大,进展为萎缩的外观,此时条纹变得更难辨别。

CNV 是血管样条纹视力丧失的主要原因。视力下降通常是突然的,黄斑区有条纹 CNV 相关的视网膜下液或出血。偶尔,有不存在 CNV 的视网膜下出血。较轻微的钝性眼外伤可导致脉络膜破裂,血管样条纹延伸,发生黄斑下或周边视网膜下出血(图 15.12)[58,59]。

15.3.2 诊断

血管样条纹可轻微,可明显,具体取决于条纹和眼底背景的颜色对比。FA 上条纹的强荧光有助于发现并诊断[60]。SD-OCT 可显示 Bruch 膜水平的高反射,提示钙沉积[61]。随着 CNV 的发生,SD-OCT 可能会出现渗出性表现,如视网膜下或视网膜内积液。SD-OCT 脉络膜厚度与血管样条纹发生 CNV 的风险相关。测量发现 CNV 患者的脉络膜厚度小于对照组和未发生 CNV 组的患者[62]。如前所述,报告中大约一半血管样条纹与各种系统性疾病有关[57]。

弹性假黄瘤

弹性假黄瘤是最常见的与血管样条纹相关的疾病(图 15.13)。其系统特征为颈部和关节屈肌上的皮肤松弛皱褶、潜在的心血管疾病和胃肠道出血的

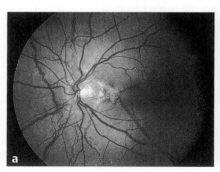
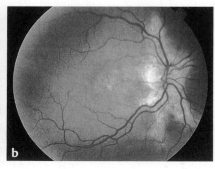

图 15.11 血管样条纹。(a)从视盘放射出的典型血管样条纹。(b)如图所示,条纹的颜色和宽度各不相同。

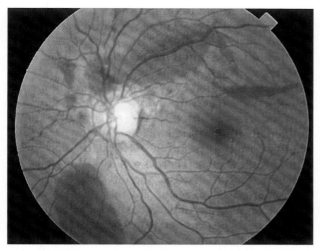

图 15.12　血管样条纹。左眼血管样条纹的患者轻微钝挫伤。在视盘周围可见多个视网膜下出血。(Image provided courtesy of Carl D. Regillo MD.)

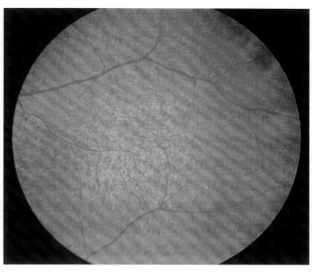

图 15.14　血管样条纹。弹性假黄瘤患者经典的橘皮样眼底。注意视网膜色素上皮水平的多个橘黄色病变。

风险增加[63]。皮肤外观类似"鸡皮"，颈部、屈肌表面和脐周围区域有多个黄色丘疹。这些皮肤表现是由异常的真皮弹性组织引起的。这种结缔组织异常也是胃肠道和心血管并发症风险增加的原因。弹性假黄瘤患者眼科检查经常表现为橘皮样眼底或 RPE 的橘皮样外观(图 15.14)。这种色素变化常见于颞侧中周部。橘皮不是弹性假黄瘤的特征表现，因为也可以出现于镰状细胞血红蛋白病和佩吉特病中。

佩吉特病

佩吉特病或变形性骨炎畸形是一种以骨质破坏

和形成异常为特征的、慢性进行性疾病。常见的临床特征包括头痛、大头骨/大指趾骨折和心血管并发症。血清碱性磷酸酶和尿钙升高，但血清钙正常。8%~15%的患有严重佩吉特病的患者在晚期表现出血管样条纹[9]。佩吉特病的视力丧失通常由血管样条纹相关性 CNV 引起；另外，视神经管周围的骨骼变化引起的视神经受压，会导致视神经萎缩和视力丧失。

据估计，1%~2%的镰状细胞血红蛋白病患者发生血管样条纹[64]。血管样条纹与其他镰状细胞视网膜病变无关。CNV 在患有镰状细胞病和血管样条纹的非洲裔美国患者中不常见。

Ehlers-Danlos 综合征

Ehlers-Danlos 综合征的特点是皮肤超弹性和关节过度弯曲。基本结构缺陷与胶原组织异常有关。Ehlers-Danlos 综合征患者的血管样条纹发生率较低[65]。

15.3.3 发病机制和组织病理学

血管样条纹代表异常脆弱的 Bruch 膜裂开或中

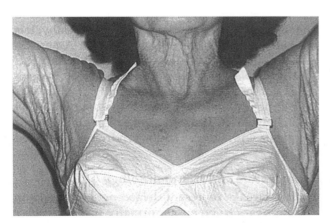

图 15.13　血管样条纹。一例弹性假黄瘤患者关节屈肌面特征性的皮肤皱褶。(Image provided courtesy of the Wills Eye Hospital resident slide collection.)

特别关注

● 在患有血管样条纹的患者中，弹性假黄瘤的鉴别诊断很重要，因为弹性假黄瘤患者潜在严重的胃肠道和心血管并发症风险增加。

断[58]。无论系统状况如何，已经发现 Bruch 膜弥漫性增厚和钙化。组织病理学发现早期 Bruch 膜弹性膜的中断。后期继发脉络膜毛细血管和 RPE 退行性改变。

15.3.4 处理和病程

患有血管样条纹的患者应注意 Bruch 膜破裂，以及意外钝挫伤引起视网膜下出血的风险。特别是当患者近 50 岁时，有发生 CNV 和渗出性改变引起视力丧失的风险。据报道，激光光凝术已经成功消除中央凹外 CNV[66,67]。观察 PDT 治疗继发于血管样条纹的 CNV，视力结果稳定[68,69]。其他研究显示虽然有视力下降，但 PDT 可延缓视力丧失，特别是中央凹下病灶。一项前瞻性研究表明，PDT 治疗继发于血管样条纹的 23 眼 CNV，中央凹下 CNV 患者的 1 年视力平均为 20/100 至 20/125，而中央凹旁 CNV 患者的视力平均为 20/50 至 20/100。中央凹旁 CNV 患者中，57% 发展为中央凹下。随着抗 VEGF 治疗 CNV 的出现，也有许多病例系列研究都证明了这些药物的疗效，目前已成为首选的治疗方法。继 2006 年发表的第一个系列研究之后，许多小型回顾性病例系列研究证实，无论是中央凹下 CNV 或者中央凹旁 CNV，还是中央凹外 CNV，玻璃体内抗 VEGF 药物治疗可以稳定甚至改善视力[71,72,73,74,75]。虽然没有抗 VEGF 治疗继发于血管样条纹的 CNV 的随机对照试验，几项前瞻性试验已证实了回顾性研究中令人激动的结果。一项超过 1 年的前瞻性研究报道了 15 例血管样条纹相关 CNV 的患者，患者最佳矫正视力从 20/100 提高到 20/50，平均 7.1 次玻璃体腔内雷珠单抗注射。此外，93% 的患者视力稳定或改善，且 OCT 检查有相应的结构改善[76]。另一项小型前瞻性研究 7 例血管样条纹和弹性假黄瘤伴有 CNV 的患者，报告平均视力从基线时的 20/63 提高到 1 年时的 20/32 [77]。对于非中央凹下 CNV 病灶，PDT 或激光光凝术可能有益，但 15 只眼的前瞻性研究显示了玻璃体内贝伐单抗的潜在益处。在 1 年的随访中，虽然平均最佳矫正视力没有改变，15 只眼中仅 2 只眼（13%）进展为中央凹下病变。

每个玻璃体腔内抗 VEGF 治疗研究的方案差异很大，包括使用的药物、固定方案与 PRN 治疗方案和再治疗标准。没有研究比较不同的方法。与 AMD 相关性 CNV 通常使用的治疗和延长方案不同，血管样条纹相关性 CNV 注射每月一次至每 3 个月一次，然后基于临床和 SD-OCT 检查结果评估 PRN 再治疗（图 15.15）。在 30 例非 AMD 引起的 CNV 患者的多中心、随机、前瞻性临床试验中，患者每月 1 次或 3 次玻璃体内注射雷珠单抗，然后接受 PRN。在两组中，没有患者丢失超过 15 个字母。在 12 个月时，每月组和 PRN 组分别有 64% 和 57% 的患者增加 15 个或更多字母[79]。这项研究表明，每月治疗与 PRN 治疗的疗效相似，但需要更大的前瞻性研究来证实这些发现。重要的是建议患者定期使用 Amsler 网格表检查，并报告任何突发性变化，以期最早发现 CNV。此外，对于表现为血管样条纹的患者，需要进行全面的医学评估，以发现可能存在的任何相关性全身疾病。

15.4 特发性脉络膜新生血管

通常 50 岁以下的黄斑 CNV 患者，有原发性眼相关的疾病，如 POHS、病理性近视、血管样条纹、创伤性脉络膜破裂，或其他原因的黄斑区脉络膜视网膜病变。然而，还有其他 CNV 患者，没有任何黄斑异常的情况下发生了 CNV，这些患者为特发性 CNV[80-83]。

15.4.1 临床特征

新发特发性 CNV 患者比较年轻，平均 30 岁，发病年龄从十几岁到 50 岁。没有性别倾向。患眼初步检查表现一定程度的视力丢失。眼底检查可见视网膜下灰绿色病灶，并有与之相关的视网膜下液、出血，偶尔有脂质渗出。通常 CNV 周围的 RPE 肥大，特别是在慢性的病灶中。无明显的近视眼底、血管样条纹、视盘周围改变、玻璃膜疣，或"组织斑点"等改变。绝大多数是单眼的，因此，对侧眼应该是完全正常的[83]。

疾病早期，FA 检查通常会很容易发现 CNV，表现为早期强荧光和晚期渗漏的病灶。在这种情况下，与在本章中讨论过的其他疾病一样，通常 ICG 不会比 FA 检查更有意义。但是，应该对本章节所有疾病进行 SD-OCT 检查，显示渗出的程度并连续随访检查治疗后的疾病活动性。

急性渗出性改变的程度，以及由此导致的 RPE

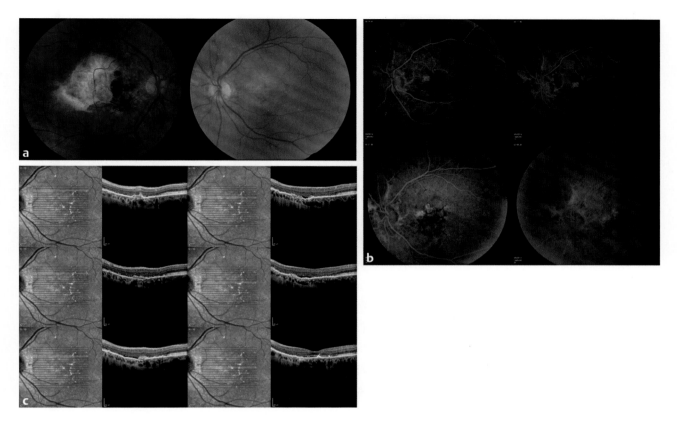

图 15.15 (a)弹性假黄瘤。右眼显示慢性盘状瘢痕。左眼显示从视神经发出的放射状血管样条纹。中央凹旁有一个新的视网膜出血。(b)荧光素血管造影左眼的放射状血管样条纹强荧光,晚期有与脉络膜新生血管一致的荧光渗漏灶。(c)SD-OCT 显示脉络膜新生血管形成伴有视网膜下液。

萎缩或视网膜下纤维化的面积通常比 AMD 相关的 CNV 所见的面积要小。患者可在明显的萎缩区域注视固定,并在整个过程中保持良好的视力。然而,特发性 CNV 的自然病史可能是高度不可预测的[83]。

15.4.2 诊断

如前所述,年轻患者没有其他眼科疾病的情况下出现 CNV,可以诊断为特发性 CNV。根据定义,患者年龄小于 50 岁,并且没有 AMD、病理性近视、血管样条纹、眼内炎症或外伤病史的表现。

15.4.3 发病机制和组织病理学

特发性 CNV 的发病机制尚不清楚。关于患者的组织病理学资料很少,主要是因为大多数患者发病时都很年轻。这种疾病是非遗传性的,并且几乎为单眼,不太可能是隐匿、弥散变性疾病引起。

15.4.4 处理和病程

黄斑激光光凝研究试验已证明激光光凝术可有效降低特发性 CNV 引起的显著视力丧失的风险,无论 CNV 是中央凹下或中央凹旁的[43,44,81,82]。有趣的是,患有中央凹下特发性 CNV 的患者自然病程中,并不一定表现出类似 AMD 中的严重视力丧失(图 15.16)。研究报告这类特发性 CNV 的患者,初始最佳矫正中位视力为 20/100,最终随访为 20/70[83]。95%的患者视力稳定或改善,仅有 5%的患者出现严重的视力丧失。基于这些数据,不建议对中央凹下特发性 CNV 进行激光治疗。PDT 已被研究用于治疗特发性 CNV[84,85],结果对中央凹下病变有效。17 例中央凹下特发性 CNV 眼 PDT 治疗的前瞻性研究中,94%的患者在第 12 个月时视力稳定或改善。然而,像本章中引起 CNV 的其他疾病,玻璃体内抗 VEGF 药物已经在治疗方面取得了突破。由于考虑到 PDT 治疗会引起 RPE 萎缩,玻璃体内抗 VEGF

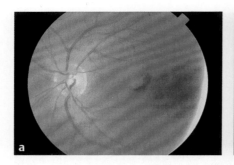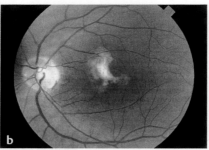

图 15.16　特发性脉络膜新生血管。(A)眼底照相。健康的 30 岁女性左眼突发视物模糊，视力为 20/60。黄斑中央凹下方的灰绿色视网膜下病灶和神经视网膜隆起。(b)随访观察 5 年后照相，病灶下方有视网膜下纤维化伴有散在点状色素沉着灶和视网膜色素上皮萎缩区。自发性视力提升至 20/25。

药物已经在很大程度上取代了 PDT 治疗 CNV。几个小样本系列研究已经证明抗 VEGF 药物在特发性 CNV 眼中保存视力的作用[86,87,88,89]。一项纳入 40 例患者的前瞻性研究，证实了玻璃体内注射贝伐单抗治疗中央凹下特发性 CNV 的疗效[90]。患者接受玻璃体腔注射贝伐单抗治疗，然后基于临床和 OCT 检查接受 PRN 治疗。所有患者均视力稳定或改善，平均最佳矫正视力从基线时的 20/68 提高到第 12 个月时的 20/39。此外，70%的眼睛增加了超过 2 行的视力，并且 FA 和 OCT 检查显示 1 年时所有病灶都没有活动性。一项小型回顾性研究比较了玻璃体内抗 VEGF 药物与 PDT 治疗中央凹下特发性 CNV，2 年时抗 VEGF 组的所有患者视力均稳定或改善，而 PDT 组有 21%的患者视力变差[91]。抗 VEGF 治疗目前是特发性 CNV 的首选治疗方法。

争论点

● 玻璃体腔注射抗 VEGF 药物已被证明可以稳定甚至改善特发性 CNV 患眼的视力。最佳治疗方案尚未确定，通常使用 PRN 治疗方案。

参考文献

[1] Sperduto RD, Seigel D, Roberts J, Rowland M. Prevalence of myopia in the United States. Arch Ophthalmol. 1983; 101(3):405–407
[2] Curtin BJ. Physiologic vs pathologic myopia: genetics vs environment. Ophthalmology. 1979; 86(5):681–691
[3] Soubrane G, Coscas G. Choroidal neovascularization membrane in degenerative myopia. In: Ryan SJ, ed. Retina. Vol. 2. St. Louis, MO: Mosby; 1989:201–215
[4] Ohno-Matsui K, Tokoro T. The progression of lacquer cracks in pathologic myopia. Retina. 1996; 16(1):29–37
[5] Hampton GR, Kohen D, Bird AC. Visual prognosis of disciform degeneration in myopia. Ophthalmology. 1983; 90(8):923–926
[6] Vander JF. Choroidal neovascularization associated with myopic macular degeneration. In: Tasman WS, ed. Clinical Decisions in Medical Retinal Disease. St. Louis, MO: Mosby; 1994:95–102
[7] Grossniklaus HE, Green WR. Pathologic findings in pathologic myopia. Retina. 1992; 12(2):127–133
[8] Borley WE, Snyder AA. Surgical treatment of high myopia; the combined lamellar scleral resection with scleral reinforcement using donor eye. Trans Am Acad Ophthalmol Otolaryngol. 1958; 62(6):791–801, discussion 801–802
[9] Vancea P. New concept in the treatment of progressive myopia. Ann Ophthalmol. 1971; 3(10):1105–1108
[10] Avila MP, Weiter JJ, Jalkh AE, Trempe CL, Pruett RC, Schepens CL. Natural history of choroidal neovascularization in degenerative myopia. Ophthalmology. 1984; 91(12):1573–1581
[11] Pece A, Brancato R, Avanza P, Camesasca F, Galli L. Laser photocoagulation of choroidal neovascularization in pathologic myopia: long-term results. Int Ophthalmol. 1995–1995; 18(6):339–344
[12] Soubrane G, Pison J, Bornert P, Perrenoud F, Coscas G. Subretinal neovessels in degenerative myopia: results of photocoagulation [in French]. Bull Soc Ophtalmol Fr. 1986; 86(3):269–272
[13] Jalkh AE, Weiter JJ, Trempe CL, Pruett RC, Schepens CL. Choroidal neovascularization in degenerative myopia: role of laser photocoagulation. Ophthalmic Surg. 1987; 18(10):721–725
[14] Verteporfin in Photodynamic Therapy Study Group. Photodynamic therapy of subfoveal choroidal neovascularization in pathologic myopia with verteporfin. 1-year results of a randomized clinical trial–VIP report no. 1. Ophthalmology. 2001; 108(5):841–852
[15] Blinder KJ, Blumenkranz MS, Bressler NM, et al. Verteporfin therapy of subfoveal choroidal neovascularization in pathologic myopia: 2-year results of a randomized clinical trial–VIP report no. 3. Ophthalmology. 2003; 110 (4):667–673
[16] Laud K, Spaide RF, Freund KB, Slakter J, Klancnik JM, Jr. Treatment of choroidal neovascularization in pathologic myopia with intravitreal bevacizumab. Retina. 2006; 26(8):960–963
[17] Tewari A, Dhalla MS, Apte RS. Intravitreal bevacizumab for treatment of choroidal neovascularization in pathologic myopia. Retina. 2006; 26(9):1093–1094
[18] Brown DM, Kaiser PK, Michels M, et al. ANCHOR Study Group. Ranibizumab versus verteporfin for neovascular age-related macular degeneration. N Engl J Med. 2006; 355(14):1432–1444
[19] Rosenfeld PJ, Brown DM, Heier JS, et al. MARINA Study Group. Ranibizumab for neovascular age-related macular degeneration. N Engl J Med. 2006; 355 (14):1419–1431
[20] Wang E, Chen Y. Intravitreal anti-vascular endothelial growth factor for choroidal neovascularization secondary to pathologic myopia: systematic review and meta-analysis. Retina. 2013; 33(7):1375–1392
[21] Wolf S, Balciuniene VJ, Laganovska G, et al. RADIANCE Study Group. RADIANCE: a randomized controlled study of ranibizumab in patients with choroidal neovascularization secondary to pathologic myopia. Ophthalmology. 2014; 121(3):682–92.e2
[22] Ruiz-Moreno JM, Arias L, Montero JA, Carneiro A, Silva R. Intravitreal anti-VEGF therapy for choroidal neovascularisation secondary to pathological myopia: 4-year outcome. Br J Ophthalmol. 2013; 97(11):1447–1450
[23] Martin DF, Maguire MG, Ying GS, Grunwald JE, Fine SL, Jaffe GJ, CATT Research Group. Ranibizumab and bevacizumab for neovascular age-related macular degeneration. N Engl J Med. 2011; 364(20):1897–1908
[24] Chakravarthy U, Harding SP, Rogers CA, et al. IVAN Study Investigators. Ranibizumab versus bevacizumab to treat neovascular age-related macular degeneration: one-year findings from the IVAN randomized trial. Ophthalmology. 2012; 119(7):1399–1411
[25] Yang HS, Kim JG, Kim JT, Joe SG. Prognostic factors of eyes with naïve subfoveal myopic choroidal neovascularization after intravitreal bevacizumab. Am

J Ophthalmol. 2013; 156(6):1201–1210.e2

[26] Yoon JU, Kim YM, Lee SJ, Byun YJ, Koh HJ. Prognostic factors for visual outcome after intravitreal anti-VEGF injection for naive myopic choroidal neovascularization. Retina. 2012; 32(5):949–955

[27] Holland GN. Endogenous fungal infections of the retina and choroid. In: Ryan SJ, ed. Retina. Vol. 2. St. Louis, MO: Mosby; 1989:631

[28] Woods AC, Wahlen HE. The probable role of benign histoplasmosis in the etiology of granulomatous uveitis. Am J Ophthalmol. 1960; 49:205–220

[29] Macher A, Rodrigues MM, Kaplan W, et al. Disseminated bilateral chorioretinitis due to Histoplasma capsulatum in a patient with the acquired immunodeficiency syndrome. Ophthalmology. 1985; 92(8):1159–1164

[30] Ganley JP. Epidemiologic characteristics of presumed ocular histoplasmosis. Acta Ophthalmol Suppl. 1973; 119:1–63

[31] McDonald HR, Schatz H, Johnson RN, Madeira D. Acquired macular disease. In: Tasman WS, Jaeger EA, eds. Duane's Clinical Ophthalmology. Vol. 3. Philadelphia, PA: JB Lippincott; 1990

[32] Fountain JA, Schlaegel TF, Jr. Linear streaks of the equator in the presumed ocular histoplasmosis syndrome. Arch Ophthalmol. 1981; 99(2):246–248

[33] Lewis ML, Van Newkirk MR, Gass JDM. Follow-up study of presumed ocular histoplasmosis syndrome. Ophthalmology. 1980; 87(5):390–399

[34] Gutman FA. The natural course of active choroidal lesions in the presumed ocular histoplasmosis syndrome. Trans Am Ophthalmol Soc. 1979; 77:515–541

[35] Klein ML, Fine SL, Knox DL, Patz A. Follow-up study in eyes with choroidal neovascularization caused by presumed ocular histoplasmosis. Am J Ophthalmol. 1977; 83(6):830–835

[36] Macular Photocoagulation Study Group. Krypton laser photocoagulation for neovascular lesions of ocular histoplasmosis. Results of a randomized clinical trial. Arch Ophthalmol. 1987; 105(11):1499–1507

[37] Watzke RC, Claussen RW. The long-term course of multifocal choroiditis (presumed ocular histoplasmosis). Am J Ophthalmol. 1981; 91(6):750–760

[38] Makley TA, Jr, Craig EL, Long JW. Histopathology of presumed ocular histoplasmosis. Palestra Oftalmol Pan Am. 1977; 1:72–82

[39] Meredith TA, Green WR, Key SN, III, Dolin GS, Maumenee AE. Ocular histoplasmosis: clinicopathologic correlation of 3 cases. Surv Ophthalmol. 1977; 22(3):189–205

[40] Khalil MK. Histopathology of presumed ocular histoplasmosis. Am J Ophthalmol. 1982; 94(3):369–376

[41] Makley TA, Craig EL, Werling K. Histopathology of ocular histoplasmosis. In: Schlaegel TF, ed. Update on Ocular Histoplasmosis. International Ophthalmology Clinics, Vol 23. Boston, MA: Little Brown & Company; 1983:1–18

[42] Spencer WH, Chan CC, Shen DF, Rao NA. Detection of histoplasma capsulatum DNA in lesions of chronic ocular histoplasmosis syndrome. Arch Ophthalmol. 2003; 121(11):1551–1555

[43] Macular Photocoagulation Study Group. Argon laser photocoagulation for neovascular maculopathy. Five-year results from randomized clinical trials. Arch Ophthalmol. 1991; 109(8):1109–1114

[44] Macular Photocoagulation Study Group. Laser photocoagulation for juxtafoveal choroidal neovascularization. Five-year results from randomized clinical trials. Arch Ophthalmol. 1994; 112(4):500–509

[45] Fine SL, Wood WJ, Isernhagen RD, et al. Laser treatment for subfoveal neovascular membranes in ocular histoplasmosis syndrome: results of a pilot randomized clinical trial. Arch Ophthalmol. 1993; 111(1):19–20

[46] Macular Photocoagulation Study Group. Five-year follow-up of fellow eyes of individuals with ocular histoplasmosis and unilateral extrafoveal or juxtafoveal choroidal neovascularization. Arch Ophthalmol. 1996; 114(6):677–688

[47] Busquets MA, Shah GK, Wickens J, et al. Ocular photodynamic therapy with verteporfin for choroidal neovascularization secondary to ocular histoplasmosis syndrome. Retina. 2003; 23(3):299–306

[48] Rosenfeld PJ, Saperstein DA, Bressler NM, et al. Verteporfin in Ocular Histoplasmosis Study Group. Photodynamic therapy with verteporfin in ocular histoplasmosis: uncontrolled, open-label 2-year study. Ophthalmology. 2004; 111(9):1725–1733

[49] Nielsen JS, Fick TA, Saggau DD, Barnes CH. Intravitreal anti-vascular endothelial growth factor therapy for choroidal neovascularization secondary to ocular histoplasmosis syndrome. Retina. 2012; 32(3):468–472

[50] Schadlu R, Blinder KJ, Shah GK, et al. Intravitreal bevacizumab for choroidal neovascularization in ocular histoplasmosis. Am J Ophthalmol. 2008; 145(5):875–878

[51] Mansour AM, Mackensen F, Arevalo JF, et al. Intravitreal bevacizumab in inflammatory ocular neovascularization. Am J Ophthalmol. 2008; 146(3):410–416

[52] Ehrlich R, Ciulla TA, Maturi R, et al. Intravitreal bevacizumab for choroidal neovascularization secondary to presumed ocular histoplasmosis syndrome. Retina. 2009; 29(10):1418–1423

[53] Cionni DA, Lewis SA, Petersen MR, et al. Analysis of outcomes for intravitreal bevacizumab in the treatment of choroidal neovascularization secondary to ocular histoplasmosis. Ophthalmology. 2012; 119(2):327–332

[54] Hawkins BS, Bressler NM, Bressler SB, et al. Submacular Surgery Trials Research Group. Surgical removal vs observation for subfoveal choroidal neovascularization, either associated with the ocular histoplasmosis syndrome or idiopathic: I. Ophthalmic findings from a randomized clinical trial: Submacular Surgery Trials (SST) Group H Trial: SST Report No. 9. Arch Ophthalmol. 2004; 122(11):1597–1611

[55] Doyne RW. Choroidal and retinal changes. The result of blows on the eye. Trans Ophthalmol Soc U K. 1889; 9:128–40

[56] Knapp H. On the formation of dark angioid streaks as an unusual metamorphosis of retinal hemorrhages. Arch Ophthalmol. 1892; 21:289–292

[57] Clarkson JG, Altman RD. Angioid streaks. Surv Ophthalmol. 1982; 26(5):235–246

[58] Vander JF, Duker JS, Jaeger EA. Miscellaneous diseases of the fundus. In: Tasman WS, Jaeger EA, eds. Duane's Clinical Ophthalmology. Philadelphia, PA: JB Lippincott; 1990:1–14

[59] Gass JDM. Stereoscopic Atlas of Macular Diseases. 4th ed. St. Louis, MO: Mosby; 1997:118–123

[60] Smith JL, Gass JDM, Justice J, Jr. Fluorescein fundus photography of angioid streaks. Br J Ophthalmol. 1964; 48:517–521

[61] Arvas S, Akar S, Yolar M, Yetik H, Kizilkaya M, Ozkan S. Optical coherence tomography (OCT) and angiography in patients with angioid streaks. Eur J Ophthalmol. 2002; 12(6):473–481

[62] Ellabban AA, Tsujikawa A, Matsumoto A, et al. Macular choroidal thickness and volume in eyes with angioid streaks measured by swept source optical coherence tomography. Am J Ophthalmol. 2012; 153(6):1133–43.e1

[63] Connor PJ, Jr, Juergens JL, Perry HO, Hollenhorst RW, Edwards JE. Pseudoxanthoma elasticum and angioid streaks. A review of 106 cases. Am J Med. 1961; 30:537–543

[64] Nagpal KC, Asdourian G, Goldbaum M, Apple D, Goldberg MF. Angioid streaks and sickle haemoglobinopathies. Br J Ophthalmol. 1976; 60(1):31–34

[65] Green WR, Friedman-Kien A, Banfield WG. Angioid streaks in Ehlers-Danlos syndrome. Arch Ophthalmol. 1966; 76(2):197–204

[66] Lim JI, Bressler NM, Marsh MJ, Bressler SB. Laser treatment of choroidal neovascularization in patients with angioid streaks. Am J Ophthalmol. 1993; 116(4):414–423

[67] Pece A, Avanza P, Galli L, Brancato R. Laser photocoagulation of choroidal neovascularization in angioid streaks. Retina. 1997; 17(1):12–16

[68] Shaikh S, Ruby AJ, Williams GA. Photodynamic therapy using verteporfin for choroidal neovascularization in angioid streaks. Am J Ophthalmol. 2003; 135(1):1–6

[69] Karacorlu M, Karacorlu S, Ozdemir H, Mat C. Photodynamic therapy with verteporfin for choroidal neovascularization in patients with angioid streaks. Am J Ophthalmol. 2002; 134(3):360–366

[70] Teixeira A, Moraes N, Farah ME, Bonomo PP. Choroidal neovascularization treated with intravitreal injection of bevacizumab (Avastin) in angioid streaks. Acta Ophthalmol Scand. 2006; 84(6):835–836

[71] Bhatnagar P, Freund KB, Spaide RF, et al. Intravitreal bevacizumab for the management of choroidal neovascularization in pseudoxanthoma elasticum. Retina. 2007; 27(7):897–902

[72] Rinaldi M, Dell'Omo R, Romano MR, Chiosi F, Cipollone U, Costagliola C. Intravitreal bevacizumab for choroidal neovascularization secondary to angioid streaks. Arch Ophthalmol. 2007; 125(10):1422–1423

[73] Wiegand TW, Rogers AH, McCabe F, Reichel E, Duker JS. Intravitreal bevacizumab (Avastin) treatment of choroidal neovascularisation in patients with angioid streaks. Br J Ophthalmol. 2009; 93(1):47–51

[74] Neri P, Salvolini S, Mariotti C, Mercanti L, Celani S, Giovannini A. Long-term control of choroidal neovascularisation secondary to angioid streaks treated with intravitreal bevacizumab (Avastin). Br J Ophthalmol. 2009; 93(2):155–158

[75] Sawa M, Gomi F, Tsujikawa M, Sakaguchi H, Tano Y. Long-term results of intravitreal bevacizumab injection for choroidal neovascularization secondary to angioid streaks. Am J Ophthalmol. 2009; 148(4):584–590.e2

[76] Ladas ID, Kotsolis AI, Ladas DS, et al. Intravitreal ranibizumab treatment of macular choroidal neovascularization secondary to angioid streaks: one-year results of a prospective study. Retina. 2010; 30(8):1185–1189

[77] Finger RP, Charbel Issa P, Hendig D, Scholl HP, Holz FG. Monthly ranibizumab for choroidal neovascularizations secondary to angioid streaks in pseudoxanthoma elasticum: a one-year prospective study. Am J Ophthalmol. 2011; 152(4):695–703

[78] Battaglia Parodi M, Iacono P, La Spina C, et al. Intravitreal bevacizumab for nonsubfoveal choroidal neovascularization associated with angioid streaks. Am J Ophthalmol. 2014; 157(2):374–377.e2

[79] Heier JS, Brown D, Ciulla T, et al. Ranibizumab for choroidal neovascularization secondary to causes other than age-related macular degeneration: a phase I clinical trial. Ophthalmology. 2011; 118(1):111–118

[80] Cleasby GW. Idiopathic focal subretinal neovascularization. Am J Ophthalmol. 1976; 81(5):590–599

[81] Macular Photocoagulation Study Group. Argon laser photocoagulation for idiopathic neovascularization. Results of a randomized clinical trial. Arch Ophthalmol. 1983; 101(9):1358–1361

[82] Macular Photocoagulation Study Group. Krypton laser photocoagulation for idiopathic neovascular lesions. Results of a randomized clinical trial. Arch Ophthalmol. 1990; 108(6):832–837

[83] Ho AC, Yannuzzi LA, Pisicano K, DeRosa J. The natural history of idiopathic subfoveal choroidal neovascularization. Ophthalmology. 1995; 102(5):782–789

[84] Chan WM, Lam DS, Wong TH, et al. Photodynamic therapy with verteporfin for subfoveal idiopathic choroidal neovascularization: one-year results from a prospective case series. Ophthalmology. 2003; 110(12):2395–2402

[85] Spaide RF, Martin ML, Slakter J, et al. Treatment of idiopathic subfoveal choroidal neovascular lesions using photodynamic therapy with verteporfin. Am J Ophthalmol. 2002; 134(1):62–68

[86] Chan WM, Lai TY, Liu DT, Lam DS. Intravitreal bevacizumab (avastin) for choroidal neovascularization secondary to central serous chorioretinopathy, secondary to punctate inner choroidopathy, or of idiopathic origin. Am J Ophthalmol. 2007; 143(6):977–983

[87] Gomi F, Nishida K, Oshima Y, et al. Intravitreal bevacizumab for idiopathic choroidal neovascularization after previous injection with posterior subtenon triamcinolone. Am J Ophthalmol. 2007; 143(3):507–510

[88] Mandal S, Garg S, Venkatesh P, Mithal C, Vohra R, Mehrotra A. Intravitreal bevacizumab for subfoveal idiopathic choroidal neovascularization. Arch Ophthalmol. 2007; 125(11):1487–1492

[89] Inoue M, Kadonosono K, Watanabe Y, et al. Results of 1-year follow-up examinations after intravitreal bevacizumab administration for idiopathic choroidal neovascularization. Retina. 2010; 30(5):733–738

[90] Zhang H, Liu ZL, Sun P, Gu F. Intravitreal bevacizumab for treatment of subfoveal idiopathic choroidal neovascularization: results of a 1-year prospective trial. Am J Ophthalmol. 2012; 153(2):300–306.e1

[91] Kang HM, Koh HJ. Intravitreal anti-vascular endothelial growth factor therapy versus photodynamic therapy for idiopathic choroidal neovascularization. Am J Ophthalmol. 2013; 155(4):713–719, 719.e1

第 **16** 章
中心性浆液性脉络膜视网膜病变

M. Ali Khan, Jason Hsu

16.1 引言

中心性浆液性脉络膜视网膜病变(CSC)是一种复杂的脉络膜视网膜疾病,特征表现为通常位于后极的局限性浆液性(渗出性)视网膜脱离。发病机制尚不完全清楚,通常认为是由于脉络膜血管系统的改变,导致视网膜色素上皮屏障的破坏,随后液体渗漏到视网膜下间隙[1,2,3]。虽然以前认为是特发性的,但已发现与几种全身性异常相关,包括内源性或外源性皮质激素升高[4,5,6]、妊娠[7]、胃幽门螺杆菌感染[8,9]和 A 型人格特征[10]。

CSC 最常影响健康人群,患者年龄在 30~50 岁,男女比例约 6:1[11-14]。常见于亚洲和高加索人群[12]。大多数病例视功能自限性恢复,还有慢性或复发性病例,持续性黄斑浆液性脱离导致进行性视力下降。

吲哚菁绿血管造影(ICGA)和频域光学相干断层扫描(OCT)检查提高了我们对疾病的认识,但精确的病理生理学机制仍不确切。CSC 的治疗方法正在突破,包括改良的光动力疗法(PDT)方案、抗血管内皮生长因子 (抗 VEGF) 治疗和类固醇激素拮抗剂,但来自随机对照试验的数据有限。

16.2 临床特征

CSC 的常见症状包括相对暗点和中央视物变形。视力通常会降低到 20/30 和 20/60 之间,低度镜片可部分矫正,因为前移位的神经视网膜导致了远视改变。一些患者,尤其是那些严重或复发性患者,视力低至 20/200。随着黄斑视网膜下液的聚集,患者表现有视物变形症、视物变小、持续的余像、色觉改变和中心发暗的症状。

16.2.1 典型中心性浆液性脉络膜视网膜病变

典型 CSC 是最常见的表现形式,其特征是孤立的、圆形的或椭圆形的、局限于黄斑的神经视网膜层脱离(图 16.1)。视网膜下液清亮,边界清晰。混浊的视网膜下液或视网膜下出血不常见于 CSC,应考虑其他疾病。有时神经视网膜的脱离可能非常浅,有个值得注意的体征是中央凹反射消失。一旦怀疑视网膜隆起,可行 OCT 检查证实。当没有 OCT 检查时,使用带有狭缝光束指向一定角度的黄斑接触镜,在无赤光条件下观察黄斑,以及使用间接检眼镜检查,都是有用的临床检查技术。

小的浆液性视网膜色素上皮脱离(PED)通常与神经感觉层脱离相关。这些浆液性 PED 是光滑的,边界清晰,橙色隆起,边缘稍暗,且边缘锐利,可能位于神经视网膜之下或附近。

16.2.2 慢性中心性浆液性脉络膜视网膜病变

慢性 CSC 的特征为持续视网膜下液、后极广泛的 RPE 改变。这种 CSC 改变被称为 RPE 的失代偿[12]。CSC 患者视网膜下液持续存在或吸收后又多次复发,可能为一种慢性病程。

与典型 CSC 相比,慢性 CSC 患者视力下降通常更明显[12]。慢性 CSC 病患者也有以下表现,但并不常见:视网膜毛细血管扩张或无灌注,黄斑囊样水肿,脉络膜毛细血管萎缩和继发性脉络膜新生血管(CNV)[15]。由于广泛的色素性改变和长期视力下降,这些患者有时被误诊为遗传性黄斑营养不良或年龄相关性黄斑变性。

16.2.3 大泡性中心性浆液性脉络膜视网膜病变

该疾病的第三种形式,存在黄斑区大量视网膜下液并扩展到下方周边部[16]。以视网膜脱离的"大泡"样外观命名了这个亚型。患眼也可能有多个大型 PED。大泡性 CSC 很少见于美国,日本很常见[17]。在器官移植患者和大剂量的皮质类固醇治疗史的患者中也有报道[6]。

16.2.4 各种各样的眼底表现

任何形式的 CSC 都偶有视网膜下的纤维素或脂质沉积[18]。在脱离的视网膜下,有灰白色的半透明点或片状病灶。纤维素常在渗漏点附近,并且更多见于 PED 眼、孕妇或糖尿病患者。视网膜下脂质具有边界清晰的黄色蜡状外观,通常在神经视网膜脱离边缘,也可以随机分布,沉积成团。由于存在渗出物,任何一种视网膜下沉积物都可能被误诊为视网膜炎、脉络膜肿瘤或 CNV。

16.3 影像模式

16.3.1 荧光素血管造影

典型急性 CSC 的荧光素血管造影(FA)显示 RPE 水平的一个或多个荧光渗漏点。荧光素渗漏最常见的是点状扩大(图 16.1)。少部分患者(10%~20%)的荧光素在神经视网膜脱离区下表现为"烟囱"样渗漏(图 16.2)。这种形式被认为与脱离区积液中蛋白质浓度高有关[19]。新进入脱离区的液体蛋白质含量较低,比重较低,液体先上升,当到达脱离的顶部时再扩散。

16.3.2 吲哚菁绿血管造影

CSC 眼的吲哚菁绿血管造影(ICGA)已经证明区域性脉络膜低灌注和(或)邻近区域脉络膜血管高通透[20,21,22]。一些病例报道 63%~100% 的 CSC 患者有脉络膜充盈迟缓[20,23]。早期血管造影观察到脉络膜血管扩张,中晚期有多灶性、双侧的脉络膜血管通透

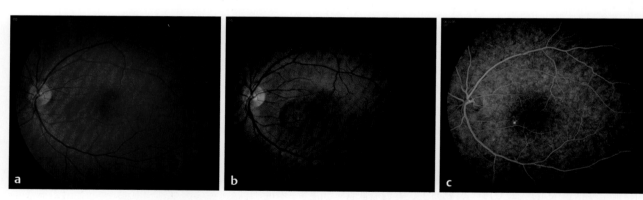

图 16.1　典型中心性浆液性脉络膜视网膜病变。(a)眼底照片显示清晰的视网膜下液的聚集。(b)无赤光照相很好地显示了脱离边界。(c)早期荧光血管造影显示中央凹的鼻下方有针尖样的荧光渗漏。

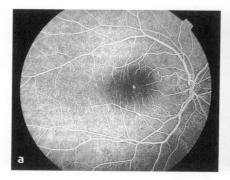
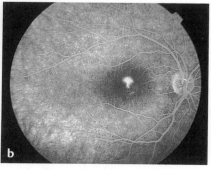

图 16.2　(a)早期和(b)典型中心性浆液性脉络膜视网膜病变荧光血管造影的晚期,显示经典的神经视网膜脱离下的"烟囱"样荧光素渗漏。

性增加。晚期 ICGA 显示染料渗漏扩散为片状强荧光[22]。此时循环中荧光素已清除，渗漏区脉络膜大血管为弱荧光。有趣的是，ICGA 上的异常强荧光区域通常比 FA 上更大或更广泛（图 16.3）。

16.3.3 眼底自发荧光

眼底自发荧光（FAF）成为 CSC 患者检查中越来越重要的影像模式。急性 CSC 眼神经视网膜脱离区域的视网膜下液为强自发荧光。即使视网膜下液吸收后，强自发荧光也可能持续存在，这是继发的受损的感光器外节堆积和（或）存在光感受器丢失后 RPE 背景荧光的暴露[24,25]。在慢性患者中，RPE 的进行性变性和萎缩最终表现为弱自发荧光（图 16.4）[24,25,26]。因此，自发荧光检查增加了识别慢性 CSC 的信息，并且在慢性复发性 CSC 患者中，可能存在混合的自发荧光模式。

自发荧光也可提示预后。在一项研究中发现，特定的弱自发荧光表现，即颗粒状或融合状表现，多元回归分析与视力预后较差相关。此外，另一项研究显示 FAF 表现与 CSC 患者的最佳矫正视力和微视野结果相关。

较新的超广角 FAF 可见完整的周边成像，慢性 CSC 患者可能会有重力带，超广角 ICGA 可确定周边病灶的活动性[26]。

16.3.4 光学相干断层扫描

OCT 可提供 CSC 患者的快速、详细、无创的检查结果（图 16.5）。OCT 上很容易发现神经视网膜脱离和 PED（图 16.6），以及随时间的推移积液的进展或消退（图 16.7）。慢性 CSC 伴有视力预后不良的患者，用 OCT 也很容易发现特征性的黄斑囊样水肿和椭圆体带的中断。

增强深度成像（EDI）OCT 显示 CSC 患者脉络膜厚度增加，与 FA 和 ICGA 上记录的脉络膜改变一致[28]。Maruko 等证明在单侧 CSC 患者中，EDI-OCT 测量患眼的脉络膜厚度与对侧眼相比明显增加（分别为 $414\pm109\mu m$ 对 $350\pm116\mu m$；$P<0.001$）[29]。有人认为 CSC 患者双眼均有脉络膜改变，Kim 等发现患眼脉络膜厚度增加（$445.58\pm100.25\mu m$），健康对侧眼为（$378.35\pm117.44\mu m$），健康对照组为（$266.80\pm55.45\mu m$；两组均 $P<0.001$）[30]。在慢性 CSC 患者中脉络膜厚度可以更厚。在最近的一项研究中，Hamzah 等报道 EDI-OCT 测量急性 CSC 的平均脉络膜厚度为 $336.6\pm91.6\mu m$，慢性 CSC 为 $388.0\pm103.4\mu m$[31]。

与 FA 类似，OCT 有助于 CSC 的诊断和鉴别诊断，如年龄相关性黄斑变性。较新的 OCT 技术可以提供先前仅由 FA 或 ICGA 提供的信息。在最近的一项研究中，en face 扫频源 OCT 能够识别慢性 CSC 患者的 RPE 丢失、扩张的脉络膜血管和局灶性脉络膜增厚[32]。

16.3.5 多焦视网膜电图

微视野和多焦视网膜电图（mERG）可评估 CSC 患者的黄斑功能和敏感性。已有研究表明 CSC 患者的一阶和二阶核心 mERG 的振幅降低[33]，振幅的降

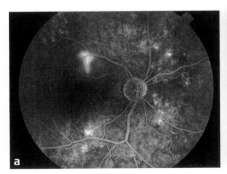
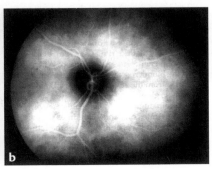

图 16.3 （a）荧光血管造影中期显示了几个小的"烟囱"样渗漏，视盘周围分散的窗样缺损灶。临床上视网膜下液局限于黄斑区中央。（b）相应的吲哚菁绿血管造影显示视盘周围多处边界不清的强荧光区域，与广泛的脉络膜血管高通透一致。

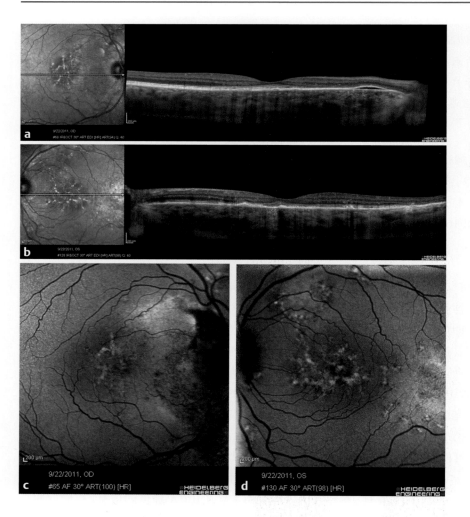

图 16.4　慢性中心性浆液性脉络膜视网膜病变。EDI-OCT(a)右眼和(b)左眼显示脉络膜厚度增加。右眼有一个慢性色素上皮脱离，左眼有明显的椭圆体带异常。(c)右眼和(d)左眼自发荧光，中央颗粒状的弱自发荧光提示RPE慢性损伤。右眼的视神经下方有很明显的一个"排水道"效应或重力带。

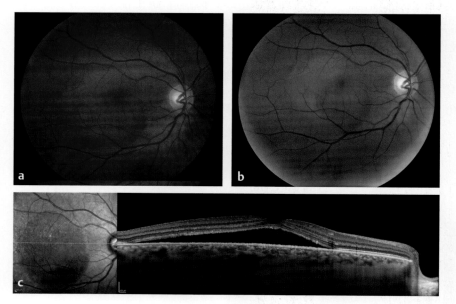

图 16.5　眼底照片(a)和(b)无赤光照片显示了典型的中心性浆液性脉络膜视网膜病变的一个边界清晰的浆液性视网膜脱离。(c)EDI-OCT显示视网膜下液。

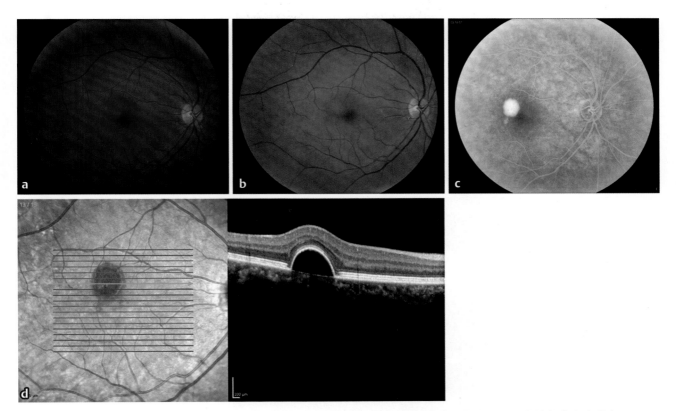

图 16.6 （a）眼底照片和（b）无赤光照片显示中心性浆液性脉络膜视网膜病变患者黄斑中央凹颞上方的色素上皮脱离（PED）。(c)荧光素血管造影晚期显示 PED 区域荧光聚集。(d)OCT 扫描清楚地显示了 PED。

低与视敏度相关。微视野检查显示急性 CSC 黄斑敏感性降低，并且视网膜下液吸收后这些变化消退[34]。但是，在伴有 RPE 萎缩和 OCT 椭圆体带中断的慢性 CSC 中，黄斑敏感性降低持续存在[35]。

16.4 中心性浆液性脉络膜视网膜病变鉴别诊断

虽然临床检查中，FA、ICGA、FAF 和 OCT 能在大多数情况下确诊 CSC，仍须对有浆液性视网膜脱离和 PED 的患者鉴别诊断。

需要与 CSC 鉴别的主要是 CNV，可源自多种疾病。CNV 的眼部表现与 CSC 有很多相似之处，它们都有神经视网膜脱离、PED、各种 RPE 变化，以及视网膜下的纤维蛋白或脂质沉积等表现。但 CNV 眼通常会出现 RPE 水平增厚、视网膜下液混浊、有缺口的 PED、RPE 化生或视网膜下出血，以上任一表现在 CSC 眼中均未观察到。此外，CNV 眼通常与容易出现新生血管的黄斑病变有关，包括假性眼组织胞

浆菌病综合征的"穿凿样"脉络膜视网膜病变、漆裂纹、退行性近视眼的脉络膜萎缩区域、由创伤性脉络膜破裂引起的 Bruch 膜破裂，以及年龄相关性黄斑变性患者的玻璃膜疣和 RPE 改变。对于老年患者，单纯眼底检查和 FFA 不易区分慢性 CSC 与年龄相关性黄斑变性的隐匿性 CNV。

CSC 的鉴别诊断还包括脉络膜各种浸润性或炎性病变、先天性视神经异常、孔源性视网膜脱离（详见如下）。

- CNV
- 年龄相关性黄斑变性
- 息肉状脉络膜血管病变
- 原田（Vogt-Koyanagi-Harada）病
- 视神经小凹
- 后巩膜炎
- 脉络膜肿瘤
- 孔源性视网膜脱离

脉络膜的浸润性病变，如白血病、黑色素瘤和转移癌，与周围正常的脉络膜颜色不同，超声检查有与

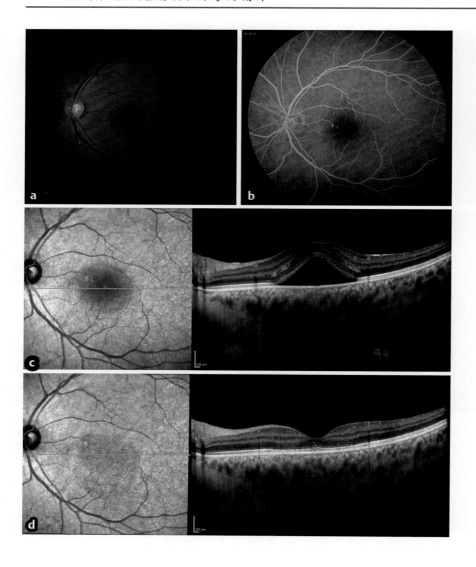

图 16.7 (a)眼底照片显示了一个边界清晰的视网膜下液的聚集,对应于(b)中心性浆液性脉络膜视网膜病变患者伴有中央凹鼻侧针尖样强荧光渗漏。(c)EDI-OCT 扫描显示视网膜下液。(d)经过 2 个月观察,积液吸收。

浆液性 PED 无关的脉络膜增厚。炎症相关病变,如原田病,有前房或玻璃体炎性细胞,FA 上的 RPE 水平点状渗漏和视神经染色。后巩膜炎可出现单侧类似 CSC 的黄斑区视网膜下液,但 B 超检查显示脉络膜增厚,眼球后具有特征性的声影带。先天性视神经小凹通常有黄斑区浆液性脱离,但视神经凹陷一般很容易发现且 FFA 上没有 RPE 渗漏。周边的孔源性视网膜脱离可能有黄斑区视网膜下液。只检查后极可能会误诊为 CSC。但是,标准周边视网膜间接检眼镜检查会发现周边视网膜裂孔和视网膜脱离。

精粹

- 浑浊的视网膜下液和视网膜下出血不是 CSC 的特征性表现,提示 CNV 存在的可能。

在这种情况下,FFA 不会在黄斑中出现任何渗漏。

16.5 病理生理学

整合最近 CSC 的临床研究发现,CSC 患者 ICGA 脉络膜循环异常,对 CSC 的病理生理学有了更深入的了解。虽然 FA 可能会显示单个渗漏点,ICGA 可能在脉络膜内显示出多个大面积的强荧光区域。如果这些变化代表脉络膜血管通透性过高,继而流体静水压力增加[3,20,22,36,37],这种脉络膜内过高的组织静水压力可导致 PED、RPE 屏障的破坏,以及视网膜下的异常液体出现。然而,脉络膜血管高渗透性的病理生理学仍然未知。

16.6 处理和病程

通常绝大多数 CSC 患者在 2~4 个月内,视网膜下液自发完全吸收,并且视力恢复良好[38,39]。然而,也有少部分积液吸收后视觉恢复滞后,积液吸收后长达 6 个月视力才略有改善。有时神经视网膜脱离恢复后,黄斑外观正常,但经常会有一些 RPE 斑点或色素聚集残留。

当所有 CSC 表现被一起考虑时,约 5% 的眼最终视力达不到 20/40[5]。与 CSC 患者沟通时最重要的一点是,即使是一次典型的发病,患眼经常会留下轻微、永久性的视力下降,亮度或颜色辨别力降低。视力恢复未到 20/40 以上更常见于慢性持续存在的视网膜下液或多次复发导致的 RPE 广泛破坏。

患者复发率高达 50%[40,41]。因为 CSC 的自然病程预后通常非常好,大部分患者都未治疗。关于 CSC 患者的最佳治疗时机仍然存在争议。对视功能要求高的患者,症状持续超过 3 个月,或双侧,或复发性患者需要积极治疗。

16.6.1 治疗方法

观察

鉴于大多数患者视网膜下液吸收,视力 ≥20/40,对大多数 CSC 患者来说,观察是一线治疗,特别是典型 CSC 且症状持续时间少于 3 个月的患者。应追问详细的病史,停止使用外源性类固醇皮质激素。根据情况检查内源性皮质类固醇水平。

热激光光凝治疗

用氩激光光凝治疗 CSC 已经有了广泛研究。激光光凝 FA 上的渗漏点缩短了典型 CSC 患者黄斑脱离的持续时间,视力上升更快,复发率更低[40,42]。虽然激光光凝治疗可加速视力恢复,大多数研究表明治疗局灶性渗漏点不会明显改善远期视力结果[14,43,44],因为 ICGA 显示有广泛的脉络膜血管系统改变。

氩激光治疗的并发症包括瘢痕形成,由此产生的盲点及继发性 CNV 的可能。通常孤立的中央凹外的渗漏点可考虑治疗。渗漏区域应位于中央凹 375μm 以外,在 FA 随访中始终处于相同位置。即使激光治疗前,已观察几个月神经视网膜脱离未改变,原始的(基线的)FA 仍不能指导激光治疗。

为了避免并发症,已研究采用阈值下微脉冲激光光凝治疗[45,46,47,48],但缺乏来自对照试验的数据。

光动力疗法

PDT 治疗 CSC 的疗效已有几项前瞻性和回顾性研究,结果令人满意。在选择 PDT 治疗时,ICGA 特征具有重要的预后作用。已经证明 PDT 对 ICGA 强荧光的眼更有效,无强荧光的眼治疗反应差,并且治疗后视网膜下液复发率较高[49]。在适当的患者中 PDT 治疗后神经视网膜脱离复位,视力改善[50,51]。

为了减少 PDT 相关并发症,包括脉络膜毛细血管低灌注、继发性 CNV 和 RPE 改变[52],在回顾性和前瞻性研究中进行了改良的 PDT 方案评估。改良方案包括较低剂量的维替泊芬和较低通量 PDT。发现低剂量维替泊芬和低通量 PDT 可有效地解决视网膜下液吸收,改善视敏度[53,54]。最近的一项研究表明,较低剂量维替泊芬对比低通量 PDT 可能导致视网膜下液更快地吸收[55]。此外,与全剂量标准通量 PDT[56-59]相比,低剂量维替泊芬和低通量 PDT 不良反应较少,包括脉络膜毛细血管低灌注和 CNV 的发生。

然而,对比数据仍然有限。在一项研究中,与激光光凝治疗相比,半剂量 PDT 治疗神经视网膜脱离恢复更快,但 3 个月后的解剖和视觉结果没有差异。另外一项慢性 CSC 研究显示,与雷珠单抗治疗相比,低通量 PDT 液体吸收率更高,且不需要补救治疗[61]。需要进一步的前瞻、随机试验以确定最佳的 PDT 方案和比较其他治疗方式的有效性。

玻璃体内抗 VEGF 治疗

玻璃体内抗 VEGF 治疗急性和慢性 CSC 仍然

精粹

● 大多数 CSC 患者视网膜下液完全自发吸收并恢复良好的中心视力。但是,经常也有持续存在视功能的主观或客观缺陷。

特别关注

● 之前的研究表明,PDT 对 ICGA 明显有强荧光眼更有效,无强荧光眼的治疗反应差,治疗后视网膜下液的复发率较高。

存在争议。CSC 患者的房水或血浆中 VEGF 水平升高尚未得到证实[62]，抗 VEGF 治疗的合理性一直受到质疑。

CSC 病例系列研究玻璃体内抗 VEGF 治疗的功效，包括视力改善、神经视网膜脱离恢复，以及渗漏改善[63,64]。最近有一项关于玻璃体内贝伐单抗治疗 CSC 的荟萃分析，但没有显示明确的功效[65]。评估抗 VEGF 治疗对 CSC 的真实效用，随机对照试验的数据是必要的，有必要进行临床前研究治疗反应机制。

其他疗法

已有肾上腺素能受体拮抗剂（美托洛尔[66]、普萘洛尔[67]），类固醇激素拮抗剂（酮康唑[68]、米非司酮[69]、依普利酮[70,71]、非那雄胺[72]），碳酸酐酶抑制剂（乙酰唑胺[73]），利福平[74]，小剂量阿司匹林[75]，以及幽门螺杆菌根除抗生素治疗[76]的病例报告或病例系列研究评估治疗 CSC 患者。这些疗法被认为是探索性的。

争论点

● 玻璃体内抗 VEGF 已被用来治疗 CSC。然而，CSC 患者的房水或血浆中 VEGF 水平升高并没有得到证实。玻璃体腔内抗 VEGF 治疗 CSC 仍然存在争议。

16.7 结论

CSC 仍然是一种复杂的、尚未被完全了解的疾病。虽然大多数患者视力预后良好，但慢性病程患者可能出现显著的视力减退。ICGA、FAF 和 OCT 检查的信息正在提高我们对 CSC 的认识。需要进一步研究以确定 CSC 患者的最佳治疗方案，尤其是最佳 PDT 治疗方案和抗 VEGF 治疗的作用。

参考文献

[1] Spaide RF, Goldbaum M, Wong DWK, Tang KC, Iida T. Serous detachment of the retina. Retina. 2003; 23(6):820–846, quiz 895–896

[2] Pryds A, Sander B, Larsen M. Characterization of subretinal fluid leakage in central serous chorioretinopathy. Invest Ophthalmol Vis Sci. 2010; 51(11):5853–5857

[3] Guyer DR, Yannuzzi LA, Slakter JS, Sorenson JA, Ho A, Orlock D. Digital indocyanine green videoangiography of central serous chorioretinopathy. Arch Ophthalmol. 1994; 112(8):1057–1062

[4] Zakir SM, Shukla M, Simi Z-U-R, Ahmad J, Sajid M. Serum cortisol and testosterone levels in idiopathic central serous chorioretinopathy. Indian J Ophthalmol. 2009; 57(6):419–422

[5] Gass J. Stereoscopic Atlas of Macular Diseases. St. Louis, MO: CV Mosby; 1987

[6] Friberg TR, Eller AW. Serous retinal detachment resembling central serous chorioretinopathy following organ transplantation. Graefes Arch Clin Exp Ophthalmol. 1990; 228(4):305–309

[7] Gass JD. Central serous chorioretinopathy and white subretinal exudation during pregnancy. Arch Ophthalmol. 1991; 109(5):677–681

[8] Cotticelli L, Borrelli M, D'Alessio AC, et al. Central serous chorioretinopathy and Helicobacter pylori. Eur J Ophthalmol. 2006; 16(2):274–278

[9] Misiuk-Hojlo M, Michalowska M, Turno-Krecicka A. Helicobacter pylori—a risk factor for the developement of the central serous chorioretinopathy. Klin Oczna. 2009; 111(1–3):30–32

[10] Yannuzzi LA. Type-A behavior and central serous chorioretinopathy. Retina. 1987; 7(2):111–131

[11] Kitzmann AS, Pulido JS, Diehl NN, Hodge DO, Burke JP. The incidence of central serous chorioretinopathy in Olmsted County, Minnesota, 1980–2002. Ophthalmology. 2008; 115(1):169–173

[12] Spaide RF, Campeas L, Haas A, et al. Central serous chorioretinopathy in younger and older adults. Ophthalmology. 1996; 103(12):2070–2079, discussion 2079–2080

[13] Castro-Correia J, Coutinho MF, Rosas V, Maia J. Long-term follow-up of central serous retinopathy in 150 patients. Doc Ophthalmol. 1992; 81(4):379–386

[14] Gilbert CM, Owens SL, Smith PD, Fine SL. Long-term follow-up of central serous chorioretinopathy. Br J Ophthalmol. 1984; 68(11):815–820

[15] Schatz H, Osterloh MD, McDonald HR, Johnson RN. Development of retinal vascular leakage and cystoid macular oedema secondary to central serous chorioretinopathy. Br J Ophthalmol. 1993; 77(11):744–746

[16] Gass JD. Bullous retinal detachment. An unusual manifestation of idiopathic central serous choroidopathy. Am J Ophthalmol. 1973; 75(5):810–821

[17] Tsukahara I, Uyama M. Central serous choroidopathy with bullous retinal detachment. Albrecht Von Graefes Arch Klin Exp Ophthalmol. 1978; 206(3):169–178

[18] Ie D, Yannuzzi LA, Spaide RF, Rabb MF, Blair NP, Daily MJ. Subretinal exudative deposits in central serous chorioretinopathy. Br J Ophthalmol. 1993; 77(6):349–353

[19] Shimizu K, Tobari I. Central serous retinopathy: dynamics of subretinal fluid. Mod Probl Ophthalmol. 1971; 9:152–157

[20] Prünte C, Flammer J. Choroidal capillary and venous congestion in central serous chorioretinopathy. Am J Ophthalmol. 1996; 121(1):26–34

[21] Okushiba U, Takeda M. Study of choroidal vascular lesions in central serous chorioretinopathy using indocyanine green angiography [in Japanese]. Nippon Ganka Gakkai Zasshi. 1997; 101(1):74–82

[22] Spaide RF, Hall L, Haas A, et al. Indocyanine green videoangiography of older patients with central serous chorioretinopathy. Retina. 1996; 16(3):203–213

[23] Kitaya N, Nagaoka T, Hikichi T, et al. Features of abnormal choroidal circulation in central serous chorioretinopathy. Br J Ophthalmol. 2003; 87(6):709–712

[24] Spaide RF, Klancnik JM, Jr. Fundus autofluorescence and central serous chorioretinopathy. Ophthalmology. 2005; 112(5):825–833

[25] Imamura Y, Fujiwara T, Spaide RF. Fundus autofluorescence and visual acuity in central serous chorioretinopathy. Ophthalmology. 2011; 118(4):700–705

[26] Pang CE, Shah VP, Sarraf D, Freund KB. Ultra-widefield imaging with auto-fluorescence and indocyanine green angiography in central serous chorioretinopathy. Am J Ophthalmol. 2014; 158(2):362–371.e2

[27] Oh J, Kim S-W, Kwon S-S, Oh IK, Huh K. Correlation of fundus autofluorescence gray values with vision and microperimetry in resolved central serous chorioretinopathy. Invest Ophthalmol Vis Sci. 2012; 53(1):179–184

[28] Yang L, Jonas JB, Wei W. Optical coherence tomography-assisted enhanced depth imaging of central serous chorioretinopathy. Invest Ophthalmol Vis Sci. 2013; 54(7):4659–4665

[29] Maruko I, Iida T, Sugano Y, Ojima A, Sekiryu T. Subfoveal choroidal thickness in fellow eyes of patients with central serous chorioretinopathy. Retina. 2011; 31(8):1603–1608

[30] Kim YT, Kang SW, Bai KH. Choroidal thickness in both eyes of patients with unilaterally active central serous chorioretinopathy. Eye (Lond). 2011; 25(12):1635–1640

[31] Hamzah F, Shinojima A, Mori R, Yuzawa M. Choroidal thickness measurement by enhanced depth imaging and swept-source optical coherence tomography in central serous chorioretinopathy. BMC Ophthalmol. 2014; 14:145

[32] Ferrara D, Mohler KJ, Waheed N, et al. En face enhanced-depth swept-source optical coherence tomography features of chronic central serous chorioretinopathy. Ophthalmology. 2014; 121(3):719–726

[33] Lai TYY, Lai RYK, Ngai JWS, Chan W-M, Li H, Lam DSC. First and second-order kernel multifocal electroretinography abnormalities in acute central serous chorioretinopathy. Doc Ophthalmol. 2008; 116(1):29–40

[34] Reibaldi M, Boscia F, Avitabile T, et al. Functional retinal changes measured by microperimetry in standard-fluence vs low-fluence photodynamic therapy in chronic central serous chorioretinopathy. Am J Ophthalmol. 2011; 151 (6):953–960.e2

[35] Ojima Y, Tsujikawa A, Hangai M, et al. Retinal sensitivity measured with the micro perimeter 1 after resolution of central serous chorioretinopathy. Am J Ophthalmol. 2008; 146(1):77–84

[36] Piccolino FC, Borgia L, Zinicola E, Zingirian M. Indocyanine green angiographic findings in central serous chorioretinopathy. Eye (Lond). 1995; 9(Pt 3):324–332

[37] Piccolino FC, Borgia L. Central serous chorioretinopathy and indocyanine green angiography. Retina. 1994; 14(3):231–242

[38] Ross A, Ross AH, Mohamed Q. Review and update of central serous chorioretinopathy. Curr Opin Ophthalmol. 2011; 22(3):166–173

[39] Aggio FB, Roisman L, Melo GB, Lavinsky D, Cardillo JA, Farah ME. Clinical factors related to visual outcome in central serous chorioretinopathy. Retina. 2010; 30(7):1128–1134

[40] Yap EY, Robertson DM. The long-term outcome of central serous chorioretinopathy. Arch Ophthalmol. 1996; 114(6):689–692

[41] Fok ACT, Chan PPM, Lam DSC, Lai TYY. Risk factors for recurrence of serous macular detachment in untreated patients with central serous chorioretinopathy. Ophthalmic Res. 2011; 46(3):160–163

[42] Robertson DM, Ilstrup D. Direct, indirect, and sham laser photocoagulation in the management of central serous chorioretinopathy. Am J Ophthalmol. 1983; 95(4):457–466

[43] Brancato R, Scialdone A, Pece A, Coscas G, Binaghi M. Eight-year follow-up of central serous chorioretinopathy with and without laser treatment. Graefes Arch Clin Exp Ophthalmol. 1987; 225(3):166–168

[44] Ficker L, Vafidis G, While A, Leaver P. Long-term follow-up of a prospective trial of argon laser photocoagulation in the treatment of central serous retinopathy. Br J Ophthalmol. 1988; 72(11):829–834

[45] Ricci F, Missiroli F, Cerulli L. Indocyanine green dye-enhanced micropulsed diode laser: a novel approach to subthreshold RPE treatment in a case of central serous chorioretinopathy. Eur J Ophthalmol. 2004; 14(1):74–82

[46] Ricci F, Missiroli F, Regine F, Grossi M, Dorin G. Indocyanine green enhanced subthreshold diode-laser micropulse photocoagulation treatment of chronic central serous chorioretinopathy. Graefes Arch Clin Exp Ophthalmol. 2009; 247(5):597–607

[47] Lanzetta P, Furlan F, Morgante L, Veritti D, Bandello F. Nonvisible subthreshold micropulse diode laser (810 nm) treatment of central serous chorioretinopathy. A pilot study. Eur J Ophthalmol. 2008; 18(6):934–940

[48] Chen S-N, Hwang J-F, Tseng L-F, Lin C-J. Subthreshold diode micropulse photocoagulation for the treatment of chronic central serous chorioretinopathy with juxtafoveal leakage. Ophthalmology. 2008; 115(12):2229–2234

[49] Inoue R, Sawa M, Tsujikawa M, Gomi F. Association between the efficacy of photodynamic therapy and indocyanine green angiography findings for central serous chorioretinopathy. Am J Ophthalmol. 2010; 149(3):441–6.e1, 2

[50] Yannuzzi LA, Slakter JS, Gross NE, et al. Indocyanine green angiography-guided photodynamic therapy for treatment of chronic central serous chorioretinopathy: a pilot study. Retina. 2003; 23(3):288–298

[51] Silva RM, Ruiz-Moreno JM, Gomez-Ulla F, et al. Photodynamic therapy for chronic central serous chorioretinopathy: a 4-year follow-up study. Retina. 2013; 33(2):309–315

[52] Cardillo Piccolino F, Eandi CM, Ventre L, Rigault de la Longrais RC, Grignolo FM. Photodynamic therapy for chronic central serous chorioretinopathy. Retina. 2003; 23(6):752–763

[53] Ma J, Meng N, Xu X, Zhou F, Qu Y. System review and meta-analysis on photodynamic therapy in central serous chorioretinopathy. Acta Ophthalmol (Copenh). 2014; 92(8):e594–e601

[54] Alkin Z, Perente I, Ozkaya A, et al. Comparison of efficacy between low-fluence and half-dose verteporfin photodynamic therapy for chronic central serous chorioretinopathy. Clin Ophthalmol. 2014; 8:685–690

[55] Nicoló M, Eandi CM, Alovisi C, et al. Half-fluence versus half-dose photodynamic therapy in chronic central serous chorioretinopathy. Am J Ophthalmol. 2014; 157(5):1033–1037

[56] Chan W-M, Lai TYY, Lai RYK, Tang EWH, Liu DTL, Lam DSC. Safety enhanced photodynamic therapy for chronic central serous chorioretinopathy: one-year results of a prospective study. Retina. 2008; 28(1):85–93

[57] Lai TYY, Chan W-M, Li H, Lai RYK, Liu DTL, Lam DSC. Safety enhanced photodynamic therapy with half dose verteporfin for chronic central serous chorioretinopathy: a short term pilot study. Br J Ophthalmol. 2006; 90(7):869–874

[58] Reibaldi M, Cardascia N, Longo A, et al. Standard-fluence versus low-fluence photodynamic therapy in chronic central serous chorioretinopathy: a nonrandomized clinical trial. Am J Ophthalmol. 2010; 149(2):307–315.e2

[59] Shin JY, Woo SJ, Yu HG, Park KH. Comparison of efficacy and safety between half-fluence and full-fluence photodynamic therapy for chronic central serous chorioretinopathy. Retina. 2011; 31(1):119–126

[60] Lim JW, Kang SW, Kim Y-T, Chung SE, Lee SW. Comparative study of patients with central serous chorioretinopathy undergoing focal laser photocoagulation or photodynamic therapy. Br J Ophthalmol. 2011; 95(4):514–517

[61] Bae SH, Heo J, Kim C, et al. Low-fluence photodynamic therapy versus ranibizumab for chronic central serous chorioretinopathy: one-year results of a randomized trial. Ophthalmology. 2014; 121(2):558–565

[62] Lim JW, Kim MU, Shin M-C. Aqueous humor and plasma levels of vascular endothelial growth factor and interleukin-8 in patients with central serous chorioretinopathy. Retina. 2010; 30(9):1465–1471

[63] Lim SJ, Roh MI, Kwon OW. Intravitreal bevacizumab injection for central serous chorioretinopathy. Retina. 2010; 30(1):100–106

[64] Artunay O, Yuzbasioglu E, Rasier R, Sengul A, Bahcecioglu H. Intravitreal bevacizumab in treatment of idiopathic persistent central serous chorioretinopathy: a prospective, controlled clinical study. Curr Eye Res. 2010; 35(2):91–98

[65] Chung Y-R, Seo EJ, Lew HM, Lee KH. Lack of positive effect of intravitreal bevacizumab in central serous chorioretinopathy: meta-analysis and review. Eye (Lond). 2013; 27(12):1339–1346

[66] Avci R, Deutman AF. Treatment of central serous choroidopathy with the beta receptor blocker metoprolol (preliminary results) [in German]. Klin Monatsbl Augenheilkd. 1993; 202(3):199–205

[67] Tatham A, Macfarlane A. The use of propranolol to treat central serous chorioretinopathy: an evaluation by serial OCT. J Ocul Pharmacol Ther. 2006; 22 (2):145–149

[68] Golshahi A, Klingmüller D, Holz FG, Eter N. Ketoconazole in the treatment of central serous chorioretinopathy: a pilot study. Acta Ophthalmol (Copenh). 2010; 88(5):576–581

[69] Nielsen JS, Jampol LM. Oral mifepristone for chronic central serous chorioretinopathy. Retina. 2011; 31(9):1928–1936

[70] Bousquet E, Beydoun T, Zhao M, Hassan L, Offret O, Behar-Cohen F. Mineralocorticoid receptor antagonism in the treatment of chronic central serous chorioretinopathy: a pilot study. Retina. 2013; 33(10):2096–2102

[71] Breukink MB, den Hollander AI, Keunen JEE, Boon CJF, Hoyng CB. The use of eplerenone in therapy-resistant chronic central serous chorioretinopathy. Acta Ophthalmol (Copenh). 2014; 92(6):e488–e490

[72] Forooghian F, Meleth AD, Cukras C, Chew EY, Wong WT, Meyerle CB. Finasteride for chronic central serous chorioretinopathy. Retina. 2011; 31(4):766–771

[73] Pikkel J, Beiran I, Ophir A, Miller B. Acetazolamide for central serous retinopathy. Ophthalmology. 2002; 109(9):1723–1725

[74] Ravage ZB, Packo KH, Creticos CM, Merrill PT. Chronic central serous chorioretinopathy responsive to rifampin. Retin Cases Brief Rep. 2012; 6(1):129–132

[75] Caccavale A, Romanazzi F, Imparato M, Negri A, Morano A, Ferentini F. Low-dose aspirin as treatment for central serous chorioretinopathy. Clin Ophthalmol. 2010; 4:899–903

[76] Rahbani-Nobar MB, Javadzadeh A, Ghojazadeh L, Rafeey M, Ghorbanihaghjo A. The effect of Helicobacter pylori treatment on remission of idiopathic central serous chorioretinopathy. Mol Vis. 2011; 17:99–103

第17章
黄斑裂孔

John T. Thompson

17.1 引言

Gass 认为切向牵引力在黄斑裂孔的发展中起到了一定作用,他的理论激发了人们对黄斑裂孔研究的兴趣[1]。黄斑裂孔玻璃体视网膜手术技术的发展,使大多数黄斑裂孔成功闭合并得以改善视力。Kelly 和 Wendel[2]里程碑式的报告首次证明玻璃体切割术切除玻璃体后皮质联合眼内气泡注射可闭合黄斑裂孔(解剖成功)并提高视力(功能成功)。他们的报告使得黄斑裂孔手术技术得到了更多研究和改进。

黄斑裂孔手术成功治疗后的视力改善,引起了重新评估黄斑裂孔眼视力丧失的病因。已经认识到视力丢失并非由光感受器不可恢复的损伤引起,而是由于中央凹的裂开伴黄斑裂孔周围神经视网膜脱离[3,4,5]。这一点通过扫描激光微视野检查得到证实,证明黄斑裂孔闭合后绝对暗点消失,并改善了神经视网膜脱离区域的光感受器功能[3]。黄斑裂孔手术的目的是闭合黄斑裂孔,复位脱离的神经视网膜。成功闭合黄斑裂孔,并消除黄斑裂孔周围的视网膜内囊样改变和裂孔边缘周围的视网膜下液,使得视功能能得到改善。

17.2 临床特征和病理生理学

在明尼苏达州奥姆斯特德县一项研究中,黄斑裂孔的发病率为每年每 10 万人中有 7.8 人和 8.69 只眼,主要为高加索人[6]。手术系列报告显示,女性黄斑裂孔的发生率是男性的 2~3 倍[7,8],在一项以人群为基础的研究中,女性的发病率是男性的 3.3 倍[4]。特发性黄斑裂孔通常发生在 70~80 岁。近视黄斑裂孔患者的平均年龄较小,并且外伤性黄斑裂孔患者更年轻,因为年轻人眼外伤的发生率较高。尽管如此,性别差异的原因尚不清楚,男性和女性之间可能存在解剖学差异,中央凹的玻璃体后纤维胶原蛋白的附着牢固性不一样。7%~12%的黄斑裂孔患者对侧眼发生黄斑裂孔[6,9]。黄斑裂孔患者通常主诉一定程度的视力下降或视物变形。患者发现中心暗点的概率要低得多。通常,当患者偶然遮盖对侧眼才发现症状。约一半未治疗的黄斑裂孔眼在<3 年、4~5 年和>6 年的随访中,有进展性的 2 行或更多的视力下降[9]。诊断黄斑裂孔不困难。用接触镜检查或手持式间接镜(如 78D 透镜)与裂隙灯结合使用检查黄斑时发现,完全成形的黄斑裂孔在中央凹表现为黑色圆形缺损,周围通常有小袖口的神经视网膜脱离(图 17.1)。有时视网膜色素上皮细胞(RPE)水平的裂孔中心会出现小的黄点。可有孔前混浊(假孔盖),取决于裂孔的阶段,后文详述。用裂隙灯生物显微镜检查诊断黄斑裂孔的准确性是高度合理的,但光学相干断层扫描(OCT)已成为确诊全层黄斑裂孔的重要工具。

Gass 把黄斑裂孔的发病过程分为 4 个阶段[1,10]。其分类有助于确定玻璃体在黄斑裂孔病理生理学机制中的作用,似乎与黄斑的临床观察有很好的相关性。即使没有获益于 OCT 检查,也有助于进一步完善我们对于黄斑裂孔病理生理学的理解。黄斑裂孔形成主要是与附着的、中央凹前的玻璃体后皮质的切向收缩有关。随后中央凹组织离心活动,这种牵引力最终导致视网膜最薄和最弱部分裂孔或者裂

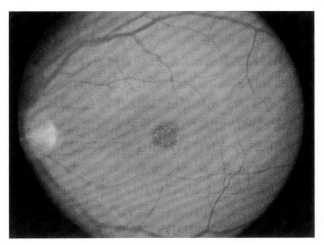

图 17.1　典型黄斑裂孔的特征表现为中央凹神经视网膜圆形缺损，围绕有小袖口的神经视网膜脱离。黄斑裂孔内有点状玻璃膜疣样沉积物。

开。在 Gass 之后，Spaide 等和 Gaudric 等使用 OCT 成像，认识到早期黄斑周围后玻璃体脱离的重要性[11,12]。中央凹周围的局部玻璃体脱离导致眼球活动时会带来额外的牵引力，导致形成中央凹裂孔，因为玻璃体是倾斜地插入中央凹的周边，施加了额外的牵引力。推定事件顺序如图 17.2 至图 17.4 所示，每个阶段的具体临床特征如下。

17.2.1 黄斑裂孔 1 期

黄斑裂孔 1 期的特征是黄色斑点（阶段 1A）或黄色环（阶段 1B），代表玻璃体切向牵引力导致的中央凹局灶性隆起。黄斑裂孔 1 期不代表真正的黄斑裂孔，因为中央凹光感受器没有裂开。很少有黄斑裂孔 1 期眼玻璃体会自发地后脱离于黄斑，然后恢复正常，它们很可能会进展为黄斑裂孔 2 期。1 期黄斑裂孔通常是短暂的（大概持续几周），且往往症状轻微，所以临床上很难识别（图 17.2a），但可以通过 OCT 轻松诊断（图 17.2b）。

17.2.2 黄斑裂孔 2 期

黄斑裂孔 2 期具有小的黄斑中心的或黄斑周围的弓形的裂隙（图 17.3a）。此后不久，围绕中央凹周围神经视网膜脱离的小袖口形成。有些黄斑裂孔 2 期眼有一个覆盖在黄斑孔上的孔盖，单独使用裂隙灯很难识别，最好用 OCT 识别（图 17.3b）。黄斑裂孔 2 期逐渐扩大，形成黄斑裂孔 3 期。

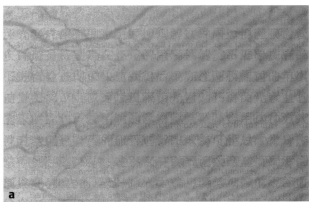

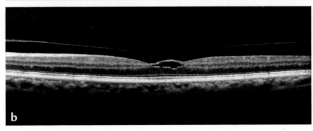

图 17.2　（a）黄斑裂孔 1 期很少在临床检查时发现，只有轻微的视物变形症状。中央凹玻璃体牵引产生黄色的中央凹隆起环，间接镜检查发现不了神经视网膜病灶。（b）黄斑裂孔 1 期的 OCT 显示中央凹玻璃体牵引的囊样改变。患眼最终形成全层黄斑裂孔。

17.2.3 黄斑裂孔 3 期

黄斑孔 3 期通常为 400μm 或更大，中央凹周围仍有玻璃体后皮质附着（图 17.4a，b）。有些黄斑裂孔 3 期眼可能持续数月甚至数年，有些进展为黄斑裂孔 4 期。

17.2.4 黄斑裂孔 4 期

黄斑裂孔 4 期与 3 期的区别仅在于玻璃体完全性后脱离。因此，此期有 Weiss 环。SD-OCT 显示大多数黄斑裂孔 3 期有黄斑周围的玻璃体后脱离。因此，黄斑裂孔 4 期最好描述为玻璃体完全后脱离（图 17.5）。

一些 3 期和 4 期黄斑的孔盖似乎代表假孔，因为它含有光感受器[13]。有报道黄斑裂孔 2 期和 3 期自发闭合，但并不常见。大多数黄斑裂孔眼表现出视力逐渐恶化，直到视力稳定在 20/100~20/400 之间。用于玻璃体黄斑牵引和黄斑裂孔的分类系统已提出更新，这在评估手术和视功能结果方面比 Gass 分类系统更有用。已有一个新的黄斑裂孔分类方案[16]。

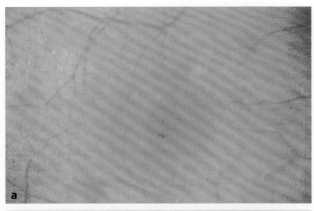

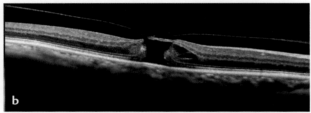

图 17.3(a)　黄斑裂孔 2 期发生时，间接检眼镜可见中央凹裂隙。患眼中央凹从 5 点半位到 8 点位弧形裂隙。(b)黄斑裂孔 2 期的 SD-OCT 显示一个视网膜瓣，并有玻璃膜牵引。

黄斑裂孔按大小分类：小孔(=250μm)(图 17.6a)、中等(>250~400μm)(图 17.6b)和大孔(>400μm)(图 17.6c)。根据黄斑裂孔边缘是否有玻璃体牵引和黄

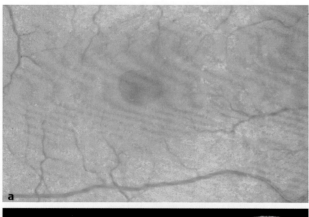

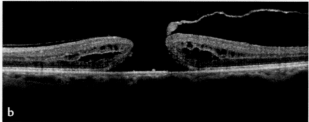

图 17.4　(a)黄斑裂孔 3 期直径为 400~500μm,通常伴有明显的周围神经视网膜脱离。玻璃体后皮质(在照相中不可见)不完全脱离。(b)OCT 常表现为黄斑裂孔边缘视网膜内囊样改变。

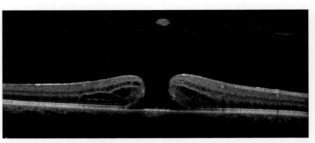

图 17.5　黄斑裂孔 4 期定义为全层黄斑裂孔伴完全性玻璃体后脱离。在黄斑裂孔前可见一个假孔盖。

斑裂孔是原发性还是继发性来分类[16]。继发性黄斑裂孔包括如下创伤性黄斑裂孔，即近视性黄斑裂孔，继发于脉络膜新生血管、黄斑劈裂和黄斑囊样水肿(CME)的黄斑裂孔。

　　虽然 OCT 已成为公认的黄斑裂孔的标准诊断检查方法，还是建议使用几种辅助检查全层黄斑裂孔(2、3 或 4 期)。在黄斑生物显微镜检查时，窄光带有裂缝。当要求观察光束，全层黄斑裂孔患者通常主诉有裂缝中断或局灶性收缩("裂隙光线阳性"，或 Watzke-Allen 征)。同样，该孔可用大小约 50um 的激光瞄准光束来证实。当光束放在孔内时，患者不应该看到光束("激光光束阳性"标志)。荧光血管造影在诊断上也有用。黄斑裂孔造影上通常有一个中心圆形窗样缺损，并对应于黄斑裂孔的大小。也许

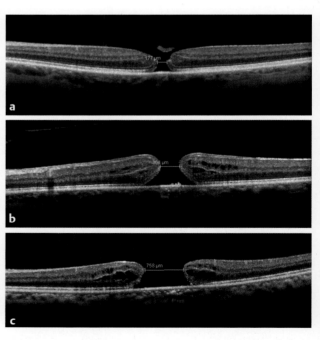

图 17.6　根据黄斑孔大小的分类：(a)小孔(≤250μm)；(b)中等孔(>250~400μm)；(c)大孔(>400μm)。

可有孔周边缘的弱荧光,代表裂孔周围神经视网膜脱离的袖口(图 17.7)。

17.3 鉴别诊断

最常见的是由视网膜前膜或黄斑板层孔导致的黄斑假孔[17]。视网膜前膜形成围绕中央凹的黄白色反光,使中央凹看起来像黄斑裂孔一样暗(图17.8a)。黄斑板层裂孔的 OCT 图像显示中央凹变薄,并常有视网膜前膜引起的黄斑周围视网膜增厚(图 17.8b)。除非视网膜前膜引起的变形很严重,黄斑假孔的视力通常 20/20~20/40,这比同等大小的黄斑真孔预期好得多。另外,黄斑假孔没有视网膜下液的袖口。患者也不会有阳性的裂隙光束或激光瞄准光束特征,正是因为假孔区没有裂开的中央凹神经视网膜组织。

OCT 已成为鉴别黄斑孔、黄斑板层孔和黄斑假孔的主要检查手段,荧光血管造影也可以帮助鉴。黄斑假孔/黄斑板层裂孔通常缺乏中央明确的对应于神经视网膜缺损区窗样缺损。

其他几个黄斑病变可能会混淆为黄斑裂孔,如白内障术后的 CME、视网膜静脉闭塞性疾病或眼内炎症,出现明显的黄斑中央凹囊样改变时可与黄斑裂孔混淆。OCT 可以很容易地区分囊样改变和裂孔,荧光素血管造影术通常会显示与黄斑水肿相关的特征性弥漫性渗漏。一个小的、圆形的中央凹下脉络膜新生血管相关出血或 Valsalva 动作可能像黄斑裂孔。中央凹下出血表现为 OCT 上局灶性的反射增加,荧光血管造影上的荧光遮蔽,可以很容易地将它们与黄斑裂孔区分开来。视网膜中央动脉阻塞相关的樱桃红可能会与黄斑裂孔混淆,但视网膜中央动脉阻塞的眼视力比黄斑裂孔眼要差得多。由于视网膜内层缺血,OCT 将显示浅表视网膜反射增强,并且没有中央凹的全层缺失。

17.4 处理和病程

17.4.1 术前注意事项

在考虑治疗时,有必要细分黄斑裂孔,主要根据年龄和病因来分类,如表 17.1 所示。最好的解剖学和视功能预后发生在新近发病的≤250μm 黄斑裂孔眼(病程少于 6 个月),因为这些眼的中央凹光感受器损伤,可能比病程更长的黄斑裂孔眼较小。

鉴于一些新发黄斑裂孔可快速扩大到 300~500μm,因此黄斑裂孔的病程和大小不能很精确。这就是眼科医生、验光师识别黄斑裂孔很重要的原因,可帮助患者早期诊断并治疗。常规使用裂隙灯生物显微镜与 78D 接触镜检查,因为仅用间接检眼镜检查很容易漏诊。伴有中间期的黄斑裂孔眼 (病程通常为 6~24 个月)仍然具有相当好的预后,仍适合行黄斑裂孔手术,但效果不一定比得上新发黄斑裂孔。这些黄斑孔大小通常在 250~500μm 范围内。

慢性黄斑裂孔(病程超过 2 年)更难闭合,视力预后往往不太好。慢性黄斑裂孔通常很大(>500μm),它们可能在神经视网膜脱离边界处有一个圆形分界线(图 17.9a),或黄斑裂孔视网膜下液的袖口区域周围广泛的 RPE 萎缩,使用荧光素血管造影检查(图 17.9b)和OCT(图 17.9c)都可以清晰显示。决定慢性黄斑裂孔是否行玻璃体手术基于几个因素,包括患者的视觉需求、对侧眼的状态,以及黄斑裂孔的估计病程。术前视力和黄斑裂孔的分期,两者都与黄斑裂孔的大小有关,是黄斑裂孔手术最重要的预后因素。5 年以上的黄斑裂孔有时可以成功

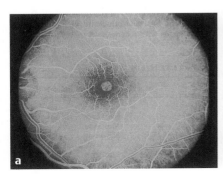
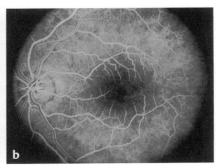

图 17.7 (a)黄斑裂孔的荧光血管造影显示对应于黄斑裂孔的强荧光的圆形窗样缺损,周围可有轻度弱荧光,对应于黄斑裂孔周围的视网膜下液。(b)黄斑裂孔成功闭合后中央窗样缺损消失。黄斑裂孔闭合后中央凹视网膜色素上皮细胞有些细微的异常。

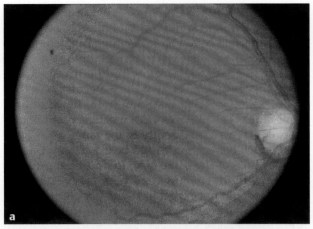
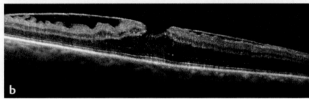

图 17.8 (a)类似于黄斑孔的黄斑假孔,由中央凹周围的视网膜前膜引起。该半透明膜环绕中央凹,中央凹的中心更透明,呈现出类似于黄斑裂孔的中央暗点。(b)黄斑假孔的OCT显示明显的视网膜前膜和黄斑周围的视网膜增厚。

表 17.1 黄斑裂孔的分类

裂孔类型	黄斑裂孔手术适应证
特发性	
新发黄斑裂孔(<250μm且<6个月病程)	几乎所有
中间黄斑裂孔(250~500μm,病程6~24个月)	大多数
慢性黄斑裂孔(>500μm,病程>2年)	某些
持续性黄斑裂孔	大多数
复发性黄斑裂孔	大多数
继发性	
外伤性黄斑裂孔	大多数
继发于黄斑囊样水肿的黄斑裂孔	少部分
玻璃体牵引综合征	几乎所有(或尝试用ocriplasmin)
糖尿病视网膜病变(后极部玻璃体牵引,牵拉性视网膜脱离)	某些

闭合,但视力没有实质性提高。因此,一般来说,这种黄斑裂孔患者不应接受手术,因为不采取任何措施,大多数患者的视力不会进一步降低。

在黄斑裂孔手术后不久,黄斑裂孔仍保持开放状态,会出现持续性黄斑裂孔。这通常表示黄斑裂孔闭合的原发性失败,并且在眼内气泡小(小于40%)时被注意到。持续性黄斑裂孔可能被漏诊,除非在手术后4~6周采取OCT检查黄斑。如果气泡边缘位于黄斑上方,可见黄斑裂孔边缘,这是一个强烈的暗示,即使尚未形成神经视网膜袖口,黄斑裂孔已经重新开放。复发性黄斑裂孔发生于OCT检查黄斑裂孔手术后明确闭合,并有视力改善的患者。复发性黄斑裂孔可能形成于最初手术成功后的数月到数年。复发性黄斑裂孔的原因是多样的,并且最相关的是视网膜前膜切向牵引力,也可在眼外伤或白内

精粹

• OCT 对于正确诊断黄斑裂孔,并将它们与类似于黄斑裂孔的其他黄斑疾病相鉴别是至关重要的。

障手术并发术后 CME 中发生。如果以前没有去除,再次玻璃体切割术去除视网膜前膜/内界膜(ILM),通常是最有效的治疗方法。有报道称在诊室进行气-液交换可有中等成功率,但这种技术并不能消除黄斑裂孔边缘的切向牵引力。

黄斑裂孔可能在某些眼睛导致广泛的视网膜脱离,特别是高度近视的眼睛。必须排查周边视网膜裂孔,因为许多黄斑裂孔眼孔源性视网膜脱离中的脱离,实际上是由于周边视网膜裂孔而不是黄斑裂孔。一些黄斑裂孔是全层黄斑裂孔,另一些是黄斑假孔。当黄斑裂孔导致大的孔源性视网膜脱离,须行玻璃体切割术,而不是巩膜扣带术或充气视网膜黏结术。传统的黄斑裂孔手术成功治疗了这些视网膜脱离,许多眼睛都残留有黄斑裂孔,但辅助技术如黄斑扣带术或长期硅油填塞可考虑用来提高黄斑裂孔闭合的成功率,并治疗视网膜脱离。

具有广泛视网膜脱离的近视性黄斑裂孔的治疗将在"近视性黄斑裂孔"部分中详细讨论。伴有孔源性视网膜脱离的黄斑裂孔手术的视觉效果较差,因为黄斑光感受器有更广泛的损伤。一些高度近视眼有近视黄斑变性,也可能限制了视力的恢复。

继发性黄斑裂孔与其他异常有关,导致中央凹牵引或拉伸,以及继发黄斑裂孔形成。与玻璃体粘连相关的玻璃体黄斑牵引综合征可能导致黄斑裂孔,消除牵引力,预后很好。当小的黄斑裂孔(<400μm)

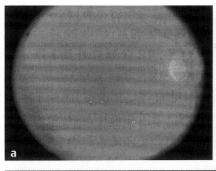
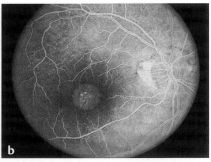
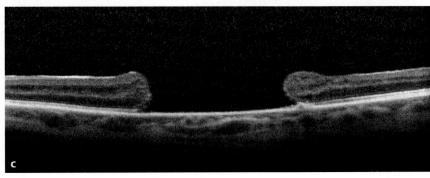

图 17.9　(a)慢性黄斑裂孔可变得更大(500~1000μm)并且可有神经视网膜脱离袖口周围的视网膜下色素上皮萎缩。一些慢性黄斑裂孔有一个神经视网膜脱离边界分界线(环)。(b)这个6年病程的黄斑裂孔荧光血管造影显示视网膜色素上皮明显萎缩,中央凹的窗样缺损强荧光。(c)OCT显示一个非常大的、超过10年病程的慢性黄斑裂孔,视网膜下液并有小袖口,并且外界膜和椭圆体带有更广泛的中断。

边缘有玻璃体牵引时,玻璃体内注射 ocriplasmin 被认为是手术的替代方案[18]。创伤是一种不太常见的黄斑裂孔原因,但重要的是要意识到,创伤性黄斑裂孔通常发生在男孩和年轻的男性中。创伤性黄斑裂孔眼玻璃体手术的预后通常由创伤后黄斑 RPE 的损伤程度决定。创伤性黄斑裂孔的自发性闭合率与特发性黄斑裂孔相比较高,所以在考虑玻璃体手术之前,最好在创伤后等待 1 个月,OCT 检查观察裂孔是否有闭合。荧光素血管造影可以用来评估创伤性黄斑损伤的程度,如视网膜震荡、脉络膜破裂和 RPE 萎缩。外伤性黄斑裂孔眼的玻璃体手术的结果可能很好,所以 RPE 萎缩和黄斑区色素改变不应被视为玻璃体手术的禁忌证 (图 17.10)。黄斑裂孔也可能在慢性 CME 眼中形成,虽然这些"裂孔"大多数为大囊肿。OCT 对于区分大囊肿和全层黄斑裂孔至关重要。患有糖尿病性视网膜病变和后玻璃体牵拉综合征、牵拉性视网膜脱离,或视网膜前膜牵拉中央凹都会增加黄斑裂孔的风险。对于糖尿病性视网膜病变相关的慢性 CME 和黄斑裂孔眼,在考虑手术之前,应仔细评估 OCT 上的外界膜(ELM)和椭圆体带的连续性。CME 和糖尿病性视网膜病变的黄斑慢性损伤,即使黄斑裂孔成功闭合,也常常限制视功能的改善。

17.4.2 黄斑裂孔的手术适应证

　　功能标准在决定是否行黄斑裂孔手术时非常重要,因为患者是通过视功能改善来衡量黄斑裂孔手术的成功率,而不是黄斑裂孔的解剖状态(开放或闭合) 的改善。术前视力是黄斑裂孔眼睛术后视力最重要的预后因素。患者通常会注意到并主诉视力下

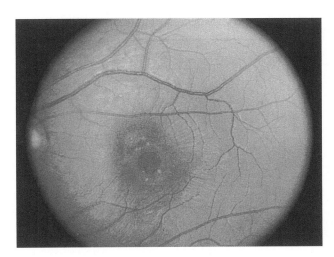

图 17.10　该创伤性黄斑裂孔是由棒球伤到左眼引起的。术前视力降至 20/125。中央凹上方存在由创伤引起的部分视网膜色素上皮萎缩。该黄斑裂孔玻璃体手术后闭合,视力提高到 20/80。

降,视力下降到 20/50 甚至更差。一些小的 2 期黄斑裂孔会自发地闭合,小的 2 期、症状轻微、视力好(≥20/30)、黄斑裂孔边缘玻璃体牵引的患者因此需要随访 1 个月。在 ocriplasmin 试验中,10.6% 的玻璃体内注射生理盐水黄斑裂孔自发关闭[12]。如果监测到黄斑裂孔增大、视力下降,应考虑玻璃体切割术。患者的视觉需求和症状对于确定黄斑裂孔的手术时间很重要。黄斑裂孔手术后视觉改善的成功率极佳,所以几乎所有有症状的全层黄斑裂孔患者应该接受治疗。约 1/8 的单眼黄斑裂孔患者最终对侧眼发生黄斑裂孔[6,7,19]。治疗单眼黄斑裂孔时应告知患者这一点。表 17.1 总结了不同类型黄斑裂孔手术的一般性建议。

双眼黄斑裂孔病程小于两年的患者应考虑进行黄斑裂孔手术。无法预测每只眼黄斑裂孔手术的成功率,所以双眼手术给了患者最好的视力恢复的机会。双眼黄斑裂孔患者,且一只眼有慢性黄斑裂孔超过两年,一般更多受益于新发黄斑裂孔的治疗。如果结果良好,可以商讨慢性黄斑裂孔患眼的手术期望,以便患者对另一只眼做出明智的决定。

黄斑裂孔手术绝不是一种紧急手术,而且应告知患者治疗方案的选项,允许患者决定是否选择黄斑裂孔手术。大多数黄斑裂孔手术都可以安排在玻璃体视网膜手术医生门诊后的几周内。有些患者希望等待更长的时间,但是长时间等待(3 个月或更长)可能会降低视觉和解剖成功率,因为术前视力和可能的术后视力通常随着裂孔变得越来越大而降低。黄斑裂孔手术通常可在门诊局部麻醉监测下,使用小型玻璃体切割术仪器进行。

一些患者不太适合黄斑裂孔手术,但技术的改进使得许多患者成功地闭合黄斑裂孔,提高视力。如果患者不愿意或不能保持术后俯卧位,先行白内障手术,再打大的长效气泡填塞,将足够关闭大多数黄斑裂孔。无法遵医嘱复诊,视力需求非常有限,或者不遵守术后指示的患者,慎重考虑手术。

> **精粹**
>
> ● 患者判断黄斑裂孔手术是否成功,是通过视力的改善,而不是黄斑裂孔解剖状态(开放或闭合)的改善。

17.4.3 手术技术

黄斑裂孔手术技术的基本步骤总结如下。
黄斑裂孔手术的基本步骤
(1)三通道睫状体玻璃体切割术。
(2)玻璃体后脱离不完全的,进行玻璃体后脱离。
(3)去除脱离的玻璃体后皮质和切除玻璃体至周边玻璃体基底。
(4)去除黄斑裂孔周围的 ILM(使用或不适应 ILM 染色)。
(5)检查周边是否有视网膜裂孔并用激光/冷冻治疗。
(6)气–液交换。
(7)俯卧位(如果使用气体)。

标准三通道睫状体玻璃体切割术的目的是去除大部分玻璃体(见第 40 章)。在黄斑裂孔患眼中,比较重要的是识别并去除附着的玻璃体后皮质,因为玻璃体后皮质牵拉形成 2 期和 3 期黄斑裂孔。虽然 4 期黄斑裂孔眼已有完全的玻璃体后脱离,也需要去除玻璃体后皮质,因为需要给眼内大气泡创造空间。已进行基底玻璃体的切除,没有必要在玻璃体切割术中同时进行巩膜缩短术,因为这种操作可能增加周边视网膜裂孔的风险。

可以使用几种技术来识别黏附的玻璃体后皮质,并将其与视网膜分开。常用技术包括使用柔软的硅胶套管尖端。通过主动抽吸,使用套管软头"寻找"玻璃体后皮质。如果软性硅胶头在视网膜表面约 0.5μm 处慢慢刷过中央凹附近或视神经上方,当被凝胶堵塞时它似乎会跳跃到任何残留的玻璃体皮质,即所谓的鱼跃征(fish strike)(图 17.11)。

一旦粘连,通过轻轻向前拉动分离玻璃体。因为玻璃体皮质凝胶可以黏附在后极视网膜上很紧,很多手术医生选择使用更大的硬管甚至是玻璃体切割头。这些仪器开口直径较大,可以更加牢牢地抓住玻璃体凝胶。如果玻璃体粘连视网膜很牢,在儿童/年轻人外伤性黄斑裂孔中尤为常见,提高灌注压,增加吸引力,进行玻璃体分离。尽管最新一代的玻璃体切除手术系统流体技术已经有了实质性的改进,必须小心谨慎吸力增加时眼球突然塌陷。进行玻璃体切割术时,向玻璃体内滴入曲安奈德是常用的帮助看清玻璃体凝胶的方法,确保从后极部视网

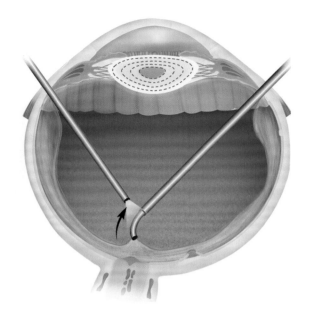

图 17.11 硅胶套管软头主动抽吸,用来寻找附着的后皮质玻璃体。一旦玻璃体皮质被吸入套管腔内,当移动插管时,套管的软性部分向玻璃体弯曲(即所谓的鱼跃征)。

膜彻底清除。

通过所有这些分离技术,诱导玻璃体后脱离从周边延伸到赤道附近,再将后部玻璃体向前拉入中部玻璃体腔。当后部玻璃体从黄斑裂孔的边缘脱离时,可以看到黄斑裂孔,可以肯定玻璃体很容易从黄斑裂孔边缘脱离。事实上后部玻璃体与黄斑裂孔脱离,没有产生明显中央凹损伤。偶尔,在周边玻璃体视网膜粘连区域如格子样变性区,会产生视网膜裂孔。后部玻璃体后脱离强烈地向前延伸时,发生轻微的玻璃体积血,强烈提示周边视网膜破裂。然后使用玻璃体切割去除剩余的玻璃体后皮质和玻璃基底部后缘的玻璃体。

几乎所有玻璃体视网膜手术医生都会常规去除黄斑裂孔周围 ILM,大多数研究表明这样可以提高黄斑裂孔闭合率。大量研究已证实 ILM 剥离能够提高黄斑裂孔一次手术闭合率[8,20-25]。Cochrane 眼和视觉研究组对随机临床试验的荟萃分析发现,ILM 剥除可提高黄斑裂孔解剖学成功闭合率,改善术后 3 个月的视力预后[26]。有三种基本技术可以去除 ILM。第一种是不染色剥除 ILM。在某些眼底中可能比较困难,特别是眼底颜色较浅时。ILM 更易碎片化,难以找到 ILM 的边缘。但视力预后与吲哚菁绿染色剥离 ILM 眼相当[27,28,29,30,31,32]。有些研究报道,与无 ICG

染色相比,ICG 染色的术后最终结果较好[33-36]。第二种是使用曲安奈德来识别视网膜(和 ILM)。将曲安奈德撒在黄斑表面上。这不会使 ILM 染色,但允许手术医生查看那些 ILM 被剥除的位置,因为剥除 ILM 会去除视网膜表面的曲安奈德颗粒[37]。第三种技术是 ILM 染色。美国最常用的 ILM 染料是 ICG。这种染料能很好地染色 ILM,但在某些眼会引发视网膜毒性,所以应使用低浓度且仅染色黄斑裂孔边缘的 ILM。一种有用的技术是,在使用 ICG 之前进行气-液交换,只在黄斑裂孔前滴 1~3 滴 ICG。当空气被吸除时,ICG 从眼中被灌洗出来。第二种染料是亮蓝 G。美国 FDA 未批准,但通常用于其他当地批准的国家。它的 ILM 染色效果差于 ICG,但在许多眼中染色已足够。亮蓝 G 的安全性似乎优于 ICG。第三种染色剂是台盼蓝。台盼蓝染色 ILM 效果不是非常好,如果染色不充分,通常需要重复染色 ILM。台盼蓝似乎相对安全[38,39,40],类似亮蓝 G,但由于 ILM 染色效果差,不太受欢迎。文献中关于 ICG 染色 ILM 是有益的或有害的存在分歧。大量研究报道 ICG 染色眼的视力预后与没有使用 ICG 眼睛的视力预后相当[27-36,40]。小部分研究已经发现了 ICG 染色导致的眼部远期损伤,包括 RPE 萎缩、视野缺损和视神经萎缩[41,42,43,44]。是否使用 ICG 染色 ILM 技术,是 ICG 引起 RPE 毒性的重要决定因素。

然后进行气-液交换,从视神经前方吸除液体。注意吸头避免接触视神经或视网膜。如果需要填充大气泡,手术医生可以等待 5~10 分钟,然后再次吸引视盘前方,以吸除聚集在视神经周围的、可达 0.4mL 的残留玻璃体液[45]。如果需要更长效的气泡,可用非稀释浓度的六氟化硫(SF6)或全氟丙烷(C3F8)交换空气。移除器械后,检查巩膜切口的密闭情况,关闭密闭性差的巩膜切口,以避免术后早期低眼压。

黄斑裂孔手术的辅助药物

用于黄斑裂孔手术的辅助药物包括转化生长因

精粹

● 几乎所有玻璃体视网膜手术医生常规剥除黄斑裂孔周围 ILM,因为大多数研究已经证实,这样可以提高黄斑裂孔闭合的成功率。

子-β2[46,47,48]、自体血清[49]、自体血冷沉淀物[50]、血清加凝血酶[51]、凝血酶[52]和自体血小板浓缩物[53,54]。一些外科手术医生已经提出，使用辅助药物增强黄斑裂孔和 RPE 边缘之间形成稳定的脉络膜视网膜粘连。虽然辅助剂已经不大使用，当前受欢迎的剥除 ILM 技术，使超过 90% 的眼睛中可以很好地闭合黄斑裂孔。组织病理学研究已经证实，成功闭合的黄斑裂孔形成胶质栓塞，桥接了神经视网膜中组织病理学缺损[55,56]。这种胶质栓塞似乎朝向心方向推动黄斑孔的边缘，引起组织病理学上封闭黄斑裂孔神经视网膜缺损，要小于术前黄斑裂孔的临床照片。剥除 ILM 似乎有助于刺激胶质栓塞，来闭合黄斑裂孔的边缘。

眼内气体选择

大多数手术医生仍然使用 SF_6 或 C_3F_8 气体，来维持较长时间的黄斑裂孔填塞，尽管最近发表的一些文章主张使用仅需俯卧位几天的空气。在手术结束时，将预混合的气体用注射器注入玻璃体腔内空气中，来达到所需的气体浓度。

术后俯卧位

术后早期的气泡接触黄斑裂孔并维持一段时间，对于成功闭合黄斑裂孔至关重要。争议主要集中在需要多长时间保持气泡接触。术后第一周连续 OCT 图像的研究提高了我们对黄斑裂孔闭合率的认识[55,57,58,59]。一些手术医生用 OCT 检查来确定患者必须保持俯卧多久。一旦通过气泡的光学相干断层扫描中裂孔闭合，停止俯卧位[58,59]。如果患者不会继续俯卧，那么大气泡（至少 80% 或更大）至少需要维持几天，当患者坐直，直视前方时，气泡将与黄斑裂孔贴合。最近一些报告显示，避免俯卧位也有良好的结果，60%~100% 的眼黄斑裂孔闭合[60-68]。包括 Cochrane 荟萃分析在内的多项研究评估有和没有俯卧位的黄斑裂孔手术，发现当黄斑裂孔<400μm 时

结果相似，但俯卧位对于大的黄斑裂孔更有益[69-71]。另一种方法是使用硅油填塞，避免术后俯卧位，但需要二次手术取油，并且视觉效果不如使用气体填塞[72-75]。很难闭合的黄斑孔，如近视性黄斑裂孔和慢性黄斑裂孔，据报道长时间的俯卧位更有益[76]。

如果患者服从俯卧位，则大气泡不那么重要，但大气泡有助于确保气泡与黄斑裂孔充分接触。大量研究已经证实了一个使用空气，SF_6 或 C_2F_6 短程填充，结果良好[77-84]。其他作者提倡使用长效气体，如 16% 的 C_3F_8 或 25% 的 SF_6，短期俯卧位，如果合适的话约 60% 或更高，气泡将覆盖黄斑裂孔[85,86]。对俯卧位依从性的研究表明患者保持俯卧位时间仅为患者声称他们保持时间的一半左右，但患者总的保持直立位置 45° 以上的时间只有 18%[87,88]。市场上有许多在售的设备，帮助患者在坐姿或卧位时保持俯卧位。

17.4.4 黄斑裂孔联合白内障摘除手术

一些黄斑裂孔患者伴有明显的白内障，为了玻璃体切割术中看得清晰，也必须处理白内障。平坦部玻璃体切割术和经角膜切口的超声乳化术可以在一次手术中联合使用。有人主张即使是轻度白内障，也应联合黄斑裂孔手术和白内障手术，因为几乎在所有 60 岁以上的患者中，黄斑裂孔手术后核硬化快速进展。视网膜手术医生常规进行白内障手术。这具有一次手术同时治疗有晶状体眼黄斑裂孔和白内障的优点。缺点是同时进行白内障和黄斑裂孔手术的术后 CME 风险增加，会妨碍黄斑裂孔闭合，以及虹膜囊膜粘连导致的瞳孔活动度减弱，这是术后早期气泡将人工晶状体和囊膜推向虹膜的结果。

17.4.5 非手术治疗黄斑裂孔

最近的黄斑裂孔的替代治疗包括用 ocriplasmin

争论点

● 使用 ICG 染色 ILM 仍存在争议。一些手术医生在使用 ICG 后获得了极好的视觉操作，但其他研究表明，亮蓝 G 染色 ILM 的眼睛有更好的视力预后。

争论点

● 是否需要俯卧位和俯卧位的最佳持续时间不明确，但保持俯卧较长时间似乎确实提高了一次手术闭合黄斑裂孔整体的成功率。不是很顺从俯卧位的，可采取术后第一天填充大量的气体和长效气泡。

酶溶解黄斑裂孔边缘的玻璃体牵引。这项技术适用于黄斑裂孔的玻璃体持续附着。将 ocriplasmin 注射到玻璃体中,监控黄斑裂孔边缘牵引力的溶解,会使一些黄斑裂孔眼的裂孔闭合。在 ocriplasmin 的三期研究阶段中,40.6% 的黄斑裂孔用 ocriplasmin 治疗的眼成功闭合,而用安慰剂(盐水玻璃体腔内注射)治疗的眼仅 10.6% 成功闭合[18]。在未闭合的黄斑裂孔眼中,紧接着手术治疗的两组成功率似乎相当。

17.4.6 持续性/复发性黄斑裂孔

最初封闭黄斑裂孔的手术并不总是成功的,所以有些患者必须面对是否进行再次手术的决定。如前所述,黄斑裂孔的重新裂开通常发生在两种情况下:早期和晚期。黄斑裂孔保持裂开可能会发生在气泡半月面位于黄斑上方。这称为持续性黄斑裂孔,即使术后早期光学相干断层扫描通过眼内气泡显示这些裂孔暂时关闭,但随后又重新裂开。这表示当气泡不再为黄斑裂孔提供填塞时,视网膜贴向 RPE 失败。一个复发性黄斑裂孔可能发生在数月或数年后,在最初黄斑裂孔通过光学相干断层扫描已显示闭合的眼中,通常视力有所提高。然后这个裂孔再次打开,视力常常下降。既往黄斑裂孔手术成功后视力下降的患者应进行光学相干断层扫描。持续黄斑裂孔发生在 5%~10% 的眼(表 17.2)[8,9,21,40,89,90,91]。复发性黄斑裂孔发生在多达 4.8% 的眼[92],虽然复发率可能在近年来有所降低,因为手术常规剥除 ILM[93]。大多数晚期复发原因不明,但有些发生在白内障术后或眼外伤后 CME 眼。所以之前有黄斑裂孔手术

特别关注

● 如果黄斑裂孔 <400μm,且非视网膜前膜相关的黄斑裂孔,ocriplasmin 是治疗在 OCT 检查与持续玻璃体黄斑牵引相关的近期的 2 期黄斑裂孔的合理选择。ocriplasmin 在没有玻璃体黄斑牵引的眼睛中成功率较低,玻璃体手术应该是首选治疗。

的 IOL 眼 CME 应积极治疗。一些手术医生主张在白内障手术前预防性使用非甾体抗炎药眼液,以尽量降低发生 CME 的风险。还有患者出现黄斑视网膜前膜时,牵拉引起复发性黄斑裂孔。

关于是否治疗持续性或复发性黄斑裂孔的决定必须基于多种因素。持续性和复发性黄斑裂孔比第一次手术治疗的黄斑裂孔更难闭合。再次考虑黄斑裂孔手术的相关因素包括:①患者的视觉需要;②黄斑裂孔的持续时间(近期黄斑裂孔再次手术比慢性黄斑裂孔更有利);③黄斑裂孔的大小(较小的黄斑裂孔和良好的术前视力的眼,似乎比较大黄斑裂孔且术前视力较差的眼具有更好的最终视力预后);④高度近视和后巩膜葡萄肿眼黄斑裂孔如果初次手术失败,就更难闭合;⑤对侧眼的状态和稳定性;⑥患者对第一次手术后俯卧位的依从性,和保持 10 天以上俯卧位的意愿。

持续性和复发性黄斑裂孔在手术室进行手术治疗会更成功,而非在诊室注入气泡然后保持俯卧位。手术室中的玻璃体切割术允许手术医生对 ILM 进

表 17.2 特发性黄斑裂孔手术的一些研究

作者	黄斑裂孔闭合数	视力检测方法	视力改变(行)	改善 2~3 行眼的百分比
Kelly and Wendel[2]	30/52 (58%)	Snellen[a]	+3.5	22/52 (42%)
Wendel 等[94]	125/170 (73%)	Snellen[a]	NR	95/170 (56%)
Thompson 等[8]	85/90 (94%)	Refracted ETDRS	+2.6	NR
Freeman 等[89]	36/52 (69%)	Refracted ETDRS	+0.3	11/59 (19%)
Smiddy 等[9]	179/193 (93%)	Snellen[a]	NR	139/193 (72%)
Tognetto 等[21]	396/425 (93%)	Snellen[a]	+3.1	NR
Schaal and Barr[90]	205/240 (75%)	Snellen[a]	+3.0	NR
Tsipursky 等[91]	398/425 (93.6%)	Snellen[a]	整体的+3.5	NR
Williamson and Lee[40]	275/351 (78.3%)	Snellen[a]	+3.1	NR

ETDRS,早期治疗糖尿病视网膜病变研究标准化视力表;NR,没有报道。

[a] 非折射 Snellen 图表视力。

行染色以寻找黄斑裂孔周围的残留 ILM。建议在黄斑裂孔周围剥离多余的 ILM，因为这可能会发现精细的、延伸到黄斑的视网膜前膜。可以在手术室里注入一个大的长效气泡，如 16% 的 C_3F_8。气-液交换后应小心地等待几分钟，让多余的液体积聚在视盘前，然后吸除残液，使术后第一天气泡达到 90% 甚至以上。黄斑裂孔手术失败的原因之一是不依从俯卧位，如果气泡完全覆盖黄斑，即使患者不采取俯卧位，大的长效气泡将有助于裂孔闭合。使用特殊技术，如自体 ILM 移植可能对持续性黄斑裂孔眼有帮助[96]。第二种方法包括诊室内气-液交换。一些手术医生建议，在气-液交换之前，在神经视网膜边缘内的 RPE 打 8~9 个 50μm 激光，注意避免中央凹中心，目的为在气体填塞期间，促进形成稳定的脉络膜视网膜粘连[97]。

17.4.7 解剖和视力预后

在大多数眼中，黄斑裂孔手术成功闭合了黄斑裂孔。手术后，中央凹内神经视网膜的圆形缺损消失(图 17.12a,b)。黄斑裂孔处黄斑中央凹可能有一些轻微的 RPE 色素改变。黄斑裂孔手术成功闭合后，荧光素血管造影上的圆形窗样缺损也消失了。最理想的闭合类型是黄斑孔边缘连接在一起，形成接近正常的中央凹轮廓(图 17.12c,d)。有些眼黄斑裂孔手术后显示，黄斑裂孔边缘重新贴近 RPE，但黄斑裂孔的边缘仍存在间隙。这被称为 2 型闭合(图 17.13)[98]。许多黄斑裂孔患者主诉视物变形及视力下降，黄斑裂孔手术成功闭合后视物变形症状改善。

近 20 年来，黄斑裂孔手术的成功率已提高，最近的研究报道 90% 或更多黄斑裂孔眼成功闭合，约 2/3 眼视力提高了 2 行以上[8,21]。术前和术后 OCT 发

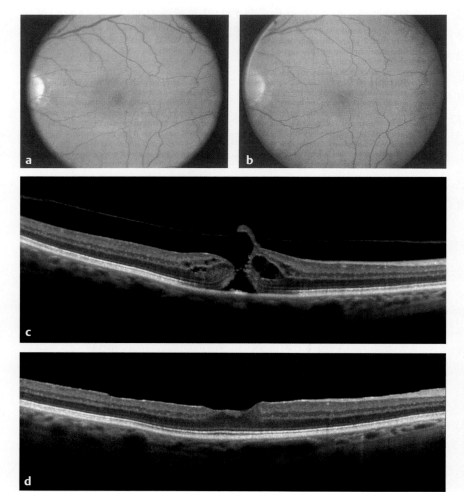

图 17.12　(a)3 期黄斑裂孔术前的表现，视力为 20/200。(b)玻璃体视网膜手术成功闭合黄斑裂孔，并且无可见黄斑裂孔。视力改善至 20/63。(c)另一名患有 2 期黄斑裂孔患者的术前 OCT，视力 20/40。(d)成功闭合黄斑裂孔的术后 OCT 表现，椭圆体带/外界膜几乎正常，视力为 20/20。

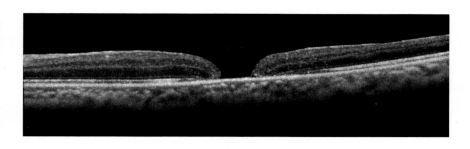

图 17.13　一些黄斑裂孔闭合，神经视网膜重新贴近视网膜色素上皮，但裂孔的两个边缘不结合。这被称为黄斑裂孔 2 型闭合，以对比区别于更典型的黄斑裂孔闭合如图 17.12d。

现，尤其是 IS/OS（ELM/椭圆体带）层的完整性，能很好地预测黄斑裂孔手术的视力预后[100]。表 17.2 总结了一些特发性黄斑变性手术的研究结果，研究范围涵盖从最早到最近的一系列研究。这些研究主要报道了近期新发的和时间稍长（≤2 年）的黄斑裂孔玻璃体手术的结果。患者年龄不是限制因素，因为年轻的患者与超过 80 岁的患者结果几乎相当[101]。黄斑裂孔手术后，与视力相关的生活质量也改善了[102,103]。报道了黄斑裂孔手术后的视力改善，可稳定 4 年甚至更长时间[74,104]。其他研究检查了黄斑裂孔亚组的手术结果，如慢性、复发性/持续性、近视性和创伤性黄斑裂孔。

慢性黄斑裂孔

慢性黄斑裂孔被认为玻璃体手术更难闭合。研究报告成功关闭了 3 年以上的 3 个黄斑裂孔，两只眼视力提高[105]。第二个黄斑裂孔手术报告 2 年以上病程的 45 只眼，结果显示黄斑裂孔闭合率为 71%，47% 的眼视力改善 2 行以上[106]。

复发性/持续性黄斑孔

再次手术可以成功治疗复发性/持续性黄斑裂孔。虽然结果不如最初闭合，早期研究报告 12 只眼都闭合了，42% 的眼视力提高[107]。更大的研究包含 48 只复发性黄斑裂孔的眼，83% 的眼黄斑裂孔闭合和 52% 的眼提高 3 行视力[108]。术前视力≥20/80 的眼术后视力明显更好（≥20/63）[108]。总的来说，再次黄斑裂孔手术的结果不如第一次手术，但大多数患眼经过第二次手术治疗确实取得了成功的视力提高。偶尔会有两次黄斑裂孔手术后重新裂开的眼。这些被称为多次复发性黄斑裂孔。先前至少有一次手术黄斑裂孔暂时闭合，手术最有可能成功[109]。

近视性黄斑裂孔

近视性黄斑裂孔比较难以闭合，高度近视眼黄斑裂孔手术成功率随着眼轴的增加而降低，但可能仍有不错的结果。ILM 的染色和剥除尤其有益于封闭这些黄斑裂孔。一些近视性黄斑裂孔具有类似于特发性黄斑裂孔的形态，一些眼发生与黄斑裂孔相关的局部或广泛的视网膜脱离。长效填塞是非常有用的，包括气体[110,111]或硅油长期填塞[111,112,113,114,115]以实现黄斑裂孔的封闭。Michalewska 及其同事报道了翻转 ILM 瓣技术，这可能进一步有助于封闭黄斑裂孔。翻转 ILM 瓣技术留下 ILM 边缘贴近黄斑裂孔的边缘，并折叠在中央凹之上，桥接了神经视网膜缺损区。应用这个技术[19]的近视性黄斑裂孔眼成功实现了解剖学闭合[116]。黄斑扣带术也可用于与黄斑裂孔相关的难治性视网膜脱离[117]。

外伤

外伤是黄斑裂孔的罕见病因，但创伤性黄斑裂孔是年轻眼外伤患者视力下降的主要原因。自发性闭合在创伤性黄斑裂孔中更常见，因此手术应推后 1 个月左右，观察裂孔是否关闭。这也可以让外伤造成的视网膜震荡伤消退。如果创伤性黄斑裂孔仍然存在，则应行玻璃体切割术。据报道，92%~96% 的创伤性黄斑裂孔在接受一次或多次手术后闭合[118,119,120]。一项研究中67%的眼睛视力改善2行或以上，一些较大的创伤性黄斑裂孔可能难以闭合，但是视力可以提高，可能是因为这些患者大多数比较年轻。创伤引起的中央凹RPE变化可能限制视力恢复，但这不是手术禁忌证。由于年龄的原因，这些患者在手术后白内障进展明显延迟。创伤性黄斑裂孔的眼应考虑手术，除非黄斑广泛损伤以至于视觉改善无望。

17.4.8 黄斑裂孔手术的并发症

黄斑裂孔手术与其他适应证的玻璃体切除手术一样，有许多相同的潜在并发症（见第40章）。虽然罕见，但最严重的手术风险是感染性眼内炎，因各种适应证进行玻璃体切割术的发生率约0.07%[121]。自体血液产品用作辅助药物后，感染性眼内炎风险可能会增加，这是它们不再用于黄斑裂孔手术的原因之一[122]。当患眼有眼内炎发生的迹象，应向玻璃体内注射抗生素。应使用眼内炎玻璃体切割术研究（EVS）中概述的眼内炎处理方案，即使EVS研究的是白内障手术后的患眼，因为没有黄斑裂孔玻璃体切割术后眼内炎的随机研究（见第35章）[123]。此外，建议去除眼内气泡，可使抗生素在玻璃体腔内自由扩散。

最常见的是在手术后的第一天和几周之间眼内压（IOP）升高。眼内压升高通常发生在手术后的最初48小时内，可能房水外流减少的结果，与手术所致炎症，或当C_3F_8浓度>12%~14%时气泡扩张，或使用浓度>20%的SF_6有关。在这些眼中，房角保持开放。治疗包括房水产生水性抑制剂，如多佐胺、噻吗洛尔或溴莫尼定。小部分黄斑裂孔术后IOP升高的患者有房角关闭、浅前房。这些眼睛对房水形成抑制剂反应不佳。这些眼可用YAG周边虹膜切除术治疗，最好在下方周边虹膜的6点位，因为这是气体填充眼中的后房房水所在位置。如果YAG周边虹膜切除术不能矫正浅前房，可用盐水重建前房。如果IOP非常高（>40mmHg），玻璃体腔内有100%的气泡，术者必须考虑到玻璃体腔内注入纯C_3F_8或SF_6的可能。如果怀疑这种情况，患者需要立即对玻璃体腔进行减压，并且每天的监测IOP，因为在手术后的最初48~72小时内，当空气进入剩余气泡时，气泡可能继续膨胀。

视网膜撕裂或孔源性视网膜脱离

视网膜撕裂或孔源性视网膜脱离是黄斑裂孔手术眼部重要并发症。在20G玻璃体切割术中，视网膜脱离率在一个系列研究中为1.2%[124]，另一个同期系列研究中为14%。在气-液交换之前，对周边视网膜进行仔细检查是必不可少的，因为玻璃体后脱离和20G玻璃体切割术在16%的黄斑裂孔眼中与视网膜撕裂有关[124]。一项研究比较了20G与23G玻璃体切割术发生的视网膜破裂，发现20G玻璃体切割术的发生率为16.7%，而23G玻璃体切割术的发生率为7.8%[126]。这些医源性视网膜裂孔中约2/3位于视网膜下方并在进行或扩展玻璃体后脱离期间发生。应冷冻或激光光凝治疗这些撕裂孔。偶尔在手术后2周内没有视网膜脱离的情况下发现视网膜撕裂孔。用激光光凝术或冷冻术和适当的俯卧位治疗可防止这些眼睛视网膜脱离。防止视网膜脱离非常重要，如黄斑区脱离可能导致黄斑裂孔重新开放。

RPE改变

黄斑裂孔手术后黄斑区的RPE改变，据报道是一种潜在的黄斑裂孔手术并发症[89,127,128]。这些RPE变化包括RPE萎缩和色素聚集。色素聚集在眼底检查中很容易看到（图17.14），在荧光素血管造影上可以很好地观察到RPE萎缩。RPE萎缩的三个最常见原因是：①ILM剥离对黄斑的机械性损害；②导光光毒性和③ICG的RPE毒性。剥除ILM可能会对RPE造成机械损伤。当用镊子抓住ILM时，必须小心，不要碰到视网膜。这就是为什么ILM剥除最好至少距离中央凹中心1000μm外开始，因为RPE"擦伤"最可能发生在ILM剥离开始的地方。在极少数情况下，ILM非常牢固地黏附于下方神经视网膜，当剥除ILM时，可以产生黄斑周围的视网膜全层撕裂孔。如果手术医生发现当ILM被提起时，视网膜也抬起，应停止ILM剥除，并在别处重新开始。光纤导管的光毒性也可以产生RPE变化，但是与ILM剥除期间的机械创伤不同，这些RPE改变发生于术后1个月

精粹

● 大多数其他玻璃体切除手术相关的视网膜撕裂，撕裂通常在巩膜切开的上方，而与之相反，近2/3的黄斑裂孔手术中的位于下方。

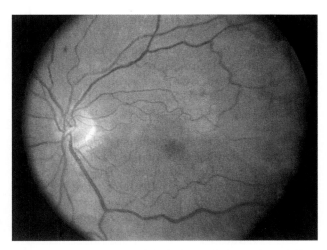

图 17.14　光纤光管的光毒性会造成色素聚集。如果光管距离中央凹太近，在黄斑裂孔手术之后就可能发生这种情况。

或更长时间。保持光管远离中央凹(至少 5mm)并限制光管靠近中央凹的时间，可以防止黄斑手术的这种并发症。一个好的经验法则是不要将光管靠近黄斑超过一次屏气时间(约 60 秒)。黄斑中 RPE 变化的第三个原因是 ICG 毒性。ICG 染色 ILM 非常有帮助，但它可能引起 RPE 毒性，随后萎缩。必须小心使用尽可能少的 ICG 染色 ILM。不要尝试去除黄斑裂孔内黏性液体(OCT 上的视网膜下液)，因为这种液体往往会阻止 ICG 扩散到视网膜下隙。

视野丢失

视野丢失是黄斑裂孔手术的另一个并发症[29,130-134]。发生视野丢失的患者气泡吸收后通常会发现颞下视野缺损。这些视野缺损通常是由于黄斑的脱水损伤而导致的，来自灌注套管的空气射流对抗神经纤维层[135]。希望在黄斑裂孔眼中有大气泡，但必须注意不要过度和反复地吸干视网膜表面。

持续性/复发性黄斑孔

先前已讨论过持续性/复发性黄斑裂孔，并且是黄斑裂孔手术最常见的并发症之一。有时封闭黄斑裂孔的胶质塞永远不会形成，所以一旦黄斑裂孔再次暴露于充满液体的玻璃体腔，裂孔会重新开放。黄斑区有牵引力的眼，如在白内障手术后形成视网膜前膜或 CME 的眼，特别容易发生晚期复发性黄斑裂孔[136]。

核性白内障

在 50 岁以上有晶体眼黄斑裂孔手术，形成核性

白内障是不可避免的，甚至更年轻的患者玻璃体切割术后最终核硬化会增加。玻璃体氧浓度增加使晶体的氧化增加，玻璃体切割术是这些核硬化性白内障的主要原因[137]。一项研究表明，玻璃体切割术治疗黄斑裂孔后，随访至少 1 年 55% 的眼、随访 2 年或更长时间 71% 的眼，核硬化进展至少两个级别[48]。大多数黄斑裂孔手术患者年龄大于 50 岁，在黄斑裂孔手术 9~18 个月内需要白内障摘除术。之前的研究后囊膜下白内障未显示出实质性进展[48]，虽然因为患者对俯卧位的依从性差，在少数气体填充眼中的后囊下白内障确实进展了。

17.5　结论

过去 20 年黄斑裂孔的治疗有了显著的发展。目前的手术技术允许大多数病程不超过两年的黄斑裂孔患者接受玻璃体手术治疗，并增加 2 行或以上的视力。使用 OCT 提高黄斑裂孔诊断准确性，并让初级眼保健提供者识别黄斑裂孔，再迅速转诊患者至视网膜手术医生，可以最大限度地增加手术后视力提高的机会。改进手术技术后黄斑裂孔手术并发症发生率降低。未来的要目标集中于寻找更安全的 ILM 染色剂，并减轻患者俯卧位的负担。选择最有可能从手术中受益的眼，会改善整体手术效果。黄斑裂孔预防是一个难以实现的目标，但我们对黄斑裂孔病理生理学更多的理解可能有助于识别和预先治疗与黄斑前玻璃体后脱离相关的中央凹牵引，这通常发生于黄斑裂孔形成之前。许多不同的研究都表明，黄斑裂孔导致严重的视力丢失越来越少见。

参考文献

[1] Gass JDM. Idiopathic senile macular hole. Its early stages and pathogenesis. Arch Ophthalmol. 1988; 108(5):629–639
[2] Kelly NE, Wendel RT. Vitreous surgery for idiopathic macular holes. Results of a pilot study. Arch Ophthalmol. 1991; 109(5):654–659
[3] Sjaarda RN, Frank DA, Glaser BM, Thompson JT, Murphy RP. Resolution of an absolute scotoma and improvement of relative scotomata after successful macular hole surgery. Am J Ophthalmol. 1993; 116(2):129–139
[4] Johnson RN, Gass JDM. Idiopathic macular holes: observations, stages of formation, and implications for surgical intervention. Ophthalmology. 1988; 95(7):917–924
[5] Guez JE, Le Gargasson JF, Massin P, Rigaudière F, Grall Y, Gaudric A. Functional assessment of macular hole surgery by scanning laser ophthalmoscopy. Ophthalmology. 1998; 105(4):694–699
[6] McCannel CA, Ensminger JL, Diehl NN, Hodge DN. Population-based incidence of macular holes. Ophthalmology. 2009; 116(7):1366–1369
[7] Chew EY, Sperduto RD, Hiller R, et al. Clinical course of macular holes: the

Eye Disease Case-Control Study. Arch Ophthalmol. 1999; 117(2):242–246

[8] Thompson JT, Glaser BM, Sjaarda RN, Murphy RP, Hanham A. Effects of intraocular bubble duration in the treatment of macular holes by vitrectomy and transforming growth factor-beta 2. Ophthalmology. 1994; 101(7):1195–1200

[9] Smiddy WE, Feuer W, Cordahi G. Internal limiting membrane peeling in macular hole surgery. Ophthalmology. 2001; 108(8):1471–1476, discussion 1477–1478

[10] Gass JD. Reappraisal of biomicroscopic classification of stages of development of a macular hole. Am J Ophthalmol. 1995; 119(6):752–759

[11] Gaudric A, Haouchine B, Massin P, Paques M, Blain P, Erginay A. Macular hole formation: new data provided by optical coherence tomography. Arch Ophthalmol. 1999; 117(6):744–751

[12] Spaide RF, Wong D, Fisher Y, Goldbaum M. Correlation of vitreous attachment and foveal deformation in early macular hole states. Am J Ophthalmol. 2002; 133(2):226–229

[13] Madreperla SA, McCuen BW, II, Hickingbotham D, Green WR. Clinicopathologic correlation of surgically removed macular hole opercula. Am J Ophthalmol. 1995; 120(2):197–207

[14] Hikichi T, Trempe CL. Resolution of an absolute scotoma after spontaneous disappearance of idiopathic full-thickness macular hole. Am J Ophthalmol. 1994; 118(1):121–122

[15] Lewis H, Cowan GM, Straatsma BR. Apparent disappearance of a macular hole associated with development of an epiretinal membrane. Am J Ophthalmol. 1986; 102(2):172–175

[16] Duker JS, Kaiser PK, Binder S, et al. The International Vitreomacular Traction Study Group classification of vitreomacular adhesion, traction, and macular hole. Ophthalmology. 2013; 120(12):2611–2619

[17] Klein BR, Hiner CJ, Glaser BM, Murphy RP, Sjaarda RN, Thompson JT. Fundus photographic and fluorescein angiographic characteristics of pseudoholes of the macula in eyes with epiretinal membranes. Ophthalmology. 1995; 102(5):768–774

[18] Stalmans P, Benz MS, Gandorfer A, et al. MIVI-TRUST Study Group. Enzymatic vitreolysis with ocriplasmin for vitreomacular traction and macular holes. N Engl J Med. 2012; 367(7):606–615

[19] Lewis ML, Cohen SM, Smiddy WE, Gass JD. Bilaterality of idiopathic macular holes. Graefes Arch Clin Exp Ophthalmol. 1996; 234(4):241–245

[20] Christensen UC, Krøyer K, Sander B, et al. Value of internal limiting membrane peeling in surgery for idiopathic macular hole stage 2 and 3: a randomised clinical trial. Br J Ophthalmol. 2009; 93(8):1005–1015

[21] Tognetto D, Grandin R, Sanguinetti G, et al. Macular Hole Surgery Study Group. Internal limiting membrane removal during macular hole surgery: results of a multicenter retrospective study. Ophthalmology. 2006; 113(8):1401–1410

[22] Haritoglou C, Reiniger IW, Schaumberger M, Gass CA, Priglinger SG, Kampik A. Five-year follow-up of macular hole surgery with peeling of the internal limiting membrane: update of a prospective study. Retina. 2006; 26(6):618–622

[23] Sheidow TG, Blinder KJ, Holekamp N, et al. Outcome results in macular hole surgery: an evaluation of internal limiting membrane peeling with and without indocyanine green. Ophthalmology. 2003; 110(9):1697–1701

[24] Foulquier S, Glacet-Bernard A, Sterkers M, Soubrane G, Coscas G. Study of internal limiting membrane peeling in stage-3 and -4 idiopathic macular hole surgery [in French]. J Fr Ophtalmol. 2002; 25(10):1026–1031

[25] Brooks HL, Jr. Macular hole surgery with and without internal limiting membrane peeling. Ophthalmology. 2000; 107(10):1939–1948, discussion 1948–1949

[26] Spiteri Cornish K, Lois N, Scott NW, et al. Vitrectomy with internal limiting membrane peeling versus no peeling for idiopathic full-thickness macular hole. Ophthalmology. 2014; 121(3):649–655

[27] Nakamura Y, Kondo M, Asami T, Terasaki H. Comparison of macular hole surgery without internal limiting membrane peeling to eyes with internal limiting membrane peeling with and without indocyanine green staining: three-year follow-up. Ophthalmic Res. 2009; 41(3):136–141

[28] Nagai N, Ishida S, Shinoda K, Imamura Y, Noda K, Inoue M. Surgical effects and complications of indocyanine green-assisted internal limiting membrane peeling for idiopathic macular hole. Acta Ophthalmol Scand. 2007; 85(8):883–889

[29] Lai MM, Williams GA. Anatomical and visual outcomes of idiopathic macular hole surgery with internal limiting membrane removal using low-concentration indocyanine green. Retina. 2007; 27(4):477–482

[30] Kumagai K, Furukawa M, Ogino N, Uemura A, Larson E. Long-term outcomes of internal limiting membrane peeling with and without indocyanine green in macular hole surgery. Retina. 2006; 26(6):613–617

[31] Slaughter K, Lee IL. Macular hole surgery with and without indocyanine

green assistance. Eye (Lond). 2004; 18(4):376–378

[32] Kwok AK, Lai TY, Man-Chan W, Woo DC. Indocyanine green assisted retinal internal limiting membrane removal in stage 3 or 4 macular hole surgery. Br J Ophthalmol. 2003; 87(1):71–74

[33] Brasil OM, Brasil OF. Comparative analysis of macular hole surgery followed by internal limiting membrane removal with and without indocyanine green staining [in Portuguese]. Arq Bras Oftalmol. 2006; 69(2):157–160

[34] Ben Simon GJ, Desatnik H, Alhalel A, Treister G, Moisseiev J. Retrospective analysis of vitrectomy with and without internal limiting membrane peeling for stage 3 and 4 macular hole. Ophthalmic Surg Lasers Imaging. 2004; 35(2):109–115

[35] Lochhead J, Jones E, Chui D, et al. Outcome of ICG-assisted ILM peel in macular hole surgery. Eye (Lond). 2004; 18(8):804–808

[36] Kwok AK, Lai TY, Yuen KS, Tam BS, Wong VW. Macular hole surgery with or without indocyanine green stained internal limiting membrane peeling. Clin Experiment Ophthalmol. 2003; 31(6):470–475

[37] Kumagai K, Furukawa M, Ogino N, Larson E, Uemura A. Long-term outcomes of macular hole surgery with triamcinolone acetonide-assisted internal limiting membrane peeling. Retina. 2007; 27(9):1249–1254

[38] Beutel J, Dahmen G, Ziegler A, Hoerauf H. Internal limiting membrane peeling with indocyanine green or trypan blue in macular hole surgery: a randomized trial. Arch Ophthalmol. 2007; 125(3):326–332

[39] Lee KL, Dean S, Guest S. A comparison of outcomes after indocyanine green and trypan blue assisted internal limiting membrane peeling during macular hole surgery. Br J Ophthalmol. 2005; 89(4):420–424

[40] Williamson TH, Lee E. Idiopathic macular hole: analysis of visual outcomes and the use of indocyanine green or brilliant blue for internal limiting membrane peel. Graefes Arch Clin Exp Ophthalmol. 2014; 252(3):395–400

[41] von Jagow B, Höing A, Gandorfer A, et al. Functional outcome of indocyanine green-assisted macular surgery: 7-year follow-up. Retina. 2009; 29(9):1249–1256

[42] Yamashita T, Uemura A, Kita H, Nakao K, Sakamoto T. Long-term outcomes of visual field defects after indocyanine green-assisted macular hole surgery. Retina. 2008; 28(9):1228–1233

[43] Gass CA, Haritoglou C, Schaumberger M, Kampik A. Functional outcome of macular hole surgery with and without indocyanine green-assisted peeling of the internal limiting membrane. Graefes Arch Clin Exp Ophthalmol. 2003; 241(9):716–720

[44] Engelbrecht NE, Freeman J, Sternberg P, Jr, et al. Retinal pigment epithelial changes after macular hole surgery with indocyanine green-assisted internal limiting membrane peeling. Am J Ophthalmol. 2002; 133(1):89–94

[45] Rubin JS, Thompson JT, Sjaarda RN, Pappas SS, Jr, Glaser BM. Efficacy of fluid-air exchange during pars plana vitrectomy. Retina. 1995; 15(4):291–294

[46] Glaser BM, Michels RG, Kuppermann BD, Sjaarda RN, Pena RA. Transforming growth factor-beta 2 for the treatment of full-thickness macular holes. A prospective randomized study. Ophthalmology. 1992; 99(7):1162–1172, discussion 1173

[47] Lansing MB, Glaser BM, Liss H, et al. The effect of pars plana vitrectomy and transforming growth factor-beta 2 without epiretinal membrane peeling on full-thickness macular holes. Ophthalmology. 1993; 100(6):868–871, discussion 871–872

[48] Thompson JT, Glaser BM, Sjaarda RN, Murphy RP. Progression of nuclear sclerosis and long-term visual results of vitrectomy with transforming growth factor beta-2 for macular holes. Am J Ophthalmol. 1995; 119(1):48–54

[49] Liggett PE, Skolik DS, Horio B, Saito Y, Alfaro V, Mieler W. Human autologous serum for the treatment of full-thickness macular holes. A preliminary study. Ophthalmology. 1995; 102(7):1071–1076

[50] Pavan PR, Oteiza EE. Complications of autologous cryoprecipitates and thrombinar. Vitreous Society Abstracts, 1994

[51] Blumenkranz MS, Coll GE, Chang S, et al. Use of autologous plasma-thrombin mixture as adjuvant therapy for macular hole. Ophthalmology. 1994; 101 9A:7:69

[52] Johnson MW, Vine AK. Use of thrombin as mitogen therapy in macular hole surgery. Macula Society Abstracts, 1995

[53] Gaudric A, Massin P, Paques M, et al. Autologous platelet concentrate for the treatment of full-thickness macular holes. Graefes Arch Clin Exp Ophthalmol. 1995; 233(9):549–554

[54] Korobelnik JF, Hannouche D, Belayachi N, Branger M, Guez JE, Hoang-Xuan T. Autologous platelet concentrate as an adjunct in macular hole healing: a pilot study. Ophthalmology. 1996; 103(4):590–594

[55] Funata M, Wendel RT, de la Cruz Z, Green WR. Clinicopathologic study of bilateral macular holes treated with pars plana vitrectomy and gas tamponade. Retina. 1992; 12(4):289–298

[56] Madreperla SA, Geiger GL, Funata M, de la Cruz Z, Green WR. Clinicopatho-logic correlation of a macular hole treated by cortical vitreous peeling and gas tamponade. Ophthalmology. 1994; 101(4):682–686

[57] Yamashita T, Sakamoto T, Yamashita T, et al. Individualized, spectral domain-optical coherence tomography-guided facedown posturing after macular hole surgery: minimizing treatment burden and maximizing out-come. Retina. 2014; 34(7):1367–1375

[58] Masuyama K, Yamakiri K, Arimura N, Sonoda Y, Doi N, Sakamoto T. Posturing time after macular hole surgery modified by optical coherence tomography images: a pilot study. Am J Ophthalmol. 2009; 147(3):481–488.e2

[59] Eckardt C, Eckert T, Eckardt U, Porkert U, Gesser C. Macular hole surgery with air tamponade and optical coherence tomography-based duration of face-down positioning. Retina. 2008; 28(8):1087–1096

[60] Forsaa VA, Raeder S, Hashemi LT, Krohn J. Short-term postoperative non-supine positioning versus strict face-down positioning in macular hole sur-gery. Acta Ophthalmol (Copenh). 2013; 91(6):547–551

[61] Nadal J, Delas B, Piñero A. Vitrectomy without face-down posturing for idio-pathic macular holes. Retina. 2012; 32(5):918–921

[62] Yorston D, Siddiqui MA, Awan MA, Walker S, Bunce C, Bainbridge JW. Pilot randomised controlled trial of face-down posturing following phacovitrec-tomy for macular hole. Eye (Lond). 2012; 26(2):267–271

[63] Lange CA, Membrey L, Ahmad N, et al. Pilot randomised controlled trial of face-down positioning following macular hole surgery. Eye (Lond). 2012; 26(2):272–277

[64] Carvounis PE, Kopel AC, Kuhl DP, Heffez J, Pepple K, Holz ER. 25-gauge vitrectomy using sulfur hexafluoride and no prone positioning for repair of macular holes. Retina. 2008; 28(9):1188–1192

[65] Mittra RA, Kim JE, Han DP, Pollack JS. Sustained postoperative face-down positioning is unnecessary for successful macular hole surgery. Br J Ophthal-mol. 2009; 93(5):664–666

[66] Rubinstein A, Ang A, Patel CK. Vitrectomy without postoperative posturing for idiopathic macular holes. Clin Experiment Ophthalmol. 2007; 35(5):458–461

[67] Merkur AB, Tuli R. Macular hole repair with limited nonsupine positioning. Retina. 2007; 27(3):365–369

[68] Tranos PG, Peter NM, Nath R, et al. Macular hole surgery without prone posi-tioning. Eye (Lond). 2007; 21(6):802–806

[69] Solebo AL, Lange CA, Bunce C, Bainbridge JW. Face-down positioning or pos-turing after macular hole surgery. Cochrane Database Syst Rev. 2011; 7(12): CD008228

[70] Guillaubey A, Malvitte L, Lafontaine PO, et al. Comparison of face-down and seated position after idiopathic macular hole surgery: a randomized clinical trial. Am J Ophthalmol. 2008; 146(1):128–134

[71] Tornambe PE, Poliner LS, Grote K. Macular hole surgery without face-down positioning. A pilot study. Retina. 1997; 17(3):179–185

[72] Couvillion SS, Smiddy WE, Flynn HW, Jr, Eifrig CW, Gregori G. Outcomes of surgery for idiopathic macular hole: a case-control study comparing silicone oil with gas tamponade. Ophthalmic Surg Lasers Imaging. 2005; 36(5):365–371

[73] Karia N, Laidlaw A, West J, Ezra E, Gregor MZ. Macular hole surgery using silicone oil tamponade. Br J Ophthalmol. 2001; 85(11):1320–1323

[74] Scott IU, Moraczewski AL, Smiddy WE, Flynn HW, Jr, Feuer WJ. Long-term anatomic and visual acuity outcomes after initial anatomic success with macular hole surgery. Am J Ophthalmol. 2003; 135(5):633–640

[75] Goldbaum MH, McCuen BW, Hanneken AM, Burgess SK, Chen HH. Silicone oil tamponade to seal macular holes without position restrictions. Ophthal-mology. 1998; 105(11):2140–2147, discussion 2147–2148

[76] Conart JB, Selton J, Hubert I, et al. Outcomes of macular hole surgery with short-duration positioning in highly myopic eyes: a case-control study. Oph-thalmology. 2014; 121(6):1263–1268

[77] Usui H, Yasukawa T, Hirano Y, Morita H, Yoshida M, Ogura Y. Comparative study of the effects of room air and sulfur hexafluoride gas tamponade on functional and morphological recovery after macular hole surgery: a retro-spective study. Ophthalmic Res. 2013; 50(4):227–230

[78] Almeida DR, Wong J, Belliveau M, Rayat J, Gale J. Anatomical and visual out-comes of macular hole surgery with short-duration 3-day face-down posi-tioning. Retina. 2012; 32(3):506–510

[79] Rayat J, Almeida DR, Belliveau M, Wong J, Gale J. Visual function and vision-related quality of life after macular hole surgery with short-duration, 3-day face-down positioning. Can J Ophthalmol. 2011; 46(5):399–402

[80] Malik A, Dooley I, Mahmood U. Single night postoperative prone posturing in idiopathic macular hole surgery. Eur J Ophthalmol. 2012; 22(3):456–460

[81] Hasegawa Y, Hata Y, Mochizuki Y, et al. Equivalent tamponade by room air as compared with SF(6) after macular hole surgery. Graefes Arch Clin Exp Ophthalmol. 2009; 247(11):1455–1459

[82] Krohn J. Duration of face-down positioning after macular hole surgery: a comparison between 1 week and 3 days. Acta Ophthalmol Scand. 2005; 83(3):289–292

[83] Miura M, Elsner AE, Osako M, Iwasaki T, Okano T, Usui M. Dissociated optic nerve fiber layer appearance after internal limiting membrane peeling for idiopathic macular hole. Retina. 2003; 23(4):561–563

[84] Park DW, Sipperley JO, Sneed SR, Dugel PU, Jacobsen J. Macular hole surgery with internal-limiting membrane peeling and intravitreous air. Ophthalmol-ogy. 1999; 106(7):1392–1397, discussion 1397–1398

[85] Wickens JC, Shah GK. Outcomes of macular hole surgery and shortened face down positioning. Retina. 2006; 26(8):902–904

[86] Ellis JD, Malik TY, Taubert MA, Barr A, Baines PS. Surgery for full-thickness macular holes with short-duration prone posturing: results of a pilot study. Eye (Lond). 2000; 14 Pt 3A:307–312

[87] Verma D, Jalabi MW, Watts WG, Naylor G. Evaluation of posturing in macu-lar hole surgery. Eye (Lond). 2002; 16(6):701–704

[88] Leitritz MA, Ziemssen F, Voykov B, Bartz-Schmidt KU. Usability of a gravity- and tilt-compensated sensor with data logging function to measure postur-ing compliance in patients after macular hole surgery: a pilot study. Graefes Arch Clin Exp Ophthalmol. 2014; 252(5):739–744

[89] Freeman WR, Azen SP, Kim JW, el-Haig W, Mishell DR, III, Bailey I, The Vitrectomy for Treatment of Macular Hole Study Group. Vitrectomy for the treatment of full-thickness stage 3 or 4 macular holes. Results of a multicen-tered randomized clinical trial. Arch Ophthalmol. 1997; 115(1):11–21

[90] Schaal S, Barr CC. Management of macular holes: a comparison of 1-year outcomes of 3 surgical techniques. Retina. 2009; 29(8):1091–1096

[91] Tsipursky MS, Heller MA, De Souza SA, et al. Comparative evaluation of no dye assistance, indocyanine green and triamcinolone acetonide for internal limiting membrane peeling during macular hole surgery. Retina. 2013; 33(6):1123–1131

[92] Duker JS, Wendel R, Patel AC, Puliafito CA. Late re-opening of macular holes after initially successful treatment with vitreous surgery. Ophthalmology. 1994; 101(8):1373–1378

[93] Kumagai K, Furukawa M, Ogino N, Larson E. Incidence and factors related to macular hole reopening. Am J Ophthalmol. 2010; 149(1):127–132

[94] Wendel RT, Patel AC, Kelly NE, Salzano TC, Wells JW, Novack GD. Vitreous surgery for macular holes. Ophthalmology. 1993; 100(11):1671–1676

[95] Che X, He F, Lu L, et al. Evaluation of secondary surgery to enlarge the peel-ing of the internal limiting membrane following the failed surgery of idio-pathic macular holes. Exp Ther Med. 2014; 7(3):742–746

[96] Morizane Y, Shiraga F, Kimura S, et al. Autologous transplantation of the internal limiting membrane for refractory macular holes. Am J Ophthalmol. 2014; 157(4):861–869.e1

[97] Del Priore LV, Kaplan HJ, Bonham RD. Laser photocoagulation and fluid-gas exchange for recurrent macular hole. Retina. 1994; 14(4):381–382

[98] Kang SW, Ahn K, Ham DI. Types of macular hole closure and their clinical implications. Br J Ophthalmol. 2003; 87(8):1015–1019

[99] Krøyer K, Christensen U, la Cour M, Larsen M. Metamorphopsia assessment before and after vitrectomy for macular hole. Invest Ophthalmol Vis Sci. 2009; 50(12):5511–5515

[100] Oh J, Smiddy WE, Flynn HW, Jr, Gregori G, Lujan B. Photoreceptor inner/ outer segment defect imaging by spectral domain OCT and visual prognosis after macular hole surgery. Invest Ophthalmol Vis Sci. 2010; 51(3):1651–1658

[101] Thompson JT, Sjaarda RN. Results of macular hole surgery in patients over 80 years of age. Retina. 2000; 20(5):433–438

[102] Fukuda S, Okamoto F, Yuasa M, et al. Vision-related quality of life and visual function in patients undergoing vitrectomy, gas tamponade and cataract surgery for macular hole. Br J Ophthalmol. 2009; 93(12):1595–1599

[103] Hirneiss C, Neubauer AS, Gass CA, et al. Visual quality of life after macular hole surgery: outcome and predictive factors. Br J Ophthalmol. 2007; 91(4):481–484

[104] Reiniger IW, Gass CA, Schaumberger M, Kampik A, Haritoglou C. Long-term functional results after macular hole surgery. Results of a prospective study [in German]. Ophthalmologe. 2006; 103(6):501–505

[105] Kokame GT. Macular hole surgery for chronic macular holes. Retina. 1996; 16(1):75–78

[106] Thompson JT, Sjaarda RN, Lansing MB. The results of vitreous surgery for chronic macular holes. Retina. 1997; 17(6):493–501

[107] Ie D, Glaser BM, Thompson JT, Sjaarda RN, Gordon LW. Retreatment of full-thickness macular holes persisting after prior vitrectomy. A pilot study. Oph-thalmology. 1993; 100(12):1787–1793

[108] Smiddy WE, Sjaarda RN, Glaser BM, et al. Reoperation after failed macular hole surgery. Retina. 1996; 16(1):13–18

[109] Thompson JT, Sjaarda RN. Surgical treatment of macular holes with multiple

recurrences. Ophthalmology. 2000; 107(6):1073–1077

[110] Sulkes DJ, Smiddy WE, Flynn HW, Feuer W. Outcomes of macular hole surgery in severely myopic eyes: a case-control study. Am J Ophthalmol. 2000; 130(3):335–339

[111] Mancino R, Ciuffoletti E, Martucci A, et al. Anatomical and functional results of macular hole retinal detachment surgery in patients with high myopia and posterior staphyloma treated with perfluoropropane gas or silicone oil. Retina. 2013; 33(3):586–592

[112] Scholda C, Wirtitsch M, Biowski R, Stur M. Primary silicone oil tamponade without retinopexy in highly myopic eyes with central macular hole detachments. Retina. 2005; 25(2):141–146

[113] Nishimura A, Kimura M, Saito Y, Sugiyama K. Efficacy of primary silicone oil tamponade for the treatment of retinal detachment caused by macular hole in high myopia. Am J Ophthalmol. 2011; 151(1):148–155

[114] Soheilian M, Ghaseminejad AK, Yazdani S, et al. Surgical management of retinal detachment in highly myopic eyes with macular hole. Ophthalmic Surg Lasers Imaging. 2007; 38(1):15–22

[115] Nadal J, Verdaguer P, Canut MI. Treatment of retinal detachment secondary to macular hole in high myopia: vitrectomy with dissection of the inner limiting membrane to the edge of the staphyloma and long-term tamponade. Retina. 2012; 32(8):1525–1530

[116] Michalewska Z, Michalewski J, Dulczewska-Cichecka K, Nawrocki J. Inverted internal limiting membrane flap technique for surgical repair of myopic macular holes. Retina. 2014; 34(4):664–669

[117] Alkabes M, Burés-Jelstrup A, Salinas C, et al. Macular buckling for previously untreated and recurrent retinal detachment due to high myopic macular hole: a 12-month comparative study. Graefes Arch Clin Exp Ophthalmol. 2014; 252(4):571–581

[118] Rubin JS, Glaser BM, Thompson JT, et al. Vitrectomy, fluid-gas exchange and transforming growth factor-beta-2 for the treatment of traumatic macular holes. Ophthalmology. 1995; 102:1840–1845

[119] Amari F, Ogino N, Matsumura M, Negi A, Yoshimura N. Vitreous surgery for traumatic macular holes. Retina. 1999; 19(5):410–413

[120] Chow DR, Williams GA, Trese MT, Margherio RR, Ruby AJ, Ferrone PJ. Successful closure of traumatic macular holes. Retina. 1999; 19(5):405–409

[121] Cohen SM, Flynn HW, Jr, Murray TG, Smiddy WE, The Postvitrectomy Endophthalmitis Study Group. Endophthalmitis after pars plana vitrectomy. Ophthalmology. 1995; 102(5):705–712

[122] Cohen SM, Hammer ME, Grizzard WS. Endophthalmitis after pars plana vitrectomy with or without autologous blood products for macular hole. Ophthalmology. 1996; 103 9A:161

[123] Haimann MH, Weiss H, Miller J, et al. Endophthalmitis Vitrectomy Study Group. Results of the Endophthalmitis Vitrectomy Study. A randomized trial of immediate vitrectomy and of intravenous antibiotics for the treatment of postoperative bacterial endophthalmitis. Arch Ophthalmol. 1995; 113 (12):1479–1496

[124] Sjaarda RN, Glaser BM, Thompson JT, Murphy RP, Hanham A. Distribution of iatrogenic retinal breaks in macular hole surgery. Ophthalmology. 1995; 102 9:1387–1392

[125] Park SS, Marcus DM, Duker JS, et al. Posterior segment complications after vitrectomy for macular hole. Ophthalmology. 1995; 102(5):775–781

[126] Jalil A, Ho WO, Charles S, Dhawahir-Scala F, Patton N. Iatrogenic retinal breaks in 20-G versus 23-G pars plana vitrectomy. Graefes Arch Clin Exp Ophthalmol. 2013; 251(6):1463–1467

[127] Poliner LS, Tornambe PE. Retinal pigment epitheliopathy after macular hole surgery. Ophthalmology. 1992; 99(11):1671–1677

[128] Charles S. Retinal pigment epithelial abnormalities after macular hole surgery. Retina. 1993; 13(2):176

[129] Hutton WL, Fuller DG, Snyder WB, Fellman RL, Swanson WH. Visual field defects after macular hole surgery. A new finding. Ophthalmology. 1996; 103(12):2152–2158, discussion 2158–2159

[130] Boldt HC, Munden PM, Folk JC, Mehaffey MG. Visual field defects after macular hole surgery. Am J Ophthalmol. 1996; 122(3):371–381

[131] Ezra E, Arden GB, Riordan-Eva P, Aylward GW, Gregor ZJ. Visual field loss following vitrectomy for stage 2 and 3 macular holes. Br J Ophthalmol. 1996; 80(6):519–525

[132] Pendergast SD, McCuen BW, II. Visual field loss after macular hole surgery. Ophthalmology. 1996; 103(7):1069–1077

[133] Kerrison JB, Haller JA, Elman M, Miller NR. Visual field loss following vitreous surgery. Arch Ophthalmol. 1996; 114(5):564–569

[134] Melberg NS, Thomas MA. Visual field loss after pars plana vitrectomy with air/fluid exchange. Am J Ophthalmol. 1995; 120(3):386–388

[135] Welch JC. Dehydration injury as a possible cause of visual field defect after pars plana vitrectomy for macular hole. Am J Ophthalmol. 1997; 124 (5):698–699

[136] Paques M, Massin P, Blain P, Duquesnoy AS, Gaudric A. Long-term incidence of reopening of macular holes. Ophthalmology. 2000; 107(4):760–765, discussion 766

[137] Holekamp NM, Shui YB, Beebe DC. Vitrectomy surgery increases oxygen exposure to the lens: a possible mechanism for nuclear cataract formation. Am J Ophthalmol. 2005; 139(2):302–310

第18章
视网膜前膜和玻璃体黄斑牵引

Kevin R. Tozer 和 Mark W. Johnson

18.1 视网膜前膜

18.1.1 引言

由 Iwanoff[1]于 1865 年首次描述的黄斑内表面纤维细胞膜的增生是一种相对常见的现象,也经过了充分的研究。用于描述这些膜的名称很多,包括但不限于表面起皱视网膜病变[2]、玻璃纸黄斑病变[3]、黄斑视网膜前胶质增生[4]、黄斑前膜[5]、黄斑皱褶[6]。但是,目前最常用的术语是视网膜前膜(ERM)。本章将回顾其流行病学、临床特征和诊断、发病机制、视力损害的机制,以及治疗方案。

18.1.2 流行病学

仅在美国超过 3000 万的患者中,ERM 是最常见的玻璃体视网膜疾病之一。据报道在成年人群中,总体患病率一直在 6%~11.8%[7,8,9]。70 岁以上的人群患病率高达 15.1%[9]。尸检研究显示出类似的比率,患病率约 6%,随年龄增长而增加。50 岁以上的健康成年人,形成 ERM 的 5 年发病率是 5.3%[11]。

已经确定了 ERM 的几个可控和不可控危险因素[12,13]。最重要的危险因素是年龄,尽管已有年轻人 ERM 的报道,但大多数患者确诊时大于 50 岁[14,15]。同时 ERM 显示成年患者没有性别倾向[7,9],儿童患者中男孩更常见[16]。种族稍有差异,亚洲人(特别是中国人)和西班牙裔人的 ERM 患病率略高于高加索人或非洲裔美国人[15,17]。一只眼中存在 ERM 是对侧眼发生 ERM 的主要危险因素,20%~30%的患者双眼发病[2,8,10,11,18]。如果基线检查一只眼有 ERM,对

侧眼发生 ERM 的 5 年发病率为 13.5%[11]。其他危险因素包括高胆固醇、糖尿病(有或没有视网膜病变)、贯通伤和吸烟[7,13,17]。孔源性视网膜修复手术后有症状的 ERM 发生率在 4%~8%[19,20,21]。预防性修复周边视网膜裂孔后发生率稍低,为 1%~2%[22]。

18.1.3 临床特征和诊断

ERM 的临床表现多种多样,且很大程度上取决于膜的厚度和收缩情况。在最轻微的表现中,膜很薄且几乎透明,收缩极小。由于膜表面不规则的玻璃纸样反光,通常被称为玻璃纸样黄斑病变[3,18]。虽然这个阶段通常是无症状的,但通常随着膜的进展会出现视物变形和视力下降等症状。其他少见症状包括视物变大、闪光感、双眼复视和对侧眼视力的干扰[8,18]。大多数 ERM 患者症状轻微,随着时间的推移,保持稳定或进展很小。

在刚发现时,视力通常为 20/30~20/70[2,4],只有 15%的眼视力低于 20/70[24]。ERM 不常进展,但变化很大。一个大的前瞻性队列研究显示,5 年内黄斑受累面积进展率为 28%,相似的 25%轻症患者自发改善[11]。确诊时更晚期的病例更不可能进展。其他研究显示了 2~4 年的随访期,类似的视力丢失进展率为 13%~29%[4,24]。少于 5%的患者视力将进展到 20/200 或更差[18]。与视网膜撕裂相关的病例更有可能迅速进展,虽然这仍然很少见[25]。

精萃

- ERM 患者通常会出现不同程度的模糊和视物变形,通常包括视物变大。

ERM 的诊断是临床的，辅助检查可帮助诊断。生物显微镜特征为闪烁的光线反射，使用无赤光更容易评估。后来的发现包括内界膜(ILM)皱纹和视网膜条纹(图 18.1a,b)。视网膜血管朝向膜的变直，在膜收缩区域明显的弯曲(图 18.1c,d)。正常弧形的血管弓可能表现出一个逆转的弯曲,血管辐射式、节段性地指向收缩膜。ERM 下面的视网膜通常变厚，有时皱褶，偶尔会出现视网膜内出血或类似于棉绒斑的视网膜斑点。很少可导致黄斑异位甚至牵拉性浅脱离。中央凹可能会有囊腔，偶尔也有全层孔。黄斑假孔也可能存在，由覆盖的或邻近中央凹的窗样 ERM 所致(图 18.2)。诊断和评估 ERM 最有用的辅助检查是光学相干断层扫描(OCT)。OCT 清晰显示 ERM 为一种视网膜前不同厚度的高反射带（图 18.1b)。在 ERM 中普遍的 OCT 表现是视网膜增厚，其严重程度差异很大[26]。OCT 可以识别的其他特征包括多灶性视网膜收缩中心[27]、视网膜内囊腔、椭圆体带的破坏，以及中央凹下方小的高反射(卵黄样)物质的积聚(图 18.3)。特别令人感兴趣的是,椭圆体带破坏预示着术后视力预后较差[28-31]。

荧光素血管造影术也可辅助评估 ERM。荧光素血管造影通常显示视网膜血管模式的改变，例如，血管变直和血管弯曲度区域增加(图 18.4)。晚期血管造影可能显示不同程度的荧光素渗漏，牵引引起的血管通透性改变。另外，荧光素血管造影可排除与 ERM 混淆的其他视网膜血管异常的可能，如人工晶状体眼黄斑囊样水肿和视网膜分支静脉阻塞。最后，荧光素血管造影可以排除隐匿于 ERM 下方的脉络

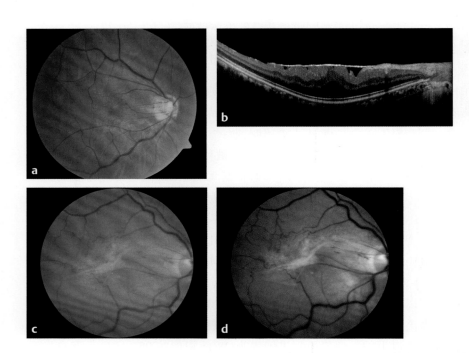

图 18.1 (a)一个轻度视网膜前膜的眼底彩色照片,显示内界膜皱褶和视网膜条纹。(b)与(a)同一视网膜黄斑的 OCT 显示特征性的视网膜前高反射带,相关的视网膜增厚和扭曲。(c)严重视网膜前膜(黄斑折叠)的彩色眼底照片有更显著的表现，包括血管扭曲和视网膜出血。(d)与(c)同一视网膜无赤光照片清晰显示出膜和相关的视网膜变化。

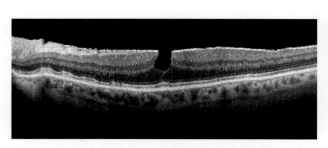

图 18.2 OCT 图像显示一个由视网膜前膜收缩所致的窗样黄斑假孔。

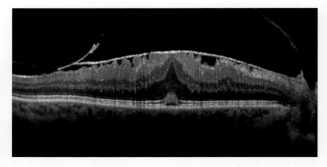

图 18.3 OCT 图像显示由视网膜前膜引起的特征性外层视网膜改变，包括椭圆体带破坏和中央凹下卵黄样物质沉积。还要注意,视网膜前膜生长在部分脱离的后玻璃体背面。

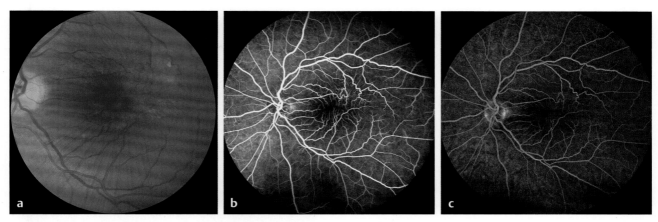

图 18.4　(a)彩色眼底照片,(b)早期和(c)晚期荧光素血管造影图像。在(a)中可看到视网膜血管的拉直/扭曲、视网膜前膜的反光。血管造影图像显示晚期轻微渗漏(c),其在视网膜前膜上以不同的数量存在。

膜新生血管膜。

　　Gass 根据它们下方视网膜的扭曲程度对 ERM 进行了分类。在 Gass 的分类中,玻璃纸样黄斑病变(0 级)被定义为薄的透明膜,没有相关的视网膜扭曲。皱纹玻璃纸样黄斑病变(1 级)表示膜产生轻度的视网膜扭曲,引起放射状的条纹,视网膜血管有些扭曲。这种膜通常导致轻微的视物模糊症状,伴或不伴视物变形。黄斑皱褶(2 级)是指膜更密集并收缩,通常表现为灰色片状,并导致下方视网膜显著扭曲,伴有明显的视物变形和中央视功能下降。该分级系统在临床研究中很有用,但未广泛用于临床实践。

　　一个重要的临床问题是确定 ERM 是原发性或继发性疾病。玻璃体后脱离(PVD)是原发性或特发性 ERM 形成的普遍前兆[4,14,32,33,34]。与特发性 ERM 一致的特征包括年龄较大且与继发性前膜相比视力较好[35]。继发性 ERM 可能来自多种疾病,包括糖尿病性视网膜病变、视网膜静脉阻塞、镰状细胞病、视网膜脱离、创伤和眼内手术(图 18.5)[21,35-38]。与原发 ERM 不同,继发性可见于年轻患者[16],并预示视力预后更差。原发性和继发性之间的重要结构差异是原发性膜更多是筋膜粘连于视网膜,而继发性膜是

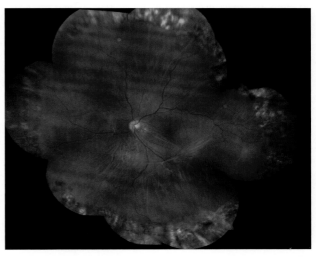

图 18.5　继发性视网膜脱离手术大量的周边视网膜激光光凝术后的视网膜前膜眼底拼图。

更多是点状粘连。另外,继发性膜更常有相关的黄斑囊样水肿[35],导致更差的视力预后。

18.1.4 发病机制和病理学

　　ERM 的发病机制尚不明确,目前,存在几个理论。此外,特发性 ERM 可能与继发于其他原因的 ERM(比如创伤或视网膜脱离),相比具有不同的发病机制。两个现代流行的特发性 ERM 形成的理论是:①神经胶质细胞通过内层视网膜微裂口迁移和②视网膜前残余玻璃体的转分化,导致玻璃体视网膜分离与玻璃体劈裂。这两种理论都强调了 PVD 作为主要病原性的重要性。

　　特发性 ERM 早已被认为与年龄相关的 PVD 密

精粹

● 临床评估包括单色无赤光照明的裂隙灯生物显微镜检查和 OCT,有时候可行荧光素血管造影检查。

切相关[34]。现代研究已证实在所有 ERM 案例中，PVD 占 80%~95%[14,27,32,40]。即使有些患者没有完全的玻璃体与视网膜分离，在超声波或 OCT 成像上几乎总能识别出涉及中央凹周围或整个黄斑区的部分PVD[41,42]。黄斑中央凹周围通常是第一个玻璃体的脱离位置，因为黄斑前的玻璃体在生命的早期液化（导致前黄斑前的囊腔或空隙），中央凹周围的后极玻璃体与中央凹周围薄薄的 ILM 附着力较弱[5,41,43,44]。

关于特发性 ERM 形成的早期理论涉及神经胶质细胞通过 ILM 的微裂口迁移。据推测微小裂口继发于先前 PVD 的牵引[10,45,46]。一旦神经胶质细胞进入视网膜前空间，这个理论提出它们会沿着视网膜表面迁移，并增殖形成 ERM 斑片。关于 ERM 的组织学检查，细胞类似神经胶质细胞[47]并具有相似的免疫荧光染色[48]。虽然目前尚不清楚微裂口理论是否在大多数特发性 ERM 中发挥作用，但它可能在已知视网膜裂孔中很重要，因为在这些眼的膜中存在更多数量的视网膜色素上皮细胞，这一点很重要[48,49,50]。

ERM 发病机制的第二个理论提出，它们来自玻璃体皮质内的细胞。这个概念可追溯到 20 世纪 60 年代[51,52,53,54]，但最近由 Sebag 进一步阐明[55,56,57]。几种病理学研究表明存在玻璃体胶原蛋白插入视网膜和 ERM 之间[33,58,59,60]，强烈提示玻璃体凝胶在 ERM 形成中的作用。有理论提出在 PVD 过程中，后极玻璃体皮质分离，薄的残余皮质仍然黏附于 ILM。这种分离已称为玻璃体劈裂，因为有很清晰的玻璃体后部皮质层状结构（图 18.6）[40,56,61,62,63]。

ERM 形成的关键细胞成分被认为是玻璃体细胞。玻璃体细胞嵌入后部玻璃体皮质[64]（图 18.7），不仅能够分泌胶原蛋白（ERM 的主要结构成分），也能转分化为成纤维细胞[65,66,67]。这能够解释 ERM 的收缩和形成特征性视网膜皱纹、黄斑皱褶的能力。

虽然大多数权威人士现在认为玻璃体劈裂是 ERM 形成的关键步骤，但这个理论并未被所有视网膜专家和研究者接受。一些研究未能显示 PVD 后残留的玻璃体皮质和随后形成的 ERM 共存[68]。无论 ERM 是视网膜微裂口，或残留的玻璃体细胞增殖而形成，两种理论都强调 PVD 疾病发生中的重要性。

不幸的是，尸体 ERM 的组织病理学切片没有澄清膜起源的问题。ERM 由多个细胞组成，包括视

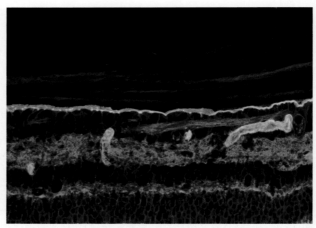

图 18.6　一只猴子的玻璃体视网膜界面免疫荧光成像展示了后部玻璃体皮质的层状结构（放大倍数，400×）。(Reproduced with permission by BMJ Publishing Group Ltd. from Gupta P et al[63].)

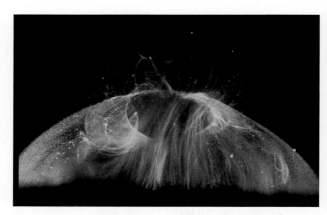

图 18.7　一例 59 岁患者玻璃体的暗视野裂隙显微镜检查。可见玻璃体细胞为嵌入后玻璃体皮质的小白点。大点代表碎片。(Reproduced with permission by Springer from Sebag[64].)

网膜色素上皮细胞、星形胶质细胞、炎症细胞和胶原蛋白。胶原蛋白已被证明是新合成的天然玻璃体胶原[45,46,69]。精确测定标本中的细胞来源一直很困难，因为许多细胞可以经历形态变化，使它们在结构上看起来相似[6]。此外，不同的作者对成分相同的细胞给予不同命名。在 Foos 最初的研究中，他认为星形胶质细胞是 ERM 的主要细胞类型。后来，Snead 及其同事用术语"层粘连细胞"来描述这些相同的细胞[48]。

精粹

● PVD（完全或部分）是 ERM 的发病机制中的一个重要事件。

18.1.5 视觉损伤机制

理解 ERM 的牵引效应不应仅限于视网膜内层。多个功能性和结构性分析记录了 ERM 对视网膜所有层次的有害影响。这一事实对于理解 ERM 损害视功能的机制至关重要。视网膜增厚是与 ERM 相关的最明显的结构变化，并已被用作疾病严重程度和视功能障碍的指标。甚至在 OCT 检查出现之前，已知膜收缩可诱发视网膜水肿和增厚。现在，已经以高分辨率 SD-OCT 进行了视网膜中央厚度和相关的视功能的详细研究。虽然许多研究确实显示出直接相关性，但可用的大数据表明，视网膜增厚可能只是这个问题的一部分[28,70]。

最近，关注点转向外层视网膜结构，例如，椭圆体带区域（以前称为 IS/OS 连接处）在 OCT 上很容易被看到，为视网膜色素上皮细胞（RPE）之前的高反射带。椭圆体带的破坏代表了光感受器本身的损伤。基于 OCT 的研究已证实，椭圆体带的破坏与视力下降、视物变形加重相关[29]。同样，Niwa 及其同事在 ERM 患者中使用局灶性黄斑视网膜电图（ERG）检查显示 α 波反应下降，表明外层视网膜功能障碍[28]。然而，同样的研究表明，b 波反应下降在 α 波反应之前，提示内层视网膜是在外层视网膜之前受影响的。

除了光感受器，Müller 细胞和双极细胞的功能障碍已被提出，是视力下降的重要前提。一项研究发现，使用多焦点 ERG 能预测 ERM 手术后视力预后不良的特征。一个发现是代表 Müller 细胞和双极细胞的异常正峰值（P1），相比椭圆体带破坏，预测术后视力预后差更准确[31]。然而，其他研究显示椭圆体带破坏与术后视功能更具有相关性[71]。

18.1.6 处理和病程

大多数 ERM 是轻度的或无症状的，不需要治疗[23]。继发于视网膜疾病的 ERM 有治疗指征。可以有膜与视网膜的自发分离，通常与玻璃体黄斑分离同时发生。当膜与周围视网膜血管病变相关时，如视网膜毛细血管扩张或血管网状细胞瘤，尤其是血管异常治疗后，更可能发生膜与视网膜的自发分离[3]。在特发性病例中，自发分离是罕见的，当症状进展严重时会严重干扰单独使用患眼的日常活动。手术是目前唯一的治疗选择。

18.1.7 术前评估

术前评估手术患者应包括全面的眼科检查，来确定眼内手术没有禁忌证，如急性外眼感染。评估晶体的混浊度和整个视网膜的检查也很重要，包括周边视网膜。术前评估应包括仔细的裂隙灯生物显微镜检查以确定膜与黄斑的关系，估计膜的手术区域。生物显微镜、OCT 和荧光素血管造影可用来检测相关的视网膜异常，特别是隐匿性疾病，如脉络膜新生血管和视网膜血管阻塞合并黄斑缺血。

手术操作

外科手术包括经睫状体平坦部玻璃体切割术，然后使用各种眼内器械和镊子剥除 ERM。在一些患者中，明显看到膜的不连续边缘，可以自起瓣开始剥膜。在大多数特发性 ERM 患者中，没有明显的边缘，膜必须切开或抓住然后开始剥膜。应用温和的切向力联合前部牵引通常能安全地剥膜。在剥膜期间可能会有多个出血点，但这微不足道，会很快消散，不需要治疗。膜进一步延伸到比临床预期的更周边的视网膜并不罕见。重要的是要认识到灰白色视网膜斑，类似于棉绒斑，可发生在 ERM 剥离之前和之后。手术医生必须意识到并避免将其误认为是残留膜，因为再剥可能会导致视网膜损伤[6]。难得有局部膜和视网膜之间的牢固黏附。如果有，剥离这些区域可引起无法接受的视网膜撕裂风险，最好在粘连周围切割并留下一片残留膜。

手术去除 ERM 的主要问题之一是确定适当的解剖平面。许多手术医生喜欢不仅去除 ERM，还要去除下方的 ILM。去除 ILM 增强了手术医生完全去除膜的能力，以及可能插入膜和视网膜表面之间的任何玻璃体皮质。虽然没有好的证据表明 ILM 剥离可改善术后视力预后，一些研究表明，去除 ILM 会降低复发性 ERM 的发生率[72,73]。为更好地辨认 ILM

> **特别关注**
>
> ● 灰白色视网膜斑，外观与棉绒斑相似，可以出现在剥膜之前和之后。手术医生应该避免误认为是残留膜，因为进一步剥膜可能会导致视网膜损伤。

和 ERM,一些手术医生更喜欢使用染色剂,如台盼蓝[74]、吲哚菁绿(ICG)[75],或亮蓝 G[76]。虽然已经显示在黄斑手术中应用 ICG 具有浓度依赖性视网膜毒性作用,染料已被广泛用于黄斑手术而没有明显的不良反应,尤其是染色时间短的手术期间[77]。

术后恢复

约 75%的患者手术后,Snellen 图表上视力提高 2 行以上[78]。一些患者的视力接近 20/20。然而,即使那些有了显著视力改善的患者也会经常注意到患眼术后视物与正常眼不一样,并将经常继续主诉残留的视物模糊和视物变形。虽然预期手术后视网膜结构性异常显著改善,术后 OCT 常规检查仍显示持续的黄斑结构异常,如不规则增厚(图 18.8)。一般来说,术前症状不到 1 年的患者都有更好的术后视力预后,但长期症状不是手术的禁忌证[78]。其他更好的视力预后预测因素包括术前视力优于 20/100[79]、OCT 上椭圆体带完整[71],以及多焦 ERG 的 P1 时间短[31]。术前发生黄斑囊样水肿时视力预后较差[80]。一般情况下,视力优于 20/40 的患者不建议手术,除非患者有非常苛刻的视觉要求,或严重的视物变形,或中央凹异位,导致不能双眼中央注视的复视。作为必然结果,在有明显视力丧失的患者,比如到指数的水平,那么剥离 ERM 后就不太可能恢复阅读视力。

手术的并发症包括麻醉后遗症、没有完整剥除 ERM、视网膜裂孔、视网膜脱离、进展性的核性白内

障、黄斑光损害病变,还有很少发生的眼内炎或脉络膜出血[3]。后极部视网膜裂孔并不常见,并通常可以通过气体填塞联合或不联合眼内光凝来处理。周边视网膜裂孔通常会发生,和术中玻璃体牵引与器械进出巩膜切口或手术诱导 PVD 相关。术中发生玻璃体积血的小溪流,受重力作用从周围向后极部,应考虑发生了周边视网膜裂孔。在玻璃体切割术完成后,必须有条理地检查带有巩膜凹陷的眼底周边,可以发现并治疗这些裂孔。另外,在术后评估时,远外周边视网膜应再次仔细检查,以便早日发现和治疗视网膜裂孔或脱离。

几乎所有超过 50 岁的患者通常都会发生术后进展性核性白内障,并且需要在玻璃体切割术的几年内进行白内障手术[3,81]。应告知患者白内障的发展是预料中的。由于伴随白内障进展,患者最初可能对玻璃体切除手术的视力预后感到失望,但他们在白内障手术后视力改善较大。不过,白内障手术

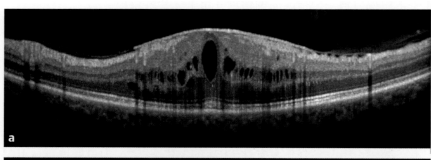
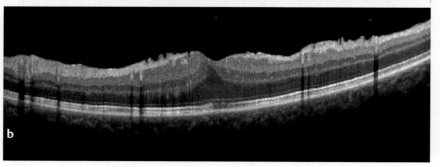

图 18.8　黄斑的 OCT 图像。(a)术前和(b)视网膜前膜的手术剥离术后。尽管去除了膜和解决了(a)图中大部分视网膜扭曲和囊样改变,在(b)中还有持久性的中央凹的结构异常。

医生在移除白内障时应该谨慎，因为在玻璃体切除眼中后囊的移动程度不一样。

复发性的有症状的 ERM 并不常见，发生率约 5%[78]。年轻患者更常复发[82]，如果剥除 ILM，患者复发率较低[72,73]。复发膜通常有更多的视物变形和模糊。患者再次手术剥膜后，通常可以改善视觉质量。

18.2　玻璃体黄斑牵引综合征

玻璃体黄斑牵引综合征(VMTS)的特征为后部玻璃体部分脱离，并部分持续附着于黄斑和视盘周围视网膜。玻璃体脱离区域可能仅限于周围的后极部中央凹周围视网膜，或整个眼底中周部延伸至玻璃体基底部后缘。在 VMTS 和相关的玻璃体牵引综合征中，与 ERM 中的切向牵引力相比，施加在黄斑上的牵引力是前后方向的[56]。VMTS 与单纯的玻璃体黄斑粘连不同，事实上，后者没有中央凹的形态学改变，而 VMTS 的特征是中央凹解剖变形，并且通常伴有视觉症状。这些牵引诱导的改变可包括中央凹假性囊肿、囊样或劈裂样的中央凹增厚、光感受器层的破坏、视网膜下液或卵黄样物质聚集(图18.9a)。

VMTS 可通过玻璃体附着于黄斑表面的直径来分类。如果附着区域>1500μm，被归类为广泛的；如果<1500μm，被归类为局灶的[83]。VMTS 中常见 ERM，虽然不存在于所有病例中(图 18.9b)。在常规黄斑皱褶的病例，这种情况下的 ERM 可能代表中央凹旁玻璃体脱离后的黄斑表面残留玻璃体层的分化。有趣的是，ERM 细胞的组成在这两种情况中在某种程度上是有所不同的，VMTS 膜中比黄斑皱褶膜含有更多的成纤维细胞和更少的 RPE 细胞[84]。重要的是，在 VMTS 中，视网膜前纤维细胞膜沿着暴露的视网膜表面增殖，并延伸至玻璃体后脱离的后表面。这加强了 VMTS 中的玻璃体视网膜粘连，有效地将玻璃体固定在黄斑上，并减少自发性或药物性玻璃体脱离的概率[85,86,87]。

患者通常主诉出现视物模糊和变形。裂隙灯检查的临床发现可能包括中央凹周围的后玻璃体脱离、中央凹或黄斑增厚和扭曲、ERM、视网膜条纹、牵引性黄斑脱离和视盘周围的玻璃体视网膜牵引。有些玻璃体黄斑牵引患者的症状可能会自发改善，这与自发性玻璃体脱离牵引消失有关，而许多患者

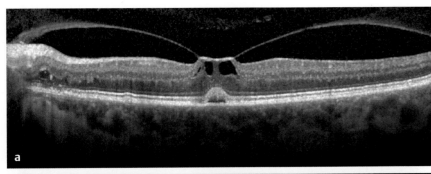

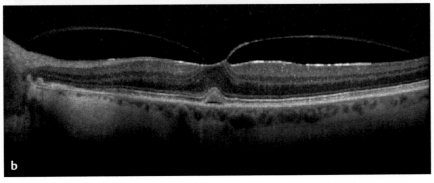

图 18.9　(a,b)玻璃体黄斑牵引综合征(VMTS)的 OCT图像。在(a)和(b)中都有部分玻璃体分离和持久性玻璃体黄斑附着引起的前后牵引力。这导致局灶性的黄斑脱离，并有下方卵黄样物质聚集。黄斑中央凹的囊性改变也出现在(a)中，并且在(b)中存在一个轻度的视网膜前膜，这在 VMT 中常见但不普遍。

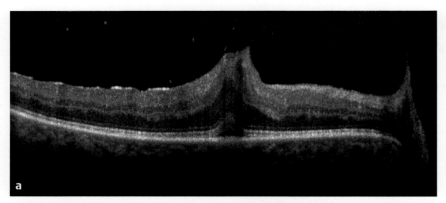

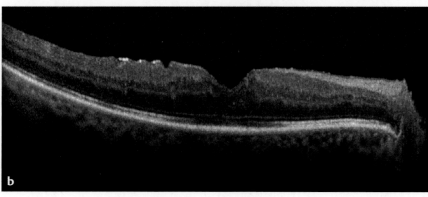

图 18.10 玻璃体黄斑牵引综合征玻璃体切除治疗术前(a)和术后(b)的同一眼 OCT 成像。

会有持续的症状和进展的可能[88]。虽然随访观察适用于轻度视觉症状的患者，有几种治疗方法适用于有临床意义的视力丢失患者。治疗金标准仍然是经睫状体玻璃体切割术，手术分离玻璃体粘连和剥离任何相关的 ERM[86,89,90]。玻璃体切割术通常可以解除牵引并恢复正常的视网膜结构(图 18.10)，但是已发表的研究中视力预后变异较大。更新的、不断发展的方法包括气动和药物玻璃体溶解，通过注射可膨胀的气泡[91]或玻璃体溶解药物如 ocriplasmin[87]进入玻璃体腔诱导玻璃体黄斑分离。这些创伤较小的方法对于小的玻璃体黄斑牵引并没有明显的 ERM 眼来说似乎最有效。但是，两种方法都存在功效和安全性问题，需要更多研究来更好地确定它们在处理 VMTS 中的角色。

参考文献

[1] Iwanoff A. Beiträge zur normalen und pathologischen Anatomie des Auges. Graefes Arch Clin Exp Ophthalmol. 1865; 11(1):135–170

[2] Scudder MJ, Eifrig DE. Spontaneous surface wrinkling retinopathy. Ann Ophthalmol. 1975; 7(3):333–336, 339–341

[3] Gass JDM. Stereoscopic atlas of macular diseases: diagnosis and treatment. St. Louis, MO: Mosby; 1987

[4] Sidd RJ, Fine SL, Owens SL, Patz A. Idiopathic preretinal gliosis. Am J Ophthalmol. 1982; 94(1):44–48

[5] Sebag J. Vitreous – from biochemistry to clinical relevance. In: Tasman W, Jaeger E, eds. Duane's Foundations of Clinical Ophthalmology. Philadelphia, PA: Lippincott Williams & Wilkins; 1998:1–34

[6] McDonald H, Shatz H, Johnson R. Introduction to epiretinal membranes. In: Ryan SJ, ed. Retina. 2nd ed. St. Louis, MO: Mosby; 1994:1819–1823

[7] Klein R, Klein BE, Wang Q, Moss SE. The epidemiology of epiretinal membranes. Trans Am Ophthalmol Soc. 1994; 92:403–425, discussion 425–430

[8] Mitchell P, Smith W, Chey T, Wang JJ, Chang A. Prevalence and associations of epiretinal membranes. The Blue Mountains Eye Study, Australia. Ophthalmology. 1997; 104(6):1033–1040

[9] McCarty DJ, Mukesh BN, Chikani V, et al. Prevalence and associations of epiretinal membranes in the visual impairment project. Am J Ophthalmol. 2005; 140(2):288–294

[10] Roth AM, Foos RY. Surface wrinkling retinopathy in eyes enucleated at autopsy. Trans-Am Acad Ophthalmol Otolaryngol. 1971; 75(5):1047-10–58

[11] Fraser-Bell S, Guzowski M, Rochtchina E, Wang JJ, Mitchell P. Five-year cumulative incidence and progression of epiretinal membranes: the Blue Mountains Eye Study. Ophthalmology. 2003; 110(1):34–40

[12] Banach MJ, Hassan TS, Cox MS, et al. Clinical course and surgical treatment of macular epiretinal membranes in young subjects. Ophthalmology. 2001; 108(1):23–26

[13] Meyer CH, Rodrigues EB, Mennel S, Schmidt JC, Kroll P. Spontaneous separation of epiretinal membrane in young subjects: personal observations and review of the literature. Graefes Arch Clin Exp Ophthalmol. 2004; 242(12):977–985

[14] Appiah AP, Hirose T, Kado M. A review of 324 cases of idiopathic premacular gliosis. Am J Ophthalmol. 1988; 106(5):533–535

[15] Fraser-Bell S, Ying-Lai M, Klein R, Varma R, Los Angeles Latino Eye Study. Prevalence and associations of epiretinal membranes in latinos: the Los Angeles Latino Eye Study. Invest Ophthalmol Vis Sci. 2004; 45(5):1732–1736

[16] Khaja HA, McCannel CA, Diehl NN, Mohney BG. Incidence and clinical characteristics of epiretinal membranes in children. Arch Ophthalmol. 2008; 126(5):632–636

[17] Ng CH, Cheung N, Wang JJ, et al. Prevalence and risk factors for epiretinal membranes in a multi-ethnic United States population. Ophthalmology. 2011; 118(4):694–699

[18] Wise GN. Clinical features of idiopathic preretinal macular fibrosis. Schoenberg Lecture. Am J Ophthalmol. 1975; 79(3):349–7

[19] Hagler WS, Aturaliya U. Macular puckers after retinal detachment surgery. Br

J Ophthalmol. 1971; 55(7):451–457

[20] Lobes LA, Jr, Burton TC. The incidence of macular pucker after retinal detachment surgery. Am J Ophthalmol. 1978; 85(1):72–77

[21] Uemura A, Ideta H, Nagasaki H, Morita H, Ito K. Macular pucker after retinal detachment surgery. Ophthalmic Surg. 1992; 23(2):116–119

[22] Michels RG, Wilkinson CP, Rice TA, Hengst TC. Retinal Detachment. St. Louis, MO: Mosby; 1990

[23] Margherio R, Margherio A. Epiretinal macular membranes. In: Albert DM, Jakobiec FA, eds. Principles and Practice of Ophthalmology. Philadelphia, PA: WB Saunders; 1994:919–926

[24] Wiznia RA. Natural history of idiopathic preretinal macular fibrosis. Ann Ophthalmol. 1982; 14(9):876–878

[25] Sheard RM, Sethi C, Gregor Z. Acute macular pucker. Ophthalmology. 2003; 110(6):1178–1184

[26] Michalewski J, Michalewska Z, Cisiecki S, Nawrocki J. Morphologically functional correlations of macular pathology connected with epiretinal membrane formation in spectral optical coherence tomography (SOCT). Graefes Arch Clin Exp Ophthalmol. 2007; 245(11):1623–1631

[27] Gupta P, Sadun AA, Sebag J. Multifocal retinal contraction in macular pucker analyzed by combined optical coherence tomography/scanning laser ophthalmoscopy. Retina. 2008; 28(3):447–452

[28] Niwa T, Terasaki H, Kondo M, Piao C-H, Suzuki T, Miyake Y. Function and morphology of macula before and after removal of idiopathic epiretinal membrane. Invest Ophthalmol Vis Sci. 2003; 44(4):1652–1656

[29] Oster SF, Mojana F, Brar M, Yuson RM, Cheng L, Freeman WR. Disruption of the photoreceptor inner segment/outer segment layer on spectral domain-optical coherence tomography is a predictor of poor visual acuity in patients with epiretinal membranes. Retina. 2010; 30(5):713–718

[30] Inoue M, Morita S, Watanabe Y, et al. Inner segment/outer segment junction assessed by spectral-domain optical coherence tomography in patients with idiopathic epiretinal membrane. Am J Ophthalmol. 2010; 150(6):834–839

[31] Kim JH, Kim YM, Chung EJ, Lee SY, Koh HJ. Structural and functional predictors of visual outcome of epiretinal membrane surgery. Am J Ophthalmol. 2012; 153(1):103–10.e1

[32] Johnson MW. Posterior vitreous detachment: evolution and complications of its early stages. Am J Ophthalmol. 2010; 149(3):371–82.e1

[33] Kishi S, Shimizu K. Oval defect in detached posterior hyaloid membrane in idiopathic preretinal macular fibrosis. Am J Ophthalmol. 1994; 118(4):451–456

[34] Wise GN. Relationship of idiopathic preretinal macular fibrosis to posterior vitreous detachment. Am J Ophthalmol. 1975; 79(3):358–362

[35] Yazici AT, Alagöz N, Çelik HU, et al. Idiopathic and secondary epiretinal membranes: do they differ in terms of morphology? An optical coherence tomography-based study. Retina. 2011; 31(4):779–784

[36] Appiah AP, Hirose T. Secondary causes of premacular fibrosis. Ophthalmology. 1989; 96(3):389–392

[37] Benichou C, Flament J. Epiretinal membrane and photocoagulation with argon laser. Discussion of 3 cases [in French]. Bull Soc Ophtalmol Fr. 1989; 89(4):613–619

[38] Carney MD, Jampol LM. Epiretinal membranes in sickle cell retinopathy. Arch Ophthalmol. 1987; 105(2):214–217

[39] Mori K, Gehlbach PL, Sano A, Deguchi T, Yoneya S. Comparison of epiretinal membranes of differing pathogenesis using optical coherence tomography. Retina. 2004; 24(1):57–62

[40] Sebag J, Gupta P, Rosen RR, Garcia P, Sadun AA. Macular holes and macular pucker: the role of vitreoschisis as imaged by optical coherence tomography/scanning laser ophthalmoscopy. Trans Am Ophthalmol Soc. 2007; 105:121–129, 129–131

[41] Johnson MW. Perifoveal vitreous detachment and its macular complications. Trans Am Ophthalmol Soc. 2005; 103:537–567

[42] Gallemore RP, Jumper JM, McCuen BW, II, Jaffe GJ, Postel EA, Toth CA. Diagnosis of vitreoretinal adhesions in macular disease with optical coherence tomography. Retina. 2000; 20(2):115–120

[43] Balazs EA, Denlinger J. Aging changes in the vitreous. In: Aging and Human Visual Function. Sekuler R, Kline D, Dismukes K, eds. New York, NY: Alan R Liss; 1982:45–47

[44] Sebag J. Ageing of the vitreous. Eye (Lond). 1987; 1(Pt 2):254–262

[45] Bellhorn MB, Friedman AH, Wise GN, Henkind P. Ultrastructure and clinicopathologic correlation of idiopathic preretinal macular fibrosis. Am J Ophthalmol. 1975; 79(3):366–373

[46] Foos RY. Vitreoretinal juncture; epiretinal membranes and vitreous. Invest Ophthalmol Vis Sci. 1977; 16(5):416–422

[47] Foos RY. Vitreoretinal juncture—simple epiretinal membranes. Albrecht Von Graefes Arch Klin Exp Ophthalmol. 1974; 189(4):231–250

[48] Snead DR, James S, Snead MP. Pathological changes in the vitreoretinal junction 1: epiretinal membrane formation. Eye (Lond). 2008; 22(10):1310–1317

[49] Snead DR, Cullen N, James S, et al. Hyperconvolution of the inner limiting membrane in vitreomaculopathies. Graefes Arch Clin Exp Ophthalmol. 2004; 242(10):853–862

[50] Cherfan GM, Smiddy WE, Michels RG, de la Cruz Z, Wilkinson CP, Green WR. Clinicopathologic correlation of pigmented epiretinal membranes. Am J Ophthalmol. 1988; 106(5):536–545

[51] Jaffe NS. Macular retinopathy after separation of vitreoretinal adherence. Arch Ophthalmol. 1967; 78(5):585–591

[52] Jaffe NS. Vitreous traction at the posterior pole of the fundus due to alterations in the vitreous posterior. Trans Am Acad Ophthalmol Otolaryngol. 1967; 71(4):642–652

[53] Jaffe NS. Complications of acute posterior vitreous detachment. Arch Ophthalmol. 1968; 79(5):568–571

[54] Tanenbaum HL, Schepens CL, Elzeneiny I, Freeman HM. Macular pucker following retinal detachment surgery. Arch Ophthalmol. 1970; 83(3):286–293

[55] Sebag J. Anomalous posterior vitreous detachment: a unifying concept in vitreo-retinal disease. Graefes Arch Clin Exp Ophthalmol. 2004; 242(8):690–698

[56] Sebag J. Vitreoschisis. Graefes Arch Clin Exp Ophthalmol. 2008; 246(3):329–332

[57] Sebag J. Vitreous anatomy, aging, and anomalous posterior vitreous detachment. In: Dartt D, Besharse J, Dana R, eds. Encyclopedia of the Eye. Vol. 4. Oxford: Elsevier; 2010:307–315

[58] Messmer EM, Heidenkummer HP, Kampik A. Ultrastructure of epiretinal membranes associated with macular holes. Graefes Arch Clin Exp Ophthalmol. 1998; 236(4):248–254

[59] Heilskov TW, Massicotte SJ, Folk JC. Epiretinal macular membranes in eyes with attached posterior cortical vitreous. Retina. 1996; 16(4):279–284

[60] Kishi S, Demaria C, Shimizu K. Vitreous cortex remnants at the fovea after spontaneous vitreous detachment. Int Ophthalmol. 1986; 9(4):253–260

[61] Balazs EA. Fine structure and function of ocular tissues. The vitreous. Int Ophthalmol Clin. 1973; 13(3):169–187

[62] Kakehashi A, Schepens CL, de Sousa-Neto A, Jalkh AE, Trempe CL. Biomicroscopic findings of posterior vitreoschisis. Ophthalmic Surg. 1993; 24(12):846–850

[63] Gupta P, Yee KM, Garcia P, et al. Vitreoschisis in macular diseases. Br J Ophthalmol. 2011; 95(3):376–380

[64] Sebag J. Structure of the Vitreous. In Sebag J, ed. The Vitreous. New York, NY: Springer; 1989:35–58

[65] Sakamoto T, Ishibashi T. Hyalocytes: essential cells of the vitreous cavity in vitreoretinal pathophysiology? Retina. 2011; 31(2):222–228

[66] Kita T, Hata Y, Kano K, et al. Transforming growth factor-ß2 and connective tissue growth factor in proliferative vitreoretinal diseases: possible involvement of hyalocytes and therapeutic potential of Rho kinase inhibitor. Diabetes. 2007; 56(1):231–238

[67] Kohno RI, Hata Y, Kawahara S, et al. Possible contribution of hyalocytes to idiopathic epiretinal membrane formation and its contraction. Br J Ophthalmol. 2009; 93(8):1020–1026

[68] Chen TY, Yang CM, Liu KR. Intravitreal triamcinolone staining observation of residual undetached cortical vitreous after posterior vitreous detachment. Eye (Lond). 2006; 20(4):423–427

[69] Clarkson JG, Green WR, Massof D. A histopathologic review of 168 cases of preretinal membrane. Am J Ophthalmol. 1977; 84(1):1–17

[70] Okamoto F, Sugiura Y, Okamoto Y, Hiraoka T, Oshika T. Associations between metamorphopsia and foveal microstructure in patients with epiretinal membrane. Invest Ophthalmol Vis Sci. 2012; 53(11):6770–6775

[71] Suh MH, Seo JM, Park KH, Yu HG. Associations between macular findings by optical coherence tomography and visual outcomes after epiretinal membrane removal. Am J Ophthalmol. 2009; 147(3):473–480.e3

[72] Bovey EH, Uffer S, Achache F. Surgery for epimacular membrane: impact of retinal internal limiting membrane removal on functional outcome. Retina. 2004; 24(5):728–735

[73] Park DW, Dugel PU, Garda J, et al. Macular pucker removal with and without internal limiting membrane peeling: pilot study. Ophthalmology. 2003; 110(1):62–64

[74] Haritoglou C, Eibl K, Schaumberger M, et al. Functional outcome after trypan blue-assisted vitrectomy for macular pucker: a prospective, randomized, comparative trial. Am J Ophthalmol. 2004; 138(1):1–5

[75] Hillenkamp J, Saikia P, Gora F, et al. Macular function and morphology after peeling of idiopathic epiretinal membrane with and without the assistance of indocyanine green. Br J Ophthalmol. 2005; 89(4):437–443

[76] Enaida H, Hisatomi T, Hata Y, et al. Brilliant blue G selectively stains the internal limiting membrane/brilliant blue G-assisted membrane peeling. Retina. 2006; 26(6):631–636

[77] Narayanan R, Kenney MC, Kamjoo S, et al. Toxicity of indocyanine green (ICG) in combination with light on retinal pigment epithelial cells and neurosensory retinal cells. Curr Eye Res. 2005; 30(6):471–478

[78] Margherio RR, Cox MS, Jr, Trese MT, Murphy PL, Johnson J, Minor LA. Removal of epimacular membranes. Ophthalmology. 1985; 92(8):1075–1083

[79] de Bustros S, Thompson JT, Michels RG, Rice TA, Glaser BM. Vitrectomy for idiopathic epiretinal membranes causing macular pucker. Br J Ophthalmol. 1988; 72(9):692–695

[80] Rice TA, De Bustros S, Michels RG, Thompson JT, Debanne SM, Rowland DY. Prognostic factors in vitrectomy for epiretinal membranes of the macula. Ophthalmology. 1986; 93(5):602–610

[81] Cherfan GM, Michels RG, de Bustros S, Enger C, Glaser BM. Nuclear sclerotic cataract after vitrectomy for idiopathic epiretinal membranes causing macular pucker. Am J Ophthalmol. 1991; 111(4):434–438

[82] Benhamou N, Massin P, Spolaore R, Paques M, Gaudric A. Surgical management of epiretinal membrane in young patients. Am J Ophthalmol. 2002; 133 (3):358–364

[83] Duker JS, Kaiser PK, Binder S, et al. The International Vitreomacular Traction Study Group classification of vitreomacular adhesion, traction, and macular hole. Ophthalmology. 2013; 120(12):2611–2619

[84] Gandorfer A, Rohleder M, Kampik A. Epiretinal pathology of vitreomacular traction syndrome. Br J Ophthalmol. 2002; 86(8):902–909

[85] Chang LK, Fine HF, Spaide RF, Koizumi H, Grossniklaus HE. Ultrastructural correlation of spectral-domain optical coherence tomographic findings in vitreomacular traction syndrome. Am J Ophthalmol. 2008; 146(1):121–127

[86] Johnson MW. Tractional cystoid macular edema: a subtle variant of the vitreomacular traction syndrome. Am J Ophthalmol. 2005; 140(2):184–192

[87] Stalmans P, Benz MS, Gandorfer A, et al. MIVI-TRUST Study Group. Enzymatic vitreolysis with ocriplasmin for vitreomacular traction and macular holes. N Engl J Med. 2012; 367(7):606–615

[88] John VJ, Flynn HW, Jr, Smiddy WE, et al. Clinical course of vitreomacular adhesion managed by initial observation. Retina. 2014; 34(3):442–446

[89] Melberg NS, Williams DF, Balles MW, et al. Vitrectomy for vitreomacular traction syndrome with macular detachment. Retina. 1995; 15(3):192–197

[90] Smiddy WE, Michels RG, Glaser BM, deBustros S. Vitrectomy for macular traction caused by incomplete vitreous separation. Arch Ophthalmol. 1988; 106 (5):624–628

[91] Rodrigues IA, Stangos AN, McHugh DA, Jackson TL. Intravitreal injection of expansile perfluoropropane (c(3)f(8)) for the treatment of vitreomacular traction. Am J Ophthalmol. 2013; 155(2):270–276.e2

第 **19** 章
黄斑营养不良
Anita Agarwal

19.1 黄斑营养不良

黄斑营养不良是一组各种遗传性黄斑疾病的集合,大多数是涉及黄斑区域的非遗传性独立疾病。

19.1.1 卵黄样营养不良(VMD 2 基因营养不良)

Bestrophin 1(BEST1)基因与常染色体显性 Best 病、常染色体显性遗传性玻璃体视网膜脉络膜病变(ADVIRC),常染色体显性小角膜杆-锥细胞变性综合征(ADMRCS)和常染色体隐性遗传性卵黄样病变(ARB)有关。

Best 病(卵黄样黄斑营养不良)

Best 病(卵黄样黄斑营养不良)是一种具有多变外显率和表达性的常染色体显性遗传性疾病[1-27]。Best 病 (BVMD) 的基因被 Petrukhin 及其同事在 1998 年克隆并命名为 Bestrophin 1(BEST1)基因[28]。它是由 11 个外显子和 585 个氨基酸组成的,15 000 个碱基的基因组 DNA。该基因主要在视网膜色素上皮(RPE)细胞中表达,并且 Bestrophin 蛋白质主要位于 RPE 的基底外侧质膜中,少部分位于 RPE 细胞内。该蛋白质功能被认为类似于细胞内 Ca^{2+} 依赖性 Cl^-通道和 HCO_3^-通道[29,30,31,32]。由异常的 Bestrophin 1 引起的跨 RPE 的离子电导被破坏,可能是造成患有和未发病 Best 病携带者中眼电图(EOG)中没有光峰反应的原因[14,19,26,33,34]。该病似乎主要影响 RPE。根据临床表现可分为五个阶段。

卵黄前病变或携带期

虽然早在生命的第一周观察到卵黄样病变,大多数患者的眼底在生命的最初几个月或几年可能是正常的。许多携带者从未表现出眼底的变化,当其他家庭成员发现有典型的卵黄样病变时,才会偶然发现。EOG 检查 Arden 比值低。

卵黄样病变期

在婴儿期或儿童早期,患者可能急性出现一个局限于视网膜下、类似单面煎蛋蛋黄样病灶 (图 19.1),此期的视力通常是正常的。早期,视网膜没有或轻度抬高。随后,随着卵黄物质的增加,病灶隆起,见于外层光感受器区、视网膜下间隙和 RPE 层内[29,35]。病变周围的 RPE 颜色和形状通常是正常的。同一个患者的双眼可能病灶大小和分期不同。病变最初可能单眼发病。在一些患者中,对侧眼可能一生中都接近正常,并有 20/20 的视力。卵黄样病变可能偶尔会自发消失。病变可能偏中心,并可能是多个病灶。在少数患者中,它们可能异常庞大,并呈地图形状。一些患者整个眼底 RPE 可能会出现轻度斑驳的淡黄色改变。

假性积脓期

通常在患者进入青春期时,淡黄色病变破裂(图 19.2)。看起来黄色物质部分被 RPE 细胞吸收,较重的物质集聚在视网膜下间隙。RPE 变薄,偶尔色素聚集在病灶上部。随着卵黄样病变的进一步破坏,多发不规则的淡黄色视网膜下沉积物会产生类似于"炒鸡蛋"的表现(图 19.3)。多灶黄色沉积物偶尔有序地环行分布在病变周围。存在广泛的卵黄样病变,视力通常会降低到 20/30~20/40。

萎缩期

最终,所有的黄色色素都会消失并遗留椭圆形萎缩性 RPE 病灶。

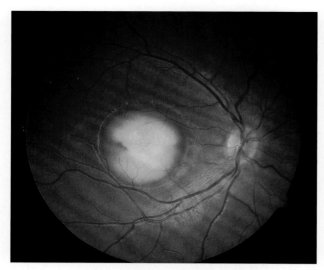

图 19.1　8 岁 Best 病的蛋黄样病灶。

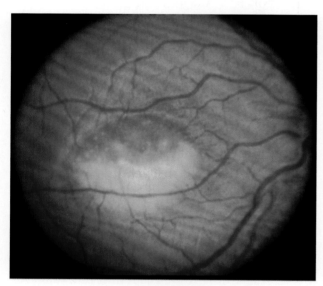

图 19.2　Best 病的假性积脓。

瘢痕和脉络膜新生血管期

许多患者出现一个或多个白色视网膜下纤维组织斑点，有些情况下还会发生脉络膜新生血管和出血性黄斑脱离[6,12]。后者形成白色的或局部色素性的盘状瘢痕。这个阶段中心视力通常为 20/100 或更低。视网膜的浆液脱离可能发生在卵黄样病变进展的任何阶段（图 19.4）。这个"Best 空间"即使在卵黄样物质被吸收或分解后也不会塌陷。

在卵黄期，早期血管造影的显示病灶下脉络膜的荧光完全遮蔽[12,18]。但是没有像 Stargardt 病广泛的脉络膜荧光遮蔽。血管造影晚期，卵黄样病变可能出现无荧光或弱荧光。黄色的色素向下沉积，血

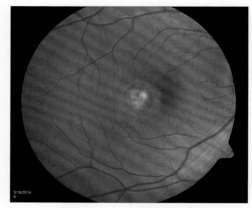

图 19.3　Best 病的"炒鸡蛋"期。

管造影在无黄色物质的区域显示出继发于色素脱失的早期荧光和晚期荧光染色（图 19.5）。血管造影可发现脉络膜新生血管和视网膜下腔纤维组织的染色。一些患眼的视网膜下纤维组织斑点内可能有隐匿性脉络膜新生血管。卵黄样物质为明显的强自发荧光（图 19.6）。

这些患者的周边视野、视网膜电图检查结果和暗适应是正常的。晚期色觉可能会稍有影响。EOG 显著异常，Arden 比值通常低于 1.5[8,14,19]。携带者 EOG 通常低于正常结果。BEST1 基因纯合和杂合的患者都显示低 Arden 比值，是疾病的最大特征。该疾病作为常染色体显性遗传。Best 病通常发病于白种人患者，偶尔发生在非洲人和亚洲人中[38]。

至少前 60 年的生活视力预后尚可。大多数患者终身可至少保持 1 只眼的阅读视力。视力丢失进展缓慢，大部分超过 40 岁时发生[16]。急性、永久性的中心视力丢失与视网膜下新生血管出血有关。偶见 Best 病患者发生黄斑裂孔。

Best 病的组织病理学发现，在退化的光感受器和 Müller 细胞的内段中有一种 PAS 阳性、酸性黏多糖阴性、电子致密的细颗粒物质，最近鉴定主要为 A2E[39]；在光感受器丢失区域的 RPE 细胞下面的异常纤维状物质和正常的脉络膜毛细血管[13]。Bruch 膜的断裂和脉络膜新生血管已被证实[1,13]。这些研究，以及在活体 Best 病卵黄样物质的自发荧光表现由 Miller 提出[7,29,35,40]，提示黄色的色素可能至少部分是由脂褐素形成的。组织病理学检查一例 86 岁的 BEST1 基因纯合子患者，表现出脂褐素的累积，脂褐素中的一个重要成分由 RPE 细胞内的 A2E 组成。其他 RPE 颗粒是黑色脂质体。在这只眼中提取

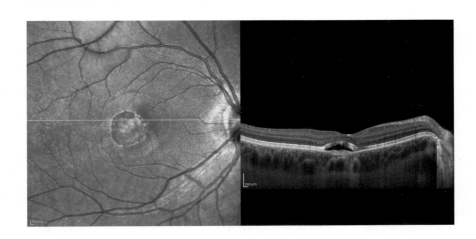

图 19.4　持久性的"Best 空间"，即使在卵黄样物质吸收之后仍存在。

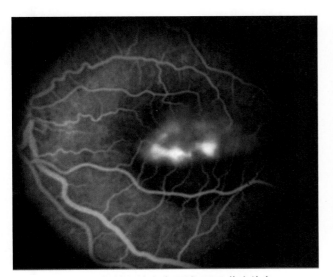

图 19.5　假性积脓上方区域 RPE 荧光染色。

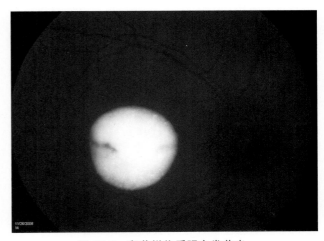

图 19.6　卵黄样物质强自发荧光。

颗粒和另一例 81 岁杂合基因的眼表明脂褐素主要由 A2E 组成，相似于由 ABCR 转运基因异常引起的疾病[39]。

　　Best 病的卵黄期应与其他单纯引起黄斑黄色病灶的疾病相鉴别，例如，显性遗传的成人发病的卵黄样黄斑中央凹营养不良（图形营养不良）、基底层状玻璃膜疣合并卵黄形成脱离、急性多形性渗出性卵黄样黄斑病变、转移性黑色素瘤的副肿瘤性卵黄样黄斑病变，以及具有大中心斑点的黄斑颗粒样改变（Stargardt 病）。疾病早期的黄色病灶和进行性卵黄样改变是鉴别 Best 病和成人发病的卵黄样黄斑中央凹营养不良（图形营养不良）的重要表现，因为后者有 1/3 可能 EOG 低于正常，并且两者都是显性遗传的。另外 4 种类似于 Best 病的黄色病变包括部分患者基底层状玻璃膜疣卵黄样脱离、局灶性浆液性 RPE 脱离、一些中心性浆液性视网膜病变伴视网膜下纤维，和吸收后的视网膜下血肿。这些特征性改变的患者再行 BEST1 基因检测来确诊。未来对特定基因缺陷和卵黄物质性质的鉴定，将有助于阐明黄斑中显示的类似黄色病变的各种疾病的致病病理[41,42]。

　　Best 病患者可出现多灶性卵黄样病变（图 19.7）。病变的大小可能不同，并有几个圆盘直径甚至更大，且轮廓不规则。这些较大的病变经常表现出黄色物质的部分吸收或破裂。

　　BEST1 基因也与 ADVIRC、ADMRCS 和 ARB 有关，所有的视网膜外特征提示基因可能涉及眼部发育[29]。

19.1.2　常染色体显性遗传玻璃体视网膜脉络膜病变

　　常染色体显性遗传性玻璃体视网膜脉络膜病变（ADVIRC）是常染色体显性遗传性色素性视网膜病

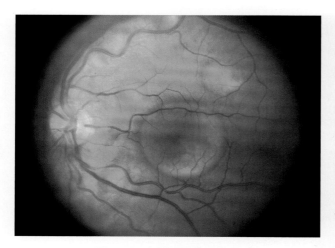

图 19.7　多灶性 Best 疾病。

变，由 Kaufman 等[43]在 1982 年描述。它的特点是 360° 环状周边色素性视网膜病变，赤道附近有明显的后缘边界（图 19.8）与浅表视网膜点状白色混浊，玻璃体细胞和纤维凝结有关。周围视网膜小动脉狭窄和闭塞、视网膜新生血管形成、脉络膜萎缩和过早出现的白内障，并有血视网膜屏障破坏导致的黄斑囊样水肿。

这些患者通常没有夜盲症状。视网膜电图（ERG）正常或轻微下降。EOG 受到不同程度的影响，Arden 比值从正常到低于正常不等。有些病例合并晚期锥细胞营养不良[44]。BEST 1 基因缺陷包括 11 染色体长臂错义突变和外显子跳跃[29,45,46]。

19.1.3 常染色体显性遗传小角膜杆锥细胞营养不良、白内障与葡萄肿

具有 ADVIRC 全部或部分特征的亚组患者也可能有小角膜和浅前房，亚急性或急性闭角型青光眼的证据。一些患者有后葡萄肿，一些有近视[47]。常染色体显性遗传，并有 BEST 1 基因突变[29,45]。ADMRCS 综合征患者都有 EOG 异常。全网膜 ERG 可以显示低于正常的明视和暗视反应。随着时间的

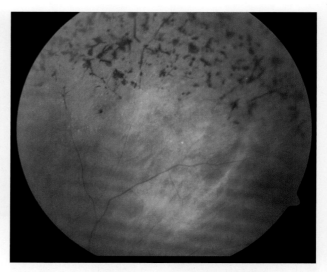

图 19.8　色素性视网膜病变与赤道附近的后极部眼底之间分界明显。(Image courtesy of Ranjit Dhaliwal.)

进展，这些患者出现严重的杆-锥光感受器功能障碍，表现为进行性 ERG 改变，不像 ADVIRC 那样相对稳定。ADMRCS 综合征通常比 ADVIRC 更严重。但是有家庭成员出现这两种疾病的重叠表现[29]。

19.1.4 常染色体隐性卵黄样营养不良

常染色体隐性卵黄样营养不良（ARB），为 Burgess 等在 2008 年首次报道[48]，通常以中心视力丧失开始，发病年龄为 4~40 岁（平均 25 岁）。几年之内双眼视力通常会降至 20/60 以下。患者通常是远视眼合并浅前房，可能有亚急性或急性闭角型青光眼。眼底检查显示整个视网膜中不规则 RPE 改变和黄白色视网膜下沉积物，最常在黄斑区和中周部（图 19.9）。它们类似于多灶性 Best 病。OCT 检查在黄斑区可见视网膜内和视网膜下液。黄斑病变可能演变成萎缩性瘢痕，导致视力进一步下降[48]。EOG 严重下降或无光反应。黄斑焦点模式 ERG 和多焦 ERG 明显异常，表明黄斑功能严重障碍。全视野 ERG 显示杆和锥反应下降和延迟，表明全视网膜光感受器功能障碍。血管造影上可见 RPE 萎缩和视网膜水肿引起的广泛的斑片状强荧光。这些区域对应于眼底自发强荧光区域（图 19.10），提示脂褐素在色素上皮细胞中的积累。RPE 丢失区域显示眼底弱自发荧光。黄斑的高分辨率 OCT 显示光感受器从色素上皮层分离、光感受器层中断和视网膜内囊腔，但内层视网膜完整（图 19.11）[29,48]。杂合突变患者在临床

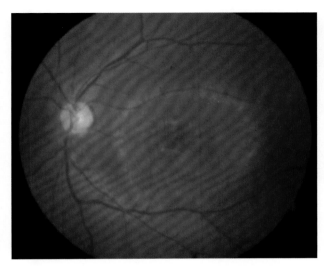

图 19.9 8 年内视力逐渐下降的 38 岁女性患者的眼底表现，表现为双眼黄斑多灶性视网膜下黄色病变，排列成环。(Image is provided courtesy of Dr. Deeksha Katoch.)

上和电生理学上完全正常。

前面所述的三种疾病都是由 BEST 1 基因的突变引起的，这是导致 BVMD 的相同基因。尽管 Best 病、ADVIRC 和 ADMRCS 综合征是常染色体显性遗传，但 ARB 是纯合子或复合杂合子 BEST 1 突变。

几乎在所有的 BVMD 都有基因突变，成人发病黄斑中央凹卵黄样营养不良是图形营养不良的一种类型，是错义突变。那些导致 ADVIRC 的突变和 MRCS 综合征是剪接突变[29,46,48]，导致框内删除或重复。ARB 的无效表型是由纯合或复合杂合的无义或

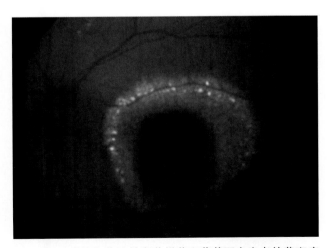

图 19.10 常染色体隐性卵黄样黄斑营养不良患者的黄斑病变血管造影呈强荧光，并有荧光染色。(Image is provided courtesy of Dr. Deeksha Katoch.)

错误 BEST 1 突变引起的[29,49]。表达的变异和外显率可能是这些病症表型变异广泛的原因。疾病的特征表现很可能也依赖其他遗传性或环境性因素。

19.2 图形营养不良

图形营养不良由一组疾病构成，最初被认为具有常染色体显性遗传。然而，一些散发病例及其与某些遗传性系统性疾病的关联，表明存在可变的遗传方式，这组营养不良疾病还有更多需要研究的地方。

通常在中年发病，该病是与各种黄色、橘色或灰色色素沉积图案相关的轻度中心视力障碍[12,21,50-88]。预后较好，至少一只眼保留良好的中心视力至成年后期。ERG 通常正常，但 EOG 可能略微或中度低于正常。这些营养不良通常为常染色体显性遗传。外周蛋白/RDS 和慢基因(Pro 210 ARG)和 RDS 基因的密码子 167 突变，首先在显性遗传图形营养不良患者的家庭成员中得到证实[88-92]。从那时起，外周蛋白/RDS 基因的其他几个突变已被证实出现在家庭成员和图形模式营养不良的散发病例中[86-88]。重要的是表型不同，通常在家庭成员中具有相同基因突变[31,93-97]。除了与不同表型的图形营养不良相关，外周蛋白/RDS 基因突变与中心晕轮样脉络膜营养不良、常染色体显性视网膜色素变性、常染色体显性锥细胞和杆-锥细胞营养不良、白色念珠菌和双基因色素性视网膜炎有关[96,98-101]。外周蛋白/RDS 基因定位于染色体 6p21.2，跨越 26 千碱基的基因组 DNA，包含 3 个外显子。外周蛋白/RDS 的基因产物是杆细胞和锥细胞内的整合膜蛋白-外周蛋白/RDS，在处理膜盘的形成、排列和脱落在光感受器的形态发生中起重要作用。其他与图形营养不良相关的基因包括 VMD2。

基于色素分布的图形，图形营养不良在临床上被细分为五个主要组。少数患者可能在两只眼中显示出不同的图形。有些随着时间的推移，显示从一种图形进展为另一种图形。因此，如果表达的不是同一种疾病，它们也可能是密切相关的。

19.2.1 第 1 组：成人发病的黄斑中央凹卵黄样营养不良

成人发病的黄斑中央凹卵黄样营养不良，通常

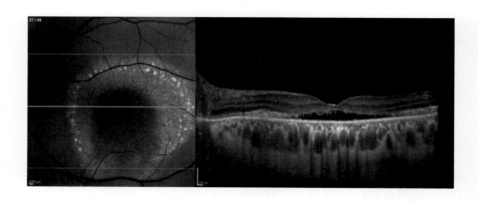

图 19.11 OCT 显示光感受器核层和外节丢失，黄斑中央凹周围视网膜下物质堆积。(Image courtesy of Deeksha Katoch.)

无视觉症状，或仅有单眼或双眼轻微的视物模糊和视物变形，通常在 30~50 岁发病。双眼对称、孤立，通常为 1/3~1 个视盘直径大小、圆形或椭圆形、轻度隆起、黄色的视网膜下病变，常有中心色素沉着，这些是该组病变的特征(图 19.12)。

有时可能还有小黄色颗粒存在于旁中心区域[12,51,52,53,55,57,59,60,61,67,69,70,72,73,74,79,84]。最初黄色病变可能仅存在于一只眼中。虽然大多数中央凹病灶大小约为 1/3 视盘直径，偶尔也可能较大，且被误诊为 BVMD 的卵黄期或双侧浆液性的 RPE 脱离。随后中央凹病灶可能会消退，留下不规则的椭圆形或圆形的 RPE 脱色素区域(图 19.13)。一些患者最终会形成旁中心黄色沉积物，通常呈放射状。荧光素血管造影早期阶段表现为无荧光病灶，或更多典型的、围绕中央无荧光的强荧光斑点，以及小的不规则环(或晕)(图 19.14)。一些中央凹外的小黄色病灶表现为散在的染色，类似于玻璃疣，其他是无荧光或有荧光晕围绕着它们。病变的黄色和灰色成分有强自发荧光，病变晚期 RPE 脱色为弱自发荧光。

这种形式的图形营养不良首先在女性患者中观察到，Gass 报道在 Bascom Palmer 眼科研究所中发现一个家庭中连续三代的患者[72]。近日，其中两名患者已被证实了一种外周蛋白 RDS 基因突变[91]。

与 BVMD 患者不同，图形营养不良患者的卵黄样病变通常首次出现在 40 岁甚至更晚，通常较小，并且不显示病灶部分黄色色素的中断和分层。在一些家系中，有 Best 病和图形营养不良的体征的重叠[102]。

19.2.2 第 2 组：蝶形色素性营养不良

局限于黄斑中心的灰褐色或黄色色素排列整齐对称的放射图案，类同蝴蝶的形状(图 19.15)[62,71,78]。围绕色素区周围出现脱色素区。视盘和血管是正常

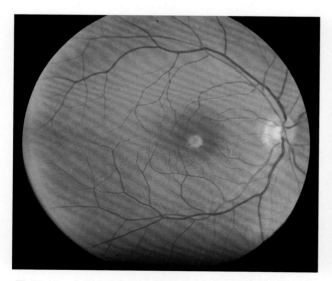

图 19.12 右眼中央凹孤立性的卵黄样病变并有色素沉着。

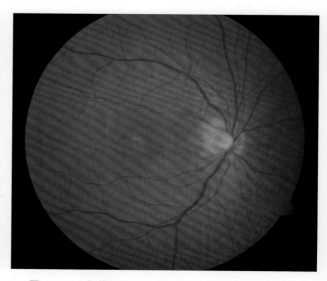

图 19.13 卵黄样物质消失后显示中央凹 RPE 脱色。

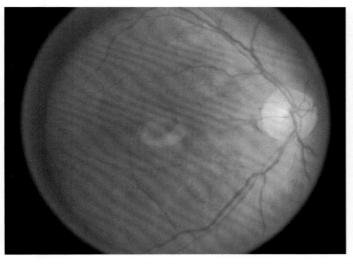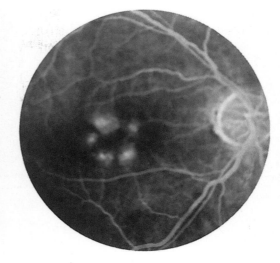

图 19.14 孤立性的卵黄样病灶,伴有(a)中央色素沉着,中央荧光遮蔽和(b)围绕有强荧光晕。

的。一些患者周边有网状色素沉着的玻璃膜疣。血管造影早期显示中心色素线的弱荧光,边界强荧光。中央黄色营养不良病灶的图形变化很大,可以模拟各种各样的无生命或有生命的物体。

19.2.3 第 3 组:RPE 网状营养不良

在网状营养不良患者中,黄色色素延伸到黄斑周围,类似粗糙、打结的渔网或铁丝鸡笼[56,63,66,76,77,82]。它从中央凹区域开始,逐渐延伸 4~5 个视盘直径并向各个方向扩散。疾病早期中周部和周边部眼底不

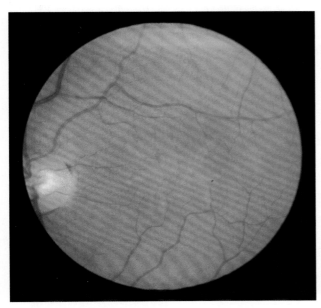

图 19.15 图形营养不良中的蝴蝶型,黄色物质从中心放射出去。

受影响。血管造影上的网状结构比眼底检查更明显。通常会随着年龄的增长消失,也可能会被 RPE 广泛的萎缩性变化所取代。网状营养不良患者可以常染色体隐性遗传,也可以常染色体显性遗传。

19.2.4 第 4 组:多灶性图形营养不良拟眼底黄色斑点症

一些患者出现多发不规则或三棱状中心或偏中心的黄色病灶,在某些情况下广泛分散,或以辐射方式部分相连,类似眼底黄斑病变 (Stargardt 病)(图 19.16)[103,104,105]。最近报道这些患者荧光素血管造影没有暗脉络膜,提示有脂褐素储存,主要为遗传性的眼底黄色斑点。与大多数患有眼底黄色斑点症的患者不同,这些患者视力较好,并且视力预后更好。然而,一些表型重的患者黄色物质的逐渐丢失,RPE/光感受器变薄和萎缩导致岛样或融合的地图样萎缩(图 19.17),很少发生脉络膜新生血管膜。组织病理学和电镜检查研究这种类型的图形营养不良,已经证明斑点不是由脂褐素储存异常引起[105]。

19.2.5 第 5 组:黄斑色素粗粒(黄点状眼底)

黄点状眼底患者通常表现出轻微的视力丢失,与显著的、色素上皮细胞粗糙的黄斑中心斑点状相关(图 19.18a,b)[54,61,65]。这种形式最常见于弹性假黄瘤患者[106]。病灶类似于中心性浆液性脉络膜视网膜病变患者的色素斑点。

尽管图形营养不良患者可细分为五组,重要的

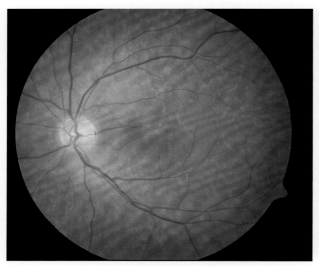

图 19.16　一名 55 岁女性患有图形营养不良中的多个斑点"黄色斑点眼底",视力 20/20。

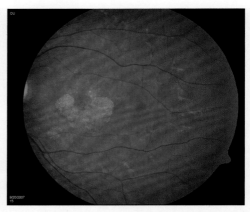

图 19.17　52 岁女性中心性地图样萎缩患者,并有眼底黄色斑点样图形营养不良。

是要认识到一些患者的眼底表现并没有准确地对应于哪一组。有些人可能会一只眼中显示一种图形,对侧眼为另一种。其他人可能会出现一个或多个偏中心的三射性(tri-radiate)的黄色或深色病灶。有些人可能终身只有 1 只眼有一个或多个病灶。图形营养不良患者的眼底表现和三射性色素图案的不对称分布必须鉴别于具有类似表现的某些进展性疾病,如复发性特发性中心性浆液性脉络膜视网膜病变/器官移植性视网膜病变和高血压性脉络膜病的 Elschnig 斑点,还有妊娠毒血症患者。

　　所有图形营养不良亚组的视力预后良好[73,107]。

晚期地图样萎缩(图 19.17)和脉络膜新生血管形成可发生在任何亚组中, 并导致视力丢失。脉络膜新生血管很少见[90]。缺乏血管造影的脉络膜淹没征和视功能良好, 表明图形营养不良优于眼底黄色斑点症[103,105]。偶尔有患者视力丧失,原因是形成了黄斑裂孔[108]。

　　组织病理学检查 2 例患者眼睛相似的病变显示结果类似[60,109]。在 1 例患者眼中显示出高浓度的脂褐素, 可能是中心黄色病灶病因[60]。一例 51 岁男性双眼的组织病理学和超微结构的报告发现, 眼底斑点图案提示眼底黄色斑点, 但黄斑和视力正常, 没有发现脂褐素储存或酸性黏多糖在 RPE 中积累, 而这些都是眼底黄色斑点症的特征性表现[105]。扩大的

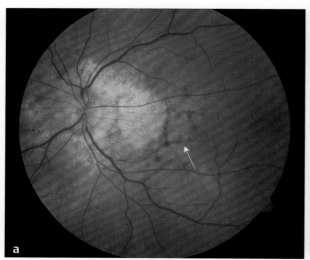
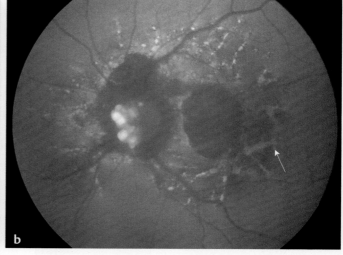

图 19.18　(a)患有弹性假黄瘤图形营养不良的黄点状眼底,眼底有视盘玻璃疣,血管样条纹、地图样萎缩和点状色素斑点。(b)眼底黄点状图形营养不良的色素斑点是强自发荧光(箭头所示)。

RPE 细胞数量增加,RPE 细胞顶点扩张累积脂质膜并有形成斑点的管状囊泡外观。该患者的研究结果表明为图形营养不良的黄色斑点,尽管如此,它们的临床表现类似于 Stargardt 病和眼底黄色斑点病,但不是由 RPE 中局灶性脂褐素累积引起的。对于 Best 病的卵黄样病变,情况也是如此。与 Stargardt 病患者不同,Best 病患者和成人发病的卵黄样黄斑营养不良血管造影没有显示背景脉络膜荧光遮蔽(脉络膜淹没),这种遮蔽是由 RPE 中的脂褐素物质弥漫性沉积引起的。

19.2.6 系统性疾病相关的图形营养不良

70%的弹性假黄瘤患者发生典型的图形营养不良的黄斑变化[106]。尽管有 5 种类型的图形营养不良,最常见的是黄点状图形营养不良[106,110,111,112]。图形营养不良在其他患者中也有发现,如强直性肌营养不良、遗传性痉挛性截瘫(Kjellin 综合征)和母系遗传性线粒体肌病[母系遗传糖尿病和耳聋(MIDD)、肌病、脑病、乳酸性酸中毒和中风样综合征(MELAS)、肌病、脑病、粗糙红纤维(MERRF)]以及 McArdle 病患者,McArdle 病为一种糖原贮积病,由于缺乏一种肌肉磷酸化酶,导致横纹肌利用储存糖原障碍[113]。

Stargardt 病(眼底黄色斑点症)

1909 年,Stargardt 报道了来自两个家庭的 7 例患者,均为 20 岁后的视力丢失但眼底正常,之后进展为黄斑萎缩和黄色深层视网膜斑点[114]。在 1965 年,Franceschetti 描述了同样患有斑点的,并累及周边眼底的患者[115,116]。这被称为眼底黄色斑点症。"Stargardt 病"和"眼底黄色斑点症"现在在文献中可互换使用。

精粹

● 图形营养不良相对常见,可散发或显性遗传,可双眼也可单眼发病,可以模仿几种疾病。诊断必须排除其他致病原因。偶尔,渗出性年龄相关性黄斑变性的患者可能本身有潜在的图形营养不良表现,还可能与弹性假黄瘤相关。仔细评估荧光素血管造影、自发荧光成像,以及缺乏玻璃疣均有助于诊断。

Stargardt 病的患者在童年或成年早期发病,但不久之后进展为萎缩性黄斑改变,并出现"鱼形"淡黄色 RPE 斑点,它们似乎类似于玻璃膜疣但又有不同,(图 19.19a,b),出现视力丢失与斑点或 RPE 萎缩无关。这些斑点的大小、形状和分布各不相同。但位于中周部时,它们经常排列为三棱形或网状图案因而被比作"分叉的鱼尾"。随后开始褪色,颜色从黄色转变为灰色,部分是由于 RPE 实质的丢失,看起来更大并且不那么分散。荧光素血管造影对于区分 Stargardt 病中的斑点(眼底黄色斑点症)和玻璃膜疣非常重要。玻璃膜疣造影有与其大小对应的强荧光图案,眼底黄色斑点症的黄色斑点造影表现为,脂褐素位于细胞内时无荧光,或者当 RPE 细胞被破坏或萎缩时,为不规则荧光[117]。

大多数这种疾病的患者首先在童年或青年时期出现中心性视力丢失。但是,有些人直到中年甚至或更晚才有症状。中心视力丢失可能伴有明显锥细胞功能障碍的症状和电生理学检查证据[118,119]。一些患者,特别是那些斑点广泛累及周边部眼底的患者,可能会表现锥细胞和杆细胞功能障碍[120]。基于 Stargardt 病患者发病时的眼底和荧光素血管造影表现,可以细分为如下 4 组。

第 1 组:朱红色眼底和隐藏脉络膜荧光

一些视力低下的患者眼底表现相对正常,除了容易忽视的色素沉着性 RPE,在大多数轻度有色患者中表现为朱红色眼底,所有检查上会遮盖脉络膜的大部分细节。在血管造影上,视网膜血管显著地显影于最弱荧光脉络膜的深色背景上。

第 2 组:伴或不伴斑点的萎缩性黄斑病变

在一些患者中,黄斑色素轻微脱失,只有血管造影才能确诊。这些患者和第 1 组患者可能被误诊为功能性疾病或涉及视神经通路的疾病。特别是在幼儿中,斑点可能不存在,或可能非常小且数量有限。同样,朱红色眼底和暗脉络膜造影可能不会出现在早年时期,因为异常脂褐素的积累随着年龄的增长而发生。在之后的随访中,出现斑点以及 RPE 中弥漫性脂褐素累积。斑点可能局限于黄斑区或延伸到眼底中周部。荧光素血管造影显示由于脂褐素异常,RPE 细胞增厚遮蔽脉络膜强荧光,导致"脉络膜淹没征"(图 19.20)。中央黄斑区 RPE 的萎缩程度和图形模式各不相同,并不总是与视力丢失程度相关。

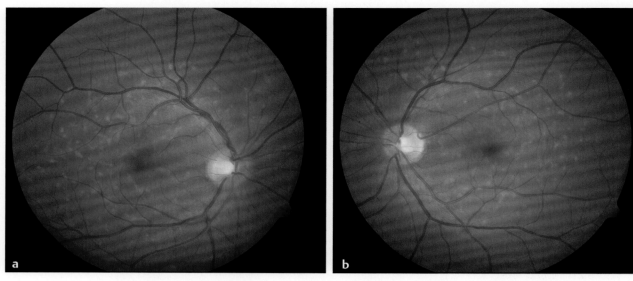

图 19.19　一名 39 岁 ABCA4 阳性无症状男性(a)右眼和(b)左眼眼底,患有 RPE 水平的三棱形或鱼形斑。

RPE 可以仅表现出轻微的颜色变淡，通常表现为"金属撞击"外观或显著的地图样萎缩，弥漫椭圆形或"牛眼样"黄斑萎缩。斑点内脂褐素增强自发荧光，周围由于邻近的 RPE 萎缩，呈现弱自发荧光。自发荧光模式可以类似于慢性特发性中心性浆液性脉络膜视网膜病变、线粒体肌病和图形营养不良的斑点（图 19.21）。患有"牛眼样"改变的患者可能被误认为锥细胞营养不良。环绕并在斑点之间延伸的 RPE 有不同程度的萎缩。在血管造影检查中更明显。第 1 组和第 2 组患者的视盘和视网膜血管正常。

有广泛斑点的患者可能在一只眼或偶尔双眼发

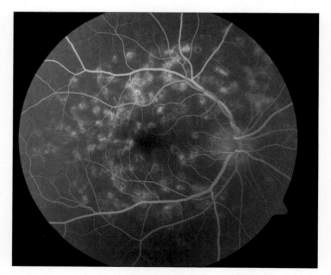

图 19.20　一个没有黄斑萎缩的患者，荧光素血管造影显示"脉络膜淹没征"和斑点状强荧光。

生边界清晰的反应性 RPE 变化区域，包括肥大、增生、纤维化生和萎缩。这是由于轻度创伤后肿胀的 RPE 细胞破坏，填充异常的脂褐素。患者偶有视网膜下新生血管形成和盘状黄斑脱离[121,122,123]。

色觉检查通常显示轻度的红绿色觉障碍。许多患者表现出杆细胞的暗适应时间延长和杆细胞后节恢复时间的选择性延长[124,125,126]。视网膜电图检查结果通常正常或轻度异常。EOG 在某些病例中是低于正常的。有些患者可能会出现畏光、色觉丢失和视网膜电图显示锥细胞营养不良。

第 3 组：萎缩性黄斑病变伴色素性视网膜炎的晚期体征和症状

第 3 组患者与第 2 组相似，但又有视网膜色素变性的体征和症状，包括夜盲症、RPE 色素弥漫性缺失、视网膜血管狭窄，以及暗视和明视 ERG 的异常。

第 4 组：与黄斑萎缩无关的斑点

患者可能有中心旁和中心斑点，并有生物显微镜和血管造影证据显示斑点之间有轻微的 RPE 萎缩。如果斑点不涉及中央凹的中心，视力多正常。大多数中央凹有大斑点的患者视力低于正常。荧光素血管造影显示暗脉络膜，斑点区背景荧光遮蔽，并且斑点周围小范围的轻度强荧光。没有关于其他家庭成员的信息，显示黑暗脉络膜的边界的眼睛中，可能很难或不可能区分一些第 4 组患者和眼底黄色斑点症的图形营养不良[127,128]。

眼底的表现和视力丢失的程度和比率通常是对

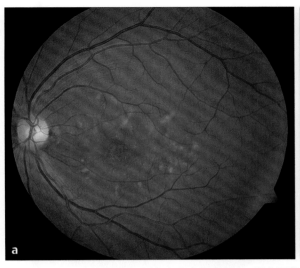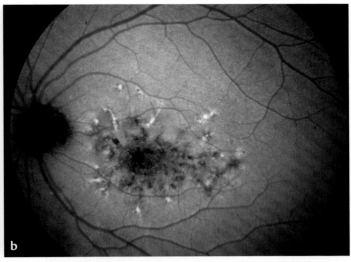

图 19.21　眼底黄色斑点症患者左眼的(a)眼底照片和(b)自发荧光成像,显示一些斑点是强自发荧光和其他萎缩。

称的，一些患者的萎缩性改变和视力丢失可能在一只眼中较重。

有相当多的证据表明 Stargardt 病和眼底黄色斑点症是同一种疾病，后者可能代表了脂褐素累积和 RPE 损伤更重的、更广泛的阶段。患有广泛斑点的患者（眼底黄色斑点症）视力丢失的发病年龄更晚，并且更严重。129 例患有或眼底注定进展为广泛的眼底斑点和更广泛的视网膜毯层营养不良体征和症状的患者，眼电图和视网膜电图检查结果更可能是低于正常的[120,129,130]。因此，电生理研究可能具有一定的预后价值，特别是在只有极少斑点的年轻患者中。

组织病理学检查显示赤道后的 RPE 细胞增大，密集填充了 PAS 强阳性的具有超微结构的物质，自发荧光和组织化学特性包含异常形式的脂褐素[124,131-136]。后极部眼底的脂质浓度最大。扫描电子显微镜已经证明局部区域的 RPE 细胞明显肥大，以及含有脂褐素的细胞聚集体，是造成黄色斑点无荧光的原因[133,134]。

在大多数有脂褐素累积临床证据的患者，眼底黄色斑点症为常染色体隐性遗传。然而，类似的表型家庭在某些情况下会出现显性遗传证据[133,137]。在显性遗传性眼底黄色斑点症的家族，基因突变已被定位到染色体 1 和染色体 13q34 的短臂[128,138]。染色体 6q 的连锁路也已被证实[127]。后者家族的患者没有显示脂褐素累积的血管造影表现。该研究者认为，患者有类似眼底黄色斑点症的斑点分布，没有黑暗

的脉络膜，常染色体显性遗传，视力预后一般更好，更适合归类为图形营养不良而不是 Stargardt 病。

图形营养不良并不是唯一类似眼底黄色斑点症表现的疾病。特发性葡萄膜渗漏、双侧弥漫性葡萄膜黑色素细胞增生，肾脏或其他器官移植和慢性中心性浆液性脉络膜视网膜病变，胶原血管疾病和玻璃体视网膜(大细胞性)淋巴瘤患者的 1 只眼或双眼可能会在数周或数月内，出现类似的斑点图案。

19.3　Malattia Leventinese（Doyne 蜂窝状黄斑营养不良）

最初报道了一个来自瑞士 Leventine 山谷的显性遗传的无数个大小不等放射状图案的基底层状玻璃膜疣家系[139-143]。Doyne 在 1899 年描述了显性遗传的蜂窝状视网膜营养不良相同表现的疾病。玻璃膜疣是结节状的，黄斑区域大小不等，典型在黄斑颞侧放射状排列（图 19.22）。随着时间的推移，上方 RPE 可能会萎缩和(或)纤维化生。尽管有纤维性化生，视力往往很好。放射状的玻璃疣显示早期分散的荧光，类似于基底层状玻璃膜疣的（图 19.23）。结节状玻璃膜疣是强自发荧光的（图19.24）。吲哚菁绿血管造影病变早期遮蔽荧光，晚期玻璃膜疣中心染色边缘弱荧光[145]。高分辨率 OCT 显示在 RPE 和 Bruch 膜之间的圆锥形或球状沉积物（图 19.25），晚期有外核层的继发性破坏[146,147]。可有脉络膜新生血管形成，并对抗血管内皮生长因子抗体和光动力疗

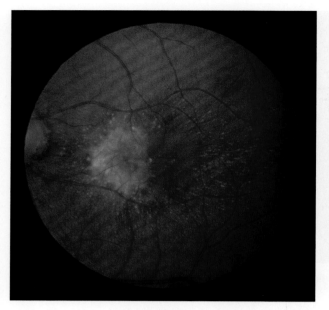

图 19.22 一名 31 岁男性患者的中心纤维化的结节状玻璃膜疣。颞侧玻璃膜疣放射状排列。(From Agarwal, A. Gass, Atlas of Macular Diseases, 5th edition, Elsevier, Saunders; 2012.)

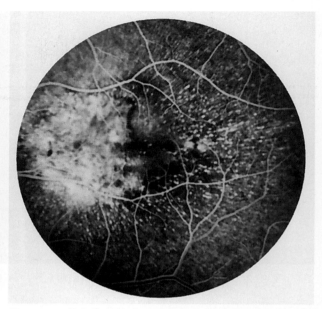

图 19.23 荧光素血管造影更明显地显示了放射状排列的玻璃膜疣。(From Agarwal, A. Gass, Atlas of Macular Diseases, 5th edition, Elsevier, Saunders; 2012.)

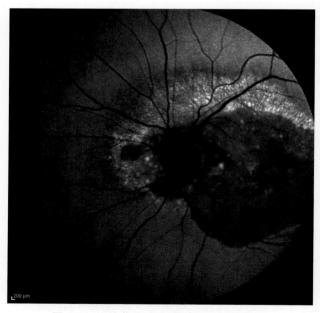

图 19.24 结节状玻璃膜疣是强自发荧光。

法有良好反应[148,149]。典型的结节状玻璃膜疣外观，充满黄斑，通常位于视盘鼻侧（图 19.26），在一些家庭中可见表型异质性，玻璃膜疣不那么广泛，或主要为纤维改变而不是玻璃膜疣（图 19.27）[144,150]。EFEMP1（Arg345Trp）基因突变导致该病[151,152,153]。有一个家系临床诊断为 malattia leventinese，但没有 Arg345Trp 突变，表明其他基因缺陷也可产生这种表型[150]。1 例患者的光学和电子显微镜检查结果证明了这些玻璃膜疣是由于 RPE 基底膜增厚引起的[154]。

19.4 北卡罗来纳州黄斑营养不良

北卡罗来纳州黄斑营养不良（NCMD）是一种常

精粹

- Malattia leventinese 和 Doyne 蜂窝状黄斑营养不良构成同种疾病。尽管瑞士血统更常见，但已在全世界发现这种疾病。即在整个黄斑和视盘鼻侧的大结节状玻璃膜疣为典型表现，也有些患者可能有轻度、较小的表型。

染色体显性遗传疾病，发病于婴儿期。主要有两种表型：一种特征为在黄斑中心紧凑排列的小的玻璃膜疣样变化（图 19.28a,b;母亲和女儿），第二种为黄斑区出现挖掘状的"葡萄肿样病变"的病灶（图 19.29）。具有玻璃膜疣样表型的患者大部分无症状，病变除非继发脉络膜新生血管形成，一般终身不变。荧光素血管造影早期病变为强荧光，晚期褪色。OCT

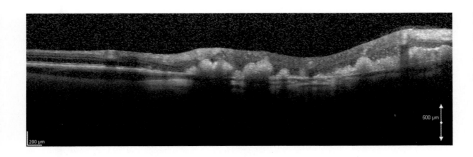

图 19.25　在 OCT 上玻璃膜疣显示 RPE 层结节状增厚。（From Agarwal, A. Gass, Atlas of Macular Diseases, 5th edition, Elsevier, Saunders；2012.）

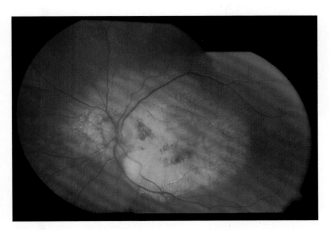

图 19.26　结节状玻璃膜疣也见于一例 64 岁女性患者的双眼视盘鼻侧。（From Agarwal, A. Gass, Atlas of Macular Diseases, 5th edition, Elsevier, Saunders；2012.）

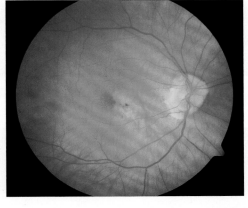

图 19.27　图 19.26 同一患者的姐姐有很多轻度的表型，即使两者都有 EFEMP1 基因的基因突变。

上可见上方光感受器和内层视网膜正常。葡萄肿样病变表现为黄斑中央的一个黄白色"挖掘样"凹陷，变薄的向外层视网膜、RPE、脉络膜和巩膜"挖掘样"病灶。这些病灶似乎保持稳定，并且几乎没有进展性的变薄或视力逐渐降低。由于没有脉络膜毛细血管，荧光素血管造影和自发荧光成像上是弱荧光的（图 19.30）。在 OCT 上，视网膜、RPE 和脉络膜变薄。有些眼表现出与高度近视相似的脉络膜内空洞（ICC）（图 19.31）[155,156]。关于这种表型的起源有几个原因。首先，早在两个月时就可以看到黄斑病变。第二，虽然黄斑表现如此，但视力非常好提示可能在生命早期即发生偏中心注视。对一个大家庭的回顾显示，所有患者随访 30 年仍保持稳定的视力（不包括那些发生脉络膜新生血管的）。此外，葡萄肿样外观类似于先天性病变，如弓形体病。在人眼发育中，第 30 天 RPE 开始分化。在第 6 周，脉络膜和 Bruch 膜开始形成，在第 12 周时，后极巩膜形成。RPE、脉络膜和巩膜的形成和维持是相互高度依赖的[157,158]。在动物模型中，缺乏正常的 RPE 会导致脉络膜和巩膜诱

导失败。黄斑 RPE 原发性发育性异常，很可能是所有分期 NCMD 的病因。该葡萄肿样病变可能是更严重的表型，后极发育异常影响附近的视网膜、脉络膜和巩膜。在此过程中也可能产生 ICC。继发性玻璃体来源于妊娠期开始第 9 周的近眼球壁的内层视网膜，靠近眼壁。大概随着 RPE、脉络膜和巩膜同一时间形成。内层视网膜异常，继发性玻璃体发育异常，ICC 可能代表隔离的玻璃体[156]。

NCMD 基因（MCDR1）定位于 6q14~q16.2 区域，最近发现了 PRDM13 基因作为致病基因。与黄斑发育有关的 PRDM13 蛋白的失调，似乎可以解释 NCMD 的发育性表型[59]。虽然最初在北卡罗来纳州的居民中发现，他们的后裔追溯到 3 个爱尔兰兄弟，表型也已经在北卡罗来纳州以外的白种人患者和美国人[160,161,162]、非裔美国人[163]、伯利兹[164]和韩国患者中发现[165]。

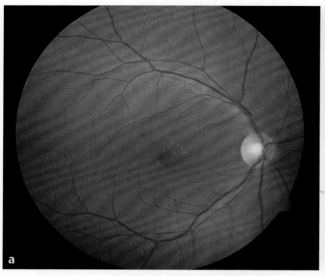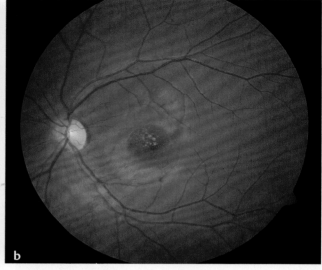

图 19.28　(a)无症状的 39 岁母亲和(b)15 岁女儿都有局限于中央凹的玻璃疣。

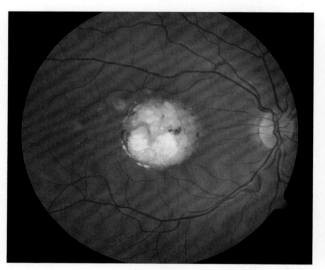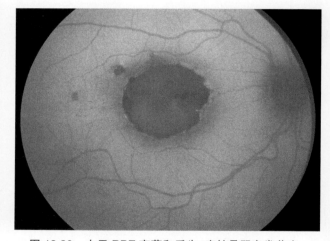

图 19.29　一名 19 岁女孩的右眼底,"葡萄肿样"的表现有黄色的"挖掘样"病灶。

图 19.30　由于 RPE 变薄和丢失,病灶是弱自发荧光。

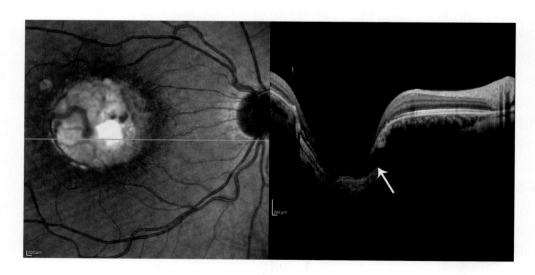

图 19.31　OCT 显示后部碗样变薄的视网膜、脉络膜和巩膜,并有脉络膜内空洞(箭头所示)。该患者左眼有类似的外观,其母亲也是如此。

19.5 北卡罗来纳州样显性黄斑营养不良

最近有 3 个家系常染色体显性遗传的、类似于 NCMD 病变的报道。然而,它们的每个基因缺陷定位于染色体 5,区域 p13.1–p15.33(MCDR3),染色体 14q 伴有额外的感音神经性耳聋,或位点之间的 6q14 锥杆细胞性营养不良 7(CORD7)和 NCMD(MCDR1)[166,167]。

19.6 Sorsby 眼底营养不良

Sorsby 及其同事报道了 5 个在 50 岁以后发病的常染色体显性遗传家系,有玻璃膜疣、脉络膜新生血管、视网膜下出血,多次复发,最终类似于年龄相关性黄斑变性的盘状瘢痕。随着时间的推移,类似网状假疣的脉络膜和 RPE 改变,发生进展性周边和夜间视力丢失。Bruch 膜内含有丰富脂质的物质沉积和 RPE 下引起黄色玻璃膜疣/假性疣样改变。上方 RPE、光感受器和下方的脉络膜毛细血管随时间的推移而退化,最终地图样萎缩。这种情况具有很高的外显率,并且其特征在于复发性脉络膜新血管形成,导致严重的视力丧失。广泛的周边改变会降低视网膜电图功能检查结果。一些患者 EOG 测试的 Arden 比值降低。总体而言,眼底外观和临床表现类似于严重年龄相关性渗出性黄斑变性的早期发病的广泛的进展性表型(图 19.32)。

遗传缺陷位于染色体 22q12.3 基因上的 TIMP 3 基因中,通常抑制基质金属蛋白酶和其他蛋白质,它们是降解和催化细胞表面蛋白胞外域脱落的酶。TIMP 3 由 RPE 分泌,并沉积在 Bruch 膜中,并调节细胞外基质。TIMP 3 还具有抗血管生成和促凋亡活性并可调节炎症。大多数突变发生在蛋白质的 C 末

精粹

- 早期识别 40 多岁渗出性年龄相关性黄斑变性患者的情况,并有一个强烈的家族史有助于定期监测,并在脉络膜新生血管形成时迅速制定抗血管生成疗法。

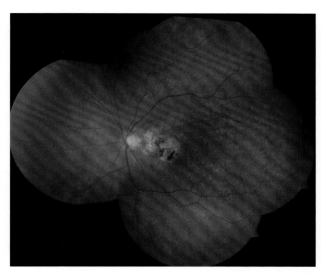

图 19.32　一例 54 岁女性左眼后极广角照片,反复发作的脉络膜新生血管导致的黄斑大量瘢痕。RPE/Bruch 膜层的黄色病灶逐渐增大并向前延伸至赤道。TIMP3 基因 N 末端外显子 1 的 Ser38Cys 突变呈阳性。

端的外显子 5 点钟区域。最近在两名不相关的患者中发现,一个新的突变 Ser38Cys 替换 N 末端结构域的外显子 1。

19.7 常染色体显性中心性晕轮状脉络膜视网膜营养不良

这种营养不良的特点是形成良好的、斑驳的黄斑区色素沉着,通常儿童期后期或成年早期没有任何症状,早期视力、视野、ERG 和暗适应均正常。多焦 ERG 显示中心功能异常,晚期有时可能表现为更普遍的锥–杆细胞功能障碍[169,170]。EOG 可能是低于正常的。荧光素血管造影有助于发现最早期的黄斑区色素改变,最终可成为"牛眼样"图案。病灶是逐渐进展的,对称且边界清晰,牛眼样椭圆形或圆形区域,为黄斑区 RPE 地图样萎缩区,没有任何斑点或玻璃膜疣。到四五十岁时,视力缓慢地轻微恶化。也发现了视力较早发生变化的家系[171]。RPE 的地图样色素脱失区域同心扩大,但通常不超过 3~4 个视盘直径。在一些患者中,黄斑区 RPE 的地图样萎缩伴有视盘周围区域变化。如患者超过 50 岁,RPE 萎缩区域内橘红色的脉络膜大血管变为黄白色。很少发生浆液性和出血性盘状脱离。即使到了七八十岁时,视力仍可保留在 20/100~20/200 的范围。黄斑区域

外的视盘,视网膜血管和RPE外观通常是正常的。

最初,可以发现对应于RPE萎缩区域的相对(但后来是绝对的)中心暗点。周边视野正常。荧光素血管造影显示RPE萎缩区域内不同程度的脉络膜毛细血管丢失,与视功能丢失程度相关[12]。在整个病程中,通常只有极少数证据表明脉络膜大血管萎缩。

显性遗传中心晕轮状脉络膜视网膜营养不良很少发生,并在文献中混淆,比如各种其他更常见的RPE地图样萎缩性疾病,或色素上皮萎缩的引起"牛眼样"图案的混淆,如良性同心环状黄斑营养不良,氯喹和羟氯喹的毒性反应。检查患者两代以上成员是诊断所必需的。

6号染色体上外周蛋白/RDS基因的突变是显性遗传中心晕轮状脉络膜视网膜营养不良最常见的病因,虽然该病在遗传上是异质性的[100,172,173,174]。已发现5种不同的突变,最常见的是精氨酸195亮氨酸突变[173,175]。

19.8 Sveinsson螺旋状视盘周围脉络膜视网膜营养不良("簇状脉络膜炎")

这是一种罕见的常染色体显性遗传性双眼底疾病,其特征是边界清晰,从视盘周围发出的翼状或螺旋状萎缩性脉络膜视网膜病变,没有匍匐性脉络膜炎症血管样条纹、近视性变性和视网膜静脉萎缩迹象[176,177,178,179,180,181]。常有轻度散光[177,181]。Sveinsson于1939年首次在冰岛描述[180],将其命名为"簇状脉络膜炎"。Franceschetti于1962年[178]由于缺乏炎症而更名为螺旋状视盘周围脉络膜视网膜变性,Sveinsson1979年的报道证明了显性遗传影响的连续四代,随着年龄的增长病情进展[177,181]。在出生时即可看到病灶,进展缓慢,晚期黄斑受累。病灶的图形表明它们可能是由Bruch膜和RPE撕裂引起[177]。到目前为止,所有病例都来自冰岛,而且来自加拿大、丹麦、法国、德国、挪威、瑞典、瑞士、英国和美国的患者都有冰岛延伸血统的祖先。为了防止"螺旋视盘周围脉络膜视网膜营养不良"这一术语的模糊性,已经提出命名为Sveinsson脉络膜视网膜萎缩。通过连锁分析,缺陷已被定位到11p15区域的病变[182,183]。

19.9 隐匿性黄斑营养不良

该病由Miyake等最先描述,常染色体显性遗传的表现为进行性中心性视力丧失,眼底和荧光血管造影正常(图19.33),渐进性色觉缺陷,全视野ERG正常,但图形ERG和多焦点ERG异常[185,186,187]。自最初报道以来,仅有几例零散的病例报道,表明这种疾病可能有多种病因或多变的外显率[188]。发病年龄11~45岁,大多数在25岁以后。患者发现中心视力和色彩辨别的能力逐渐困难。他们经常无法区分交通灯颜色,并经常闯红灯。眼底检查和荧光素血管造影正常。然而,OCT显示锥细胞外节的颗粒/碎片样条带和外核层、椭圆体带和锥细胞外节尖端(COST)线信号强度降低(图19.34)[189,190,191,192]。全视野ERG正常,但多焦ERG的中央六边形显示振幅下降。一些常染色体显性遗传隐匿性黄斑营养不良家族中发现了RP1L1基因缺陷[193,194]。已知该基因还与色素性视网膜炎的某些类型相关。尽管这种情况最常见于日本,但在意大利、欧洲其他地区、美国、韩国等东南亚国家亦可见家系和散发病例。

19.10 显性囊样黄斑水肿

Deutman等于1976年首次描述了3个家系,特

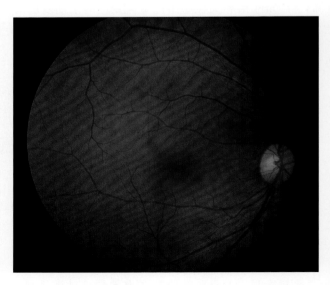

图19.33　1例42岁韩国女性,难以分辨红绿灯视力下降到20/70,眼底正常。

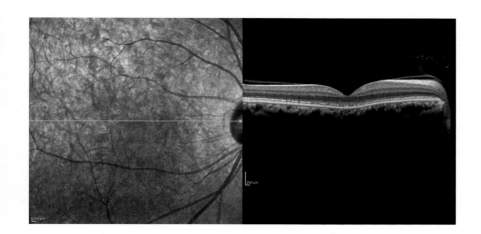

图 19.34　中心视锥细胞数量减少，椭圆体带和 COST 线碎片化。

征为由于黄斑周围毛细血管渗漏引起的典型黄斑囊样水肿。其他特征是遍布后极的弥漫性视网膜毛细血管渗漏，玻璃体内白色点状沉积物，ERG 正常，EOG 低于正常，中度至高度远视。在更晚期，黄斑形成中心区"金属撞击"萎缩，常发生斜视[195]。随后，Fishman 等在 4 例希腊血统患者证实了类似发现[196]。

该病发病于童年早期。在第 1 阶段，小于 20 岁的患者黄斑集聚充满液体的囊性空间。在第 2 阶段，轻度至中度脉络膜视网膜萎缩开始，囊性空间的大小和数量减少。到第 3 阶段，大多数患者都在 50 岁左右，显示明显的黄斑萎缩和色素沉积[197]。基因位点已被定位到 7p15.3 但仍未发现基因。

诊断基于检查一个家系内多代成员。该病很容易被误诊为中央晕轮状脉络膜营养不良（也是常染色体显性遗传）、没有斑点的 Stargardt 病、视锥细胞营养不良，或羟氯喹和氯喹毒性黄斑病变晚期。家族史提示显性遗传，且家庭年轻成员发现囊腔对于诊断是必要的[198]。

参考文献

[1] Weingeist TA, Kobrin JL, Watzke RC. Histopathology of Best's macular dystrophy. Arch Ophthalmol. 1982; 100(7):1108–1114

[2] Pece A, Gaspari G, Avanza P, Magni R, Brancato R. Best's multiple vitelliform degeneration. Int Ophthalmol. 1992; 16(6):459–464

[3] Noble KG, Scher BM, Carr RE. Polymorphous presentations in vitelliform macular dystrophy: subretinal neovascularisation and central choroidal atrophy. Br J Ophthalmol. 1978; 62(8):561–570

[4] Morse PH, MacLean AL. Fluorescein fundus studies in hereditary vitelliruptive macular degeneration. Am J Ophthalmol. 1968; 66(3):485–494

[5] Mohler CW, Fine SL. Long-term evaluation of patients with Best's vitelliform dystrophy. Ophthalmology. 1981; 88(7):688–692

[6] Miller SA, Bresnick GH, Chandra SR. Choroidal neovascular membrane in Best's vitelliform macular dystrophy. Am J Ophthalmol. 1976; 82(2):252–255

[7] Miller SA. Fluorescence in Best's vitelliform dystrophy, lipofuscin, and fundus flavimaculatus. Br J Ophthalmol. 1978; 62(4):256–260

[8] Massof RW, Fleischman JA, Fine SL, Yoder F. Flicker fusion thresholds in Best macular dystrophy. Arch Ophthalmol. 1977; 95(6):991–994

[9] Maloney WF, Robertson DM, Duboff SM. Hereditary vitelliform macular degeneration: variable fundus findings within a single pedigree. Arch Ophthalmol. 1977; 95(6):979–983

[10] Krill AE, Morse PA, Potts AM, Klien BA. Hereditary vitelliruptive macular degeneration. Am J Ophthalmol. 1966; 61(6):1405–1415

[11] Kraushar MF, Margolis S, Morse PH, Nugent ME. Pseudohypopyon in Best's vitelliform macular dystrophy. Am J Ophthalmol. 1982; 94(1):30–37

[12] Gass JDM. Stereoscopic Atlas of Macular Diseases—Diagnosis and Treatment 2nd ed. St. Louis, MO: CV Mosby; 1977

[13] Frangieh GT, Green WR, Fine SL. A histopathologic study of Best's macular dystrophy. Arch Ophthalmol. 1982; 100(7):1115–1121

[14] François J, De Rouck A, Fernandez-Sasso D. Electro-oculography in macular degeneration [in French]. Bull Soc Belge Ophtalmol. 1966; 143:547–552

[15] Fishman GA, Ward LM, Rusin MM. Vitreous fluorophotometry in patients with Best's macular dystrophy. Retina. 1990; 10(2):102–104

[16] Fishman GA, Baca W, Alexander KR, Derlacki DJ, Glenn AM, Viana M. Visual acuity in patients with best vitelliform macular dystrophy. Ophthalmology. 1993; 100(11):1665–1670

[17] Deutman AF. The Hereditary Dystrophies of the Posterior Pole of the Eye. Assen: Van Gorcum; 1971:198

[18] Curry HF, Jr, Moorman LT. Fluorescein photography of vitelliform macular degeneration. Arch Ophthalmol. 1968; 79(6):705–709

[19] Cross HE, Bard L. Electro-oculography in Best's macular dystrophy. Am J Ophthalmol. 1974; 77(1):46–50

[20] Cavender JC. Best's macular dystrophy. Arch Ophthalmol. 1982; 100(7):1067

[21] Birndorf LA, Dawson WW. A normal electrooculogram in a patient with a typical vitelliform macular lesion. Invest Ophthalmol. 1973; 12(11):830–833

[22] Best F. Über eine hereditäre Maculaaffektion; Beitrag zur Vererbungslehre. Z Augenheilkd. 1905; 13:199–212

[23] Berkley WL, Bussey FR. Heredodegeneration of the macula. Am J Ophthalmol. 1949; 32(3):361–365

[24] Benson WE, Kolker AE, Enoch JM, Van Loo JA, Jr, Honda Y. Best's vitelliform macular dystrophy. Am J Ophthalmol. 1975; 79(1):59–66

[25] Barricks ME. Vitelliform lesions developing in normal fundi. Am J Ophthalmol. 1977; 83(3):324–327

[26] Bard LA, Cross HE. Genetic counseling of families with Best macular dystrophy. Trans Sect Ophthalmol Am Acad Ophthalmol Otolaryngol. 1975; 79(6): OP865–OP873

[27] Anderson SR, ed. Ocular pathology in hereditary (vitelliform) macular degeneration. In: European Ophthalmic Pathology Society meeting; May 28, 1970; Ghent, Belgium

[28] Petrukhin K, Koisti MJ, Bakall B, et al. Identification of the gene responsible for Best macular dystrophy. Nat Genet. 1998; 19(3):241–247

[29] Boon CJ, Klevering BJ, Leroy BP, Hoyng CB, Keunen JE, den Hollander AI. The spectrum of ocular phenotypes caused by mutations in the BEST1 gene. Prog Retin Eye Res. 2009; 28(3):187–205

[30] Yu K, Qu Z, Cui Y, Hartzell HC. Chloride channel activity of bestrophin mutants associated with mild or late-onset macular degeneration. Invest Ophthalmol Vis Sci. 2007; 48(10):4694–4705

[31] Boon CJ, Klevering BJ, den Hollander AI, et al. Clinical and genetic heterogeneity in multifocal vitelliform dystrophy. Arch Ophthalmol. 2007; 125

(8):1100–1106

[32] Bakall B, Marknell T, Ingvast S, et al. The mutation spectrum of the bestrophin protein–functional implications. Hum Genet. 1999; 104(5):383–389

[33] Hartzell HC, Qu Z, Yu K, Xiao Q, Chien LT. Molecular physiology of bestrophins: multifunctional membrane proteins linked to best disease and other retinopathies. Physiol Rev. 2008; 88(2):639–672

[34] Hartzell C, Qu Z, Putzier I, Artinian L, Chien LT, Cui Y. Looking chloride channels straight in the eye: bestrophins, lipofuscinosis, and retinal degeneration. Physiology (Bethesda). 2005; 20:292–302

[35] Spaide RF, Noble K, Morgan A, Freund KB. Vitelliform macular dystrophy. Ophthalmology. 2006; 113(8):1392–1400

[36] Schachat AP, de la Cruz Z, Green WR, Patz A. Macular hole and retinal detachment in Best's disease. Retina. 1985; 5(1):22–25

[37] Miller SA. Multifocal Best's vitelliform dystrophy. Arch Ophthalmol. 1977; 95(6):984–990

[38] Thu T, Chan WM, Dung D, Huan P, Lam DS. A large macular hole in a young patient with Best's disease. Clin Experiment Ophthalmol. 2003; 31(6):539–540

[39] Bakall B, Radu RA, Stanton JB, et al. Enhanced accumulation of A2E in individuals homozygous or heterozygous for mutations in BEST1 (VMD2). Exp Eye Res. 2007; 85(1):34–43

[40] Spaide R. Autofluorescence from the outer retina and subretinal space: hypothesis and review. Retina. 2008; 28(1):5–35

[41] Forsman K, Graff C, Nordström S, et al. The gene for Best's macular dystrophy is located at 11q13 in a Swedish family. Clin Genet. 1992; 42(3):156–159

[42] Yoder FE, Cross HE, Chase GA, et al. Linkage studies of Best's macular dystrophy. Clin Genet. 1988; 34(1):26–30

[43] Kaufman SJ, Goldberg MF, Orth DH, Fishman GA, Tessler H, Mizuno K. Autosomal dominant vitreoretinochoroidopathy. Arch Ophthalmol. 1982; 100(2):272–278

[44] Chen CJ, Goldberg MF. Progressive cone dysfunction and geographic atrophy of the macula in late stage autosomal dominant vitreoretinochoroidopathy (ADVIRC). Ophthalmic Genet. 2016; 37(1):81–85

[45] Yardley J, Leroy BP, Hart-Holden N, et al. Mutations of VMD2 splicing regulators cause nanophthalmos and autosomal dominant vitreoretinochoroidopathy (ADVIRC). Invest Ophthalmol Vis Sci. 2004; 45(10):3683–3689

[46] Burgess R, MacLaren RE, Davidson AE, et al. ADVIRC is caused by distinct mutations in BEST1 that alter pre-mRNA splicing. J Med Genet. 2009; 46(9):620–625

[47] Reddy MA, Francis PJ, Berry V, et al. A clinical and molecular genetic study of a rare dominantly inherited syndrome (MRCS) comprising of microcornea, rod-cone dystrophy, cataract, and posterior staphyloma. Br J Ophthalmol. 2003; 87(2):197–202

[48] Burgess R, Millar ID, Leroy BP, et al. Biallelic mutation of BEST1 causes a distinct retinopathy in humans. Am J Hum Genet. 2008; 82(1):19–31

[49] Gerth C, Zawadzki RJ, Werner JS, Héon E. Detailed analysis of retinal function and morphology in a patient with autosomal recessive bestrophinopathy (ARB). Doc Ophthalmol. 2009; 118(3):239–246

[50] Fletcher RC, Jampol LM, Rimm W. An unusual presentation of Best's disease. Br J Ophthalmol. 1977; 61(11):719–721

[51] Wiznia RA, Perina B, Noble KG. Vitelliform macular dystrophy of late onset. Br J Ophthalmol. 1981; 65(12):866–868

[52] Watzke RC, Folk JC, Lang RM. Pattern dystrophy of the retinal pigment epithelium. Ophthalmology. 1982; 89(12):1400–1406

[53] Vine AK, Schatz H. Adult-onset foveomacular pigment epithelial dystrophy. Am J Ophthalmol. 1980; 89(5):680–691

[54] Slezak H, Hommer K. Fundus pulverulentus [in German]. Albrecht Von Graefes Arch Klin Exp Ophthalmol. 1969; 178(2):176–182

[55] Skalka HW. Vitelliform macular lesions. Br J Ophthalmol. 1981; 65(3):180–183

[56] Sjögren H. Dystrophia reticularis laminae pigmentosae retinae, an earlier not described hereditary eye disease. Acta Ophthalmol (Copenh). 1950; 28(3):279–295

[57] Singerman LJ, Berkow JW, Patz A. Dominant slowly progressive macular dystrophy. Am J Ophthalmol. 1977; 83(5):680–693

[58] Shiono T, Ishikawa A, Hara S, Tamai M. Pattern dystrophy of the retinal pigment epithelium. Retina. 1990; 10(4):251–254

[59] Sabates R, Pruett RC, Hirose T. Pseudovitelliform macular degeneration. Retina. 1982; 2(4):197–205

[60] Patrinely JR, Lewis RA, Font RL. Foveomacular vitelliform dystrophy, adult type. A clinicopathologic study including electron microscopic observations. Ophthalmology. 1985; 92(12):1712–1718

[61] O'Donnell FE, Schatz H, Reid P, Green WR. Autosomal dominant dystrophy of the retinal pigment epithelium. Arch Ophthalmol. 1979; 97(4):680–683

[62] Mejia JR, Gieser RG. Sporadic butterfly macular dystrophy. Ann Ophthalmol. 1981; 13(11):1253–1254

[63] Mesker RP, Oosterhuis JA, Delleman JW. A retinal lesion resembling Sjögren's dystrophia reticularis laminae pigmentosae retinae. In: Winkelman JE, Crone RA, eds. Perspectives in Ophthalmology. Vol. II. Amsterdam: Excerpta Medica; 1970: 40–5

[64] Marmor MF. "Vitelliform" lesions in adults. Ann Ophthalmol. 1979; 11(11):1705–1712

[65] Marmor MF, Byers B. Pattern dystrophy of the pigment epithelium. Am J Ophthalmol. 1977; 84(1):32–44

[66] Kingham JD, Fenzl RE, Willerson D, Aaberg TM. Reticular dystrophy of the retinal pigment epithelium. A clinical and electrophysiologic study of three generations. Arch Ophthalmol. 1978; 96(7):1177–1184

[67] Kingham JD, Lochen GP. Vitelliform macular degeneration. Am J Ophthalmol.. 1977; 84:526–5–31

[68] Hsieh RC, Fine BS, Lyons JS. Patterned dystrophies of the retinal pigment epithelium. Arch Ophthalmol. 1977; 95(3):429–435

[69] Hodes BL, Feiner LA, Sherman SH, Cunningham D. Progression of pseudovitelliform macular dystrophy. Arch Ophthalmol. 1984; 102(3):381–383

[70] Hittner HM, Ferrell RE, Borda RP, Justice J, Jr. Atypical vitelliform macular dystrophy in a 5-generation family. Br J Ophthalmol. 1984; 68(3):199–207

[71] Gutman I, Walsh JB, Henkind P. Vitelliform macular dystrophy and butterfly-shaped epithelial dystrophy: a continuum? Br J Ophthalmol. 1982; 66(3):170–173

[72] Gass JD. A clinicopathologic study of a peculiar foveomacular dystrophy. Trans Am Ophthalmol Soc. 1974; 72:139–156

[73] Gass JDM. Dominantly inherited adult form of vitelliform foveomacular dystrophy. In: Fine SL, Owens SL, eds. Management of Retinal Vascular and Macular Disorders. Baltimore, MD: Williams & Wilkins; 1983:182–186

[74] Girard P, Setbon G, Forest A, Coscas G. Macroreticular and butterfly shaped dystrophies of the retinal pigment epithelium [author's transl.; in French]. J Fr Ophtalmol. 1980; 3(2):101–108

[75] Fishman GA, Trimble S, Rabb MF, Fishman M. Pseudovitelliform macular degeneration. Arch Ophthalmol. 1977; 95(1):73–76

[76] Fishman GA, Woolf MB, Goldberg MF, Busse B. Reticular tapeto-retinal dystrophy. As a possible late stage of Sjögren's reticular dystrophy. Br J Ophthalmol. 1976; 60(1):35–40

[77] Deutman AF, Rümke AML. Reticular dystrophy of the retinal pigment epithelium. Dystrophia reticularis laminae pigmentosa retinae of H. Sjogren. Arch Ophthalmol. 1969; 82(1):4–9

[78] Deutman AF, van Blommestein JDA, Henkes HE, Waardenburg PJ, Solleveld-van Driest E. Butterfly-shaped pigment dystrophy of the fovea. Arch Ophthalmol. 1970; 83(5):558–569

[79] Epstein GA, Rabb MF. Adult vitelliform macular degeneration: diagnosis and natural history. Br J Ophthalmol. 1980; 64(10):733–740

[80] de Jong PTVM, Delleman JW. Pigment epithelial pattern dystrophy. Four different manifestations in a family. Arch Ophthalmol. 1982; 100(9):1416–1421

[81] Cortin P, Archer D, Maumenee IH, Feiock K, Speros P. A patterned macular dystrophy with yellow plaques and atrophic changes. Br J Ophthalmol. 1980; 64(2):127–134

[82] Chopdar A. Reticular dystrophy of retina. Br J Ophthalmol. 1976; 60(5):342–344

[83] Burgess D. Subretinal neovascularization in a pattern dystrophy of the retinal pigment epithelium. Retina. 1981; 1(3):151–155

[84] Bloom LH, Swanson DE, Bird AC. Adult vitelliform macular degeneration. Br J Ophthalmol. 1981; 65(11):800–801

[85] Ayazi S, Fagan R. Pattern dystrophy of the pigment epithelium. Retina. 1981; 1(4):287–289

[86] Renner AB, Fiebig BS, Weber BH, et al. Phenotypic variability and long-term follow-up of patients with known and novel PRPH2/RDS gene mutations. Am J Ophthalmol. 2009; 147(3):518–530.e1

[87] Zhuk SA, Edwards AO. Peripherin/RDS and VMD2 mutations in macular dystrophies with adult-onset vitelliform lesion. Mol Vis. 2006; 12:811–815

[88] Wells J, Wroblewski J, Keen J, et al. Mutations in the human retinal degeneration slow (RDS) gene can cause either retinitis pigmentosa or macular dystrophy. Nat Genet. 1993; 3(3):213–218

[89] Nichols BE, Sheffield VC, Vandenburgh K, Drack AV, Kimura AE, Stone EM, et al. Butterfly-shaped pigment dystrophy of the fovea caused by a point mutation in codon 167 of the RDS gene. Nat Genet. 1993; 3(3):202–207

[90] Feist RM, White MF, Jr, Skalka H, Stone EM. Choroidal neovascularization in a patient with adult foveomacular dystrophy and a mutation in the retinal degeneration slow gene (Pro 210 Arg). Am J Ophthalmol. 1994; 118(2):259–260

[91] Gorin MB, Jackson KE, Ferrell RE, et al. A peripherin/retinal degeneration

slow mutation (Pro-210-Arg) associated with macular and peripheral retinal degeneration. Ophthalmology. 1995; 102(2):246–255

[92] Weleber RG, Carr RE, Murphey WH, Sheffield VC, Stone EM. Phenotypic variation including retinitis pigmentosa, pattern dystrophy, and fundus flavimaculatus in a single family with a deletion of codon 153 or 154 of the peripherin/RDS gene. Arch Ophthalmol. 1993; 111(11):1531–1542

[93] Gamundi MJ, Hernan I, Muntanyola M, et al. High prevalence of mutations in peripherin/RDS in autosomal dominant macular dystrophies in a Spanish population. Mol Vis. 2007; 13:1031–1037

[94] Testa F, Marini V, Rossi S, et al. A novel mutation in the RDS gene in an Italian family with pattern dystrophy. Br J Ophthalmol. 2005; 89(8):1066–1068

[95] Francis PJ, Schultz DW, Gregory AM, et al. Genetic and phenotypic heterogeneity in pattern dystrophy. Br J Ophthalmol. 2005; 89(9):1115–1119

[96] Yang Z, Li Y, Jiang L, et al. A novel RDS/peripherin gene mutation associated with diverse macular phenotypes. Ophthalmic Genet. 2004; 25(2):133–145

[97] van Lith-Verhoeven JJ, van den Helm B, Deutman AF, et al. A peculiar autosomal dominant macular dystrophy caused by an asparagine deletion at codon 169 in the peripherin/RDS gene. Arch Ophthalmol. 2003; 121(10):1452–1457

[98] Boon CJ, den Hollander AI, Hoyng CB, Cremers FP, Klevering BJ, Keunen JE. The spectrum of retinal dystrophies caused by mutations in the peripherin/RDS gene. Prog Retin Eye Res. 2008; 27(2):213–235

[99] Conley S, Nour M, Fliesler SJ, Naash MI. Late-onset cone photoreceptor degeneration induced by R172 W mutation in Rds and partial rescue by gene supplementation. Invest Ophthalmol Vis Sci. 2007; 48(12):5397–5407

[100] Keilhauer CN, Meigen T, Stöhr H, Weber BH. Late-onset central areolar choroidal dystrophy caused by a heterozygous frame-shift mutation affecting codon 307 of the peripherin/RDS gene. Ophthalmic Genet. 2006; 27(4):139–144

[101] Yang Z, Lin W, Moshfeghi DM, et al. A novel mutation in the RDS/Peripherin gene causes adult-onset foveomacular dystrophy. Am J Ophthalmol. 2003; 135(2):213–218

[102] Giuffrè G. Autosomal dominant pattern dystrophy of the retinal pigment epithelium. Intrafamilial variability. Retina. 1988; 8(3):169–173

[103] Aaberg TM, Han DP. Evaluation of phenotypic similarities between Stargardt flavimaculatus and retinal pigment epithelial pattern dystrophies. Trans Am Ophthalmol Soc. 1987; 85:101–119

[104] Lopez PF, Aaberg TM. Phenotypic similarities between Stargardt's flavimaculatus and pattern dystrophies. Aust N Z J Ophthalmol. 1992; 20(3):163–171

[105] McDonnell PJ, Kivlin JD, Maumenee IH, Green WR. Fundus flavimaculatus without maculopathy. A clinicopathologic study. Ophthalmology. 1986; 93(1):116–119

[106] Agarwal A, Patel P, Adkins T, Gass JD. Spectrum of pattern dystrophy in pseudoxanthoma elasticum. Arch Ophthalmol. 2005; 123(7):923–928

[107] Lim JI, Enger C, Fine SL. Foveomacular dystrophy. Am J Ophthalmol. 1994; 117(1):1–6

[108] Noble KG, Chang S. Adult vitelliform macular degeneration progressing to full-thickness macular hole. Arch Ophthalmol. 1991; 109(3):325

[109] Jaffe GJ, Schatz H. Histopathologic features of adult-onset foveomacular pigment epithelial dystrophy. Arch Ophthalmol. 1988; 106(7):958–960

[110] Finger RP, Charbel Issa P, Ladewig MS, et al. Pseudoxanthoma elasticum: genetics, clinical manifestations and therapeutic approaches. Surv Ophthalmol. 2009; 54(2):272–285

[111] Li Volti S, Avitabile T, Li Volti G, et al. Optic disc drusen, angioid streaks, and mottled fundus in various combinations in a Sicilian family. Graefes Arch Clin Exp Ophthalmol. 2002; 240(9):771–776

[112] McDonald HR, Schatz H, Aaberg TM. Reticular-like pigmentary patterns in pseudoxanthoma elasticum. Ophthalmology. 1988; 95(3):306–311

[113] Leonardy NJ, Harbin RL, Sternberg P, Jr. Pattern dystrophy of the retinal pigment epithelium in a patient with McArdle's disease. Am J Ophthalmol. 1988; 106(6):741–742

[114] Stargardt K. Über familiäre, progressive Degeneration in der Maculagegend des Auges. Albrecht Von Graefes Archiv für Ophthalmologie. 1909; 71(3):534–550

[115] Franceschetti A. Über tapeto-retinale Degenerationen im Kindesalter Dritter Fortbildungskurs der Deutschen Ophthalmologischen Gesellschaft, Hamburg, 1962. In: Sautter H, ed. Entwicklung und Fortschritt in der Augenheilkunde. Stuttgart: Enke; 1963:107

[116] Franceschetti A. A special form of tapetoretinal degeneration: fundus flavimaculatus. Trans Am Acad Ophthalmol Otolaryngol. 1965; 69(6):1048–1053

[117] Anmarkrud N. Fundus fluorescein angiography in fundus flavimaculatus and Stargardts disease. Acta Ophthalmol (Copenh). 1979; 57(2):172–182

[118] Leys A, Van De Sompel W. Dark choroid in cone-rod dystrophy. Eur J Ophthalmol. 1992; 2(1):39–40

[119] Iijima H, Gohdo T, Hosaka O. Fundus flavimaculatus with severely reduced cone electroretinogram. Jpn J Ophthalmol. 1992; 36(3):249–256

[120] Hadden OB, Gass JDM. Fundus flavimaculatus and Stargardt's disease. Am J Ophthalmol. 1976; 82(4):527–539

[121] Bottoni F, Fatigati G, Carlevaro G, De Molfetta V. Fundus flavimaculatus and subretinal neovascularization. Graefes Arch Clin Exp Ophthalmol. 1992; 230(5):498–500

[122] Leveille AS, Morse PH, Burch JV. Fundus flavimaculatus and subretinal neovascularization. Ann Ophthalmol. 1982; 14(4):331–334

[123] Klein R, Lewis RA, Meyers SM, Myers FL. Subretinal neovascularization associated with fundus flavimaculatus. Arch Ophthalmol. 1978; 96(11):2054–2057

[124] Klien BA, Krill AE. Fundus flavimaculatus. Clinical, functional and histopathologic observations. Am J Ophthalmol. 1967; 64(1):3–23

[125] Krill AE, Klien BA. Flecked retina syndrome. Arch Ophthalmol. 1965; 74(4):496–508

[126] Fishman GA, Farbman JS, Alexander KR. Delayed rod dark adaptation in patients with Stargardt's disease. Ophthalmology. 1991; 98(6):957–962

[127] Stone EM, Nichols BE, Kimura AE, Weingeist TA, Drack A, Sheffield VC. Clinical features of a Stargardt-like dominant progressive macular dystrophy with genetic linkage to chromosome 6q. Arch Ophthalmol. 1994; 112(6):765–772

[128] Zhang K, Bither PP, Park R, Donoso LA, Seidman JG, Seidman CE. A dominant Stargardt's macular dystrophy locus maps to chromosome 13q34. Arch Ophthalmol. 1994; 112(6):759–764

[129] Moloney JBM, Mooney DJ, O'Connor MA. Retinal function in Stargardt's disease and fundus flavimaculatus. Am J Ophthalmol. 1983; 96(1):57–65

[130] Itabashi R, Katsumi O, Mehta MC, Wajima R, Tamai M, Hirose T. Stargardt's disease/fundus flavimaculatus: psychophysical and electrophysiologic results. Graefes Arch Clin Exp Ophthalmol. 1993; 231(10):555–562

[131] Steinmetz RL, Garner A, Maguire JI, Bird AC. Histopathology of incipient fundus flavimaculatus. Ophthalmology. 1991; 98(6):953–956

[132] Newell FW, Krill AE, Farkas TG. Drusen and fundus flavimaculatus: clinical, functional, and histologic characteristics. Trans Am Acad Ophthalmol Otolaryngol. 1972; 76(1):88–100

[133] Lopez PF, Maumenee IH, de la Cruz Z, Green WR. Autosomal-dominant fundus flavimaculatus. Clinicopathologic correlation. Ophthalmology. 1990; 97(6):798–809

[134] Eagle RC, Jr, Lucier AC, Bernardino VB, Jr, Yanoff M. Retinal pigment epithelial abnormalities in fundus flavimaculatus: a light and electron microscopic study. Ophthalmology. 1980; 87(12):1189–1200

[135] Birnbach CD, Järveläinen M, Possin DE, Milam AH. Histopathology and immunocytochemistry of the neurosensory retina in fundus flavimaculatus. Ophthalmology. 1994; 101(7):1211–1219

[136] Maumenee IH, Maumenee AE, eds. Fundus flavimaculatus; clinical, genetic, and pathologic observations. Blutzirkulation in der Uvea, in der Netzhaut und im Sehnerven (Physiologie und Pathologie). In: 5th Congress of the European Society of Ophthalmology; April 5–9, 1976; Hamburg. Stuttgart: Enke; 1978:80–82

[137] Cibis GW, Morey M, Harris DJ. Dominantly inherited macular dystrophy with flecks (Stargardt). Arch Ophthalmol. 1980; 98(10):1785–1789

[138] Kaplan J, Gerber S, Larget-Piet D, et al. A gene for Stargardt's disease (fundus flavimaculatus) maps to the short arm of chromosome 1. Nat Genet. 1993; 5(3):308–311

[139] Forni S, Babel J. Clinical and histological study of the disease of Leventina. Disease belonging to the group of hyaline degenerescences of the posterior pole [in French]. Ophthalmologica. 1962; 143:313–322

[140] Gass JDM. Stereoscopic Atlas of Macular Diseases—Diagnosis and Treatment. 3rd ed. St. Louis, MO: CV Mosby; 1987

[141] Haimovici R, Wroblewski J, Piguet B, et al. Symptomatic abnormalities of dark adaptation in patients with EFEMP1 retinal dystrophy (Malattia Leventinese/Doyne honeycomb retinal dystrophy). Eye (Lond). 2002; 16(1):7–15

[142] Miyanaga Y, Mizutani T, Yamanishi R. A pedigree of Doyne's honeycomb macular degeneration. Jpn J Clin Ophthalmol. 1977; 31:431–435

[143] Piguet B, Haimovici R, Bird AC. Dominantly inherited drusen represent more than one disorder: a historical review. Eye (Lond). 1995; 9(Pt 1):34–41

[144] Evans K, Gregory CY, Wijesuriya SD, et al. Assessment of the phenotypic range seen in Doyne honeycomb retinal dystrophy. Arch Ophthalmol. 1997; 115(7):904–910

[145] Souied EH, Leveziel N, Querques G, Darmon J, Coscas G, Soubrane G. Indocyanine green angiography features of Malattia leventinese. Br J Ophthalmol. 2006; 90(3):296–300

[146] Gerth C, Zawadzki RJ, Werner JS, Héon E. Retinal microstructure in patients with EFEMP1 retinal dystrophy evaluated by Fourier domain OCT. Eye (Lond). 2009; 23(2):480–483

[147] Souied EH, Leveziel N, Letien V, Darmon J, Coscas G, Soubrane G. Optical coherent tomography features of malattia leventinese. Am J Ophthalmol. 2006; 141(2):404–407

[148] Pager CK, Sarin LK, Federman JL, et al. Malattia leventinese presenting with subretinal neovascular membrane and hemorrhage. Am J Ophthalmol. 2001; 131(4):517–518

[149] Dantas MA, Slakter JS, Negrao S, Fonseca RA, Kaga T, Yannuzzi LA. Photodynamic therapy with verteporfin in mallatia leventinese. Ophthalmology. 2002; 109(2):296–301

[150] Toto L, Parodi MB, Baralle F, Casari G, Ravalico G, Romano M. Genetic heterogeneity in Malattia Leventinese. Clin Genet. 2002; 62(5):399–403

[151] Stone EM, Lotery AJ, Munier FL, et al. A single EFEMP1 mutation associated with both Malattia Leventinese and Doyne honeycomb retinal dystrophy. Nat Genet. 1999; 22(2):199–202

[152] Fu L, Garland D, Yang Z, et al. The R345W mutation in EFEMP1 is pathogenic and causes AMD-like deposits in mice. Hum Mol Genet. 2007; 16(20):2411–2422

[153] Matsumoto M, Traboulsi EI. Dominant radial drusen and Arg345Trp EFEMP1 mutation. Am J Ophthalmol. 2001; 131(6):810–812

[154] Dusek J, Streicher T, Schmidt K. Hereditary drusen of Bruch's membrane. II: Studies of semi-thin sections and electron microscopy results [in German]. Klin Monatsbl Augenheilkd. 1982; 181(2):79–83

[155] Agarwal A, Schoenberger SD. Macular caldera in North Carolina macular dystrophy—reply. JAMA Ophthalmol. 2014; 132(6):787

[156] Schoenberger SD, Agarwal A. Intrachoroidal cavitation in North Carolina macular dystrophy. JAMA Ophthalmol. 2013; 131(8):1073–1076

[157] Zhao S, Overbeek PA. Regulation of choroid development by the retinal pigment epithelium. Mol Vis. 2001; 7:277–282

[158] Seko Y, Tanaka Y, Tokoro T. Scleral cell growth is influenced by retinal pigment epithelium in vitro. Graefes Arch Clin Exp Ophthalmol. 1994; 232(9):545–552

[159] Small KW, DeLuca AP, Whitmore SS, et al. North Carolina Macular Dystrophy Is Caused by Dysregulation of the Retinal Transcription Factor PRDM13. Ophthalmology. 2016; 123:9–18

[160] Rohrschneider K, Blankenagel A, Kruse FE, Fendrich T, Völcker HE. Macular function testing in a German pedigree with North Carolina macular dystrophy. Retina. 1998; 18(5):453–459

[161] Reichel MB, Kelsell RE, Fan J, et al. Phenotype of a British North Carolina macular dystrophy family linked to chromosome 6q. Br J Ophthalmol. 1998; 82(10):1162–1168

[162] Small KW, Puech B, Mullen L, Yelchits S. North Carolina macular dystrophy phenotype in France maps to the MCDR1 locus. Mol Vis. 1997; 3:1

[163] Kiernan DF, Shah RJ, Hariprasad SM, et al. Thirty-Year follow-up of an African American family with macular dystrophy of the retina, locus 1 (North Carolina macular dystrophy). Ophthalmology. 2011; 118(7):1435–1443

[164] Rabb MF, Mullen L, Yelchits S, Udar N, Small KW. A North Carolina macular dystrophy phenotype in a Belizean family maps to the MCDR1 locus. Am J Ophthalmol. 1998; 125(4):502–508

[165] Kim SJ, Woo SJ, Yu HG. A Korean family with an early-onset autosomal dominant macular dystrophy resembling North Carolina macular dystrophy. Korean J Ophthalmol. 2006; 20(4):220–224

[166] Michaelides M, Johnson S, Tekriwal AK, et al. An early-onset autosomal dominant macular dystrophy (MCDR3) resembling North Carolina macular dystrophy maps to chromosome 5. Invest Ophthalmol Vis Sci. 2003; 44(5):2178–2183

[167] Francis PJ, Johnson S, Edmunds B, et al. Genetic linkage analysis of a novel syndrome comprising North Carolina-like macular dystrophy and progressive sensorineural hearing loss. Br J Ophthalmol. 2003; 87(7):893–898

[168] Schoenberger SD, Agarwal A. A novel mutation at the N-terminal domain of the TIMP3 gene in Sorsby fundus dystrophy. Retina. 2013; 33(2):429–435

[169] Lotery AJ, Silvestri G, Collins AD. Electrophysiology findings in a large family with central areolar choroidal dystrophy. Doc Ophthalmol. 1998–1999; 97(2):103–119

[170] Hartley KL, Blodi BA, VerHoeve JN. Use of the multifocal electroretinogram in the evaluation of a patient with central areolar choroidal dystrophy. Am J Ophthalmol. 2002; 133(6):852–854

[171] Mansour AM. Central areolar choroidal dystrophy in a family with pseudoachondroplastic spondyloepiphyseal dysplasia. Ophthalmic Paediatr Genet. 1988; 9(1):57–65

[172] Ouechtati F, Belhadj Tahar O, Mhenni A, et al. Central areolar choroidal dystrophy associated with inherited drusen in a multigeneration Tunisian family: exclusion of the PRPH2 gene and the 17p13 locus. J Hum Genet. 2009; 54(10):589–594

[173] Boon CJ, Klevering BJ, Cremers FP, et al. Central areolar choroidal dystrophy. Ophthalmology. 2009; 116(4):771–782, 782.e1

[174] Klevering BJ, Deutman AF, Maugeri A, Cremers FP, Hoyng CB. The spectrum of retinal phenotypes caused by mutations in the ABCA4 gene. Graefes Arch Clin Exp Ophthalmol. 2005; 243(2):90–100

[175] Keilhauer CN, Meigen T, Weber BH. Clinical findings in a multigeneration family with autosomal dominant central areolar choroidal dystrophy associated with an Arg195Leu mutation in the peripherin/RDS gene. Arch Ophthalmol. 2006; 124(7):1020–1027

[176] Babel J. Geographic and helicoid choroidopathies. Clinical and angiographic study; attempted classification [in French]. J Fr Ophtalmol. 1983; 6(12):981–993

[177] Brazitikos PD, Safran AB. Helicoid peripapillary chorioretinal degeneration. Am J Ophthalmol. 1990; 109(3):290–294

[178] Franceschetti A. A curious affection of the fundus oculi: helicoid peripapillar chorioretinal degeneration. Its relation to pigmentary paravenous chorioretinal degeneration. Doc Ophthalmol. 1962; 16:81–110

[179] Rubino A. Su una particolare anomalia bilaterale e simmetrica dello strato pigmentato retinico. Boll Oculist. 1940; 19:318–322

[180] Sveinsson K. Choroiditis areata. Acta Ophthalmol. 1939; 17:73–80

[181] Sveinsson K. Helicoidal peripapillary chorioretinal degeneration. Acta Ophthalmol (Copenh). 1979; 57(1):69–75

[182] Fossdal R, Jonasson F, Kristjansdottir GT, et al. A novel TEAD1 mutation is the causative allele in Sveinsson's chorioretinal atrophy (helicoid peripapillary chorioretinal degeneration). Hum Mol Genet. 2004; 13(9):975–981

[183] Fossdal R, Magnússon L, Weber JL, Jensson O. Mapping the locus of atrophia areata, a helicoid peripapillary chorioretinal degeneration with autosomal dominant inheritance, to chromosome 11p15. Hum Mol Genet. 1995; 4(3):479–483

[184] Miyake Y, Horiguchi M, Tomita N, et al. Occult macular dystrophy. Am J Ophthalmol. 1996; 122(5):644–653

[185] Wildberger H, Niemeyer G, Junghardt A. Multifocal electroretinogram (mfERG) in a family with occult macular dystrophy (OMD). Klin Monatsbl Augenheilkd. 2003; 220(3):111–115

[186] Piao CH, Kondo M, Tanikawa A, Terasaki H, Miyake Y. Multifocal electroretinogram in occult macular dystrophy. Invest Ophthalmol Vis Sci. 2000; 41(2):513–517

[187] Fujii S, Escaño MF, Ishibashi K, Matsuo H, Yamamoto M. Multifocal electroretinography in patients with occult macular dystrophy. Br J Ophthalmol. 1999; 83(7):879–880

[188] Lyons JS. Non-familial occult macular dystrophy. Doc Ophthalmol. 2005; 111(1):49–56

[189] Kitaguchi Y, Kusaka S, Yamaguchi T, Mihashi T, Fujikado T. Detection of photoreceptor disruption by adaptive optics fundus imaging and Fourier-domain optical coherence tomography in eyes with occult macular dystrophy. Clin Ophthalmol. 2011; 5:345–351

[190] Sisk RA, Berrocal AM, Lam BL. Loss of foveal cone photoreceptor outer segments in occult macular dystrophy. Ophthalmic Surg Lasers Imaging. 2010:1–3

[191] Kiernan DF, Mieler WF, Hariprasad SM. Spectral-domain optical coherence tomography: a comparison of modern high-resolution retinal imaging systems. Am J Ophthalmol. 2010; 149(1):18–31

[192] Koizumi H, Maguire JI, Spaide RF. Spectral domain optical coherence tomographic findings of occult macular dystrophy. Ophthalmic Surg Lasers Imaging. 2009; 40(2):174–176

[193] Hayashi T, Gekka T, Kozaki K, et al. Autosomal dominant occult macular dystrophy with an RP1L1 mutation (R45W). Optom Vis Sci. 2012; 89(5):684–691

[194] Akahori M, Tsunoda K, Miyake Y, et al. Dominant mutations in RP1L1 are responsible for occult macular dystrophy. Am J Hum Genet. 2010; 87(3):424–429

[195] Deutman AF, Pinckers AJ, Aan de Kerk AL. Dominantly inherited cystoid macular edema. Am J Ophthalmol. 1976; 82(4):540–548

[196] Fishman GA, Goldberg MF, Trautmann JC. Dominantly inherited cystoid macular edema. Ann Ophthalmol. 1979; 11(1):21–27

[197] Saksens NT, van Huet RA, van Lith-Verhoeven JJ, den Hollander AI, Hoyng CB, Boon CJ. Dominant cystoid macular dystrophy. Ophthalmology. 2015; 122(1):180–191

[198] Schadlu R, Shah GK, Prasad AG. Optical coherence tomography findings in autosomal dominant macular dystrophy. Ophthalmic Surg Lasers Imaging. 2008; 39(1):69–72

第20章
遗传性视网膜变性

Angela M. Herro and Byron L. Lam

20.1 引言

遗传性视网膜变性是在表型和基因型上都涵盖广泛的眼科表现的一组疾病。本章将讨论每个较常见的遗传性视网膜变性的临床表现、诊断评估、治疗和预后因素。涉及 Stargardt 病的临床表现。有关疾病和处理更详细的描述，请参阅第19章。

20.2 锥杆细胞视网膜变性

20.2.1 色素性视网膜炎

色素性视网膜炎(RP)是一组异质性遗传性视网膜变性疾病，其特征是早期杆细胞光感受器功能障碍，然后进行性的视杆和视锥光感受器细胞功能障碍。发病率全球约每4000人中有1人发病，遗传方式有常染色体显性遗传、常染色体隐性遗传(最常见)或X性连锁遗传。RP患者中近50%没有RP家族史，其中绝大多数偶发病例为常染色体隐性遗传。超过85种基因被证实与RP相关，临床表现和严重程度差异较大。超过20种基因变异与RP的常染色体显性遗传有关；20%~30%与RHO（视紫红质）基因突变有关[1]。常染色体隐性遗传中最常见的基因是USH2A，占常染色体隐性遗传病例的10%~15%。最后，X性连锁形式至少与6个基因有关，但RPGR和RP2基因突变占大多数。

临床表现

RP的最常见形式始于夜盲(或称夜盲症)，可描述为夜间无法视觉适应或夜间视觉适应速度非常慢。从童年早期开始，就发现在黑暗条件下难以看清的问题，但在某些患者中可能直到三四十岁才发现。RP也可能表现为周边视力下降，有时会被患者或家属认为笨拙。视力丢失通常发生在早期中周部("环形"暗点)，因为中周部视网膜区域的杆细胞数量最高。随着疾病进展，仅留下小的中央视域。

在RP的很多形式中，很长一段时间内中心视力可能都很好。但是，总体趋势是常染色体显性遗传的中心视力更好，X连锁隐性和常染色体隐性遗传的中心视力则更早丢失。此外，黄斑囊样水肿(CME)和后囊下白内障是RP的所有遗传变种中常见的晚期并发症，并且是为患者提供定期随访的重要原因[2]。屈光不正可能有助于评估遗传模式，因为与X连锁疾病有关的患者更有可能有2D或更高的近视，而那些具有显性遗传的通常是远视。色觉也可能有助于诊断，因为大多数孤立性RP患者红色/绿色视觉正常，或具有蓝锥细胞功能获得性缺陷或蓝色色盲[1]。

RP的经典眼底表现包括经常由胶质增生或视盘上血管减少引起的视盘蜡样苍白，在视网膜色素上皮(RPE)上广泛的呈斑点状或"虫蚀样"状图案，视网膜的反射性(毯样)外观，动脉狭窄，广泛的颗粒样视网膜内的色素，更多骨细胞样分散的色素块或色素沉积物(图20.1)。

精粹

● 尽管到晚期通常可保留中心视力，白内障和CME的形成可能导致较早但可治疗的视力下降。

组织学研究表明,色素来源于 RPE,色素沉积继发于变性的进程,而不是疾病本身进展的因素。随着时间的推移,周边视网膜和黄斑可能会有进展性 RPE 和脉络膜毛细血管萎缩,视盘更苍白,视网膜动脉进一步变窄,直至类似于白线,视网膜色素沉积更多。尽管大多数典型 RP 患者表现出许多或全部上述眼底改变,但仍有形态学差异,仅通过检眼镜评估诊断比较困难。一些 RP 患者眼底没有典型的色素斑块,这以前被称为视网膜炎,可能是 RP 早期表现[2]。据报道,RP 患者比普通人群更多见视盘玻璃疣(图 20.2)[3]。一个案例的组织学检查证实为视盘玻璃疣,而非星形细胞错构瘤[4]。

图 20.1 色素性视网膜炎的典型眼底表现,动脉狭窄,周边骨细胞样色素沉着和视网膜"虫蚀样"外观。

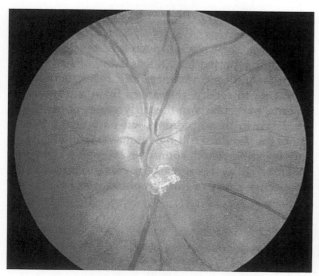

图 20.2 一例患有视网膜色素变性的 17 岁男孩的视盘照片,显示视神经乳头玻璃膜疣。

诊断检查

视野检查可提供有关视力下降的信息,常用的自动视野检查仅限于中心 55°,可能无法提供对患者视野的准确评估。

当中心视力受影响时,CME 和黄斑萎缩很容易通过光学相干断层扫描(OCT)检测到(图 20.3)。考虑到结构-功能关系,OCT 上视网膜外层感光细胞的表现还可以帮助预测视觉障碍的程度,包括视野和视敏度[5]。

RP 早期全视野视网膜电图(ERG)显著下降,因此全视野 ERG 是诊断 RP 的重要工具。坚持 ERG 国际标准至关重要。鉴于 RP 中动态范围,全视野 ERG 可能在某些患者诊断时几乎无法检测到,限制其对 RP 患者进行随访。虽然大多数 RP 患者的全视野 ERG 显示杆锥细胞功能障碍,视杆细胞反应的影响比视锥细胞反应的影响更严重,也会发生锥杆细胞功能障碍。有趣的是,RP 患者未检测到全视野 ERG 反应,不一定代表视网膜功能完全丧失。例如,晚期 RP 患者仅有个小视岛,视力为 20/20,但无法检测到全视野的 ERG 反应[2]。

尽管在典型的 RP 病例中可以看到上述表现,但对于疾病进展速度及其对中心视力的影响,遗传因素之间存在普遍差异[6]。常染色体显性遗传的疾病进展通常较慢,更可能保留视野以及中心视力。X 连锁隐性形式似乎发展最快,到第二个 10 年,显著的周边视野丢失,30 岁以后严重中心视力丧失[2]。

在 RP 的 X 连锁隐性形式中,女性携带者可能在碱化的基础上显示出广泛的改变。

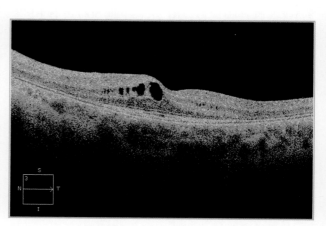

图 20.3 色素性视网膜炎患者的光学相干断层扫描(OCT)显示黄斑囊样水肿。

大多数患者没有眼部主诉，但是可有各种视网膜表现。视网膜表现包括正常外观、弥漫性色素斑块、散在的 RPE 丢失和色素迁移(图 20.4)。一些携带者在中央凹旁区域显示绒毡层状变化。

这些视网膜变化可能随着年龄的增长而进展，某些患者的视功能受到影响。Berson 等[7]证明了 ERG 检查对于确定 X 连锁隐性形式的女性携带者很重要。95% 的病例，发现以下 ERG 异常之一或全部：①锥反应 b 波潜伏期延长；②暗适应反应幅度下降。这些研究对于那些没有视网膜异常但可能是 X 连锁性 RP 携带者的遗传咨询非常重要。

已知 RP 基因型的遗传检查可从多种来源商购获得。因为并非所有的 RP 基因型都已发现，而且检测型实验室之间存在差异，结果可能是阴性。全面的家谱和确定的遗传方式可以提高阳性率。

处理和病程

RP 患者常以为会最终完全失明，但是，大多数患者未完全失明，一小部分人可能会保留一生中非常有用的日间视力。目前还不可能在早期将这些类别分开或预测。治疗患者的误解和恐惧与治疗疾病本身同样重要。

与所有遗传性视网膜变性患者一样，全面的家族史，找出包括受累的、未受累的和潜在的家庭成员携带者，以确定潜在的遗传模式。可以解除患者关心的疾病影响其他家庭成员或未来后代的担忧。基因检查取决于患者的需求。

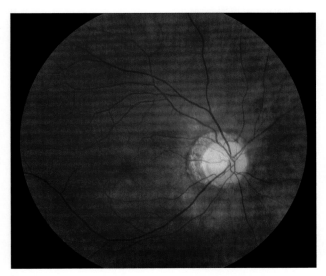

图 20.4　X 连锁性视网膜色素变性携带者的眼底照片显示动脉狭窄和视盘蜡样苍白。

RP 患者如果稳定，至少每 1~2 年进行一次随访。除了标准的眼部检查外，还需要 SD-OCT 检查，尤其是视力急剧下降的患者，因为这预示着可能发生了 CME 或白内障。

已发现每天两次服用乙酰唑胺 125mg 对许多 RP 患者 CME 有效。试用几个月可以确定其效果，可能需要 6 个月才能达到最大效果[8]。在许多研究中，该剂量的范围从 125mg 每两天一次到 500mg 每天一次不等。RP 相关性 CME 的全身和局部用药，包括醋甲唑胺、口服激素疗法如泼尼松龙、玻璃体内皮质类固醇和玻璃体腔内抗血管内皮生长因子药物[9]。Salvatore 等撰写了一篇全面的综述文章，很好地总结了每种疗法的结果，从无效果到仅有形态学作用，到显著改善视力[9]。这些研究不仅限于 RP 患者，包括患有 X 连锁性青少年视网膜劈裂、Usher 综合征和无脉络膜症等[10,11]。多数患有共有的多因素机制，包括解剖异常、血视网膜屏障受损、切线方向的玻璃体牵引，以及视黄素突变[9,10,11]。患者服用药物期间可能会出现反弹性水肿，这些患者实验性停药，再治疗可能会恢复其作用[12]。

约 50% 的 RP 患者可能会发生后极部后囊下白内障，并导致严重的眩光和视力下降。尽管眩光本身也常见，并不是进行白内障手术的充分理由，可能是 RP 患者的常见症状，即使没有白内障，综合眩光增加和视力下降可能使白内障手术成为合理的选择。这样的患者在做出白内障手术决定之前应先测量其潜在视力，因退行性黄斑改变可能妨碍视力改善。RP 患者的悬韧带很可能不太稳定，因此要在手术前对此进行评估并做好张力环植入的准备。最后，RP 患者后囊混浊的发生率较高，一项研究报告的比例为 80%，约 50% 的患者需要进行后囊切开术[13]。

随访 RP 患者最一致的方法是视野评估，Goldmann 视野计比计算机视野计更有用。尽管某些实验室具有进行连续计算机 30Hz 闪烁的锥反应的 ERG 检查来随访这类患者的能力，但这不适用于很多地方。

专业人士就维生素 A 治疗的优缺点进行了大量讨论，Berson 等[14]报告说，接受每天以棕榈酸视黄酯形式存在的 15 000IU 的维生素 A 治疗的 RP 患者，视网膜功能下降的平均速度较没有服用者慢。研究者建议，每天服用 400IU 维生素 E 会对患者

RP 的进程产生负面影响。该报告吸引了很多读者[15]，许多读者甚至怀疑作者的结论，认为很多结论来自 ERG 检查，而非视野或视力。目前看来，这种模式的疗法仍有待商榷。另一种营养疗法是二十二碳六烯酸(DHA)，是一种 ω-3 脂肪酸，对光感受器功能很重要。在一个 X 连锁隐性 RP 患者的 4 年研究中，400mg/d 的 DHA 安全性较高[16]。另一项较大的研究并未显示出因 RP 服用 DHA 补充剂有明显的获益。但是，DHA 的血药浓度达到时视野缺损进展趋势是缓慢的[1]。最近根据对 2013 年的 Cochrane 数据库的回顾得出结论，没有明确的证据表明维生素 A 和(或)DHA 对 RP 患者治疗有益；但是，Cochrane 审核未报告维生素 E 的潜在不良反应[17]。了解了这项研究的结论和争议之后，应在开始维生素 A 治疗，或建议停用维生素 E 之前向患者解释。他们可不必补充维生素 E，但不应禁食含维生素 E 的食物。同样，如果他们想尝试维生素 A 治疗，应该建议患者采用棕榈酸视黄酯，并且每天不超过 15 000IU。

有试验正在进行，来评估基因疗法和干细胞治疗视网膜变性的有效性和安全性。FDA 首次批准的人道主义治疗 RP 是使用植入的视网膜假体，称为 Argus Ⅱ 系统。该设备使用摄像机和植入的视网膜芯片通过电脉冲来传递图像，通过视神经下传到视觉通路传播。目前已在人道主义基础上获得批准，适用于几近无光感或无光感的严重 RP 患者[18]。该设备可使患者感知高对比敏感度的图像和运动，为他们提供更好的昼夜节律，并确定人或物的位置及活动。测试的一些内容包括在白色的田野上定位并触摸正方形，识别大写字母或单词，检测街道路牙子，以及配对黑色、灰色和白色的袜子[18]。

进一步治疗包括在低视力诊所专业治疗、放大镜、闭路电视、增加照明以及预防措施，例如，使用 UVA 和 UVB 防紫外线太阳镜，使用 CPF 550 镜片减少从明处到暗处时的眩光并增强适应能力。

20.2.2 综合征性视网膜色素变性

尽管 RP 通常是单独发生的，但在 20%~30% 的病例中可出现全身性疾病[1]。框 20.1 提供了许多与 RP 相关的综合征或与 RP 类似的视网膜变性。

在某些情况下，已知代谢紊乱疾病，这样他们可以提供基本的视网膜疾病的病原学机制信息。同样，

框 20.1　视网膜色素变性相关的全身性疾病

代谢性疾病

- 脂质异常
  1. 巴森-柯伦茨威格综合征
  2. Refsum 病(婴儿和成人)
  3. 神经元类脂褐藻病(巴滕病)
     a)Hagberg-Santavuori(婴儿早期)
     b)Jansky-Bielschowsky(婴儿期)
     c)Spielmeyer-Vogt(少年)
  4. 其他罕见疾病
     a)霍夫特病
     b)莱特-斯威病
     c)比利牛斯-默兹巴赫病
     d)黏多糖症 Ⅳ
- 黏多糖贮积症(MPS)
  1. MPS Ⅰ-H(Hurler)
  2. MPS Ⅰ-S(Scheie)
  3. MPS Ⅰ-H/S(Hurler-Scheie)
  4. MPS Ⅱ(Hunter)
  5. MPS Ⅲ(Sanfilippo)
- 其他罕见疾病
  1. 草酸中毒
  2. 白化病
  3. 半胱氨酸尿症

神经系统疾病

- Laurence-Moon 综合征
- Bardet-Biedl 综合征
- 遗传性共济失调
  1. 弗里德里希
  2. 皮埃尔·玛丽
  3. 痉挛性截瘫
  4. 苍白变性
  5. 小脑(常染色体显性)
- 线粒体肌病(Kearns-Sayre 综合征)
- Usher 综合征
- 阿斯特罗姆病
- 其他罕见疾病
  1. 考卡因综合征
  2. Charcot-Marie-Tooth 综合征
  3. Flynn-Aird 综合征

4. Marinesco–Sjögren 综合征

肾脏或肝脏疾病

- 髓样囊性疾病(青少年肾病;老年人–Løken 综合征;范科尼综合征)
- Alagille 综合征
- Zellweger 综合征(脑肝肾综合征)
- 肾上腺皮质营养不良

了解这些相关性可能会引导眼科医生注意到全身性疾病。一些更常见的疾病可能需要讨论一些治疗性帮助。Bateman 等[19]的综述文章有更完整的描述,请参见第 22 章。

20.2.3 Usher 综合征

Usher 综合征定义为伴有先天性耳聋的 RP,是最常见的 RP 综合征。这是遗传性聋盲的最常见形式,为常染色体隐性遗传模式,至少由 9 个基因突变引起。

尽管 Usher 综合征通常基于听力学临床表现可分为三种亚型[20],Ⅰ型和Ⅱ型占大多数病例。Ⅰ型被定义为严重的耳聋,通常是先天性的、前庭的症状和早发性 RP。Ⅰ型 Usher 综合征患者通常要到 18 个月大时才会走路。Ⅱ型是部分性耳聋,前庭功能完整,并有较温和的 RP[20]。前两种类型是异质的,可由 8 种不同的基因引起,而Ⅲ型仅与 1 种基因相关[21]。Ⅲ型的特征是进行性听力丧失、前庭功能和视网膜改变[22]。伴有耳聋的其他 RP 综合征见框 20.2。

Usher 综合征的确切发病率难以确定,但对 RP 个体的调查表明,17%的 RP 患者有严重耳聋[21],其中 4%的聋哑学龄儿童有 RP[23],盲聋人群中 50%患有 Usher 综合征[24]。据估计,普通人群中 Usher 综合征的患病率为每 10 万人中 1.8~4.4 人,请记住,这些患者也可能有 CME 相关的视力下降,适合局部多佐胺治疗[11]。

20.2.4 Bardet–Biedl 综合征

1920 年,Bardet[25]描述了一名患有 RP、肥胖和多指的患者。在 1922 年,Biedl[26]添加了两个其他特征,即智力低下和性欲低下。现在,这似乎与 Laurence 和 Moon[27]所描述 60 年前的 4 例 RP 合并截

框 20.2 耳聋和视网膜变性综合征

- Usher
- Alport
- Alström
- Cockayne
- 牙釉质发育不良(Albers–Schönberg)
- Refsum 病(成人和婴儿)
- Waardenburg
- Bardet–Biedl
- Flynn–Aird
- Friedreich 共济失调
- Kearns–Sayre
- Hurler(MPS Ⅰ)
- Marshall

瘫但无多指或肥胖的患者完全不同。这些患者曾经被分类为 Laurence-Moon-Bardet-Biedl 综合征[28]。

大多数患者没有 5 个特征表现,但要确诊时,应有包括 RP 在内的至少 4 个表现。它通常以常染色体隐性形式遗传,已鉴定出 10 多个致病基因。

视网膜变性通常不典型,表现为中心性退行性变和相关的早期中心视力丧失。尽管周边视网膜可能相对正常,通常仅在老年期显示更典型的 RP 变化,ERG 提供了所有阶段广泛视网膜变性的改变。肾脏异常也很常见,一份报告显示 90%的尸检中发生[29]。

20.2.5 神经元蜡样脂褐质沉积症(Batten 病)

目前,Batten 病包括 5 种类型,所有类型以常染色体隐性遗传,基于临床和电子显微(EM)表现分类[30]。尽管生化异常还未知,似乎不同于储存的脂类色素[31]。

电镜特征可识别疾病,基因图谱已将这些疾病定位于单独的染色体区域。在这 5 种类型中,两种最有可能去看眼科医生的是晚期婴儿期（Jansky-Bielschowsky）和青少年期(Spielmeyer-Vogt)。所有疾病特征是在神经元及非神经组织中积累了自发荧光的脂类色素。研究者最初认为存储的物质是老化的色素脂褐素,黄色病理性存储的脂类色素是类固醇,因此将其称为神经元蜡样脂褐质沉积症。但是,

现在认识到储存物质既不是类固醇也不是脂褐素，而是含有自发荧光的脂类色素沉着[32]。组织结构上，可通过皮肤或球结膜活检确诊[33]。

不同类型之间存在临床差异。婴儿型通常在1~1.5岁之间表现出精神和运动异常。看上去正常的儿童广泛的视网膜变性导致很早的视力丧失，提示患有这种疾病。除了黄斑病变为褐色和广泛的视网膜变性，还发现视神经萎缩。晚期婴儿型发病于2岁和4岁，伴有癫痫发作和精神运动恶化。在这种类型，既有视神经萎缩又有广泛的视网膜变性[31]。青少年型是最常见的类型，疾病最开始可能是视力下降。检眼镜发现黄斑变性或牛眼样黄斑病变，可能会误诊为Stargardt病。而ERG表现为广泛的光感受器变性，最终形成类似RP的外观。在躯体上，有进行性精神恶化，偶发癫痫，平均死亡年龄为17岁。

20.2.6 Bassen–Kornzweig 综合征（无β脂蛋白血症）

1950年，首次报道了两兄妹这种综合征的表现[34]，包括畸形的红细胞（棘红细胞增多症）、神经肌肉疾病的共济失调、脂肪耐受不良和RP。一些病例报告中描述的眼底变化区别于典型的RP眼底，为一种分散的深白色的沉积物。有些患者还有斜视和相关的眼球震颤，很可能与中枢神经系统缺陷有关。所有的精神物理学和电生理发现类似于任何广泛的视网膜变性疾病。

尽管这种常染色体隐性遗传疾病最初被认为是由于缺乏β脂蛋白引起的[35]，后来的证据显示代谢紊乱更为普遍，是由编码微粒体甘油三酸酯转运蛋白的基因突变，导致了载脂蛋白（apo）B的缺乏而致病的[36,37]。除了脂肪和胆固醇血清水平低，由于吸收不良，脂溶性维生素（包括维生素A和维生素E）也随之降低。研究表明，维生素A和维生素E补充剂足以将血清维生素A和维生素E升高至正常水平，导致暗适应阈值恢复正常，先前降低的ERG恢复，并有助于减缓视网膜病变[38,39]。但是，视网膜变性是否仅与维生素A缺乏有关，或还有突变本身的其他因果关系。但是，这些改变的逆转与给予大剂量的维生素A治疗同时发生，表明这可能是可治愈的视网膜变性的类型。对于眼科医生而言，重要的是要认识到这种疾病的可能性，并转诊患者需要进行适当检查，例如，粪便样本、血液涂片和脂质检查。

从几个方面来说，这种疾病的视网膜改变临床过程类似于维生素A不足引起的视网膜改变。在这两种情况下，视杆细胞退化都比视锥细胞更早。这被认为是由于视锥色素的合成比视杆细胞更快，因此当维生素A不足时，视锥细胞的需求满足先于视杆细胞。

确定维生素A缺乏是否单独造成无β脂蛋白血症的视网膜变性，重要的是从最早的发病年龄开始，维持患者的血清维生素A正常水平，并使用敏感的反映视网膜功能的检查，例如，ERG检查视网膜功能障碍。经常测量血清维生素A水平也是必要的，因为可能会有波动。

20.2.7 Refsum 病

Refsum病（多神经炎型遗传性共济失调）是一种主要影响神经系统的常染色体隐性遗传疾病。1945年[40]首次报道了这种综合征的特征性表现，如非典型性RP，伴有夜盲症和视野狭窄，慢性多发性神经炎，四肢远端进行性轻度麻痹，皮肤干燥，脑脊液蛋白水平升高，共济失调和其他小脑体征。较少见的表现包括嗅觉缺失、瞳孔异常、白内障、耳聋、心电图改变和骨骼异常。

几乎所有接受研究的患者都存在夜盲症，且是最常见的眼部最初症状，通常发生在30岁之前。视网膜色素沉着通常是斑驳的，非描述性的类型，尽管有时会观察到典型的骨细胞样形状。

在1963年，一种异常的长链脂肪酸在Refsum患者的血清、尿液、肾脏和肝脏中发现[41]。这种脂肪酸-3、7、11、15-四甲基十六碳烯酸（植烷酸）随后在其他患有这种综合征的患者中发现。在异常脂肪酸和相关的非典型RP之间提出了一种有趣的关系。Baum等[42]假设，在正常视网膜中高浓度酯化形式

争论点

● 口服维生素A补充剂可使血清维生素A水平正常化，可以逆转Bassen–Kornzweig综合征的精神物理和电生理异常。尽管对疾病的临床进程的影响还未知，这种逆转表明这可能是可以治愈的RP类型。

的棕榈酸在结构上类似于植烷酸,可能会有干扰(可能是酶促的),伴脂肪酸代谢,或在将棕榈酸掺入维生素 A 之前有视紫红质循环的酯。

大多数 Refsum 病患者的植酸辅酶 A(CoA)羟化酶活性不足,导致植烷酸的累积,植烷酸的血浆水平>200μmol/L,可以确诊。对 Refsum 综合征导致严重神经障碍的患者研究中,在使用低植烷酸饮食后表现出明显的神经功能恢复,且植烷酸的水平正常化[1,43]。尽管报告没有提及患者的眼部情况,对此类患者的更多新研究表明视网膜功能有一定的恢复,疾病过程明显停止[44]。RP 早期婴儿形式[45]已有报道。然而,这组患者的饮食限制没有改善视网膜功能。尽管缺乏长期随访,但这也可能是 RP 的一种可治疗类型。

20.2.8 Kearns–Sayre 综合征(线粒体肌病)

Kearns–Sayre 综合征是线粒体肌病之一,其中线粒体数量增加并变形,累积在骨骼肌(包括眼外肌)、RPE 和心脏中。

慢性进行性眼外肌麻痹是目前最常见的临床表现,不到 20 岁即出现症状。从组织学上讲,受影响的肌肉会显示"红色褴褛肌纤维",是质膜下和肌原纤维之间线粒体的积累。在大多数线粒体肌病病例中,没有其他眼部表现。约 1/3 的患者[46]会出现色素性视网膜病变,但表现差异很大。表现可能包括椒盐样外观,从整个视网膜或仅在周边有,到黄斑变性或 RP 样外观,并都有生理和电生理变化。

1958 年,Kearns 和 Sayre[47]报告了几例 RP,眼外肌麻痹,完全性心脏传导阻滞,后来 Kearns[48]的一篇范围更广的文章指出了这种疾病与心肌病有关。当前尚无可改善疾病的疗法。然而,怀疑这种疾病的患者应检查心电图[49]。

病例报告

一例 26 岁的白种女性,6 年周边视野空白区域病史。视野很难检查,并且认为是她第一次检查结

争论点

- 通过低植烷酸饮食,使 Refsum 病患者升高的植烷酸正常化,可能会改善视网膜功能,停止或减慢疾病的发展。

精粹

- 发现慢性进行性眼外肌麻痹患者有 RP 表现,临床医生应警觉并进行相关的心脏异常的检查。这些体征表现被称为 Kearns–Sayre 综合征。

果不可靠。由于没有任何明显的眼部异常,并且患者非常着急,她被转诊给精神科医生。一年后,再次进行了视野检查,并观察到颞侧盲区。然后患者表现出极度的焦虑反应,具体表现为她对视力不停抱怨,因此再次进行心理治疗。一年后被发现时,在眼底周边视网膜可见狭窄的小动脉,没有任何骨细胞样色素沉着变化。荧光素血管造影正常。再次视野检查由于合作不力而无法评估。该 ERG 证实了疑似 RP 的诊断,在所有测试条件下均显示无响应。毫无疑问,若在临床过程的早期就进行了 ERG 会立即提供 RP 的正确诊断。

20.2.9 Leber 先天性黑矇

Leber 先天性黑矇(LCA)的特征是先天性广泛的视网膜功能障碍,通常是常染色体隐性遗传。Leber[50]最初描述了一群 1 岁以下的儿童,他们患有眼球震颤,视力下降和正常眼底,或提示视网膜变性的各种各样的眼底变化(图 20.5)。LCA 与视网膜发育相关的基因突变至少有 14 个,包括 CEP290、CRB1、GUCY2D、RPE65 等。视力通常稳定或进展缓慢,这与本章其他许多视网膜变性不同。视力从 20/30 到 20/200 到光感,因此可能伴感觉性眼球震颤[51]。瞳孔检查可能显示反应迟钝和轻度光近反射分离。严重异常或熄灭的 ERG 是该疾病的电生理学标志。某些相关的疾病,例如,圆锥角膜(通常由 Franceschetti 综合征导致)、高度远视、智力低下、骨骼异常、肾脏疾病和神经系统异常,已在 LCA 中有所报道。其中一些躯体疾病也可能出现在与 RP 相关的全身性疾病中,如小儿 Refsum 病[45]、神经元蜡样脂褐质沉积症[52]和肾-视网膜综合征[53]。因此,Leber 先天性黑矇这一术语描述这些复杂的情况,往往掩盖了疾病的真正含义。

目前的治疗目标以基因治疗为中心,以减少或去除基本功能的蛋白质(如 RPE65 疾病形式)。正在进行的研究是病毒载体人类 RPE65 基因进行基因

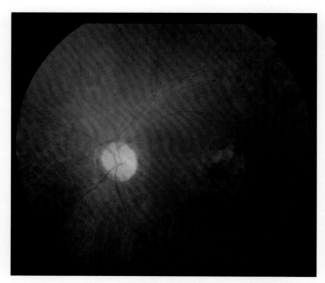

图 20.5　Leber 先天性黑矇患者的眼底照片,表现黄斑斑驳样改变,散在的周边视网膜出现"虫蚀样"外观并带有一些色素聚集,相对保留外周小动脉区域。

治疗。到目前为止,这些研究已经发现视力改善,尽管视网膜持续退化,包括进行性视网膜外层变薄,需要更多的研究来更好地了解疾病多因素的病理学[51,54]。

20.2.10 儿童期发病的视网膜色素变性

这应与前文所述的先天型有所区别,这些儿童正常视力,没有眼球震颤,并具有良好的幼年视觉功能。最重要的是有一例患有早发性 RP(即 3~10 岁)的儿童,需要排除系统疾病,如神经元蜡样脂褐质沉积症或 Batten 病,因为发病率和治疗趋势大不相同。

病例报告

一名 7 岁男孩最初在 5 岁时,因为在学校看黑板困难就诊于眼科医生。父母诉既往无任何病史。在最初的检查中,双眼视力均为 20/50,并且眼科医生发现双眼"黄色的环形的病灶累及黄斑"。该孩子在 1 个月后被转诊接受电生理检查诊断,结果双眼视力均下降到 20/80。检查医生注意到视盘苍白、视网膜萎缩,以及黄斑区"异常的红色盘状病灶"。ERG 基本上为熄灭型,诊断 LCA。

由于视力的进展性丧失,这个孩子初次检查 4 个月后被转诊到我们中心。病史确认孩子在婴儿期看得很好并且没有眼球震颤。右眼的视力下降到 10/400,左眼 20/400。视网膜表现出广泛的颗粒样改

变,狭窄的小动脉,颞侧视盘苍白和轻度的中央凹旁色素沉着。没有观察到色素沉着团块。

该患者被转诊至神经内科,并且研究确诊为神经元蜡样脂褐质沉积症。

评论

一个以前视力很好,没有眼球震颤的幼儿不应被诊断为 LCA。非常迅速的视力丧失和 ERG 提示广泛的视网膜变性改变,必须排除神经元蜡样脂褐质沉积症。怀疑该病时,当看到患者异常的黄斑改变时,应更加怀疑了,因为这是 Batten 病的关键特征。

20.2.11 保留的动脉旁视网膜色素上皮

这更多是疾病的描述性体征,而不是独立的疾病。保留的动脉旁 RPE[55]最常描述为 LCA 的常染色体隐性形式,定位于 1 号染色体、CRB1 基因,具有进展性病程,有黄斑改变引起的早发性失明[56]。疾病的特征标志是邻近和视网膜小动脉下方的 RPE 相对保留(图 20.6)。随着时间的推移,这些保留区消失于疾病过程中。

20.2.12 S 视锥增强综合征

该综合征的命名是因为这种视网膜疾病以独特的 S(蓝色)视锥系统超敏反应为特征[57],表现为对蓝光的敏感性增加,夜视较差和 ERG 不正常。它是来自染色体 15q23 上的 NR2E3 基因常染色体隐性

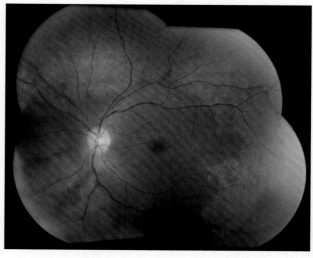

图 20.6　非特异性视锥细胞营养不良患者的眼底照片,显示了保留的小动脉旁视网膜色素上皮的临床体征。

遗传,别名 Goldmann-Favre 综合征。当视网膜变性更为严重并伴有液化的玻璃体时怀疑此病。尽管这种综合征的一些 ERG 反应类似于大多数形式的 RP (缺乏蓝光的暗适应杆反应和显著减少的闪烁光锥反应),以下 ERG 反应区分了这种形式的 RP:在光适应和暗适应条件下,与白色单次闪光的 ERG 反应波形类似,并且观察到来自蓝色光谱端的刺激相较来自长波长光的反应更大。夜盲症发生在生命的早期,眼底异常包括黄斑囊样改变和血管弓附近的色素紊乱(图 20.7)。使用 OCT 成像及眼底自发荧光也可以看到劈裂或囊腔样改变,可以证明这些强自发荧光沿血管弓分布[58]。目前尚无预防视网膜变性的治疗方法,但是,与许多遗传性视网膜营养不相同,局部和(或)口服碳酸酐酶抑制剂治疗也用于 CME[9]。

20.2.13 视锥细胞营养不良症

视锥细胞营养不良症在这里简要讨论。由于黄斑区视锥细胞密度增加,有关黄斑营养不良的讨论见第 19 章。视锥细胞营养不良症是由 6 号染色体上的 GUCA1A 基因引起的进行性营养不良。该突变也与锥-杆细胞营养不良有关,在临床上与前者表现类似。患者通常在儿童期或成年早期就诊,主诉畏光、色觉和中心视力丢失,以及独特的 ERG 表现。

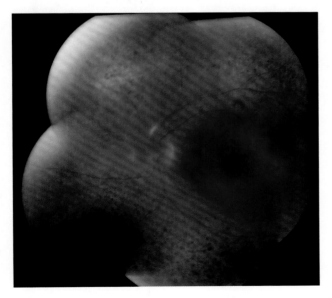

图 20.7　S 视锥增强综合征患者的蒙太奇彩色眼底照片,显示了视网膜色素改变,尤其是血管弓周围,以及由于活动性或消退的囊性黄斑水肿引起的黄斑斑驳。

临床上可看到色素斑点,疾病后期会出现典型的"牛眼样"萎缩图形。在 ERG 测试中,单闪可见光和 30Hz 闪烁光反应降低或无法记录。在大多数情况下,暗视 ERG 和眼电图(EOG)正常。目前尚无这种疾病的治疗方法。然而,针对类似的退行性疾病的基因疗法试验正在进行中,可能也显示出视锥细胞营养不良症的前景。

20.2.14 Stargardt 病

Stargardt 病尽管不是典型的遗传性视网膜变性疾病,它也具有 RP 的某些特征,在某些阶段,可在临床上与 RP 混淆。Stargardt 病通常以常染色体隐性遗传方式遗传,致病基因是 1 号染色体上的 AB-CA4 基因。通常在 10 多岁到 20 多岁就诊,主诉中心视力逐渐降低。它的特征是离散的 RPE 层鱼形斑点,可累及黄斑,有时视野检查可表现为环形暗点,类似于 RP。RPE 变性经常导致这种疾病的光感受器丢失,就像其他获得性黄斑变性一样。早期诊断不清时,OCT 影像学检查有助于发现早期的黄斑病变,图形 ERG 可帮助区分功能下降的层次[59]。电生理检查取决于斑点和萎缩的严重程度,全视野 ERG 通常是正常的,EOG 受到轻微影响。暗适应可能会延迟,因为 ABCA4 基因影响视杆细胞先于视锥细胞。目前正在进行基因疗法和人类胚胎干细胞(hESC)疗法的临床试验,展现了治疗这类疾病的前景。在这些患者中,视网膜下进行 hESC 衍生 RPE 的初步治疗结果,在大约 3 年的随访中具有安全性,大多数眼的视力得到改善或稳定,并且未见异常的细胞增殖[60]。该研究包括两组 Stargardt 病患者和与年龄相关的黄斑变性患者,每组的队列中有三种剂量。正在进行研究利用视网膜下的空间作为使用基因疗法等复杂生物治疗的治疗位置[60]。这种疾病的诊断和治疗详见第 19 章。

20.2.15 与早期脉络膜毛细血管异常相关的疾病

这组疾病显示了脉络膜毛细血管相关的早期异常。但是,仍然未知原发性异常是否在脉络膜毛细血管或 RPE-光感受器复合体。荧光素血管造影中没有脉络膜毛细血管,将其与上一节中的其他疾病和 RP 区别开来。

无脉络膜症

在 1871 年首次把这种广泛的进行性视网膜变性与典型的 RP 区别开来[61]，由 McCulloch 和 McCulloch 确定了 X 连锁隐性遗传方式[62]，因此此病最常见于男性。该综合征已定位到 CHM 基因，并且可以进行基因检测。通常症状首发于 10~20 岁，主诉为夜视能力差。最初的眼底表现为赤道和后极部"椒盐样"色素聚集（图 20.8）。据报道最早可发病于 22 个月[63]。即使在这个阶段，ERG 也已异常，表现为暗反应下降或消失。在色素斑块下，下方脉络膜检眼镜检查可正常，尽管荧光素血管造影可能显示脉络膜毛细血管和脉络膜血管的片状丢失（图 20.9）。后来，中周小面积的 RPE 萎缩，最终融合并向心性进展，直到临床上看到典型的显著的橘红色脉络膜毛细血管。黄斑最后受影响，可以保留相对良好的视力直到疾病晚期。在最后阶段，整个眼底除黄斑外，表现为弥漫性黄白色底层巩膜的反射（图 20.10）。在这个阶段，眼底可能类似于旋涡状萎缩，检眼镜下很难区分。此外，高达 60% 的患者还可发生黄斑囊性水肿，OCT 检查即可看到 CME（图 20.11）[64]。

目前尚不清楚 RP 的传统治疗方法是否对水肿有效，例如，口服或局部使用碳酸酐酶抑制剂。虽然进展速度在各个谱系中可能有所不同，大多数患有

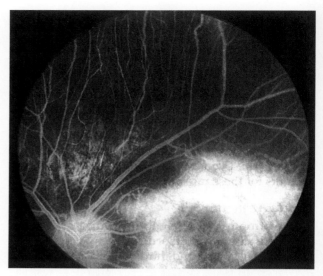

图 20.9　无脉络膜症。荧光血管造影显示脉络膜毛细血管丢失，孤立的保留的视网膜色素上皮和脉络膜毛细血管。

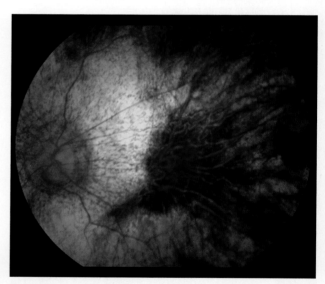

图 20.10　无脉络膜症患者晚期的眼底照片，显示弥漫性黄白色透见底层巩膜，黄斑相对保留。

该病的患者到 35 岁时几乎失去了所有视力[62]。

大多数为 X 连锁疾病的特征，是女性携带者的特定标志；在无脉络膜症中，携带者的眼底改变是独特的疾病特征性标志。通常，这些改变类似于男性患者的疾病早期，即广泛的色素斑点，在中周和黄斑区尤为明显（图 20.12）。尽管眼底表现类似于男性患者，女性携带者视觉功能通常是终身正常的[65]。眼底体征通常是静止的，荧光素血管造影显示脉络膜毛细血管没有丢失[66]。但是，有一些病例报道指出，女性携带者可能显示严重的功能缺陷和荧光素

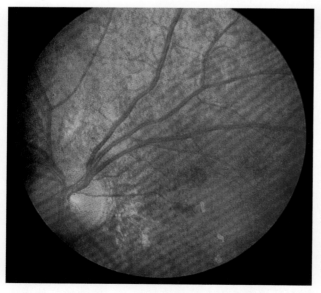

图 20.8　无脉络膜症。一名 14 岁男孩的早期变化。显现后极部脉络膜脉管系统，视网膜色素上皮斑块丢失。

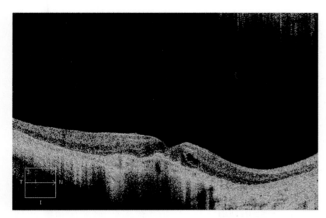

图 20.11　无脉络膜症患者的 OCT 图像,显示黄斑水肿和整个视网膜变薄。

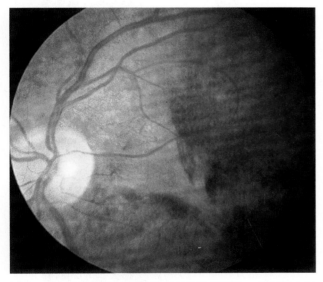

图 20.12　无脉络膜症女性携带者的眼底照片,视网膜上显示不规则的色素。但视力仍然为 20/20,视网膜电图正常。

血管造影显著异常(图 20.13)。Lyon 假说解释这些罕见的情况为女性的镶嵌现象所致[62,65]。基因治疗的试验正在进行,但迄今为止,尚无针对该疾病的既定治疗方法[67]。

旋涡状萎缩

旋涡状萎缩是一种罕见的脉络膜疾病,通常为常染色体隐性遗传疾病,定位至 10 号染色体上的鸟氨酸转氨酶基因。通常症状出现在 20~30 岁,有夜间视力差和视野狭窄。都有近视,并且患者中白内障的比例很高[68]。

眼底异常始于中周部的 RPE 变薄和透明化;下方脉络膜可能看起来正常或巩膜化。患病区域与正常视网膜扇形边界隔开,开始为孤岛样,然后融合成花环状。由于色素积聚,扇贝形边界外观更暗,从而增加了正常和异常视网膜组织之间的对比 (图 20.14)。荧光素血管造影显示患处的脉络膜毛细血管消失(图 20.15)。

随着疾病的进展,会出现色素聚集和脉络膜毛细血管萎缩。最终,整个脉络膜消失,露出白色巩膜。视盘和视网膜血管在最开始可能是正常的,但视网膜血管会逐渐变窄。在很晚期,从周边部到后极部都可看到脉络膜萎缩,但通常黄斑不受累。

电生理和心理生理研究表明,即使在疾病早期阶段也存在广泛视网膜变性。旋涡状萎缩的晚期可以与无脉络膜症的晚期非常相似,但是两种疾病的遗传方式不同,这是它们重要的区别特征。另外,如前所述,无脉络膜症的女性携带者表现出独特的检眼镜改变,有助于区分这两种疾病。

1973 年,Simell 和 Takki[69]发现,所有旋涡状萎缩的患者尿液和血浆中鸟氨酸水平升高,这是一种源自摄入精氨酸的氨基酸。由于缺少或几乎没有吡哆醇依赖性线粒体基质酶鸟氨酸氨基转移酶,它分解人类中过量的鸟氨酸[70,71]。尽管最初认为到仅眼睛受到影响,之后的研究发现也可有骨骼肌和肝脏异常[72]。有些患者仅接受吡哆醇(维生素 B_6)治疗,显示鸟氨酸的血浆浓度降低[73],而其他患者对低蛋

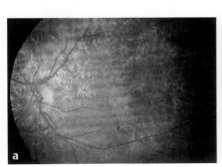

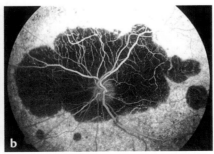

图 20.13　无脉络膜症。61 岁的女性无脉络膜症携带者,在过去 10 年中视力逐渐下降。现在右眼视力为 20/70,左眼视力为 20/100。(a)眼底照片显示视盘周围视网膜色素上皮丢失。(b)荧光素血管造影显示出视盘周围脉络膜毛细血管明显丢失,其他地方少量损失,提示视网膜镶嵌现象。

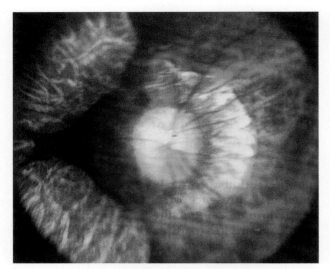

图 20.14 一例 27 岁男性的旋涡状萎缩:右眼视力 20/50,左眼视力 20/30。在正常和异常视网膜之间界限很明显。

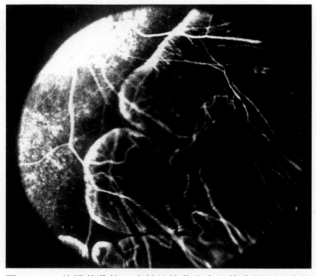

图 20.15 旋涡状萎缩:病灶处的荧光素血管造影显示脉络膜毛细血管丢失,与正常外观的视网膜边界明显。

白饮食有反应,视力和视野得到改善,而视网膜的临床外观无变化[74]。其他研究表明,脯氨酸补充剂[75]或低精氨酸饮食可以有效地阻止疾病的进展。有迹象表明减少血浆鸟氨酸可改善暗适应性视网膜的敏感性,视野大小略有增加,色觉改善和 ERG 反应增强[76]。但是,其他研究人员找不到任何改善。通过发现一对 LCA 的兄妹血清鸟氨酸和苏氨酸水平升高,鸟氨酸周期异常导致视网膜变性的可能性进一步得到证实[77]。

Bietti 结晶性视网膜病

最初报道于 1937 年[78],在这种相对罕见的疾病

- 旋涡状萎缩的晚期可能与无脉络膜症晚期非常相似,但是不同的遗传方式是这两种疾病的重要区别特征。

中,视网膜各层可见结晶样沉积物、不同程度的脉络膜毛细血管和 RPE 的丢失(图 20.16)。可能是对结晶物产生了退变反应,导致 ERG 变平和夜间视力差。在某些情况下,还可见浅表角膜缘的结晶。存在视网膜结晶物异常的荧光图片显示了病灶区域的脉络膜毛细血管减少(特别是在后极部),诊断起来相对容易(图 20.17)。眼底改变可能是广泛的全身性退行性病变,也可能仅涉及视网膜的局灶性区域。病灶区域的大小和位置决定了视力、夜视功能和 ERG 记录受到影响的程度[79]。猜测该病为常染色体隐性遗传,因为一些家系表明有两个兄弟姐妹受到影响。

20.3 与玻璃体异常相关的疾病

尽管大多数 RP 患者显示玻璃体细胞或“尘状颗粒”,由色素颗粒或巨噬细胞组成,在某些情况下还有玻璃体中大的无定形小球,但以下讨论的疾病通常具有非常严重的玻璃体改变,与不同程度的脉

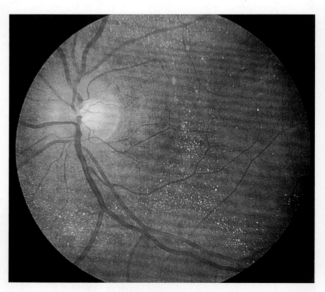

图 20.16 Bietti 结晶样视网膜病,结晶沉积物不规则地散布在后极。

络膜视网膜萎缩、视网膜脱离、视网膜血管异常、白内障和玻璃体视网膜条纹有关。

20.3.1 与玻璃体异常相关的遗传性视网膜变性

- Goldmann-Favre 病（常染色体隐性遗传）
- 瓦格纳病（常染色体显性）
- Stickler 综合征（常染色体显性）
- Jansen 病（常染色体显性）
- 常染色体显性玻璃体视网膜脉络膜病变（ADVIRC）（常染色体显性）
- 侵蚀性玻璃体视网膜病变（常染色体显性）
- 常染色体显性新生血管炎性玻璃体视网膜病变（常染色体显性）

标志性的玻璃体改变是早期液化或脱水收缩，即所谓的光学上的玻璃体空腔。只有少数疾病与 ERG 和心理生理发现有关，不过，在此对这组中的每种疾病进行简要总结（该组的主要疾病将在第 23 章中详细讨论）。

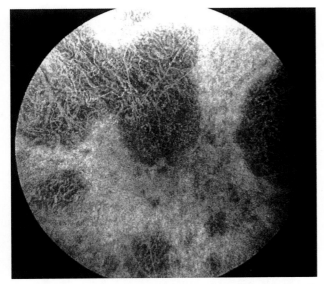

图 20.17　Bietti 结晶样视网膜病变，荧光素血管造影显示岛状脉络膜毛细血管丢失。

20.3.2 瓦格纳病

1938 年，Wagner[80]描述了一种常染色体显性遗传的玻璃体视网膜疾病，其特征是玻璃体空的和无血管的膜，条纹和面纱样改变，视网膜格子样变性，脉络膜视网膜萎缩和继发性白内障。已定位到 5q14 染色体上的 VCAN 基因。这种疾病出现于儿童期，自然进展，在四十或五十多岁时，因脉络膜视网膜萎缩引起明显的视力丢失和视野缺损。ERG 振幅反映了脉络膜视网膜变性的程度。在几种玻璃体视网膜疾病中，患者有高比例的孔源性视网膜脱离；但是，这并不是该组疾病的特征。周边牵引性视网膜脱离似乎是一个普遍的问题，超过 45 岁的患者发生率超过 50%。

20.3.3 Stickler 综合征

1965 年，Stickler 等[81]描述了一个玻璃体脱水、高度近视、频繁的视网膜脱离，以及伴随进行性严重关节病的家庭。后来报告指出有面部变扁平和软腭各种异常，并与 Pierre Robin 综合征相关[82]。没有证据表明广泛的视网膜变性，但是患者可能显示血管周围的色素改变。早老性白内障通常被描述为楔状或斑点状，根据 2001 年发送给英国和美国支持组织的问卷调查，可见于约 50% 的患者，并且 90% 有进展性近视，60% 有视网膜脱离。有些报告有先天性或开角型青光眼，但是，确切的发病率不是很清楚[83]。尽管过去的报道争论了瓦格纳病和 Stickler 综合征是否为同种疾病的连续表现，在 12 号染色体上的前胶原 II 基因位点（COL2A1）[84]中发现了一个基因突变，区分出了 Stickler 综合征的患者。

20.3.4 Jansen 病

1961 年，Jansen[85]报道了荷兰一例常染色体显性遗传疾病，并假设它类似于瓦格纳谱系。实际上，除了视网膜脱离的发生率很高，其他各个方面都是相似的。它与瓦格纳氏病的确切关系尚不清楚，但基因研究原始家庭与 5q14 号染色体相关，而瓦格纳综合征也存在[86]。

20.3.5 常染色体显性玻璃体视网膜病变

常染色体显性玻璃体视网膜脉络膜病变

顾名思义,这种疾病是常染色体显性遗传的,特征有视网膜前白色混浊、视网膜动脉狭窄和闭塞、广泛的视网膜血管未发育完全、CME 和白内障[87]。与其他视网膜营养不良一样,有共同的染色体上的 Bestrophin 基因[11]。在后期,可看到周边脉络膜视网膜萎缩。玻璃体有纤维和一些细胞。ERG 最初是正常的,下降幅度与脉络膜视网膜萎缩的程度有关。

常染色体显性新生血管炎性玻璃体视网膜病变 (ADNIV)

该疾病类似于 ADVIRC,被定位到 11 号染色体,是一种成人发病的进展性疾病,患者出现非感染性葡萄膜炎,早期 ERG b 波消失和色素性视网膜变性,随时间推移而逐渐加重[88]。最初,在视网膜周边可见这些改变,包括视网膜血管闭塞,一些视网膜色素沉着和玻璃体细胞。随着年龄的增长,色素沉着变得更显著并向后极部进展,伴相关的 RPE 萎缩。视盘和周边视网膜的新血管形成,并导致玻璃体积血和牵引视网膜脱离,并可能进展为眼球痨。患者可能会遭受严重的视力丧失和进一步的并发症,例如,周围视网膜瘢痕形成和新生血管性青光眼[88]。该病被认为是自身免疫性的、T 细胞介导的疾病,似乎与抗视网膜抗体 B 细胞反应有关[89]。

20.4 先天性静止性夜盲症

该组疾病通常被称为先天性静止性夜盲症(CSNB),可以与广义的视网膜变性相混淆。ERG 某种程度上在所有类型的 CSNB 中都有异常,导致诊断困难。但是,ERG 的本质改变和某些特征性的临床特征将有助于区分每种 CSNB 疾病与遗传性视网膜变性。特别是 CSNB 具有正常眼底很容易区别于其他典型的视网膜变性改变。此外,由于其特征性的外观,眼底表现的形式也各不相同。视觉障碍的严重程度远低于各种形式的 RP,患者只会失去视杆细胞功能,这在光线暗的条件下影响他们的视力,他们的视锥细胞功能相对保留[90]。

这种疾病有多种形式,其遗传模式包括常染色体隐性遗传、常染色体显性遗传和 X 连锁隐性遗传。这些疾病可以分为两种:①眼底外观正常组和②眼底外观异常组(小口病,白点状眼底)。

20.4.1 正常眼底的先天性静止性夜盲症

为先天性静止性夜盲症(CSNB)的最常见形式,真正静止的并有正常眼底的类型。眼底完全正常,视野也一样,两个重要的表现可以区分 CSNB 和各种 RP。不存在暗适应杆段波形,因为存在部分或全部的视杆细胞丢失,表现为临床上一贯存在的夜盲症。

这种 X 连锁的疾病通常是由 Xp11 染色体上 NYX 基因的突变引起的,根据视网膜电图、临床体征和症状可以分为两大类。第一大类,Schubert-Bornschein 的 b 波下降幅度大于 a 波下降幅度,在临床上,这些患者的视力下降,并有眼球震颤(图 20.18)。这是区别于 Riggs 的视力正常且没有眼球震颤的地方,并且在 ERG 检查中,a 波和 b 波的减少是对称的(图 20.19)[91]。常染色体显性形式被定位到 3 号染色体上的 GNAT 基因,最著名的描述见于 Nougaret 家族,经常被认为是 Nougaret 的亚型。临床特征类似于具有正常视力、视野和眼底的,但夜间视力较差的 Riggs 形式。由于与各种疾病的混淆,许多人将 X 性连锁形式分为完全性(CSNB1)和不完全性 (CSNB2)。在 CSNB1 中,完全没有杆反应,而 CSNB2 轻微保留视杆功能,并可检测到 a 波。从临

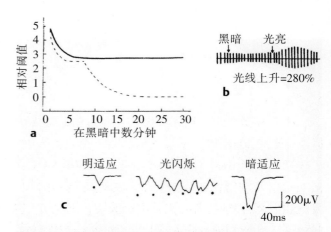

图 20.18　眼底正常的先天性静止性夜盲(Ⅰ型),一例 19 岁男性患者,一生中的夜视能力很差。每只眼的视力为 20/20。(a)患者暗适应曲线(实线)和正常受试者(虚线)比较。患者曲线中没有显示出视杆反应。锥反应阈值略有提高。(b)正常眼电图光线上升。(c)视网膜电图仅显示负向(a 波)反应,幅度正常,无正向部分。

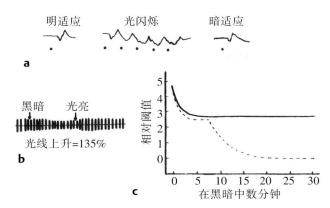

明适应　　光闪烁　　暗适应

a

黑暗　　光亮

光线上升=135%

b

相对阈值

在黑暗中数分钟

c

图 20.19　眼底正常的先天性静止型夜盲(Ⅱ型)。一例 32 岁的女性患者主诉一直夜视能力很差。有夜盲家族史；她的父亲和一个姐姐，以及她姐姐的儿子(受影响的)之一都有类似的影响。(a)视网膜电图在明适应下显示出小而活跃的反应，并在暗适应中保持不变。(b) 眼电图显示异常的光线上升。(c)患者的暗适应数据(实线)与正常人(虚线)显示患者没有视杆反应。锥反应阈值略微升高。

床上可与视杆细胞的全色盲与 LCA 区分，因为眼底正常，包括正常大小的视网膜动脉，以及 ERG 上的经典负波形。

CSNB1 和 CSNB2 中视紫红质的体内测量都表明视紫红质的量和速度，在被漂白后再生是正常的[91]。因此，强烈支持了一种观点，即这种情况下的缺陷要么是受体后的(Ⅰ型)，要么涉及受体膜的性质的(Ⅱ型)。

20.4.2 眼底异常的先天性静止性夜盲症

眼底异常的 CSNB 有两种形式：小口病和白底状眼底。每种情况都有独特的眼底改变，是明确诊断的指标[91]。

第一种具有明显视网膜改变的 CSNB 是白点状眼底(图 20.20)。可为常染色体显性或隐性遗传，眼底表现类似于 Bietti 结晶样营养不良。CSNB 的这个形式通常与进行性，广泛的散在白色沉淀物的 RP 变性相混淆，以前被称为点状视网膜炎。但是，白点状眼底的视野和视网膜动脉是正常的，而点状视网膜炎不是如此。尽管如此，也应该注意，除非患有白底眼底的患者有足够的暗适应时间，否则可能会出现 ERG 反应减少。实际上，白点状眼底的主要诊断是视杆细胞和视锥细胞的非常慢的暗适应特性。图 20.21 显示视锥细胞达到正常阈值可能需要超过 1

小时，并且视杆细胞阈值持续升高可能需要 2~3 个小时，最终达到正常水平[92]。白点眼底与任何其他形式的 CSNB 不同，在于敏感性恢复缓慢，以及黑暗中达到正常 ERG 和 EOG 水平的时间较长，并有杆细胞和锥细胞的光色素再生减缓[2]。

第二种是小口病(图 20.22)，视网膜具有特殊的银色金属光泽，视网膜血管在这种反光背景下形成鲜明对比。这是一种罕见疾病，常染色体隐性遗传，已定位于 13 号染色体上的视紫红质激酶基因。这种特殊的变化可见于整个视网膜，或仅在后极部或周边部可见。这种显著的视网膜变化本身为诊断提供了足够的线索，但是也应注意几个其他表现，例如，如果保持在完全黑暗中约 3 个小时，视网膜的光泽可能会消失(Mizuo‐Nakamura 现象)。更为重要的是，暗适应阈值迅速达到正常视锥细胞水平，保持约 2 小时，然后要求 3 小时甚至更长时间黑暗条件，以恢复正常的暗适应水平[2]。慢速的暗适应和黑暗引起的眼底颜色变化之间没有明确的关联。然而，在一项研究中，小口病患者 OCT 成像显示，在明适应或部分暗适应黄斑中没有内外节条带，长时间暗适应后会出现，这表明杆细胞光感受器的微结构会随着功能的改善而变化[93]。如图 20.23 中所示，明视和暗视 ERG 都具有异常表现，类似于眼底正常的Ⅰ型 CSNB 患者的负型 ERG。有趣的是，即使在暗适应阈值恢复到正常水平之后，ERG b 波仍不出现。

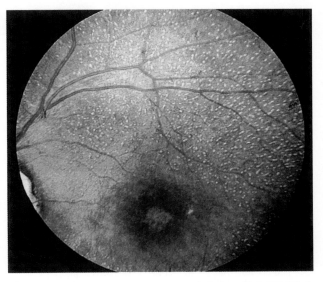

图 20.20　一例 23 岁女性白点状眼底患者。整个视网膜中都存在多个小的黄白色斑点。双眼视力为 20/20。

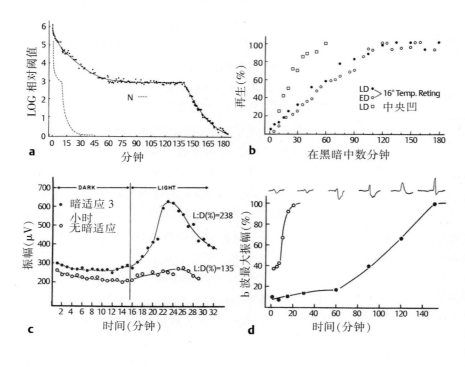

图 20.21　34 岁男性白底状眼底患者，其兄弟同样受累。双眼视力为 20/20。(a)暗适应。正常人(N)是虚线。注意锥反应和杆反应缓慢下降到正常水平。(b)中央凹和周边的眼底反射测量。视锥细胞（正常的半衰期约为 55 秒）和视杆细胞（正常的半衰期约为 4 分钟）再生明显延迟。对于这个患者来说，视锥细胞的半衰期为 25 分钟，视杆细胞的半衰期为 60 分钟。(c)眼电图检查结果。当暗适应只有 15 分钟时，没有真正的光线上升，只有基线波动。当暗适应增加到 3 小时，光线上升正常了。(d)视网膜电图显示暗适应的低强度白色闪光。空心圆圈表明正常人在 30 分钟内上升到接近最大振幅。而患者显示 60 分钟内几乎没有变化，然后缓慢上升到正常幅度。适应过程中的视网膜电图记录已在顶部注明。

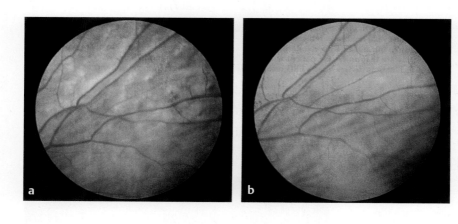

图 20.22　小口病。一例 29 岁的男性患者一直有暗适应问题。但是，他确实指出若长时间在黑暗中，他的敏感性似乎和其他人一样好。哥哥同样受到影响。(a)光适应后的视网膜外观。视网膜有金属光泽；视网膜血管为此在此不寻常的背景中脱颖而出。(b)在黑暗中 3 小时后的视网膜相同区域；金属反射消失了，此区域现在看起来很正常。

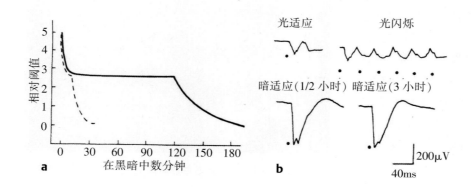

图 20.23　小口病。(a)暗适应恢复了 3 小时（注意横坐标上的压缩时间刻度）。该患者的视锥系统迅速恢复正常灵敏度水平（虚线显示正常曲线），但在此水平上最多可以保留 2 个小时。视杆系统最终在 2 小时后侵入标记，然后再过一个小时，达到正常阈值。(b)在暗视条件下，视网膜电图显示了一个正常振幅的 a 波和下降的 b 波。即使经过 3 个小时的适应，波形仅有很少的改变。

就像迄今为止讨论的所有 CSNB 形式一样，小口病显示视紫红质含量正常且光色素动力学正常，表明光转导级联中某种形式的故障是视杆细胞的敏感性延迟的原因。

精粹

● 在白底状眼底中，标准的心理生理和电生理检查显示异常，但在长时间暗适应后变为正常。相比之下，这些检查在进展性视网膜变性中从未正常。

参考文献

[1] Hartong DT, Berson EL, Dryja TP. Retinitis pigmentosa. Lancet. 2006; 368 (9549):1795–1809

[2] Lam BL. Electrophysiology of Vision. Boca Raton, FL: Taylor & Francis; 2005

[3] Drusen GS. Arch Ophthalmol. 1985; 103(9):1283

[4] Novack RL, Foos RY. Drusen of the optic disk in retinitis pigmentosa. Am J Ophthalmol. 1987; 103(1):44–47

[5] Yoon CK, Yu HG. The structure-function relationship between macular morphology and visual function analyzed by optical coherence tomography in retinitis pigmentosa. J Ophthalmol. 2013; 2013:821460

[6] Szlyk JP, Fishman GA, Alexander KR, Peachey NS, Derlacki DJ. Clinical subtypes of cone-rod dystrophy. Arch Ophthalmol. 1993; 111(6):781–788

[7] Berson EL, Rosen JB, Simonoff EA. Electroretinographic testing as an aid in detection of carriers of X-chromosome-linked retinitis pigmentosa. Am J Ophthalmol. 1979; 87(4):460–468

[8] Ikeda Y, Yoshida N, Notomi S, et al. Therapeutic effect of prolonged treatment with topical dorzolamide for cystoid macular oedema in patients with retinitis pigmentosa. Br J Ophthalmol. 2013; 97(9):1187–1191

[9] Salvatore S, Fishman GA, Genead MA. Treatment of cystic macular lesions in hereditary retinal dystrophies. Surv Ophthalmol. 2013; 58(6):560–584

[10] Pacella E, Arrico L, Santamaria V, et al. Dorzolamide chlorhydrate versus acetazolamide in the management of chronic macular edema in patients with retinitis pigmentosa: description of three case reports. Ophthalmol Eye Dis. 2014; 6:21–26

[11] Genead MA, Fishman GA. Efficacy of sustained topical dorzolamide therapy for cystic macular lesions in patients with retinitis pigmentosa and usher syndrome. Arch Ophthalmol. 2010; 128(9):1146–1150

[12] Thobani A, Fishman GA. The use of carbonic anhydrase inhibitors in the retreatment of cystic macular lesions in retinitis pigmentosa and X-linked retinoschisis. Retina. 2011; 31(2):312–315

[13] Dikopf MS, Chow CC, Mieler WF, Tu EY. Cataract extraction outcomes and the prevalence of zonular insufficiency in retinitis pigmentosa. Am J Ophthalmol. 2013; 156(1):82–88.e2

[14] Berson EL, Rosner B, Sandberg MA, et al. A randomized trial of vitamin A and vitamin E supplementation for retinitis pigmentosa. Arch Ophthalmol. 1993; 111(6):761–772

[15] Fielder AR. A randomized trial of vitamin A and vitamin E supplementation for retinitis pigmentosa. Arch Ophthalmol. 1993; 111(11):1463–, author reply 1463–1466

[16] Wheaton DH, Hoffman DR, Locke KG, Watkins RB, Birch DG. Biological safety assessment of docosahexaenoic acid supplementation in a randomized clinical trial for X-linked retinitis pigmentosa. Arch Ophthalmol. 2003; 121 (9):1269–1278

[17] Rayapudi S, Schwartz SG, Wang X, Chavis P. Vitamin A and fish oils for retinitis pigmentosa. Cochrane Database Syst Rev. 2013; 12:CD008428

[18] FDA. FDA approves first retinal implant for adults with rare genetic eye disease. FDA News Release 2013. Available online at: http://www.fda.gov/News-Events/Newsroom/PressAnnouncements/ucm339824.htm (Accessed September 1, 2014)

[19] Bateman JB, Lang GE, Maumenee IH. Multisystem genetic disorders associated with retinal dystrophies. In: Ryan SJ, ed. Retina. 2nd ed. Vol. 1. St. Louis, MO: Mosby; 1994:467–491

[20] Merin S, Abraham FA, Auerbach E. Usher's and Hallgren's syndromes. Acta Genet Med Gemellol (Roma). 1974; 23:49–55

[21] Williams DS. Usher syndrome: animal models, retinal function of Usher proteins, and prospects for gene therapy. Vision Res. 2008; 48(3):433–441

[22] Pakarinen L, Karjalainen S, Simola KO, Laippala P, Kaitalo H. Usher's syndrome type 3 in Finland. Laryngoscope. 1995; 105(6):613–617

[23] Fraser GR. Profound childhood deafness. J Med Genet. 1964; 1(2):118–151

[24] Boughman JA, Vernon M, Shaver KA. Usher syndrome: definition and estimate of prevalence from two high-risk populations. J Chronic Dis. 1983; 36 (8):595–603

[25] Bardet G. On congenital obesity syndrome with polydactyly and retinitis pigmentosa (a contribution to the study of clinical forms of hypophyseal obesity). 1920. Obes Res. 1995; 3(4):387–399

[26] Biedl A. A pair of siblings with adiposo-genital dystrophy. 1922. Obes Res. 1995; 3(4):404

[27] Laurence JZ, Moon RC. Four cases of "retinitis pigmentosa" occurring in the same family, and accompanied by general imperfections of development. Ophthal Rev. 1866; 2:32–41

[28] Bocchini CA. Laurence-Moon Syndrome.NMS. Online Mendelian Inheritance in Man. Johns Hopkins University. Mar 2015. Web. 5 May 2015

[29] Bauman ML, Hogan GR. Laurence-Moon-Biedl syndrome. Report of two unrelated children less than 3 years of age. Am J Dis Child. 1973; 126(1):119–126

[30] Zeman W. The certoid lipofuscinoses. In: Zimmerman HM, ed. Progress in Neuropathology. Vol. 3. New York, NY: Grune & Stratton; 1976:203–223

[31] Zeman W. Batten disease: ocular features, differential diagnosis and diagnosis by enzyme analysis. In: Bergsma D, Bron AJ, Cotlier E, eds. The Eye and Inborn Errors of Metabolism. New York, NY: Alan R Liss; 1976:441–453

[32] Garg HS, Awasthi YC, Srivastava SK. Studies in neuronal ceroid-lipofuscinosis: heterogeneous nature of neuronal autofluorescent lipopigments. J Neurosci Res. 1981; 6(6):771–783

[33] Arsenio-Nunes ML, Goutières F, Aicardi J. An ultramicroscopic study of skin and conjunctival biopsies in chronic neurological disorders of childhood. Ann Neurol. 1981; 9(2):163–173

[34] Bassen FA, Kornzweig AL. Malformation of the erythrocytes in a case of atypical retinitis pigmentosa. Blood. 1950; 5(4):381–387

[35] Salt HB, Wolff OH, Lloyd JK, Fosbrooke AS, Cameron AH, Hubble DV. On having no beta-lipoprotein. A syndrome comprising a-beta-lipoproteinaemia, acanthocytosis, and steatorrhoea. Lancet. 1960; 2(7146):325–329

[36] Gotto AM, Levy RI, John K, Fredrickson DS. On the protein defect in abetalipoproteinemia. N Engl J Med. 1971; 284(15):813–818

[37] Zamel R, Khan R, Pollex RL, Hegele RA. Abetalipoproteinemia: two case reports and literature review. Orphanet J Rare Dis. 2008; 3:19

[38] Gouras P, Carr RE, Gunkel RD. Retinitis pigmentosa in abetalipoproteinemia: effects of vitamin A. Invest Ophthalmol. 1971; 10(10):784–793

[39] Runge P, Muller DP, McAllister J, Calver D, Lloyd JK, Taylor D. Oral vitamin E supplements can prevent the retinopathy of abetalipoproteinaemia. Br J Ophthalmol. 1986; 70(3):166–173

[40] Refsum S. Heredopathia atactica polyneuritiformis phytanic-acid storage disease, Refsum's disease:" a biochemically well-defined disease with a specific dietary treatment. Arch Neurol. 1981; 38(10):605–606

[41] Richterich R, Kahlke W, Rossi E, van Mechelen P. Refsum's syndrome (heredopathia atactica polyneuritiformis): congenital disorder of lipid metabolism with storage of 3,7,11,15-tetramethyl-hexadecanoic acid [in German]. Klin Wochenschr. 1963; 41:800–801

[42] Baum JL, Tannenbaum M, Kolodny EH. Refsum's syndrome with corneal involvement. Am J Ophthalmol. 1965; 60(4):699–708

[43] Eldjarn L, Try K, Stokke O, et al. Dietary effects on serum-phytanic-acid levels and on clinical manifestations in heredopathia atactica polyneuritiformis. Lancet. 1966; 1(7439):691–693

[44] Grant CA, Berson EL. Treatable forms of retinitis pigmentosa associated with systemic neurological disorders. Int Ophthalmol Clin. 2001; 41(1):103–110

[45] Weleber RG, Tongue AC, Kennaway NG, Budden SS, Buist NR. Ophthalmic manifestations of infantile phytanic acid storage disease. Arch Ophthalmol. 1984; 102(9):1317–1321

[46] Mullie MA, Harding AE, Petty RK, Ikeda H, Morgan-Hughes JA, Sanders MD. The retinal manifestations of mitochondrial myopathy. A study of 22 cases. Arch Ophthalmol. 1985; 103(12):1825–1830

[47] Kearns TP, Sayre GP. Retinitis pigmentosa, external ophthalmophegia, and complete heart block: unusual syndrome with histologic study in one of two cases. AMA Arch Opthalmol. 1958; 60(2):280–289

[48] Kearns TP. External ophthalmoplegia, pigmentary degeneration of the retina, and cardiomyopathy: a newly recognized syndrome. Trans Am Ophthalmol Soc. 1965; 63:559–625

[49] Phadke M, Lokeshwar MR, Bhutada S, et al. Kearns Sayre Syndrome—case report with review of literature. Indian J Pediatr. 2012; 79(5):650–654

[50] Leber T. Uber retinitis pigmentosa und angeboren Amaurose. Albrecht Von Graefes Arch Klin Exp Ophthalmol.. 1869; 15:1–25

[51] Cideciyan AV. Leber congenital amaurosis due to RPE65 mutations and its treatment with gene therapy. Prog Retin Eye Res. 2010; 29(5):398–427

[52] Zeman W. The neuronal ceroid lipofuscinoses. In: Zimmerman HM, ed. Progress in Neuropathology. Vol. 3. New York, NY: Grune & Stratton; 1976:203–223

[53] Carr RE. Familial juvenile nephronophthisis. In: Gold DH, Weingeist TA, eds. The Eye in Systemic Disease. Philadelphia, PA: JB Lippincott; 1990:502–504

[54] Cideciyan AV, Jacobson SG, Beltran WA, et al. Human retinal gene therapy for Leber congenital amaurosis shows advancing retinal degeneration despite enduring visual improvement. Proc Natl Acad Sci U S A. 2013; 110(6):E517–E525

[55] Heckenlively JR. Preserved para-arteriole retinal pigment epithelium (PPRPE) in retinitis pigmentosa. Br J Ophthalmol. 1982; 66(1):26–30

[56] van den Born LI, van Soest S, van Schooneveld MJ, Riemslag FC, de Jong PT, Bleeker-Wagemakers EM. Autosomal recessive retinitis pigmentosa with preserved para-arteriolar retinal pigment epithelium. Am J Ophthalmol. 1994; 118(4):430–439

[57] Jacobson SG, Marmor MF, Kemp CM, Knighton RW. SWS (blue) cone hypersensitivity in a newly identified retinal degeneration. Invest Ophthalmol Vis Sci. 1990; 31(5):827–838

[58] Hull S, Arno G, Sergouniotis PI, et al. Clinical and molecular characterization of enhanced S-cone syndrome in children. JAMA Ophthalmol. 2014; 132 (11):1341–1349

[59] Lenassi E, Jarc-Vidmar M, Glavac D, Hawlina M. Pattern electroretinography of larger stimulus field size and spectral-domain optical coherence tomography in patients with Stargardt disease. Br J Ophthalmol. 2009; 93(12):1600–1605

[60] Schwartz SD, Regillo CD, Lam BL, et al. Human embryonic stem cell-derived retinal pigment epithelium in patients with age-related macular degeneration and Stargardt's macular dystrophy: follow-up of two open-label phase 1/2 studies. Lancet. 2015; 385(9967):509–516

[61] Mauthner L. Ein Fall von Choroideremia. Berd Naturw Med Ver Innsbruch. 1871; 2:191

[62] McCulloch C, McCulloch RJ. A hereditary and clinical study of choroideremia. Trans Am Acad Ophthalmol Otolaryngol. 1948; 52:160–190

[63] Kurstjens IH. Choroideremia and gyrate atrophy of the choroid and retina. Doc Ophthalmol. 1965; 19:1–122

[64] Kaur S, Sachdev N. Ocular coherence tomography findings in a case of choroideremia. Int Ophthalmol. 2014; 34(2):297–299

[65] Goodman G, Ripps H, Siegel IM. Sex-linked ocular disorders: trait expressivity in males and carrier females. Arch Ophthalmol. 1965; 73:387–398

[66] Noble KG, Carr RE, Siegel IM. Fluorescein angiography of the hereditary choroidal dystrophies. Br J Ophthalmol. 1977; 61(1):43–53

[67] Black A, Vasireddy V, Chung DC, et al. Adeno-associated virus 8-mediated gene therapy for choroideremia: preclinical studies in in vitro and in vivo models. J Gene Med. 2014; 16(5–6):122–130

[68] Kaiser-Kupfer MI, Ludwig IH, de Monasterio FM, Valle D, Krieger I. Gyrate atrophy of the choroid and retina. Early findings. Ophthalmology. 1985; 92 (3):394–401

[69] Simell O, Takki K. Raised plasma-ornithine and gyrate atrophy of the choroid and retina. Lancet. 1973; 1(7811):1031–1033

[70] Valle D, Kaiser-Kupfer MI, Del Valle LA. Gyrate atrophy of the choroid and retina: deficiency of ornithine aminotransferase in transformed lymphocytes. Proc Natl Acad Sci U S A. 1977; 74(11):5159–5161

[71] Akaki Y, Hotta Y, Mashima Y, et al. A deletion in the ornithine aminotransferase gene in gyrate atrophy. J Biol Chem. 1992; 267(18):12950–12954

[72] McCulloch C, Marliss EB. Gyrate atrophy of the choroid and retina: clinical,

ophthalmologic, and biochemical considerations. Trans Am Ophthalmol Soc. 1975; 73:153–171

[73] Weleber RG, Kennaway NG, Buist NR. Vitamin B6 in management of gyrate atrophy of choroid and retina. Lancet. 1978; 2(8101):1213

[74] Kaiser-Kupfer MI, de Monasterio FM, Valle D, Walser M, Brusilow S. Gyrate atrophy of the choroid and retina: improved visual function following reduction of plasma ornithine by diet. Science. 1980; 210(4474):1128–1131

[75] Hayasaka S, Saito T, Nakajima H, Takahashi O, Mizuno K, Tada K. Clinical trials of vitamin B6 and proline supplementation for gyrate atrophy of the choroid and retina. Br J Ophthalmol. 1985; 69(4):283–290

[76] Kaiser-Kupfer MI, de Monasterio F, Valle D, Walser M, Brusilow S. Visual results of a long-term trial of a low-arginine diet in gyrate atrophy of choroid and retina. Ophthalmology. 1981; 88(4):307–310

[77] Berson EL, Shih VE, Sullivan PL. Ocular findings in patients with gyrate atrophy on pyridoxine and low-protein, low-arginine diets. Ophthalmology. 1981; 88(4):311–315

[78] Bietti GB. Uber familiares Vorkommen von "retinitis punctata albescens" (verbunden mit "Dystrophia marginalis cristalina carnes."), Glitzern des Glasköpers und anderen degenerativen Augenveranderungen. Klin Monatsbl Augenheilkd. 1937; 99:737–756

[79] Traboulsi EI, Faris BM. Crystalline retinopathy. Ann Ophthalmol. 1987; 19 (4):156–158

[80] Wagner H. Ein bisher unbekanntes Erbleiden des Auges (Degeneration hyaloideoretinalis hereditaria), beobachtet in Kanton Zurich. Klin Monatsbl Augenheilkd. 1938; 100:840–857

[81] Stickler GB, Belau PG, Farrell FJ, et al. Hereditary progressive arthro-ophthalmopathy. Mayo Clin Proc. 1965; 40:433–455

[82] Weingeist TA, Hermsen V, Hanson JW, Bumsted RM, Weinstein SL, Olin WH. Ocular and systemic manifestations of Stickler's syndrome: a preliminary report. Birth Defects Orig Artic Ser. 1982; 18(6):539–560

[83] Stickler GB, Hughes W, Houchin P. Clinical features of hereditary progressive arthro-ophthalmopathy (Stickler syndrome): a survey. Genet Med. 2001; 3 (3):192–196

[84] Brown DM, Nichols BE, Weingeist TA, Sheffield VC, Kimura AE, Stone EM. Procollagen II gene mutation in Stickler syndrome. Arch Ophthalmol. 1992; 110 (11):1589–1593

[85] Jansen LM. Degeneratio hyaloideo-retinalis herditaria. Ophthalmologica. 1962; 144:458–464

[86] Ryan SJ, Schachat AP, Wilkinson CP, Hinton DR, Sadda SR, Wiedermann P. Chromosome 5q retinopathies. Retina. 5th ed. Philidelphia: Elsevier; 2013:840–842.

[87] Kaufman SJ, Goldberg MF, Orth DH, Fishman GA, Tessler H, Mizuno K. Autosomal dominant vitreoretinochoroidopathy. Arch Ophthalmol. 1982; 100 (2):272–278

[88] Bennett SR, Folk JC, Kimura AE, Russell SR, Stone EM, Raphtis EM. Autosomal dominant neovascular inflammatory vitreoretinopathy. Ophthalmology. 1990; 97(9):1125–1135, discussion 1135–1136

[89] Mahajan VB, Vallone JG, Lin JH, et al. T-cell infiltration in autosomal dominant neovascular inflammatory vitreoretinopathy. Mol Vis. 2010; 16:1034–1040

[90] McAlear SD, Kraft TW, Gross AK. 1 rhodopsin mutations in congenital night blindness. Adv Exp Med Biol. 2010; 664:263–272

[91] Carr RE. Congenital stationary nightblindness. Trans Am Ophthalmol Soc. 1974; 72:448–487

[92] Carr RE, Ripps H, Siegel IM, Weale RA. Rhodopsin and the electrical activity of the retina in congenital night blindness. Invest Ophthalmol. 1966; 5(5):497–507

[93] Yamada K, Motomura Y, Matsumoto CS, Shinoda K, Nakatsuka K. Optical coherence tomographic evaluation of the outer retinal architecture in Oguchi disease. Jpn J Ophthalmol. 2009; 53(5):449–451

第21章
镰状视网膜病变

Royce W. S. Chen, Harry W. Flynn Jr., Sharon Fekrat, Morton F. Goldberg

21.1 镰状细胞血红蛋白病

镰状细胞血红蛋白病起源于非洲的中西部,其已经成为影响人类的最常见的血红蛋白病。目前,该病可见于世界各地,包括北美(表 21.1)和地中海国家,如意大利、希腊、沙特阿拉伯和以色列等。

不同基因型的镰状细胞血红蛋白病患者增殖性视网膜病变的发病率不一致,如镰状细胞血红蛋白 C(SC)约为 45%,镰状细胞地中海贫血(SThal)约为 17%,镰状细胞纯合子(SS)约为 14%(表 21.1)[1]。在镰状细胞特质(AS)和血红蛋白 C 特质(AC)患者中,增殖性视网膜病变也可能发生;但是发生率可能非常低[2,3]。与纯合子 C(CC)相关的增殖性病变的发病率尚不清楚。增殖性病变的发生不仅与基因型有关,而且也与年龄有关。在一些眼睛中,增殖性镰状细胞视网膜病变可能在 10 岁前就能在临床上发现,但在 15 岁~30 岁最为明显[4]。SC 患者在 20~34 岁发生增殖性镰状细胞视网膜病变的风险最大,而 SS 患者在 40~50 岁发生增殖性镰状细胞视网膜病变的风险最大。

21.2 发病机制与遗传学

在健康个体的红细胞中,血红蛋白 A 有两条 α 和两条 β 多肽链,每条多肽链都连接一个原卟啉亚铁血红素环。这些肽链是由位于 16 号染色体上的两个 α 基因和位于 11 号染色体上的一个 β 基因编码的。

血红蛋白病是指与血红蛋白结构异常有关的疾病。镰状细胞血红蛋白病患者的血红蛋白 A 异常;至少一条 β 多肽链上的谷氨酸残基被缬氨酸取代形成血红蛋白 S,或被赖氨酸取代形成血红蛋白 C。当这种异常血红蛋白与正常血红蛋白 A 或异常血红蛋白 S 或 C 结合时,可形成各种镰状细胞血红蛋白病(表 21.1)。当 α 或 β 链的合成速率不足时,可导致地中海贫血;当镰状血红蛋白也存在时,诊断为 SThal 血红蛋白病。

当血红蛋白异常的红细胞暴露于缺氧、酸中毒或高渗状态时,它可能呈镰刀状。镰状红细胞的柔韧性不如正常红细胞。因此,可导致血液黏度增加,并可能阻塞血管。视网膜周边血管的阻塞启动了增殖性镰状细胞视网膜病变的级联反应,最终可导致

表 21.1 北美镰状细胞血红蛋白病的患病率

血红蛋白病	患病率(%)	增殖性视网膜病变(%)
任何镰状血红蛋白	10	N/A
镰状细胞特质(AS)	8	不常见
血红蛋白 C 特质(AC)	2	不常见
镰状细胞纯合子(SS)	0.4	14[a]
镰状细胞血红蛋白 C(SC)	0.2	45[a]
镰状细胞地中海贫血(SThal)	0.03	17[a]
纯合子 C(CC)	0.016	不常见

[a] 近似值。

精粹

● 视网膜周边血管系统中的血管阻塞引发了增殖性镰状细胞视网膜病变的级联反应,最终可能导致玻璃体积血或视网膜脱离。

玻璃体积血或视网膜脱离。

对于红细胞中存在大量异常血红蛋白的患者，在非理想状态下异常血红蛋白呈镰刀状的可能性较大，而且更有可能出现全身表现[5]。SS 患者全身发病率高于其他血红蛋白病患者；这可能部分归因于这些患者红细胞中的血红蛋白 S 的浓度过高（超过 90%）。SS 患者的微血管循环中可见血管内镰状细胞形成，尽管其红细胞合成增加，仍可导致红细胞淤积、溶血、生存期缩短和贫血。骨髓的反复梗死可导致骨硬化和小梁形成，表现在颅骨、椎体和长骨的 X 线检查上，以及无菌性股骨头坏死。毛细血管前小动脉内的镰状细胞形成可能导致腹部不适、肺梗死、关节疼痛和脑卒中。

SC、SThal 和 AS 病患者的全身表现较为少见。SC 和 SThal 杂合子患者通常呈现轻微的或不显著的全身表现，每年很少发生危急症状，而且血细胞比容水平略低。尽管全身表现较为少见，但是 SC 和 SThal 患者比 SS 患者更有可能出现与其疾病相关的视网膜表现（表 21.1）。在各种血红蛋白病中，全身表现和视网膜病变的严重程度之间的差异尚不清楚。AS 杂合子患者因为仅有约一半的血红蛋白异常，除非在严重的缺氧应激下，一般很少发生全身性病变或视网膜病变。然而，在 AS 杂合子患者中，前房积血可能导致眼部病变，其严重程度可能与其他血红蛋白病患者相同[6]。

相对于其他血红蛋白病患者，增殖性镰状细胞视网膜病变更容易发生在 SC、SThal 患者中，其原因尚不清楚。镰状形成率、血液黏度、血细胞比容是相互关联的变量，在镰状视网膜病变发病中起着重要作用[5,7]。当伴有镰状血红蛋白的红细胞在相对酸中毒、缺氧或高渗环境下，容易形成镰状红细胞。镰状细胞柔韧性下降阻碍了微血管网的有效循环，导致血液黏度增加。在视网膜微血管系统，血液黏度测定主要由红细胞浓度决定。因此，个体的血细胞比容越高，黏度相对越高，这样会引起额外的血管阻塞。例如，SC 和 SThal 杂合子患者的血细胞比容明显高于 SS 患者。因此，SC 和 SThal 杂合子患者比 SS 患者具有更高的血液黏度，这样在视网膜微血管系统中可能形成更多的血管阻塞，其中红细胞特性起着关键作用。尽管 SS 个体的镰状红细胞数量增加，但是血细胞比容较低，黏度也相对较低，这对防止视网膜血管阻塞的发生可能具有一定的保护作用。

21.3 临床特征和组织病理学

镰状红细胞可发生在眼的任何微血管系统中。各种体征和症状以及对视功能的任何影响都取决于血管阻塞的解剖位置。

在眼前节，球结膜的微血管阻塞会产生各种临床可见的不规则小血管。其中一个经典的体征为"逗点征"。这种逗点形状的血管节段的存在，尽管不是镰状细胞病变所特有，但可以作为一个有价值的诊断体征[8]。一般来说，在 70% 的 SS 患者、34% 的 SC 患者和 17% 的 SThal 患者中可见到结膜血管的改变[8]。但这些患者不会引起任何症状。

虹膜血管也可能发生阻塞。在临床上，其通常表现为虹膜表面无症状的白色萎缩斑块。如果范围广泛，可能会导致瞳孔形状不规则。

在任何类型的镰状细胞血红蛋白病患者中，手术源性或创伤性前房积血具有特殊的意义[6]。一般来说，与没有镰状细胞积血红蛋白病的人相比，这类患者的前房积血更有可能造成眼部损害。这主要是由于前房相对低氧和高抗坏血酸水平促进镰状细胞形成。与正常红细胞相比，镰状细胞更容易阻止房水从小梁网流出，导致眼压增高。此外，镰状细胞血红蛋白病患者在眼压升高到一定程度时，经视网膜中央动脉流入视神经的血流更有可能受到损害。因此，必须密切监测眼压，24mmHg 以上的眼压不能超过 24 小时[6]。如果药物治疗不能充分控制眼压，则需要手术治疗来清除前房积血并迅速降低眼压。值得注意的是，最好避免重复使用碳酸酐酶抑制剂，特

特别关注

● 即使 AS 杂合子很少发生全身性病变或视网膜病变，但是前房积血可能导致眼部病变，其严重程度可能与其他血红蛋白病患者相同。

精粹

● 球结膜血管的阻塞会产生典型的"逗点征"，其是一个微妙但却有用的诊断体征。

别是乙酰唑胺和渗透剂，因为它们可能通过引起酸中毒和血液浓缩而促进镰状细胞形成。

最后，视网膜表现是最重要的，可分为非增殖性和增殖性。相关的非增殖性改变包括视盘、黄斑、脉络膜和玻璃体视网膜界面的异常，所有这些都会在下面详细介绍。

21.3.1 非增殖性临床表现

鲑斑出血、虹色斑和黑旭日斑病变为非增殖性或背景镰状细胞性视网膜病变，这三种表现可能与病因有关。

鲑斑出血

鲑斑出血是呈卵圆形聚集的视网膜内浅层或视网膜前的出血灶。其通常位于视网膜赤道区的中等大小的视网膜小动脉旁，直径可达 1 个视盘大小[9]。它们边界清楚，呈圆顶状或扁平状的外观。它们最初呈现红色，但几天后往往呈现出更多的粉红色或橙色(鲑鱼色)(图 21.1)。出血通常局限在视网膜上或视网膜内，但它们可以扩展到视网膜下或玻璃体腔。除非血液进入玻璃体腔，否则出血通常是无症状的。鲑斑出血是由于镰状红细胞引起突发小动脉阻塞伴继发的小动脉破裂所致。

虹色斑

随着鲑斑出血的消退，视网膜可能会恢复正常。然而，在某些情况下，出血吸收后的部位会出现轻微

的倾斜或凹陷。在另一些情况下，尤其是那些有明显视网膜内出血者，可能会形成含有黄色斑点的小视网膜劈裂灶。这些闪亮的斑点被称为虹色斑，代表多个含铁血黄素的巨噬细胞(图 21.2)[10]。文献中报道的发病率各不相同，但是已在多达 33% 的 SC，18% 的 SThal 和 13% 的 SS 患者中发现劈裂腔隙[12]。组织病理学上，劈裂腔隙后界是神经视网膜排列，而前界是内界膜排列。

黑旭日饰针斑病变

黑旭日饰针斑病变是一个椭圆形或圆形的视网膜色素上皮细胞(RPE)的堆积，并迁移到神经视网膜[7]。由于色素在小的分支血管周围积聚，这些典型的局灶性色素斑点具有针尖状或星状的边缘 (图 21.1)。类似于虹色斑的反光颗粒，也可以在病变内看到。黑旭日饰针斑的位置和大小类似于鲑斑出血的位置和大小。据报道，黑旭日饰针斑病变在 SC 杂合患者的发生率高达 41%，其次 SS 患者为 35%，而 SThal 患者为 20%[11,12]。

组织病理学上，黑旭日饰针斑病变表现为局灶性 RPE 增生、肥厚和视网膜内移行。其上的视网膜也可能变性及变薄。也可能同时存在弥漫性铁沉着、黑色素沉积和含铁血黄素的巨噬细胞[10]。

黑旭日饰针斑病变可能有几种方式产生，可能是由于鲑斑破裂出血至视网膜下，促进了局部 RPE 的反应[13]；也可能是脉络膜新生血管(CNV)继发性 RPE 改变[14]。最后，也可能由于局灶性脉络膜阻塞

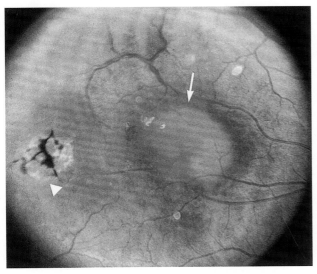

图 21.1 鲑斑出血呈现明显的粉红色或橙色(箭头所示)。而黑旭日饰针斑病变(三角箭头所示)则在血管周围色素积聚，形成特征性的针尖状或星状的边缘。

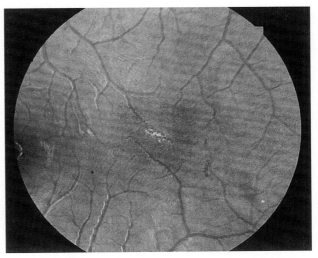

图 21.2 局部小劈裂腔内的虹色斑，它们可能都是在视网膜内鲑斑出血吸收后形成的。

所致[14]。

21.3.2 视盘

镰状视盘表现为视盘表面有小红点，为视盘上小动脉和毛细血管被镰状红细胞堵塞所致。这些点可以是 Y 形的或线状的，通常不影响视力。在一项纳入 80 例镰状细胞血红蛋白病患者的研究中[15]，9 例（11%）出现视盘表现，其中 7 例患有 SS 疾病。与其他血管阻塞性视网膜病变不同，镰状细胞血红蛋白病中出现明显的视盘新生血管非常罕见[3,11,16]。这可能是因为赤道后视网膜没有明显的缺血。

21.3.3 黄斑

研究发现 36% 的 SC、32% 的 SS 和 20% 的 SThal 患者可以观察到在黄斑和沿颞侧水平中缝的微血管病变[17]。这些异常改变包括中央凹无血管区（FAZ）拱环不规则、毛细血管前小动脉和毛细血管扩张、微动脉瘤、棉绒斑和邻近毛细血管无灌注的发夹状静脉环。中央凹旁血管网的改变可能意味着能进展到 FAZ 扩大的初始血管阻塞过程，但很少进展为黄斑梗死（图 21.3）[18]。视网膜中央变薄（或萎缩）可导致黄斑凹陷，眼底表现为有明亮中央反射的深色椭圆形或圆形凹面。除非黄斑中央凹旁血管广泛破坏，否则视力通常不会受到明显影响。

颞侧水平中缝血管从中央凹开始，向颞侧延伸至周边。在中缝处汇合的动脉末梢分支也可能被镰状红细胞堵塞。镰状细胞血红蛋白患者视网膜的频域光相干断层扫描（SD-OCT）常显示该区域的黄斑

局灶性变薄，提示亚临床血管阻塞引起的结构改变（图 21.4）[19]。尽管这些区域的血管有相似之处，但沿中缝的无灌注范围和周边存在的无灌注范围之间并没有明确的关联。

21.3.4 视网膜血管

在后极部，视网膜主要血管通常是正常的，特别是在 AS 和 SThal 患者中。然而，32% 的 SC 患者和 47% 的 SS 患者可能会出现视网膜大血管迂曲[7]。视网膜周边部血管阻塞或动静脉分流（稍后讨论）可能在后极部血管迂曲的形成中起作用。

大的动脉阻塞，如视网膜分支动脉阻塞和视网膜中央动脉阻塞，常被报道见于镰状细胞血红蛋白病[11,20]。其可能导致一过性或永久性失明，并可同时发生于双眼。另一方面，在镰状细胞血红蛋白病患者中，视网膜静脉阻塞是罕见的。因此，镰状细胞血红蛋白病合并视网膜静脉阻塞患者应寻找其他潜在的眼部或全身疾病。

21.3.5 血管样条纹

血管样条纹是不规则的，深至视网膜的灰色线条，从视盘向外呈放射状延伸。一般来说，其可能发生在 6% 或以上的各种镰状细胞血红蛋白病患者

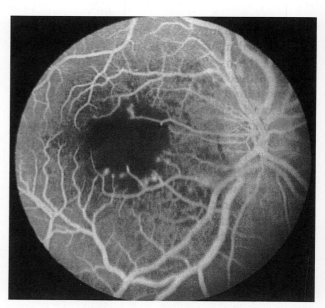

图 21.3 镰状细胞血红蛋白病患者黄斑中心小动脉阻塞和毛细血管无灌注。中央凹旁毛细血管的突然终止产生了一个扩大的中央凹无血管区。

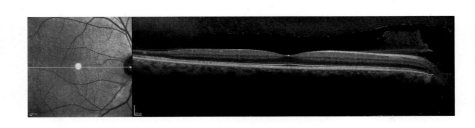

图 21.4　频域光相干断层扫描显示视网膜区域的黄斑局灶性视网膜变薄。

中[21]。然而,它们似乎在 SS 患者中更常见,尤其是那些年龄较大的患者。在一系列患有 SS 疾病的牙买加患者中,40 岁以下和 40 岁以上的患者分别有 2% 和 22% 曾有血管样条纹的病史[21]。

镰状细胞血红蛋白病血管样条纹的发病机制尚不清楚。慢性溶血合并继发性铁沉积,形成脆性 Bruch 膜是一种可能的机制;然而,SS 患者的组织病理学检查显示 Bruch 膜在没有铁或含铁血黄素的情况下发生严重钙化。自然病史一般无特殊[21];继发性 CNV 是一种相对少见的并发症。

21.3.6　脉络膜阻塞

局灶性脉络膜血管无灌注可发生并导致其上的 RPE 肥厚和外层视网膜萎缩。组织病理学上,文献已报道红细胞和血小板纤维蛋白血栓引起脉络膜血管阻塞[22]。如前所述,这种阻塞也可能与周边 CNV 的形成和镰状细胞血红蛋白病患者的黑旭日饰针斑病变有关[14,22,23]。

21.3.7　玻璃体视网膜界面

周边视网膜变白,类似于非压迫变白,可在镰状细胞血红蛋白病患者的眼睛中观察到,可能提示异常或更强的玻璃体视网膜粘连区域[22]。高达 82% 的 SThal 患者、83% 的 SC 患者和 93% 的 SS 患者中存在周边视网膜变白。这种异常可能类似于在普通人群中观察到的非压迫变白,而不是镰状细胞血红蛋白病患者的独有的体征[24]。

非压迫变暗,基底部有棕色斑块,已在 SC 和 SS 患者中阐述[25]。这些均匀的棕色病变呈扁平的区域分布,可在视网膜赤道区和后极部短暂地被观察到,在自然消失后不会留下任何痕迹。这些病变的发病机制尚不清楚。眼底检查和血管造影显示,下方的脉络膜似乎没有受到影响。因此,如前所述,这些病变被认为与出血无关[11,25]。

21.4　视网膜增殖性临床表现

视网膜周边动脉阻塞是增殖性镰状细胞视网膜病变的初始发病机制,常导致海扇形视网膜新生血管的形成(图 21.5)。扁平的海扇比突起的海扇更不易导致玻璃体积血和牵拉性玻璃体膜的形成,后者可导致牵拉性和(或)孔源性视网膜脱离[26]。

Goldberg[27]最早提出增殖性镰状细胞视网膜病变在临床上分五期,目前已被广泛接受。荧光血管造影较好地显示了视网膜周围病变的增生前期和增生期。

21.4.1　I 期

I 期表现为周边小动脉闭塞(图 21.6),是增殖性镰状视网膜病变的先兆。较慢的动静脉充盈和周边视网膜血管血流量的降低可能导致镰状细胞形成和血管阻塞。血管阻塞通常发生在毛细血管前小动脉,正如荧光血管造影和最近的双视角组织学分析所观察到的[22]。镰状红细胞的功能类似于微栓子,干扰血液流动,促进血管内血栓的形成。一旦视网膜动脉系统内的血液流动停止,供应受影响区域的

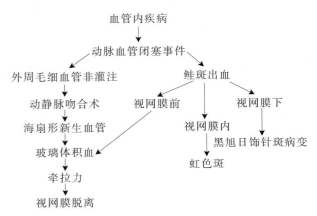

图 21.5　增生性镰状细胞视网膜病变的级联反应。

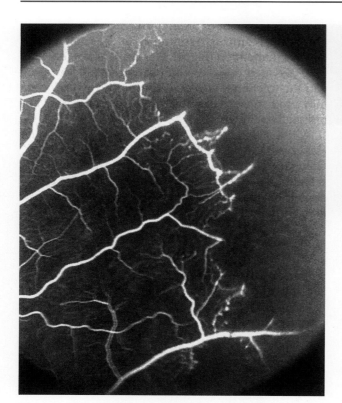

图 21.6　增生性镰状细胞视网膜病变 I 期：周边小动脉闭塞。在受累的区域，荧光血管造影显示视网膜小动脉血流突然中止，形成周边毛细血管无灌注区。

毛细血管和小静脉则无灌注，因此形成周边毛细血管无灌注区。

21.4.2　II 期

II 期的特征是在灌注和无灌注的周边视网膜交界处形成动静脉吻合（图 21.7）。异常的血管连接将血液从阻塞的小动脉缓慢地分流到邻近的中等大小的静脉。荧光血管造影能将这些无荧光素渗漏的吻合血管与真正的新生血管区分开来，因为新生血管几乎总是呈现荧光素渗漏。血管连接可能是由之前存在的视网膜毛细血管的扩张而形成[16]。通过此血管网缓慢的血液流动会导致红细胞缺氧，并可能导致进一步的镰状细胞形成和血管阻塞。这些异常动静脉吻合的发展可能是远端阻塞的流体静力学反应，并可能促进海扇形新生血管的进展[16]。

21.4.3　III 期

III 期的特征是视网膜周边形成海扇形视网膜新生血管（图 21.8）（术语海扇用于描述镰状细胞病的

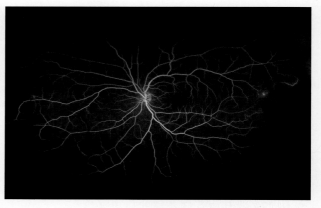

图 21.7　增生性镰状细胞视网膜荧光血管造影。图像中存在外周无灌注、动静脉吻合和外周新生血管病变。

新生血管小叶，因为它与海洋无脊椎动物柳珊瑚相似）。随着动静脉吻合的形成，大约 18 个月后发生新生血管，在 SC 杂合子中大约每年发生率为 14%[16]。新生血管组织常从吻合口的静脉侧萌发，向周围无灌注的视网膜增生（图 21.8）。无灌注的周边视网膜是缺血的，产生促血管生成物质，刺激和促进新生血管组织的发展。已在周边无灌注区域发现碱性成纤维细胞生长因子水平升高[28]。在活跃的新生血管病变中，已证实色素上皮衍生因子（PEDF，一种血管生成抑制剂）和血管内皮生长因子（VEGF）水平升高[29]。在退化的海扇中，只有 PEDF 升高，说明血管生成的活性和进展可能依赖于 PEDF 和 VEGF 的相对水平[29]。

毛细血管前小动脉的血管阻塞可能导致血流模式的改变，从而导致视网膜血管系统（包括静脉系统）其他部位进一步形成镰状细胞和血管阻塞[22]。静脉段内的血管阻塞可能导致近端血管内压力增加，从而导致局灶性血管挤压[22]。随着血管内压力的增高，扩张血管的腔内直径可能继续增加。血管解剖的变形可诱导内皮细胞增生，促进新生血管的形成[30]。

海扇最常见于颞上象限周边，较少见于颞下鼻上和鼻下象限。随着新的毛细血管增生，海扇开始形成，其形成的细小红色通道可能很难在间接检眼镜下识别。海扇最初是扁平的，并在内界膜和后玻璃体之间的视网膜表面增生。一支滋养小动脉和一支回流静脉可供应新生血管小叶。在某些视网膜中，这些小动脉可能具有较大的管腔直径。一个大型树状海扇可以发展并获得一支以上的滋养和回流血管

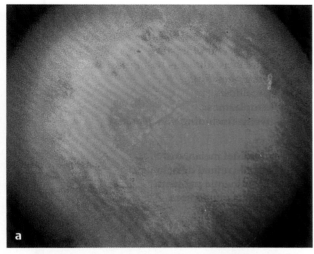

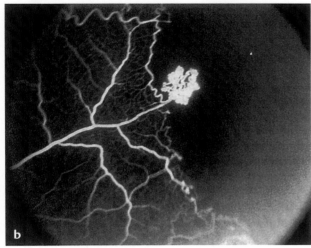

图 21.8　Ⅲ期增生性镰状细胞视网膜病变：周边视网膜新生血管形成(海扇形)。(a)临床血管造影表现；(b)另一个活性新生血管叶的血管造影表现。

(图 21.8)。海扇通常是沿圆周生长，而不是向锯齿缘或后极部放射状生长，它们可能延伸到整个外周视网膜。环形生长的纤维胶质组织，可导致周边牵拉条带的形成。新生血管由于血视网膜屏障功能不全，使液体慢性渗出进入玻璃体，可能导致玻璃体过早液化、浓缩及塌陷，在视网膜上产生牵拉力，从而导致玻璃体积血、视网膜裂孔和Ⅳ期及Ⅴ期的视网膜脱离。

21.4.4　Ⅳ期

Ⅳ期以玻璃体积血为特征。玻璃体积血发生在约 20% 的 SC 患者和约 3% 的 SS 患者[7,11]。在其他镰状细胞血红蛋白病患者中，玻璃体积血可能不太常

见[7]。未经治疗的镰状视网膜病变发生玻璃体积血的危险因素包括任何首诊时玻璃体积血，主动海扇的总度数超过 60 度，并且存在 SC 病[31]。

海扇可被附着的玻璃体牵拉进入中央玻璃体腔，这可能在新生血管小叶上引起足够的牵引力而导致出血。由于玻璃体的移动、玻璃体的液化、先前存在的玻璃体条带的收缩或极小的眼外伤，出血可在数年内偶尔发生。出血可能不被患者所注意，并局限于海扇周围区域，或分散在玻璃体腔内，引起飞蚊症或视力下降。血液和血浆可能会不断从海扇中渗出，并刺激玻璃体条带和膜的形成，在某些情况下会导致视网膜脱离(Ⅴ期)。

> **精粹**
> ● 未经治疗的镰状视网膜病变发生玻璃体积血的危险因素包括任何首诊时玻璃体积血，主动海扇和总度数超过 60 度，并且存在 SC 病。

21.4.5　Ⅴ期

Ⅴ期以孔源性和(或)牵拉性视网膜脱离为特征。因为在 SC 个体中增殖性疾病最常见，所以视网膜脱离在血红蛋白病人群中也最常见[7]。在伴 SS 病变中，视网膜脱离发生率较低。

由纤维胶质膜和玻璃体条带引起的视网膜牵拉可导致视网膜裂孔和视网膜脱离。膜和条带的形成是由于新生血管增生引起慢性渗出进入玻璃体和复发性玻璃体积血导致的。视网膜裂孔通常位于纤维血管病变附近，可能被这些病变所掩盖，在某些眼睛中很难识别。即使在没有明显的玻璃体视网膜牵拉的情况下，视网膜缺血也可能导致视网膜萎缩及视网膜裂孔，从而形成视网膜脱离。

21.5　鉴别诊断

周边视网膜新生血管的形成与许多疾病有关(参见以下列表)[32]。

对患者完整的病情评估，包括家族史和临床检查，这对做出正确的诊断是必要的。

镰状细胞筛选试验，如镰状细胞预备试验(焦亚硫酸铁载玻片试验)和较常用的溶解度试验(Sickledex；矫正诊断），将确定镰状细胞血红蛋白的存在。其中一项试验的阳性结果应补充定量血红蛋白电泳，以区分纯合子和杂合子状态。

21.6 治疗方案

海扇自发性无灌注或自发梗死可发生在镰状细胞视网膜病变的增生期，高达60%的病变可在增生后24个月左右达到高峰[3,33-36]。尽管自发梗死可导致海扇消退和玻璃体积血风险降低，但玻璃体视网膜牵拉仍可随时发展并导致视网膜脱离。此外，在同一只眼，不同的海扇可能有不同的表现；一个海扇

周边视网膜新生血管的鉴别诊断

- 伴视网膜缺血的视网膜血管疾病
  - 眼缺血综合征
  - 海绵窦－静脉窦瘘
  - Eales 病
  - 家族性渗出性玻璃体视网膜病变
  - 高黏度状态，包括慢性粒细胞白血病
  - 特发性阻塞性小动脉炎
  - 多发性硬化
  - 增殖性糖尿病性视网膜病变
  - 视网膜静脉阻塞
  - 视网膜动脉阻塞
  - 视网膜栓塞（包括滑石粉视网膜病变）
  - 早产儿视网膜病变
  - 镰状血红蛋白病
- 伴可能缺血的炎症疾病
  - 鸟瞰脉络膜病变
  - 视网膜血管炎（包括系统性红斑狼疮）
  - 结节病
  - 弓形虫病
  - 葡萄膜炎（包括睫状体扁平部炎）
- 其他
  - 脉络膜黑色素瘤
  - 慢性视网膜脱离
  - 色素失调症
  - 视网膜色素变性

来源：Adapted from Jampol et al[32]

可能会自发梗死，而同一视网膜上其他地方的海扇则会逐渐增大并引起并发症。

海扇自身梗死的机制尚不清楚。新生血管病变的自发消退可能是由于玻璃体牵拉伴供应海扇血管的扭结或撕脱、血管生成因子浓度降低、海扇病变内复发性镰状细胞形成和血栓所致[34,35]。这也可能是多个机制同时在起作用。

21.6.1 治疗适应证

镰状细胞血红蛋白病的任何非增殖性视网膜病变通常不需要治疗。应定期进行仔细的视网膜检查，以发现是否进展为增殖性病变。超广角荧光素血管造影可在早期发现周边新生血管（图21.7）[37]。

治疗镰状眼病的主要目的是早期发现新生血管（Ⅲ期），并在新生血管导致更严重的Ⅳ和Ⅴ期并发症之前给予治疗。一旦发生严重的玻璃体积血或视网膜脱离，可能需要更积极和侵入性的治疗，如玻璃体切割术。正如后面所述，相比没有镰状细胞病的患者，在镰状细胞血红蛋白病患者中进行手术具有更高的眼部和全身并发症的风险[38-40]。

一般治疗指南在下面的文本框中列出。

增殖性镰状细胞视网膜病变：治疗干预指南

- 大的、突起的海扇。
- 迅速扩大的海扇。
- 双侧增殖性镰状细胞病。
- 存在玻璃体积血或视网膜脱离。
- 对侧眼存在晚期增殖性视网膜病变及并发症。

需要注意的是，并不是所有的Ⅲ期视网膜病变患者都必须进行治疗，因为如前所述，海扇的进行性生长并不规律，海扇自身梗死的发生也相对频繁。例如，如果患者能够定期随访并在一只眼中仅发现少量小而平坦的新生血管小叶，密切观察是合理的[31]。在这种情况下，如果海扇生长或继发性出血，应予治疗。

促进新生血管消退的主要治疗方法是激光光凝。最常见的激光治疗策略是局部播散性激光光凝和周边全周播散性光凝[34,41,42]。既往冷冻治疗和直接光凝滋养血管也被用于控制增殖性疾病。然而，由于视网膜裂孔和视网膜脱离的发生率较高，后两种方法在很大程度上已被播散性光凝和全周性光凝

所取代[43,44]。

21.6.2 局部播散性激光光凝

在患有增殖性视网膜病变的眼睛中，对分散于海扇周围视网膜进行的播散性激光光凝能有效地降低玻璃体积血和视力丧失的风险[34]。一项评估该技术的随机临床试验结果表明，在一次治疗后，约80%的海扇出现部分或完全消退，而对照组的消退率只有46%[34]。此外，有研究表明，该治疗的并发症发生率较低。

激光可通过裂隙灯或间接检眼镜传送系统进行。这些激光斑以分散的形式分布在每个海扇周围，每个光斑之间间隔约一个光斑(图 21.9)。参数设置：持续时间为 0.1~0.2 秒，光斑大小为 500μm，功率为200mw。如此设定参数以达到轻度到中度的激光反应。由播散性激光光凝所包围的区域，通常在病变前后延伸 1~2 个视盘直径，并向两侧各延伸约 1 个小时。该治疗消融周边部分缺血的视网膜，被认为是通过减少海扇周围产生的血管增生因子的数量，从而促进其退化。激光光斑引起的脉络膜视网膜粘连也可有助于减少或预防随后的视网膜脱离。

周边全周性播散激光光凝

这项技术包括以播散的方式将激光点应用于周边整个 360°区域的视网膜毛细血管无灌注区。激光传输系统和参数与局部播散性激光光凝处理相似。虽然这种方法的有效性还没有在随机临床试验中进行评估，但报道的新生血管消退率似乎是有利的[45]。此外，在采用这项技术治疗患眼的随访期间，新生血管小叶的发生率非常低，约为 1.5%，这意味着激光应用于整个无血管区域具有额外的预防作用[42,45]。

然而，在许多情况下，360°的治疗可能是不必要的。目前的证据并不能证实圆周性治疗优于其他技术[33,38,41]。此外，应用更多的激光点在理论上将会增加激光治疗常见的各种并发症的风险，如出血、视网膜裂孔和视网膜前膜形成。然而，这种方法的并发症其实仍然很低，如果患者不能定期随访，这种方法可能是较好的选择。

21.6.3 玻璃体腔注射抗 VEGF 药物

玻璃体腔注射并没有被广泛应用于增殖性镰状视网膜病变，尽管目前抗 VEGF 药物在年龄相关性

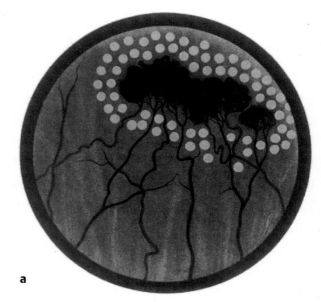

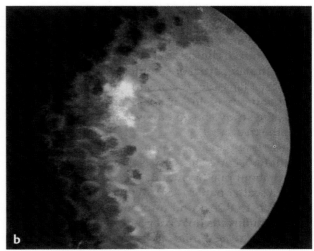

图 21.9　局部播散性激光光凝在海扇新生血管周围的应用。(a) 激光技术原理图；(b) 激光后海扇消退，预后良好。(Adapted with permission from Goldberg and Jampol.[38])

黄斑变性、视网膜静脉阻塞和糖尿病视网膜病变等情况下已被广泛使用。在实验性病例报道中，一名患者玻璃体腔标签外注射贝伐单抗后，新生血管消退，玻璃体积血快速吸收[46]，而另一名患者在注射贝伐单抗后出现继发性前房积血[47]。抗 VEGF 药物在增殖性镰状视网膜病变中可能较少使用，这既是因为新生血管复合物本身的自发性梗死率较高，也是因为血管生成过程本身尚不完全清楚。由于证据有限，抗 VEGF 药物对增殖性镰状视网膜病变的疗效仍不清楚。

21.6.4 手术治疗

经平坦部玻璃体切割术适用于浓厚的、不透明的玻璃体积血；明显的黄斑病变，包括黄斑前膜和黄斑裂孔和视网膜脱离。最初，浓厚的玻璃体积血应该观察是否会自行吸收[38]。应用 B 超来明确是否同时存在视网膜脱离，若存在，将促使更紧急的手术干预。在每次随访中，都要使用检眼镜检查，有时可联合荧光血管造影来寻找出血的来源。如果看到出血来源，可以尝试激光光凝治疗。如果玻璃体积血在初步观察后仍比较浓厚，且无法实施激光光凝，建议玻璃体切割术联合眼内激光或间接激光光凝[38]。这些患眼的视功能预后一般良好[48]。

孔源性视网膜脱离因为病情进展迅速，通常需要手术干预。然而，对于单纯牵拉性视网膜脱离，可延期手术，如果脱离保持周边静止性，手术可无限期推迟。在增殖性镰状视网膜病变的早期手术报道中，前段缺血是一种常见的并发症，建议术前进行输血，避免巩膜扣带术[49]。但由于可能感染人类免疫缺陷病毒和乙型或丙型肝炎，不再常规使用输血[40]。最近伴或不伴巩膜扣带的手术系列报道发现，在玻璃体视网膜手术后前段缺血的发生率较低，这表明如果具有明显的前段玻璃体视网膜牵拉，则需要更大的外周支持，目前的巩膜扣带术可以安全地与玻璃体切割术联合使用[40,48,50]。如果患眼伴明显的前段牵拉性视网膜脱离，预后则较差[48]。

尽管手术技巧和预后都有所改善，但与没有镰状细胞血红蛋白病的患者相比，该人群的手术干预仍然增加了术中和术后并发症的风险[38]。潜在的并发症包括术中全身麻醉期间全身的镰状细胞危象，前段缺血及持续的眼压升高导致的黄斑和视神经梗死。

应将预防措施纳入患者护理中，以减少这种全身性和眼部疾病的手术机会。从全身的角度来看，

精粹

● 单纯玻璃体积血行玻璃体视网膜手术通常能获得良好的手术效果，而牵拉性视网膜脱离患眼手术，尤其是伴有前段病变的视网膜脱离手术，往往需要多个手术步骤，预后也更差。

特别关注

● 在目前的手术技术中，由于玻璃体视网膜手术导致的前段缺血是很少见的。因此，必要时可采用巩膜扣带术辅助玻璃体切割术。

术前应考虑血液学检查。在围术期，保持患者充足的水分和氧供，有助于减少全身性镰状并发症。与前房积血治疗一样，应避免重复使用碳酸酐酶抑制剂。术中高压氧已被推荐作为输血的一种替代方法，但这并不是普遍适用的。

为了减少围术期局部缺血对眼球的损伤，必须优化灌注。这最容易通过采取措施防止眼压显著升高来实现。采用巩膜扣带术修复视网膜脱离，当扣带固定到位时，最好将视网膜下液体排出，以防止眼压显著升高。在玻璃体切割术中，眼压应保持在低于正常水平，这在目前的玻璃体切割术套管系统中容易完成。术前最大限度地消退新生血管也很重要，因为这可以减少玻璃体切割术中发生眼内出血的机会，并避免需要提高眼压以控制出血。应限制使用大量或可膨胀的压缩气体眼内填充。有报道，全视网膜激光光凝后发生眼前段缺血[51]，因此，也需要避免大量使用激光。围术期的高氧供是一个有价值的辅助手段。

21.7 致谢

本章部分由预防失明研究有限公司的非限制性资助和国家眼科研究所（NIH）的核心资助（P30-EY014801）。

参考文献

[1] Clarkson JG. The ocular manifestations of sickle-cell disease: a prevalence and natural history study. Trans Am Ophthalmol Soc. 1992; 90:481–504

[2] Abrams LS, Goldberg MF. Retinopathy associated with hemoglobin AC. Arch Ophthalmol. 1994; 112(11):1410–1411

[3] Nagpal KC, Asdourian GK, Patrianakos D, et al. Proliferative retinopathy in sickle cell trait. Report of seven cases. Arch Intern Med. 1977; 137(3):325–328

[4] Condon PI, Serjeant GR. Behaviour of untreated proliferative sickle retinopathy. Br J Ophthalmol. 1980; 64(6):404–411

[5] Goldberg MF. Sickle cell retinopathy. In: Duane TD, Jaeger EA, eds. Clinical Ophthalmology. Vol. 3. Philadelphia, PA: Harper & Row; 1985:1–45

[6] Goldberg MF. Sickled erythrocytes, hyphema, and secondary glaucoma: I. The diagnosis and treatment of sickled erythrocytes in human hyphemas. Ophthalmic Surg. 1979; 10(4):17–31

[7] Welch RB, Goldberg MF. Sickle-cell hemoglobin and its relation to fundus abnormality. Arch Ophthalmol. 1966; 75(3):353–362

[8] Paton D. The conjunctival sign in sickle cell disease. Arch Ophthalmol. 1962; 68:627–632

[9] Gagliano DA, Goldberg MF. The evolution of salmon-patch hemorrhages in sickle cell retinopathy. Arch Ophthalmol. 1989; 107(12):1814–1815

[10] Romayanada N, Goldberg MF, Green WR. Histopathology of sickle cell retinopathy. Trans Am Acad Ophthalmol Otolaryngol. 1973; 77(5):OP642–OP676

[11] Condon PI, Serjeant GR. Ocular findings in homozygous sickle cell anemia in Jamaica. Am J Ophthalmol. 1972; 73(4):533–543

[12] Condon PI, Serjeant GR. Ocular findings in hemoglobin SC disease in Jamaica. Am J Ophthalmol. 1972; 74(5):921–931

[13] van Meurs JC. Evolution of a retinal hemorrhage in a patient with sickle cell-hemoglobin C disease. Arch Ophthalmol. 1995; 113(8):1074–1075

[14] Lutty GA, McLeod DS, Pachnis A, Costantini F, Fabry ME, Nagel RL. Retinal and choroidal neovascularization in a transgenic mouse model of sickle cell disease. Am J Pathol. 1994; 145(2):490–497

[15] Goldbaum MH. Retinal depression sign indicating a small retinal infarct. Am J Ophthalmol. 1978; 86(1):45–55

[16] Raichand M, Goldberg MF, Nagpal KC, Goldbaum MH, Asdourian GK. Evolution of neovascularization in sickle cell retinopathy. A prospective fluorescein angiographic study. Arch Ophthalmol. 1977; 95(9):1543–1552

[17] Asdourian GK, Nagpal KC, Busse B, et al. Macular and perimacular vascular remodelling sickling haemoglobinopathies. Br J Ophthalmol. 1976; 60(6):431–453

[18] Cusick M, Toma HS, Hwang TS, Brown JC, Miller NR, Adams NA. Binasal visual field defects from simultaneous bilateral retinal infarctions in sickle cell disease. Am J Ophthalmol. 2007; 143(5):893–896

[19] Hoang QV, Chau FY, Shahidi M, Lim JI. Central macular splaying and outer retinal thinning in asymptomatic sickle cell patients by spectral-domain optical coherence tomography. Am J Ophthalmol. 2011; 151(6):990–994.e1

[20] Acacio I, Goldberg MF. Peripapillary and macular vessel occlusions in sickle cell anemia. Am J Ophthalmol. 1973; 75(5):861–866

[21] Nagpal KC, Asdourian G, Goldbaum M, et al. Angioid streaks and sickle hemoglobinopathies. Br J Ophthalmol. 1976; 60:31–34

[22] McLeod DS, Goldberg MF, Lutty GA. Dual-perspective analysis of vascular formations in sickle cell retinopathy. Arch Ophthalmol. 1993; 111(9):1234–1245

[23] Dizon RV, Jampol LM, Goldberg MF, Juarez C. Choroidal occlusive disease in sickle cell hemoglobinopathies. Surv Ophthalmol. 1979; 23(5):297–306

[24] Nagpal KC, Huamonte F, Constantaras A, Asdourian G, Goldberg MF, Busse B. Migratory white-without-pressure retinal lesions. Arch Ophthalmol. 1976; 94(4):576–579

[25] Nagpal KC, Goldberg MF, Asdourian G, Goldbaum M, Huamonte F. Dark-without-pressure fundus lesions. Br J Ophthalmol. 1975; 59(9):476–479

[26] Jampol LM, Green JL, Jr, Goldberg MF, Peyman GA. An update on vitrectomy surgery and retinal detachment repair in sickle cell disease. Arch Ophthalmol. 1982; 100(4):591–593

[27] Goldberg MF. Classification and pathogenesis of proliferative sickle retinopathy. Am J Ophthalmol. 1971; 71(3):649–665

[28] Lutty GA, Merges C, Crone S, McLeod DS. Immunohistochemical insights into sickle cell retinopathy. Curr Eye Res. 1994; 13(2):125–138

[29] Kim SY, Mocanu C, Mcleod DS, et al. Expression of pigment epithelium-derived factor (PEDF) and vascular endothelial growth factor (VEGF) in sickle cell retina and choroid. Exp Eye Res. 2003; 77(4):433–445

[30] van Meurs JC. Ocular findings in sickle cell disease on Curacao [Thesis]. Nijmegen, the Netherlands: Catholic University of Nijmegen; 1990

[31] Condon P, Jampol LM, Farber MD, Rabb M, Serjeant G. A randomized clinical trial of feeder vessel photocoagulation of proliferative sickle cell retinopathy. II. Update and analysis of risk factors. Ophthalmology. 1984; 91(12):1496–1498

[32] Jampol LM, Ebroon DA, Goldbaum MH. Peripheral proliferative retinopathies: an update on angiogenesis, etiologies and management. Surv Ophthalmol. 1994; 38(6):519–540

[33] Jacobson MS, Gagliano DA, Cohen SB, et al. A randomized clinical trial of feeder vessel photocoagulation of sickle cell retinopathy. A long-term follow-up. Ophthalmology. 1991; 98(5):581–585

[34] Farber MD, Jampol LM, Fox P, et al. A randomized clinical trial of scatter photocoagulation of proliferative sickle cell retinopathy. Arch Ophthalmol. 1991; 109(3):363–367

[35] Nagpal KC, Patrianakos D, Asdourian GK, Goldberg MF, Rabb M, Jampol L. Spontaneous regression (autoinfarction) of proliferative sickle retinopathy. Am J Ophthalmol. 1975; 80(5):885–892

[36] Downes SM, Hambleton IR, Chuang EL, Lois N, Serjeant GR, Bird AC. Incidence and natural history of proliferative sickle cell retinopathy: observations from a cohort study. Ophthalmology. 2005; 112(11):1869–1875

[37] Cho M, Kiss S. Detection and monitoring of sickle cell retinopathy using ultra wide-field color photography and fluorescein angiography. Retina. 2011; 31(4):738–747

[38] Goldberg MF, Jampol LM. Treatment of neovascularization, vitreous hemorrhage, and retinal detachment in sickle cell retinopathy. In: Symposium on Medical and Surgical Diseases of the Retina and Vitreous: Transactions of the New Orleans Academy of Ophthalmology. CV Mosby, St. Louis: 1983:53–81

[39] Cohen SB, Fletcher ME, Goldberg MF, Jednock NJ. Diagnosis and management of ocular complications of sickle hemoglobinopathies: Part V. Ophthalmic Surg. 1986; 17(6):369–374

[40] Pulido JS, Flynn HW, Jr, Clarkson JG, Blankenship GW. Pars plana vitrectomy in the management of complications of proliferative sickle retinopathy. Arch Ophthalmol. 1988; 106(11):1553–1557

[41] Rednam KRV, Jampol LM, Goldberg MF. Scatter retinal photocoagulation for proliferative sickle cell retinopathy. Am J Ophthalmol. 1982; 93(5):594–599

[42] Kimmel AS, Magargal LE, Stephens RF, Cruess AF. Peripheral circumferential retinal scatter photocoagulation for the treatment of proliferative sickle retinopathy. An update. Ophthalmology. 1986; 93(11):1429–1434

[43] Goldbaum MH, Fletcher RC, Jampol LM, Goldberg MF. Cryotherapy of proliferative sickle retinopathy, II: triple freeze-thaw cycle. Br J Ophthalmol. 1979; 63(2):97–101

[44] Jampol LM, Goldberg MF. Retinal breaks after photocoagulation of proliferative sickle cell retinopathy. Arch Ophthalmol. 1980; 98(4):676–679

[45] Dizon-Moore RV, Jampol LM, Goldberg MF. Chorioretinal and choriovitreal neovascularization. Their presence after photocoagulation of proliferative sickle cell retinopathy. Arch Ophthalmol. 1981; 99(5):842–849

[46] Siqueira RC, Costa RA, Scott IU, Cintra LP, Jorge R. Intravitreal bevacizumab (Avastin) injection associated with regression of retinal neovascularization caused by sickle cell retinopathy. Acta Ophthalmol Scand. 2006; 84(6):834–835

[47] Babalola OE. Intravitreal bevacizumab (Avastin) associated with secondary hyphaema in a case of proliferative sickle cell retinopathy. BMJ Case Rep. 2010; 2010. DOI: 10.1136/bcr.11.2009.2441

[48] Chen RW, Flynn HW, Jr, Lee WH, et al. Vitreoretinal management and surgical outcomes in proliferative sickle retinopathy: a case series. Am J Ophthalmol. 2014; 157(4):870–875.e1

[49] Ryan SJ, Goldberg MF. Anterior segment ischemia following scleral buckling in sickle cell hemoglobinopathy. Am J Ophthalmol. 1971; 72(1):35–50

[50] Williamson TH, Rajput R, Laidlaw DA, Mokete B. Vitreoretinal management of the complications of sickle cell retinopathy by observation or pars plana vitrectomy. Eye (Lond). 2009; 23(6):1314–1320

[51] Leen JS, Ratnakaram R, Del Priore LV, Bhagat N, Zarbin MA. Anterior segment ischemia after vitrectomy in sickle cell disease. Retina. 2002; 22(2):216–219

第22章
代谢性疾病的视网膜表现

Katherine E. Talcott, James D. Palmer, Shizuo Mukai

22.1 引言

虽然许多代谢性疾病的遗传基础和全身表现十分多样,但其视网膜表现可分为两大类。一类是引起樱桃红斑的疾病(图22.1),一类是引起色素性视网膜病变的疾病(图22.2)。婴幼儿在黄斑颞侧睫状长神经进入处可见色素性改变,有时和"旁中心樱桃红斑"混淆(图22.3)。这是正常的眼底表现,通常不被视为随着年龄增长的眼底色素沉着。樱桃红斑见于黄斑中央凹。这些代谢性疾病的遗传病因总结详见表22.1。

22.2 脂质沉积

神经鞘磷脂沉积症是一种溶酶体蓄积病,其中含有鞘氨酰基的糖脂不能正常降解,导致在细胞质小泡内积聚。

22.2.1 GM2 神经节苷脂沉积症(Tay-Sachs病和 Sandhoff 病)

Tay-Sachs 病和 Sandhoff 病特点是 GM2 神经节苷脂储存在神经元组织溶酶体中,导致神经功能的逐渐丧失。Tay-Sachs 病在德裔犹太人中最常见。据估计,居住在美国的欧洲犹太人中,每30~40人中有1人是 Tay-Sachs 病携带者,而在非犹太人中,每300人中有1人是 Tay-Sachs 病携带者[1]。这种情况在宾夕法尼亚州的荷兰人、路易斯安那州南部的法

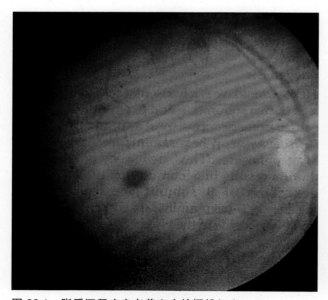

图22.1 脂质沉积症患者黄斑中的樱桃红斑。(Image Courtesy of Craig A. Mckeown MD.)

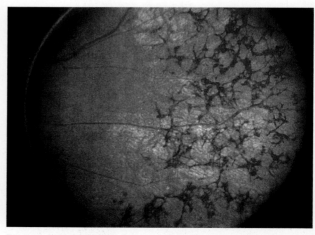

图22.2 色素性视网膜病变与视网膜色素变性在某些代谢紊乱中难以区分。(Image Courtesy of Robert Petersen MD.)

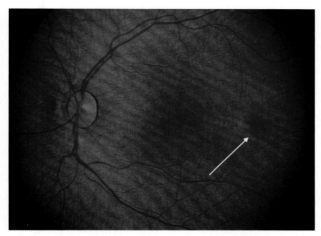

图 22.3　婴儿睫状长神经进入处正常色素性改变，表现为"旁中心樱桃红斑"（箭头所示）。

人后裔或魁北克东部的法裔加拿大人身上也更为常见[1]。Sandhoff 病未在任何一个种族中有发病率增加的现象。相反，一些地理上或人口上孤立的人群却具有较高的发病率，如在阿根廷科尔多瓦镇，3 年内在 15 个家庭中发现了 36 例[2]。

临床特征

　　婴儿型 Tay-Sachs 是神经节苷脂沉积症的原型。其特点是发病早，3~5 个月大；应激性亢进；进行性发展。这些婴儿在 1 岁后很快就失去了运动能力和智力，可能会爬但不会走。在生命的第 2~4 年，自然过程会导致无脑的植物人状态。常常主诉视物不集中，所有患者早期均可发现黄斑樱桃红斑。此外，婴儿通常是由于大脑中储存物质的积聚而导致大头

引起樱桃红斑的疾病

- 沉积症
  - GM1 神经节苷脂沉积症
  - GM2 神经节苷脂沉积症（Tay-Sachs 病和 Sandhoff 病）
  - NieMann-Pick 病 A 型和 B 型
  - 唾液酸沉积症
  - Faber 脂性肉芽肿病
- 其他
  - 视网膜中央动脉阻塞
  - 外伤性视网膜水肿
  - 黄斑裂孔周围袖状视网膜下液

引起色素性视网膜病变的疾病

- 溶酶体沉积症
  - 黏多糖沉积症
  - Hurler-Scheie 综合征
  - Hunter 综合征
  - Sanfilippo 综合征
- 过氧化物酶体病
  - Zellweger 谱系疾病（Zellweger，新生儿肾上腺脑皮质营养不良，婴儿 Refsum）
  - Refsum 病
  - 原发性高草酸尿症
- 氨基酸和脂蛋白代谢紊乱
  - 胱氨酸病
  - 回旋形萎缩
  - 无 β-脂蛋白血症
  - 低 β-脂蛋白血症
- 其他
  - 黏脂沉积症Ⅳ型
  - 蜡样脂褐素沉积症

畸形。幼年型 Tay-Sachs 发病较晚，进程相对较慢，但呈现一系列相似的体征和症状。该病最温和的表型是成人亚型，在 20 岁或 30 岁发病，其表现包括共济失调、构音障碍、肌肉无力和精神障碍。最后一种被称为"慢性"的变异，出现在 2~5 岁，并且有一个更为渐进的过程，患者可以很好地活到成年。绝大多数患者都是婴儿型的[3,4]。

　　虽然在生物化学上是不同的，但 Sandhoff 病有相似的表现和临床特征。然而，患有 Sandhoff 病的患者也可能有器官巨大症和偶尔的骨异常[2]。

诊断

　　GM2 神经节苷脂沉积症是通过分析受累患者

精粹

- 在 Tay-Sachs 病中，β-己糖胺酶 A 的遗传缺陷导致 GM2 神经节甘酯在神经元细胞溶酶体中异常积聚。黄斑樱桃红斑是由中央凹周围的神经节细胞肿胀和混浊引起的，这是一致的早期发现。

表22.1　代谢性疾病的遗传病因

代谢性疾病	遗传病因	眼底病变
脂质沉积		
Tay-Sachs 病	己糖胺酶 A（HEXA）	黄斑樱桃红斑
Sandhoff 病	己糖胺酶 B（HEXB）	黄斑樱桃红斑
GM1 神经节苷脂沉积症	β-牛乳糖 1（GLB1）	黄斑樱桃红斑、视网膜血管扭曲、视网膜出血
Gaucher 病	葡糖脑苷脂酶（GBA）	视网膜后极部白斑
神经鞘磷脂沉积症		
NieMann- Pick 病	酸性鞘磷脂酶基因（SMPD1）	黄斑樱桃红斑、黄斑晕
黏多糖沉积症		
黏多糖沉积症 I 型（Hurler 和 Scheie 综合征）	a-L-艾杜糖苷酸酶（IDUA）	伴骨细胞样色素沉着的视网膜营养不良
黏多糖沉积症 I 型（Hunter 综合征）	汗酸 2-硫酸酯酶（IDS）	视网膜退行性变
黏多糖沉积症 I 型（Sanfilippo 综合征）	N-磺氨基葡糖磺基氢化酶（SGSH）、N-乙酰-a-D-氨基葡萄糖苷酶（NAGLU）、乙酰辅酶 A、a-氨基葡萄糖苷 N-乙酰转移酶（HGSNAT）、N-乙酰氨基葡萄糖-6-硫酸酯酶（GNS）	伴骨细胞样色素沉着、血管细窄的视网膜退行性变
氨基酸代谢障碍		
胱氨酸病	胱氨酸苷（CTNS）	RPE 斑点状成簇、视网膜深部结晶沉着
回旋形萎缩	鸟氨酸转氨酶（OAT）	脉络膜视网膜萎缩的界限区
黏脂沉积症		
黏脂沉积症 IV 型	黏脂蛋白 1（MCOLN1）	视网膜营养不良
蜡样脂褐素沉积症		
婴儿型、晚期婴儿型、少年型和成人型	涉及多个基因，包括 CLN1、2 和 3	旁中央凹颗粒状、周围色素沉着、骨细胞样色素沉着、血管细窄
过氧化物酶体病		
Zellweger 综合征	过氧苯甲酰凝胶（主要存在于 PEX1 或 PEX6 基因中）	色素性视网膜病变、血管细窄
Refsum 病	植烷酰-辅酶 A 羟化酶（PHYH）	色素性视网膜病变、血管细窄
肾上腺脑白质营养不良	ATP 结合盒、D 亚科、成员（ABCD1）	黄斑区色素斑点
原发性高草尿症 I 型	丙氨酸：乙醛酸氨基转移酶（AGXT）	结晶样视网膜变性
无 β-脂蛋白血症	微粒体甘油三酯转移蛋白（MTP）	色素性视网膜病变

血清或者培养细胞中 β-己糖胺酶同工酶的活性进行诊断的。Tay-Sachs 病中发现 β-己糖胺酶 A 同工酶缺乏，而 Sandhoff 病中发现 β-己糖胺酶 A 和 B 同工酶的缺乏。杂合携带者中可以检测到 β-己糖胺酶活性降低[1]。除了生化检测外，还可以通过 DNA 分析携带者状态。在德系犹太人中尤其如此，其中绝大多数病例似乎是由三种突变引起的。检测结果显示，在德系犹太人中，有 99.9% 的携带者的假阴性率低于 2%[5]。

发病机制

　　β-己糖胺酶是一种溶酶体酸性水解酶，由 a 和 β 两个亚单元构成，可以成对创建三个异构形式：a/a、a/β 和 β/β。只有 a/β 同工酶，β-己糖胺酶 A，能降解 GM2 神经节苷脂。因此，缺乏一个 a 或 β 亚单元就会导致 GM2 神经节甘脂的积聚[3]。β 亚单元活性表失也会导致 β-己糖胺酶 B（β/β）缺乏和内脏红细胞糖甘脂的积聚[6]。Tay-Sachs 病是由 15 号染色体上亚单元基因的突变引起，而 Sandhoff 病是由 5 号染

色体上 β 亚单元基因的突变引起。该疾病的发生和严重程度与突变亚单位中剩余酶活性的数量直接相关。任何导致纯合状态下酶活性完全丧失的突变，如移码、剪接或过早终止密码子突变，都会导致严重的、快速发展的婴儿表型。点突变导致单个氨基酸取代的个体通常保留一些酶活性，因此，幼年或成年表型的发病较晚且过程较为渐进。在两个突变等位基因杂合的患者中也可能出现中间表达，表现为一个严重和一个轻微[3]。

神经节苷脂在灰质中最为丰富。因此，大多数临床表现和病理都集中在神经系统上也就不足为奇。巨大神经突起，神经元因沉积的物质而膨胀是 GM2 神经节苷脂沉积症的病理特征，并在整个神经系统中都有发现。在视网膜中，神经节细胞和无分泌细胞因沉积物质而肿胀。聚集在中央凹周围的扩大的、混浊的神经节细胞形成樱桃红斑。Tay-Sachs 病的沉积物质在超微结构中由同心排列的膜质体组成[2]。相比之下，Sandhoff 病的沉积物质多形性更强，包括纤维颗粒液泡、膜质体和层叠板层的斑马体[6]。

治疗方案

治疗上主要是对症治疗。目前还不清楚骨髓移植是否会显著改变这些疾病的神经系统影响。

22.2.2 GM1 神经节苷脂沉积症

GM1 神经节苷脂沉积症是一种罕见的常染色体隐性遗传病，发病率未知[7]。

临床特征

GM1 神经节苷脂沉积症临床表现多样，按发病年龄分为婴儿型、青少年型和成人型。婴儿型是最常见和严重的表现型。受影响的婴儿在出生时表现正常，但发育停滞，然后在 3~6 个月大时退化。发育不良、低张力、过敏和癫痫是常见的表现。肝(脾)大、畸形面容和多发性骨发育不良三种表现较少见。患儿在两岁时死亡。幼年型起病较晚，病程较缓，但临床特征相似。慢性成人型以痉挛性共济失调为主；畸形和内脏表型相对较轻。在眼部的表现，约 50% 的受影响婴儿有黄斑樱桃红斑，在一些青少年病例中也有报道[4,7]。其他眼部症状包括注视不集中、角膜混浊、视网膜血管迂曲、视网膜出血和视神经萎缩[8]。

Morquio B 型疾病具有相同的生化异常，但临床表现与 GM1 神经节苷脂沉积症不同。患者在出生时是正常的，但在生命的第一个 10 年出现生长迟缓和进行性、全身性骨骼发育不良。患者神经系统不受累，智力也正常。角膜混浊是这种疾病唯一的眼部表现[7]。

诊断

诊断主要基于在培养的白细胞或成纤维细胞中 β-半乳糖苷酶活性明显降低或缺失。泪液也可用于酶测定。产前诊断可通过检测培养的羊膜细胞或绒毛膜绒毛细胞的酶活性。Morquio B 型与 GM1 神经节苷脂沉积症的区别在于，前者没有神经系统累及，主要表现为骨骼异常，而且尿液中硫酸角蛋白的浓度高。

病理生理学和组织病理学

突变位于 3 号染色体上的 β-半乳糖苷酶 1 (GLB1)基因导致神经节苷脂 GM1 的贮积。神经节苷脂是 GM1 神经节苷脂沉积症的主要贮积物质，硫酸角蛋白是 Morquio B 型病的主要贮积物质。因此，GM1 神经节苷脂沉积症与 Morquio B 型病表型差异可能是酶底物特异性改变的结果。较高水平的残余酶活性与发病较晚及表型较温和大致相关。

通过光学显微镜，在整个中枢神经系统中发现了与 Tay-Sachs 病相似的巨大神经突起，贮积物质的超微结构特征也相似[7]。在视网膜中，有广泛的神经节细胞丢失，剩余的细胞由于储存囊泡而极大地膨胀。电镜显示双极细胞和神经节细胞的杆状体、锥状体和膜质体中有大量的空泡[9]。

治疗方案

目前尚无治疗 GM1 神经节苷脂沉积症的有效方法。研究发现，在犬的模型中进行骨髓移植并不能改变疾病的病程[7]。

22.2.3 戈谢病

戈谢病是溶酶体沉积症中最常见的一种，在美国发病率为万分之一至两万分之一。1 型是最常见的(占 90%)，在德裔犹太人中发生率更高，而 2 型和 3 型则相对少见，可发生在所有种族群体中[10,11]。

临床特征

累及的患者分为三类：Ⅰ 型，非神经型(成人型)；Ⅱ 型，急性神经型(婴儿型)；Ⅲ 型，亚急性神经型(青少年型)。与 GM2 神经节苷脂沉积症一样，发病较早,病情较重,且病程较快。这些分类实际上是在连续的临床表现中任意划分的;因此,在每一组中都有相当大的差异。Ⅰ型患者可能完全无症状,也可能出现以下部分或全部症状:贫血、血小板减少、肝(脾)大和骨骼病变。Ⅰ型发病在德裔犹太人中最为常见。Ⅱ型患者则少见得多,且发生在所有种族群体中。患有Ⅱ型疾病的婴儿在生命的最初几个月出现肝(脾)大和神经功能恶化。死亡通常发生在2岁之前。Ⅲ型患者表现为神经和内脏受累,神经系统疾病会在逐渐发生,且比婴儿型的进展更慢[3,9,12]。报道中最一致的眼部特征是后极部分散、浅表的视网膜白斑,特别是沿着下血管弓走形(图22.4)。在老年患者中,可能会出现一种特殊的、色素性的、棕色的三角形睑裂斑,其内含有戈谢细胞,这是一种典型的巨噬细胞,具有泡沫状、富含脂肪的细胞质[13]。

诊断

确诊需要通过检测白细胞酸β-葡糖苷酶葡糖脑苷脂酶的活性。虽然杂合子酶的平均活性是正常人的50%,但正常的范围是如此之广,以至于酶测定法检测杂合子的作用是有限的。在骨髓穿刺液中发现大量戈谢细胞具有特征性[12]。也可以通过基因突变分析来诊断,预测临床表现,并识别未诊断的家庭成员和携带者[14]。

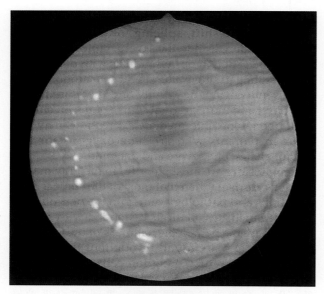

图 22.4 戈谢病患者视网膜上播散的白色斑点。(Image Courtesy of Robert Petersen MD.)

精粹

● 戈谢病是最常见的溶酶体沉积障碍。最常见的眼底表现是视网膜后极部的多个浅表白斑,特别是沿着下血管弓周围分布。

发病机制和组织病理学

戈谢病是由染色体1q21上的葡萄糖脑苷酶(也称为酸β-葡萄糖苷酶,GBA)基因突变引起的。已经鉴定出200多种不同的突变,其中80%以上是单核苷酸替代[15]。这种溶酶体酶-葡萄糖脑苷酶的突变导致巨噬细胞溶酶体内葡萄糖脑苷的沉积[16]。临床表现为脾脏、肝脏、骨髓、骨及其他组织/器官中充满脂质巨噬细胞的贮积[17]。戈谢病是一种与特定基因突变有关的疾病谱,不具有独立的亚型。重组和插入或删除突变可导致神经病理性疾病,而点突变可导致神经病理型或非神经病理型疾病[12]。这在概念上是讲得通的,因为点突变更有可能产生具有剩余活性的酶。事实上,在具有相同基因型的兄弟姐妹中可以发现相当大的表型变异,这意味着环境或其他相关的遗传因素可以改变表型表达[9]。戈谢病受累的个体也可能是杂合的,拥有两个不同的突变等位基因。与具有相同等位基因的纯合子相比,这些患者的发病年龄和进展速度通常处于中等水平。

虽然葡萄糖脑苷酶缺乏症存在于所有细胞中,但该表型在非神经病理型仅在巨噬细胞/单核细胞系统中表达,并在神经病理型神经元中也有表达[12]。光镜下可见骨髓、脾脏和肝脏中充满泡沫和脂质的异常巨噬细胞,称为戈谢细胞。在组织学和超微结构上,眼底的白斑代表戈谢细胞[10,18]。

治疗方案

非神经型戈谢病具有多种治疗方法,因为它主要影响来自骨髓干细胞的巨噬细胞,并且与血液不断接触。重组葡萄糖脑苷酶替代疗法(ERT)(伊米苷酶、维拉苷酶α、他利苷酶α)被推荐用于戈谢病中具有症状的儿童和有严重非神经型(Ⅰ型)表现的儿童。对于具有严重内脏症状的Ⅲ型神经型疾病和有Ⅲ型疾病风险(基因型或家族史)的患者也推荐使用。但它不推荐用于Ⅱ型疾病,因为它不会改变致命的神经系统疾病的预后[19-26]。总之,ERT治疗效果因人而异。其高昂的治疗费用(每年>40万美元)也使得必须确定最低的有效初始剂量和维持剂量[9]。造血干细胞移植在以前是一种可选择的治疗方案,但考虑到相关的发病率和死亡率,已被 ERT 所取代[27,28]。

22.3 神经鞘磷脂沉积症

22.3.1 Niemann–Pick 病

所有类型的神经鞘磷脂沉积病,从 A 型到 F 型,其生物化学特征都是鞘磷脂的沉积,尤其是在网状内皮系统中。只有 A 型和 B 型始终有黄斑的病变。这种疾病可见于所有种族群体中,但在德裔犹太人中发病率最高,其中 A 型和 B 型疾病的发病率分别为 1/40 000 和 1/80 000[29,30,31]。

临床特征

A 型是一种急性神经型,在婴儿期早期发病。受累的婴儿表现为进行性精神运动迟缓,伴有巨大的肝(脾)大,通常在 3 岁时死亡。非神经型 B 型在婴儿期发病比 A 型发病稍晚,受累的个体仅表现出内脏症状。全血细胞减少可继发于脾功能亢进,肺泡受累可导致肺损害[30,31]。

急性神经型眼部异常包括角膜基质混浊、白内障和樱桃红斑[32]。所有 A 型患者尽管最初可能无法观察到黄斑樱桃红斑,但最终都会出现。黄斑晕轮是黄斑樱桃红斑最轻微的表型,可能存在于儿童 B 型病变中(图 22.5)。

诊断

诊断需要依据临床表现、病程、白细胞鞘磷脂酶活性的缺乏[3]。在骨髓穿刺液中,Niemann-Pick 细胞的存在(稍后描述)支持对 Niemann-Pick 病的诊断,但诊断应通过酶检测加以确认。A 型和 B 型的最终确诊需要残留的酸性鞘磷脂酶活性小于对照组的 10%[34]。产前诊断可通过对培养的羊膜细胞或绒毛细胞进行酶学或分子分析[35]。

发病机制和组织病理学

精粹

- 在 Niemann-Pick 病中,只有 A 型和 B 型视网膜有明显的临床变化。在神经病理型和非神经病理型中分别发现樱桃红斑和黄斑晕轮。

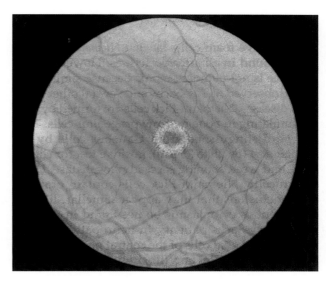

图 22.5　Niemann-Pick 病患者黄斑晕轮。(Image Courtesy of Dr.Richard Robb MD.)

Niemann-Pick A 型和 B 型是由 11p15 号染色体上的酸性鞘磷脂酶基因(SMPD1)突变引起的。与 A 型疾病相关的突变引起酸性鞘磷脂酶活性完全缺乏,导致鞘磷脂在溶酶体中沉积[36-38]。与 B 型疾病相关的突变导致酸性鞘磷脂酶缺乏,并伴有该酶的一些残留活性[37-39]。对酶活性的比较发现,B 型具有4%的正常酸性鞘磷脂酶活性,而 A 型则无明显活性[37,39]。

在所有受影响的组织中都能发现独特的泡沫细胞,称为 Niemann-Pick 细胞。然而,它们的存在并无致病性,因为类似的细胞可以在 Tay-Sachs 病和其他一些代谢性疾病中观察到。Niemann-Pick 细胞是由骨髓祖细胞中的脂质沉积形成的。它们与 Gaucher 细胞的区别在于体积较小,胆固醇检测呈阳性,酸性磷酸酶染色较弱。在超微结构上,Niemann-Pick 细胞含有颗粒状脂质内含物,可能呈片状,类似于在 Tay-Sachs 病患者神经元中发现的膜质体。在神经病理型疾病中,中枢神经系统的神经节和胶质细胞膨胀、苍白并充满大空泡。胶质细胞可能类似于泡沫细胞[35]。在 A 型疾病中,在许多眼组织中发现了膜质体,包括角质细胞、内皮细胞、晶状体、视网膜色素上皮(RPE)、脉络膜、巩膜,以及眼外肌的成纤维细胞[40]。

治疗方案

Niemann-Pick 病所有类型仅能对症治疗。

22.4 黏多糖沉积症

黏多糖(MPS)沉积障碍是由于糖胺聚糖(GAG)分解所需酶的缺乏而引起的溶酶体贮积障碍,导致尿液中和许多组织细胞内外部分降解的 GAG 的蓄积[41-43]。除 Hunter 综合征为 X 连锁隐性遗传外,其余均为常染色体隐性遗传的进行性疾病。在这 7 种类型中,MPS Ⅰ、Ⅱ和Ⅲ表现为视网膜变性,而 MPS Ⅰ、Ⅳ、Ⅵ和Ⅶ表现为角膜混浊。

22.4.1 黏多糖沉积症 Ⅰ 型–H (MPS Ⅰ–H, Hurler 综合征)和 Ⅰ 型–S(MPS Ⅰ–S,Scheie 综合征)

黏多糖沉积症 Ⅰ 型(MPS Ⅰ)是由于溶酶体水解酶和 α–L–艾杜糖苷酸酶(IDUA 基因)缺乏而引起的,而后者是硫酸肝素和硫酸可的松降解所必需的[44]。MPS Ⅰ 型包括 Hurler (MPS Ⅰ–H)、Hurler–Scheie (MPS Ⅰ–H/S)和 Scheie (MPS Ⅰ–S),表示一类严重的疾病谱[45]。在加拿大不列颠哥伦比亚省,Hurler 综合征的发病率约为 1/10 000[46]。Scheie 综合征非常罕见,在加拿大的不列颠哥伦比亚省发病率为 1/600 000[41]。

临床特征

Hurler 综合征和 Scheie 综合征现在被认为具有相同的生化缺陷,并代表了一系列疾病谱的严重表型。在婴儿期早期,Hurler 综合征患者往往表现为正常,但在出生后的第一年,他们表现出异常,如面容粗犷、头大、嘴唇肥厚、舌头肥大、气道问题、心脏疾病、脑积水、肝(脾)大、关节僵硬、多发性骨发育不良、脐疝、耳聋和智力迟钝。矮小的身材在 2~3 岁时变得明显。通常在 10 岁时,因为心肺功能衰竭导致过早死亡[41,47]。

角膜混浊通常是 MPS Ⅰ–H 的第一个眼部表现,并可能发展到混浊致眼底无法窥入的程度。它

特别关注

- Niemann–Pick 病的泡沫细胞无致病性,在 Tay–Sachs 等代谢性疾病的组织病理学上可以观察到类似的细胞。

是由角膜基质的结构变化引起的,包括胶原纤维的大小、间距和排列的异常[48]。青光眼也有相关报道[49,50]。伴有骨细胞样色素沉着的视网膜营养不良形成,并且视网膜电图(ERG)表现为波形降低或消失[50,51]。视盘水肿和随后的视神经萎缩是常见的。视神经的扩大是由于酸性黏多糖的沉积而引起的,并导致视神经在筛板处或视神经管处受压迫[52]。

Scheie 综合征的全身表现与 Hurler 综合征相似,但较轻。患有 Scheie 病的患者出现症状较晚,一般在 5~7 岁。在一组 10 名患者中,最常见的表现是关节僵硬和角膜混浊[45]。Scheie 综合征患者的身高、智力和预期寿命正常。确诊最常见的是在生命的第二个 10 年。当表型较轻微时,其表现与 Hurler 病类似,呈现面容粗犷、关节僵硬、多发性骨发育不良、疝气和耳聋。由于他们的寿命较长,他们也经常受到腕管综合征和主动脉瓣疾病的影响,这是由于在这些部位酸性黏多糖易沉积。骨科并发症常常是临床长期的主要问题。手功能的丧失是由腕管综合征和渐进性关节僵硬引起的。脊椎滑脱会导致慢性背痛,有时还会导致脊髓受压[47]。

正如全身特征一样,Scheie 综合征的眼部体征也出现较晚,但类似于 Hurler 综合征。角膜混浊在生命的第二个 10 年变得明显。混浊主要位于角膜周边,并且缓慢进展。青光眼经常发生在 40~50 岁。视网膜退行性变在 20~30 岁时表现为夜盲,眼底变化与视网膜色素变性相似[50]。

诊断

尿中 GAG 浓度的测定、电泳或层析法对 GAG 的分馏以及寡糖的分析可以鉴别 MPS 的类型、寡糖症或其他储存障碍。确诊通常需要检测外周血白细胞中的 α–L–艾杜糖醛酸酶活性。MPS Ⅰ 型 Hurler 综合征与 Scheie 综合征的鉴别是基于临床特征和病程的差异(如发病较晚,并缺乏神经功能障碍的 Scheie 病)。这种方法也可以检测到携带者,因为它们的 α–L–艾杜糖醛酸酶活性低于正常对照的 50%。产前诊断可通过类似的方法检测培养的羊水细胞[41,53]。结膜活检的超微结构研究可以帮助诊断沉积症,但这种变化不具特异性[54]。尽管可以分析已知的疑似基因突变,但是突变分析受到高频率突变的限制[55,56,57,58]。

发病机制和组织病理学

α–L–艾杜糖醛酸酶活性的丧失导致细胞内硫酸肝素和硫酸皮聚糖的积聚，这两种酸性黏多糖不能被降解，并蓄积在肿胀的溶酶体中[49]。虽然 α–L–艾杜糖醛酸酶活性与临床严重程度之间的相关性不是绝对的，但大多数重症患者没有检测到酶活性。已克隆出 α–L–艾杜糖醛酸酶基因(IDUA)，并对其突变等位基因进行了分析。正如所料，移码或过早出现终止密码子将导致更严重的突变，使得酶缺乏或鲜有活性，并导致更严重的 Hurler 表型。点突变常与酶的产生和残留活性有关，导致较轻微的 Scheie 表型[3]。

Chan 及其同事通过电子显微镜在两名临床没有检测到视网膜变性的患者中，发现所有眼部组织的异常[54]。他们观察到视网膜神经节细胞和视神经星形胶质细胞中的多膜状包涵体，以及 RPE 中的细纤维颗粒包涵体。

治疗方案

目前，对 MPS Ⅰ 唯一有效的治疗方法是异体骨髓移植。接受此类移植的 Hurler 病患者内脏症状有所改善，但骨骼异常没有改善。神经和智力的结果各不相同，但少数接受早期骨髓移植的患者，尽管他们的基因型可以预测一个严重的 Hurler 表型，但在两岁之前发育正常[41]。与 HLA 匹配的兄弟姐妹骨髓移植成功率最高，但不相关的供体移植成功后，对内脏和神经症状同样有效[59]。除骨髓移植外，治疗仅限于处理致残的全身和眼部表现，如骨科问题、青光眼和角膜混浊。

22.4.2 黏多糖沉积症Ⅱ型（MPS Ⅱ,Hunter 综合征）

据估计，Hunter 综合征的发病率在加拿大的不列颠哥伦比亚省为 1/150 000，而在以色列为 1/67 500[46,60]。Hunter 综合征和肾上腺脑白质营养不良是本章讨论的仅有的两个 X–连锁的病征。

临床特征

Hunter 综合征与 MPS Ⅰ型综合征有许多共同特征。它有两种形式:一种是严重的婴儿型，症状在 1 岁时出现，另一种相对较轻的儿童型，发病年龄较大，大约 4 岁。婴儿型最多见。受累及的个体通常智力迟钝，在 15 岁之前死亡。儿童型具有接近正常的

智力和寿命。在这两种形态中,面容粗犷、关节僵硬、身材矮小、气道问题和声音嘶哑逐渐发展。与 Hurler 综合征相比,Hunter 综合征的骨骼受累程度较轻。Hunter 综合征的一个独特但罕见的特征是象牙色结节性皮肤病变,影响颈部、背部、胸部、上臂和大腿。轻度受累患者在晚年常因黄韧带的硬膜增生和增厚而发生颈椎脊髓病[41,47]。

视网膜进行性变性伴 ERG 反应降低是 Hunter 综合征的主要眼部表现。不具备 MPS Ⅰ型综合征的角膜混浊特征[50]。在 Hunter 儿童型患者中已发现慢性视盘水肿[41]。

诊断

通过测定培养的白细胞中乙酰氨基磺酸盐硫酸酯酶的活性来诊断[41]。

发病机制和组织病理学

Hunter 综合征是由艾杜糖醛酸硫酸酯酶缺失引起的,其基因(IDS 基因)位于 Xq28 染色体上,导致肝素溶酶体和硫酸皮肤素沉积[61]。据报道,在 Hunter 综合征患者中存在相邻基因缺失[62]。在组织学上,视网膜的表现与视网膜色素变性是难以区分的,伴有光感受器缺失和内核层、外核层及神经节细胞层的变薄。RPE 表现为色素的缺失和迁移。电镜下在所有眼组织中可见纤维状颗粒和多膜空泡结构[54]。

治疗方案

Hunter 综合征尚无有效的治疗方法。

22.4.3 黏多糖沉积症Ⅲ型（MPS Ⅲ,Sanfilip-po 综合征）

MPS Ⅲ 是最常见的黏多糖沉积症,据估计在荷兰的发病率为 1/24 000。虽然它比其他黏多糖沉积症具有更少的表型变异,但它具有生物化学异质性。四种不同酶中的任何一种缺陷都可能导致临床相似的疾病[41]。

临床特征

发病年龄为 2~6 岁,受影响的儿童表现为行为障碍和精神退化。神经功能的恶化是严重的, 并与阶段发育的逐渐丧失,步态障碍,耳聋,偶尔癫痫发作有关。相比之下,面容粗犷、中等矮小、肝(脾)大、关节僵硬和多毛症等躯体特征较轻。一些轻度受影响的患者甚至可能具有正常成年人的特征。死亡通

常发生在 20 岁之前。

眼部表现无角膜混浊,但视网膜变性与视网膜色素变性相似,以夜盲、骨细胞样色素沉着、血管细窄、视神经萎缩为特征[50]。ERG 通常表现为熄灭型[51]。

诊断

MPS Ⅲ 的诊断和分型是通过在培养的白细胞或成纤维细胞中检测引起综合征的特定酶的活性(见下文)来确定的[41]。

发病机制和组织病理学

MPS Ⅲ 分四个亚型,这是由于降解硫酸肝素不同的酶缺陷并导致其蓄积。临床上,A 型疾病往往更严重,且寿命较短,其他类型是没有区别的。MPS Ⅲ 的所有类型都会在尿液中排出过量的硫酸肝素而不是硫酸皮肤素。MPS Ⅲ A 是由位于 17q25.3 染色体上编码硫酸肝素硫酸酯酶基因(也称为 N-硫代糖苷磺酸酶;SGSH 基因)突变引起的[63]。MPS Ⅲ B 是位于 17q21 染色体上由编码 N-乙酰-α-D-氨基葡萄糖糖苷酶基因(NAGLU 基因)突变引起的[64]。MPS Ⅲ C 由位于 8p11.1 染色体上乙酰辅酶 A:α-氨基葡萄糖 N-乙酰转移酶(HGSNAT)缺陷引起[65,66]。最后,MPS Ⅲ D 是由位于 12q14 染色体上编码 N-乙酰氨基葡萄糖胺-6-硫酸盐酶基因(GNS 基因)突变引起[67]。Del Monte 及其同事对 1 例 MPS Ⅲ 患者的眼部病理检查,发现在角膜、小梁网、虹膜、晶状体、RPE、视网膜神经节细胞和视神经中,存在典型的黏多糖沉积症的多膜胞质空泡。他们还报道了与视网膜色素变性相同的病理变化[60,68]。

治疗方案

Sanfilippo 综合征尚无有效的治疗方法。

22.5 氨基酸代谢障碍

22.5.1 胱氨酸病

胱氨酸病是一种常染色体隐性遗传病,包括婴儿型、青少年型和成人型,以半胱氨酸在不同器官和组织中的沉积为特征。在法国,婴儿型的发病率约为 1/326 000[69]。

临床特征

患有婴儿型(肾病)的患者在出生后的最初几个月表现正常,然后表现为发育不良、生长迟缓、发热、

氨基酸尿,以及因肾小球和肾小管功能障碍而反复发作的脱水。在青少年时期之前,通常需要肾移植。青少年型(中间)发病稍晚,病程和症状较轻。在成人型(良性)的形态中,肾功能没有受损,在生命的第二个 10 年之后发病。患儿有正常的预期寿命[70,71]。

由于在角膜、结膜和虹膜中形成半胱氨酸结晶,畏光是所有胱氨酸病患者的常见症状。角膜结晶沉积可导致复发性糜烂和眼睑痉挛[71]。晚期并发症包括后粘连、角膜溃疡、角膜或视网膜受累引起的视力损害。

只有患有肾病的个体才会出现视网膜病变,而这些病变可能先于角膜病变的出现。通常在 7 岁时明显可见周边视网膜色素上皮呈斑点状和簇状,它们最终扩展到黄斑。偶尔也可观察到黄斑脱色素和视网膜深部结晶沉积[72,73]。眼底有病变的患者的视野、暗适应曲线和电生理反应可能正常或减少[74]。可能发生出血性视网膜病变和视力损害[71,73,75]。

诊断

胱氨酸病可以通过测定外周血白细胞或成纤维细胞的半胱氨酸含量来确诊[76]。羊膜细胞可用于产前诊断。杂合子的白细胞中游离半胱氨酸水平也会升高。通过电镜观察结膜活检标本,观察到成纤维细胞和组织细胞中的膜性包涵体,具有诊断意义[77]。

发病机制和组织病理学

胱氨酸来源于细胞溶酶体内的蛋白质降解,通常通过溶酶体膜运输到细胞质。然而,在胱氨酸病中,由于转运系统的缺陷,胱氨酸在溶酶体中沉积并结晶[77-81]。肾病(或婴儿)胱氨酸病的基因 CTNS 编码胱氨酸蛋白,这是一种溶酶体膜蛋白,似乎是一种氢离子驱动的转运体,从溶酶体中输出胱氨酸[82-85]。胱氨酸病的各种表型与各种基因突变有关[86]。对肾病型患者的尸检眼的组织病理学研究显示,结膜、角膜、巩膜、虹膜、睫状体、脉络膜和 RPE 中均存在细胞内结晶沉积。检眼镜观察到周边部视网膜色素上皮细胞缺失是导致色素沉着改变的主要原因[71]。

治疗方案

一旦确诊胱氨酸病,巯乙胺是所有患者的推荐治疗。在 86 例成人肾病型胱氨酸病患者队列研究中,5 岁前开始治疗显著降低了发病率,并延迟了终末期肾病的发病;延迟甲状腺功能减退、糖尿病和神经肌肉疾病的发病,并提高了预期寿命[87]。半胱氨

酸进入细胞并集中在溶酶体中，与胱氨酸反应形成半胱氨酸和能够离开溶酶体的半胱氨酸–半胱氨酸复合物[88,89]。口服治疗不能改善角膜症状，但局部巯乙胺滴眼液已被证明在清除角膜结晶体、减少畏光和眼睑痉挛方面有效[90]。巯乙胺眼用凝胶已被证明优于巯乙胺滴眼液[91]。

22.5.2 回旋形萎缩

1888 年，Jacobson 首次将回旋形萎缩描述为一种非典型性视网膜色素变性，而在 1896 年，Fuchs 对其特征进行了描述。在 1973 年，由 Simell 和 Takki 阐明了该疾病的生化基础[92]。这是一种常染色体隐性遗传病，芬兰发病率最高，约为 1/50 000[93]。

临床特征

除特征性的稀疏的直发外，大多数患者临床表现正常。不太一致的发现包括异常脑电图(EEG)、肌肉无力、异常心电图(ECG)和癫痫发作[50,94,95]。

夜盲症往往是最初表现，开始于生命的第一个 10 年。在生命的第二个 10 年中，起始于中周部的脉络膜视网膜萎缩的圆形区域形成明显的界限（图 22.6）。萎缩区随着时间的推移逐渐融合，并向前和向后扩展。黄斑区域保留到病程的晚期，因此，中心视力通常保持到生命的第四个或第五个 10 年。周边视力的丧失与脉络膜视网膜萎缩的扩大区域相对应。在分隔萎缩带的狭窄色素间隔中观察到结晶样结构。视网膜血管可能变细或保持正常管径。90%受累的患者有高度近视和散光。后囊下白内障发生于生命的第二个或第三个 10 年。ERG 的振幅降低或消失，并且 EOG 也异常[95]。也有报道，回旋形萎缩患者出现黄斑囊样水肿，玻璃体腔注射 4mg 曲安奈德短期疗效显著[96-98]。

诊断

通过检查到特征性的眼底表现，培养的成纤维细胞或白细胞中鸟氨酸水平升高及鸟氨酸氨基转移酶（OAT）活性显著降低，可确定诊断。杂合子的 OAT 活性可降低到正常对照组的 50%左右[93]。

发病机制和组织病理学

生化缺陷是 OAT 活性下降，位于 10 号染色体上的存在几个不同的 OAT 基因突变位点[93]。OAT 是一种线粒体编码的酶，其辅因子为磷酸吡哆醛(维生素 B_6)酶，催化鸟氨酸、谷氨酸和脯氨酸的相互转

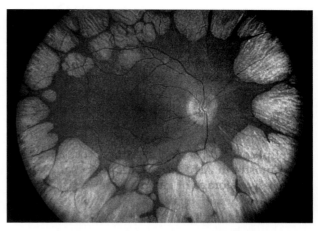

图 22.6 回旋状萎缩中界限分明的环形脉络膜视网膜萎缩区域。

化。OAT 的缺乏增加血浆鸟氨酸浓度[99,100,101]。高鸟氨酸血症和回旋形萎缩之间的联系尚不清楚，因为引起高鸟氨酸血症的其他代谢性疾病不会引起回旋形眼底改变[50]。病变眼的组织病理学检查显示，脉络膜、RPE 和感光细胞的萎缩区域紧邻正常组织。电镜研究显示，感光细胞、角膜上皮、睫状体非色素上皮和虹膜中线粒体肿胀。早期的改变出现在 RPE 细胞中，有散在细胞的零星变性，随后是更弥漫性的 RPE 异常，伴有大量吞噬体和结晶样包涵体沉积[102]。肝脏线粒体也有类似的变化，Ⅱ型肌纤维的超微结构中可见管状聚集体[93]。

治疗方案

几种治疗方法已成功地降低了血浆鸟氨酸水平，并保留了回旋形萎缩患者的视功能。补充吡哆醇可增加一小部分患者残余 OAT 的活性，并可相应改善 ERG、暗适应和 EOG。严格的低精氨酸饮食也成功地稳定或减缓了视力下降的进程[103,104]。

争论点

● 回旋形萎缩的生化缺陷是 OAT 活性降低。然而，由此引起的高鸟氨酸血症和回旋形萎缩之间的关系尚不清楚，因为引起高鸟氨酸血症的其他疾病不会引起回旋样的眼底改变。

22.6 黏脂质沉积症

22.6.1 黏脂质沉积症Ⅳ型

黏脂质沉积症Ⅳ型是一种常染色体隐性遗传病，多见于德裔犹太人。其特点是神经节苷脂和黏多糖的过度沉积。

临床特点

在婴儿期早期，患儿表现为低张力、发育迟缓和进行性精神运动迟缓。生长迟缓在 4 岁时变得明显，面部特征在第二个 10 年开始变得粗犷。黏脂质沉积症Ⅳ型患者的发育水平不会超过典型的 12~15 个月大的婴儿。其他沉积症疾病常见的内脏异常在本病中不会发生，并且未检测出黏多糖尿[105]。

出生时，可能出现角膜上皮混浊[106]，视网膜营养不良表现与视网膜色素变性非常相似[107]。有时，可能需要刮除角膜上皮查看眼底。不太常见的特征还包括眼球震颤、斜视和眼睑肿胀[105]。

诊断

体外培养的成纤维细胞提取物显示 GM3 和 GD3 神经节苷脂含量高[108]。产前诊断可以通过透射电镜证实羊膜细胞存在特征性包涵体[109]。

发病机制和组织病理学

黏脂质沉积症Ⅳ型累及 19 号染色体短臂黏脂质 1 基因（MCOLN1）的突变[100]。MCOLN1 被认为是瞬时受体通道家族的一部分，其突变可能导致钙外流[111]。尸检眼组织学表现为视网膜明显紊乱和萎缩，并伴有感光细胞和神经节细胞的丢失[107]、视网膜内色素迁移和严重的视神经萎缩。剩余的神经节细胞含有大量的细胞质空泡。对这些空泡的超微结构研究表明，细胞质空泡具有膜限制，含有细颗粒物质和同心、片状、膜状结构。颗粒液泡与 MPS 一致，并且层状空泡与磷脂沉积一致。

治疗方案

目前尚无特效治疗方法。

精粹

- 口服吡哆醇补充剂和低精氨酸饮食可能有助于保持或改善一些回旋形萎缩患者的视功能。

22.7 蜡样脂褐质沉积症

22.7.1 脂褐质沉积症

以溶酶体内复杂储存物质沉积为特征的脂褐质沉积症在 21 世纪初首次被描述，但直到 20 世纪 60 年代才被确定与 Tay-Sachs 病分离出来，并描述了不同形式的不同的电子显微镜特征[112]。其可分为四种类型，即婴儿型（Hagberg-Santavuori 综合征）、晚期婴儿型（Jansky-Bielschowsky 综合征）、青少年型（Spielmeyer-Vogt 或 Batten 病）和成人型（Kufs 病），以发病年龄和电镜特征为鉴别点。除 Kufs 病类型可为常染色体显性遗传，其他类型均为常染色体隐性遗传。它们具有进行性神经退行性变的特征。视力丧失是婴儿型、晚期婴儿型和青少年型的一个突出特征。作为一个群体，它们的全球发病率为每年 1/1.25 万[113]。

临床特征

婴儿型（INCL），也称为 Hagberg-Santavuori，最初表现正常，但在 8~24 个月之间开始发育不良，表现为共济失调和肌张力减退。最终他们会进入植物人状态。在早期阶段，视物注意力不集中是很明显的。眼底检查显示黄斑呈褐色，周边眼底脱色素和视神经萎缩。在病程后期，血管明显细窄[114,115]。在 ERG 上，视杆反应严重低于正常，但暗视 ERG 表现为正常的 a 波和低于正常的 b 波，提示从近端光感受器到视神经双极细胞均受到影响[116,117]。

晚期婴儿型（LINCL，也称 Jansk-Bielschowsky）发生于 2~4 岁的儿童早期，伴有快速的智力和运动退化。表现出来的症状通常是行为上的改变。视物注意力不集中通常在智力衰退后变得明显。严重的、顽固性癫痫发作是其特点，常常在儿童早期因为吸入性肺炎而死亡。眼底检查见旁中央凹颗粒状外观，中央凹反射消失，周边脱色素，视网膜血管细窄和视神经萎缩[118]。ERG 反应可能会降低[119-121]。

青少年型（Spielmeyer-Vogt 或 Batten 病）最常见的症状是在 6~8 岁时丧失中心视力。视力丧失后不久，精神状况就会明显恶化，并常常与行为问题有关。患者逐渐进入植物人状态，视力下降到无光感。患者通常能活到 15~25 岁。眼部病变以颗粒状黄斑色素或牛眼样黄斑色素改变多见,易与 Stargardt 病混淆[122]。在病程的晚期,有类似视网膜色素变性,还可有骨细胞样色素沉着和小动脉细窄改变[123]。ERG 早期异常,并会发展到消失[121,124]。

成人型(Kufs 病)的患者,在他们生命的第三至第四个 10 年,精神运动进一步恶化。临床未见眼部异常,但尸检发现组织学异常[125]。

诊断

根据临床表现和电子显微镜下可见的特征性沉积物来确定诊断。既往认为,大脑活检是可以进行的,但目前仅能检测结膜、白细胞、皮肤、直肠组织和肌肉标本。在婴儿型病例沉积物呈现颗粒状基质,在晚期婴儿型中为曲线型,在青少年型中呈指纹体,在成年型中则表现为非均质型[126,127,128]。

发病机制和组织病理学

目前已经发现了大量导致蜡样脂褐素沉积症的基因,包括 CLN1、2 和 3,但似乎没有一个共同的机制,而且目前还不清楚这些基因的突变如何导致明确的病理。超过 12 个包含近 400 个突变的基因已经被鉴定出来。虽然最终的结果是溶酶体存储体的沉积(包括线粒体 ATP 合酶的亚基 c 或溶酶体衍生细胞器中的鞘磷脂激活蛋白),但它似乎不是神经变性的原因[129,130]。在所有的蜡样质脂褐质病中,病理特征是在大多数组织中存在自发荧光脂褐素,其存储物质类似于蜡样脂褐质,但实际上是脂蛋白和疏水肽[131,132]。神经组织的累及尤为严重。前面已讨论了如何区分不同类型的超微结构特征[50]。

Tarkkanen 和他的同事对 5 名患者的 10 只解剖眼进行了婴儿型的病理特征研究[124]。他们发现婴儿型尸眼视网膜严重退化,视网膜各层细胞减少,神经胶质增生,视网膜色素上皮缺失,色素迁移和视神经萎缩。晚期婴儿型也表现出广泛的光感受器丢失和色素迁移[133]。在青少年型中也有类似的变化[128]。在成人型,患者进行常规眼科检查时发现有严重的神经节细胞丢失[125]。

治疗方案

目前尚无有效的治疗方法。

22.8 过氧化物酶体病

过氧化物酶体是普遍存在的,单膜、细胞器存在于除红细胞外的所有细胞中。它们具有广泛的分解和合成代谢功能。可追溯的过氧化物酶体功能障碍的疾病可分为单酶缺陷或过氧化物酶体组装障碍,导致多种酶缺陷和过氧化物酶体显著减少或缺失[134,135]。它们是一个异质性的群体,通常导致神经功能障碍。六类过氧化物酶体病始终与视网膜退化有关。除了 X 染色体连锁肾上腺脑白质营养不良外,所有过氧化物酶体疾病均为常染色体隐性遗传[136]。

22.8.1 Zellweger 谱系疾病 (Zellweger 综合征、新生儿肾上腺脑白质营养不良和婴儿 Refsum 病)

临床特征

这三种过氧化物酶体组装障碍现在被认为是一类疾病,其中 Zellweger 综合征为最严重,新生儿肾上腺脑白质营养不良为中度严重,婴儿 Refsum 病则相对最轻。患有典型 Zellweger 综合征或脑肝肾综合征的婴儿具有典型的颅面畸形,包括高额头、外眦赘皮、眶上嵴和鼻梁发育不良。其他常见特征包括耳聋、癫痫、低张力、精神运动迟缓、肝大和皮质肾囊肿。磁共振成像(MRI)显示弥漫性皮质和白质异常。婴儿很少能活过 6 个月[137]。新生儿肾上腺脑白质营养不良患者通常有轻微的面部畸形,没有肾皮质囊肿,但在其他方面表现出与 Zellweger 综合征患者相同的全身症状。MRI 显示严重的白质缺乏[137]。临床进程较为温和,患者平均寿命为 4 年。通常存在肾上腺皮质萎缩,但很少引起肾上腺功能不全[135,136,138]。婴儿 Refsum 病患者也有轻度或无面部畸形,无肾皮质囊肿。他们通常表现为严重的发育迟缓,可以有 Zellweger 综合征的全身表现,包括肝硬化和肝大,但很少有癫痫发作或低张力。许多患儿能够存活到青春期[135-137,139]。

每一种疾病的眼部表现都是相似的,在大多数患者表现为色素性视网膜病变、视网膜血管细窄和蜡样视盘变白。Zellweger 综合征的色素性视网膜病是典型的视网膜色素变性,而新生儿肾上腺脑白质营养不良和婴儿 Refsum 病表现相对不典型,包括旁中央凹区域的色素脱失和色素沉着块,而不是周边视网膜的骨细胞样色素沉着[136,140]。所有这三种综合征都显示 ERG 反应降低或熄灭[136,141,142]。Zellweger 综合征的其他眼部变化包括角膜混浊、白内障和青光眼[142]。白内障也可在新生儿肾上腺脑白质营养不良中发现，但很少在婴儿 Refsum 病中发现[135,140,141]。

诊断

对于任何患有低张力、癫痫、发育不良和(或)畸形特征的新生儿，应考虑过氧化物酶体组装障碍的诊断。在儿童早期，患有精神运动迟缓、进行性神经功能缺陷、耳聋、肝功能异常和视网膜色素变性的患者也应筛查是否存在过氧化物酶体组装障碍。在过氧化物酶体起源的所有疾病中都发现了超长链脂肪酸(VLCFA)的血浆水平升高，因此测量血浆 VLCFA 水平可以作为一个初步的筛选研究。其他诊断结果包括过氧化氢酶活性的胞质定位和肝活检标本中过氧化物酶体的缺失或减少。产前诊断可检测培养的羊膜细胞或绒毛标本[143]。可以运用"Pex 基因筛查"[144]，其提供了一种算法，允许识别这些疾病中的分子缺陷[144]。

发病机制和组织病理学

Zellweger 谱系疾病是由编码过氧化物酶体形成所需要的蛋白(PEX)基因编码突变引起的，并导致过氧化物酶体功能的普遍丧失。它们与至少 12 种不同基因的突变有关，其中大多数在编码 ATP 酶的 PEX1 或 PEX6 基因中，这些 ATP 酶是将蛋白质从细胞质导入过氧化物酶体所必需的。其中一个 PEX 基因的严重缺陷导致功能性过氧化物酶体的缺失，通常是 Zellweger 综合征，而新生儿肾上腺脑白质营养不良和婴儿 Refsum 病表型往往与部分功能性过氧化物酶体有关[133,145-148]。

在 Zellweger 综合征中，最显著的病理变化是光感受器的明显丢失。视网膜神经元、神经节细胞和视网膜色素上皮细胞的数量也减少。视网膜和视网膜下间隙有大量含色素的巨噬细胞。当检查超微结构时，这些巨噬细胞含有由 VLCFA 胆固醇酯组成的双流式细胞质包涵体。在大脑和 RPE 中也发现了相同的包涵体。肾上腺脑白质营养不良的病理改变与 Zellweger 综合征的病理改变难以区分[149,150]。在婴儿 Refsum 病中，解剖眼的病理检查发现视网膜各层神经元均有丢失[136]。

治疗方案

在胎儿发育过程中形成的严重畸形和缺陷出生后是难以治疗和修复的。对于一些表型较轻的患者，膳食治疗中添加乙醚脂质、限制植酸和 VLCFA 可

稳定病情进展[143]。另一种方法是使二十二碳六烯酸(DHA)的浓度正常化，在这些疾病中，DHA 在大脑和视网膜中的含量较低，可能导致神经系统异常。一项对 20 名接受 DHA 乙酯治疗的 Zellweger 谱系疾病患者的回顾报道显示，其中一半患者的视力得到改善，肌肉张力增强，MRI 上的髓鞘形成也得到改善。然而，这种治疗的益处仍然存在争议[151,152]。

22.8.2 Refsum 病

临床特征

Refsum 病的患者通常在 20 岁之前就有夜盲、步态障碍或四肢无力的症状。全身症状很常见，包括小脑共济失调、周围多神经病、嗅觉丧失、神经性耳聋、骨骼发育不良、鱼鳞病、心脏传导缺陷、脑脊液蛋白升高而无多细胞增生。视网膜退行性变以骨样细胞色素沉着、视网膜血管细窄及视神经萎缩为特征。视野检查 ERG 波形降低或熄灭显示进行性变窄或环形暗点。暗适应时间延迟[144,153,154]。

诊断

可以通过发现典型的四联症即视网膜色素变性、周围神经病变、小脑共济失调和在没有多细胞增生的情况下脑脊液蛋白升高进行诊断。确诊可通过血中植酸浓度的升高及突变分析[155]。成纤维细胞也可以培养和检查，并记录植酸氧化酶活性的降低。与正常对照相比，杂合子显示植酸氧化酶活性降低了 50%。未治疗的 Refsum 患者和过氧化物酶体起源障碍的患者血浆中植酸水平升高，因此，植酸本身并不具有特异性[156]。

发病机制和组织病理学

Refsum 病通常由编码位于染色体 10pter-p11.2 上的植烷酰-辅酶 A 羟化酶的基因 (PAHX 或 PHYH)突变引起[155,157,158]。植酸-辅酶 a 羟化酶是一种过氧化物酶，其为催化植酸 α-氧化的第一步。编码过氧化物酶体 2 型靶向信号受体的 PEX7 基因突

变也被证明会引起 Refsum 病[159]。外源性植酸可从饮食中吸收。它的代谢通常是通过激活其 CoA 酯、植烷酰–CoA，然后 α–氧化成原酸，但是 Refsum 病患者无法降解植酸。植酸沉积与临床表现的关系尚不清楚。推测可能因为细胞膜和髓鞘中含有过量的植酸扰乱了正常功能[156]。

Refsum 病患眼组织病理学研究中，已经报道了视网膜外层和部分血管中脂肪酸的沉积[160]。

治疗方案

肉类、鱼油和乳制品中肌醇六磷酸前体的饮食限制已被用于治疗两种形式的肌醇六磷酸储存疾病。在 Refsum 病中，饮食限制带来了周围神经疾病的改善，并减缓或稳定了视网膜变性[144,156,161]。

22.8.3 肾上腺脑白质营养不良（Addison–Schilder 病）

临床特征

肾上腺脑白质营养不良是最常见的过氧化物酶体疾病，以 X–连锁隐性方式遗传。有两种主要的表型：儿童型和成人型，成人型也称为肾上腺脊髓神经病变。儿童型症状发生在 5~10 岁，表现为行为改变、学业失败或皮肤色素沉着增加，通常由病毒综合征引起。肾上腺功能不全可能先于神经症状数年。临床特征包括进行性痴呆、步态障碍、失明、肾上腺皮质功能衰竭导致皮肤色素沉着和肾上腺功能减退。死亡通常发生在青春期[162]。受影响儿童的神经影像学显示，顶枕区脱髓鞘病变类似于多发性硬化症[163]。成人型通常出现在生命的第三个 10 年，腿的僵硬和虚弱以及括约肌紊乱都在缓慢地发展[164]。

儿童肾上腺脑白质营养不良的视力丧失发生在全身症状出现数年后，并迅速发展，伴有视野和视力丧失。视神经萎缩和眼球运动障碍也经常发生。黄斑色素斑点较少见。视觉诱发电位通常不正常，但 ERG 可能正常或降低[162]。成人型很少有症状性视力丧失，但模式逆转、视觉诱发电位和神经影像学研究显示，63% 的患者的视觉系统受到影响[164]。

诊断

有行为变化和视力丧失的儿童应筛查血浆 VLCFA 水平的升高，包括二十六烷酸水平升高（C 26:0）[165]。在神经影像学研究中发现的脱髓鞘病变对诊断上也很有帮助[163]。此外，诊断还可通过

ABCD1 基因的突变分析来确定。由于可伴发肾上腺功能不全，对所有怀疑或已知肾上腺营养不良的个体应定期评估肾上腺功能不全[166]。

发病机制和组织病理学

肾上腺脑白质营养不良是由 ATP 结合盒亚家族 D 成员 1 基因（ABCD1 基因）突变引起的，该基因位于 Xq28，编码 ABC 转运蛋白。这种 ABC 转运体可作为辅酶 A 酯，有助于形成 VLCFA 进入过氧化物酶体的通道[167,168]。VLCFA 正常转运的预防可防止 β–氧化，并导致异常的 VLCFA 在受影响的器官中沉积，包括中枢神经系统、睾丸间质 s 细胞和肾上腺皮质，这是肾上腺营养不良的病理基础。肾上腺脑白质营养不良的患者聚集了长链脂肪酸和胆固醇酯，导致肾上腺功能障碍和脱髓鞘。在中枢神经系统效应方面，肾上腺脑白质营养不良以炎性脱髓鞘为特征，导致脑白质和小脑白质髓鞘对称丢失。随着病变向额叶或颞叶发展，大脑枕旁区通常最先受到影响[169,170]。视力丧失被认为主要是中央视束脱髓鞘病变的结果，但神经节细胞丧失和视网膜内层胶质细胞增生的组织病理学发现，原发性视网膜神经节细胞变性可能是一个促进因素[149]。

治疗方案

造血干细胞移植被推荐用于大脑的肾上腺脑白质营养不良的患者以及那些很少或没有神经症状的患者，这表明他们处于疾病的早期。12 例儿童大脑肾上腺脑白质营养不良患者行造血干细胞移植治疗后，血浆 VLCFA 浓度下降 55%，其中 3 例患者的 MRI 显示病变有改善或逆转[171]。建议患有肾上腺脑白质营养不良但没有临床或 MRI 证据显示脑受累的个体进行饮食治疗，限制 VLCFA 的摄入并补充 Lorenzo 油（一种三油酸甘油酯和三芥酸甘油酯的 4:1 混合物），抑制内源性合成 VLCFA[172,173]。然而，在临床上，这种治疗并没有显示出对有症状的儿童型或成人型患者的神经系统损伤有显著疗效。

> **争论点**
>
> ● 虽然饮食措施可以使肾上腺脑白质营养不良患者血浆中的 VLCFA 水平正常化，但它似乎不会改变疾病的自然进程。骨髓移植可能是一种更有希望的治疗方式。

22.8.4 原发性高草酸尿症 I 型临床表现

原发性高草酸尿症 I 型是一种常染色体隐性遗传病，该病由于肾衰竭或肾结石常在儿童早期或成年期被发现。儿童期发病表明病程更为迅速和严重[136]。草酸盐晶体沉积在许多组织中,包括心脏、睾丸、中枢神经系统、甲状腺、脂肪组织、淋巴结、肌肉、皮肤、动脉壁和骨骼。

约 30% 的患者存在结晶样视网膜病变。结晶样斑点常在动脉周围分布，在黄斑中央常可见以亮白色或黄色为中心的 RPE 簇状或环形增生。视力通常不受色素沉着变化的影响，但如果发生视神经萎缩或脉络膜新生血管形成,视力就会下降[164,174,175]。

诊断

通过尿草酸排泄的增加、肝活检显示丙氨酸:乙醛酸氨基转移酶活性缺失或显著降低，以及分子遗传学检测证实相关基因发生突变来确定诊断[176]。

发病机制和组织病理学

原发性高草酸尿症 1 型是由于编码肝过氧化物酶丙氨酸:乙醛酸氨基转移酶的 AGXT 基因缺陷所致,该基因参与了乙醛酸转化为甘氨酸的过程[177,178]。这导致乙醛酸盐池的增加和草酸盐的过量生成。在眼组织中,病理发现包括 RPE、脉络膜、睫状体、视网膜、巩膜、结膜、虹膜和眼部肌肉中的草酸钙晶体。黄斑黑色色素沉着改变是视网膜色素上皮的肥大或增生,这是草酸盐结晶刺激引起的反应[136]。频域 OCT 显示 RPE 内高反射病灶,与病理上所见草酸钙结晶有关[179]。

治疗方案

目前的治疗仅限于肾和(或)肝移植治疗草酸钙引起的肾病。

22.8.5 无 β-脂蛋白血症(Bassen-Kornzweig 综合征)

无 β-脂蛋白血症是一种常染色体隐性遗传。低 β-脂蛋白血症具有常染色体显性遗传,临床上难以区分[181]。

临床特征

初始症状表现为发育不良和脂肪过多，最常发生在出生后前几年内。典型全身特征为脊髓小脑共济失调、肠吸收不良伴脂肪过多、心脏异常、红细胞棘红细胞增多症,以及所有血脂、脂蛋白和脂溶性维生素的降低[180,181]。

夜盲通常是眼部的第一个症状。随后可能出现环状暗点。检眼镜下可见非典型视网膜色素变性、伴蜡样苍白视盘、RPE 萎缩和色素迁移。上睑下垂、斜视、眼球震颤和眼肌麻痹也与低脂蛋白血症有关[182]。也有报道双侧视盘水肿[182]。ERG 在病程早期出现异常,并常常发展到消失[180,181]。

杂合状态下的低 β-脂蛋白血症仅表现为轻微的症状,如轻度脂肪吸收不良、深部肌腱反射减弱,以及罕见的共济失调或本体感觉障碍。纯合子在临床上与无 β-脂蛋白血症患者难以区分[180]。

诊断

无 β-脂蛋白血症的诊断是基于临床特征和所有血清脂蛋白水平一致降低、载脂蛋白 B 缺乏和棘细胞增多症的实验室发现。通过检测到杂合子（通常是受影响个体的父母)中血清脂蛋白水平的降低，可以从生化和遗传学上区分低 β-脂蛋白血症和无 β-脂蛋白血症[180]。

发病机制和组织病理学

无 β-脂蛋白血症的生化异常是乳糜微粒和(或)低密度脂蛋白(VLDL)的组装和(或)分泌失败。每一类脂蛋白都含有一个特征性的 B 型载脂蛋白，形成脂蛋白的鉴定标志。Apo B-100 是 VLDL 和低密度脂蛋白(LDL)的载脂蛋白。同一载脂蛋白 apo B-48 的较短类型是乳糜微粒的载脂蛋白。在无 β-脂蛋白血症患者中，载脂蛋白正常形成,但在细胞内沉积,而且不分泌。无 β-脂蛋白血症是由编码微粒体甘油三酯转移蛋白(MTP 基因)的突变引起的,该基因对从肠道(乳糜微粒)和肝脏(LDL 和 VLDL)形成和分泌 apo B 脂蛋白至关重要[181,183-185]。由于不能吸收和运输维生素 A 和维生素 E,从而导致相应的临床症状。MTP 基因突变的分子遗传学检测目前还没有商业化[186]。在低 β-脂蛋白血症中，缺陷在于 apo B 基因本身。脂肪过多是由于肠细胞不能分泌乳糜微粒引起的。由此导致的脂质在肠黏膜内的沉积导致黄色脱色素,可见到脂滴在肠细胞细胞质内的超微结构。脂肪的吸收不良阻碍了脂溶性维生素的吸收，尤其是维生素 E,它主要依赖于乳糜微粒和 VLDL 的转运[180]。

组织病理学检查,无 β-脂蛋白血症的眼部变化与视网膜色素变性相似。在用周期性酸性希夫染色的 RPE 中，存在大量的光感受器丢失、色素迁移和异常颗粒。在超微结构上，可见层状包涵体和异常数量的脂褐素[187]。MTP 基因在 RPE 和视网膜神经节细胞中均有表达，而它的缺失可能会对 Bruch 膜产生不良影响[188]。

治疗方案

低脂饮食对慢性腹泻治疗反应良好。高剂量口服维生素 E 可以预防神经系统的表现。视网膜退行性变以前被认为可以通过这种补充剂来控制或预防，而高剂量维生素 A 在早期阶段被证明可以逆转 ERG 和暗适应反应[180,181,189]。然而，对无 β-脂蛋白血症和低 β-脂蛋白血症患者的一项纵向研究表明，尽管早期服用维生素 A 和维生素 E，视网膜色素沉着和 ERG 改变仍可能发生[190]。

注意事项

● 在无 β-脂蛋白血症中，高剂量口服维生素 E 补充剂可以预防神经系统症状。视网膜退行性变可以稳定或最小化。

参考文献

[1] Kaback M, Lim-Steele J, Dabholkar D, Brown D, Levy N, Zeiger K, The International TSD Data Collection, Network. Tay-Sachs disease—carrier screening, prenatal diagnosis, and the molecular era. An international perspective, 1970 to 1993. JAMA. 1993; 270(19):2307–2315

[2] Sandhoff KCE, Conzelmann E, Neufeld EF, et al. The GM2 gangliosidoses. In: Scriver CR, Beaudet AL, Sly WS, Valle D, eds. The Metabolic Basis of Inherited Disease, 6th ed., Vol. II. New York: McGraw-Hill; 1989:1807–1839

[3] Gieselmann V. Lysosomal storage diseases. Biochim Biophys Acta. 1995; 1270(2-3):103–136

[4] Pennock CA. Lysosomal storage disease. In: Holton JB, ed. The Inherited Metabolic Diseases, 2nd ed. Londgon: Churchill Livingstone; 1994:223–224

[5] Bach G, Tomczak J, Risch N, Ekstein J. Tay-Sachs screening in the Jewish Ashkenazi population: DNA testing is the preferred procedure. Am J Med Genet. 2001; 99(1):70–75

[6] Brownstein S, Carpenter S, Polomeno RC, Little JM. Sandhoff's disease (GM2 gangliosidosis type 2). Histopathology and ultrastructure of the eye. Arch Ophthalmol. 1980; 98(6):1089–1097

[7] Suzuki YSH, Oshima A. Beta-galactosidase deficiency (b-galactosidase): GM1 gangliosidosis and Morquio B disease. In: Scriver CR, Beaudet AL, Sly WS, Valle D, eds. The Metabolic Basis of Inherited Disease, 6th ed. New York: McGraw-Hill; 1989:2785–2827

[8] Chen H, Chan AY, Stone DU, Mandal NA. Beyond the cherry-red spot: Ocular manifestations of sphingolipid-mediated neurodegenerative and inflammatory disorders. Surv Ophthalmol. 2014; 59(1):64–76

[9] NIH Technology Assessment Panel on Gaucher Disease. Gaucher disease. Current issues in diagnosis and treatment. JAMA. 1996; 275(7):548–553

[10] Grabowski GA. Gaucher disease: gene frequencies and genotype/phenotype correlations. Genet Test. 1997; 1(1):5–12

[11] Koprivica V, Stone DL, Park JK, et al. Analysis and classification of 304 mutant alleles in patients with type 1 and type 3 Gaucher disease. Am J Hum Genet. 2000; 66(6):1777–1786

[12] Cogan DG, Chu FC, Gittinger J, Tychsen L. Fundal abnormalities of Gaucher's disease. Arch Ophthalmol. 1980; 98(12):2202–2203

[13] Ueno H, Ueno S, Kajitani T, et al. Clinical and histopathological studies of a case with juvenile form of Gaucher's disease. Jpn J Ophthalmol. 1977; 21:98–108

[14] Baldellou A, Andria G, Campbell PE, et al. Paediatric non-neuronopathic Gaucher disease: recommendations for treatment and monitoring. Eur J Pediatr. 2004; 163(2):67–75

[15] Cormand B, Montfort M, Chabás A, Vilageliu L, Grinberg D. Genetic fine localization of the beta-glucocerebrosidase (GBA) and prosaposin (PSAP) genes: implications for Gaucher disease. Hum Genet. 1997; 100(1):75–79

[16] Messner MC, Cabot MC. Glucosylceramide in humans. Adv Exp Med Biol. 2010; 688:156–164

[17] Cox TM. Gaucher disease: understanding the molecular pathogenesis of sphingolipidoses. J Inherit Metab Dis. 2001; 24 Suppl 2:106–121, discussion 87–88

[18] Zimran A, Elstein D, Levy-Lahad E, et al. Replacement therapy with imiglucerase for type 1 Gaucher's disease. Lancet. 1995; 345(8963):1479–1480

[19] Pastores GM, Weinreb NJ, Aerts H, et al. Therapeutic goals in the treatment of Gaucher disease. Semin Hematol. 2004; 41(4) Suppl 5:4–14

[20] Cox TM, Aerts JM, Belmatoug N, et al. Management of non-neuronopathic Gaucher disease with special reference to pregnancy, splenectomy, bisphosphonate therapy, use of biomarkers and bone disease monitoring. J Inherit Metab Dis. 2008; 31(3):319–336

[21] Martins AM, Valadares ER, Porta G, et al. Brazilian Study Group on Gaucher Disease and other Lysosomal Storage Diseases. Recommendations on diagnosis, treatment, and monitoring for Gaucher disease. J Pediatr. 2009; 155(4) Suppl:S10–S18

[22] Ben Turkia H, Gonzalez DE, Barton NW, et al. Velaglucerase alfa enzyme replacement therapy compared with imiglucerase in patients with Gaucher disease. Am J Hematol. 2013; 88(3):179–184

[23] Gonzalez DE, Turkia HB, Lukina EA, et al. Enzyme replacement therapy with velaglucerase alfa in Gaucher disease: results from a randomized, double-blind, multinational, Phase 3 study. Am J Hematol. 2013; 88(3):166–171

[24] Zimran A, Brill-Almon E, Chertkoff R, et al. Pivotal trial with plant cell-expressed recombinant glucocerebrosidase, taliglucerase alfa, a novel enzyme replacement therapy for Gaucher disease. Blood. 2011; 118 (22):5767–5773

[25] Zimran A, Pastores GM, Tylki-Szymanska A, et al. Safety and efficacy of velaglucerase alfa in Gaucher disease type 1 patients previously treated with imiglucerase. Am J Hematol. 2013; 88(3):172–178

[26] Pastores GM, Rosenbloom B, Weinreb N, et al. A multicenter open-label treatment protocol (HGT-GCB-058) of velaglucerase alfa enzyme replacement therapy in patients with Gaucher disease type 1: safety and tolerability. Genet Med. 2014; 16(5):359–366

[27] Steward CG, Jarisch A. Haemopoietic stem cell transplantation for genetic disorders. Arch Dis Child. 2005; 90(12):1259–1263

[28] Somaraju UR, Tadepalli K. Hematopoietic stem cell transplantation for Gaucher disease. Cochrane Database Syst Rev. 2012; 7:CD006974

[29] Levran O, Desnick RJ, Schuchman EH. Niemann-Pick disease: a frequent missense mutation in the acid sphingomyelinase gene of Ashkenazi Jewish type A and B patients. Proc Natl Acad Sci U S A. 1991; 88(9):3748–3752

[30] Levran O, Desnick RJ, Schuchman EH. Niemann-Pick type B disease. Identification of a single codon deletion in the acid sphingomyelinase gene and genotype/phenotype correlations in type A and B patients. J Clin Invest. 1991; 88(3):806–810

[31] Walton DS, Robb RM, Crocker AC. Ocular manifestations of group A Niemann-Pick disease. Am J Ophthalmol. 1978; 85(2):174–180

[32] Matthews JD, Weiter JJ, Kolodny EH. Macular halos associated with Niemann-Pick type B disease. Ophthalmology. 1986; 93(7):933–937

[33] Schuchman EHDR. Niemann-Pick disease type A and B: sphingomyelinase deficiencies. In: Scriver CR, Beaudet AL, Sly WS, Valle D, eds. The Metabolic and Molecular Basis of Inherited Disease, 7th ed. New York: McGraw-Hill; 1995:2601–2624

[34] van Diggelen OP, Voznyi YV, Keulemans JL, et al. A new fluorimetric enzyme assay for the diagnosis of Niemann-Pick A/B, with specificity of natural sphingomyelinase substrate. J Inherit Metab Dis. 2005; 28(5):733–741

[35] Robb RM, Kuwabara T. The ocular pathology of type A Niemann-Pick disease. A light and electron microscopic study. Invest Ophthalmol. 1973; 12 (5):366–377

[36] da Veiga Pereira L, Desnick RJ, Adler DA, Disteche CM, Schuchman EH. Regional assignment of the human acid sphingomyelinase gene (SMPD1) by PCR analysis of somatic cell hybrids and in situ hybridization to 11p15.1——p15.4. Genomics. 1991; 9(2):229–234

[37] Graber D, Salvayre R, Levade T. Accurate differentiation of neuronopathic and nonneuronopathic forms of Niemann-Pick disease by evaluation of the effective residual lysosomal sphingomyelinase activity in intact cells. J Neurochem. 1994; 63(3):1060–1068

[38] Takahashi T, Suchi M, Desnick RJ, Takada G, Schuchman EH. Identification and expression of five mutations in the human acid sphingomyelinase gene causing types A and B Niemann-Pick disease. Molecular evidence for genetic heterogeneity in the neuronopathic and non-neuronopathic forms. J Biol Chem. 1992; 267(18):12552–12558

[39] Vanier MT, Rousson R, Garcia I, et al. Biochemical studies in Niemann-Pick disease. III. In vitro and in vivo assays of sphingomyelin degradation in cultured skin fibroblasts and amniotic fluid cells for the diagnosis of the various forms of the disease. Clin Genet. 1985; 27(1):20–32

[40] Vellodi A, Hobbs JR, O'Donnell NM, Coulter BS, Hugh-Jones K. Treatment of Niemann-Pick disease type B by allogeneic bone marrow transplantation. Br Med J (Clin Res Ed). 1987; 295(6610):1375–1376

[41] Wraith JE. The mucopolysaccharidoses: a clinical review and guide to management. Arch Dis Child. 1995; 72(3):263–267

[42] Muenzer J. Mucopolysaccharidoses. Adv Pediatr. 1986; 33:269–302

[43] Wenger DA, Coppola S, Liu SL. Insights into the diagnosis and treatment of lysosomal storage diseases. Arch Neurol. 2003; 60(3):322–328

[44] Scott HS, Bunge S, Gal A, Clarke LA, Morris CP, Hopwood JJ. Molecular genetics of mucopolysaccharidosis type I: diagnostic, clinical, and biological implications. Hum Mutat. 1995; 6(4):288–302

[45] Vijay S, Wraith JE. Clinical presentation and follow-up of patients with the attenuated phenotype of mucopolysaccharidosis type I. Acta Paediatr. 2005; 94(7):872–877

[46] Neufeld EFMJ. The mucopolysaccharidoses. In: Scriver CR, Beaudet AL, Sly WS, Valle D, eds. The Metabolic and Molecular Basis of Inherited Disease, 7th ed. New York: McGraw-Hill; 1995:2465–2494

[47] Klintworth G. Disorders of glycosaminoglycans (mucopolysaccharides) and proteoglycan. In: Garner A, Klintworth GK, eds. Pathobiology of Ocular Disease: A Dynamic Approach, Part B. New York: Marcel Dekker; 1982:863

[48] Alroy J, Haskins M, Birk DE. Altered corneal stromal matrix organization is associated with mucopolysaccharidosis I, III and VI. Exp Eye Res. 1999; 68 (5):523–530

[49] François J. Metabolic tapetoretinal degenerations. Surv Ophthalmol. 1982; 26(6):293–333

[50] Caruso RC, Kaiser-Kupfer MI, Muenzer J, Ludwig IH, Zasloff MA, Mercer PA. Electroretinographic findings in the mucopolysaccharidoses. Ophthalmology. 1986; 93(12):1612–1616

[51] Mailer C. Gargoylism associated with optic atrophy. Can J Ophthalmol. 1969; 4(3):266–271

[52] Hall CW, Liebaers I, Di Natale P, Neufeld EF. Enzymic diagnosis of the genetic mucopolysaccharide storage disorders. Methods Enzymol. 1978; 50:439–456

[53] McDonnell JM, Green WR, Maumenee IH. Ocular histopathology of systemic mucopolysaccharidosis, type II-A (Hunter syndrome, severe). Ophthalmology. 1985; 92(12):1772–1779

[54] Chan CC, Green WR, Maumenee IH, et al. Ocular ultrastructural studies of two cases of the Hurler syndrome (systemic mucopolysaccharidosis I-H). Ophthalmic Paediatr Genet. 1983; 2(1):3–19

[55] Fensom AH, Benson PF. Recent advances in the prenatal diagnosis of the mucopolysaccharidoses. Prenat Diagn. 1994; 14(1):1–12

[56] Cleary MA, Wraith JE. Antenatal diagnosis of inborn errors of metabolism. Arch Dis Child. 1991; 66(7 Spec No):816–822

[57] Bunge S, Steglich C, Lorenz P, et al. Prenatal diagnosis and carrier detection in mucopolysaccharidosis type II by mutation analysis. A 47,XXY male heterozygous for a missense point mutation. Prenat Diagn. 1994; 14(9):777–780

[58] Peters C, Balthazor M, Shapiro EG, et al. Outcome of unrelated donor bone marrow transplantation in 40 children with Hurler syndrome. Blood. 1996; 87(11):4894–4902

[59] Schaap T, Bach G. Incidence of mucopolysaccharidoses in Israel: is Hunter disease a "Jewish disease"? Hum Genet. 1980; 56(2):221–223

[60] Del Monte MA, Maumenee IH, Green WR, Kenyon KR. Histopathology of Sanfilippo's syndrome. Arch Ophthalmol. 1983; 101(8):1255–1262

[61] Hopwood JJ, Bunge S, Morris CP, et al. Molecular basis of mucopolysaccharidosis type II: mutations in the iduronate-2-sulphatase gene. Hum Mutat. 1993; 2(6):435–442

[62] Brusius-Facchin AC, De Souza CF, Schwartz IV, et al. Severe phenotype in MPS II patients associated with a large deletion including contiguous genes. Am J Med Genet A. 2012; 158A(5):1055–1059

[63] Scott HS, Blanch L, Guo XH, et al. Cloning of the sulphamidase gene and identification of mutations in Sanfilippo A syndrome. Nat Genet. 1995; 11 (4):465–467

[64] Zhao HG, Li HH, Bach G, Schmidtchen A, Neufeld EF. The molecular basis of Sanfilippo syndrome type B. Proc Natl Acad Sci U S A. 1996; 93(12):6101–6105

[65] Fan X, Zhang H, Zhang S, et al. Identification of the gene encoding the enzyme deficient in mucopolysaccharidosis IIIC (Sanfilippo disease type C). Am J Hum Genet. 2006; 79(4):738–744

[66] Hrebícek M, Mrázová L, Seyrantepe V, et al. Mutations in TMEM76* cause mucopolysaccharidosis IIIC (Sanfilippo C syndrome). Am J Hum Genet. 2006; 79(5):807–819

[67] Robertson DA, Callen DF, Baker EG, Morris CP, Hopwood JJ. Chromosomal localization of the gene for human glucosamine-6-sulphatase to 12q14. Hum Genet. 1988; 79(2):175–178

[68] Bois E, Feingold J, Frenay P, Briard ML. Infantile cystinosis in France: genetics, incidence, geographic distribution. J Med Genet. 1976; 13(6):434–438

[69] Read J, Goldberg MF, Fishman G, Rosenthal I. Nephropathic cystinosis. Am J Ophthalmol. 1973; 76(5):791–796

[70] Sanderson PO, Kuwabara T, Stark WJ, Wong VG, Collins EM. Cystinosis. A clinical, histopathologic, and ultrastructural study. Arch Ophthalmol. 1974; 91(4):270–274

[71] Dufier JL, Dhermy P, Gubler MC, Gagnadoux MF, Broyer M. Ocular changes in long-term evolution of infantile cystinosis. Ophthalmic Paediatr Genet. 1987; 8(2):131–137

[72] Wong VG, Lietman PS, Seegmiller JE. Alterations of pigment epithelium in cystinosis. Arch Ophthalmol. 1967; 77(3):361–369

[73] Kaiser-Kupfer MI, Caruso RC, Minkler DS, Gahl WA. Long-term ocular manifestations in nephropathic cystinosis. Arch Ophthalmol. 1986; 104(5):706–711

[74] Gahl WASJ, Aula PP. Lysosomal transport disorders: cystinosis and sialic acid storage disorders. In: Scriver CR, Beaudet AL, Sly WS, Valle D, eds. The Metabolic and Molecular Basis of Inherited Disease, 7th ed. New York: McGraw-Hill; 1995:3763–3797

[75] Schneider JA, Katz B, Melles RB. Update on nephropathic cystinosis. Pediatr Nephrol. 1990; 4(6):645–653

[76] Oshima RG, Willis RC, Furlong CE, Schneider JA. Binding assays for amino acids. The utilization of a cystine binding protein from Escherichia coli for the determination of acid-soluble cystine in small physiological samples. J Biol Chem. 1974; 249(19):6033–6039

[77] Gahl WA, Bashan N, Tietze F, Bernardini I, Schulman JD. Cystine transport is defective in isolated leukocyte lysosomes from patients with cystinosis. Science. 1982; 217(4566):1263–1265

[78] Gahl WA, Tietze F, Bashan N, Steinherz R, Schulman JD. Defective cystine exodus from isolated lysosome-rich fractions of cystinotic leucocytes. J Biol Chem. 1982; 257(16):9570–9575

[79] Jonas AJ, Smith ML, Allison WS, Laikind PK, Greene AA, Schneider JA. Proton-translocating ATPase and lysosomal cystine transport. J Biol Chem. 1983; 258(19):11727–11730

[80] Jonas AJ, Smith ML, Schneider JA. ATP-dependent lysosomal cystine efflux is defective in cystinosis. J Biol Chem. 1982; 257(22):13185–13188

[81] Thoene JG, Oshima RG, Ritchie DG, Schneider JA. Cystinotic fibroblasts accumulate cystine from intracellular protein degradation. Proc Natl Acad Sci U S A. 1977; 74(10):4505–4507

[82] Town M, Jean G, Cherqui S, et al. A novel gene encoding an integral membrane protein is mutated in nephropathic cystinosis. Nat Genet. 1998; 18 (4):319–324

[83] Haq MR, Kalatzis V, Gubler MC, et al. Immunolocalization of cystinosin, the protein defective in cystinosis. J Am Soc Nephrol. 2002; 13(8):2046–2051

[84] Cherqui S, Kalatzis V, Trugnan G, Antignac C. The targeting of cystinosin to the lysosomal membrane requires a tyrosine-based signal and a novel sorting motif. J Biol Chem. 2001; 276(16):13314–13321

[85] Kalatzis V, Cherqui S, Antignac C, Gasnier B. Cystinosin, the protein defective in cystinosis, is a H(+)-driven lysosomal cystine transporter. EMBO J. 2001; 20(21):5940–5949

[86] Gahl WA, Thoene JG, Schneider JA. Cystinosis. N Engl J Med. 2002; 347 (2):111–121

[87] Brodin-Sartorius A, Tête MJ, Niaudet P, et al. Cysteamine therapy delays the progression of nephropathic cystinosis in late adolescents and adults. Kidney Int. 2012; 81(2):179–189

[88] Markello TC, Bernardini IM, Gahl WA. Improved renal function in children with cystinosis treated with cysteamine. N Engl J Med. 1993; 328(16):1157–1162

[89] Kimonis VE, Troendle J, Rose SR, Yang ML, Markello TC, Gahl WA. Effects of early cysteamine therapy on thyroid function and growth in nephropathic

cystinosis. J Clin Endocrinol Metab. 1995; 80(11):3257–3261

[90] Kaiser-Kupfer MI, Fujikawa L, Kuwabara T, Jain S, Gahl WA. Removal of corneal crystals by topical cysteamine in nephropathic cystinosis. N Engl J Med. 1987; 316(13):775–779

[91] Labbé A, Baudouin C, Deschênes G, et al. A new gel formulation of topical cysteamine for the treatment of corneal cystine crystals in cystinosis: the Cystadrops OCT-1 study. Mol Genet Metab. 2014; 111(3):314–320

[92] Simell O, Takki K. Raised plasma-ornithine and gyrate atrophy of the choroid and retina. Lancet. 1973; 12(1):1031–3

[93] Kaiser-Kupfer MI, Kuwabara T, Askanas V, et al. Systemic manifestations of gyrate atrophy of the choroid and retina. Ophthalmology. 1981; 88(4):302–306

[94] Takki K. Gyrate atrophy of the choroid and retina associated with hyperornithinaemia. Br J Ophthalmol. 1974; 58(1):3–23

[95] Kaiser-Kupfer MI, Caruso RC, Valle D. Gyrate atrophy of the choroid and retina. Long-term reduction of ornithine slows retinal degeneration. Arch Ophthalmol. 1991; 109(11):1539–1548

[96] Feldman RB, Mayo SS, Robertson DM, Jones JD, Rostvold JA. Epiretinal membranes and cystoid macular edema in gyrate atrophy of the choroid and retina. Retina. 1989; 9(2):139–142

[97] Oliveira TL, Andrade RE, Muccioli C, Sallum J, Belfort R, Jr. Cystoid macular edema in gyrate atrophy of the choroid and retina: a fluorescein angiography and optical coherence tomography evaluation. Am J Ophthalmol. 2005; 140(1):147–149

[98] Vasconcelos-Santos DV, Magalhães EP, Nehemy MB. Macular edema associated with gyrate atrophy managed with intravitreal triamcinolone: a case report. Arq Bras Oftalmol. 2007; 70(5):858–861

[99] Kaiser-Kupfer MI, de Monasterio FM, Valle D, Walser M, Brusilow S. Gyrate atrophy of the choroid and retina: improved visual function following reduction of plasma ornithine by diet. Science. 1980; 210(4474):1128–1131

[100] Valle D, Walser M, Brusilow S, Kaiser-Kupfer MI, Takki K. Gyrate atrophy of the choroid and retina. Biochemical considerations and experience with an arginine-restricted diet. Ophthalmology. 1981; 88(4):325–330

[101] Valle D, Walser M, Brusilow SW, Kaiser-Kupfer MI. Gyrate atrophy of the choroid and retina: amino acid metabolism and correction of hyperornithinemia with an arginine-deficient diet. J Clin Invest. 1980; 65(2):371–378

[102] Wang T, Milam AH, Steel G, Valle D. A mouse model of gyrate atrophy of the choroid and retina. Early retinal pigment epithelium damage and progressive retinal degeneration. J Clin Invest. 1996; 97(12):2753–2762

[103] Weleber RG, Kennaway NG. Clinical trial of vitamin B6 for gyrate atrophy of the choroid and retina. Ophthalmology. 1981; 88(4):316–324

[104] Chitayat D, Meunier CM, Hodgkinson KA, et al. Mucolipidosis type IV: clinical manifestations and natural history. Am J Med Genet. 1991; 41(3):313–318

[105] Merin S, Nemet P, Livni N, Lazar M. The cornea in mucolipidosis IV. J Pediatr Ophthalmol. 1976; 13(5):289–295

[106] Riedel KG, Zwaan J, Kenyon KR, Kolodny EH, Hanninen L, Albert DM. Ocular abnormalities in mucolipidosis IV. Am J Ophthalmol. 1985; 99(2):125–136

[107] Bach G, Cohen MM, Kohn G. Abnormal ganglioside accumulation in cultured fibroblasts from patients with mucolipidosis IV. Biochem Biophys Res Commun. 1975; 66(4):1483–1490

[108] Kohn G, Livni N, Ornoy A, et al. Prenatal diagnosis of mucolipidosis IV by electron microscopy. J Pediatr. 1977; 90(1):62–66

[109] Zeman W, Donahue S. Fine structure of the lipid bodies in juvenile amaurotic idiocy. Acta Neuropathol. 1963; 3:144–149

[110] Bach G, Webb MB, Bargal R, Zeigler M, Ekstein J. The frequency of mucolipidosis type IV in the Ashkenazi Jewish population and the identification of 3 novel MCOLN1 mutations. Hum Mutat. 2005; 26(6):591

[111] Bach G. Mucolipin 1: endocytosis and cation channel—a review. Pflugers Arch. 2005; 451(1):313–317

[112] Rider JA, Rider DL. Batten disease: past, present, and future. Am J Med Genet Suppl. 1988; 5:21–26

[113] Raitta C, Santavuori P. Ophthalmological findings in infantile type of so-called neuronal ceroid lipofuscinosis. Acta Ophthalmol (Copenh). 1973; 51(6):755–763

[114] Santavuori P, Vanhanen SL, Sainio K, et al. Infantile neuronal ceroid-lipofuscinosis (INCL): diagnostic criteria. J Inherit Metab Dis. 1993; 16(2):227–229

[115] Pampiglione G, Harden A. So-called neuronal ceroid lipofuscinosis. Neurophysiological studies in 60 children. J Neurol Neurosurg Psychiatry. 1977; 40(4):323–330

[116] Weleber RG. The dystrophic retina in multisystem disorders: the electroretinogram in neuronal ceroid lipofuscinoses. Eye (Lond). 1998; 12 Pt 3b:580–590

[117] Weleber RG, Gupta N, Trzupek KM, Wepner MS, Kurz DE, Milam AH. Electroretinographic and clinicopathologic correlations of retinal dysfunction in infantile neuronal ceroid lipofuscinosis (infantile Batten disease). Mol Genet Metab. 2004; 83(1–2):128–137

[118] Goebel HH, Gerhard L, Kominami E, Haltia M. Neuronal ceroid-lipofuscinosis—late-infantile or Jansky-Bielschowsky type—revisited. Brain Pathol. 1996; 6(3):225–228

[119] Hittner HM, Ziller RS. Ceroid-lipofuscinosis (Batten disease). Fluorescein angiography, electrophysiology, histopathology, ultrastructure, and a review of amaurotic familial idiocy. Arch Ophthalmol. 1975; 93(3):178–183

[120] Boustany RM. Neurology of the neuronal ceroid-lipofuscinoses: late infantile and juvenile types. Am J Med Genet. 1992; 42(4):533–535

[121] Spalton DJ, Taylor DS, Sanders MD. Juvenile Batten's disease: an ophthalmological assessment of 26 patients. Br J Ophthalmol. 1980; 64(10):726–732

[122] Dom R, Brucher JM, Ceuterick C, Carton H, Martin JJ. Adult ceroid-lipofuscinosis (Kufs' disease) in two brothers. Retinal and visceral storage in one; diagnostic muscle biopsy in the other. Acta Neuropathol. 1979; 45(1):67–72

[123] Goebel HH. The neuronal ceroid-lipofuscinoses. Semin Pediatr Neurol. 1996; 3(4):270–278

[124] Tarkkanen A, Haltaj M, Merenmies L. Ocular pathology in infantile type of neuronal ceroid-lipofuscinosis. J Pediatr Ophthalmol. 1977; 12(4):235–41

[125] Goebel HH, Klein H, Santavuori P, Sainio K. Ultrastructural studies of the retina in infantile neuronal ceroid-lipofuscinosis. Retina. 1988; 8(1):59–66

[126] Baumann RJ, Markesbery WR. Santavuori disease: diagnosis by leukocyte ultrastructure. Neurology. 1982; 32(11):1277–1281

[127] Traboulsi EI, Green WR, Luckenbach MW, de la Cruz ZC. Neuronal ceroid lipofuscinosis. Ocular histopathologic and electron microscopic studies in the late infantile, juvenile, and adult forms. Graefes Arch Clin Exp Ophthalmol. 1987; 225(6):391–402

[128] Vesa J, Hellsten E, Verkruyse LA, et al. Mutations in the palmitoyl protein thioesterase gene causing infantile neuronal ceroid lipofuscinosis. Nature. 1995; 376(6541):584–587

[129] Palmer DN, Barry LA, Tyynelä J, Cooper JD. NCL disease mechanisms. Biochim Biophys Acta. 2013; 1832(11):1882–1893

[130] Warrier V, Vieira M, Mole SE. Genetic basis and phenotypic correlations of the neuronal ceroid lipofusinoses. Biochim Biophys Acta. 2013; 1832(11):1827–1830

[131] Libert J. Diagnosis of lysosomal storage diseases by the ultrastructural study of conjunctival biopsies. Pathol Annu. 1980; 15(Pt 1):37–66

[132] Arsenio-Nunes ML, Goutières F, Aicardi J. An ultramicroscopic study of skin and conjunctival biopsies in chronic neurological disorders of childhood. Ann Neurol. 1981; 9(2):163–173

[133] Wanders RJ, Waterham HR. Biochemistry of mammalian peroxisomes revisited. Annu Rev Biochem. 2006; 75:295–332

[134] Moser AB, Rasmussen M, Naidu S, et al. Phenotype of patients with peroxisomal disorders subdivided into sixteen complementation groups. J Pediatr. 1995; 127(1):13–22

[135] Folz SJ, Trobe JD. The peroxisome and the eye. Surv Ophthalmol. 1991; 35(5):353–368

[136] Brown FR, III, McAdams AJ, Cummins JW, et al. Cerebro-hepato-renal (Zellweger) syndrome and neonatal adrenoleukodystrophy: similarities in phenotype and accumulation of very long chain fatty acids. Johns Hopkins Med J. 1982; 151(6):344–351

[137] Percy AK, Rutledge SL. Adrenoleukodystrophy and related disorders. Ment Retard Dev Disabil Res Rev. 2001; 7(3):179–189

[138] Scotto JM, Hadchouel M, Odievre M, et al. Infantile phytanic acid storage disease, a possible variant of Refsum's disease: three cases, including ultrastructural studies of the liver. J Inherit Metab Dis. 1982; 5(2):83–90

[139] Weleber RG, Tongue AC, Kennaway NG, Budden SS, Buist NR. Ophthalmic manifestations of infantile phytanic acid storage disease. Arch Ophthalmol. 1984; 102(9):1317–1321

[140] Budden SS, Kennaway NG, Buist NR, Poulos A, Weleber RG. Dysmorphic syndrome with phytanic acid oxidase deficiency, abnormal very long chain fatty acids, and pipecolic acidemia: studies in four children. J Pediatr. 1986; 108(1):33–39

[141] Hittner HM, Kretzer FL, Mehta RS. Zellweger syndrome. Lenticular opacities indicating carrier status and lens abnormalities characteristic of homozygotes. Arch Ophthalmol. 1981; 99(11):1977–1982

[142] Lazarow PB, Moser HW. Disorders of peroxisome biogenesis. In: The Metabolic and Molecular Basis of Inherited Disease, 7th ed. New York: McGraw-Hill;1995:2287–2315

[143] Shimozawa N, Tsukamoto T, Suzuki Y, et al. A human gene responsible for Zellweger syndrome that affects peroxisome assembly. Science. 1992; 255(5048):1132–1134

[144] Steinberg S, Chen L, Wei L, et al. The PEX Gene Screen: molecular diagnosis of peroxisome biogenesis disorders in the Zellweger syndrome spectrum. Mol Genet Metab. 2004; 83(3):252–263

[145] Ebberink MS, Mooijer PA, Gootjes J, Koster J, Wanders RJ, Waterham HR. Genetic classification and mutational spectrum of more than 600 patients with a Zellweger syndrome spectrum disorder. Hum Mutat. 2011; 32(1):59–69

[146] Weller S, Gould SJ, Valle D. Peroxisome biogenesis disorders. Annu Rev Genomics Hum Genet. 2003; 4:165–211

[147] Furuki S, Tamura S, Matsumoto N, et al. Mutations in the peroxin Pex26p responsible for peroxisome biogenesis disorders of complementation group 8 impair its stability, peroxisomal localization, and interaction with the Pex1p x Pex6p complex. J Biol Chem. 2006; 281(3):1317–1323

[148] Geisbrecht BV, Collins CS, Reuber BE, Gould SJ. Disruption of a PEX1-PEX6 interaction is the most common cause of the neurologic disorders Zellweger syndrome, neonatal adrenoleukodystrophy, and infantile Refsum disease. Proc Natl Acad Sci U S A. 1998; 95(15):8630–8635

[149] Garner A, Fielder AR, Primavesi R, Stevens A. Tapetoretinal degeneration in the cerebro-hepato-renal (Zellweger's) syndrome. Br J Ophthalmol. 1982; 66 (7):422–431

[150] Claridge KG, Gibberd FB, Sidey MC. Refsum disease: the presentation and ophthalmic aspects of Refsum disease in a series of 23 patients. Eye (Lond). 1992; 6(Pt 4):371–375

[151] Martinez M. Restoring the DHA levels in the brains of Zellweger patients. J Mol Neurosci. 2001; 16(2–3):309–316, discussion 317–321

[152] Paker AM, Sunness JS, Brereton NH, et al. Docosahexaenoic acid therapy in peroxisomal diseases: results of a double-blind, randomized trial. Neurology. 2010; 75(9):826–830

[153] Wierzbicki AS, Lloyd MD, Schofield CJ, Feher MD, Gibberd FB. Refsum's disease: a peroxisomal disorder affecting phytanic acid alpha-oxidation. J Neurochem. 2002; 80(5):727–735

[154] Wierzbicki AS, Mitchell J, Lambert-Hammill M, et al. Identification of genetic heterogeneity in Refsum's disease. Eur J Hum Genet. 2000; 8(8):649–651

[155] Jansen GA, Ofman R, Ferdinandusse S, et al. Refsum disease is caused by mutations in the phytanoyl-CoA hydroxylase gene. Nat Genet. 1997; 17 (2):190–193

[156] Singh I, Pahan K, Singh AK, Barbosa E. Refsum disease: a defect in the alpha-oxidation of phytanic acid in peroxisomes. J Lipid Res. 1993; 34(10):1755–1764

[157] Jansen GA, Hogenhout EM, Ferdinandusse S, et al. Human phytanoyl-CoA hydroxylase: resolution of the gene structure and the molecular basis of Refsum's disease. Hum Mol Genet. 2000; 9(8):1195–1200

[158] Mihalik SJ, Morrell JC, Kim D, Sacksteder KA, Watkins PA, Gould SJ. Identification of PAHX, a Refsum disease gene. Nat Genet. 1997; 17(2):185–189

[159] van den Brink DM, Brites P, Haasjes J, et al. Identification of PEX7 as the second gene involved in Refsum disease. Am J Hum Genet. 2003; 72(2):471–477

[160] Refsum S. Heredopathia atactica polyneuritiformis phytanic-acid storage disease, Refsum's disease:" a biochemically well-defined disease with a specific dietary treatment. Arch Neurol. 1981; 38(10):605–606

[161] Traboulsi EI, Maumenee IH. Ophthalmologic manifestations of X-linked childhood adrenoleukodystrophy. Ophthalmology. 1987; 94(1):47–52

[162] Moser HW. Clinical and therapeutic aspects of adrenoleukodystrophy and adrenomyeloneuropathy. J Neuropathol Exp Neurol. 1995; 54(5):740–745

[163] Kaplan PWKB, Kruse B, Tusa RJ, Shankroff J, Rignani J, Moser HW. Visual system abnormalities in adrenomyeloneuropathy. Ann Neurol. 1995; 37 (4):550–552

[164] Small KW, Pollock S, Scheinman J. Optic atrophy in primary oxalosis. Am J Ophthalmol. 1988; 106(1):96–97

[165] Moser AB, Kreiter N, Bezman L, et al. Plasma very long chain fatty acids in 3,000 peroxisome disease patients and 29,000 controls. Ann Neurol. 1999; 45(1):100–110

[166] Dubey P, Raymond GV, Moser AB, Kharkar S, Bezman L, Moser HW. Adrenal insufficiency in asymptomatic adrenoleukodystrophy patients identified by very long-chain fatty acid screening. J Pediatr. 2005; 146(4):528–532

[167] Moser HW, Raymond GV, Dubey P. Adrenoleukodystrophy: new approaches to a neurodegenerative disease. JAMA. 2005; 294(24):3131–3134

[168] Berger J, Gärtner J. X-linked adrenoleukodystrophy: clinical, biochemical and pathogenetic aspects. Biochim Biophys Acta. 2006; 1763(12):1721–1732

[169] Powers JM. Adreno-leukodystrophy (adreno-testiculo-leukomyelo-neuropathic-complex). Clin Neuropathol. 1985; 4(5):181–199

[170] Ferrer I, Aubourg P, Pujol A. General aspects and neuropathology of X-linked adrenoleukodystrophy. Brain Pathol. 2010; 20(4):817–830

[171] Dubey P, Fatemi A, Huang H, et al. Diffusion tensor-based imaging reveals occult abnormalities in adrenomyeloneuropathy. Ann Neurol. 2005; 58 (5):758–764

[172] Bezman L, Moser HW. Incidence of X-linked adrenoleukodystrophy and the relative frequency of its phenotypes. Am J Med Genet. 1998; 76(5):415–419

[173] Moser HW, Moser AB, Hollandsworth K, Brereton NH, Raymond GV. "Lorenzo's oil" therapy for X-linked adrenoleukodystrophy: rationale and current assessment of efficacy. J Mol Neurosci. 2007; 33(1):105–113

[174] Small KW, Letson R, Scheinman J. Ocular findings in primary hyperoxaluria. Arch Ophthalmol. 1990; 108(1):89–93

[175] Meredith TA, Wright JD, Gammon JA, Fellner SK, Warshaw BL, Maio M. Ocular involvement in primary hyperoxaluria. Arch Ophthalmol. 1984; 102 (4):584–587

[176] Milliner DS. The primary hyperoxalurias: an algorithm for diagnosis. Am J Nephrol. 2005; 25(2):154–160

[177] Danpure CJ. Advances in the enzymology and molecular genetics of primary hyperoxaluria type 1. Prospects for gene therapy. Nephrol Dial Transplant. 1995; 10 Suppl 8:24–29

[178] Monico CG, Rossetti S, Schwanz HA, et al. Comprehensive mutation screening in 55 probands with type 1 primary hyperoxaluria shows feasibility of a gene-based diagnosis. J Am Soc Nephrol. 2007; 18(6):1905–1914

[179] Querques G, Bouzitou-Mfoumou R, Soubrane G, Souied EH. Spectral-domain optical coherence tomography visualisation of retinal oxalosis in primary hyperoxaluria. Eye (Lond). 2010; 24(5):941–943

[180] Runge P, Muller DP, McAllister J, Calver D, Lloyd JK, Taylor D. Oral vitamin E supplements can prevent the retinopathy of abetalipoproteinaemia. Br J Ophthalmol. 1986; 70(3):166–173

[181] Wetterau JR, Aggerbeck LP, Bouma ME, et al. Absence of microsomal triglyceride transfer protein in individuals with abetalipoproteinemia. Science. 1992; 258(5084):999–1001

[182] Nasr MB, Symeonidis C, Mikropoulos DG, et al. Disc swelling in abetalipoproteinemia: a novel feature of Bassen-Kornzweig syndrome. Eur J Ophthalmol. 2011; 21(5):674–676

[183] Sharp D, Blinderman L, Combs KA, et al. Cloning and gene defects in microsomal triglyceride transfer protein associated with abetalipoproteinaemia. Nature. 1993; 365(6441):65–69

[184] Shoulders CC, Brett DJ, Bayliss JD, et al. Abetalipoproteinemia is caused by defects of the gene encoding the 97 kDa subunit of a microsomal triglyceride transfer protein. Hum Mol Genet. 1993; 2(12):2109–2116

[185] Rampoldi L, Danek A, Monaco AP. Clinical features and molecular bases of neuroacanthocytosis. J Mol Med (Berl). 2002; 80(8):475–491

[186] Kayden HJ, Traber MG. Absorption, lipoprotein transport, and regulation of plasma concentrations of vitamin E in humans. J Lipid Res. 1993; 34(3):343–358

[187] Bishara S, Merin S, Cooper M, Azizi E, Delpre G, Deckelbaum RJ. Combined vitamin A and E therapy prevents retinal electrophysiological deterioration in abetalipoproteinaemia. Br J Ophthalmol. 1982; 66(12):767–770

[188] Li CM, Presley JB, Zhang X, et al. Retina expresses microsomal triglyceride transfer protein: implications for age-related maculopathy. J Lipid Res. 2005; 46(4):628–640

[189] Gouras P, Carr RE, Gunkel RD. Retinitis pigmentosa in abetalipoproteinemia: Effects of vitamin A. Invest Ophthalmol. 1971; 10(10):784–793

[190] Chowers I, Banin E, Merin S, Cooper M, Granot E. Long-term assessment of combined vitamin A and E treatment for the prevention of retinal degeneration in abetalipoproteinaemia and hypobetalipoproteinaemia patients. Eye (Lond). 2001; 15(Pt 4):525–530

第23章
透明视网膜病变

William Tasman

23.1 X-连锁青少年性视网膜劈裂症

X-连锁青少年性视网膜劈裂症(XLJR)是一种发生在男性的双侧眼部疾病,典型表现是黄斑区神经纤维层星状病变和周边视网膜劈裂[1-3],该病于1898年由Haas首次描述[4]。此后,在世界各地的所有种族都有报道。一般来说,虽然这是一种相对罕见的眼科疾病,但它被认为是最常见的青少年型黄斑变性类型之一[5],其患病率为1/15 000~1/30 000[1,3]。它是由RS1基因突变引起的。迄今为止,超过196种不同的RS1基因突变与XLJS有关[5,6]。因此,XLJS的基因突变是多种多样的,可能表现为不同的表型[6]。

23.1.1 临床特征

患病的男性通常在儿童早期学校阅读困难时首次被发现[6-10]。当有明确家族病史时,可偶然地早期做出诊断,并进行正式的筛查。当继发并发症导致固视不良、白瞳症或斜视时,在婴儿期即可做出诊断,但很罕见。

XLJR的黄斑改变是具有特征性的,可导致患儿视力轻度至中度下降[1,2,6-10]。最常见的是,黄斑呈星状或辐轮状外观,伴中央凹表面辐射纹(图23.1a,b)。检查眼底通常最好在无赤光的条件下,虽然它可能看起来类似黄斑囊样水肿,但在荧光血管造影中没有呈现染料渗漏。

在成人中,标志性的中央凹反射消失并不罕见,只留下中央凹反射迟钝和下方视网膜色素上皮变

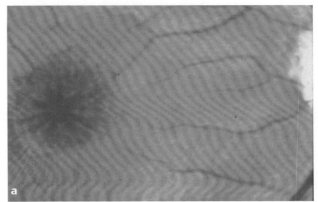
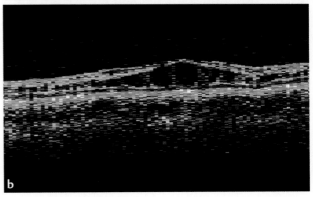

图23.1 (a)1例6岁男孩患有X-连锁青少年性视网膜劈裂症,黄斑呈星状外观。(b)OCT显示黄斑囊样改变。

化,可能被误认为是年龄相关性黄斑变性[10]。此外,即使在一些年轻患者中,这种典型的星状外观也可能不明显,因为会被合并的并发症,如黄斑牵引(图23.2a,b)或周边劈裂腔隙向后极延伸所掩盖。这样,最可能发现的特征为中央凹色素上皮的改变。无论外观如何,几乎所有患者都被诊断为某种类型或程度的黄斑病变[1,10]。

50%~70%的患眼存在周边视网膜劈裂[1,2,10]。

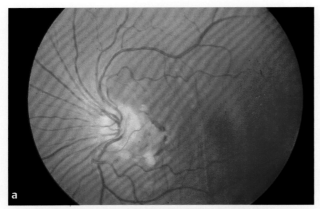

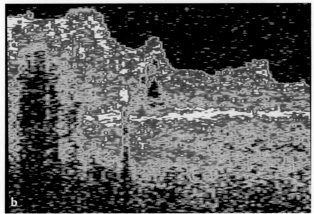

图 23.2　(a)1 例 10 岁男孩患有 X–连锁青少年性视网膜劈裂症,视网膜血管向鼻侧移位,黄斑变形。(b)仍可见黄斑囊样改变痕迹。

它最常见于下方,尤其在颞下,其特征是视网膜神经纤维层明显裂开,尽管有时包括视网膜内层[11]。周边视网膜劈裂通常在出生时不存在,但通常在儿童早期 2~3 年期间发展,然后趋于稳定。一般来说,在 XLJR 中主要危及视力的并发症的原因是周边劈裂[12–15]。

有时,视网膜内层大泡性隆起类似于视网膜脱离。在薄的内层经常形成多枚裂孔,其中许多裂孔变得相当大。事实上,在某些情况下,只有很小部分的内层残留,这一发现在较早的文献中被称为玻璃体薄纱(vitreous veils)。由于有较大的内壁孔,视网

精粹

● 星状黄斑病变是青少年性视网膜劈裂症的主要眼部特征。然而,随着患者年龄的增长,这种典型的中央凹改变可能会逐渐消失,只留下暗淡的反光和黄斑中心区域的色素改变。

膜血管可以通过这个没有支撑的透明层[13,15],随后神经纤维层可能发生断裂(图 23.3)。裂孔也可发生在视网膜外层或其他部位视网膜全层,导致孔源性视网膜脱离形成[12,15]。罕见的也可发生牵拉或渗出性视网膜脱离,黄斑异位伴颞侧或鼻侧牵拉,以及进展为黄斑劈裂导致视力进一步丧失[5,14,15]。这些并发症大多可能在出生后的头 10 年出现[6,10,12,14,15]。

玻璃体积血是最常见的并发症,据报道,在某种程度上,多达 40% 的患者发生玻璃体积血[2,3,8,10–15]。在许多情况下,少量玻璃体积血可自行吸收或仅限于劈裂区,不影响视力。然而,在某些情况下,玻璃体积血可能是密集且不透明的。出血来源通常是因无支撑的视网膜血管被撕裂,罕见由视盘或视网膜新生血管导致[5]。

另一个导致 XLJR 严重视力丧失最常见的病变是孔源性视网膜脱离,可见于多达 22% 的患者[1–3,10,12]。在一些患者中,由于外层下的液体往往很浅,导致视网膜脱离可能很难识别。如前所述,视网膜脱离发生的原因,要么是由于劈裂内外层均有裂孔,要么是在劈裂腔隙外的外周视网膜全层裂孔形成[15]。孔源性视网膜脱离及其复位可能与较高的增殖性玻璃体视网膜病变发生率有关[15]。

XLJR 其他相关的临床表现包括远视、斜视、绒毡层样光泽(tapetoretina–like sheen)和白内障形成。在一些患者中,白内障形成可能与反复玻璃体积血有关,但是在无出血或未接受任何手术治疗的 XLJR 患儿中,也发现白内障。

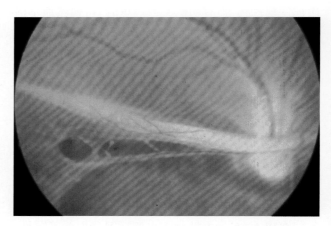

图 23.3　1 例 3 岁男孩患有 X–连锁青少年性视网膜劈裂症,神经纤维层卷起并裂开。

23.1.2 诊断

检查者通过黄斑和周围视网膜病变的特征性表现能够很容易地诊断出 XLJR。还应该对家庭成员进行检查，如发现其他受影响的男性将有助于确诊遗传的 X 连锁模式。视网膜电图(ERG)也可以通过显示在暗视和明视条件下的特征性 b 波下降来帮助诊断[16]。这一 ERG 发现存在于大多数患者中，无论是否存在任何周边的视网膜劈裂。偶有女性病例报道，我曾在访问哥伦比亚波哥大期间检查了 2 例年轻女性 XLJS，具有临床典型表现。

> **精粹**
>
> ● 青少年性视网膜劈裂 ERG 特征性表现为 b 波降低。这是一个一致性的表现，不管是否存在任何周边的视网膜劈裂。

23.1.3 鉴别诊断

XLJR 的鉴别诊断包括早产儿视网膜病变(ROP)、Goldmann-Favré 病、视网膜色素变性(RP)和家族性渗出性玻璃体视网膜病变(FEVR)。

ROP 患者通常胎龄小于 29 周，出生体重小于 1000 克。这种疾病同时影响男性和女性婴儿。常见到周边和后极部视网膜色素沉着，而且视网膜牵拉也是常见的。周边视网膜劈裂可能类似获得性或退行性视网膜劈裂的病变，但在 ROP 中，不会发生神经纤维层的劈裂。

Goldmann-Favré 病是一种常染色体隐性遗传疾病。常出现黄斑中央凹劈裂，正如 XLJR 一样，荧光素血管造影无囊样渗漏。玻璃体液化，并且视网膜色素变化类似于 RP 典型外观(图 23.4)。两种情况下均可见孔源性视网膜脱离。与 XLJR 的 ERG 不同，Goldmann-Favré 病的 ERG 表现 a 波和 b 波同时受累，而且波形通常是平的。

视网膜色素变性的特点是周边视网膜色素沉着、视盘苍白、视网膜血管狭窄及 ERG 异常。X-连锁青少年性视网膜劈裂症可能与视网膜播散的色素沉着有关，但不表现出典型的 RP 骨细胞样色素沉着改变。两者的 ERG 表现也不同。在 RP 患者中，可能出现真正的黄斑囊样水肿，如果 RP 的遗传模式

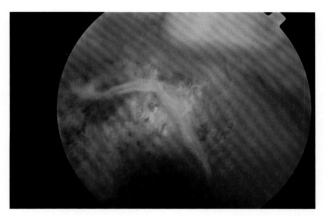

图 23.4　1 例 Goldmann-Favré 病女性患者眼底周边视网膜色素沉着伴视网膜前膜形成。

是 X-连锁的，这种表现可能会在两者之间造成一些诊断混淆。然而，RP 患者黄斑区如果有囊样改变，荧光素血管造影显示中央凹染料渗漏。稍后将讨论 FEVR。

> **特别关注**
>
> XLJR 的鉴别诊断主要包括：
> ● ROP
> ● Goldmann-Favré 病
> ● RP
> ● FEVR

23.1.4 发病机制与遗传学

虽然 XLJR 的发病机制尚不清楚，但组织病理学和电生理资料提示其临床表现为弥漫性 Müller 细胞异常导致。例如，Müller 细胞被认为在 b 波的起始过程中起着重要的作用，因此 ERG 早期一致发现的 b 波降低为原发性 Müller 功能障碍提供了理论支持[16]。

近年来，连锁研究已将视网膜劈裂基因定位于 X 染色体远端短臂(Xp22.1 p22.3)[17,18]。与大多数其他 X-连锁遗传性眼病的女性携带者相比，女性携带者通常没有任何症状或体征。根据目前的遗传技术，有可能通过 DNA 探针分析外周血样本，帮助确认疑似患有或有患病风险的携带者和受影响的家庭成员。

23.1.5 治疗方案

XLJR 的治疗主要是随访观察。大多数患者有轻度至中度视力下降，直至成年后期视力仍保持稳定，或仅有轻微进展。在生命的第六个 10 年之后，中心视力可能会进一步恶化[10]。

首次确诊 XLJR 时，家庭筛查和基因咨询需要依次进行。任何屈光不正、弱视或斜视都需要矫正，以达到最佳的视功能。患者需要密切随访，尤其在生命的头 10 年，有利于早期发现和及时处理并发症。目前尚无有效的预防措施，已有学者试图用光凝法使周边视网膜劈裂变平，但导致并发症发生率高[21]。

当出现孔源性视网膜脱离或明显的玻璃体积血时，具有手术指征[12,15,22,23]。在某些视网膜脱离病例中，可选择单纯行巩膜扣带术，但由于脱离可能伴有出血或增殖性玻璃体视网膜病变，因此可能需要玻璃体切除手术[15,22,24]。术中应电凝并切开无支撑的视网膜血管，以防止术后出血。此外，由于玻璃体皮质通常牢牢附着在神经纤维层残余物上，可能需要进行内层视网膜切除术，以充分减轻玻璃体视网膜牵引，实现视网膜再附着。切除周边劈裂分离的神经纤维层尚未发现有明显的不良后果[13,23,24]。

23.2 家族性渗出性玻璃体视网膜病变

1969 年，Criswick 和 Schepens[25]首次描述了家族性渗出性玻璃体视网膜病变(FEVR)。他们报告了来自两个家族的 6 例双眼玻璃体视网膜异常的患者，这些异常与 ROP 的分期非常相似，但没有早产史。这些原发病例的主要眼部表现包括伴有牵拉性视网膜脱离的周边视网膜新生血管形成、脂质渗出、镰状皱襞和黄斑牵拉。

随后，在 1971 年，Gow 和 Oliver[26]报道了来自一家三代的 22 例患者，他们都表现出类似的异常，并且在这个庞大的谱系中，证实了一种常染色体显性遗传模式。到 20 世纪 70 年代中期，周边视网膜无灌注被证实是早期一致的临床特征表现[27-29]。这为目前疾病的概念提供了理论支持，即该病是一种原发性周边视网膜血管缺陷，随着病情的进展，会导致继发性玻璃体视网膜牵拉，类似于 ROP。最近，有

文献报道具有 X-连锁遗传模式的 FEVR 病例[30]。

23.2.1 临床特征

FEVR 的临床特征在患者之间差异很大，即使是那些具有相同血统的患者[26,28,29,31,32]。此外，尽管此病是双眼发病的，但它可能是非常不对称的，因此，症状可以是单眼的。大多数患者一生中大部分或全部无症状，因此能保持良好的视力(图 23.5)[32]。在这些患者中，疾病是在常规检查中偶然发现，或在家庭成员出现这种疾病后通过筛查确诊。如出现视力下降症状，表明疾病明显进展或继发并发症，可发生在任何年龄。若在生命早期出现症状，可表现为固视不良、斜视或白瞳症。

该病的特点是周边视网膜无血管(图 23.6)[27,32]。这是早期一致的表现。无血管区域的大小可变，但通常颞侧最明显，且常累及 360°。若发现合并一些隐匿的、伴随的非增殖性血管变异病变，如周边血管呈白鞘、血管扩张和侧支循环形成，这意味着疾病轻缓，通常无症状[32]。发病可以是非常隐匿，通常需要在无赤光下检查，或在荧光血管造影或血管镜检查中表现为无灌注。值得注意的是，FEVR 和 ROP 不同，视网膜周边无血管区域是永久性的，它永远不会随着时间而血管化[29]。

FEVR 进展的特点是不同程度的周边纤维血管增生或新生血管化及相关并发症的形成[26,28,29,31,32]。新生血管发生在灌注和无灌注视网膜的交界边缘。它会导致视网膜脱离、黄斑牵拉和玻璃体积血。在

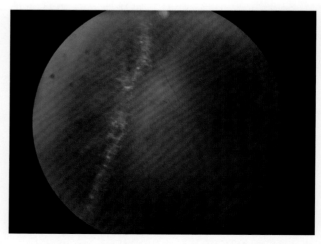

图 23.5 无症状的年轻女性家族性渗出性玻璃体视网膜病变患者,有血管视网膜和无血管视网膜间可见血管分界线。

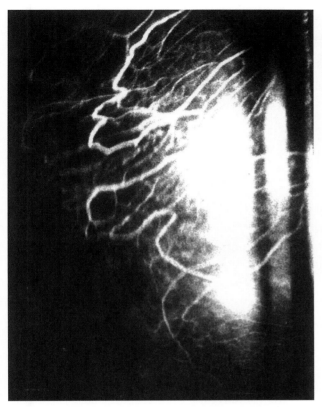

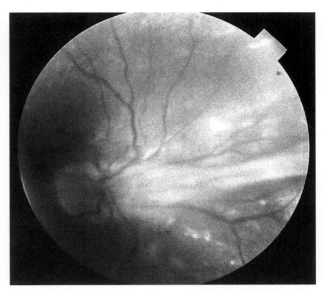

图 23.7　图 23.6 中所示患者的孙女(和女儿)的颞侧视网膜皱褶,累及黄斑区。

图 23.6　荧光素血管造影显示,在灌注和非灌注视网膜交界区的血管纤维性末梢。

早期的报道中已确认 FEVR 有时会伴有明显的视网膜内和视网膜下脂质渗出,这也是 FEVR 名称的来由。渗出范围可能非常广泛,以至于整个视网膜脱离,这是一种类似于 Coats 病的表现。牵拉性视网膜脱离较为常见,可从无症状的局限性周边视网膜脱离到累及黄斑的广泛视网膜脱离[32,33,34]。玻璃体视网膜牵拉也可引起视网膜全层裂孔,并导致混合牵拉-孔源性视网膜脱离。一般来说,年轻患者中无孔源性视网膜脱离(牵拉或渗出)更常见,而在老年患者中孔源性视网膜脱离则更常见[34]。切向牵拉既可以拖拽黄斑,也可以引起包括黄斑在内的镰状皱褶(图 23.7)[29,32]。FEVR 患者玻璃体积血非常罕见,但仍有发生。

FEVR 并发症还包括新生血管性青光眼、白内障和带状角膜变性。它们主要见于病情非常重的眼睛,可能是长期视网膜脱离的晚期后遗症[29]。除此之外,FEVR 的前段并没有本质上的异常。

23.2.2　鉴别诊断

需要和 FEVR 鉴别的最常见的疾病包括 ROP、XLJR、色素失禁症(IP)和 Norrie 病(表 23.1)。总体来讲,这些疾病是终身的,其中威胁视力的并发症,如视网膜脱离,可在任何年龄出现。除了 Norrie 病外,这些疾病在第 12 章中将详细介绍。

Norrie 病是一种罕见的 X 染色体连锁疾病,与 FEVR 的晚期非常相似,在婴儿期伴有双侧视网膜脱离或镰状皱褶。与 FEVR 不同,Norrie 病除了全身表现为耳聋和智力低下外,还可能与角膜混浊和小眼球有关[35,36]。在组织病理学上,视网膜发育不良与 Norrie 病有关,而与 FEVR 无关[29]。

值得注意的是,最近研究表明,FEVR 和 Norrie 病的 X-连锁变异是由于同一基因在 X 染色体上的缺陷所致[37,38]。据推测,这两种疾病可能只是遗传损伤发生时间上不同,Norrie 病在妊娠早期,而 FVER 在妊娠晚期[37]。这可能可以解释与 Norrie 病相关更广泛的眼部和全身异常。

较少情况下,也有将 FEVR 与 Coats 病或永存原始玻璃体增生症(PHPV)混淆,因为所有这些疾病都可能在婴儿期出现,伴有白瞳症和全视网膜脱离。由于 Coats 病和 PHPV 具有单眼发病特性,通常容易与 FEVR 区分。此外,Coats 病和 PHPV 都不具有

表 23.1 家族性渗出性玻璃体视网膜病变的鉴别诊断

特征	家族性渗出性玻璃体视网膜病变	早产儿视网膜病变	色素失禁症	Norrie 病	X-连锁青少年性视网膜劈裂症
性别	男女均发病	男女均发病	女性	男性	男性
遗传	显性或 X-连锁隐性	无	X-连锁显性	X-连锁隐性	X-连锁隐性
早产史	无	有	无	无	无
眼别	双眼	双眼	双眼	双眼	双眼
小眼球	无	无	无	+/-	无
周边无血管区域	有	有	有	+/-	无
视网膜脱离	有	有	有	有	有
视网膜皱褶或黄斑拖拽	有	有	有	有	有
合并全身异常	无	+/-	有	有	无

来源：Adapted from Regillo.[30]

遗传性，因此家族史和家族成员的眼部检查应为阴性。

23.2.3 发病机制和遗传学

周边视网膜血管化的异常终止似乎是 FEVR 的主要临床表现。然而，这种发育不良的具体机制尚不清楚。在病理生理学上，周边视网膜缺血和新生血管生长因子的释放可能在出生后起作用，因为无血管区域越广泛，新生血管的形成越频繁、越早，而且并发症往往会发生发展[32]。

FEVR 最初被确定为常染色体显性遗传[26]。连锁分析表明，这种疾病的显性基因位于 11 号染色体的长臂上[39]。正如前面提到的，最近也有关于 X-连锁遗传模式的报道，这也通过连锁分析得到了证实[30,38]。如前所述，这在临床上造成了一些混淆，无法区分某些 FEVR 病例与 XLJR 和 Norrie 病。分子生物学领域的进一步发展很可能在不久的将来能够对这类疾病进行快速和具体诊断。一般来说，基于基因的疾病也有可能将更多地根据基因型而不是表型进行重新分类。

23.2.3 治疗方案

虽然最初 FEVR 被认为是普遍进展的，导致视力预后不良，但最近的数据表明，FEVR 的病程显示出很大的患者间差异[32]。一般来说，病情进展的速度和程度通常在年轻患者最大，症状出现的年龄越小，视力预后越差[32]。

必须对患者的所有家庭成员进行检查。无症状患者应定期随访，可每 6~12 个月随访一次。也必须对患者进行终身随访，绝不可认为患者没有发生潜在严重并发症的风险。

无任何相关渗漏、出血或脱离迹象的小簇状新生血管可密切观察，因为其可能发生自发消退[32]。然而，如有任何纤维血管组织或相关并发症的进展，则具备冷冻疗法或激光光凝治疗指征（图 23.8）[28,29,32]。如果脂质渗出较厚，激光治疗吸收较差，则首选冷冻治疗。

对于进展为视网膜脱离或玻璃体积血影响或威胁黄斑的病例，需要手术干预治疗。巩膜扣带术和玻璃体切割术均已获得不同程度的成功[25,30-32,40]。确切的治疗方法取决于脱离的性质和结构，以及有无出血或增殖性玻璃体视网膜病变等相关并发症。手术目的是减轻异常血管和视网膜裂孔周围的玻璃体视网膜牵引力。此外，为了最大限度地提高相关渗出消退的机会，所有被牵拉的异常血管必须用激光或冷冻治疗。抗血管内皮生长因子（抗-VEGF）治疗也可能有效。

23.3 色素失禁症

色素失禁症（IP）是一种罕见的遗传性疾病，以眼部、皮肤、中枢神经系统、骨骼和其他全身异常为特征[41-43]。虽然以婴儿皮肤变化的组织病理学发现

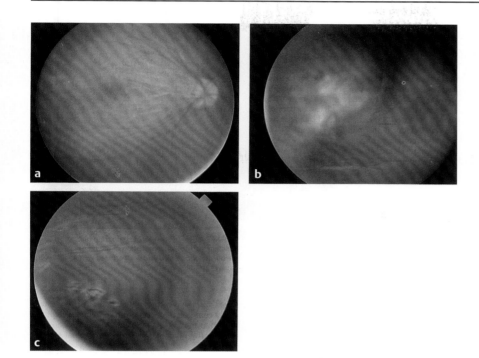

图 23.8　1 例 5 岁男童患有家族性渗出性玻璃体视网膜病变。(a)黄斑异位。(b)颞侧周边渗出。(c)周边无灌注区激光光凝后，脂质渗出几个月内完全再吸收。

命名,但 IP 最严重的方面却是可能发生的视网膜和颅内病变[43]。IP 是一种 X-连锁显性疾病,在男性中是致命的,因此,临床发现有该疾病的几乎是女性患者。

23.3.1 临床特征

总的来说,约 1/3 的 IP 患者有眼部表现,其中大部分与后段有关[41-43]。患者可以观察到各种眼底异常,包括周边视网膜无血管伴动静脉吻合和新生血管形成,黄斑中央凹发育不全,横穿黄斑的异常血管,分支动脉阻塞,视盘新生血管形成与牵拉(牵拉和孔源性),镰状皱褶,玻璃体积血和视神经苍白[43]。也可观察到广泛的视网膜色素沉着,在某些情况下,这些可能是由于自发性视网膜再复位引起的改变。其他眼部表现还包括白内障、结膜色素沉着和斜视。

眼底变化可在婴儿期或以后的生活中出现,并可相对快速地进展,尤其是在出生后的第一年出现[44]。然而,眼部异常通常非常不对称。双侧视网膜脱离可能会发生,但在许多病例中,一只眼的病变较严重,另一只眼只显示与 FEVR 相似的周边视网膜无血管区(图 23.9)。对侧眼的变化可能很轻微,以至于在没有仔细检查周边血管的情况下容易被忽略。

患者在出生后几天内开始出现特征性的皮肤改变。最初表现为广泛的红斑和水疱形成,大约在 2 个月大时发展成疣状(图 23.10)。数月后,皮肤就会出现螺旋状或大理石状的色素沉着。随着时间的推移,色素沉着区域通常会在一定程度上消退。到儿童中晚期,皮肤变化却不明显,有时甚至仅出现轻微的色素沉着。几乎所有患者都有皮肤受累的某些阶

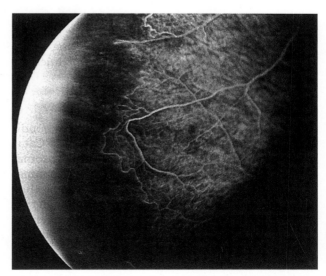

图 23.9　女性色素失禁症患者眼底荧光素血管造影显示周边视网膜无血管区。

段，但如果是轻微的或被误认为是另一种类型的新生儿皮疹，就很难注意这方面的病史。患者可表现为牙列不完整，部分牙齿呈钉形(图 23.11)。

其他全身相关的发现包括各种神经异常，不完整的牙列，以及颅骨顶部的局灶性秃发。患者可伴有不同程度的脑缺血、水肿、出血和萎缩[43]。因此，患者可能会出现智力迟钝、癫痫和运动障碍。患者如果没有明确的眼部异常，枕部损伤可能是失明的一个原因。神经影像学检查可明确中枢神经系统受累情况，约 1/3 的患者累及中枢神经系统，并有助于诊断该综合征。牙齿异常是常见的，约在 65% 的患者中可以观察到，而且最常见的是缺牙或锥形牙(图 23.11)[41,43,45]，这些体征的改变有助于 IP 的确诊。

23.3.2　鉴别诊断

IP 鉴别诊断应包括女性患者周边视网膜无灌

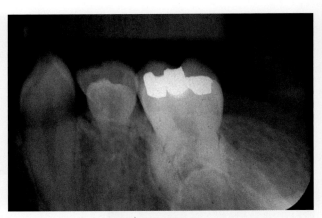

图 23.11　色素失禁症患者牙列不完整和一个锥形齿或钉形齿。

注、视网膜前新生血管、婴儿视网膜脱离、中央凹发育不良和视网膜牵拉。有水疱性皮疹病史，任何相关的牙齿和中枢神经系统异常都高度提示 IP。

23.3.3　发病机制和遗传学

与本章节其他疾病类似，IP 的发病机制也尚未阐明。Catalano[45]提出潜在的染色体缺陷在某种程度上导致了针对改变基因产物的自体炎症性疾病，该基因产物通常负责视网膜和其他结构的分化。X 染色体的具体遗传缺陷尚不明确。

23.3.4　治疗方案

大部分 IP 患者可以观察。最具进展性的眼部病程通常在婴儿期表现出来[41,43,44]。因此，非常年轻的患者(如果在这么小的年龄就诊断出这种情况)应该特别密切随访，因为进展的新生血管增殖可能需要冷冻治疗或激光光凝[44]。牵拉性视网膜脱离最好采用玻璃体切割术[46]。

不幸的是，在许多患者中，只有当一只眼发展至终末期且不可治愈，表现为全视网膜脱离和广泛的

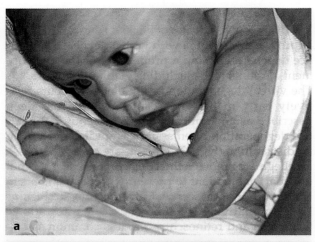

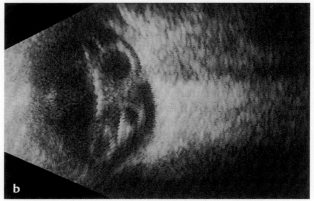

图 23.10　色素失禁症。(a) 患儿手臂上典型的皮肤水疱消退。同时注意左眼的白色瞳孔反射。(b)左眼 B 超示全视网膜脱离伴视网膜囊肿。

> **精粹**
>
> ● IP 的急性、水疱性皮疹发生在出生后不久。色素的变化通常会随着年龄的增长而逐渐消失。当眼部和神经系统的病变在数年后显现时，这种色素变化可能很难发现。因此，其特征性皮肤改变可能只有通过询问病史才能明确。

晶状体后的纤维血管组织时，才能做出诊断。然而，严重的眼部不对称表现是常见的，尽管对侧眼也可观察到视力下降，但发展到严重影响视力的程度却不常见。因此，尽管一只眼失明，对侧眼通常能保持较为正常视力。

23.4 Stickler 综合征（遗传性关节眼病）

Stickler 综合征，或称遗传性关节眼病，是一种常染色体显性遗传结缔组织疾病，具有潜在严重受损的眼部、骨骼和其他系统的异常[3,47]。这种疾病的发病率约为万分之一。与其他显性遗传疾病一样，Stickler 综合征的临床表现也有很大差异，这是一个逐渐受到的关注领域，涉及准确诊断、适当的遗传咨询和有效干预。理想的情况是，在咨询前进行准确的诊断，但由于家庭内部成员的表型差异，准确的眼科诊断仍不足以阐明遗传特性。

23.4.1 临床特征

Stickler 综合征的主要眼部特征为变性近视伴玻璃体变性、格子样变性，并有视网膜裂孔包括形成巨大裂孔的倾向[47-51]。玻璃体变性或液化发生在生命的早期，其结果被描述为"玻璃体光学空隙"。格子样变性通常呈放射状、沿血管周围分布（图 23.12）。患者发生孔源性视网膜脱离的风险非常高，而且儿童或青少年出现视网膜脱离也并非罕见。白内障和斜视也是相对常见的眼部表现，而青光眼和视网膜劈裂却较为少见。

全身表现包括进行性听力丧失、腭裂和下颌发育不良[47,50]。常呈现特征性的扁平面容。该综合征还与关节改变有关，通常包括过度活动、骨骺发育不良和类似于骨关节炎的退行性改变。许多面部和骨骼特征在眼部症状出现之前就已经表现出来了。关节炎和听力损失是进行性的，如前所述，并可致残。其他不常见的全身异常包括胸廓后凸畸形、膝外翻和 Marfan 样体型。

23.4.2 鉴别诊断

Stickler 综合征的主要鉴别诊断为 Wagner 病和 Goldmann-Favre 病（见 X-连锁青少年型视网膜劈裂症"章节）。既往 Wagner 病和 Stickler 综合征常

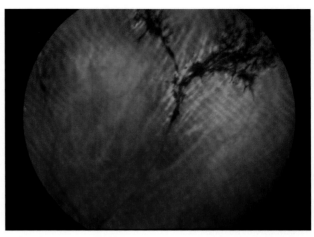

图 23.12　1 例成年男性 Stickler 综合征的眼底照片显示，典型的放射状血管周围的格子样变性灶。

被归为一类疾病，因为它们都是常染色体显性遗传病，都伴有近视、玻璃体光学空隙和血管周围色素改变的眼部表现[3]。然而，Wagner 病没有任何系统性的病变，也没有明显增加视网膜脱离的风险[52,53]。此外，Wagner 病患者近视也不明显，但白内障的形成似乎更常见。因此可见 Wagner 病在遗传上不同于 Stickler 综合征[53-56]。

1972 年，Irene Maumenee 在瑞士重新检查并拍摄了幸存的 Wagner 病患者眼底照片[54,55]。总的来说，Maumenee 认为 Wagner 病与 RP 有更多的相似之处，而不是以前常与之联系在一起的 Stickler 综合征。此外，这两种疾病有各自的遗传突变。

23.4.3 发病机制和遗传学

Ⅱ 型胶原是次级玻璃体和透明软骨的主要结构蛋白。Stickler 综合征最近被证明是由位于 12 号染色体上的 Ⅱ 型前胶原基因（COL2A1）突变所致[56]。这种有缺陷的基因产物是如何导致未成熟玻璃体脱水收缩和 Stickler 综合征的其他表现尚不清楚。有趣的是，有报道，其他与 Stickler 综合征临床特征类似的疾病，要么没有眼部的表现，要么与 COL2A1 基因位点有关或只有一个眼部表现而没有其他全身表

精粹

- Wagner 病与 Goldmann-Favre 病的眼部表现与 RP 最为相似。

现,如 Wagner 病与其他基因相关(5q13-14)[56]。

基于对 COL2A1 基因突变的识别,需要对易患 Stickler 综合征的人群进行基因检测,为受累人群提供可能的遗传咨询,并对视网膜脱离予以预防性治疗或早期干预。

23.4.4 治疗方案

Stickler 综合征在常染色体条件下具有可变表型,但几乎完全外显,因此检查每个家庭成员是很重要的。我个人治疗过的最年轻的 Stickler 综合征合并视网膜脱离的患者只有 9 个月大。

所有视网膜裂孔和易诱发的玻璃体视网膜病变,如格子样变性,应采用激光光凝和(或)冷冻治疗。Freeman[52]甚至主张,对于患有 Stickler 综合征的患者,如果患眼出现了巨大裂孔,对侧眼可行预防性巩膜扣带术。最近,英国剑桥大学的一项研究提倡对视网膜脱离患者的对侧眼进行预防性冷冻治疗[53]。

这种疾病的视网膜脱离的治疗往往具备挑战性,因为遇到多个或后极部视网膜裂孔并不少见。复位视网膜手术需要采用巩膜扣带术、玻璃体切割术,或两者联合。

23.5 弓蛔虫病

犬蛔虫和猫蛔虫似乎没有 40 年前那么普遍(图 23.13)。尽管如此,将弓蛔虫病与视网膜母细胞瘤区分开来仍很重要。以往视网膜母细胞瘤直到患者晚期出现白瞳症才能诊断,现在可以更精确地将两者区分。酶联免疫吸附试验阴性时,可有助于排除弓蛔虫病,而嗜酸性粒细胞和(或)嗜酸性粒细胞的恢复,有助于诊断弓蛔虫病。

参考文献

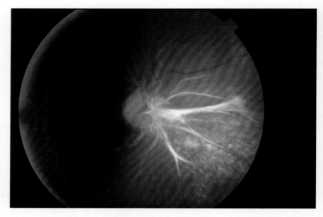

图 23.13　1 例女性患者的右眼,她在 4 岁时因弓蛔虫病而接受了玻璃体割除术,这是术后 22 年的眼底表现。

[1] Deutman AF. The Hereditary Dystrophies in the Posterior Pole of the Eye. Assen, The Netherlands: Van Gorcum; 1971:48–99
[2] Kim JE, Ruttum MS, Koeberl MJ, Hassemer EL, Sidjanin DJ. Genetic and clinical evaluation of juvenile retinoschisis. J AAPOS. 2009; 13(2):215–217
[3] Tasman WS. The vitreous. In: Duane TD, ed. Duane's Clinical Ophthalmology, Vol. 3 (38). Philadelphia, PA: JB Lippincott; 1984:7–10
[4] Haas J. Ueber das Zusammenvorkommen von Veränderungen der Retina und Choroidea. Arch Augenheilkd. 1898; 37:343–348
[5] George ND, Yates JR, Moore AT. X linked retinoschisis. Br J Ophthalmol. 1995; 79(7):697–702
[6] Kim DY, Mukai S. X-linked juvenile retinoschisis (XLRS): a review of genotype-phenotype relationships. Semin Ophthalmol. 2013; 28(5–6):392–396
[7] Ewing CC, Ives EJ. Juvenile hereditary retinoschisis. Trans Ophthalmol Soc U K. 1970; 89:29–39
[8] Harris GS, Yeung J. Maculopathy of sex-linked juvenile retinoschisis. Can J Ophthalmol. 1976; 11(1):1–10
[9] Forsius H, Krause U, Helve J, et al. Visual acuity in 183 cases of X-chromosomal retinoschisis. Can J Ophthalmol. 1973; 8(3):385–393
[10] Lisch W. Hereditary vitreoretinal degenerations: sex-linked juvenile retinoschisis. Dev Ophthalmol. 1983; 8:19–32
[11] George NDL, Yates JRW, Moore AT. Clinical features in affected males with X-linked retinoschisis. Arch Ophthalmol. 1996; 114(3):274–280
[12] Yanoff M, Kertesz Rahn E, Zimmerman LE. Histopathology of juvenile retinoschisis. Arch Ophthalmol. 1968; 79(1):49–53
[13] Verdaguer J, Pan American Association of Ophthalmology and American Journal of Ophthalmology Lecture. Juvenile retinal detachment. Am J Ophthalmol. 1982; 93(2):145–156
[14] Conway BP, Welch RB. X-chromosone-linked juvenile retinoschisis with hemorrhagic retinal cyst. Am J Ophthalmol. 1977; 83(6):853–855
[15] Greven CM, Moreno RJ, Tasman W. Unusual manifestations of X-linked retinoschisis. Trans Am Ophthalmol Soc. 1990; 88:211–225, discussion 226–228
[16] Regillo CD, Tasman WS, Brown GC. Surgical management of complications associated with X-linked retinoschisis. Arch Ophthalmol. 1993; 111(8):1080–1086
[17] Peachey NS, Fishman GA, Derlacki DJ, Brigell MG. Psychophysical and electro-retinographic findings in X-linked juvenile retinoschisis. Arch Ophthalmol. 1987; 105(4):513–516
[18] Alitalo T, Kruse TA, de la Chapelle A. Refined localization of the gene causing X-linked juvenile retinoschisis. Genomics. 1991; 9(3):505–510
[19] Sieving PA, Bingham EL, Roth MS, et al. Linkage relationship of X-linked juvenile retinoschisis with Xp22.1-p22.3 probes. Am J Hum Genet. 1990; 47(4):616–621
[20] Dahl N, Pettersson U. Use of linked DNA probes for carrier detection and diagnosis of X-linked juvenile retinoschisis. Arch Ophthalmol. 1988; 106(10):1414–1416
[21] Kaplan J, Pelet A, Hentati H, et al. Contribution to carrier detection and genetic counselling in X linked retinoschisis. J Med Genet. 1991; 28(6):383–388
[22] Turut P, François P, Castier P, Milazzo S. Analysis of results in the treatment of peripheral retinoschisis in sex-linked congenital retinoschisis. Graefes Arch Clin Exp Ophthalmol. 1989; 227(4):328–331
[23] Schulman J, Peyman GA, Jednock N, Larson B. Indications for vitrectomy in congenital retinoschisis. Br J Ophthalmol. 1985; 69(7):482–486
[24] Trese MT, Ferrone PJ. The role of inner wall retinectomy in the management of juvenile retinoschisis. Graefes Arch Clin Exp Ophthalmol. 1995; 233(11):706–708
[25] Regillo CD, Custis PH. Surgical management of retinoschisis. Curr Opin Ophthalmol. 1997; 8(3):80–86
[26] Criswick VG, Schepens CL. Familial exudative vitreoretinopathy. Am J Ophthalmol. 1969; 68(4):578–594
[27] Gow J, Oliver GL. Familial exudative vitreoretinopathy. An expanded view. Arch Ophthalmol. 1971; 86(2):150–155
[28] Canny CL, Oliver GL. Fluorescein angiographic findings in familial exudative

vitreoretinopathy. Arch Ophthalmol. 1976; 94(7):1114–1120

[29] Tasman W, Augsburger JJ, Shields JA, Caputo A, Annesley WH, Jr. Familial exudative vitreoretinopathy. Trans Am Ophthalmol Soc. 1981; 79:211–226

[30] Regillo CD. Familial exudative vitreoretinopathy. In: Yannuzzi LA, Guyer DR, Chang S, Shields J, Green WR, eds. Retina, Vitreous, Macula: A Comprehensive Text. Philadelphia, PA: WB Saunders; 1997

[31] Plager DA, Orgel IK, Ellis FD, Hartzer M, Trese MT, Shastry BS. X-linked recessive familial exudative vitreoretinopathy. Am J Ophthalmol. 1992; 114 (2):145–148

[32] Laqua H. Familial exudative vitreoretinopathy. Albrecht Von Graefes Arch Klin Exp Ophthalmol. 1980; 213(2):121–133

[33] Benson WE. Familial exudative vitreoretinopathy. Trans Am Ophthalmol Soc. 1995; 93:473–521

[34] van Nouhuys CE. Juvenile retinal detachment as a complication of familial exudative vitreoretinopathy. Fortschr Ophthalmol. 1989; 86(3):221–223

[35] Hashimoto K, Miyakubo H, Inohara N, Tada H. Juvenile retinal detachment and familial exudative vitreoretinopathy. Jpn J Clin Ophthalmol. 1983; 37:797–803

[36] Townes PL, Roca PD. Norrie's disease (hereditary oculo-acoustic-cerebral degeneration). Report of a United States family. Am J Ophthalmol. 1973; 76 (5):797–803

[37] Jacklin HN. Falciform fold, retinal detachment, and Norrie's disease. Am J Ophthalmol. 1980; 90(1):76–80

[38] Chen Z-Y, Battinelli EM, Fielder A, et al. A mutation in the Norrie disease gene (NDP) associated with X-linked familial exudative vitreoretinopathy. Nat Genet. 1993; 5(2):180–183

[39] Fullwood P, Jones J, Bundey S, Dudgeon J, Fielder AR, Kilpatrick MW. X linked exudative vitreoretinopathy: clinical features and genetic linkage analysis. Br J Ophthalmol. 1993; 77(3):168–170

[40] Li Y, Fuhrmann C, Schwinger E, Gal A, Laqua H. The gene for autosomal dominant familial exudative vitreoretinopathy (Criswick-Schepens) on the long arm of chromosome 11. Am J Ophthalmol. 1992; 113(6):712–713

[41] Machemer R, Williams JM, Sr. Pathogenesis and therapy of traction detachment in various retinal vascular diseases. Am J Ophthalmol. 1988; 105 (2):170–181

[42] Carney RG. Incontinentia pigmenti. A world statistical analysis. Arch Dermatol. 1976; 112(4):535–542

[43] Watzke RC, Stevens TS, Carney RG, Jr. Retinal vascular changes of incontinentia pigmenti. Arch Ophthalmol. 1976; 94(5):743–746

[44] Goldberg MF, Custis PH. Retinal and other manifestations of incontinentia pigmenti (Bloch-Sulzberger syndrome). Ophthalmology 1993;100:1645–1654.

[45] Rahi J, Hungerford J. Early diagnosis of the retinopathy of incontinentia pigmenti: successful treatment by cryotherapy. Br J Ophthalmol. 1990; 74 (6):377–379

[46] Catalano RA. Incontinentia pigmenti. Am J Ophthalmol. 1990; 110(6):696–700

[47] Wald KJ, Mehta MC, Katsumi O, Sabates NR, Hirose T. Retinal detachments in incontinentia pigmenti. Arch Ophthalmol. 1993; 111(5):614–617

[48] Stickler GB, Belau PG, Farrell FJ, et al. Hereditary progressive arthro-ophthalmopathy. Mayo Clin Proc. 1965; 40:433–455

[49] Opitz JM, France T, Herrmann J, Spranger JW. The Stickler syndrome. N Engl J Med. 1972; 286(10):546–547

[50] Blair NP, Albert DM, Liberfarb RM, Hirose T. Hereditary progressive arthro-ophthalmopathy of Stickler. Am J Ophthalmol. 1979; 88(5):876–888

[51] Nielsen CE. Stickler's syndrome. Acta Ophthalmol (Copenh). 1981; 59 (2):286–295

[52] Freeman HM. Fellow eyes of giant retinal breaks. Trans Am Ophthalmol Soc. 1978; 76:343–382

[53] Fincham GS, Pasea L, Carroll C, et al. Prevention of retinal detachment in Stickler syndrome: the Cambridge Prophylactic Cryotherapy Protocol. Ophthalmology 2014;121(8):1588–1597

[54] Wagner H. Einbisher unbekanntes Erbleiden des Anges (Degeneratio hyaloideoretinalis hereditaria), beobachtet im Kanton Zurich. Klin Monatsbl Augenheilkd. 1938; 100:840–856

[55] Maumenee IH, Stoll HU, Mets MB. The Wagner syndrome versus hereditary arthroophthalmopathy. Trans Am Ophthalmol Soc. 1982; 80:349–365

[56] Ahmad NN, Ala-Kokko L, Knowlton RG, et al. Stop codon in the procollagen II gene (COL2A1) in a family with the Stickler syndrome (arthro-ophthalmopathy). Proc Natl Acad Sci U S A. 1991; 88(15):6624–6627

第**24**章
感染性脉络膜视网膜炎

Janet L. Davis

24.1 引言

眼后段的细菌、病毒、原生动物和蠕虫感染具有特征性的检眼镜表现，有助于临床医生推断感染类型并给予合理的治疗。有些病原体具有独特的生长模式，仅凭检眼镜检查就可做出诊断。最好的例子是巨细胞病毒（CMV）性视网膜炎。模式识别在眼后段相对容易，因为眼后段结构扁平，视网膜透明，在眼部发生全层感染之前，由于组织的多样性可能受到不同的影响[1]。

眼后段感染的眼部诊断（表24.1）是需要了解每种感染的基本特征：感染的途径和易感染的组织，宿主易感性的因素，特定感染的特点，以及对药物的反应。与大多数其他类型的葡萄膜炎相比，在眼部感染性病因中，正确诊断是医生采取可能治愈的特定疗法的关键步骤。对血清或眼内液取样以确定宿主抗体和非宿主DNA的存在、眼内液或组织的培养、组织病理学分析、异体部位感染的识别以及对治疗的反应均可用于确认疑似诊断。

24.2 发病机制和自然病程

24.2.1 感染途径

眼后段的非手术、非创伤性感染通常由血液传播。在严重的急性脓毒症患者，内源性眼内炎表现为眼红、眼痛及玻璃体混浊。在无法获得眼内液或眼内液培养呈阴性时，血液、尿液、痰液、脑脊液或其他疑似感染部位的细菌培养，可帮助确认诊断。细菌性内源性眼内炎的较早文献主要关注重症患者，其中许多患者可能仅需静脉注射抗生素治疗，由于血视网膜屏障被破坏，这种治疗可能是成功的[11,12]。Okada等[13]总结了从1994年开始的一系列病例中培养的位点和分离的细菌。

革兰阳性菌仍然是细菌性内源性眼内炎的主要致病菌[14]，但感染的潜在原因已经发生了变化，脑膜炎病例减少，且更多的病例是由于住院医疗设备的扩大使用所致。克雷伯菌在亚洲和西半球是一种新兴的内源性眼内炎的来源，常伴有肝脓肿[15]。真菌感染仍然是内源性眼内炎最重要的病因。早期使用抗真菌药物可以降低医疗环境中真菌性眼内炎的发生率[16]。在一项多中心研究中发现，1994年，在72小时血培养念珠菌阳性患者中，9%的患者具备真菌脉络膜炎的体征[17]；而在2011年，这一比例还不到1%[15]。

通过血液传播至眼内感染可能存在两种机制。第一种是通过视网膜血管直接感染视网膜。巨细胞病毒感染视网膜大血管内皮后扩散到周围组织是这类感染途径的典型例子（图24.1）。视网膜出血和棉絮斑在败血症中也很常见，可能是眼内炎的顿挫型[18]。一般来说，内源性细菌性眼内炎会迅速感染周围的视网膜和玻璃体，因此除了在玻璃体切除时，通常无法确定血管内感染和穿透视网膜的确切位置。然而，低致病性的病原体在产生弥漫性和破坏性感染之前，可导致散在局灶性的细菌性视网膜炎病灶。单核增生李斯特菌和金黄色葡萄球菌是这类感染的典型例子（图24.2）。通过视网膜血管感染途径的一个特点是通常很少累及视网膜色素上皮（RPE）。不常见的病原体，如棒状杆菌或马红球菌，也可能产生这

表 24.1　伴眼底局部病灶的眼后段感染

感染源	颜色	累及范围	大小和部位	其他
局部内源性细菌性眼内炎	黄白色	扁平或轻度隆起,视网膜全层增厚伴可变的 RPE 累及	小的;稍大病灶弥漫性感染	内源性眼内炎不常见
梅毒	黄色或橘色	外层视网膜和脉络膜[2]	黄斑颞侧外层或弥漫性视网膜累及	少量 RPE 累及和瘢痕
结核	白色	脉络膜结节;静脉周围炎;匐行性病灶[3,4]	粟粒大至大型结节;地图状	可能是孤立的;也可能发生全眼球炎
汉塞巴尔通体感染(猫抓病)	黄白色	视网膜不规则浸润;比棉绒斑厚	粟粒状至小的斑片状;可能是孤立的或稀疏的[5]	可能伴有视网膜分支动脉和静脉阻塞[6]或视神经炎[7]
CMV 视网膜炎	黄至白色,常伴出血	浅表的,颗粒的,伴中心色素疤痕	可变的;通常是视网膜的15%或更多	可能为多灶性或孤立的扩大的斑片
疱疹性坏死性视网膜炎[8]	白至黄色	坏死层增厚伴血管闭塞和色素破坏	周边的,融合的,迅速向心的蔓延	可变的动脉炎和视神经炎
弓形虫	可变的灰色至白色或灰黄色	炎症水肿层增厚	常在色素瘢痕边缘小的复发;可能呈现弥漫性蔓延[9]	既往眼部无瘢痕灶感染是可能的;OCT 特征表现为视网膜浑浊增厚
念珠菌	白色	穿透视网膜至视网膜下和玻璃体蔓延[10]	小至中等的视网膜病灶和局部的玻璃体浑浊	可能是孤立的或多灶的;可能发生全眼球炎
曲霉菌感染	黄白色	脉络膜视网膜斑块伴血管炎	易累及黄斑	炎症剧烈和血管内蔓延

缩写:CMV,巨细胞病毒;OCT,光相干断层扫描;RPE,视网膜色素上皮。

种类型的局灶性感染[19,20]。

　　第二种眼内感染的方式是通过脉络膜循环。在真菌性眼内炎中,采用增强深度成像光相干断层扫

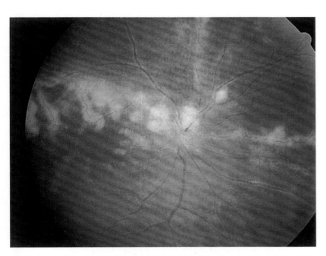

图 24.1　未治疗的巨细胞病毒性视网膜炎:颞上静脉上方的视网膜病灶萎缩,现已愈合。拱环下方也可见一些萎缩灶。12 点 30 分位置的白色边界对应融合性视网膜炎的鼻侧范围。多个血管被炎症细胞厚厚地包绕;在某些区域,炎症血管附近的视网膜也感染巨细胞病毒。

描可检测脉络膜肿块[10]。酵母菌是产生内源性眼内炎的主要菌种,在一项长达 22 年的回顾性研究中,39 例患者感染酵母菌,而 14 例患者感染霉菌[21]。霉菌感染的危险因素为医源性免疫抑制和器官移植。感染霉菌的患眼更有可能出现前房积脓,发病病程较短,且视力预后较差。

　　除血液外的其他感染途径不太常见。急性坏死性疱疹性视网膜炎[急性视网膜坏死(ARN)]一开始似乎是一种神经感染。这一假设是基于水痘-带状疱疹和单纯疱疹病毒(HSV)在神经节内的潜伏期和动物模型,这些动物模型记录了疱疹性感染通过前视路和瞳孔途径从一眼传播到另一眼[22]。融合性、

特别关注

● 内源性眼内炎有一系列的临床表现。在某些情况下,眼外病灶培养和静脉治疗、玻璃体穿刺和注射,或者用玻璃体腔抗生素治疗性玻璃体切割术都是合适的。眼内炎玻璃体切割术研究(EVS)的培养结果不能直接推断为内源性眼内炎。

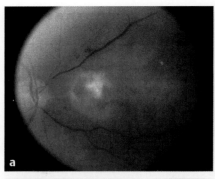
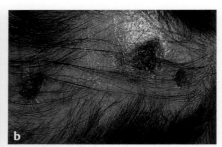
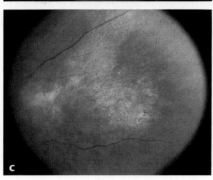

图 24.2 （a）玻璃体炎患者局灶性炎性病变，视力 20/60；左眼病变相似，但较小。患者因糖尿病并发症接受肾透析。引流下腹壁针状脓肿，使用头孢曲松和万古霉素治疗。（b）慢性头皮溃疡生长金黄色葡萄球菌、革兰阴性杆菌和非结核性杆菌。（c）在阿米卡星治疗非结核性杆菌之前，使用头孢曲松和万古霉素治疗视网膜病变。金黄色葡萄球菌可能是这种局灶性细菌性眼内炎的病因。

外周性、环形感染伴向心扩散，代表视网膜末梢神经元死亡和中枢神经元死亡。并没有一个严格的神经模式，这被认为与被感染细胞的裂解及邻近组织的感染有关（图 24.3）。

感染的过程因感染源的不同而异，从可能长达数年的弥漫性单侧亚急性神经视网膜炎 （DUSN）到急性眼内炎。临床表现取决于病原体的复制速度等

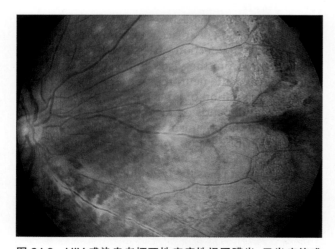

图 24.3 HIV 感染患者坏死性疱疹性视网膜炎：无炎症使感染的典型特征更容易观察到。视网膜坏死区血管闭塞。在远周，全层坏死导致视网膜裂孔和视网膜脱离。巨大的卫星病灶远远超出视网膜炎的水肿的融合边界。

因素：DUSN 从未有线虫感染，病毒和真菌数小时内发作，而细菌数分钟内发作。毒素类（如链球菌和芽孢杆菌）产生的裂解酶，也能改变病程。

了解疾病的模式有助于临床医生给予初步诊断和初始治疗。少量眼内液培养出所有种类的病原体可能是困难的。螺旋体和弓形虫[23]只能在活细胞中培养，隔离在视网膜的病原体可能需要脉络膜视网膜活检，而不是玻璃体液取样来确定。模式识别非常有用，但当特征性模式被眼内的传播和屈光介质的混浊破坏时，辅助诊断研究必不可少。房水分析是目前诊断病毒性视网膜炎和广泛弓形虫病的常规方法[24,25]。梅毒可通过体液聚合酶链反应（PCR）[26]或抗体测定进行诊断。下面的文本框显示了后节疾病的诊断和初始治疗原则。

24.2.2 宿主因素

眼内感染的发生可能是由于大量的病原体在血液中循环，或者像静脉吸毒者一样，它们可能长时间或间歇地循环，从而增加了眼内感染的机会。一般来说，最有可能遭受压倒性感染的是那些最不具备防御能力的患者。如果怀疑有内源性感染，必须考虑过去几个月的完整病史，明确是否使用了血管内器械，如血管内是否植入了医疗设备，或是否滥用了

感染性后葡萄膜炎初始治疗要点

脉络膜视网膜炎

- 根据目前指南治疗典型复发性弓形虫脉络膜视网膜炎,并可选择弓形虫血清学检测
- 根据目前巴尔通体感染指南治疗神经视网膜炎,并进行血清学检测
- 对于其他脉络膜视网膜炎,采集标本进行诊断检测
  - 血液用于定量 RPR、FTA-ABS、人类免疫缺陷病毒(HIV)、CMV 和弓形虫病
  - 房水用于 PCR 研究,包括 CMV、HSV 1、HSV 2、水痘和弓形虫
- 第 1 天:开始经验性抗病毒治疗
  - 眼内注射抗病毒药物
  - 口服阿昔洛韦或伐昔洛韦
- 第 3~4 天:核查 RPR 和 FTA 结果
  - 如果 RPR 阳性,HIV 阴性
    1. 水溶性普鲁卡因青霉素 G 肌注每日 240 万 u/d,持续 10 天,加服丙黄舒 500mg 每日 4 次,或静脉注射
    2. 暂停抗病毒治疗
    3. 腰椎穿刺
  - 如果 RPR 或 FTA-ABS 阳性和 HIV 阳性
    1. 静脉注射青霉素
    2. 暂停抗病毒治疗
    3. 腰椎穿刺
  - 如果 RPR 和 FTA-ABS 为阴性
    1. 继续抗病毒治疗并再次眼内注射
    2. 考虑房水检测梅毒抗体
- 第 5~10 天:评估经验性治疗的反应
  - 根据 PCR 结果调整治疗
  - 如果诊断不确定,考虑诊断性玻璃体切割术,这可能包括抽吸或视网膜和视网膜下病灶的活检

可疑感染的葡萄膜炎:弥漫性炎症,无明显局部病灶或无病灶

- 第 1 天
  - RPR、FTA-ABS
  - 详细回顾系统和病史
  - 其他感染部位、血液和尿液的培养
  - 考虑胸片和超声心动图
  - 考虑诊断性玻璃体切割术行标本细胞学和培养检测
  - 如果可能,将治疗推迟到标本获得诊断之后

静脉内药物。应询问艾滋病毒感染的危险因素。在真菌性眼内炎的病例中,活动性全身感染可能是远处的,而眼部可能是唯一残留感染的部位。

对无症状、无器械植入的患者做出诊断具有挑战性。治疗牙病或结肠息肉时,可能导致短暂的血液播散和内源性感染(图 24.4)。支气管扩张或鼻窦炎可造成较长时间的感染。通常情况下,从这些来源进入血液的病原体数量非常少,以至于免疫系统会迅速清除这些入侵者。亚急性细菌性心内膜炎伴有间歇性的血流播散也很难诊断。经食管超声心动图可用于检测心脏瓣膜上的小赘生物。

艾滋病病毒感染使传染病相关疾病的标准出现了几个有趣的例外。获得性免疫缺陷综合征(AIDS)患者的梅毒即使使用大剂量青霉素也可能难以治疗[27]。复发是常见的,但并不总是伴随着定量 RPR 阳性[28]。随着 CD4- 和 CD8- 淋巴细胞的耗竭,细胞免疫系统的长期受损似乎会增加了对疱疹类病毒的易感性,尤其是巨细胞病毒[29],它可以在多种细胞类型和器官中生长。有些人可能对特定的机会性感染具有不寻常的易感性,这种易感性不是基于任何免疫抑制的全局指数,而是基于免疫系统中相当特定的缺陷,而这些缺陷目前还无法测量。CMV 特异性 CD4 和 CD8 阳性 T 淋巴细胞的功能检测不能预测哪些 HIV 患者在随访期间可能发展为 CMV 视网膜炎[30]。CMV 特异性 T 细胞反应的改善与高活性抗反转录病毒治疗(HAART)和免疫恢复及对巨细胞病毒性视网膜炎复发的抵抗力有关[31]。从经验上看,

精粹

- 在诊断性玻璃体切割术中,仔细计划要取的标本。未稀释的标本用于细胞学和免疫组化、培养、PCR 和抗体检测。稀释后的标本适用于流式细胞术,可以浓缩用于细菌和真菌培养,也可以注射到需氧和厌氧血培养瓶中。

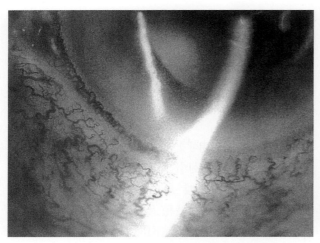

图 24.4 在诊断为内源性眼内炎之前,本例无症状患者接受局部皮质类固醇治疗数天。玻璃体液培养出一种嗜微氧链球菌,它是一种口腔和胃肠道的共生体。眼前节可见纤维蛋白和前房积脓,而眼底窥不入。除了牙齿清洁,他没有任何其他医疗设备使用史,也没有心脏瓣膜异常或慢性疾病。其他部位的培养也是阴性。治疗数月后,结肠息肉引起的消化道出血导致部分结肠切除:息肉的侵蚀被认为是眼内炎的另一个可能诱因。

每微升 CD4+T 淋巴细胞增加 100 个细胞,如果持续增加 6 个月,则支持停止 CMV 特异性抗病毒治疗[32]。

24.3 特定的感染

24.3.1 病毒性视网膜炎

巨细胞病毒性视网膜炎

巨细胞病毒性(CMV)视网膜炎通常是一种生长缓慢的感染,它会产生一种具有颗粒状边缘和中央萎缩带的扩大病灶(图 24.5)。病毒每 18 小时繁殖一次,并在视网膜内或可能在 RPE 内细胞间传播,且感染起源于内皮细胞[33]。在 HAART 期间,在随访接受治疗和免疫恢复的患者中,病灶边界大于或等于 0.5 视盘直径的活动进展率为 1.4/(100 人·年),而新诊断和未接受治疗的患者为 28/(100 人·年)。

CMV 视网膜炎首先被描述为器官移植的并发症,而从 1995—2005 年期间仅发生于 1% 的实体器官接受者,这可能是得益于免疫抑制方案的改进和 CMV 监测项目,对 CMV 阳性供者的器官接受者进行了预防性治疗[34]。在 HAART 期间,CMV 视网膜

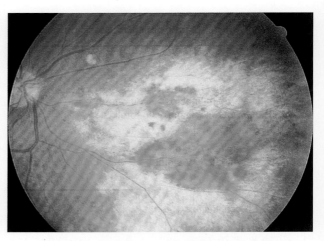

图 24.5 病灶中心留下疤痕区是巨细胞病毒大病灶的典型特征,其进展缓慢,足以愈合。未经治疗的巨细胞病毒小而新鲜的病变、迅速进展的感染(如疱疹性坏死性视网膜炎),愈合缓慢的感染(弓形虫病)或根本不能愈合的感染(真菌),缺乏这种中央改变的特征。

炎的发生率在 HIV 阳性个体中也有所下降。2012 年,在艾滋病眼部并发症的纵向研究中,CMV 视网膜炎的发生率为 0.36/(100 人·年)[35]。

视网膜的任何部位都可能被感染,尽管大多数患者在确诊时都患有一定的眼后节的疾病[36]。后节疾病可能有所谓的暴发型眼底外观伴继发性渗出性视网膜脱离(图 24.6)。病灶内出血程度不一,出血在未治疗的后节疾病中常见,而颗粒样非出血性视网膜炎在周边疾病中也更为常见。在 HAART 期间,一项来自美国共纳入 503 名患者的前瞻性多中心研究发现,CMV 视网膜炎患者的总死亡率高达 9.8/(100 人·年)[37]。该研究的视网膜炎进展率为 7/(100 人·年),视网膜脱离进展率为 2.3/(100 人·年)[37]。在 HAART 期间,由于视网膜脱离患者进行硅油填充术后寿命可能延长,因此术后长期的低视力变得越来越重要[38]。如果患者眼部病情稳定,可以尝试取出硅油。

CMV 视网膜炎的治疗通常是口服缬更昔洛韦,而不是更昔洛韦或膦甲酸静脉给药。更昔洛韦和膦甲酸静脉给药对缓解期[39]是等效的,更昔洛韦和缬更昔洛韦静脉给药也是等效的。更昔洛韦植入物优于上述两种药物,但在 2013 年退出市场。每周一次的玻璃体腔注射更昔洛韦(每次 2mg)可提供良好的眼内药物浓度[41]。玻璃体腔治疗可用于诱导、维持

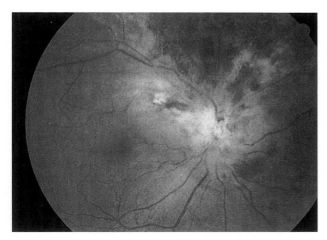

图 24.6　未经治疗的巨细胞病毒性视网膜炎累及后极部的暴发性水肿外观特征：由于浆液性视网膜脱离未累及黄斑中央凹，患者视力较好。尽管有视盘炎，患者视神经并没有受到严重损害。

或挽救治疗。表 24.2 总结了这些药物的常用剂量方案。三种药物均应根据肾功能调整剂量；膦甲酸对肾脏有损害的。在 HAART 期间，特异性抗巨细胞病毒治疗疗程相对较短是典型特征。

随着大多数 HIV 阳性患者免疫状况的改善，CMV 视网膜炎不再是一种常见的视网膜感染，尽管 CMV 是一种常见的病毒，并随着年龄的增长患病率越来越高[42]。虽然器官移植后更好的预防措施降低了视网膜炎的发生率，巨细胞病毒性视网膜炎对于其他类型的医源性免疫抑制患者和可能对巨细胞病毒性视网膜炎失去特异性免疫的老年人仍然是一个临床问题。由于 CMV 是一种病毒，最初在血管内皮细胞中传播，它可能会增加视网膜循环闭塞的风险，尤其是在伴有心血管疾病的情况下[43,44]。这种感染可能很难诊断，部分由于巨细胞病毒性视网膜炎在非艾滋病病毒感染者中被怀疑的概率较低。此外，

视网膜炎本身可能并不活跃而难以识别。根据 PCR 结果确诊后，口服缬更昔洛韦 3 个月的疗程可能是足够的[45]；抗病毒药物静脉给药也有助于治疗。有趣的是，玻璃体腔注射曲安奈德后，有 CMV 视网膜炎复发的病例报道[46]。

坏死性疱疹性视网膜炎

在感染水痘-带状型[47]或 HSV-1 型和-2 型[48,49]之前，这种疾病被称为急性视网膜坏死。HSV-2 型的垂直传播可能在许多年轻 ARN 患者中发挥作用[50]。最初报道的是一位年轻的、双侧、融合、进展迅速、坏死性视网膜炎的健康人，病灶始于周围并向中心扩散。严重的玻璃体炎、肉芽肿性虹膜炎和巩膜外层炎是常见的相关特征。一般情况下，患者在确诊和治疗后节病变前，已咨询眼科医生，并接受虹膜炎或巩膜外层炎 7~10 天的治疗。视网膜远周白色病灶在早期可能很难看到，或者可能在早期就不存在。视网膜炎形成后，可发生视神经炎和视网膜动脉炎伴血管闭塞(图 24.7)。视网膜中央动脉血流速度的降低表明视网膜血流量的减少[51]。视网膜缺血导致视力下降，目前还不清楚阿司匹林或戊妥昔芬治疗是否可以通过减少血管闭塞或改善视网膜血流量来改善视力预后。

在降低视网膜脱离和严重视力丧失的风险方面，全身和玻璃体腔内膦甲酸联合治疗比单纯的全身治疗更有效[52]。

多达 2/3 的感染者可能是双侧感染。第二眼发生感染，通常是在 6 周内，尽管也存在明显的延迟病例[53]。根据一项回顾性研究，全身抗病毒治疗的主要作用可能是将第二眼的最终感染率从 65% 左右降低到 17% 左右[53]。第二眼的感染通常没有第一眼严重，这可能是由于及时的发现和治疗。一个为期 3 个月的疗程，每日 3~5 次口服 400~800mg 阿昔洛

表 24.2　常用的抗巨细胞病毒药物的标准剂量

药物	阶段	给药方式	剂量	治疗期间全身监测
更昔洛韦	诱导期	静脉内	5mg/kg, bid	血细胞计数,中性粒细胞计数和肌酐
	维持期	静脉内	5mg/kg, qd	
缬更昔洛韦	诱导期	口服	900mg, bid	与静脉注射更昔洛韦相同
	维持期	口服	900mg, qd	
膦甲酸	诱导期	静脉内	90mg/kg, bid	血细胞计数、肌酐、钙、镁和磷酸盐
	维持期	静脉内	90~120mg/kg, qd	

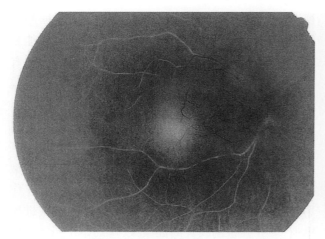

图24.7　荧光素血管造影,26.1秒,显示一个免疫功能正常的老年患者视网膜小动脉广泛闭塞,2个钟点区域坏死性疱疹性视网膜炎:视力为20/400。患者接受静脉注射阿昔洛韦治疗期间,由于疱疹性动脉炎导致血管闭塞。增加口服泼尼松,继续口服阿昔洛韦;血管闭塞逆转,数周后视力提高到20/40。

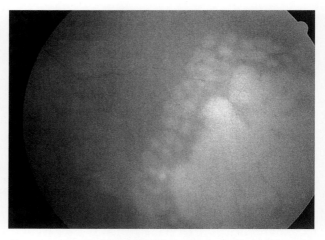

图24.8　坏死性疱疹性视网膜炎边界行拦截式预防性激光光凝可以降低视网膜脱离的风险。该患眼无视网膜脱离、发生并发性白内障及黄斑水肿,白内障术后视力为20/25。

韦,或每日1~3次服用500~1000mg伐昔洛韦,在对侧眼受累风险最大的时期具有重要的预防作用[54]。

ARN发病后的8~12周,视网膜脱离的风险较高。视网膜脱离是否发生似乎是视力预后的主要决定因素[55]。炎症、视网膜前膜形成和低眼压可影响手术预后。在视网膜炎坏死灶边界行拦截式预防性激光光凝可降低视网膜脱离发生率(图24.8)[56]。

在艾滋病患者中,坏死性疱疹性视网膜炎通常与先前的带状疱疹性皮炎有关,包括同侧带状疱疹性眼炎[57],双侧快速进展至视网膜脱离及失明的发病率较高[58]。通常情况下,采用静脉滴注阿昔洛韦不能控制感染,常用剂量为10mg/kg,每日3次,静脉给药7~10天。已报道更昔洛韦或更昔洛韦与膦甲酸静脉联合治疗效果更佳[57]。玻璃体腔注射抗病毒药物,如更昔洛韦每次2mg每周3次,持续2~3周,然后根据需要每周1次;或者膦甲酸每次2.4mg,其他用法参照更昔洛韦,可能比单纯的全身治疗更有效。在坏死性疱疹性视网膜炎活动期,中枢神经系统参与发病,并且有报道在艾滋病患者中发现大脑视觉通路进行性广泛累及,提示治疗伴随全身病变的必要性。理想的治疗时机尚不确定,一旦病毒恢复潜伏状态,它可能比巨细胞病毒更容易维持缓解或需要较少的药物治疗。然而,随着药物

用量的减少,病情可能复发[60]。静脉滴注或口服更昔洛韦可提供足够的维持治疗,也可预防巨细胞病毒疾病。

在诊断不明确的病例中,经PCR扩增DNA[24]或比较房水和血清中水痘免疫球蛋白G(IgG)抗体和HSV IgG抗体可能是有用的[61]。眼内抗体异常高滴度支持特定的病因诊断。在没有炎症反应的艾滋病患者中,抗体滴度呈阳性的可能性较小;PCR在发病后1周以上呈阳性的可能性较小[24]。

其他病毒感染

EB病毒可引起葡萄膜炎合并视网膜血管炎[62]。麻疹病毒在亚急性硬化性全脑炎过程中产生视网膜浸润和视力丧失。在免疫抑制的患者中已有病例报道[63]。先天性风疹眼底呈现经典的"椒盐状"色素沉着[64],在儿童早期虽然一些色素斑点可能进展,但很少报道活跃的视网膜疾病。人疱疹病毒[64]已从视网膜组织中分离出来,并且对葡萄膜炎的认识正在增加[65]。

24.3.2　原生动物感染

弓形虫性脉络膜视网膜炎

在世界范围内,弓形虫性脉络膜视网膜炎可能是最常见的眼后节感染。因为致病微生物在食物链中普遍存在,并且它有能力在身体组织中形成包囊,特别是在免疫"赦免"的部位,如大脑和眼睛。

弓形虫性脉络膜视网膜炎是一种典型的全层视

网膜和脉络膜炎症的单灶性病变，会留下色素沉着的疤痕。由于许多重要的临床病例都表现为先前存在的瘢痕再活化，因此位于已愈合的脉络膜视网膜瘢痕边缘的急性炎症性病变实际上是弓形虫性脉络膜视网膜炎的致病因素。病灶上通常有局灶性玻璃体炎症反应，这有助于诊断。覆盖炎症细胞的块状玻璃体条索是病变的另一个特征。眼部表现包括典型虹膜炎伴大的角膜后沉着物及慢性高眼压。

既往认为所有弓形虫病都是先天性的。法国的一项调查显示，2007 年，先天性弓形虫病在每 1 万个活产婴儿的发病率为 2.9 ［95% 置信区间(CI)：2.5~3.2］。据估计，每 1 万个活产婴儿中有症状病例的发生率为 0.34(95% 可信区间：0.2~0.5)[66]。在芝加哥，70% 的先天感染但未经治疗的儿童，在 10 岁后会出现新的脉络膜视网膜病变[67]。相比之下，同一组报道发现在出生后第一年接受治疗的先天性感染患者中，仅有 31%(95% CI：23%~41%)出现新病变，新的病变也常常发生在第一个 10 年之后[68]。儿童新获得的疾病可能很难发现，因为没有报告症状。成年人的获得性疾病中没有色素沉着的疤痕可能被误诊。非常小的从未被重新激活的包囊也可能缺乏色素沉着，使临床医生感到困惑(图 24.9)。许多这种小的病变位于后极，在玻璃体反应发生前，由于组织肿胀而出现视觉症状，使诊断更加困难。

如果没有治疗，3~4 个月会反复发作，预后难以预料。在疾病活动期，速殖子通过内胚层发育或垂直分裂进行复制。对患者来说，使用皮质类固醇治疗炎症而不是治疗感染，可能比不治疗预后更差，因为在大多数患者中自然免疫防御可以在阻止病原体的复制和促进再循环。在免疫功能低下和老年患者中，延迟使用抗生素治疗，可导致类似 ARN 疾病的蔓延(图 24.10)[9,69]。

临床上对弓形虫性脉络膜视网膜炎的诊断通常以眼底病变的表现为依据。首次发病需要记录，并测定血清 IgM 抗体对弓形虫的效果，以检测最近发生的感染。所有病例均存在 IgG 抗体，表明既往接触过；而一些散发的病例报道未发现 IgG 抗体。在缺乏视网膜脉络膜炎特征的葡萄膜炎患者中，即使检测到弓形虫抗体也不能确诊弓形虫病。通过分析眼内液可能获得更精确的诊断[9,24,25]。弓形虫病在艾滋病毒感染和其他免疫功能受损患者中更可能表现为多灶、双侧，以及与颅内病变相关且不断进展，可能需要长期使用抗生素[9,70]。

治疗弓形虫性脉络膜视网膜炎一般需要 6 周左右，可以通过多种抗生素治疗方案来完成(表 24.3)。经典的"三联疗法"是乙胺嘧啶、磺胺嘧啶、叶酸和泼尼松[71]。Opremcak 等[72]推广使用复方新诺明加或不加克林霉素和泼尼松，比"三联疗法"耐受性更好，成本更低。但没有证据说明这种疗法优于另一种疗法[73]。

多种替代方案可供选择。阿托伐醌或阿奇霉素

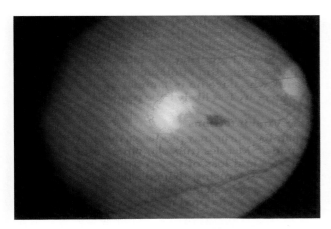

图 24.9 这种活跃的弓形虫性脉络膜视网膜炎病变可能是由一个小的或非色素沉着病灶发展而来，因此会被随后的炎症反应所掩盖。病灶附近色素沉着的脉络膜视网膜病变是复发性疾病的证据。弓形虫病最初由于缺乏相邻色素改变而未被诊断；然而，通过使用抗弓形虫药物可使病情缓解。

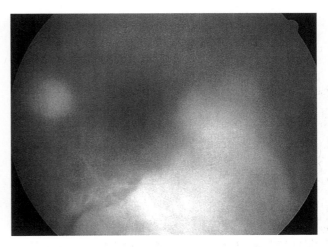

图 24.10 弓形虫病的播散形式会造成严重的视力下降。在这名患有弓形虫性脉络膜视网膜炎的老年女性中，使用多西环素多个疗程来诱导和维持病情缓解，但由于视神经萎缩使视力局限于手部运动之中。

表 24.3　眼弓形虫病的治疗方案

指征	药物	剂量和用法[a]	备注
单药治疗	复方新诺明	双效片，一日 2 次	便宜；过敏反应风险
	克林霉素	每日 4 次，每次 150~300mg	增加艰难梭菌相关结肠炎的风险
	阿托伐醌	每日 3 次，每次 750mg	昂贵；耐受性良好
	阿奇霉素	每日 1 次，500mg	治愈需要时间
	多西环素[d]	每日 2 次，每次 100mg	适用于某些不耐受患者
联合治疗	乙胺嘧啶	每日 1 次，25~75g	叶酸每周 3~7 次，每次 5mg，可降
	附加		低骨髓毒性
	磺胺嘧啶	每日 4 次，每次 1g	过敏反应的风险；不耐受；昂贵的
	或者		
	克林霉素	同上	同上
	或阿奇霉素	同上	同上
	复方新诺明		
	附加	同上	同上
	克林霉素	同上	同上
	阿托伐醌	同上	同上
	附加	每日 2 次，每次 1g	
	克拉霉素或阿奇霉素		
妊娠期[b]	克林霉素	每日 4 次，每次口服 300~600mg	咨询产科医生
	或者		
妊娠早期	螺旋霉素[c]	3 g，口服 3~4 剂	咨询产科医生
妊娠中期和晚期	乙胺嘧啶	每日 25~50mg，持续 3 周	与叶酸合用，每日 5mg
	附加		
	磺胺嘧啶	每日 2~3，分 4 次服用，持续 3 周	咨询产科医生
	交替使用		
	螺旋霉素[c]	3g，分 3~4 次口服，持续 3 周	

[a] 参考儿科用药参考手册。

[b] 除非存在母婴传播的风险，否则需要强烈的母体适应证，在这种情况下，药物治疗也可能使婴儿受益。阿奇霉素尽管没有被证明是安全的，但也是另一种可能有效的药物。怀孕期间禁用四环素。

[c] FDA 抗感染药物产品部门提供；(301)443 4310。

[d] 8 岁以下儿童请勿使用四环素。

通常比含磺胺类抗生素或克林霉素耐受性更好。据报道，阿奇霉素可延长病变愈合时间[74]；相反，阿托伐醌可能延长复发时间[75]。此外，也可使用四环素。较新的治疗方法包括联合玻璃体腔内注射地塞米松，并同时在玻璃体腔注射克林霉素，其效果与口服治疗相当[76,77,78]。在随机、安慰剂对照试验中，采用复方新诺明维持治疗可预防 1 年不复发[79]。如果有轻微的炎症，对抗生素的反应在与艾滋病相关的弓形虫性脉络膜视网膜炎中可能是很好的（图 24.11）。

口服低剂量泼尼松 30~40mg，持续 2~3 周，可有效减少黄斑或视神经炎症或致密的玻璃体反应。在这短暂的使用期间，泼尼松可以突然停止而不需递减。眼周或玻璃体腔注射皮质类固醇有暴发性视网膜炎、巩膜炎或全眼球炎的风险[80]。

肺孢子虫脉络膜炎

这种罕见的脉络膜感染发生在艾滋病毒感染和其他严重的免疫功能不全的情况。肺孢子虫脉络膜炎很有意思，因为它在后极部脉络膜上有明显的橙色斑片状病变，而且在病变基础上患者还保留了视力，这可能是因为机体致病性较低，也可能是因为病

精粹

● 血清滴度的升高对诊断眼后节感染性葡萄膜炎不是必要的,而且通常不会出现,因为大多数感染是潜伏感染的复发。同样,高水平的血清抗体也不能做出诊断,因为眼部炎症不一定会刺激产生明显的血清抗体反应。可疑感染物的血清抗体的存在是对先前暴露的有效证明。

精粹

● 除了用于治疗眼前节炎症的局部皮质类固醇外,皮质类固醇不应在没有弓形虫病抗生素覆盖的情况下使用。

变位于脉络膜深层,从而保留了脉络膜和视网膜外层的功能。

在治疗过程中,肺囊性病灶只经历了一个从乳白色、轻微隆起的病灶到平坦的橙色斑块的轻度演变过程。另一个重要特下是病灶体积较大,外观均匀,缺乏继发性反应性色素沉着。

24.3.3 细菌感染

梅毒性脉络膜视网膜炎

美国原发性和继发性梅毒感染的发病率在 2013 年为 5.3 例/10 万人,而在 2000 年为 2.1 例/10 万人[81]。在英国 2009—2011 年,41 例(63 眼)发生眼梅毒,相当于每百万成年人中有 0.3 例[82]。患者平均年龄为 49 岁,且 90% 为男性。HIV 阳性的患者更有可能患全葡萄膜炎,而在所有患者中,只有不到 10% 的患者有孤立的前葡萄膜炎。后节表现可包括脉络膜炎、视网膜炎、视网膜血管炎、视神经炎或神经视网膜炎。伴有或不伴有血管狭窄和视神经萎缩的脉络膜视网膜萎缩和色素沉着是常见的后遗症[83]。梅毒性后葡萄膜炎的一种特殊类型是急性后部鳞状脉络膜视网膜炎[2],特征性表现为黄斑颞侧黄色、深层浸润灶。荧光素血管造影显示多个针尖渗漏,通常与色素上皮增生灶引起的遮蔽荧光交替呈现。第

二种特殊类型是存在视网膜表面沉淀物[84]。频域光相干断层成像显示椭圆体带的断裂和 RPE 结节性高反射,偶尔伴有视网膜下液(图 24.12)[85]。

由于临床表现各异,血清学诊断是关键。大多数梅毒性葡萄膜炎 RPR 或性病研究实验室(VDRL)检测结果呈阳性,并发生在梅毒的第二阶段。HIV 感染者是一个例外,因为他们可能患有梅毒,但不出现 RPR 或 VDRL 阳性结果;PCR 检测具有更高的敏感性[86]。酶或化学发光免疫测定法(EIA 或 CIA)检测梅毒抗体也更敏感,因此美国疾病控制和预防中心(CDC)现在推荐使用它们用于最初的筛选,然后进行定量的 RPR 或 VDRL。晚期梅毒,定义为感染后持续 1 年以上的疾病,如有眼部炎症或神经眼科表现,应考虑为神经性梅毒,并接受腰椎穿刺细胞计数和定量 VDRL 检测,以帮助指导治疗。只有神经梅毒方案被推荐用于治疗眼部梅毒。

美国疾病控制与预防中心建议,眼部梅毒应与神经梅毒以同样的方式治疗(表 24.4)。与眼内炎症相关的继发性梅毒可以用更简单的治疗方案,如肌内注射苄星青霉素,因为眼内炎症会破坏血房水屏障,使眼内青霉素水平高于通常可以达到的水平。已有报道,使用苄星青霉素治疗后,出现神经梅毒复发的情况。

局部皮质类固醇可以与抗生素治疗相结合,而口服泼尼松联合抗生素用于减轻后节炎症的情况却很少见。

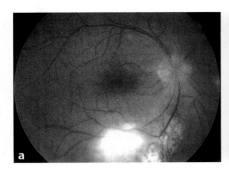
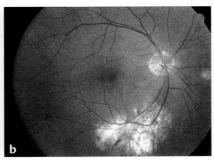

图 24.11 (a)HIV 感染者的弓形虫性脉络膜视网膜炎:因色素性脉络膜视网膜瘢痕复发具有典型的临床表现。另一眼有弓形虫病留下的中央黄斑瘢痕。(b)克拉霉素和阿托伐醌治疗后,疗效良好。然而,多种药物过敏让更传统的抗生素无法使用。

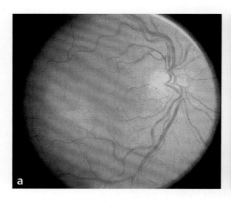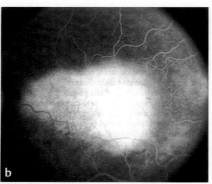

图 24.12 (a)继发性梅毒患者的梅毒性脉络膜视网膜炎:视网膜隆起区域呈黄橙色,边界模糊。(b)荧光素血管造影在静脉晚期病灶对应处显示广泛、深层的染料渗漏。

表 24.4 眼部梅毒的治疗方案

药物	剂量	用法	备注
普鲁卡因青霉素 G	每天 240 万单位,共 10 天	肌肉注射	剂量在两个不同的位置之间分配
丙磺舒	每天 4 次,每次 500mg,共 10 天	口服	增加青霉素血液浓度
青霉素 G	每隔 6 小时 200~240 万单位,共 10~14 天	静脉内	治疗长达 21~28 天,或再予每周 3 次注射苄星青霉素更有效。推荐 HIV 阳性患者使用

来源:Adapted from Bonfioli 和 Eller.[53]

结核病

结核性葡萄膜炎具有典型的后极部脉络膜肉芽肿、匐行性脉络膜病变、多灶性脉络膜炎和视网膜血管炎[88]。其中,视网膜血管炎或匐行性脉络膜病变最初见于印度[89]。而酶链反应则在非流行地区最常见[90]。结核菌素皮肤试验或干扰素释放试验都有足够的敏感性和特异性来确认既往的接触,但可能会得出不一致的结果,而且本身也不能诊断[91]。干扰素释放试验的优点是不与先前接种卡介苗(BCG)发生反应,尽管超过 20mm 的反应很少发生在接种卡介苗后。氟脱氧葡萄糖正电子发射断层扫描(FDG-PET)可以提高对肺部结核感染小病灶的检测,使其易于活检和培养[92]。通常诊断未被证实,但被认为是结核性葡萄膜炎或推测为结核性葡萄膜炎时,需要多学科决策进行抗分枝杆菌治疗[88]。干扰素释放试验阳性的患者可同时存在结节病[90]。

在美国,对葡萄膜炎患者进行 PPD 筛查结核病的真实阳性率既往非常低,因此建议在评估葡萄膜炎患者时,不需要常规进行 PPD 检查[93]。最近,在 343 例德国葡萄膜炎患者中,有 80 例患者的干扰素释放检测呈阳性,其中 43 例被诊断为疑似结核病,16 例接受了全面治疗[94]。在观察治疗反应前很难确定是否为真阳性,在许多情况下,治疗反应需要同时使用皮质类固醇。

尽管对葡萄膜炎结核病的检测仍然很困难,疾病控制和预防中心建议对高危人群(如移民)的潜伏结核病进行治疗;艾滋病毒感染者、无家可归者或被监禁者以及那些住在集体住宅的人,无论其是否怀疑患有结核性葡萄膜炎。接受超过 15mg 皮质类固醇治疗超过 2~4 周或抗肿瘤坏死因子药物的患者风险也会增加。因此,即使怀疑结核性葡萄膜炎的可能性很低,在开始对葡萄膜炎进行免疫抑制治疗之前,也有必要检测结核病。

非结核性杆菌在 HIV 感染患者中产生临床不明显的小脉络膜肉芽肿,通常仅在尸检中诊断[95]。免疫恢复后;可能发生大的肉芽肿病变[96]。Löwenstein-Jensen 培养基上培养局灶性眼部病变,经 PCR 证实是诊断结核性葡萄膜炎的金标准。在疾病流行地区眼内液的 PCR 检测能成功确定[97,98]。

诺卡菌病

在眼后节,诺卡菌通常在视网膜下生长(图 24.13)。因此,玻璃体培养的结果可能是阴性的。患者通常在其他部位有诺卡菌的证据。治疗采用最大剂量的复方新诺明,每天 4 粒双效片,连续数周。亚胺培南是一种替代的静脉抗生素，具有良好的抗诺卡菌活性和良好的穿透性。

汉塞巴尔通体(猫抓病)感染

汉塞巴尔通体感染(猫抓病)的眼后节表现包括神经视网膜炎，以及白色视网膜或脉络膜病灶[99]。当病灶浸润在视网膜血管上，可能发生动脉或静脉阻塞(图 24.14)。文献已报道，视网膜和视盘有新生血管形成。能产生细胞内高浓度的抗生素，如红霉素、克拉霉素、阿奇霉素、利福平、多西环素和庆大霉素，似乎是治疗猫抓病最有效的药物。环丙沙星口服剂量为 750mg，每天 2 次，连续 3 周，该药也已成功在临床使用。猫抓病的诊断依赖于接触史和血清学检查，尽管抗体滴度通常不显著。其他病原体也有可能产生同样类型的视网膜感染，并对类似的抗生素产生反应。

其他细菌感染

中间葡萄膜炎与晚期伯氏疏螺旋体感染有关。血清学检测既不敏感也无特异性，患有后葡萄膜炎但没有全身莱姆病且居住在流行区外的患者可能不会受益于检测。眼内液的 PCR 检测可以提高诊断的准确性[100]。

立克次菌和布鲁菌是引起感染的其他外来细菌，有时可能引起视网膜血管炎。发热性疾病仍然是一个很好的提示，即传播性细菌感染与眼病有关。在一些国家，布鲁菌病具有与经济活动相关的性别

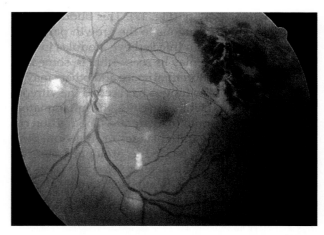

图 24.14　1 例 36 岁女性患者，有发热、头痛和双眼视物模糊伴视网膜多处浸润灶。沿颞上血管弓可见静脉闭塞。视网膜浸润扩大，最终形成视网膜分支动脉闭塞。患者口服抗生素治疗后，病灶逐渐消失，且遗留很小的盲点。患者在发热之前有猫抓史，并且巴尔通体 IgG 滴度在最低的效价水平上是阳性的。

特异性：处理牛肉的男性中存在牛布鲁菌，而处理绵羊乳制品的女性中存在猪布鲁菌[101]。

24.3.4 真菌感染

总的来说，内源性真菌性眼内炎占所有真菌性眼内炎的比例低于 10%[102]。一项单中心病例系列报道了从 1990—2011 年发生的内源性真菌性眼内炎，其中 39 例患者 51 眼鉴定出酵母菌阳性，16 例患者 16 眼鉴定出霉菌阳性[21]。霉菌感染在医源性免疫抑制、器官移植和垂体瘤患者中更为常见，且与较差的视功能预后相关；在患有霉菌性眼内炎的 16 眼，其中 4 眼行眼球摘除；而患有酵母性眼内炎的患眼均未行眼球摘除[21]。

念珠菌性眼内炎

内源性眼内炎主要是由念珠菌引起的。念珠菌感染遵循典型的生长模式：脉络膜逐渐浸润形成一个视网膜下小的白色结节，作为一个蘑菇状的突起穿透视网膜，然后延伸到玻璃体腔(图 24.15)[10]。这种蘑菇样的生长方式类似于真菌本身的生长方式。在受感染的眼中，可以看到不同生长状态的结节，即一些局限于视网膜下间隙，而其他可能局限于视网膜前间隙。早期的菌落局限在视网膜和脉络膜上，通常用全身性的抗真菌药物治疗，联合或不联合玻璃体腔注药治疗[103]。除非真菌已在玻璃体腔播撒了

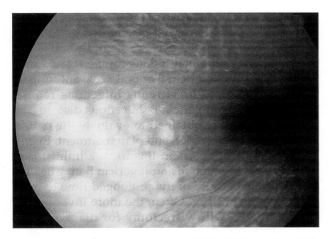

图 24.13　拟诊诺卡菌眼内炎：病灶特征性局限于视网膜色素上皮下。在玻璃体浸润很少的情况下，玻璃体培养可能是阴性的。有全身诺卡菌病病史可能有助于建议诊断和指导有效的抗生素治疗。对抗生素的临床反应可证实诊断。

多个局灶性白色混浊物，否则炎症反应通常为轻度至中度。真菌生长缓慢，在感染的初期患者视力可保持较好，患者有时候需要长期观察，并且视力下降，预后差。未能怀疑真菌感染和使用糖皮质激素治疗也与视功能预后不良有关。

因为这些微生物往往聚集在一起，一个小的、随机的玻璃体标本，而不是一个真正的真菌球，所以可能导致阴性的培养结果。因此，与简单的玻璃体穿刺抽液相比，经平坦部玻璃体切割术是一种首选的诊断技术，对玻璃体滤过灌洗并尽可能多地捕获微生物。其从脉络膜穿出至视网膜前的病灶，通常可以在不造成视网膜裂孔的情况下去除。手术中硅油填充也可以在隔离眼部病灶和阻止结核进入中起作用，这类似于其治疗内源性细菌性眼内炎的成功[104]。

在制订治疗计划时，还必须考虑到抗生素在感染部位的使用情况。两性霉素 B 对血-视网膜屏障的穿透性差[105]。炎症反应通常很轻微，因此血-房水和其他眼部屏障不会被显著破坏来促进药物进入眼内。根据经验，脉络膜和视网膜下病变可口服氟康唑或伏立康唑治疗[106]，但视网膜前或玻璃体感染需要玻璃体腔注射两性霉素 B 5μg/0.1mL 或伏立康唑 50~100μg/0.1mL。泊沙康唑和棘白菌素的眼内浓

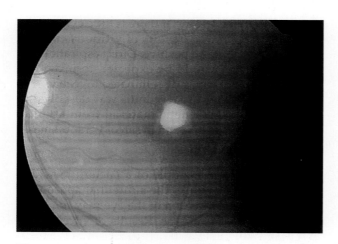

图 24.15　1 名 HIV 阳性男性，在外院诊断为巨细胞病毒性视网膜炎，正在接受更昔洛韦治疗。一个小的、白色的、隆起的、全层的结节累及黄斑。玻璃体只有轻度炎症。在他的传染病专家的要求下，进行了玻璃体切除和培养。从病变处刮取的标本培养出白色念珠菌。白色、圆形、从脉络膜穿透视网膜、炎症相对较少以及进展缓慢是念珠菌性眼内炎的典型特征。更多的是暴发性疾病发生在慢性期，使用皮质类固醇而不是抗真菌药物治疗，并伴有多处病变。

度较低[105]。感染性疾病的会诊通常是为了评估患者的其他感染部位和治疗计划。病情重的眼通常可经玻璃体切割术进行诊断和灌洗，病情较轻的眼可以通过玻璃体腔药物注射和全身系统性治疗。

曲霉菌性眼内炎

曲霉菌性眼内炎的典型表现为弥漫性黄色脉络膜视网膜斑块，典型病变累及黄斑和呈现大量的玻璃体炎症(图 24.16)。曲霉不发芽，但能发出分支，它产生的真菌病灶往往比念珠菌呈现更大的视网膜下结节。曲霉菌在血管内的传播能力可能导致病变通过视网膜血管而播散，并导致视功能预后极差。眼对曲霉菌感染的耐受性较差，而且患者出现症状的时间比念珠菌性眼内炎要早；念珠菌性眼内炎通常在数周或数月后出现症状，而曲霉菌感染则只需要数天[107]。无论是快速生长和早期表现，还是生长模式的某些内在差异，都会导致玻璃体腔病灶播散的频率大大降低。曲霉菌病灶结节的密度大于念珠菌病灶结节，病灶似乎被一种假包膜所包裹。支气管肺曲霉菌病和静脉吸毒是常见的病史。治疗参照念珠菌性眼内炎；伊曲康唑可用于眼外曲霉菌感染，但眼内穿透能力较差。

隐球菌病

自从改进了艾滋病毒感染的治疗，新型隐球菌引起的内源性视网膜脉络膜炎非常罕见。具有严重免疫抑制的 HIV 典型改变是脑膜症状和呈现视盘水肿或脑神经麻痹的体征。已有报道隐球菌性圆环细胞瘤和脉络膜炎[108]。

其他真菌感染

球孢子菌病是美国西南部特有的一种真菌病，可产生播散性脉络膜视网膜炎，由分散的、界限不清的、白色的视网膜下病变组成。病灶很少扩散到视网膜或玻璃体。后节病变的非特异性特征可能导致得不到及时的诊断和治疗，尽管积极的玻璃体腔注射治疗和玻璃体手术清除病灶可能是有帮助的，但预后不佳[109,110]。在流行病地区或去过加州或亚利桑

精粹

● 抗真菌药物的给药途径应与感染部位相匹配：玻璃体腔播撒病灶采用玻璃体腔注射，而孤立的脉络膜浸润灶采用静脉注射或口服药物治疗。

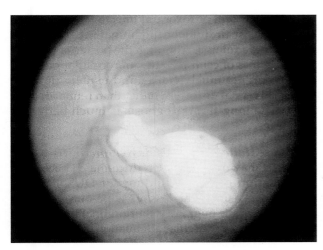

图 24.16　培养证实，患者曲霉菌性眼内炎的女性患者，尽管曾有慢性支气管炎和药物滥用史，但是没有发现明确的系统来源的曲霉病。大多数这种大小的念珠菌病变已经突破了视网膜，而曲霉菌往往保持局限性。尽管如此，与念珠菌相比，曲霉菌感染的耐受性较差，与病变大小相关的炎症较多，视力较差。患眼视力手动可能原因是曲霉菌感染血管通道，然而，未发现明显的血管闭塞。

那州干旱地区的人出现慢性咳嗽和发热，临床医生应怀疑球孢子菌病的可能。

除了拟眼组织胞浆菌病综合征（POHS）的无痛性或已治愈的病变外，来自组织胞浆菌的内源性眼内炎并不常见[111]，其他生物体，如镰刀菌属、拟青霉属、假霉样真菌属等引起的感染亦是如此[21,101,112]。

24.3.5 蠕虫感染

线虫（肠蛔虫）感染

弓蛔虫病

眼后节弓蛔虫感染有三种基本形式：后段肉芽肿、周边肉芽肿和眼内炎。尽管内脏幼虫移行症（VLM），伴有嗜酸性粒细胞增多、发热和不适以及更严重的全身症状是一个公认的临床表现，但大多数儿童眼弓蛔虫病没有 VLM 病史或明显的症状。犬弓首蛔虫和猫弓首蛔虫以及浣熊拜林蛔线虫都与眼病有关[113]。

线虫的死亡可能引发一场炎症危机。由于瘢痕形成的趋势，包括瘢痕性视网膜脱离和环状膜，这种疾病应考虑强化局部和全身性皮质类固醇治疗以及手术治疗，以清除玻璃体炎症和预防并发症。因为线虫被认为已经死亡，抗寄生虫药物在治疗中没有

作用。抗寄生虫治疗可能会在受感染的眼中引发炎症危机，但像弓蛔虫这样的小线虫还没有被发现。

一些出现严重炎症的患眼最终会平静下来，玻璃体变得更清晰，可以看到在线虫死亡部位形成的周边肉芽肿。最典型的表现是纤维细胞条索延伸到视盘（图 24.17）。如果发生视网膜脱离，可用视网膜切开术来解除肉芽肿的牵拉，使视网膜重新复位。

不完整的条带和周围致密的白色炎性包块可被误认为是平坦部炎。对侧眼的检查对于区分这两种疾病可能是至关重要的，因为一般不会发生双侧弓蛔虫感染。鉴别诊断中的其他重要疾病，包括视网膜母细胞瘤、早产儿视网膜病变、永久性增殖性原发性玻璃体病变和 Coats 病。弓蛔虫血清学阳性有助于发现弓蛔虫，但在一些病例中，仅发现眼内液中含有抗弓蛔虫抗体。美国疾病控制与预防中心发布的一份报告显示，2009 年 9 月至 2010 年 9 月期间，美国新发病例 68 例。20 例中只有 14 例为血清学阳性[114]。患者年龄中位数为 8.5 岁。

弥漫性单侧亚急性视神经视网膜炎

犬弓蛔虫可能产生 DUSN 的特征性的眼部表现[115]，但是出现各种各样的眼部表现的可能性更大[116,117]。首先被描述为单侧视力丧失，其特有的移行性脉络膜视网膜病变、色素改变、血管狭窄、视神经萎缩和玻璃体炎症在患者中的表现高度可变，并

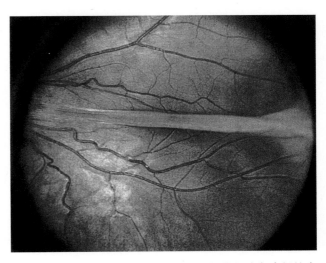

图 24.17　1 例 12 岁患者，眼底典型的纤维细胞条索桥接在视盘和周边治愈的弓蛔虫肉芽肿之间。在这个病例中，如果没有发生视网膜脱离，视力预后可能是好的。（Image Courtesy of Harry Flynn, used with permission）

取决于疾病的病程阶段[118]。检测到眼内线虫是诊断的金标准，并且激光光凝是最终的治疗方法。连续的小簇黄白色、局灶性脉络膜视网膜炎性病灶（图24.18）可用于发现活线虫的位置。眼底照相和角膜接触镜的检查都可以揭示线虫的位置。在找到线虫之前，频繁复诊是合理的，因为在线虫被杀死之后，尽管进一步的视力下降似乎已经停止，但视力很少会得到改善。

在一项大型系列报道中，121例患者中有48例（39.7%）被发现有1条活动的线虫[118]。对怀疑有DUSN的患者，如果无法观察到线虫，可以使用阿苯达唑进行常规治疗30天[119,120]。在部分患眼中，阿苯达唑治疗后，可见线虫被固定住[119]。

频谱光相干断层扫描主要表现为视网膜内结构丢失和神经纤维层损伤[121]，可能是因为线虫在视网膜内[114]迁移，而不是像传统认为的那样优先在视网膜下空间迁移。视网膜电图（EOG）显示视网膜内层比视网膜外层受到更多的功能影响[120]。

伊维菌素治疗盘尾丝虫病是有效的。已确诊的脉络膜视网膜炎和视神经病变往往会进展，这表明在寄生虫根除后，炎症成分仍然存在[122]。

其他动物传染病——绦虫类和吸虫类

眼部绦虫类和其他扁虫感染是由食物传播，并

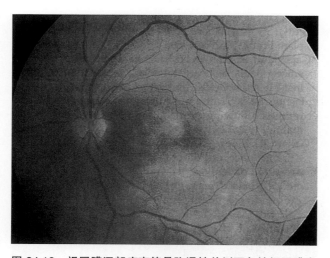

图24.18　视网膜深部病变簇是弥漫性单侧亚急性视网膜炎的典型表现。沿子午线11:00方向距离黄斑中心1PD直径可见一小圆形线虫。由于线虫的体积很小，而且有10年的视物模糊史，最初诊断并没怀疑线虫感染，但随着其他部位出现新的损害，诊断变得明确。最终成功地光凝了线虫。尽管视盘和黄斑的整体外观保持良好，但患者的视力仍然影响手部动作。

且因为其大的病原体而容易检测。透明、充满液体的囊状结构在玻璃体或视网膜下腔可以被光线刺激，观察到原头蚴有活动而确认其存活。超声检查显示一个具有高反射点的囊泡，表明为蚴虫的头节[123]。在对全身性囊虫病进行药物治疗之前进行外科手术，可防止寄生虫在原发部位死亡后可能诱发的严重眼部炎症反应。棘球蚴是另一种可定位于眼部的寄生虫[113]。

美国已有一项报道，发现两人服用未煮熟的青蛙腿后感染大型吸虫[124]。在检眼镜下，病灶清晰可见。眼内蝇蛆病是由分叶蝇幼虫引起，其卵直接穿透进入结膜囊或皮肤，然后移入眼内。色素上皮的特有的交错痕迹可提示诊断，但幼虫不能总是被识别。在关岛当地人的色素上皮病中也有类似的痕迹，但这些人的眼中还没有发现幼虫[125]。

参考文献

[1] Davis JL. Diagnostic dilemmas in retinitis and endophthalmitis. Eye (Lond). 2012; 26(2):194–201

[2] Eandi CM, Neri P, Adelman RA, Yannuzzi LA, Cunningham ET, Jr, International Syphilis Study Group. Acute syphilitic posterior placoid chorioretinitis: report of a case series and comprehensive review of the literature. Retina. 2012; 32(9):1915–1941

[3] Gupta A, Bansal R, Gupta V, Sharma A, Bambery P. Ocular signs predictive of tubercular uveitis. Am J Ophthalmol. 2010; 149(4):562–570

[4] Abu El-Asrar AM, Abouammoh M, Al-Mezaine HS. Tuberculous uveitis. Int Ophthalmol Clin. 2010; 50(2):19–39

[5] Empeslidis T, Tsaousis KT, Konidaris V, Pradeep A, Deane J. Multifocal cho-

rioretinitis caused by Bartonella henselae: imaging findings of spectral domain optical coherence tomography during treatment with trimethoprim-sulfamethoxazole. Eye (Lond). 2014; 28(7):907–909

[6] Rubinov A, Blumenthal EZ, Beiran I. Cat scratch disease associated with retinal vein occlusion. Isr Med Assoc J. 2014; 16(8):522–523

[7] Chi SL, Stinnett S, Eggenberger E, et al. Clinical characteristics in 53 patients with cat scratch optic neuropathy. Ophthalmology. 2012; 119(1):183–187

[8] Holland GN, Executive Committee of the American Uveitis Society. Standard diagnostic criteria for the acute retinal necrosis syndrome. Am J Ophthalmol. 1994; 117(5):663–667

[9] Moshfeghi DM, Dodds EM, Couto CA, et al. Diagnostic approaches to severe, atypical toxoplasmosis mimicking acute retinal necrosis. Ophthalmology. 2004; 111(4):716–725

[10] Mahendradas P, Avadhani K, Yadav NK, et al. Role of Spectralis HRA + OCT spectral domain optical coherence tomography in the diagnosis and management of fungal choroidal granuloma. Ocul Immunol Inflamm. 2010; 18(5):408–410

[11] Farber BP, Weinbaum DL, Dummer JS. Metastatic bacterial endophthalmitis. Arch Intern Med. 1985; 145(1):62–64

[12] Greenwald MJ, Wohl LG, Sell CH. Metastatic bacterial endophthalmitis: a contemporary reappraisal. Surv Ophthalmol. 1986; 31(2):81–101

[13] Okada AA, Johnson RP, Liles WC, D'Amico DJ, Baker AS. Endogenous bacterial endophthalmitis. Report of a ten-year retrospective study. Ophthalmology. 1994; 101(5):832–838

[14] Schiedler V, Scott IU, Flynn HW, Jr, Davis JL, Benz MS, Miller D. Culture-proven endogenous endophthalmitis: clinical features and visual acuity outcomes. Am J Ophthalmol. 2004; 137(4):725–731

[15] Kashani AH, Eliott D. The emergence of Klebsiella pneumoniae endogenous endophthalmitis in the USA: basic and clinical advances. J Ophthalmic Inflamm Infect. 2013; 3(1):28

[16] Dozier CC, Tarantola RM, Jiramongkolchai K, Donahue SP. Fungal eye disease at a tertiary care center: the utility of routine inpatient consultation. Ophthalmology. 2011; 118(8):1671–1676

[17] Donahue SP, Greven CM, Zuravleff JJ, et al. Intraocular candidiasis in patients with candidemia. Clinical implications derived from a prospective multicenter study. Ophthalmology. 1994; 101(7):1302–1309

[18] Meyers SM. The incidence of fundus lesions in septicemia. Am J Ophthalmol. 1979; 88(4):661–667

[19] Herschorn BJ, Brucker AJ. Embolic retinopathy due to Corynebacterium minutissimum endocarditis. Br J Ophthalmol. 1985; 69(1):29–31

[20] Davis JL, Nussenblatt RB, Bachman DM, Chan CC, Palestine AG. Endogenous bacterial retinitis in AIDS. Am J Ophthalmol. 1989; 107(6):613–623

[21] Sridhar J, Flynn HW, Jr, Kuriyan AE, Miller D, Albini T. Endogenous fungal endophthalmitis: risk factors, clinical features, and treatment outcomes in mold and yeast infections. J Ophthalmic Inflamm Infect. 2013; 3(1):60

[22] Vann VR, Atherton SS. Neural spread of herpes simplex virus after anterior chamber inoculation. Invest Ophthalmol Vis Sci. 1991; 32(9):2462–2472

[23] Miller D, Davis J, Rosa R, Diaz M, Perez E. Utility of tissue culture for detection of Toxoplasma gondii in vitreous humor of patients diagnosed with toxoplasmic retinochoroiditis. J Clin Microbiol. 2000; 38(10):3840–3842

[24] Harper TW, Miller D, Schiffman JC, Davis JL. Polymerase chain reaction analysis of aqueous and vitreous specimens in the diagnosis of posterior segment infectious uveitis. Am J Ophthalmol. 2009; 147(1):140–147.e2

[25] Rothova A, de Boer JH, Ten Dam-van Loon NH, et al. Usefulness of aqueous humor analysis for the diagnosis of posterior uveitis. Ophthalmology. 2008; 115(2):306–311

[26] Cornut PL, Sobas CR, Perard L, et al. Detection of Treponema pallidum in aqueous humor by real-time polymerase chain reaction. Ocul Immunol Inflamm. 2011; 19(2):127–128

[27] Gordon SM, Eaton ME, George R, et al. The response of symptomatic neurosyphilis to high-dose intravenous penicillin G in patients with human immunodeficiency virus infection. N Engl J Med. 1994; 331(22):1469–1473

[28] Halperin LS. Neuroretinitis due to seronegative syphilis associated with human immunodeficiency virus. J Clin Neuroophthalmol. 1992; 12(3):171–172

[29] Kuppermann BD, Petty JG, Richman DD, et al. Correlation between CD4 + counts and prevalence of cytomegalovirus retinitis and human immunodeficiency virus-related noninfectious retinal vasculopathy in patients with acquired immunodeficiency syndrome. Am J Ophthalmol. 1993; 115(5):575–582

[30] Jacobson MA, Tan QX, Girling V, et al. Studies of Ocular Complications of AIDS Research Group. Poor predictive value of cytomegalovirus (CMV)-specific T cell assays for the development of CMV retinitis in patients with AIDS. Clin Infect Dis. 2008; 46(3):458–466

[31] Sinclair E, Tan QX, Sharp M, et al. Studies of Ocular Complications of AIDS Research Group. Protective immunity to cytomegalovirus (CMV) retinitis in AIDS is associated with CMV-specific T cells that express interferon- gamma and interleukin-2 and have a CD8 + cell early maturational phenotype. J Infect Dis. 2006; 194(11):1537–1546

[32] Holbrook JT, Colvin R, van Natta ML, Thorne JE, Bardsley M, Jabs DA, Studies of Ocular Complications of AIDS (SOCA) Research Group. Evaluation of the United States public health service guidelines for discontinuation of anticytomegalovirus therapy after immune recovery in patients with cytomegalovirus retinitis. Am J Ophthalmol. 2011; 152(4):628–637.e1

[33] Rao NA, Zhang J, Ishimoto S. Role of retinal vascular endothelial cells in development of CMV retinitis. Trans Am Ophthalmol Soc. 1998; 96:111–123, discussion 124–126

[34] Chung H, Kim KH, Kim JG, Lee SY, Yoon YH. Retinal complications in patients with solid organ or bone marrow transplantations. Transplantation. 2007; 83(6):694–699

[35] Sugar EA, Jabs DA, Ahuja A, Thorne JE, Danis RP, Meinert CL, Studies of the Ocular Complications of AIDS Research Group. Incidence of cytomegalovirus retinitis in the era of highly active antiretroviral therapy. Am J Ophthalmol. 2012; 153(6):1016–24.e5

[36] Foscarnet-Ganciclovir Cytomegalovirus Retinitis Trial: 5. Clinical features of cytomegalovirus retinitis at diagnosis. Studies of ocular complications of AIDS Research Group in collaboration with the AIDS Clinical Trials Group. Am J Ophthalmol. 1997; 124(2):141–157

[37] Jabs DA, Ahuja A, Van Natta M, Lyon A, Srivastava S, Gangaputra S, Studies of the Ocular Complications of AIDS Research Group. Course of cytomegalovirus retinitis in the era of highly active antiretroviral therapy: five-year outcomes. Ophthalmology. 2010; 117(11):2152–61.e1, 2

[38] Davis JL, Serfass MS, Lai MY, Trask DK, Azen SP. Silicone oil in repair of retinal detachments caused by necrotizing retinitis in HIV infection. Arch Ophthalmol. 1995; 113(11):1401–1409

[39] Mortality in patients with the acquired immunodeficiency syndrome treated with either foscarnet or ganciclovir for cytomegalovirus retinitis. Studies of Ocular Complications of AIDS Research Group, in collaboration with the AIDS Clinical Trials Group. N Engl J Med. 1992; 326(4):213–220

[40] Martin DF, Parks DJ, Mellow SD, et al. Treatment of cytomegalovirus retinitis with an intraocular sustained-release ganciclovir implant. A randomized controlled clinical trial. Arch Ophthalmol. 1994; 112(12):1531–1539

[41] Young SH, Morlet N, Heery S, Hollows FC, Coroneo MT. High dose intravitreal ganciclovir in the treatment of cytomegalovirus retinitis. Med J Aust. 1992; 157(6):370–373

[42] Staras SA, Dollard SC, Radford KW, Flanders WD, Pass RF, Cannon MJ. Seroprevalence of cytomegalovirus infection in the United States, 1988–1994. Clin Infect Dis. 2006; 43(9):1143–1151

[43] Davis JL, Haft P, Hartley K. Retinal arteriolar occlusions due to cytomegalovirus retinitis in elderly patients without HIV. J Ophthalmic Inflamm Infect. 2013; 3(1):17

[44] Schneider EW, Elner SG, van Kuijk FJ, et al. Chronic retinal necrosis: cytomegalovirus necrotizing retinitis associated with panretinal vasculopathy in non-HIV patients. Retina. 2013; 33(9):1791–1799

[45] Eid AJ, Bakri SJ, Kijpittayarit S, Razonable RR. Clinical features and outcomes of cytomegalovirus retinitis after transplantation. Transpl Infect Dis. 2008; 10(1):13–18

[46] Saidel MA, Berreen J, Margolis TP. Cytomegalovirus retinitis after intravitreous triamcinolone in an immunocompetent patient. Am J Ophthalmol. 2005; 140(6):1141–1143

[47] Culbertson WW, Blumenkranz MS, Pepose JS, Stewart JA, Curtin VT. Varicella zoster virus is a cause of the acute retinal necrosis syndrome. Ophthalmology. 1986; 93(5):559–569

[48] Thompson WS, Culbertson WW, Smiddy WE, Robertson JE, Rosenbaum JT. Acute retinal necrosis caused by reactivation of herpes simplex virus type 2. Am J Ophthalmol. 1994; 118(2):205–211

[49] Lewis ML, Culbertson WW, Post JD, Miller D, Kokame GT, Dix RD. Herpes simplex virus type 1. A cause of the acute retinal necrosis syndrome. Ophthalmology. 1989; 96(6):875–878

[50] Silva RA, Berrocal AM, Moshfeghi DM, Blumenkranz MS, Sanislo S, Davis JL. Herpes simplex virus type 2 mediated acute retinal necrosis in a pediatric population: case series and review. Graefes Arch Clin Exp Ophthalmol. 2013; 251(2):559–566

[51] Regillo CD, Sergott RC, Ho AC, Belmont JB, Fischer DH. Hemodynamic alterations in the acute retinal necrosis syndrome. Ophthalmology. 1993; 100(8):1171–1176

[52] Yeh S, Suhler EB, Smith JR, et al. Combination systemic and intravitreal antiviral therapy in the management of acute retinal necrosis syndrome. Oph-

thalmic Surg Lasers Imaging Retina. 2014; 45(5):399–407

[53] Bonfioli AA, Eller AW. Acute retinal necrosis. Semin Ophthalmol. 2005; 20 (3):155–160

[54] Palay DA, Sternberg P, Jr, Davis J, et al. Decrease in the risk of bilateral acute retinal necrosis by acyclovir therapy. Am J Ophthalmol. 1991; 112(3):250–255

[55] Matsuo T, Morimoto K, Matsuo N. Factors associated with poor visual outcome in acute retinal necrosis. Br J Ophthalmol. 1991; 75(8):450–454

[56] Sternberg P, Jr, Han DP, Yeo JH, et al. Photocoagulation to prevent retinal detachment in acute retinal necrosis. Ophthalmology. 1988; 95(10):1389–1393

[57] Sellitti TP, Huang AJ, Schiffman J, Davis JL. Association of herpes zoster ophthalmicus with acquired immunodeficiency syndrome and acute retinal necrosis. Am J Ophthalmol. 1993; 116(3):297–301

[58] Engstrom RE, Jr, Holland GN, Margolis TP, et al. The progressive outer retinal necrosis syndrome. A variant of necrotizing herpetic retinopathy in patients with AIDS. Ophthalmology. 1994; 101(9):1488–1502

[59] Rostad SW, Olson K, McDougall J, Shaw CM, Alvord EC, Jr. Transsynaptic spread of varicella zoster virus through the visual system: a mechanism of viral dissemination in the central nervous system. Hum Pathol. 1989; 20 (2):174–179

[60] Johnston WH, Holland GN, Engstrom RE, Jr, Rimmer S. Recurrence of presumed varicella-zoster virus retinopathy in patients with acquired immunodeficiency syndrome. Am J Ophthalmol. 1993; 116(1):42–50

[61] de Boer JH, Verhagen C, Bruinenberg M, et al. Serologic and polymerase chain reaction analysis of intraocular fluids in the diagnosis of infectious uveitis. Am J Ophthalmol. 1996; 121(6):650–658

[62] Matoba AY. Ocular disease associated with Epstein-Barr virus infection. Surv Ophthalmol. 1990; 35(2):145–150

[63] Haltia M, Tarkkanen A, Vaheri A, Paetau A, Kaakinen K, Erkkilä H. Measles retinopathy during immunosuppression. Br J Ophthalmol. 1978; 62(6):356–360

[64] Khandekar R, Al Awaidy S, Ganesh A, Bawikar S. An epidemiological and clinical study of ocular manifestations of congenital rubella syndrome in Omani children. Arch Ophthalmol. 2004; 122(4):541–545

[65] Sugita S, Shimizu N, Watanabe K, et al. Virological analysis in patients with human herpes virus 6-associated ocular inflammatory disorders. Invest Ophthalmol Vis Sci. 2012; 53(8):4692–4698

[66] Villena I, Ancelle T, Delmas C, et al. Toxosurv network and National Reference Centre for Toxoplasmosis. Congenital toxoplasmosis in France in 2007: first results from a national surveillance system. Euro Surveill. 2010; 15(25)

[67] Phan L, Kasza K, Jalbrzikowski J, et al. Toxoplasmosis Study Group. Longitudinal study of new eye lesions in children with toxoplasmosis who were not treated during the first year of life. Am J Ophthalmol. 2008; 146(3):375–384

[68] Phan L, Kasza K, Jalbrzikowski J, et al. Toxoplasmosis Study Group. Longitudinal study of new eye lesions in treated congenital toxoplasmosis. Ophthalmology. 2008; 115(3):553–559.e8

[69] Johnson MW, Greven GM, Jaffe GJ, Sudhalkar H, Vine AK. Atypical, severe toxoplasmic retinochoroiditis in elderly patients. Ophthalmology. 1997; 104 (1):48–57

[70] Cochereau-Massin I, LeHoang P, Lautier-Frau M, et al. Ocular toxoplasmosis in human immunodeficiency virus-infected patients. Am J Ophthalmol. 1992; 114(2):130–135

[71] Engstrom RE, Jr, Holland GN, Nussenblatt RB, Jabs DA. Current practices in the management of ocular toxoplasmosis. Am J Ophthalmol. 1991; 111 (5):601–610

[72] Opremcak EM, Scales DK, Sharpe MR. Trimethoprim-sulfamethoxazole therapy for ocular toxoplasmosis. Ophthalmology. 1992; 99(6):920–925

[73] Rajapakse S, Chrishan Shivanthan M, Samaranayake N, Rodrigo C, Deepika Fernando S. Antibiotics for human toxoplasmosis: a systematic review of randomized trials. Pathog Glob Health. 2013; 107(4):162–169

[74] Balaskas K, Vaudaux J, Boillat-Blanco N, Guex-Crosier Y. Azithromycin versus Sulfadiazine and Pyrimethamine for non-vision-threatening toxoplasmic retinochoroiditis: a pilot study. Med Sci Monit. 2012; 18(5):CR296–CR302

[75] Winterhalter S, Severing K, Stammen J, Maier AK, Godehardt E, Joussen AM. Does atovaquone prolong the disease-free interval of toxoplasmic retinochoroiditis? Graefes Arch Clin Exp Ophthalmol. 2010; 248(8):1187–1192

[76] Baharivand N, Mahdavifard A, Fouladi RF. Intravitreal clindamycin plus dexamethasone versus classic oral therapy in toxoplasmic retinochoroiditis: a prospective randomized clinical trial. Int Ophthalmol. 2013; 33(1):39–46

[77] Soheilian M, Ramezani A, Azimzadeh A, et al. Randomized trial of intravitreal clindamycin and dexamethasone versus pyrimethamine, sulfadiazine, and prednisolone in treatment of ocular toxoplasmosis. Ophthalmology. 2011; 118(1):134–141

[78] Lasave AF, Díaz-Llopis M, Muccioli C, Belfort R, Jr, Arevalo JF. Intravitreal clindamycin and dexamethasone for zone 1 toxoplasmic retinochoroiditis at twenty-four months. Ophthalmology. 2010; 117(9):1831–1838

[79] Felix JP, Lira RP, Zacchia RS, Toribio JM, Nascimento MA, Arieta CE. Trimethoprim-sulfamethoxazole versus placebo to reduce the risk of recurrences of Toxoplasma gondii retinochoroiditis: randomized controlled clinical trial. Am J Ophthalmol. 2014; 157(4):762–766.e1

[80] Rush R, Sheth S. Fulminant toxoplasmic retinochoroiditis following intravitreal triamcinolone administration. Indian J Ophthalmol. 2012; 60(2):141–143

[81] Patton ME, Su JR, Nelson R, Weinstock H, Centers for Disease Control and Prevention (CDC). Primary and secondary syphilis—United States, 2005–2013. MMWR Morb Mortal Wkly Rep. 2014; 63(18):402–406

[82] Mathew RG, Goh BT, Westcott MC. British Ocular Syphilis Study (BOSS): 2-year national surveillance study of intraocular inflammation secondary to ocular syphilis. Invest Ophthalmol Vis Sci. 2014; 55(8):5394–5400

[83] Davis JL. Ocular syphilis. Curr Opin Ophthalmol. 2014; 25(6):513–518

[84] Fu EX, Geraets RL, Dodds EM, et al. Superficial retinal precipitates in patients with syphilitic retinitis. Retina. 2010; 30(7):1135–1143

[85] Pichi F, Ciardella AP, Cunningham ET, Jr, et al. Spectral domain optical coherence tomography findings in patients with acute syphilitic posterior placoid chorioretinopathy. Retina. 2014; 34(2):373–384

[86] Shields M, Guy RJ, Jeoffreys NJ, Finlayson RJ, Donovan B. A longitudinal evaluation of Treponema pallidum PCR testing in early syphilis. BMC Infect Dis. 2012; 12:353

[87] Walter T, Lebouche B, Miailhes P, et al. Symptomatic relapse of neurologic syphilis after benzathine penicillin G therapy for primary or secondary syphilis in HIV-infected patients. Clin Infect Dis. 2006; 43(6):787–790

[88] Sudharshan S, Ganesh SK, Balu G, et al. Utility of QuantiFERON®-TB Gold test in diagnosis and management of suspected tubercular uveitis in India. Int J Ophthalmol. 2012; 32(3):217–223

[89] Bansal R, Gupta A, Gupta V, Dogra MR, Sharma A, Bambery P. Tubercular serpiginous-like choroiditis presenting as multifocal serpiginoid choroiditis. Ophthalmology. 2012; 119(11):2334–2342

[90] La Distia Nora R, van Velthoven ME, Ten Dam-van Loon NH, et al. Clinical manifestations of patients with intraocular inflammation and positive QuantiFERON-TB gold in-tube test in a country nonendemic for tuberculosis. Am J Ophthalmol. 2014; 157(4):754–761

[91] Ang M, Kiew SY, Wong WL, Chee SP. Discordance of two interferon-? release assays and tuberculin skin test in patients with uveitis. Br J Ophthalmol. 2014; 98(12):1649–1653

[92] Doycheva D, Deuter C, Hetzel J, et al. The use of positron emission tomography/CT in the diagnosis of tuberculosis-associated uveitis. Br J Ophthalmol. 2011; 95(9):1290–1294

[93] Rosenbaum JT, Wernick R. The utility of routine screening of patients with uveitis for systemic lupus erythematosus or tuberculosis. A Bayesian analysis. Arch Ophthalmol. 1990; 108(9):1291–1293

[94] Jakob E, Max R, Zimmermann S, et al. Three years of experience with QuantiFERON-TB gold testing in patients with uveitis. Ocul Immunol Inflamm. 2014; 22(6):478–484

[95] Pepose JS, Holland GN, Nestor MS, Cochran AJ, Foos RY. Acquired immune deficiency syndrome. Pathogenic mechanisms of ocular disease. Ophthalmology. 1985; 92(4):472–484

[96] Zamir E, Hudson H, Ober RR, et al. Massive mycobacterial choroiditis during highly active antiretroviral therapy: another immune-recovery uveitis? Ophthalmology. 2002; 109(11):2144–2148

[97] Ortega-Larrocea G, Bobadilla-del-Valle M, Ponce-de-León A, Sifuentes-Osornio J. Nested polymerase chain reaction for Mycobacterium tuberculosis DNA detection in aqueous and vitreous of patients with uveitis. Arch Med Res. 2003; 34(2):116–119

[98] Sharma K, Gupta V, Bansal R, Sharma A, Sharma M, Gupta A. Novel multitargeted polymerase chain reaction for diagnosis of presumed tubercular uveitis. J Ophthalmic Inflamm Infect. 2013; 3(1):25

[99] Solley WA, Martin DF, Newman NJ, et al. Cat scratch disease: posterior segment manifestations. Ophthalmology. 1999; 106(8):1546–1553

[100] Bodaghi B. [Ocular manifestations of Lyme disease]. Med Mal Infect. 2007; 37(7–8):518–522

[101] Davis JL. Sex and reproduction in the transmission of infectious uveitis. J Ophthalmol. 2014; 2014:683246

[102] Chakrabarti A, Shivaprakash MR, Singh R, et al. Fungal endophthalmitis: fourteen years' experience from a center in India. Retina. 2008; 28 (10):1400–1407

[103] Hamada Y, Okuma R, Katori Y, et al. Bibliographical investigation (domestic and overseas) on the treatment of endogenous Candida endophthalmitis over an 11-year period. Med Mycol J. 2013; 54(1):53–67

[104] Do T, Hon N, Aung T, Hien ND, Cowan CL, Jr. Bacterial endogenous endophthalmitis in Vietnam: a randomized controlled trial comparing vitrectomy with silicone oil versus vitrectomy alone. Clin Ophthalmol. 2014; 8:1633–1640

[105] Riddell J, IV, Comer GM, Kauffman CA. Treatment of endogenous fungal endophthalmitis: focus on new antifungal agents. Clin Infect Dis. 2011; 52 (5):648–653

[106] Hariprasad SM, Mieler WF, Lin TK, Sponsel WE, Graybill JR. Voriconazole in the treatment of fungal eye infections: a review of current literature. Br J Ophthalmol. 2008; 92(7):871–878

[107] Weishaar PD, Flynn HW, Jr, Murray TG, et al. Endogenous Aspergillus endophthalmitis. Clinical features and treatment outcomes. Ophthalmology. 1998; 105(1):57–65

[108] Wykoff CC, Albini TA, Couvillion SS, Dubovy SR, Davis JL. Intraocular cryptococcoma. Arch Ophthalmol. 2009; 127(5):700–702

[109] Reed DC, Shah KH, Hubschman JP. Resolution of Coccidioides immitis endophthalmitis with an aggressive surgical and medical therapeutic approach. Semin Ophthalmol. 2013; 28(4):251–252

[110] Vasconcelos-Santos DV, Lim JI, Rao NA. Chronic coccidioidomycosis endophthalmitis without concomitant systemic involvement: a clinicopathological case report. Ophthalmology. 2010; 117(9):1839–1842

[111] Gonzales CA, Scott IU, Chaudhry NA, et al. Endogenous endophthalmitis caused by Histoplasma capsulatum var. capsulatum: a case report and literature review. Ophthalmology. 2000; 107(4):725–729

[112] Moloney TP, Park J. Pseudallescheria endophthalmitis: four cases over 15 years in Queensland, Australia, and a review of the literature. Retina. 2014; 34(8):1683–1701

[113] Otranto D, Eberhard ML. Zoonotic helminths affecting the human eye. Parasit Vectors. 2011; 4:41

[114] Centers for Disease Control and Prevention (CDC). Ocular toxocariasis—United States, 2009–2010. MMWR Morb Mortal Wkly Rep. 2011; 60 (22):734–736

[115] De Souza EC, Raskin E, Castro L, Muralha L, Souza O, Pena R. Migrating behavior of presumed Toxocara presenting as punctate inner choroidopathy, idiopathic choroidal neovascularization, and diffuse unilateral subacute neuroretinitis. Retin Cases Brief Rep. 2012; 6(4):430–434

[116] Kunavisarut P, Patikulsila D, Somboon P, Pathanapitoon K, Rothova A. Subretinal Thelazia-induced diffuse unilateral subacute neuroretinitis. JAMA Ophthalmol. 2014; 132(7):896–898

[117] Arevalo JF, Arevalo FA, Garcia RA, de Amorim Garcia Filho CA, de Amorim Garcia CA. Diffuse unilateral subacute neuroretinitis. J Pediatr Ophthalmol Strabismus. 2013; 50(4):204–212

[118] de Amorim Garcia Filho CA, Gomes AH, de A Garcia Soares AC, de Amorim Garcia CA. Clinical features of 121 patients with diffuse unilateral subacute neuroretinitis. Am J Ophthalmol. 2012; 153(4):743–749

[119] Souza EC, Casella AM, Nakashima Y, Monteiro ML. Clinical features and outcomes of patients with diffuse unilateral subacute neuroretinitis treated with oral albendazole. Am J Ophthalmol. 2005; 140(3):437–445

[120] Vezzola D, Kisma N, Robson AG, Holder GE, Pavesio C. Structural and functional retinal changes in eyes with DUSN. Retina. 2014; 34(8):1675–1682

[121] Berbel RF, Casella AM, de Souza EC, Farah ME. Evaluation of patients with diffuse unilateral subacute neuroretinitis by spectral domain optical coherence tomography with enhanced depth imaging. Clin Ophthalmol. 2014; 8:1081–1087

[122] Banla M, Tchalim S, Karabou PK, et al. Sustainable control of onchocerciasis: ocular pathology in onchocerciasis patients treated annually with ivermectin for 23 years: a cohort study. PLoS ONE. 2014; 9(6):e98411

[123] Li JJ, Zhang LW, Li H, Hu ZL. Clinical and pathological characteristics of intraocular cysticercosis. Korean J Parasitol. 2013; 51(2):223–229

[124] McDonald HR, Kazacos KR, Schatz H, Johnson RN. Two cases of intraocular infection with Alaria mesocercaria (Trematoda). Am J Ophthalmol. 1994; 117(4):447–455

[125] Campbell RJ, Steele JC, Cox TA, et al. Pathologic findings in the retinal pigment epitheliopathy associated with the amyotrophic lateral sclerosis/parkinsonism-dementia complex of Guam. Ophthalmology. 1993; 100 (1):37–42

第 25 章
非感染性脉络膜视网膜炎

Mariana Cabrera, Nidhi Relhan, and Thomas A. Albini

25.1 引言

眼后节存在多种类型的非感染性炎症,且大多数被认为是自身免疫性的。感染性葡萄膜炎、毒性反应和癌症,特别是原发性眼内淋巴瘤,可以伪装成非感染性葡萄膜炎。早期发现非常关键,因为有针对性地治疗这些疾病对良好的预后是至关重要的。其余的非感染性、非肿瘤性疾病均采用全身性和(或)局部抑制免疫反应治疗。本章概述了治疗眼后节炎症性疾病的常用方法,从中间葡萄膜炎开始,然后依次是自限性的、急性的和慢性的后节炎症的检查方法。虽然超出了本章的范围,但为了避免伪装疾病的不当治疗以及在充分治疗的同时避免不必要的副作用,需要对许多类型的非感染性后节葡萄膜炎有充分的了解。本章的目的在于提供一个最常用治疗方法的概要。

葡萄膜炎主要的治疗方法仍然是糖皮质激素[1]。局部糖皮质激素眼液是前葡萄膜炎的一线治疗方法,但更适合作为中间或后葡萄膜炎的辅助治疗。眼周注射糖皮质激素在治疗中间葡萄膜炎和葡萄膜炎黄斑水肿很有帮助。许多患者需要全身使用免疫抑制来控制炎症。这可能是一个短期的大剂量糖皮质激素控制急性或严重炎症的过程;或者在慢性炎症患者中,最初可能需要全身糖皮质激素来控制症状,然后采用长期的糖皮质激素进行免疫抑制。一般来说,由于全身的副作用,如果要长期使用,全身的糖皮质激素必须限量使用。例如,美国风湿病学会建议强的松的使用剂量不要超过每天 10mg,持续 2 个月以上[2,3]。对于全身免疫抑制相对禁忌的患者(单侧病变,患者对免疫抑制剂耐受),可使用糖皮质激素缓释植入物。这些治疗方案将在后面详细讨论。

25.2 中间葡萄膜炎

中间葡萄膜炎是一种病因不明的非传染性疾病,通常发生在 5~65 岁的健康人群[4]。大多数中间葡萄膜炎患者表现为视力下降和飞蚊症。视力下降可能是由于黄斑囊样水肿(CME)、白内障和玻璃体混浊所致,较少由玻璃体积血和孔源性视网膜脱离引起。大多数病例在表现上往往是不对称的,但随着时间的推移往往出现双眼症状。男女累及均等,没有种族差异。中间葡萄膜炎与多发性硬化有关[5,6]。多达 4/1 的多发性硬化患者可能患有中间葡萄膜炎并伴有视网膜静脉白鞘。然而,在中间葡萄膜炎患者中,只有不到 15% 的患者有类似多发性硬化的脱髓鞘异常[6,7]。诊断是基于临床上检查发现的玻璃体炎、CME 和平坦部雪积的临床表现 (图 25.1 和图 25.2)。光学相干断层扫描(OCT)的主要发现与葡萄膜炎 CME 相关,包括视网膜增厚、视网膜内液和视网膜下液 (后者尤其出现在炎症的初期阶段)[8-10]。眼前节表现包括不同数量的前房闪辉和细胞。中间葡萄膜炎患儿可出现急性纤维性虹膜睫状体炎。特别在儿童中,可能有虹膜后粘连的表现。中间葡萄膜炎的晚期病例可能出现虹膜红变。后囊下白内障是中间葡萄膜炎最常见的前节并发症,青光眼也可发生,但不常见[11]。

中间葡萄膜炎是一种慢性疾病,偶尔会有轻微的病程。因此,为了优化各种治疗方法的风险–收益

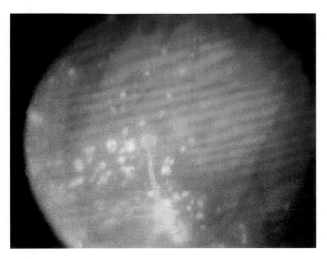

图 25.1　睫状体平坦部炎：眼底下方的玻璃体细胞团或"雪球"。

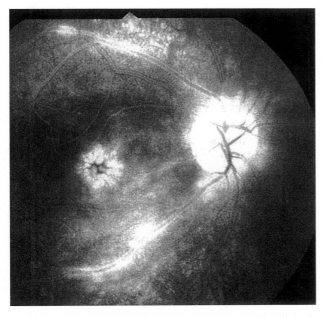

图 25.2　睫状体平坦部炎：荧光素血管造影显示黄斑囊样水肿和视网膜大血管壁着染。

比，传统的治疗方法是在视力下降到 20/40 或更差时，以合乎逻辑的、逐步的方式进行治疗。糖皮质激素是治疗中间葡萄膜炎的首选药物。它们可以眼周方式或全身方式使用。局部用糖皮质激素有助于控制前节炎症，但单独用糖皮质激素治疗通常对玻璃体炎或 CME 无显著效果。治疗儿童中间葡萄膜炎的首选方法是眼周注射曲安奈德 40mg，每两周注射1 次，每只眼重复注射 4 次，该方案可能是控制眼内炎症的一个足够的初始疗程。全身糖皮质激素每日

用量为 1mg/kg，根据眼内炎症和 CME 的反应逐渐减少用量。全身糖皮质激素治疗可能需要 6 个月或更长时间。口服和眼周注射糖皮质激素的副作用是众所周知的，本章不予讨论[1]。

如果糖皮质激素不能控制炎症或患者不能耐受，可对"雪球"病灶进行冷冻治疗。采用双冷冻融解技术在"雪球"上进行冷冻治疗，将冷冻范围延长至正常视网膜和未受累的睫状体。冷冻治疗的并发症可能包括冷冻区治疗后的进行性炎症、玻璃体积血、牵拉性视网膜脱离和低眼压[4,12]。

对于顽固性眼内炎症或不能将类固醇剂量降低到可接受水平的病例，可采用保留全身性激素的免疫抑制疗法。全身低剂量的甲氨蝶呤、环孢素、硫唑嘌呤或抗肿瘤坏死因子(TNF)生物制剂可与糖皮质激素联合使用，以控制慢性眼内炎症和慢性 CME。玻璃体腔注射曲安奈德、缓释地塞米松或氟辛诺酮治疗重度 CME 往往是成功的，但几乎总会导致白内障，且常引起高眼压甚至青光眼[13,14]。

中间葡萄膜炎的视网膜并发症很难处理。全视网膜激光光凝通常用于促进视网膜或视盘新生血管的消退[12]。不累及黄斑的牵拉性视网膜脱离可密切随访以发现进展的迹象。如果累及黄斑，需要考虑玻璃体切割术(如有视网膜裂孔，应考虑联合巩膜扣带术)。存在活动性眼内炎症增加了这些患者增殖性玻璃体视网膜病变的风险[15]。

对于伴有白内障和 CME 的慢性、顽固性的中间葡萄膜炎，晶状体切除术和玻璃体切割术是首选的治疗方法。术中清除前后玻璃体、视网膜前膜，以减轻视网膜牵拉，并且术中采用播散激光光凝或冷冻治疗周边新生血管。这种积极的方法似乎与视力改善和良好的长期视力预后有关，但未获得对照的、前瞻性的数据。

中间葡萄膜炎的病程和预后变化很大。有些患者呈良性病程，几乎不需要或根本不需要治疗。在其他患者中，特别是儿童，严重的疾病会导致一眼或双眼失明和眼球萎缩。良性病程且无明显恶化的患者并不常见，占 10%~15%。绝大多数患者(约 50%)呈现慢性病程，无明显加重。约 1/3 的患者呈现慢性病程，但偶有进一步恶化[4,16,17]。

未治疗的中间葡萄膜炎的远期预后尚不清楚。严重程度比炎症持续时间似乎更能成为较强的视力

预后指标。黄斑并发症的发展与较差的视力预后有关。有明确的睫状体平坦部渗出物和玻璃体炎的患者更容易发生 CME[4,16,17]。

25.3 自限性后葡萄膜炎通常不需要治疗

一些眼后节炎性疾病，如多灶性一过性白点综合征(MEWDS)、急性后部多灶性鳞状色素上皮病变(APMPPE)或点状内层脉络膜炎(PIC)可能不需要任何治疗。所有这些疾病都属于白点综合征一类疾病(表 25.1 和表 25.2)。

25.3.1 多灶性一过性白点综合征

MEWDS 是一种定义明确的后节炎性疾病，典型表现为年轻患者，女性多见，单侧闪光感和视力下降。在整个周边视网膜上可见大量的小白点。受累眼黄斑中央凹下视网膜色素上皮(RPE)的改变可导致黄斑中心点状改变，常称为颗粒状改变。荧光血管造影(FA)后期显示强荧光病灶伴中心弱荧光，支持 MEWDS 的诊断。吲哚菁绿血管造影(ICGA)显示

表 25.1　炎症性脉络膜视网膜炎(白点综合征)

	年龄(10 年段)	性别	病毒前驱症状	单侧或双侧	其他全身发现	症状
APMPPE	第 2~第 3	男女相当	有	双侧	脑膜脑炎 急性肾炎	视物模糊
MEWDS	第 2~第 5	女	有(50%)	单侧 双侧(少见)	无	暗点 暂时的 闪光感
匐行性脉络膜炎	第 2~第 7	男女相当	无	双侧(最终)	无	暗点 视力下降
鸟枪弹样视网膜脉络膜病变	第 3~第 6	女性多于男性	无	双侧	HLA–A29 阳性(90%)	飞蚊症 视力下降 闪光感 夜盲(晚期) 色盲(晚期)
SFU[18,19]	第 2~第 3	女性	无	双侧	无	视力下降 飞蚊症
MFC 和全葡萄膜炎	第 2~第 6	女性	无	双侧	伴 EBV 感染(有争议)	视力下降 闪光感 扩大的生理盲点
PIC[20]	第 2~第 4	女性	无	单侧	近视	视力下降 闪光感 暗点
急性视网膜色素上皮炎[21]	第 2~第 4	男女相当	无	单侧 双侧(少见)	无	视力下降(易变的)
AMN[22]	第 2~第 4	女性	有(少见)	单侧 双侧(少见)	无	旁中心暗点
UAIM[23]	第 2~第 4	男女相当	有	单侧	无	严重视力下降
AZOOR[24]	第 2~第 4	女性	无	单侧或双侧	无	视野缺损闪光感

缩写：AMN,急性黄斑神经视网膜病变；APMPPE,急性后部多灶性鳞状色素上皮病变；AZOOR,急性区域性隐匿性外层视网膜病变；CME,黄斑囊样水肿；CNVM,脉络膜新生血管膜；EBV,Epstein-Barr 病毒；Immun,细胞毒素或抑制细胞生长的免疫抑制剂；MEWDS,多灶性一过性白点综合征；MFC 和全葡萄膜炎,多灶性脉络膜炎和葡萄膜炎；PIC,点状内层脉络膜炎；RPE,视网膜色素上皮；SFU,视网膜下纤维化和葡萄膜炎；UAIM,单侧急性特发性黄斑病变。

表 25.2　炎症性脉络膜视网膜炎(白点综合征)

	临床特征	病程	病因	治疗	视力预后	复发	CNVM
APMPPE	奶油样、鳞状、RPE 层病灶	2~6 周	未知	无	良好(>20/40)	非常少见	有(少见)
MEWDS	玻璃体炎、视盘水肿、视网膜深层白点	2~6 周	未知	无	良好(>20/40)	不常见	有(少见)
匐行性脉络膜炎	视盘旁脉络膜炎、易变的玻璃体炎	慢性的	未知	激素免疫抑制	差(<20/40),进展性的	常见	有(常见)
鸟枪弹样视网膜脉络膜病变	玻璃体炎、视盘水肿、CME、视网膜血管白鞘	慢性的	未知	激素免疫抑制	密切监测,预后不良	慢性的	未见报道
SFU[18,19]	玻璃体炎、视网膜下纤维化	慢性的	未知	激素	差	慢性的	有
MFC 和全葡萄膜炎	虹膜睫状体炎和玻璃体炎、视盘旁 RPE 紊乱	慢性的	EBV?	激素免疫抑制	密切监测,预后不良	慢性	有
PIC[20]	RPE 层或脉络膜的小的、黄色病灶、浆液性视网膜脱离、治疗后萎缩瘢痕	2~6 周	未知	无	不一,部分较差	常见	是(常见)
急性视网膜色素上皮炎[21]	小的、棕色或灰色病灶	6~12 周	未知	无	良好	常见	未见报道
AMN[22]	中央凹旁花瓣样病灶、黄斑区色暗	>6 周	未知	无	良好,但是暗点持续	偶然	未见报道
UAIM[23]	黄斑渗出性脱离、楔状视网膜隆起、RPE 灰白色增厚、上覆玻璃体炎	4~6 周	未知	无	良好	未有报道	未有报道
AZOOR[24]	视网膜血管狭窄、易变的玻璃体炎、区域性 RPE 色素脱失	慢性	未知	无	密切随访	可能的	未见报道

缩写:AMN,急性黄斑神经视网膜病变;APMPPE:急性后部多灶性鳞状色素上皮病变;AZOOR,急性区域性隐匿性外层视网膜病变;CME,黄斑囊样水肿;CNVM,脉络膜新生血管膜;EBV,Epstein-Barr病毒;Immun,细胞毒素或抑制细胞生长的免疫抑制剂;MEWDS,多灶性一过性白点综合征;MFC 和全葡萄膜炎,多灶性脉络膜炎和葡萄膜炎;PIC,点状内层脉络膜炎;RPE,视网膜色素上皮;SFU,视网膜下纤维化和葡萄膜炎;UAIM,单侧急性特发性黄斑病变。

多灶性弱荧光病灶(图 25.3)。OCT 显示中央凹椭圆体带和 RPE 改变[25]。这是一种自限性疾病,在 4~8 周内就会消退,不需要治疗。罕见病例可能存在复发,或具有更侵袭性、威胁视力的特征,如多灶性脉络膜炎,需要泼尼松治疗[25-31]。

25.3.2 急性后部多灶性鳞状色素上皮病变

急性后部多灶性鳞状色素上皮病变(APMPPE)是一类累及脉络膜、RPE 和外层视网膜的双侧炎性疾病。它发生于健康的年轻患者,多在生命的第二到第三个 10 年,且发病没有性别差异。在大约 1/3 的患者中,流感样综合征先于眼部疾病的发生[32,33]。脑脊髓膜炎的症状,如脑膜炎、头痛和听力丧失,可

在某些患者的病毒前驱症状后出现[34,35]。大多数患者表现为双眼突然出现无痛性视力丧失。眼底检查几乎很少发现玻璃体细胞,而在后极部呈现多个大小不一的黄色或灰色的扁平的鳞状上皮病变[32]。也可表现为巩膜外层炎、视盘充血和罕见的渗出性视网膜脱离[34,36]。在 FA 上,活动性病灶显示早期弱荧光和晚期强荧光[32,33](图 25.4)。OCT 显示椭圆体带早期隆起和断裂,伴有高反射物质和视网膜下液。随着外核层的增厚,椭圆体带与 RPE 分离。这些表现随着视力的改善而消退[37]。

25.3.3 点状内层脉络膜炎

点状内层脉络膜炎(PIC)是一种少见的累及脉

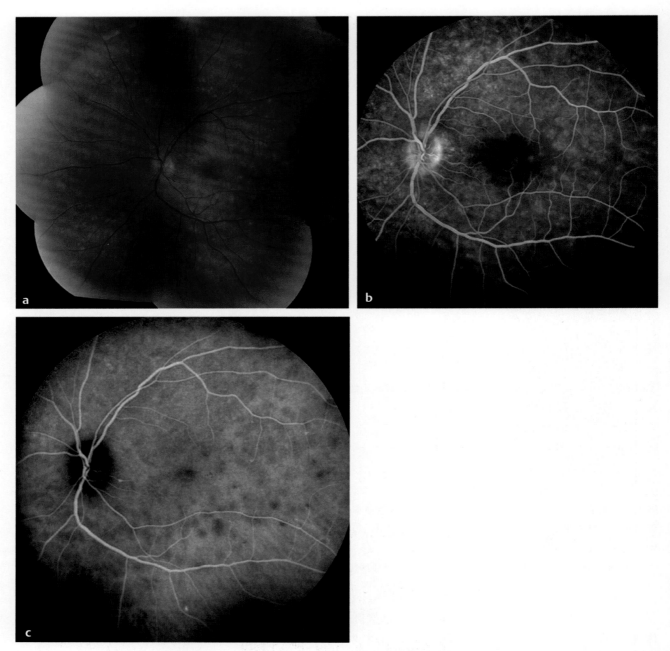

图 25.3 一名 19 岁女性,左眼因多发性一过性白点综合征而视力下降。(a)整个眼底可见多灶性白色病灶。(b)荧光素血管造影晚期显示多灶性强荧光伴中心弱荧光形成花环样表现。(c)吲哚菁绿血管造影中晚期显示多灶性弱荧光。

络膜和 RPE 的炎症。它常见于年轻 (中位年龄:30岁)的女性(90%以上的患者),多伴有近视(平均屈光度:−4.6D)。患者表现为闪光感、暗点和视物模糊,而且 50%~88%的患者累及双眼。眼内无炎症表现,眼底检查显示后极部多个小的(100~300μm)白色或黄色病变(图 25.5)。病变在几周内消退,发展为萎缩性或色素增殖的脉络膜视网膜瘢痕灶。影响视力的主要并发症是脉络膜新生血管,据报道,69%~

75%的患者发生这种情况, 导致多达 56%的患者视网膜下纤维化。急性病变表现为 RPE 下和椭圆体带紊乱[38]。一项对非活动性 PIC 35 眼的 OCT 检查研究表明 PIC 病灶包括外层视网膜和 RPE 局灶性萎缩,1/3 病灶为 RPE 下方高反射物沉积,其余部分为低反射下的局灶性 RPE 隆起[39]。如果炎症病灶非常接近中央凹,可以考虑治疗,主要采用全身激素治疗,可使多数病灶消退,而且视力预后良好。对并发

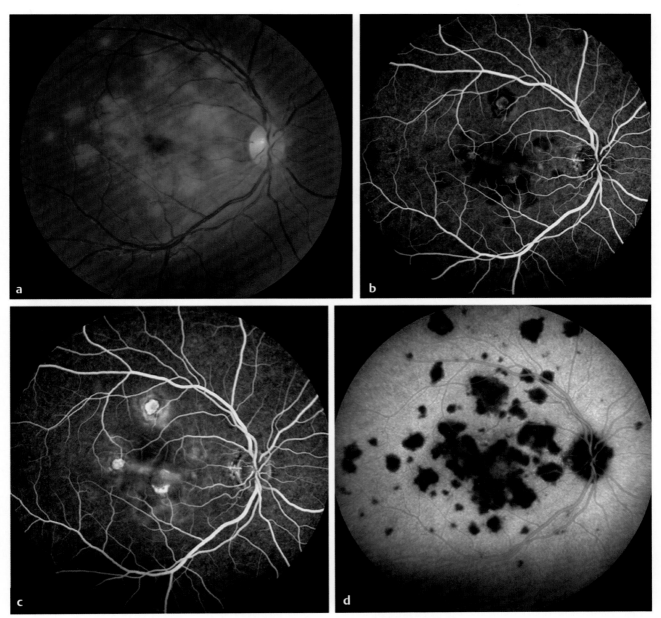

图 25.4　1 名 13 岁男孩患有急性后部多灶性鳞状色素上皮病变，在病毒前驱症状后，表现为突然无痛性视力下降。(a)双侧后部多灶性奶油样病灶。(b)荧光素血管造影显示多灶性弱荧光。(c)荧光素造影后期显示强荧光。(d)吲哚菁绿血管造影中期显示多灶性弱荧光。

的脉络膜新生血管推荐玻璃体腔注射抗血管内皮生长因子(抗 VEGF)治疗[40]。

25.3.4　急性后葡萄膜炎

　　许多患者患有急性后节炎症。当炎症的类型可以区分时，通常可以诊断为慢性炎症疾病的急性加重，如白塞病引起的视网膜炎和玻璃体炎，或者是结节病引起的血管炎。疾病急性加重的治疗如下所述，在下一节将概述慢性期保留激素的疗法。另外，一些患者可能不需要慢性免疫抑制，可能只需要一个短期的治疗过程，详见本节。

　　糖皮质激素由于其快速有效的作用，仍然是治疗急性葡萄膜炎的主要药物。泼尼松是最常用的口服糖皮质激素。泼尼松龙是泼尼松的活性形式，可用于肝功能障碍患者。最初的治疗通常是 0.5~1mg/(kg·d)泼尼松，炎症控制后逐渐递减。糖质激素应逐渐递减(至少 3~4 周)至预防炎症反弹，除非用于治疗前葡萄膜炎的短期 1 周的疗程。如果该疾病

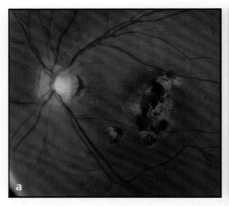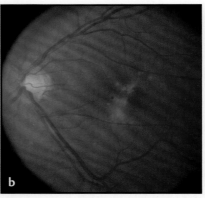

图 25.5　1例点状内层脉络膜炎的 21 岁患者。(a)后极部见多个穿凿样、簇状病灶。(b)随访 2 年后病灶进展为广泛的瘢痕灶。

复发,应使用一个月的更大的剂量,然后再慢慢递减剂量。初期治疗必须积极。对于急性危害视力的炎症(如双侧浆液性视网膜脱离),可静脉注射甲泼尼龙,剂量为 500~1000mg/d,持续 3 天,然后口服糖皮质激素治疗。如果在 2~4 周大剂量糖皮质激素治疗未见充分反应,或在 3 个月的充分治疗和逐渐递减剂量后,每天 10mg 泼尼松疾病仍未控制,应该考虑使用免疫抑制剂。

全身糖皮质激素治疗的并发症包括情绪改变(严重者可出现精神疾病)、系统性高血压、血糖升高、白细胞增多、低钾血症、痤疮、骨质疏松、髋关节缺血性坏死、体重增加和胰腺炎。儿童应避免长期使用,因为即使使用 0.4mg/kg 的泼尼松[41],也可观察到生长延迟,而且可能是不可逆的[42]。全身激素性白内障的形成与剂量和时间有关;如果服用糖皮质激素(即使是维持剂量)超过 4 年,83%的患者会患白内障[43]。每 3 个月监测一次血压和血糖,每年检查一次骨密度和胆固醇水平。建议补充钙和维生素 D,以及负重锻炼。

25.4　需要长期治疗的后葡萄膜炎

当需要使用大剂量糖皮质激素来控制炎症但不可耐受 (例如,3 个月后需要每天>10mg 糖皮质激素)或对大剂量糖皮质激素治疗反应不充分,应考虑使用免疫抑制剂。此外,在一些疾病中,单独使用适当剂量糖皮质激素预后不良时,需要初始联合免疫抑制药物。这些疾病包括累及后节的白塞病、匐行性脉络膜病变、交感性眼炎和鸟枪弹样脉络膜视网膜病变。一些学者建议对多灶性脉络膜炎合并全葡

萄膜炎和 Vogt-小柳-原田综合征(VKH)的早期治疗使用免疫抑制剂[44]。

25.4.1 白塞病

白塞病是一种全身性疾病,可引起皮肤、循环系统和中枢神经系统(包括眼部)的闭塞性血管炎[45]。白塞病的诊断是基于累及一个或多个器官系统。这种疾病的病因尚不清楚,男性患者比女性患者更多见,好发于日本、东南亚、中东和地中海地区[45]。白塞病与全葡萄膜炎有关。白塞病的非眼部特征可以为主要表现并先于眼部受累。口腔溃疡发生率高达 98%,其通常在 1 周内痊愈并复发。80%的患者会出现生殖器病变。高达 90%的患者出现皮肤损害,且超过 50%的患者可见中枢神经系统受累,这些患者通常没有眼部病变[46]。

白塞病的眼部表现为疼痛、畏光、发红和视力下降。多达 70%的白塞病患者出现眼部表现,但只有不到 25%的患者主诉有眼部症状[45,46]。它通常是短暂的,并与疼痛、畏光和视力下降有关。后节炎症以视网膜血管白鞘、视网膜静脉和视网膜动脉阻塞为特征。视网膜分支静脉阻塞伴视网膜内出血、视网膜静脉白鞘及黄斑水肿是典型的特征性表现。然而,如果累及视网膜小动脉,视力可能会受到更严重的影响。在这些病例中,可以看到视网膜内的白色坏死性浸润和视网膜内出血(图 25.6)。玻璃体炎症程度不一,但可能是严重的。反复发作的视网膜血管炎可导致严重缺血和视网膜新生血管形成。OCT 扫描显示局部缺血的改变和复发性眼部炎症导致黄斑中央凹视网膜外层变薄和椭圆体带丢失[47,48]。与非眼部表现一样,白塞病的眼部表现也遵循发作性葡萄

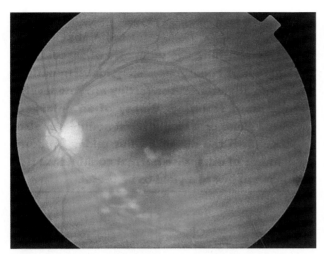

图 25.6　白塞病：沿颞下血管弓的闭塞性血管炎的局部斑点灶。

膜炎急性加重的周期性病程[45,46]。

25.4.2 交感性眼炎

交感性眼炎是一种罕见的双侧肉芽肿性全葡萄膜炎，仅发生于穿通性眼外伤或眼部手术后，尤其是穿透性青光眼滤过手术后。它发生在不到 1% 的穿通性眼外伤患者和 0.01% 的接受过眼内手术的患者中[49-51]。

交感性眼炎在各个年龄段均可发病[49-51]。眼外伤在男性中较常见，但在交感眼炎中无性别差异。

交感性眼炎的典型特征发生在眼部受伤后 4~8 周。眼外伤与眼内炎症出现的时间间隔各不相同。它可能短至 5 天，也可能长达 42 年[49-51]。当交感眼发生炎症时，患者常表现为疼痛、畏光和视力下降。肉芽肿性前节炎症表现为羊脂样角膜后沉着物、虹膜结节、前房细胞和闪辉。在疾病的急性期，可出现视盘水肿。在视网膜内，可查见多处深层黄色病灶（Dalen-Fuchs 结节），尤其是在下方周边部（第 32 章，图 32.23）（图 25.7）。这些结节代表 Bruch 膜水平的上皮样细胞的聚集体。浆液性视网膜脱离也可能存在。频域光相干断层成像术（SD-OCT）扫描常见浆液性视网膜脱离、视网膜内囊样积液伴视网膜增厚，以及椭圆体带不规则改变[52]。脉络膜增厚、RPE 皱褶与炎症程度成正比，并经治疗后可以改善[53]。Dalen-Fuchs 结节在 RPE 水平上呈高反射性改变，并伴有椭圆体带断裂[54]。超声检查可发现弥漫的脉络膜炎症性浸润增厚（见后文）。偶见患者出现类似

VKH 综合征的皮肤和神经系统的表现[50]。

25.4.3 Vogt-小柳-原田综合征

Vogt-小柳-原田综合征（VKH）是一种双侧肉芽肿性全葡萄膜炎，伴有皮肤及眼外神经系统症状[55]。VKH 影响肤色深的种族，包括亚洲人、西班牙人、印第安人、亚裔印度人和黑人[50,55,56]。女性患者占多数，尤其是西班牙裔患者，女性和男性比例为 3:1[55]。患者的年龄通常在 20~50 岁，尽管有年龄更小的患者被报道患有这种疾病。眼外表现在日本人和拉美裔患者之间差异很大。拉美裔患者通常没有白癜风、脱发和白发症的眼外表现。然而，他们更容易出现脑膜炎和脑脊液细胞增多，这是该病的神经系统表现[55,56]。

VKH 可分为 4 个不同的阶段[55]。第一阶段为前驱期，以流感样疾病为特征，伴有脑膜炎、头痛、耳鸣和听力障碍。这个阶段可出现脑脊液细胞增多。第二阶段也称为葡萄膜炎期，可出现急性发作的双侧肉芽肿性虹膜睫状体炎、玻璃体炎、视盘水肿和多发性浆液性视网膜脱离。OCT 显示 VKH 特征性的浆液性视网膜脱离（图 25.8）。这些脱离区域不是连续的，而是由多小叶池状视网膜下液组成，由隔膜隔开，隔膜似乎是由光感光器外节与内节的分离和炎症产物结合形成的[57]。在 VKH 急性期，脉络膜厚度明显增加，并在全身糖皮质激素治疗后迅速下降[58]。在长期存在的 VKH 中，脉络膜明显变薄，而且厚度与病程呈负相关[59]。疼痛、畏光和突然视力下降是常见的症状。这个阶段持续 2~6 周。第三个阶段为恢复期，伴有葡萄膜炎消退，但皮肤和葡萄膜结构色素脱失，这些表现包括白癜风、白发症和脉络膜弥漫性色素沉着。表浅的白癜风被称为"杉村"征，常与眼底的"晚霞"一起出现。在没有色素脱失的情况下，视网膜和脉络膜的结构得以保留。相反，严重色素脱失的患眼 OCT 显示脉络膜明显变薄[60]。在视网膜的下方周边部，常见边界清楚、黄白色、穿孔的脉络膜视网膜瘢痕，代表了已愈合的 Dalen-Fuchs 结节。这种表现与交感眼炎非常相似。最后一个阶段是慢性反复的炎症阶段。VKH 以复发性前节炎症为特征，其主要眼部并发症包括白内障、青光眼和脉络膜新生血管[55]。

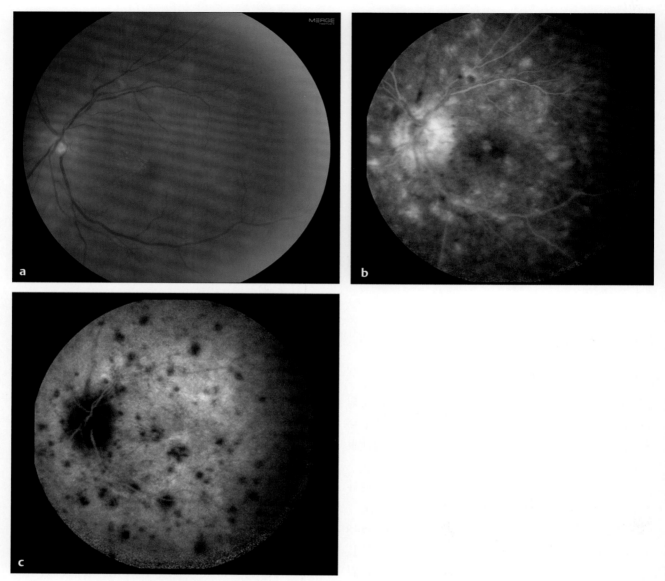

图 25.7   (a)52 岁男性,曾因右眼视网膜脱离而行多次玻璃体切割术,现在左眼因交感性眼炎出现新的视力下降。眼底检查可见玻璃体炎、视盘边界不清、视网膜下积液及多处深层黄色病灶。光相干断层扫描显示视网膜内和视网膜下积液。(b)荧光素血管造影后期显示多灶性强荧光。(c)吲哚菁绿血管造影后期显示多灶性弱荧光。

25.4.4 匐行性脉络膜炎

匐行性脉络膜炎也被称为螺旋状和地图样脉络膜病变。它是一种累及 RPE、脉络膜毛细血管和脉络膜的急性和慢性复发性炎症性疾病。该病的名称来源于后极部脉络膜炎的蜿蜒进展。男女发病无差异,可在生命的第二和第七个 10 年之间发病。初发时呈现单侧或非常不对称表现,但最终双眼均会明显累及[61-65]。

匐行性脉络膜炎患者通常呈现一定程度的视力下降,并伴有单眼或双眼中心或旁中心暗点。前房和玻璃体的细胞反应变化不一,且大约 1/3 的病例将出现玻璃体细胞。活动性脉络膜炎在眼科检查中表现为边界清楚的、灰白色、位于 RPE 和脉络膜上的地图样病变,累及双眼视盘或黄斑周围(图 25.9)[61,62,65,66]。在活动性脉络膜炎的这些区域上通常能发现一些神经视网膜增厚。OCT 典型表现为视网膜萎缩、视网膜下纤维化、不同程度的视网膜内积液和明显的椭圆体带变薄[67]。

病灶从起始部位开始以典型的蜿蜒形式发展,

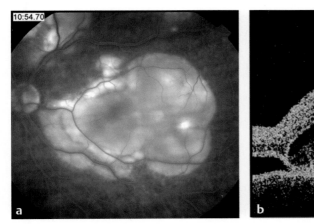
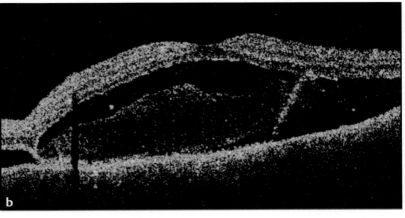

图 25.8　35 岁男性,突然双眼视力下降。(a)荧光素血管造影后期荧光弥漫性积聚。(b)时域 OCT 显示浆液性视网膜脱离。

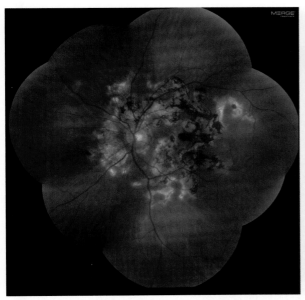
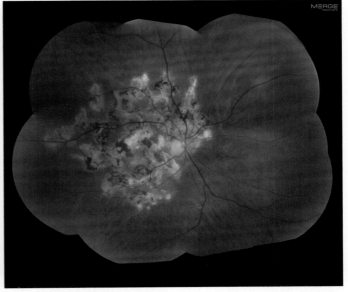

图 25.9　52 岁男性匐行性脉络膜炎眼底照片,显示以非活动性病灶为主,伴较新的卫星病灶,在左眼颞上黄斑区可见小的中央凹外脉络膜新生血管伴视网膜下出血。

经过几个月时间范围逐渐扩大。典型的活动位于病变的前缘,随着病变的扩大,会出现越来越多的脉络膜视网膜萎缩。随着不断复发,整个过程最终累及到整个后极部。此外,匐行性脉络膜炎患眼可在疾病发展的某一阶段形成脉络膜新生血管,可能引起渗出性改变导致进一步的视力下降和随后的视网膜下纤维化[61,62,65]。

25.4.5　鸟枪弹样视网膜脉络膜病变

　　鸟枪弹样视网膜脉络膜病变也被称为白斑状脉络膜视网膜炎。这是一种双侧病变,女性比男性更常见,通常出现在生命的第三至第六个 10 年[68,69]。近 90%的鸟枪弹样视网膜脉络膜病变患者的 HLA-A29 呈阳性,这意味着人类疾病中与 HLA 抗原的最强相关性[70]。

　　患者常表现为视物模糊、飞蚊症和周边闪光感。

> **精粹**
>
> ● 近 90%的鸟枪弹样视网膜脉络膜病变患者的 HLA-A29 呈阳性,这意味着人类疾病中与 HLA 抗原的最强相关性。

随后的表现包括夜盲和色盲[68,69]。眼底可见玻璃体炎症，但其特征性病变为散在眼底的多处色素斑块脱失，因此被称为鸟枪弹样视网膜脉络膜病变。病灶呈奶油状，通常小于1个视盘直径的大小，并多见于鼻侧视网膜（图25.10）[68]。患者还可出现视盘水肿、视网膜血管狭窄和CME，CME是患者视力下降和视物模糊最常见的原因[68,69]。诊断是基于特征的眼部表现，并结合HLA-A29抗原的存在。FA显示视盘渗漏、血管渗漏和晚期CME。色素斑块脱失在造影早期不可见，但后期染色。除了CME外，SD-OCT的特征是广泛的椭圆体带丢失，以及视网膜结构的普遍丢失和变薄。增强深度OCT成像通常显脉络膜中血管层（Sattler血管层）变薄或缺失，而不是

散在的脉络膜病变[71]。电生理检查显示中度至重度光感受器功能减退[68,69]。

25.4.6 多灶性脉络膜炎和全葡萄膜炎

多灶性脉络膜炎和全葡萄膜炎是一种比较常见的炎症性疾病，主要影响年龄在第二至第六个10年的女性。大多数情况最初发病是双侧的，或最终发展为双侧[72,73]。

患者表现为视力下降、闪光、飞蚊症和各种视野缺损，包括盲点和扩大的盲点。很少有前节炎症和玻璃体炎。视盘正常，但视盘周围的RPE被破坏。"餐巾状"纤维化区域可围绕在视盘周围，并可形成视盘周围和黄斑脉络膜新生血管[73]。在疾病的急性

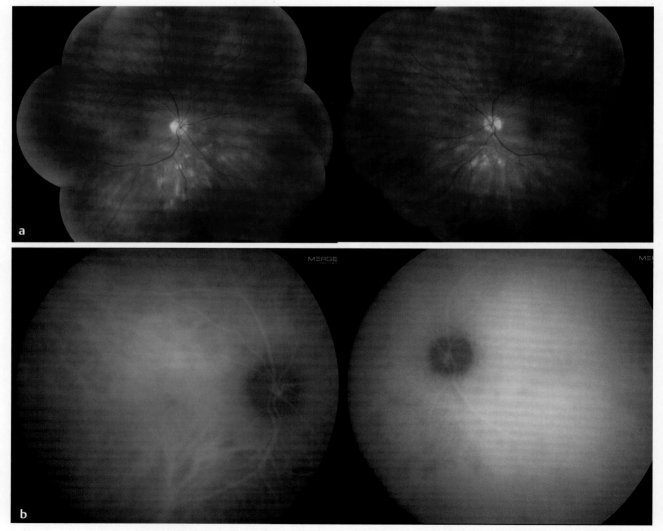

图25.10 54岁男性，双眼视力下降，轻度玻璃体炎。眼底检查见双侧视神经鼻下方放射状的奶油状病灶。(a)双眼底彩照。(b)吲哚菁绿血管造影上的多灶性弱荧光斑。

期,病灶在 RPE 层,表现为黄色到灰色[74]。疾病的活动期可出现许多急性脉络膜病变,它们最终发展成脉络膜视网膜瘢痕,类似眼组织胞浆菌病的穿孔病灶(图 25.11 和图 25.12)。眼底可能呈现数百个这样的瘢痕,主要位于后极和中周部[74]。

诊断基于临床的相关检查。如前所述,除了均存在前段和玻璃体炎症外,其他眼部表现与拟眼组织胞浆菌病综合征相似。此外,广泛纤维化和 RPE 成簇在多灶性脉络膜炎中比在拟眼组织胞浆菌病综合征中更常见(图 25.11)。FA 可能有助于诊断,活动性黄色病变表现为早期荧光遮蔽,晚期染色,与其他急性炎性脉络膜浸润相似[73]。随着进展到脉络膜视网膜萎缩,典型的瘢痕样血管造影改变明显,早期病灶荧光增强,晚期不连续染色。脉络膜新生血管通常轮廓清晰,血管造影显示典型的早期带状强荧光和晚期染料渗漏。ICGA 应该能够显示活跃的和不活跃的病灶,主要呈现弱荧光,它有助于区分活跃的炎症病灶和脉络膜新生血管,因为后者呈现强荧光。ICGA 也可能显示一些视盘周围的弱荧光,如 MEWDS,这一发现可能解释了这些疾病的生理盲点扩大。OCT 的特征是在 RPE 下方和椭圆体带的紊乱,因此与 PIC 难以区分[38]。

治疗

对所有这些疾病,为减少长期使用激素治疗导致的副作用而使用保留激素的免疫抑制剂是非常重要的,与长期大剂量糖皮质激素治疗相比,其副作用相对减少。免疫抑制剂可分为抗代谢物(甲氨蝶呤、硫唑嘌呤和霉酚酸酯)、钙调神经磷酸酶抑制剂(环孢素和他克莫司)和烷基化剂(环磷酰胺和氯霉素)。抗代谢药物需要至少 8 周的时间才能达到最佳效应,因此,逐步减少糖皮质激素的用量以适应所选择免疫抑制剂的药效非常重要。一般情况下,治疗应在控制炎症后持续 1~2 年,以获得持久的缓解。

眼部疾病的全身性免疫抑制疗法(SITE)研究是一项回顾性队列研究,该研究在美国五所大学附属的眼部炎性疾病亚专科进行。该研究收集了眼部炎症疾病免疫抑制剂使用的数据,回顾了约 8560 名眼部炎症患者超过 30 年的原始的医疗记录[75]。它为常用免疫抑制剂的有效性和不良事件提供了最有力的证据。SITE 研究结果总结在表 25.1 和表 25.2。

25.5 抗代谢药物

25.5.1 甲氨蝶呤

适应证

甲氨蝶呤用于所有形式威胁视力的慢性葡萄膜炎皮质激素减量治疗。它是儿童慢性葡萄膜炎的一线治疗方法,因为它具有良好的耐受性和安全性。在一项对美国葡萄膜炎专家的调查中,甲氨蝶呤是

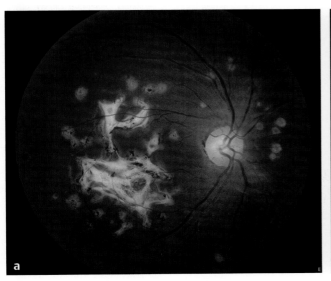
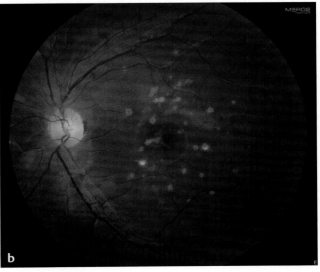

图 25.11 多灶性脉络膜炎:(a)右眼。(b)左眼。30 岁女性的双眼底照片,显示在后极(右眼>左眼)有多个黄白色的局灶性穿孔病灶,右眼有瘢痕形成。

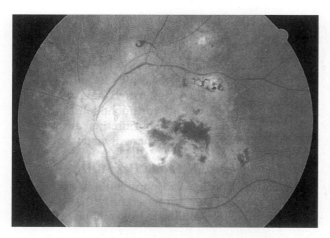

图 25.12 多灶性脉络膜炎：无活动病变，视盘周围散在的脉络膜视网膜瘢痕，黄斑中央可见明显的视网膜下纤维化。

最常用的前、中、后和全葡萄膜炎的初始治疗药物[76]。

作用机制

它是一种类似于叶酸的不可逆的二氢叶酸还原酶抑制剂。它抑制胸腺嘧啶的产生，而胸腺嘧啶是 DNA 复制所必需的。它降低淋巴细胞增殖，诱导 T 细胞凋亡，改变 B 细胞反应，抑制细胞因子的产生和血管生成。其主要作用机制可能是细胞凋亡。该药物也被证明通过释放腺苷发挥了很大的抗炎作用[77]，而且它的很多作用可能并不局限于它的抗增殖特性，这就解释了为什么与叶酸联合使用以减少副作用时，可能会失去最小的功效。

剂量

每周口服或皮下注射一次，剂量为 15~25mg。可以从 7.5mg 开始，逐渐增加，以提高耐受性。患者应每天服用 1mg 叶酸，减少恶心的不良反应。采用口服时，35% 的药物可能在吸收前被肠道菌群代谢；采用皮下注射时，100% 的药物吸收，胃肠道不良反应最小。该药需要 6~8 周才能起效。

不良反应

不良反应包括肝毒性（15% 肝功能异常和 0.1% 肝硬化）、血细胞减少和间质性肺炎。5%~25% 的患者有胃肠道症状（主要是胃部不适和恶心），也可能会出现脱发和皮疹。甲氨蝶呤在妊娠期禁用。与其他免疫抑制剂不同，它似乎不会增加癌症的风险。在开始治疗前，临床医生应获得完整的血细胞计数（CBC）、乙肝表面抗原和丙肝抗体，并完成肝功能检查。应每 1~2 个月检查一次全血细胞及肝功能。

证据

对甲氨蝶呤的 SITE 队列研究结果进行归纳（表 25.3）[78]。在 12 个月时，66% 的患者没有炎症，而 58.4% 的患者能够维持 10mg/d 的泼尼松或更少（18.8% 能够完全停用糖皮质激素）的剂量。前葡萄膜炎患者比后葡萄膜炎或全葡萄膜炎患者更容易控制炎症。一项荟萃分析显示，甲氨蝶呤治疗儿童眼内炎症改善率为 73%[79]。

25.5.2 吗替麦考酚酯

适应证

吗替麦考酚酯用于所有类型威胁视力的慢性葡萄膜炎的糖皮质激素减量治疗。它对儿童是安全有效的。一项对葡萄膜炎专家的调查显示，与其他免疫抑制剂相比，吗替麦考酚酯是治疗期间和治疗后和全葡萄膜炎的首选药物（尽管其成本限制了它的实际使用）。

作用机制

它是肌苷磷酸脱氢酶（IMPDH）的选择性抑制剂，干扰鸟苷核苷酸的合成（B 淋巴细胞和 T 淋巴细胞增殖所必需的）。它还抑制抗体合成，干扰细胞对血管内皮的黏附，并减少淋巴细胞的聚集[83]。

剂量

每日 2 次口服，每次 1~1.5g，6 周后显效。

不良反应

不良反应包括胃肠道（疼痛、恶心、呕吐和腹泻）、白细胞减少（高达 19%）、淋巴瘤（1%）和机会性感染（高达 46%，主要是巨细胞病毒和单纯疱疹病毒感染，不到 2% 是致命的）。尽管还没有定论，但一项综述表明，吗替麦考酚酯不会显著增加癌症的风险[84]。应每个月进行 CBC 检查，每 3 个月进行 1 次肝功能检查。

证据

对吗替麦考酚酯的 SITE 队列研究结果进行归纳（表 25.3 和图 25.2）[80]。在 12 个月里，73.1% 的患者没有炎症，55% 的患者能够维持 10mg/d 的泼尼松或更少的剂量（12.1% 的患者能够完全停用糖皮质激素）。另一项大型研究[85]显示，60 例患者中（大部分为中间葡萄膜炎），77% 的患者在服用 7.5mg/d 泼尼松 1 年后，炎症得到控制，94% 的患者在服用

表 25.3　眼部疾病的全身性免疫抑制疗法(SITE)的研究结果归纳

免疫抑制剂					
	甲氨蝶呤	霉酚酸酯	硫唑嘌呤	环孢素	环磷酰胺
参考文献	Gangaputra 等 (2009)[78]	Daniel 等 (2010)[80]	Pasadhika 等 (2009)[20]	Kacmaz 等 (2010)[81]	Pujari 等 (2010)[82]
患者人数(眼数)	384(639)	236(397)	145(255)	373(681)	275(381)
炎症类型/位置					
前葡萄膜炎	32.8%	20.3%	14.5%	20.1%	N/A
中间葡萄膜炎	9.8%	11.9%	12.4%	26.5%	N/A
后葡萄膜炎	21.4%	39.8%	35.9%	46.0%	20.4%(各种类型)[a]
其他 (黏膜类天疱疮、巩膜炎)	35.9%	28.0%	37.2%	7.5%	79.8%
随访 6 个月					
无活动性	49.4%	53.1%	40.8%	33.3%	49.2%
维持 10mg 泼尼松的患者百分比	37.7%	40.7%	32.2%	22.1%	30.4%
激素减量的患者百分比	5.1%	4.4%	5.2%	3.6%	3.3%
随访 12 个月					
无活动性	66.0%	73.1%	62.2%	51.9%	76.4%
维持 10mg 泼尼松的患者百分比	58.4%	55.0%	46.9%	36.1%	61.2%
停用激素的患者百分比	18.8%	12.1%	9.1%	8.2%	12.6%
由于不良反应停用激素的患者百分比[b]	18.3%	12%~23.3%	24%~28.4%	10.7%~23.1%	35.5%~44.3%
需要二次免疫抑制的患者百分比	15.6%	17.4%	9.0%	17.0%	9.7%[c]

[a] 葡萄膜炎位置未有报道。

[b] 包括因不明原因停药的患者。

[c] 由于无法控制的炎症反应,环磷酰胺被停用。

7.5mg/d 泼尼松两年后,炎症得到控制。一项对 52 例儿童葡萄膜炎患者的回顾性研究显示,吗替麦考酚酯单药治疗后,73.1%的患者得到改善,48.1%的患者在至少 2 年的时间里处于静止状态或不超过 2 次的复发[86]。

25.5.3 硫唑嘌呤

适应证

硫唑嘌呤用于各种形式的威胁视力的慢性葡萄膜炎,尤其是后葡萄膜炎的糖皮质激素减量治疗。

作用机制

嘌呤核苷类似物:它是嘌呤核苷酸如腺嘌呤和鸟嘌呤形成的假前体,干扰 DNA 复制和 RNA 转录。

它减少外周血 T 淋巴细胞和 B 淋巴细胞的数量,降低混合淋巴细胞的反应活性,降低白细胞介素-2(IL-2)的合成及 IgM 的产生。

剂量

初始剂量为 2~3mg/(kg·d)口服,然后根据临床反应调整。一些作者主张对硫嘌呤甲基转移酶活性进行定量检测,因为它对酶活性低或无酶的患者无效。

不良反应

不良反应包括胃肠道不耐受 (高达 25%的患者)和肝毒性(罕见)。存在可逆性骨髓抑制的风险,所有患者应每 4~6 周检查一次 CBC,并应每 3 个月检查一次肝功能。在移植患者群体中, 硫唑嘌呤显示出更高的恶性肿瘤风险，但在风湿病患者中没有发现这种情况[84]。

证据

自 1967 年以来，硫唑嘌呤已被用于眼部炎症，但评估其治疗葡萄膜炎的随机试验仍然缺乏。表 25.3 显示了硫唑嘌呤的 SITE 队列研究[20]。12 个月时，62.2% 的患者无炎症，46.9% 的患者能够维持 10mg/d 或更少的泼尼松剂量（9.1% 的患者能够完全停用类固醇）。硫唑嘌呤似乎不会增加患癌症的风险[84]。

25.5.4 抗代谢药物的对比结论

一项对 257 例患者进行的回顾性队列研究[21]，比较了甲氨蝶呤、吗替麦考酚酯和硫唑嘌呤三种药物控制炎症和药物的不良反应。每天服用 10mg 泼尼松和甲氨蝶呤控制眼部炎症的时间明显长于其他两种药物。79% 的患者使用吗替麦考酚酯，58% 的患者使用硫唑嘌呤及 42% 的患者使用甲氨蝶呤在保留糖皮质激素治疗方案获得成功。与甲氨蝶呤或吗替麦考酚酯相比，使用硫唑嘌呤的患者因不良反应而停止治疗的比例更高。一项前瞻性研究[22]对 80 例患者进行了甲氨蝶呤与吗替麦考酚酯的比较，69% 使用甲氨蝶呤的患者与 47% 使用吗替麦考酚酯的患者在保留糖皮质激素治疗方案获得成功，两组药物成功的时间和不良反应相似。比较抗代谢物的随机临床试验较少，因此结论仍较矛盾。在非感染性葡萄膜炎中，甲氨蝶呤与吗替麦考酚酯的前瞻性随机试验未显示出疗效上的差异[22]。

25.6 钙调神经磷酸酶抑制剂

25.6.1 环孢素

适应证

环孢素用于各种威胁视力的慢性葡萄膜炎的糖皮质激素减量的二线治疗。环孢素可与抗代谢物联合使用，因为它们具有不同的作用机制和不良反应。

作用机制

环孢素 A 是弯颈霉属真菌的一种天然产物。它影响处于细胞周期的 G0 期和 G1 期的免疫 T 淋巴细胞，抑制这些细胞的转录。这阻碍了它们的复制和淋巴因子的产生。它抑制钙（Ca^{2+}）依赖途径参与

产生促炎因子。最后，环孢素 A 在抑制 T 辅助细胞的同时，使 T 抑制细胞保持活性。

剂量

口服时，其胃肠道吸收程度不一，它的生物利用度为原剂量的 30%[23]。剂量为 2.5~5mg/（kg·d），始终确保血清肌酐保持在其基线值的 30% 以内，以防止肾功能损害［10mg/（kg·d）的剂量 100% 出现肾功能损害］。

不良反应

15%~27% 的患者会患上高血压[24]。患者可表现为正常红细胞性贫血，血沉增加，其他不良反应包括感觉异常、疲劳、头痛、恶心、多毛和牙龈增生。环孢素似乎会增加非黑色素瘤皮肤癌的风险[84]。肾功能应每两周检查一次，同时调整剂量，然后每 4~6 周进行 CBC、肾功能检查及血压测量。

证据

环孢素从 1983 年开始用于葡萄膜炎[87]。最初的研究表明它是治疗葡萄膜炎的一种有效的抗炎药，但这些研究使用了 10mg/（kg·d），被证明是有肾毒性的。SITE 队列研究结论详见表 25.3[81]。12 个月时，51.9% 无炎症和 36.1% 的患者能够维持 10mg/d 或更少的泼尼松剂量（8.2% 的患者能够完全停用糖皮质激素）。年龄大于 55 岁的患者因毒性反应而停止治疗的可能性是年轻患者的 3 倍多。

25.6.2 他克莫司

适应证

他克莫司用于所有威胁视力的慢性葡萄膜炎的糖皮质激素减量的二线治疗。

作用机制

这是一种由链霉菌属产生的大环内酯类抗生素。它通过类似于环孢素的机制抑制 T 淋巴细胞[88]。

剂量

剂量尚未确定，但葡萄膜炎的常用剂量为口服 0.05mg/（kg·d）。

不良反应

不良反应包括肾功能损害、神经症状、胃肠道症状和高血糖。应密切监测肝功能。由于吸收程度不一，因此监测血药浓度可能是必要的[3]。

证据

SITE 研究不适用于他克莫司，因为他克莫司在

葡萄膜炎方面的研究是不够的。他克莫司治疗葡萄膜炎最大的长期研究纳入了 62 名患者，报道了泼尼松使用 1 年 2 个月后，成功应用 10mg 减量的概率是 85%。23.3% 的患者因对该药不耐受而停止治疗。Murphy 等[90]的一项小型随机研究显示，与环孢霉素相比，该药物的疗效类似，但报道的不良事件(尤其是疲乏)发生率较低。

在一些病例报道中，T 细胞抑制剂如依维莫司(口服)已显示出良好的应用前景。西罗莫司的局部制剂已被开发用于玻璃体腔或结膜下给药，Ⅱ期(SAVE-2)和Ⅲ期(SAKURA)的研究正在进行中。

25.7 烷化剂

25.7.1 环磷酰胺

适应证

环磷酰胺用于治疗其他免疫抑制治疗失败的严重炎症性眼病患者，或在没有其他治疗方法或禁忌的情况下需要快速控制疾病的患者。常用于眼瘢痕性类天疱疮[91]和系统性血管炎。

作用机制

它是一种 DNA 和 RNA 的氮芥末烷化剂，导致 DNA 链交联、碱基配对异常和断裂，对淋巴细胞等增殖细胞产生毒性作用。通过短期高剂量给药，它的目标是 B 细胞[92]，但当长期低剂量给药时，它同时作用于 B 和 T 细胞[93]，抑制初级和次级抗体反应。

剂量

口服环磷酰胺的剂量为 1~3mg/(kg·d)。推荐从 2mg/(kg·d)开始，并调整剂量[3]。患者应被指导服用 3~4 升的液体以减少泌尿系统并发症，如出血性膀胱炎和膀胱癌。静脉注射环磷酰胺可以降低膀胱并发症的风险，但有限的数据显示，口服环磷酰胺可能更有效地维持缓解[94]。

不良反应

最常见的不良反应是骨髓抑制，这是剂量依赖性且可逆的，在 65 岁以上的人更常见。该药具有致畸作用，孕妇禁用。其他不良反应包括脱发、恶心和呕吐。在 SITE 研究中[82]，环磷酰胺与癌症相关死亡率的增加有关(特别是急性髓细胞性白血病、膀胱癌和皮肤癌)，但缺乏更大规模的研究。此外，60% 的患

者治疗 6 个月后出现性功能障碍[95]。每两周做一次全血细胞及尿常规检查。推荐预防肺孢子虫病（口服甲氧苄啶-磺胺甲恶唑）。

证据

SITE 队列研究的结果如下所示(表 25.1)和(表 25.3)[82]。值得注意的是，该研究只有 20.4% 的人患有葡萄膜炎，45.6% 的人患有黏膜类天疱疮，22.3% 的人患有巩膜炎。因此，对于使用环磷酰胺治疗的更为复杂和难以控制的病例，存在选择偏差。在 12 个月后，76.4% 无炎症（81.3% 的葡萄膜炎患者），61.2% 的患者能够维持 10mg/d 或更少的泼尼松剂量(12.6% 的患者能够完全停用糖皮质激素)。

25.7.2 苯丁酸氮芥

适应证

苯丁酸氮芥很少用于葡萄膜炎，其适应证与环磷酰胺相似。

作用机制

它是一种烷基化剂，其作用机制与环磷酰胺相似，可以抑制 DNA 和 RNA 的复制。与环磷酰胺一样，它是一种前药，在肝脏中代谢成其活性形式(苯乙酸)并通过肾脏排出。

剂量

苯丁酸氮芥的剂量为 0.1~0.2mg/(kg·d)作为单次日剂量，静息诱导缓解持续 1 年用药。它也可以作为一种短期的大剂量的治疗，从 2mg/d 开始，持续 1 周，每周增加 2mg/d，直到炎症被完全抑制 3~6 个月[3]。

不良反应

苯丁酸氮芥的效果与环磷酰胺相似。主要的不良反应是骨髓抑制，这是可逆的，但可能地延长。推荐预防肺孢子虫病(甲氧苄啶-磺胺甲恶唑，口服)。苯丁酸氮芥不会引起脱发和膀胱毒性，但会导致不孕，因而孕妇禁用。全血细胞计数应每周进行一次，直到剂量稳定，然后至少每个月进行一次。

证据

关于使用苯丁酸氮芥治疗葡萄膜炎的大型多中心研究尚未发表。一些研究表明，它可以有效地控制白塞病患者的炎症，包括这种疾病的长期缓解[96]。

25.7.3 生物制剂

生物制剂是重组药物 DNA，根据疾病的发病机制，设计针对特定炎症通路。它们包括蛋白质的单克隆抗体，如细胞因子（TNF-a）、细胞黏附分子和细胞因子受体。

25.7.4 肿瘤坏死因子-a 抑制剂

英夫利昔单抗

适应证

英夫利昔单抗用于治疗对传统免疫抑制疗法不耐受或无应答的慢性和严重疾病患者。它被认为是白塞病葡萄膜炎和既往白塞病急性加重的保留糖皮质激素治疗的一线药物。

作用机制

英夫利昔单抗是一种结合循环和膜的 TNF-a 的嵌合单克隆抗体。TNF-a 是一种促炎细胞因子，参与全身炎症和急性期反应。它激活其他细胞因子，上调内皮细胞黏附分子，增强细胞免疫。在葡萄膜炎动物模型和葡萄膜炎患者的眼液中都发现了 TNF-a 表达升高[98,99]。

剂量

英夫利昔单抗在 0 周、2 周和 6 周静脉滴注 3mg/kg，然后每 8 周静脉滴注。建议与甲氨蝶呤联合治疗，以防止药物抗体的形成。

不良反应

感染风险的增加，结核病的复发，特别是已有报道侵袭性的，机会性的真菌感染。抗 TNF 制剂也与脱髓鞘疾病的发展或恶化有关。患者出现狼疮样症状的风险为 1%，一部分患者呈阳性 ANA 和抗 DNA 滴度。有证据表明，患淋巴瘤的风险增加，但更大规模的回顾性研究未能证实这一点。两项大型观察性研究均未发现恶性肿瘤风险增加，但一项研究发现非黑变性皮肤癌风险增加（优势比：1.5）[100,101]。一项对 2900 多名风湿性关节炎患者的大型荟萃分析发现，没有任何生物制剂增加恶性肿瘤的证据[102]。基线结核菌素皮肤试验是需要的，在治疗期间每年重复一次，CBC 和肝功能试验应每 4~6 周做一次。考虑到中间型葡萄膜炎与脱髓鞘疾病之间的关系，在开始治疗前必须排除脱髓鞘疾病。

证据

英夫利昔单抗已被证明对白塞病相关的全葡萄膜炎和视网膜血管炎的治疗是快速和有效的[103]。它已被证明是比传统的免疫抑制治疗白塞病血管炎更有效[104]。最近的一项关于英夫利昔单抗治疗系统性白塞病的荟萃分析显示[105]，在常规免疫抑制不能充分控制疾病的患者中，该药物的应答率非常高（>90%）。TNF-a 抑制剂已被证明是对小范围研究的结节性后葡萄膜炎治疗有效[106]。然而，有多个报道表明英夫利昔单抗（以及 TNF-a 抑制剂）可能导致类结节病[107,108]。小型研究表明英夫利昔单抗对几种类型的葡萄膜炎有效，包括难治性鸟枪弹样脉络膜视网膜病变[109]（控制 89% 患者的炎症）和 VKH 疾病[110,111]。一些报道也显示了对匍行性脉络膜病的疗效[112]。然而，英夫利昔单抗应该谨慎使用，由于匍行性脉络膜病在一些国家与结核病有关，如印度和德国[113,114]，在使用抗肿瘤坏死因子治疗的患者中，播散性结核病是一个重要的风险。

阿达木单抗

适应证

阿达莫单抗是一种保留糖皮质激素治疗二线药物，用于治疗白塞病眼葡萄膜炎和病情急性加重的患者。对危及视力、糖皮质激素依赖性的患者，在采用一线免疫抑制治疗失败后，可以考虑采用阿达莫单抗治疗。

作用机制

阿达莫单抗是一种全人单克隆抗体 TNF-a。

剂量

每隔一周皮下注射 1 次，剂量为 40mg，如果需要额外的控制可以增加到每周一次。它可以与其他药物，如甲氨蝶呤和吗替麦考酚酯联用。

不良反应

不良反应与其他 TNF-a 抑制剂相似（前面讨论过）。阿达莫单抗本身是一种完全人源化的抗体，可以检测出低滴度的抗体。

证据

它已被证明对各种病因导致的非感染性葡萄膜炎治疗有效。对 131 例（48% 为后部、全葡萄膜炎）顽固性葡萄膜炎患者的前瞻性研究显示，使用阿达木单抗后，患者的视力、炎症和黄斑水肿均有显著改善[115]。

最近的一项针对 31 名顽固性葡萄膜炎患者的前瞻性试验表明，在使用阿达莫单抗 10 周时，68% 的患者临床反应良好[116]。对于白塞病相关的葡萄膜炎，阿达莫单抗可能是英夫利昔单抗的一个有效的替代方案[117]。

依那西普

适应证

依那西普可能用于治疗某些类型的眼部炎症性疾病，但它与葡萄膜炎和结节样疾病的发生有关。使用依那西普之前，应考虑使用英夫利昔单抗或阿达莫单抗，而先前使用依那西普的患者，如有无法控制的眼部炎症，应考虑改用英夫利昔单抗或阿达莫单抗。

证据

研究表明，依那西普在控制葡萄膜炎方面不如其他 TNF-a 抑制剂有效[118,119]。2006 年发表的一项回顾性研究表明，依那西普治疗顽固性葡萄膜炎的疗效不如英夫利昔单抗[120]。

戈利木单抗是另一种抗 TNF- 的药物，每月皮下注射一次。少数报道支持其对葡萄膜炎的疗效[121,122]。赛妥珠单抗含有与聚乙二醇结合的 fab 片段，以增加其半衰期，但没有关于其用于葡萄膜炎的报道。

25.7.5 其他生物制剂

利妥昔单抗

适应证

利妥昔单抗目前正在研究用于巩膜炎患者，但缺乏其他类型的葡萄膜炎的研究结果。

作用机制

它是一种针对 B 淋巴细胞中抗 CD20 抗原的小鼠/人类嵌合的单克隆免疫球蛋白 (Ig)G 溶细胞抗体。每周静脉注射 $375mg/m^2$，持续 4 周。

不良反应

不良反应包括流感样症状、头痛、恶心、疲劳和皮疹。

证据

利妥昔单抗在白塞病中的应用效果良好[123,124]。阿巴西普是另一种淋巴细胞抑制剂，已被证明在青少年特发性关节炎继发葡萄膜炎中有效。

25.8 特定的受体拮抗剂

25.8.1 阿那白滞素

阿那白滞素是一种竞争性的 IL-1 受体拮抗剂，可阻止 IL-1 介导的免疫反应的激活。目前只有一份关于它在葡萄膜炎中应用的报告，但是针对白塞氏病患者的临床试验正在进行中。

25.8.2 卡那单抗

卡那单抗是 IL-1β 阻滞剂，每 4~8 周皮下注射。已有两篇关于其成功使用的文献报道[125,126]。

25.8.3 吉伏珠单抗

吉伏珠单抗是结合 IL-1β 的人源化单克隆抗体。Ⅲ期多中心临床试验(EYEGUARD)正在评估其活性或在可控的非感染性葡萄膜炎和白塞病相关葡萄膜炎中的有效性和安全性。

25.8.4 托西珠单抗

托西珠单抗是一种抗 IL-6 受体单克隆抗体。使用剂量为每 2~4 周静脉注射 4~12mg/kg。最初的证据表明它对葡萄膜炎的疗效是有希望的，特别是关于葡萄膜炎性黄斑水肿[127]的临床研究正在进行中。

阿仑单抗(一种 CD52 定向的溶细胞抗体)是另一种抗体，在 6 例后葡萄膜炎患者使用后，其中 5 例临床表现有改善[128]。达利珠单抗是一种单克隆抗体，与 B 淋巴细胞和自然杀伤细胞表达的 IL-2a 受体亚基结合，虽然有望用于治疗多种眼部炎症，但在 2009 年停用。

25.8.5 干扰素

适应证

干扰素可考虑用于治疗白塞病和对传统免疫抑制无应答的葡萄膜炎性 CME。

作用机制

干扰素-a (IFN-a) 是一种天然产生的细胞因子，主要由抗原提呈细胞产生。它可以诱导辅助性 T 细胞的产生，也可以促进耐药调节细胞的形成。它是炎症的调节性物质，对 T 细胞具有抗增殖和凋亡的作用。

剂量

剂量是有争议的，但大多数作者建议每天为 3~6 百万 IU。重要的是，尽快停用所有其他免疫抑制剂，并将糖皮质激素减到 10mg 以下，因为这些药物可能会拮抗干扰素的治疗作用。

不良反应

90%的患者都有类似流感的症状，大多数症状在发病后的第一周就消失了。其他不良反应包括轻度白细胞减少(30%)、脱发(10%)和抑郁(8%)。一般来说，4%~7.5%的患者因为不良反应会停止治疗[129,130]。

证据

Kotter 等曾报道超过 90%的白塞病患者治疗有效，病情完全缓解[131,132]。在这些研究中，干扰素也被发现对 CME 治疗有效[133]。一些作者指出，使用干扰素-a 即使在停止使用后，也能诱导缓解（20%~88.7%)[134-136]。它也被证明对与白塞病无关的葡萄膜炎性 CME 有效。葡萄膜炎性 CME 通常对全身免疫抑制没有反应，因此干扰素除了具有抗炎作用外，还有其他作用[137]。与白塞病不同的是，这些患者确实需要无限期地使用干扰素来控制黄斑水肿。87.5%的患者有慢性 CME，可完全或部分吸收。

25.9 局部治疗

25.9.1 局部糖皮质激素眼液

局部糖皮质激素眼液用于治疗前葡萄膜炎，并与非甾体抗炎药联合使用治疗 CME。

25.9.2 眼周注射糖皮质激素

适应证

眼周注射糖皮质激素用于治疗后段炎症、葡萄膜炎性 CME、视网膜、视盘或脉络膜新生血管、慢性前房或玻璃体炎症[1]。在不对称或单侧疾病中是首选治疗方案，对中间葡萄膜炎特别有效。

作用机制

眼周给药可使局部药物浓度高，最大限度地减少全身副作用。药效持续的时间取决于所使用的药物。

剂量

剂量为 40mg 曲安奈德或 3mg 倍他米松磷酸。曲安奈德的药效持续 3 个月以上，推荐用于黄斑水肿等治疗。倍他米松的药效为 7~10 天，对治疗严重的前葡萄膜炎可能有用。

不良反应

不良反应包括白内障、高眼压(40%的患者会发生)[138]、青光眼、视网膜脱离、玻璃体积血和眼内炎。

证据

在最近的 914 例接受眼周注射的患者的 SITE 队列研究中[139]，炎症完全消退的概率为 72.1%（前葡萄膜炎为 88.9%，中葡萄膜炎为 66.9%，后葡萄膜炎为 63.6%）。49.7%的患者视力提高到 20/40 或更好；由于黄斑水肿而导致视力下降的 33.1%患者视力提高 0.2log MAR 或以上。眼压高于或等于 24mmhg 和眼压高于 30mmhg 分别占 34%和 15%，2.4%的患者需要青光眼手术。多项研究表明，对于葡萄膜炎性黄斑水肿，反复注射可能有益[140]。

25.9.1 眼内注射糖皮质激素

玻璃体腔注射曲安奈德

适应证

玻璃体腔注射曲安奈德用于治疗葡萄膜炎性 CME[141]。它可用于控制各种类型的后葡萄膜炎炎症。

剂量

给药剂量为 4mg 曲安奈德（0.1mL 的 40mg/mL 悬浮液），按照标准程序通过平坦部注射。它的药效持续 2~4 个月时间，可能会因为炎症而重复注射。然而，由于随着注射次数的增加，眼内炎的风险而增加，如果需要重复注射，建议考缓释的糖皮质激素植入物(详见后节)。

不良反应

不良反应包括白内障、高眼压(40%的患者眼压高于 21mmHg)、青光眼、视网膜脱离、玻璃体积血和眼内炎，发生率为 0.1%~0.9%。

证据

玻璃体腔注射曲安奈德的大量经验表明，它对所有类型的黄斑水肿都有效。在 54 例顽固性葡萄膜炎性 CME 患者中，83%的患者对玻璃体注射曲安奈德有反应[142]。它已被证明对几种类型的葡萄膜炎有效，包括白塞病[143]、VKH 综合征[144]和交感眼炎[145]。

25.10 缓释糖皮质激素植入物

缓释糖皮质激素植入物是获得恒定浓度的眼内糖皮质激素的一种有效的替代方法，不需要频繁的眼内注射。目前有 3 种可选择的植入装置。

25.10.1 地塞米松药物缓释系统

适应证

地塞米松缓释系统获美国食品和药物管理局 (FDA) 批准用于非感染性后葡萄膜炎的治疗。它适用于不能耐受全身性免疫抑制的患者和患有葡萄膜炎性黄斑水肿或单侧病变的患者。

作用机制

Ozurdex (Allergan Inc) 是一种生物可降解聚合物, 在玻璃体中可完全溶解[146]。植入物包含 700μg 地塞米松, 在 6 个月内释放到玻璃腔。它是通过 22 号注入器经平坦部实施的。玻璃体切除眼和非玻璃体切除眼的药代动力学特征相似[147]。

剂量

通过玻璃体腔注射地塞米松植入物, 必要时可重复注射(4~6 个月)。患有眶周感染、晚期青光眼和后囊膜不完整的患者(植入物进入前房的危险)禁用植入物。

不良反应

不良反应包括白内障(反复注射)、高眼压(15% 的患者眼压高于 21mmHg)、青光眼、视网膜脱离、玻璃体积血和眼内炎等。

证据

在 2011 年, 由 Lowder 等于发表了 Ozurdex 治疗非感染性中间或后葡萄膜炎的Ⅲ期试验结果[13]。本研究包括 229 名患者, 比较了地塞米松治疗组与对照组的浓度。接受地塞米松治疗组的炎症明显减少, 并持续时间长达 26 周;其最佳矫正视力也明显优于对照组(图 25.13)。

25.10.2 醋酸氟轻松植入剂

适应证

醋酸氟轻松植入剂被 FDA 批准用于非感染性后葡萄膜炎的治疗。它适用于不能耐受全身性免疫抑制的患者和黄斑水肿或单侧病变的患者。

作用机制

Retisert (Bausch & Lomb) 含有 0.59mg 的醋酸氟轻松颗粒, 该颗粒存在于不可生物降解的聚醋酸乙烯酯、硅树脂层板中。

剂量

其需要在手术室进行植入, 通过平坦部巩膜切开, 并用巩膜线缝合固定。药效持续 2.5~3 年, 如果炎症复发, 需要更换新的植入物[148]。眼部药物水平在一年内保持稳定, 没有系统吸收的证据。

不良反应

在 3 年的随访中, 93% 的眼睛接受了白内障手术, 75% 的患者接受了降眼压的药物治疗, 40% 的患者接受了青光眼手术。在某些情况下, 植入物可以在移除、更换过程中与支撑杆分离[149,150]。

证据

在各种大型前瞻性试验中, 醋酸氟轻松植入物已被证明可在长达 3 年的时间内降低葡萄膜炎的复发率, 提高视力, 并允许减少全身性药物治疗[151-153]。MUST(多中心葡萄膜炎糖皮质激素治疗)试验是一

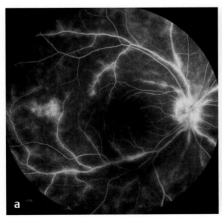
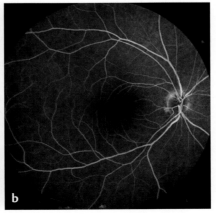

图 25.13　1 例 50 岁女性视网膜血管炎患者,每日服用 2500mg 麦考酚酸酯,其右眼晚期荧光血管造影如下:(a)植入前。(b)玻璃体内植入地塞米松缓释药物 6 周后。

个大的前瞻性试验（255 名患者,479 眼葡萄膜炎）,其比较植入物和系统免疫抑制的效果，随访时间可达 24 个月[14]。两组的视力改善具有可比性,在 24 个月时,植入组增加了 6 个字母,而系统治疗组增加了 3.2 个字母(*P*=0.16)。葡萄膜炎的控制在植入组更为常见(88%对 71%,*P*=0.0001),CME 在 6 个月内显著降低。植入组白内障手术发生率更高（80%对 31%全身性治疗组）,青光眼手术发生率更高(26.2%对 3.7%全身性治疗组)。需要处方治疗的全身性感染在植入组较低(0.36 事件/年植入组对 0.60 事件/年全身性治疗组,*P*=0.034),但两组住院的风险相似。

25.10.3 醋酸氟轻松单次植入剂

适应证

关键的试验正在进行,以评估其对非感染性后葡萄膜炎的疗效。

作用机制与剂量

Iluvien(Alimera Science)是一种小的、不可生物降解的圆柱形管,其中心是药物-聚合物基质,释放 0.19mg 醋酸氟轻松进入玻璃体腔。它是通过 25 号注入器通过玻璃体腔注射的,方法与玻璃体腔注射相同。它释放小剂量的醋酸氟轻松至少 3 年。没有系统吸收的记录[154]。

不良反应

在 36 个月时,81.7%的患者发生白内障,37.1%

的患者眼压升高,4.8%的患者行青光眼手术。

证据

在本章完成时，尚无该药物在葡萄膜炎中的使用数据。

参考文献

[1] Cunningham ET, Jr, Wender JD. Practical approach to the use of corticosteroids in patients with uveitis. Can J Ophthalmol. 2010; 45(4):352–358

[2] Jabs DA, Nussenblatt RB, Rosenbaum JT, Standardization of Uveitis Nomenclature (SUN) Working Group. Standardization of uveitis nomenclature for reporting clinical data. Results of the First International Workshop. Am J Ophthalmol. 2005; 140(3):509–516

[3] Jabs DA, Rosenbaum JT, Foster CS, et al. Guidelines for the use of immunosuppressive drugs in patients with ocular inflammatory disorders: recommendations of an expert panel. Am J Ophthalmol. 2000; 130(4):492–513

[4] Aaberg TM. The enigma of pars planitis. Am J Ophthalmol. 1987; 103 (6):828–830

[5] Giles CL. Peripheral uveitis in patients with multiple sclerosis. Am J Ophthalmol. 1970; 70(1):17–19

[6] Lam S, Tessler HH. Quadruple therapy for ocular toxoplasmosis. Can J Ophthalmol. 1993; 28(2):58–61

[7] Malinowski SM, Pulido JS, Folk JC. Long-term visual outcome and complications associated with pars planitis. Ophthalmology. 1993; 100(6):818–824, discussion 825

[8] Iannetti L, Spinucci G, Abbouda A, De Geronimo D, Tortorella P, Accorinti M. Spectral-domain optical coherence tomography in uveitic macular edema: morphological features and prognostic factors. Ophthalmologica. 2012; 228 (1):13–18

[9] Castellano CG, Stinnett SS, Mettu PS, McCallum RM, Jaffe GJ. Retinal thickening in iridocyclitis. Am J Ophthalmol. 2009; 148(3):341–349

[10] Ossewaarde-van Norel J, Berg EM, Sijssens KM, Rothova A. Subfoveal serous retinal detachment in patients with uveitic macular edema. Arch Ophthalmol. 2011; 129(2):158–162

[11] Kimura SJ, Hogan MJ. CHRONIC CYCLITIS. Arch Ophthalmol. 1964; 71:193–201

[12] Park SE, Mieler WF, Pulido JS. 2 peripheral scatter photocoagulation for neovascularization associated with pars planitis. Arch Ophthalmol. 1995; 113 (10):1277–1280

[13] Lowder C, Belfort R, Jr, Lightman S, et al. Ozurdex HURON Study Group. Dexamethasone intravitreal implant for noninfectious intermediate or posterior uveitis. Arch Ophthalmol. 2011; 129(5):545–553

[14] Kempen JH, Altaweel MM, Holbrook JT, et al. Multicenter Uveitis Steroid Treatment (MUST) Trial Research Group. Randomized comparison of systemic anti-inflammatory therapy versus fluocinolone acetonide implant for intermediate, posterior, and panuveitis: the multicenter uveitis steroid treatment trial. Ophthalmology. 2011; 118(10):1916–1926

[15] Kaplan HJ. Surgical treatment of intermediate uveitis. Dev Ophthalmol. 1992; 23:185–189

[16] Smith RE, Godfrey WA, Kimura SJ. Chronic cyclitis. I. Course and visual prognosis. Trans Am Acad Ophthalmol Otolaryngol. 1973; 77(6):OP760–OP768

[17] Smith RE, Godfrey WA, Kimura SJ. Complications of chronic cyclitis. Am J Ophthalmol. 1976; 82(2):277–282

[18] Bacon PA, Salmon M. Modes of action of second-line agents. Scand J Rheumatol Suppl. 1987; 64:17–24

[19] Newell FW, Krill AE. Treatment of uveitis with azathioprine (Imuran). Trans Ophthalmol Soc U K. 1967; 87:499–511

[20] Pasadhika S, Kempen JH, Newcomb CW, et al. Azathioprine for ocular inflammatory diseases. Am J Ophthalmol. 2009; 148(4):500–509.e2

[21] Galor A, Jabs DA, Leder HA, et al. Comparison of antimetabolite drugs as corticosteroid-sparing therapy for noninfectious ocular inflammation. Ophthalmology. 2008; 115(10):1826–1832

[22] Rathinam SR, Babu M, Thundikandy R, et al. A randomized clinical trial comparing methotrexate and mycophenolate mofetil for noninfectious uveitis. Ophthalmology. 2014; 121(10):1863–1870

[23] Kruh J, Foster CS. Corticosteroid-sparing agents: conventional systemic immunosuppressants. Dev Ophthalmol. 2012; 51:29–46

[24] Mathews D, Mathews J, Jones NP. Low-dose cyclosporine treatment for sight-threatening uveitis: efficacy, toxicity, and tolerance. Indian J Ophthalmol. 2010; 58(1):55–58

精粹

- 如果经过 3 个月的糖皮质激素充分治疗和逐步递减,每天 10mg 或低于 10mg 的泼尼松仍无法控制病情,可采用保留糖皮质激素免疫抑制剂疗法。

- 白塞病、鸟枪弹样脉络膜视网膜炎、匐行性脉络膜炎和交感眼炎需要采用保留糖皮质激素免疫抑制疗法作为初始治疗,通常与糖皮质激素联合使用,因为采用可耐受剂量的糖皮质激素控制病情的可能性很低。

- 采用多模影像包括广角眼底照相、OCT、眼底荧光血管造影和 ICG,这些都有助于区分各种后节葡萄膜炎性黄斑病变。

[25] Thomas BJ, Albini TA, Flynn HW, Jr. Multiple evanescent white dot syndrome: multimodal imaging and correlation with proposed pathophysiology. Ophthalmic Surg Lasers Imaging Retina. 2013; 44(6):584–587

[26] dell'Omo R, Pavesio CE. Multiple evanescent white dot syndrome (MEWDS). Int Ophthalmol Clin. 2012; 52(4):221–228

[27] Gross NE, Yannuzzi LA, Freund KB, Spaide RF, Amato GP, Sigal R. Multiple evanescent white dot syndrome. Arch Ophthalmol. 2006; 124(4):493–500

[28] Bryan RG, Freund KB, Yannuzzi LA, Spaide RF, Huang SJ, Costa DL. Multiple evanescent white dot syndrome in patients with multifocal choroiditis. Retina. 2002; 22(3):317–322

[29] Tsai L, Jampol LM, Pollock SC, Olk J. Chronic recurrent multiple evanescent white dot syndrome. Retina. 1994; 14(2):160–163

[30] Callanan D, Gass JD. Multifocal choroiditis and choroidal neovascularization associated with the multiple evanescent white dot and acute idiopathic blind spot enlargement syndrome. Ophthalmology. 1992; 99(11):1678–1685

[31] Jampol LM, Sieving PA, Pugh D, Fishman GA, Gilbert H. Multiple evanescent white dot syndrome. I. Clinical findings. Arch Ophthalmol. 1984; 102(5):671–674

[32] Gass JD. Acute posterior multifocal placoid pigment epitheliopathy. Arch Ophthalmol. 1968; 80(2):177–185

[33] Ryan SJ, Maumenee AE. Acute posterior multifocal placoid pigment epitheliopathy. Am J Ophthalmol. 1972; 74(6):1066–1074

[34] Savino PJ, Weinberg RJ, Yassin JG, Pilkerton AR. Diverse manifestations of acute posterior multifocal placoid pigment epitheliopathy. Am J Ophthalmol. 1974; 77(5):659–662

[35] Kersten DH, Lessell S, Carlow TJ. Acute posterior multifocal placoid pigment epitheliopathy and late-onset meningo-encephalitis. Ophthalmology. 1987; 94(4):393–396

[36] Wright BE, Bird AC, Hamilton AM. Placoid pigment epitheliopathy and Harada's disease. Br J Ophthalmol. 1978; 62(9):609–621

[37] Goldenberg D, Habot-Wilner Z, Loewenstein A, Goldstein M. Spectral domain optical coherence tomography classification of acute posterior multifocal placoid pigment epitheliopathy. Retina. 2012; 32(7):1403–1410

[38] Spaide RF, Goldberg N, Freund KB. Redefining multifocal choroiditis and panuveitis and punctate inner choroidopathy through multimodal imaging. Retina. 2013; 33(7):1315–1324

[39] Zarranz-Ventura J, Sim DA, Keane PA, et al. Characterization of punctate inner choroidopathy using enhanced depth imaging optical coherence tomography. Ophthalmology. 2014; 121(9):1790–1797

[40] Leung TG, Moradi A, Liu D, et al. Clinical features and incidence rate of ocular complications in punctate inner choroidopathy. Retina. 2014; 34(8):1666–1674

[41] Byron MA, Jackson J, Ansell BM. Effect of different corticosteroid regimens on hypothalamic-pituitary-adrenal axis and growth in juvenile chronic arthritis. J R Soc Med. 1983; 76(6):452–457

[42] Holland GN, Stiehm ER. Special considerations in the evaluation and management of uveitis in children. Am J Ophthalmol. 2003; 135(6):867–878

[43] Urban RC, Jr, Cotlier E. Corticosteroid-induced cataracts. Surv Ophthalmol. 1986; 31(2):102–110

[44] Foster CS, Vitale AT. Diagnosis and Treatment of Uveitis. New Delhi; London: Jaypee Brothers Medical; 2013

[45] Michelson JB, Chisari FV. Behçet's disease. Surv Ophthalmol. 1982; 26(4):190–203

[46] Mishima S, Masuda K, Izawa Y, Mochizuki M, Namba K. The eighth Frederick H. Verhoeff Lecture. Presented by Saiichi Mishima, MD Behçet's disease in Japan: ophthalmologic aspects. Trans Am Ophthalmol Soc. 1979; 77:225–279

[47] Unoki N, Nishijima K, Kita M, Hayashi R, Yoshimura N. Structural changes of fovea during remission of Behçet's disease as imaged by spectral domain optical coherence tomography. Eye (Lond). 2010; 24(6):969–975

[48] Takeuchi M, Iwasaki T, Kezuka T, et al. Functional and morphological changes in the eyes of Behçet's patients with uveitis. Acta Ophthalmol (Copenh). 2010; 88(2):257–262

[49] Chan CC, Roberge RG, Whitcup SM, Nussenblatt RB. 32 cases of sympathetic ophthalmia. A retrospective study at the National Eye Institute, Bethesda, MD., from 1982 to 1992. Arch Ophthalmol. 1995; 113(5):597–600

[50] Goto H, Rao NA. Sympathetic ophthalmia and Vogt-Koyanagi-Harada syndrome. Int Ophthalmol Clin. 1990; 30(4):279–285

[51] Albert DM, Diaz-Rohena R. A historical review of sympathetic ophthalmia and its epidemiology. Surv Ophthalmol. 1989; 34(1):1–14

[52] Gupta V, Gupta A, Dogra MR, Singh I. Reversible retinal changes in the acute stage of sympathetic ophthalmia seen on spectral domain optical coherence tomography. Int Ophthalmol. 2011; 31(2):105–110

[53] Behdad B, Rahmani S, Montahaei T, Soheilian R, Soheilian M. Enhanced depth imaging OCT (EDI-OCT) findings in acute phase of sympathetic ophthalmia. Int Ophthalmol. 2015; 35(3):433–439

[54] Muakkassa NW, Witkin AJ. Spectral-domain optical coherence tomography of sympathetic ophthalmia with Dalen-Fuchs nodules. Ophthalmic Surg Lasers Imaging Retina. 2014; 45(6):610–612

[55] Moorthy RS, Inomata H, Rao NA. Vogt-Koyanagi-Harada syndrome. Surv Ophthalmol. 1995; 39(4):265–292

[56] Beniz J, Forster DJ, Lean JS, Smith RE, Rao NA. Variations in clinical features of the Vogt-Koyanagi-Harada syndrome. Retina. 1991; 11(3):275–280

[57] Ishihara K, Hangai M, Kita M, Yoshimura N. Acute Vogt-Koyanagi-Harada disease in enhanced spectral-domain optical coherence tomography. Ophthalmology. 2009; 116(9):1799–1807

[58] Nakayama M, Keino H, Okada AA, et al. Enhanced depth imaging optical coherence tomography of the choroid in Vogt-Koyanagi-Harada disease. Retina. 2012; 32(10):2061–2069

[59] da Silva FT, Sakata VM, Nakashima A, et al. Enhanced depth imaging optical coherence tomography in long-standing Vogt-Koyanagi-Harada disease. Br J Ophthalmol. 2013; 97(1):70–74

[60] Takahashi H, Takase H, Ishizuka A, et al. Choroidal thickness in convalescent Vogt-Koyanagi-Harada disease. Retina. 2014; 34(4):775–780

[61] Albert DM, Jakobiec FA. Principles and Practice of Ophthalmology: Clinical practice. Philadelphia, PA: W.B. Saunders; 1994

[62] Gass JDM. Stereoscopic Atlas of Macular Diseases: Diagnosis and Treatment. St. Louis, MO: Mosby; 1997

[63] Laatikainen L, Erkkilä H. A follow-up study on serpiginous choroiditis. Acta Ophthalmol (Copenh). 1981; 59(5):707–718

[64] Nussenblatt RB, Whitcup SM, Palestine AG. Uveitis: Fundamentals and Clinical Practice. Mosby; 1996

[65] Weiss H, Annesley WH, Jr, Shields JA, Tomer T, Christopherson K. The clinical course of serpiginous choroidopathy. Am J Ophthalmol. 1979; 87(2):133–142

[66] Mansour AM, Jampol LM, Packo KH, Hrisomalos NF. Macular serpiginous choroiditis. Retina. 1988; 8(2):125–131

[67] Punjabi OS, Rich R, Davis JL, et al. Imaging serpiginous choroidopathy with spectral domain optical coherence tomography. Ophthalmic Surg Lasers Imaging. 2008; 39(4) Suppl:S95–S98

[68] Ryan SJ, Maumenee AE. Birdshot retinochoroidopathy. Am J Ophthalmol. 1980; 89(1):31–45

[69] Gass JD. Vitiliginous chorioretinitis. Arch Ophthalmol. 1981; 99(10):1778–1787

[70] Nussenblatt RB, Mittal KK, Ryan S, Green WR, Maumenee AE. Birdshot retinochoroidopathy associated with HLA-A29 antigen and immune responsiveness to retinal S-antigen. Am J Ophthalmol. 1982; 94(2):147–158

[71] Keane PA, Allie M, Turner SJ, et al. Characterization of birdshot chorioretinopathy using extramacular enhanced depth optical coherence tomography. JAMA Ophthalmol. 2013; 131(3):341–350

[72] Dreyer RF, Gass DJ. Multifocal choroiditis and panuveitis. A syndrome that mimics ocular histoplasmosis. Arch Ophthalmol. 1984; 102(12):1776–1784

[73] Morgan CM, Schatz H. Recurrent multifocal choroiditis. Ophthalmology. 1986; 93(9):1138–1147

[74] Spaide RF, Yannuzzi LA, Freund KB. Linear streaks in multifocal choroiditis and panuveitis. Retina. 1991; 11(2):229–231

[75] Kempen JH, Daniel E, Gangaputra S, et al. Methods for identifying long-term adverse effects of treatment in patients with eye diseases: the Systemic Immunosuppressive Therapy for Eye Diseases (SITE) Cohort Study. Ophthalmic Epidemiol. 2008; 15(1):47–55

[76] Esterberg E, Acharya NR. Corticosteroid-sparing therapy: practice patterns among uveitis specialists. J Ophthalmic Inflamm Infect. 2012; 2(1):21–28

[77] Chan ES, Cronstein BN. Molecular action of methotrexate in inflammatory diseases. Arthritis Res. 2002; 4(4):266–273

[78] Gangaputra S, Newcomb CW, Liesegang TL, et al. Systemic Immunosuppressive Therapy for Eye Diseases Cohort Study. Methotrexate for ocular inflammatory diseases. Ophthalmology. 2009; 116(11):2188–98.e1

[79] Simonini G, Paudyal P, Jones GT, Cimaz R, Macfarlane GJ. Current evidence of methotrexate efficacy in childhood chronic uveitis: a systematic review and meta-analysis approach. Rheumatology (Oxford). 2013; 52(5):825–831

[80] Daniel E, Thorne JE, Newcomb CW, et al. Mycophenolate mofetil for ocular inflammation. Am J Ophthalmol. 2010; 149(3):423–32.e1, 2

[81] Kaçmaz RO, Kempen JH, Newcomb C, et al. Cyclosporine for ocular inflammatory diseases. Ophthalmology. 2010; 117(3):576–584

[82] Pujari SS, Kempen JH, Newcomb CW, et al. Cyclophosphamide for ocular inflammatory diseases. Ophthalmology. 2010; 117(2):356–365

[83] Allison AC. Mechanisms of action of mycophenolate mofetil. Lupus. 2005; 14

Suppl 1:s2–s8

[84] Kempen JH, Gangaputra S, Daniel E, et al. Long-term risk of malignancy among patients treated with immunosuppressive agents for ocular inflammation: a critical assessment of the evidence. Am J Ophthalmol. 2008; 146(6):802–12.e1

[85] Doycheva D, Zierhut M, Blumenstock G, Stuebiger N, Deuter C. Mycophenolate mofetil in the therapy of uveitic macular edema—long-term results. Ocul Immunol Inflamm. 2012; 20(3):203–211

[86] Chang PY, Giuliari GP, Shaikh M, Thakuria P, Makhoul D, Foster CS. Mycophenolate mofetil monotherapy in the management of paediatric uveitis. Eye (Lond). 2011; 25(4):427–435

[87] Nussenblatt RB, Palestine AG, Rook AH, Scher I, Wacker WB, Gery I. Treatment of intraocular inflammatory disease with cyclosporin A. Lancet. 1983; 2(8344):235–238

[88] Suzuki N, Kaneko S, Ichino M, Mihara S, Wakisaka S, Sakane T. In vivo mechanisms for the inhibition of T lymphocyte activation by long-term therapy with tacrolimus (FK-506): experience in patients with Behçet's disease. Arthritis Rheum. 1997; 40(6):1157–1167

[89] Hogan AC, McAvoy CE, Dick AD, Lee RW. Long-term efficacy and tolerance of tacrolimus for the treatment of uveitis. Ophthalmology. 2007; 114(5):1000–1006

[90] Murphy CC, Greiner K, Plskova J, et al. Cyclosporine vs tacrolimus therapy for posterior and intermediate uveitis. Arch Ophthalmol. 2005; 123(5):634–641

[91] Foster CS. Cicatricial pemphigoid. Trans Am Ophthalmol Soc. 1986; 84:527–663

[92] Stockman GD, Heim LR, South MA, Trentin JJ. Differential effects of cyclophosphamide on the B and T cell compartments of adult mice. J Immunol. 1973; 110(1):277–282

[93] Clements PJ, Yu DT, Levy J, Paulus HE, Barnett EV. Effects of cyclophosphamide on B- and T-lymphocytes in rheumatoid arthritis. Arthritis Rheum. 1974; 17(4):347–353

[94] Guillevin L, Cordier JF, Lhote F, et al. A prospective, multicenter, randomized trial comparing steroids and pulse cyclophosphamide versus steroids and oral cyclophosphamide in the treatment of generalized Wegener's granulomatosis. Arthritis Rheum. 1997; 40(12):2187–2198

[95] Fairley KF, Barrie JU, Johnson W. Sterility and testicular atrophy related to cyclophosphamide therapy. Lancet. 1972; 1(7750):568–569

[96] Abdalla MI, el-D Bahoat N. Long-lasting remission of Behcet's disease after chlorambucil therapy. Br J Ophthalmol. 1973; 57(9):706–711

[97] Levy-Clarke G, Jabs DA, Read RW, Rosenbaum J, Vitale A, Van Gelder RN. Expert panel recommendations for the use of anti-tumor necrosis factor biologic agents in patients with ocular inflammatory disorders. Ophthalmology. 2014; 121(3):785–96.e3

[98] de Vos AF, Klaren VN, Kijlstra A. Expression of multiple cytokines and IL-1RA in the uvea and retina during endotoxin-induced uveitis in the rat. Invest Ophthalmol Vis Sci. 1994; 35(11):3873–3883

[99] Pérez-Guijo V, Santos-Lacomba M, Sánchez-Hernández M, Castro-Villegas MdelC, Gallardo-Galera JM, Collantes-Estévez E. Tumour necrosis factor-alpha levels in aqueous humour and serum from patients with uveitis: the involvement of HLA-B27. Curr Med Res Opin. 2004; 20(2):155–157

[100] Wolfe F, Michaud K. The effect of methotrexate and anti-tumor necrosis factor therapy on the risk of lymphoma in rheumatoid arthritis in 19,562 patients during 89,710 person-years of observation. Arthritis Rheum. 2007; 56(5):1433–1439

[101] Chakravarty EF, Michaud K, Wolfe F. Skin cancer, rheumatoid arthritis, and tumor necrosis factor inhibitors. J Rheumatol. 2005; 32(11):2130–2135

[102] Lopez-Olivo MA, Tayar JH, Martinez-Lopez JA, et al. Risk of malignancies in patients with rheumatoid arthritis treated with biologic therapy: a meta-analysis. JAMA. 2012; 308(9):898–908

[103] Suhler EB, Smith JR, Wertheim MS, et al. A prospective trial of infliximab therapy for refractory uveitis: preliminary safety and efficacy outcomes. Arch Ophthalmol. 2005; 123(7):903–912

[104] Tabbara KF, Al-Hemidan AI. Infliximab effects compared to conventional therapy in the management of retinal vasculitis in Behçet disease. Am J Ophthalmol. 2008; 146(6):845–50.e1

[105] Arida A, Fragiadaki K, Giavri E, Sfikakis PP. Anti-TNF agents for Behçet's disease: analysis of published data on 369 patients. Semin Arthritis Rheum. 2011; 41(1):61–70

[106] Cruz BA, Reis DD, Araujo CA, Minas Gerais Vasculitis Study Group. Refractory retinal vasculitis due to sarcoidosis successfully treated with infliximab. Rheumatol Int. 2007; 27(12):1181–1183

[107] Clementine RR, Lyman J, Zakem J, Mallepalli J, Lindsey S, Quinet R. Tumor necrosis factor-alpha antagonist-induced sarcoidosis. J Clin Rheumatol. 2010; 16(6):274–279

[108] Daïen CI, Monnier A, Claudepierre P, et al. Club Rhumatismes et Inflamma-

tion (CRI). Sarcoid-like granulomatosis in patients treated with tumor necrosis factor blockers: 10 cases. Rheumatology (Oxford). 2009; 48(8):883–886

[109] Artornsombudh P, Gevorgyan O, Payal A, Siddique SS, Foster CS. Infliximab treatment of patients with birdshot retinochoroidopathy. Ophthalmology. 2013; 120(3):588–592

[110] Khalifa YM, Bailony MR, Acharya NR. Treatment of pediatric Vogt-Koyanagi-Harada syndrome with infliximab. Ocul Immunol Inflamm. 2010; 18(3):218–222

[111] Zmuda M, Tiev KP, Knoeri J, Héron E. Successful use of infliximab therapy in sight-threatening corticosteroid-resistant Vogt-Koyanagi-Harada disease. Ocul Immunol Inflamm. 2013; 21(4):310–316

[112] Seve P, Mennesson E, Grange JD, Broussolle C, Kodjikian L. Infliximab in serpiginous choroiditis. Acta Ophthalmol (Copenh). 2010; 88(8):e342–e343

[113] Mackensen F, Becker MD, Wiehler U, Max R, Dalpke A, Zimmermann S. QuantiFERON TB-Gold—a new test strengthening long-suspected tuberculous involvement in serpiginous-like choroiditis. Am J Ophthalmol. 2008; 146(5):761–766

[114] Nazari Khanamiri H, Rao NA. Serpiginous choroiditis and infectious multifocal serpiginoid choroiditis. Surv Ophthalmol. 2013; 58(3):203–232

[115] Diaz-Llopis M, García-Delpech S, Salom D, et al. Adalimumab therapy for refractory uveitis: a pilot study. J Ocul Pharmacol Ther. 2008; 24(3):351–361

[116] Suhler EB, Lowder CY, Goldstein DA, et al. Adalimumab therapy for refractory uveitis: results of a multicentre, open-label, prospective trial. Br J Ophthalmol. 2013; 97(4):481–486

[117] Mushtaq B, Saeed T, Situnayake RD, Murray PI. Adalimumab for sight-threatening uveitis in Behçet's disease. Eye (Lond). 2007; 21(6):824–825

[118] Reiff A, Takei S, Sadeghi S, et al. Etanercept therapy in children with treatment-resistant uveitis. Arthritis Rheum. 2001; 44(6):1411–1415

[119] Smith JA, Thompson DJ, Whitcup SM, et al. A randomized, placebo-controlled, double-masked clinical trial of etanercept for the treatment of uveitis associated with juvenile idiopathic arthritis. Arthritis Rheum. 2005; 53(1):18–23

[120] Galor A, Perez VL, Hammel JP, Lowder CY. Differential effectiveness of etanercept and infliximab in the treatment of ocular inflammation. Ophthalmology. 2006; 113(12):2317–2323

[121] Cordero-Coma M, Salom D, Díaz-Llopis M, López-Prats MJ, Calleja S. Golimumab for uveitis. Ophthalmology. 2011; 118(9):1892.e3–1892.e4

[122] Miserocchi E, Modorati G, Pontikaki I, Meroni P, Gerloni V. Golimumab treatment for complicated uveitis. Clin Exp Rheumatol. 2013; 31(2):320–321

[123] Davatchi F, Shams H, Rezaipoor M, et al. Rituximab in intractable ocular lesions of Behcet's disease; randomized single-blind control study (pilot study). Int J Rheum Dis. 2010; 13(3):246–252

[124] Sadreddini S, Noshad H, Molaeefard M, Noshad R. Treatment of retinal vasculitis in Behçet's disease with rituximab. Mod Rheumatol. 2008; 18(3):306–308

[125] Ugurlu S, Ucar D, Seyahi E, Hatemi G, Yurdakul S. Canakinumab in a patient with juvenile Behcet's syndrome with refractory eye disease. Ann Rheum Dis. 2012; 71(9):1589–1591

[126] Simonini G, Xu Z, Caputo R, et al. Clinical and transcriptional response to the long-acting interleukin-1 blocker canakinumab in Blau syndrome-related uveitis. Arthritis Rheum. 2013; 65(2):513–518

[127] Adán A, Mesquida M, Llorenç V, et al. Tocilizumab treatment for refractory uveitis-related cystoid macular edema. Graefes Arch Clin Exp Ophthalmol. 2013; 251(11):2627–2632

[128] Dick AD, Meyer P, James T, et al. Campath-1 H therapy in refractory ocular inflammatory disease. Br J Ophthalmol. 2000; 84(1):107–109

[129] Bodaghi B, Gendron G, Wechsler B, et al. Efficacy of interferon alpha in the treatment of refractory and sight threatening uveitis: a retrospective monocentric study of 45 patients. Br J Ophthalmol. 2007; 91(3):335–339

[130] Deuter C, Stübiger N, Zierhut M. Interferon-a therapy in noninfectious uveitis. Dev Ophthalmol. 2012; 51:90–97

[131] Kötter I, Günaydin I, Zierhut M, Stübiger N. The use of interferon alpha in Behcet disease: review of the literature. Semin Arthritis Rheum. 2004; 33(5):320–335

[132] Kötter I, Zierhut M, Eckstein AK, et al. Human recombinant interferon alfa-2a for the treatment of Behçet's disease with sight threatening posterior or panuveitis. Br J Ophthalmol. 2003; 87(4):423–431

[133] Butler NJ, Suhler EB, Rosenbaum JT. Interferon alpha 2b in the treatment of uveitic cystoid macular edema. Ocul Immunol Inflamm. 2012; 20(2):86–90

[134] Gueudry J, Wechsler B, Terrada C, et al. Long-term efficacy and safety of low-dose interferon alpha2a therapy in severe uveitis associated with Behçet disease. Am J Ophthalmol. 2008; 146(6):837–44.e1

[135] Deuter CM, Zierhut M, Möhle A, Vonthein R, Stöbiger N, Kötter I. Long-term remission after cessation of interferon- a treatment in patients with severe

uveitis due to Behçet's disease. Arthritis Rheum. 2010; 62(9):2796–2805

[136] Krause L, Altenburg A, Pleyer U, Köhler AK, Zouboulis CC, Foerster MH. Long term visual prognosis of patients with ocular Adamantiades-Behçet's disease treated with interferon-alpha-2a. J Rheumatol. 2008; 35(5):896–903

[137] Deuter CM, Kötter I, Günaydin I, Stübiger N, Doycheva DG, Zierhut M. Efficacy and tolerability of interferon alpha treatment in patients with chronic cystoid macular oedema due to non-infectious uveitis. Br J Ophthalmol. 2009; 93(7):906–913

[138] Jonas JB, Degenring RF, Kreissig I, Akkoyun I, Kamppeter BA. Intraocular pressure elevation after intravitreal triamcinolone acetonide injection. Ophthalmology. 2005; 112(4):593–598

[139] Sen HN, Vitale S, Gangaputra SS, et al. Periocular corticosteroid injections in uveitis: effects and complications. Ophthalmology. 2014; 121(11):2275–2286

[140] Leder HA, Jabs DA, Galor A, Dunn JP, Thorne JE. Periocular triamcinolone acetonide injections for cystoid macular edema complicating noninfectious uveitis. Am J Ophthalmol. 2011; 152(3):441–448.e2

[141] Cunningham MA, Edelman JL, Kaushal S. Intravitreal steroids for macular edema: the past, the present, and the future. Surv Ophthalmol. 2008; 53(2):139–149

[142] Kok H, Lau C, Maycock N, McCluskey P, Lightman S. Outcome of intravitreal triamcinolone in uveitis. Ophthalmology. 2005; 112(11):1916.e1–1916.e7

[143] Kramer M, Ehrlich R, Snir M, et al. Intravitreal injections of triamcinolone acetonide for severe vitritis in patients with incomplete Behcet's disease. Am J Ophthalmol. 2004; 138(4):666–667

[144] Andrade RE, Muccioli C, Farah ME, Nussenblatt RB, Belfort R, Jr. Intravitreal triamcinolone in the treatment of serous retinal detachment in Vogt-Koyanagi-Harada syndrome. Am J Ophthalmol. 2004; 137(3):572–574

[145] Ozdemir H, Karacorlu M, Karacorlu S. Intravitreal triamcinolone acetonide in sympathetic ophthalmia. Graefes Arch Clin Exp Ophthalmol. 2005; 243

(7):734–736

[146] de Smet MD. Corticosteroid intravitreal implants. Dev Ophthalmol. 2012; 51:122–133

[147] Chang-Lin JE, Burke JA, Peng Q, et al. Pharmacokinetics of a sustained-release dexamethasone intravitreal implant in vitrectomized and nonvitrectomized eyes. Invest Ophthalmol Vis Sci. 2011; 52(7):4605–4609

[148] Driot JY, Novack GD, Rittenhouse KD, Milazzo C, Pearson PA. Ocular pharmacokinetics of fluocinolone acetonide after Retisert intravitreal implantation in rabbits over a 1-year period. J Ocul Pharmacol Ther. 2004; 20(3):269–275

[149] Yeh S, Cebulla CM, Witherspoon SR, et al. Management of fluocinolone implant dissociation during implant exchange. Arch Ophthalmol. 2009; 127(9):1218–1221

[150] Nicholson BP, Singh RP, Sears JE, Lowder CY, Kaiser PK. Evaluation of fluocinolone acetonide sustained release implant (Retisert) dissociation during implant removal and exchange surgery. Am J Ophthalmol. 2012; 154(6):969–973.e1

[151] Jaffe GJ, Martin D, Callanan D, Pearson PA, Levy B, Comstock T, Fluocinolone Acetonide Uveitis Study Group. Fluocinolone acetonide implant (Retisert) for noninfectious posterior uveitis: thirty-four-week results of a multicenter randomized clinical study. Ophthalmology. 2006; 113(6):1020–1027

[152] Callanan DG, Jaffe GJ, Martin DF, Pearson PA, Comstock TL. Treatment of posterior uveitis with a fluocinolone acetonide implant: three-year clinical trial results. Arch Ophthalmol. 2008; 126(9):1191–1201

[153] Pavesio C, Zierhut M, Bairi K, Comstock TL, Usner DW, Fluocinolone Acetonide Study Group. Evaluation of an intravitreal fluocinolone acetonide implant versus standard systemic therapy in noninfectious posterior uveitis. Ophthalmology. 2010; 117(3):567–575, 575.e1

[154] Sadiq MA, Agarwal A, Soliman MK, et al. Sustained-release fluocinolone acetonide intravitreal insert for macular edema: clinical pharmacology and safety evaluation. Expert Opin Drug Saf. 2015; 14(7):1147–1156

第**26**章
脉络膜痣和脉络膜黑色素瘤

Carol L. Shields, Jerry A. Shields

26.1 引言

有几种黑色素细胞性肿瘤可能起源于葡萄膜（虹膜、睫状体和脉络膜）。其中最重要的两种是脉络膜痣和脉络膜黑色素瘤。良性的脉络膜痣可进展为恶性脉络膜黑色素瘤。在本章中，我们将描述每种疾病的临床特征和治疗。

26.2 脉络膜痣

26.2.1 流行病学

脉络膜痣是最常见的眼底肿瘤。它起源于脉络膜间质中的黑色素细胞[1,2]。根据一项以人群为基础的研究，在美国，40 岁以上人群中脉络膜痣的患病率为 5%或更高[3]。虽然它可能起源于黑色素细胞先天性巢，但脉络膜痣可能直到青春期或成年早期才呈现色素或临床明显。在某些情况下，脉络膜痣可以发生转化并进展为恶性黑色素瘤[4-7]。

26.2.2 临床特征

脉络膜痣通常在检眼镜下可见，可呈现不同的临床表现。最常见的是平坦的、均匀的边界模糊的青灰色病灶。随着时间的推移，脉络膜痣的表面会形成细小的玻璃膜疣（图 26.1 和图 26.2）。在某些情况下，脉络膜痣可能是完全无色素的。大多数脉络膜痣的厚度小于 2mm。研究表明，脉络膜痣可能发展成恶性黑色素瘤的可能因素包括痣的厚度大于 2mm，病灶表面有橙色色素，以及局灶性继发性视网

膜脱离（图 26.3）。

脉络膜痣的临床特征因患者年龄的不同而略有不同。年轻患者的视网膜色素上皮（RPE）变化或玻璃膜疣很少。随着年龄的增长，脉络膜痣的厚度略有增加，多灶性的机会更大，且病灶上覆玻璃膜疣更明显[8]。

大多数脉络膜痣是无症状的，但 10%~11%的病例会随着视力下降而出现症状[9]。导致视力下降的原因包括黄斑继发性浆液性脱离（50%）、感光器变性（42%）和视网膜下脉络膜新生血管（8%）。视力下降在中央凹下色素痣患者中更为常见。对 3422 例脉络膜痣患者的视力分析显示在 5 年、10 年和 15 年时，视力下降的发生率分别为 15%、20%和 26%；与之相比，中央凹旁脉络膜痣的发生率分别为<1%、1%和 2%[9]。

在长期随访中，脉络膜痣可以表现出非常小的生长（基底<1mm），但这并不意味着向黑色素瘤的转

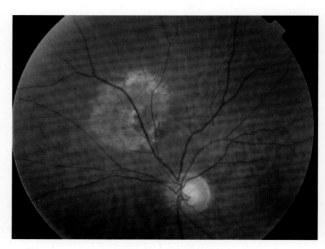

图 26.1 脉络膜痣伴玻璃膜疣。

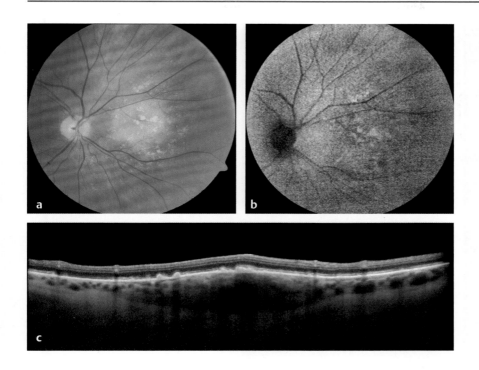

图 26.2　脉络膜痣的低风险特征。(a)无色素痣伴玻璃膜疣。(b)玻璃膜疣呈现轻度的强自发荧光。(c)OCT显示脉络膜隆起，上覆玻璃膜疣和视网膜外层不规则。

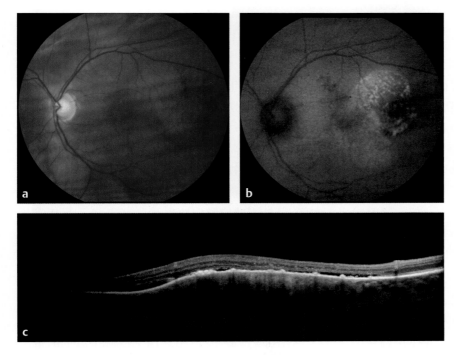

图 26.3　脉络膜痣的高危特征。(a)伴有视网膜下积液的色素痣。(b)病灶由于上覆脂褐素和视网膜下积液呈现强自发荧光。(c)OCT 显示脉络膜隆起，上覆玻璃膜疣、视网膜下积液和光感受器丧失。

变。在一项大型研究中，当对比患者 7~10 年的眼底图像后，40%的患者显示出病灶扩大[10]。在大约 5%的病例中，脉络膜痣周围有晕轮，称为"晕轮痣"(图26.4)。晕轮痣患者转化为脉络膜黑色素瘤的风险较低[11]。他们偶尔会有皮肤黑色素瘤病史，而晕轮被认为是一种自身免疫反应。在约 5%的病例中，脉络膜痣基底直径很大，占位 10mm 或更大。巨大的脉络

膜痣通常上覆玻璃膜疣和 RPE 异常，但转化为黑色素瘤的风险约为 15%[12]。

26.2.3 诊断

诊断脉络膜痣的最佳方法是在间接检眼镜下查见典型的眼底特征。某些辅助检查可用于帮助诊断。典型脉络膜痣的荧光血管造影显示血管充盈期病变

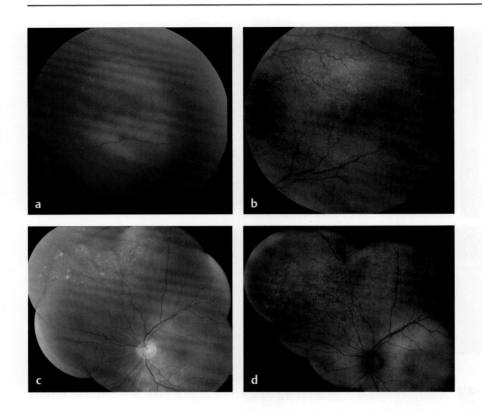

图 26.4 非典型脉络膜痣。(a)晕轮痣伴有黄色晕轮。(b)晕轮呈现轻度的强自发荧光。(c)伴有玻璃膜疣的巨大痣。(d)玻璃膜疣呈现轻度的强自发荧光。

色素部分对应的弱荧光(图 26.5)。无色素痣在血管造影后期表现出较少的弱荧光甚至部分强荧光。这与脉络膜黑色素瘤形成对比，脉络膜黑色素瘤的荧光通常更强。脉络膜痣表面的玻璃膜疣通常在血管造影中呈现强荧光，这是透见脉络膜荧光的结果。在吲哚菁绿血管造影中，大多数脉络膜色素痣也通常呈现弱荧光。

超声对脉络膜痣的诊断价值不大，但对厚度大于 1mm 的病变有诊断价值(图 26.6)。当超声检测脉络膜痣的厚度大于 2mm 时，应该密切关注其是否演变为恶性黑色素瘤。光相干断层扫描(OCT)可以辅助显示脉络膜痣起源于外层脉络膜，并向内压迫脉络膜毛细血管(图 26.7)[13]。偶尔可见脉络膜痣上覆的视网膜外层萎缩，伴光感光器丧失、视网膜下液、视网膜下间隙、RPE 脱离和视网膜水肿。在自发荧光成像上，脉络膜痣往往呈现弱荧光，且上覆的RPE 由于慢性萎缩也呈现弱荧光。

26.2.4 治疗方案

脉络膜痣一般不需要治疗。脉络膜痣由于中央凹的浆液性脱离而导致视力丧失，有时可以通过抗血管内皮生长因子药物治疗来控制，包括定界光凝、针对渗漏表面光凝或经瞳孔温热疗法(TTT)。脉络膜痣患者应每年定期随访，如果发现病变生长，应怀疑其发展为早期恶性黑色素瘤，并对病变进行相应的处理。

脉络膜痣向黑色素瘤转化的危险因素包括厚度增加(>2mm)、视网膜下液、症状(视力下降、视野缺损、闪光、漂浮物)、橙色色素、靠近视盘边缘、超声挖空征、晕轮或玻璃膜疣缺失[4,5,7]。有一个回顾眼部黑色素瘤危险因素的助记符(TFSOM UHHD)，分别代表了厚度(T)、液体(F)、症状(S)、橙色色素(O)、边缘(M)、超声挖空征(UH)、晕轮消失(H)、玻璃膜疣消失(D)[7](表 26.1)，这样有利于每天使用助记符来发现小的眼部黑色素瘤。出现一个危险因素，肿瘤有 38%的增长概率，而出现两个或两个以上的危险因素，则超过 50%的病例在 5 年后出现增长。具有69%生长可能性最危险因素的组合，包括厚度超过2mm、出现症状和肿瘤位于视盘边缘。脉络膜痣具有1~2 个危险因素的脉络膜色素痣生长为黑色素瘤的中位风险比为 3；具有 3~4 个危险因素的中位风险比为 5；具有 5~6 个危险因素的中位风险比为 9；具有所有 7 个危险因素的中位风险比为 21。脉络膜痣具有上述任何一种特征，应每 6 个月或更短时间随

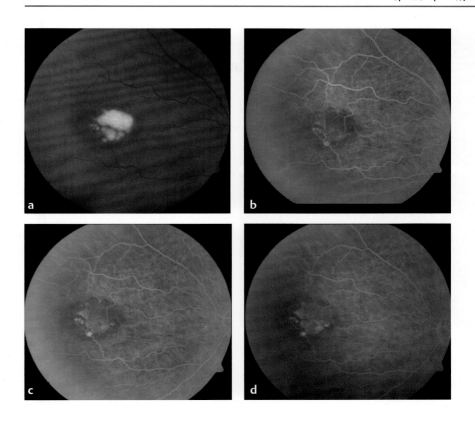

图 26.5　(a)脉络膜痣。(b-d)荧光血管造影显示弱荧光，上覆 RPE 脱离区域染色。

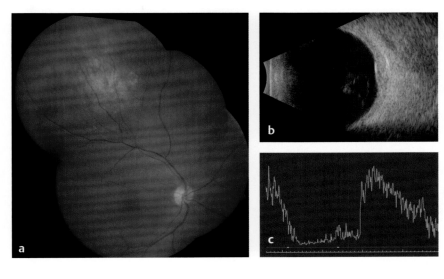

图 26.6　(a)脉络膜痣的超声表现。(b)肿块密集回声。(c)内部高反射。

访一次。大多数有两种或两种以上危险因素的肿瘤可能是小脉络膜黑色素瘤,需要早期治疗。

26.2.5　脉络膜痣与黑色素瘤的鉴别特征

鉴别脉络膜痣与小脉络膜黑色素瘤很重要。小的脉络膜黑色素瘤的厚度一般为 2mm 或 3mm,病灶活动性特征包括视网膜下液和(或)橙色色素,而脉络膜痣的厚度一般小于 2mm, 表现出慢性特征(玻璃膜疣、RPE 萎缩、RPE 增生、RPE 脱离或纤维

争论点

● 脉络膜黑色素瘤最早的检测点可能只有痣那么小。可以利用临床危险因素不实现,如厚度超过 2mm、视网膜下液、出现症状、橙色色素、距离视盘边缘<3mm、超声挖空征、玻璃膜疣缺失、晕轮缺失等。尽早发现脉络膜黑色素瘤,这可以改善患者的生活预后。

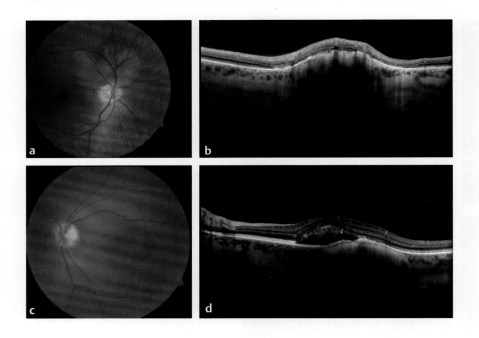

图 26.7　(a,b)脉络膜痣与(c,d)小的脉络膜黑色素瘤的比较,显示脉络膜痣上覆的 RPE 改变和黑色素瘤上覆的光感受器紊乱和视网膜下积液。

表 26.1　通过使用助记符检测脉络膜痣(=3mm)进展为黑色素瘤的危险因素

缩写	助记符	特征	风险比 [a]	特征存在时,色素痣生长成黑色素瘤比例(%)	无特征时,色素痣生长成黑色素瘤比例(%)
T	到	厚度>2mm	2	19	5
F	发现	液体	3	27	5
S	小的	症状	2	23	5
O	视觉的	橙色色素	3	30	5
M	黑色素瘤	距离视盘边缘<3mm	2	13	4
UH	使用有用的	超声挖空征	3	25	4
H	暗示	晕轮缺失	6	7	2
D	每日	玻璃膜疣缺失	N/A	N/A	N/A

简称:TFSOM UHHD,每日使用有用的提示寻找小的眼部黑色素瘤。

来源:Adapted from Shields et al.[7]

[a] 不适用(N/A),因为因素"玻璃膜疣缺失"在其他研究中被认为是重要的,所以它被包含在这个危险因素的助记符中。

化)。在超声检查中,脉络膜痣表现出高的内部反射和声学稳定性,而小脉络膜黑色素瘤表现出中到低的内部反射和超声挖空征。荧光素血管造影的热点和渗漏提示痣的生长和向黑色素瘤的转化。与脉络膜痣相比,小的脉络膜黑色素瘤的 OCT 特征包括肿瘤厚度增加、视网膜下液、视网膜下脂褐素沉积、视网膜不规则,以及光感受器紊乱[13,15](图 26.8)。脉络膜色素痣的其他鉴别诊断包括先天性 RPE 肥大、RPE 增生、合并视网膜上皮和 RPE 的错构瘤以及视网膜下出血。无色素的脉络膜痣必须与脉络膜转移瘤、脉络膜肉芽肿和脉络膜淋巴瘤相鉴别。由经验丰富的临床医师结合 OCT 和荧光素血管造影的影像技术仔细检查眼底,可鉴别脉络膜痣与其他病变。

26.2.6 组织病理学

脉络膜痣是由良性葡萄膜黑色素细胞组成的肿瘤。几种类型的痣细胞已被鉴别,大多数是由纺锤形或圆形到椭圆形的细胞组成,具有良性的细胞学

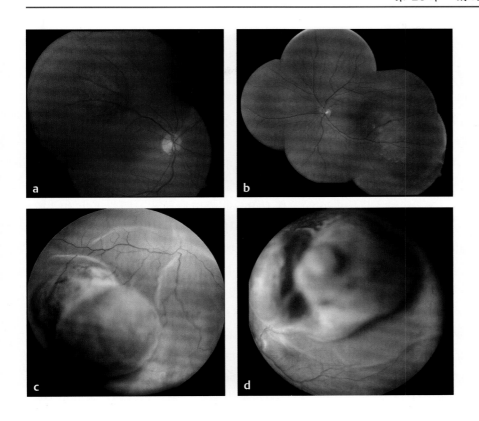

图 26.8　脉络膜恶性黑色素瘤。(a)小的脉络膜黑色素瘤,伴橙色色素和视网膜下液。(b)伴有橙色色素和视网膜下液的中等脉络膜黑色素瘤。(c)大型脉络膜黑色素瘤伴广泛的视网膜下液。(d)特大型脉络膜黑色素瘤,呈蘑菇状,视网膜下液。

特征。脉络膜痣主要由大的卵圆形到圆形的细胞组成,并有密集的细胞质黑素体,称为黑细胞瘤,这些细胞与构成视盘黑色素细胞瘤的细胞相同。

26.3 脉络膜恶性黑色素瘤

26.3.1 流行病学

脉络膜黑色素瘤是白人患者最常见的原发性眼内恶性肿瘤[16,17]。在北美,估计每年约有 2500 人患葡萄膜黑色素瘤[18]。据估计,全世界每年有 7095 例葡萄膜黑色素瘤新病例,其中白人患者 4747 例,西班牙患者 738 例,亚洲患者 1286 例,非洲患者 316 例[18]。

葡萄膜黑色素瘤的平均年龄调整发病率为

4.3/100 万[19]。在过去的 50 年里,这个数字一直相对稳定。美国国家癌症研究所对 2493 例葡萄膜黑色素瘤病例进行了分析,流行病学和最终结果(SEER)数据库显示, 葡萄膜黑色素瘤在所有年龄段中的发病率,男性为 4.9%,女性为 3.7%[19]。发病平均年龄为 60 岁,范围为 6~100 岁。每百万人口(男女)的特定年龄发病率因年龄而异,包括 0~4 岁(0/0)、10~14 岁(0.2/0)、、20~24 年(0.4/0.6)、30~34 年(1.7/1.7)、40~44 岁 (3.9/2.4)、50~54 岁 (10.5/6.5)、60~64 岁(14.9/11.7)、70~74 岁(24.5/17.8)、80~84 岁(23.2/16.1)。

在一个三级转诊中心对 8033 例葡萄膜黑色素瘤患者的分析中,Shields 及其同事报道了黑色素瘤主要侵犯脉络膜(90%)、睫状体(6%)或虹膜(4%)[20]。肿瘤影响男性(51%)或女性(49%),主要发生在白种人(98%),而其他则占剩余 2% 比例,如非洲裔美国人(<1%)、西班牙裔美国人(1%)、亚洲人、印第安人、中东人和亚洲印第安人(各占<1%)。在这项以临床为基础的研究中, 患者的平均检测年龄为 58 岁,范围为 3~99 岁[20]。肿瘤在 20 岁以下的儿童(1%)、21~60 岁的中年人(53%),以及 60 岁以上的老年人(45%)。

精粹

● 脉络膜痣进展为黑色素瘤的危险因素可以通过助记符来记住,这些提示包括厚度(T)、液体(F)、症状(S)、橙色色素(O)、边缘(M)、超声挖空征(UH)、晕轮消失(H)和玻璃膜疣消失(D)等。

26.3.2 症状

脉络膜黑色素瘤通常表现为闪光感（闪光）、飞蚊、视野丧失或视力丧失[20]。有些患者没有症状。如果肿瘤累及睫状体，可发现标记血管。这种肿瘤很少有继发性青光眼或肿瘤相关的炎症或坏死引起疼痛[21]。葡萄膜黑色素瘤可无症状，可在常规眼科检查中发现，这一事实强调了每年眼科检查的重要性。

26.3.3 发病诱因

与葡萄膜黑色素瘤发生相关的因素包括宿主因素和环境因素。Weis团队对所有发表的关于葡萄膜黑色素瘤宿主因素的报告进行了荟萃分析，发现浅色的眼睛、白皙的肤色和皮肤晒不黑是葡萄膜黑色素瘤发生的危险因素[22]。Shah团队调查了环境因素，发现电弧焊接时断断续续的紫外线照射是一个重要的危险因素。慢性紫外线照射和职业性阳光照射是临界因素。地理出生纬度和户外休闲日光暴露等因素与葡萄膜黑色素瘤的发生无显著相关性。

葡萄膜黑色素瘤的两个重要的发展因素是既往存在的脉络膜痣和先天性眼部/眼真皮黑色素细胞增多症的存在，也被称为"太田痣"。眼真皮黑素细胞增多症表现为巩膜外灰色和皮肤色素沉着，常伴有相关的葡萄膜色素沉着。高加索人每400人中有1人罹患葡萄膜黑色素瘤[24]。另一种危险是，脉络膜痣通常在青少年前期患者或青少年患者中发现，是一种色素脉络膜肿块，逐渐形成慢性上覆的玻璃膜疣。在一项基于人群的研究中，脉络膜痣的患病率在高加索人中为4%，在西班牙裔中为1%，在黑人中低于1%，且中国人也低于1%[25]。Singh团队估计，在白种人中，每8845人中就有1人发生这种转变[6]。

Shields团队进一步研究了脉络膜痣转化为黑色素瘤的临床危险因素[4,5,7]。他们确定了8个预测转化的临床特征，包括厚度超过2mm、视网膜下液、症状、橙色色素、距离视盘边缘<3mm、超声挖空征、晕轮消失和玻璃膜疣消失[7]。与没有特征的肿瘤相比，每一个特征都带来约3倍的转化风险。

26.3.4 临床特征

脉络膜黑色素瘤中色素型占50%，无色素型占15%，混合色素/无色素型占30%[20,26]。脉络膜黑色素

瘤有三种表现形式，包括圆顶型（75%）、蘑菇型（20%）和弥漫型（5%），肿瘤平均基底大小为11.3mm，平均厚度为5.5mm[27]。蘑菇型脉络膜黑色素瘤是在肿瘤突破Bruch膜并突出进入视网膜下腔发生的，肿瘤呈双叶状。弥漫型黑色素瘤呈扁平状，常被误认为脉络膜痣[28]。

脉络膜黑色素瘤表现为视网膜深部的肿块，没有视网膜滋养血管，常常导致上覆的视网膜脱离（图26.8）。偶有Bruch膜破裂导致视网膜下出血，以及肿瘤浸润视网膜导致玻璃体积血，两者都可导致肿瘤看不清。在这些病例中，可以通过超声或磁共振显示肿瘤。另外，继发性青光眼也很少发生。临床上脉络膜黑色素瘤根据肿瘤厚度分为小型（0~3.0mm）、中型（3.1~8.0mm）及大型（8.1mm或以上）三种大小（图26.8）。在20世纪70年代，确诊脉络膜黑色素瘤的平均厚度是5.5mm。在20世纪90年代，确诊厚度降至约4.5mm，目前约为4.0mm。人们希望通过助记符来早期发现脉络膜黑色素瘤，并将其从脉络膜痣中鉴别出来[7]（表26.1）。

26.3.5 分类

《美国癌症联合委员会(AJCC)癌症分期手册》(第7版)对前部(虹膜)和后部[睫状体(CB)和脉络膜]葡萄膜黑色素瘤的预后判断，提供了一个详细的分类。AJCC对后部葡萄膜黑色素瘤的分类包括根据基底直径和厚度的大小分类，标记为T_1、T_2、T_3和T_4，并增加类别[29,30]（表26.2）。每个类别的子分类的评判是根据无CB累及和眼外蔓延(EOE)(a)，存在CB累及(b)，存在EOE=5mm(c)和同时存在CB累及和EOE(d)。在7731例后部葡萄膜黑色素瘤患者中，基于AJCC分类的类别T_1占3557例（46%）、T_2占2082例（27%）、T_3占1599例（21%），以及T_4占929例（6%）[29]（表26.3）。分别根据肿瘤类别T_1、T_2、T_3和T_4，表现出随肿瘤种类增加而显著增加的特征包括患者发病时的年龄（57、58、61岁）($P<0.001$)，

特别关注

● 在眼部有任何不明原因的屈光介质浑浊，需要怀疑脉络膜黑素瘤或其他肿瘤的可能，在这种情况下应进行超声检查以排除眼内肿瘤。

肿瘤基底(mm)(8,12,15 和 20)($P<0.001$)、肿瘤厚度(mm)(3.5,5.2,8.9 和 11.4)($P<0.001$)、蘑菇形态(8%,20%,38% 和 39%)($P<0.001$)、相关的视网膜下液 (64%,80%,82% 和 83%)($P<0.001$)、眼内出血(5%,12%,17% 和 18%)($P<0.001$),Bruch 膜破裂(9%,24%,40%,40%)($P<0.001$),以及 EOE(1%,<1%,4%,和 12%)($P<0.001$)[28]。Kaplan Meier 估计 10 年转移率 T_1 为 15%,T_2 为 25%,T_3 为 49%,T_4 为 63%[29]。与被归为 T_1 的葡萄膜黑色素瘤相比,T_2 的转移死亡率高 2 倍,T_3 高 4 倍,T_4 高 8 倍[29]。

26.3.6 诊断试验

脉络膜黑色素瘤最可靠的诊断方法是由有经验的检查者进行临床检查。使用透照法、荧光血管造影、吲哚菁绿血管造影、超声、增强深度成像 OCT、自发荧光和细针穿刺活检等辅助检查,也可有助于诊断[13,14,15]。

透照法可用于记录葡萄膜黑色素瘤引起的阴影。阴影的大小有助于决定采用何种类型的治疗。在荧光素血管造影中,脉络膜黑色素瘤的典型表现为静脉期的初始斑状强荧光和再循环期的渐进性强荧光。较大的脉络膜黑色素瘤可显示早期的强荧光,代表肿瘤内部的血管。在荧光血管造影期间,位于

隆起的视网膜血管下清晰可见的瘤内血管被称为"双循环"征。相反,视网膜下血肿可以模拟黑色素瘤,但在荧光素血管造影中通常是弱荧光的。在某些情况下,吲哚菁绿血管造影可以更好地勾勒出典型的瘤内血管轮廓,而在检眼镜或标准荧光血管造影中可能不明显。

B 超通常表现为脉络膜黑色素瘤的超声挖空征、脉络膜凹陷和眼眶阴影。A 超显示肿瘤内部反射较低。脉络膜黑色素瘤的一个典型特征是自发的血管搏动,动态标准的 A 超可以很好地显示这一特征。B 超显示典型的蘑菇状肿块,需要高度警惕脉络膜黑色素瘤。脉络膜小黑色素瘤在 OCT 中表现为圆顶状,常伴有视网膜下液上覆,并可见光感受器紊乱。较大的肿瘤在 OCT 下成像不清楚,但可见浅的视网膜下液。小型至中型的黑色素瘤由于上覆的脂褐素的橙色色素,易显示出强自发荧光。偶有不典型、侵入性不强的病例,可用细针穿刺活检确诊[31]。

26.3.7 治疗方案

黑色素瘤的治疗取决于肿瘤的大小、肿瘤的位置、相关的特征、对侧眼的状态、患者的全身状态和患者的意愿。脉络膜黑色素瘤的治疗选择包括 TTT、斑块放疗、带电粒子照射、局部切除、眼球摘除和眶

表 26.2 《美国癌症联合委员会(AJCC)癌症分期手册》(第 7 版)对后葡萄膜黑色素瘤的分类

厚度(mm)	分类						
>15	4	4	4	4	4	4	4
12.1~15	3	3	3	3	3	4	4
9.1~12	3	3	3	3	3	3	4
6.1~9	2	2	2	2	3	3	4
3.1~6	1	1	1	2	2	3	4
=3	1	1	1	1	2	2	4
	=3	3.1~6	6.1~9	9.1~12	12.1~15	15.1~18	>18
	黑色素瘤基底直径(mm)						

来源:Adapted from Shields et al.[29]

表 26.3 基于《美国癌症联合委员会(AJCC)癌症分期手册》(第 7 版)的 7731 例脉络膜黑色素瘤患者的转移

转移分类	1 年转移率%	3 年转移率%	5 年转移率%	10 年转移率%	15 年转移率%	20 年转移率%
T_1	1	4	8	15	20	25
T_2	1	7	14	25	32	40
T_3	3	19	31	49	60	62
T_4	11	32	51	63	68	68

来源:Adapted from Shields et al.[29]

内容剜除术[16,17]。脉络膜黑色素瘤最常用的治疗方法包括眼球摘除或采用斑块或质子束放疗。治疗的目的是在转移发生之前根除或灭活肿瘤。怀疑患有葡萄膜黑色素瘤的患者应该进行体格检查、肝脏酶的血液检查、胸透和肝脏的磁共振成像（MRI）。绝大多数患者最初的系统评价为阴性。然而，转移性疾病可以发生在疾病病程的后期，间隔3~10年，极少发生在17年后[32]。

小的脉络膜黑色素瘤过去曾采用激光光凝治疗，但后期复发是一个问题，所以这种方法已被TTT取代，其具有更深的脉络膜效应，并适用于斑块放疗。TTT是一种治疗厚度小于3mm、位于黄斑区和视盘旁之外、视网膜下液极少的色素性脉络膜黑色素瘤的方法。聚焦的热量通过红外范围内的二极管激光传输系统传输到肿瘤。3.0mm大小光斑，每个光斑长时间暴露1分钟，可使脉络膜深度缓慢烧伤，导致局灶性脉络膜萎缩。TTT也被用作斑块放疗后的巩固治疗，以减少肿瘤复发，消除可能导致"毒性肿瘤综合征"的残留疤痕，即肿瘤渗出的因子进入玻璃体腔，可能导致视网膜变性和视力下降。

采用维替泊芬染料的光动力疗法有时被用作无黑素性黑色素瘤的初始或再次治疗。

放射治疗是治疗黑色素瘤的有效方法，其通过使用放射性斑块（短程疗法）或带电粒子（质子束或氦离子）。应用最广泛的放射治疗方法是在肿瘤基底部的巩膜上应用放射性斑块，碘125和钌106是最常用的同位素。在大多数情况下，黑色素瘤可以通过放射治疗来控制[32,34-37]。多中心协作眼黑色素瘤研究（COMS）前瞻性地显示，与摘除中等大小黑色素瘤相比，斑块放疗提供了同等的生存预后[34]。对于视神经附近的黑色素瘤，可使用特殊的切口斑块放疗。联合斑块放疗和热疗已被证明，可以改善肿瘤控制约达98%。

局部切除术是切除黑色素瘤和挽救眼睛的一种手术方法，特别是对于那些位于睫状体或周围脉络膜的肿瘤。这种技术被称为部分板层巩膜切除术，它允许切除具有薄巩膜基底的肿瘤，保留完整的外层巩膜和视网膜。手术具有一定难度，最好由经验丰富的眼肿瘤医生施行手术。

大型黑色素瘤或那些不能用保守方法获得有用视力的患者需要眼球摘除术。手术采用温和的、刺激最小的操作技术，以尽量减少由于手术创伤引起的肿瘤播散。大多数进行眼球摘除手术的外科医生更喜欢使用一种较新的整合型眼眶植入物，如羟基磷灰石植入物。当黑色素瘤表现为经巩膜外扩张、累及大范围眼眶时，应行保留眼睑的眶内容剜除术。

26.3.8 预后

葡萄膜黑色素瘤患者存在肝、肺和皮肤转移的风险。建议每年进行两次体格检查和肝功能检查，每年进行一次胸部X线检查和磁共振成像或超声成像。

葡萄膜黑色素瘤的不良预后取决于几个因素，如肿瘤在睫状体的位置、大型肿瘤、弥漫（扁平）的外形和EOE。此外，组织病理学和细胞遗传学因素包括上皮样细胞类型、有丝分裂活性增加、淋巴细胞浸润、肿瘤血管网。染色体突变包括单体3和8q增加可能提示不良预后。Shields团队对8033例葡萄膜黑色素瘤患者的mm级转移进行了全面综述，发现肿瘤厚度每增加1mm，转移率就增加了5%[27]（表26.4）。因此，对于厚度为4mm或8mm的脉络膜黑色素瘤，转移率估计分别为20%或40%。多因素分析预测转移的临床因素包括患者年龄的增加、睫状体位置、肿瘤直径的增加、肿瘤厚度的增加、色素型黑色素瘤、视网膜下液的存在、眼内出血或EOE[27]。

弥漫性黑色素瘤临床表现为明显的、相对平坦的黑色素瘤生长模式，肿瘤厚度小于3mm，厚度与基底比小于20%[28]。这种肿瘤常被误认为是良性的脉络膜痣。在对8033例葡萄膜黑色素瘤患者的分析中，弥漫性黑色素瘤占3%，并与非弥漫性黑色素瘤相比，转移的相对风险为3.84。最新对1751例弥漫性脉络膜黑色素瘤的分析显示，在10年中，黑色素瘤转移（弥漫性和非弥漫性）的比例分别为17%和10%[28]。即使在最薄的2mm或更少的肿瘤中，弥漫性结构的预后也更差,与黑色素瘤相关的死亡(弥漫性和非弥漫性)在 10 年后分别为 10%和 2%。

　　眼黑色素细胞增多症会增加患黑色素瘤的风险,并与更高的转移性疾病风险相关。在对 7872 例葡萄膜黑色素瘤患者的评估中,脉络膜黑色素细胞增多症患者的转移率高出 2.6 倍(P=0.021),巩膜黑素细胞增多症患者高 1.9 倍(P<0.001)[38]。据 Kaplan-Meier 估计,眼部黑素细胞增多症和无黑素细胞增多症患者 10 年后的转移率分别为 48%和 24%。

　　目前尚不清楚脉络膜黑色素瘤的转移风险有多大。根据临床研究,约 1mm 厚的小黑色素瘤偶有转移[27]。基于脉络膜黑色素瘤肿瘤倍增时间和相关转移的数学研究,一些作者估计,在临床上可检测到转移之前,转移瘤将会发生 30 倍的倍增,大小为 1000mm³[39,40]。这些作者推测,当肿瘤转移到其他器官时,葡萄膜黑色素瘤的平均体积约为 7mm³,基底部约为 3mm,厚度约为 1.5mm。因此,当黑色素瘤很小并且容易与良性脉络膜痣混淆时,脉络膜黑色素瘤通常发生转移。

　　COMS 的目的是前瞻性地评价脉络膜黑色素瘤的治疗。COMS 包括三个亚研究,包括大型、中型、小型脉络膜黑色素瘤试验。眼球摘除组与眼球摘除前放疗组比较时,大型肿瘤试验显示患者生存率没有差异[33];5 年的 Kaplan-Meier 估计,眼球摘除组的存活率为 57%,眼球摘除前放疗组为 62%。眼球摘除组与斑块放疗组比较时,中型肿瘤试验显示患者的生存时间没有差异[34];12 年累积全因死亡率,斑块放疗组为 43%,眼球摘除组为 41%。小型肿瘤试验表明,经观察治疗的小型脉络膜黑色素瘤 2 年 21%的患者肿瘤生长,5 年 31%的患者肿瘤生长。

26.3.9 组织病理学和细胞遗传学

　　后葡萄膜黑色素瘤可能最常发生于先前存在的良性痣的恶性转化,较少的情况下,它似乎是新发的,没有证据表明,既往存在病变。目前演变成黑色素瘤的刺激因素尚不清楚。

　　眼球摘除或手术切除后的大体检查,后葡萄膜黑色素瘤具有特征性表现,它可以是圆顶状的、蘑菇状的和弥漫的。显微镜下,它可以由较少的恶性梭形细胞、较多的恶性上皮样细胞或两者的结合组成(混合细胞型)。与较差的全身预后相关的病理发现包括更多的恶性细胞类型,更大的瘤体基底直径,存在的巩膜外蔓延,以及睫状体受累。

　　使用 DNA 或 RNA 方法对黑色素瘤进行细胞遗传学分析可以帮助判断葡萄膜黑色素瘤的预后。关于 DNA 评估,1996 年,Prescher 团队的原始工作表明,葡萄膜黑色素瘤摘除眼球者经常表现为 3 号染色体单体,3 年内有 50%出现转移性疾病,预后较差;而 3 号染色体二体患者没有出现转移性疾病[41]。Kilic 团队在 8 号染色体(53%)、6 号染色体(46%)

表 26.4　7354 例脉络膜黑色素瘤基于肿瘤厚度 mm 级的转移

| 脉络膜黑色素瘤 | | Kaplan-Meier 转移估计 | | |
肿瘤厚度(mm)	患者数量	3 年转移率%	5 年转移率%	10 年转移率%
0~1.0	68	2	4	7
1.1~2.0	535	3	6	13
2.1~3.0	1467	2	4	10
3.1~4.0	1247	3	7	16
4.1~5.0	809	7	12	24
5.1~6.0	611	8	14	27
6.1~7.0	513	8	13	27
7.1~8.0	512	12	20	39
8.1~9.0	403	16	26	49
9.1~10.0	381	16	28	53
>10.0	808	23	35	58
总计	7354	8	13	25

来源:Adapted from Shields et al.[27]

和 1 号染色体上发现了新的突变(24%)[42]。他们的结论是 3 号染色体和最大肿瘤直径是与患者生存相关的最重要因素。Damato 团队使用多重连接依赖探针扩增(MLPA)评估 452 个脉络膜黑色素瘤 DNA,发现与黑色素瘤相关的 10 年死亡率,3 号染色体二体组为 0,3 号染色体单体组为 55%,以及 3 号染色体单体合并 8q 组为 71%[43]。Shields 团队报道了在斑块放疗时通过细针穿刺活检取样的 500 个连续患有眼部黑色素瘤标本,他们的结论是,在 3 年的随访中,完全 3 号染色体单体型肿瘤的累积转移率为 0,中型肿瘤的累积转移率为 24%,而大型黑色素瘤的累积转移率为 58%[44]。

在 RNA 评价方面,基因表达谱(GEP)已被采用。2003 年,Tschentscher 团队对 GEP 进行了研究,他们发现了两组黑色素瘤,分别与 3 号染色体单体和 3 号染色体双体肿瘤相关[45]。在 2004 年,Onken 团队使用 GEP 来确认是否存在两类黑色素瘤,其中第 1 类(低分级)与 95% 的存活率相关,而第 2 类(高分级)仅与 31% 的存活率相关[46]。

26.3.10 假性黑色素瘤

有一些疾病可以在临床上假装黑色素瘤,从而导致诊断模棱两可。在一项针对 1.2 万例葡萄膜黑色素瘤患者长达 25 年的分析中,1739 例被发现有假性黑色素瘤[47]。病变误诊为葡萄膜黑色素瘤最常见的包括脉络膜痣(n=851,49%)、外周渗出性出血性脉络膜视网膜病变(PEHCR)(n=139,8%)、先天性 RPE 肥厚(CHRPE)(n=108 例,6%)、特发性出血性视网膜或 RPE 脱离(n=86,5%)、局限型脉络膜血管瘤(n=79 例,5%)和年龄相关性黄斑变性(n=76 例,4%)(图 26.9;表 26.5)。

最常见的假性黑色素瘤是脉络膜痣,它与小的脉络膜黑色素瘤非常相似。黑色素瘤通常会随着时间的推移而生长,而痣通常是稳定的。使用上述临床危险因素(表 26.1),通常可以将黑色素瘤与痣区别开来。

外周渗出性出血性脉络膜视网膜病变(PE-HCR)是伴有渗出和出血改变的老年性视网膜周边变性。这种疾病可以很接近地伪装成黑色素瘤,在周围形成均匀的深褐色肿块。然而,PEHCR 在荧光血管造影上显示荧光遮挡,在超声上显示回声密度浓缩伴裂隙,以及自行消退。在对 173 只 PEHCR 患眼分析后发现,出血性假性黑色素瘤的平均直径为 10mm,平均厚度为 3mm,且 89% 的病例出现自发消退。

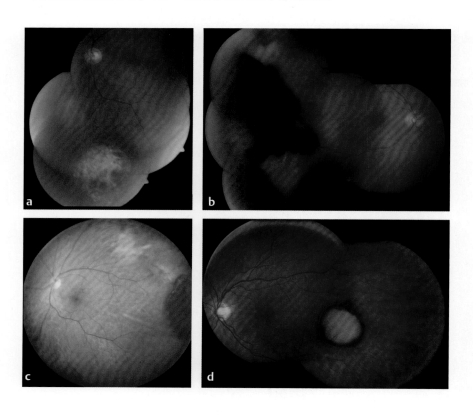

图 26.9　脉络膜假性黑色素瘤。(a)上覆玻璃膜疣的脉络膜痣。(b)外周渗出性出血性脉络膜视网膜病变合并广泛的视网膜下出血。(c)先天性视网膜色素上皮肥大,边缘清晰。(d)视网膜色素上皮出血脱离伴部分血液溶解。

表 26.5 1739 例脉络膜假性黑色素瘤(最常见的诊断)

序号	诊断	数量	%
1	脉络膜色素痣	851	49
2	外周渗出性出血性脉络膜视网膜病变	139	8
3	先天性视网膜色素上皮肥大	108	6
4	特发性出血性视网膜或色素上皮脱离	7	16
5	孤立性脉络膜血管瘤	79	5
6	年龄相关性黄斑变性	76	4
7	增生或 RPE	42	2
8	视盘黑色素细胞瘤	37	2
9	脉络膜转移	34	2
10	出血性脉络膜脱离	29	2
11	血管增殖性肿瘤	20	1
12	孔源性视网膜脱离	18	1
13	脉络膜脱离	17	1
14	葡萄膜渗漏综合征	17	1
15	脉络膜或视盘肉芽肿	14	1
16	RPE 或 CPE 腺瘤	13	<1
17	巩膜脉络膜钙化	12	1
18	巩膜葡萄肿	12	1
19	白内障	10	1
20	视网膜毛细血管瘤(毛细的或海绵状)	10	1
21	睫状体无色素上皮腺瘤	10	<1
22	平滑肌瘤、睫状体	10	<1
23	退行性视网膜劈裂	8	<1
24	视网膜海绵状血管瘤	7	<1
25	脉络膜视网膜瘢痕	7	<1
26	涡状静脉曲张	7	<1
27	玻璃体积血	7	<1
28	脉络膜骨瘤	7	<1
29	黄斑视网膜前胶质增多症	5	<1
30	巩膜炎	5	<1

缩写:CPE,睫状色素细胞;RPE,视网膜色素上皮。

来源:Adapted from Shields et al.[47]

26.4 结论

脉络膜痣是脉络膜最常见的良性肿瘤。它通常保持无症状,除非肿瘤位于中央凹下,在这种情况下,视力损害会随之而来,建议对所有脉络膜痣患者进行定期观察。眼科医生应该意识到脉络膜痣发展成黑色素瘤的风险特征。这些危险因素可以通过助记符来记录,这些助记符包括厚度超过 2mm、视网膜下液、症状、橙色色素、近视盘边缘、超声挖空征、晕轮缺失和玻璃膜疣缺失。

脉络膜黑色素瘤是一种恶性肿瘤,有 30%~40%的转移和死亡风险。有些黑色素瘤很小,小得像脉络膜痣。可疑脉络膜痣的患者应接受眼科肿瘤医师的检查,以确定是否存在脉络膜黑色素瘤。早期发现很重要,特别是当肿瘤很小的时候,以减少转移的风险,疑似脉络膜黑色素瘤的患者应及时进行眼部治疗。

26.5 致谢

感谢宾夕法尼亚州费城托马斯·杰斐逊大学、威尔斯眼科医院眼肿瘤科。感谢宾夕法尼亚州费城眼肿瘤研究基金会和宾夕法尼亚州莫里斯维尔的提升治愈协会的支持。

参考文献

[1] Shields JA, Shields CL. Choroidal nevus. In: Shields JA, Shields CL. An Atlas and Textbook. 3rd edition. Philadelphia, Lippincott Wolters Kluwers; 2016; 69-212.

[2] Shields JA, Shields CL. Choroidal Nevus. Intraocular Tumors. An Atlas and Textbook. 2nd ed. Philadelphia: Lippincott Williams and Wilkins; 2008;59–68

[3] Qiu M, Shields CL. Choroidal Nevus in the United States Adult Population: Racial Disparities and Associated Factors in the National Health and Nutrition Examination Survey. Ophthalmology. 2015 Oct; 122(10):2071–83

[4] Shields CL, Shields JA, Kiratli H, De Potter P, Cater JR. Risk factors for growth and metastasis of small choroidal melanocytic lesions. Ophthalmology. 1995; 102(9):1351–1361

[5] Shields CL, Cater J, Shields JA, Singh AD, Santos MC, Carvalho C. Combination of clinical factors predictive of growth of small choroidal melanocytic tumors. Arch Ophthalmol. 2000; 118(3):360–364

[6] Singh AD, Kalyani P, Topham A. Estimating the risk of malignant transformation of a choroidal nevus. Ophthalmology. 2005; 112(10):1784–1789

[7] Shields CL, Furuta M, Berman EL, et al. Choroidal nevus transformation into melanoma: analysis of 2514 consecutive cases. Arch Ophthalmol. 2009; 127(8):981–987

[8] Shields CL, Furuta M, Mashayekhi A, et al. Clinical spectrum of choroidal nevi based on age at presentation in 3422 consecutive eyes. Ophthalmology. 2008; 115(3):546–552.e2

[9] Shields CL, Furuta M, Mashayekhi A, et al. Visual acuity in 3422 consecutive eyes with choroidal nevus. Arch Ophthalmol. 2007; 125(11):1501–1507

[10] Mashayekhi A, Siu S, Shields CL, Shields JA. Slow enlargement of choroidal nevi: a long-term follow-up study. Ophthalmology. 2011; 118(2):382–388

[11] Shields CL, Maktabi AM, Jahnle E, Mashayekhi A, Lally SE, Shields JA. Halo nevus of the choroid in 150 patients: the 2010 Henry van Dyke Lecture. Arch Ophthalmol. 2010; 128(7):859–864

[12] Li HK, Shields CL, Mashayekhi A, et al. Giant choroidal nevus clinical features and natural course in 322 cases. Ophthalmology. 2010; 117(2):324–333

[13] Shah SU, Kaliki S, Shields CL, Ferenczy SR, Harmon SA, Shields JA. Enhanced depth imaging optical coherence tomography of choroidal nevus in 104 cases. Ophthalmology. 2012; 119(5):1066–1072

[14] Almeida A, Kaliki S, Shields CL. Autofluorescence of intraocular tumours. Curr

Opin Ophthalmol. 2013; 24(3):222–232

[15] Shields CL, Kaliki S, Rojanaporn D, Ferenczy SR, Shields JA. Enhanced depth imaging optical coherence tomography of small choroidal melanoma: comparison with choroidal nevus. Arch Ophthalmol. 2012; 130(7):850–856

[16] Shields JA, Shields CL. Management of posterior uveal melanoma. In: Shields JA, Shields CL, eds. Intraocular Tumors. A Text and Atlas. Philadelphia, PA: WB Saunders; 1992;171–205

[17] Shields JA, Shields CL. Intraocular Tumors. An Atlas and Textbook. 2nd ed. Philadelphia, PA: Lippincott Williams and Wilkins; 2008;85–176

[18] Kivelä T. The epidemiological challenge of the most frequent eye cancer: retinoblastoma, an issue of birth and death. Br J Ophthalmol. 2009; 93(9):1129–1131

[19] Singh AD, Topham A. Incidence of uveal melanoma in the United States: 1973–1997. Ophthalmology. 2003; 110(5):956–961

[20] Shields CL, Kaliki S, Furuta M, Mashayekhi A, Shields JA. Clinical spectrum and prognosis of uveal melanoma based on age at presentation in 8,033 cases. Retina. 2012; 32(7):1363–1372

[21] Rishi P, Shields CL, Khan MA, Patrick K, Shields JA. Headache or eye pain as the presenting feature of uveal melanoma. Ophthalmology. 2013; 120 (9):1946–7.e2

[22] Weis E, Shah CP, Lajous M, Shields JA, Shields CL. The association between host susceptibility factors and uveal melanoma: a meta-analysis. Arch Ophthalmol. 2006; 124(1):54–60

[23] Shah CP, Weis E, Lajous M, Shields JA, Shields CL. Intermittent and chronic ultraviolet light exposure and uveal melanoma: a meta-analysis. Ophthalmology. 2005; 112(9):1599–1607

[24] Singh AD, De Potter P, Fijal BA, Shields CL, Shields JA, Elston RC. Lifetime prevalence of uveal melanoma in white patients with oculo(dermal) melanocytosis. Ophthalmology. 1998; 105(1):195–198

[25] Greenstein MB, Myers CE, Meuer SM, et al. Prevalence and characteristics of choroidal nevi: the multi-ethnic study of atherosclerosis. Ophthalmology. 2011; 118(12):2468–2473

[26] Shields CL, Manalac J, Das C, Ferguson K, Shields JA. Choroidal melanoma: clinical features, classification, and top 10 pseudomelanomas. Curr Opin Ophthalmol. 2014; 25(3):177–185

[27] Shields CL, Furuta M, Thangappan A, et al. Metastasis of uveal melanoma millimeter-by-millimeter in 8033 consecutive eyes. Arch Ophthalmol. 2009; 127(8):989–998

[28] Shields CL, Kaliki S, Furuta M, Shields JA. Diffuse versus nondiffuse small (= 3 MM thickness) choroidal melanoma: comparative analysis in 1,751 cases. The 2012 F. Phinizy Calhoun lecture. Retina. 2013; 33(9):1763–1776

[29] Shields CL, Kaliki S, Furuta M, Fulco E, Alarcon C, Shields JA. American Joint Committee on Cancer classification of posterior uveal melanoma (tumor size category) predicts prognosis in 7731 patients. Ophthalmology. 2013; 120 (10):2066–2071

[30] Kujala E, Damato B, Coupland SE, et al. Staging of ciliary body and choroidal melanomas based on anatomic extent. J Clin Oncol. 2013; 31(22):2825–2831

[31] Shields JA, Shields CL, Ehya H, Eagle RC, Jr, De Potter P. Fine-needle aspiration biopsy of suspected intraocular tumors. The 1992 Urwick Lecture. Ophthal-

mology. 1993; 100(11):1677–1684

[32] Shields CL, Shields JA, Cater J, et al. Plaque radiotherapy for uveal melanoma: long-term visual outcome in 1106 consecutive patients. Arch Ophthalmol. 2000; 118(9):1219–1228

[33] The Collaborative Ocular Melanoma Study Group. The Collaborative Ocular Melanoma Study (COMS) randomized trial of pre-enucleation radiation of large choroidal melanoma II: initial mortality findings. COMS report no. 10. Am J Ophthalmol. 1998; 125(6):779–796

[34] Diener-West M, Earle JD, Fine SL, et al. Collaborative Ocular Melanoma Study Group. The COMS randomized trial of iodine 125 brachytherapy for choroidal melanoma, III: initial mortality findings. COMS Report No. 18. Arch Ophthalmol. 2001; 119(7):969–982

[35] Sagoo MS, Shields CL, Mashayekhi A, et al. Plaque radiotherapy for choroidal melanoma encircling the optic disc (circumpapillary choroidal melanoma). Arch Ophthalmol. 2007; 125(9):1202–1209

[36] Sagoo MS, Shields CL, Mashayekhi A, et al. Plaque radiotherapy for juxtapapillary choroidal melanoma overhanging the optic disc in 141 consecutive patients. Arch Ophthalmol. 2008; 126(11):1515–1522

[37] Sagoo MS, Shields CL, Mashayekhi A, et al. Plaque radiotherapy for juxtapapillary choroidal melanoma: tumor control in 650 consecutive cases. Ophthalmology. 2011; 118(2):402–407

[38] Shields CL, Kaliki S, Livesey M, et al. Association of ocular and oculodermal melanocytosis with the rate of uveal melanoma metastasis: analysis of 7872 consecutive eyes. JAMA Ophthalmol. 2013; 131(8):993–1003

[39] Eskelin S, Pyrhönen S, Summanen P, Hahka-Kemppinen M, Kivelä T. Tumor doubling times in metastatic malignant melanoma of the uvea: tumor progression before and after treatment. Ophthalmology. 2000; 107(8):1443–1449

[40] Eskelin S, Kivela T. Uveal melanoma: Implications of tumor doubling time. (Author's reply). Ophthalmology. 2001; 108:830–831

[41] Prescher G, Bornfeld N, Hirche H, Horsthemke B, Jöckel KH, Becher R. Prognostic implications of monosomy 3 in uveal melanoma. Lancet. 1996; 347 (9010):1222–1225

[42] Kilic E, van Gils W, Lodder E, et al. Clinical and cytogenetic analyses in uveal melanoma. Invest Ophthalmol Vis Sci. 2006; 47(9):3703–3707

[43] Damato B, Dopierala JA, Coupland SE. Genotypic profiling of 452 choroidal melanomas with multiplex ligation-dependent probe amplification. Clin Cancer Res. 2010; 16(24):6083–6092

[44] Shields CL, Ganguly A, Bianciotto CG, Turaka K, Tavallali A, Shields JA. Prognosis of uveal melanoma in 500 cases using genetic testing of fine-needle aspiration biopsy specimens. Ophthalmology. 2011; 118(2):396–401

[45] Tschentscher F, Hüsing J, Hölter T, et al. Tumor classification based on gene expression profiling shows that uveal melanomas with and without monosomy 3 represent two distinct entities. Cancer Res. 2003; 63(10):2578–2584

[46] Onken MD, Worley LA, Ehlers JP, Harbour JW. Gene expression profiling in uveal melanoma reveals two molecular classes and predicts metastatic death. Cancer Res. 2004; 64(20):7205–7209

[47] Shields JA, Mashayekhi A, Ra S, Shields CL. Pseudomelanomas of the posterior uveal tract: the 2006 Taylor R. Smith Lecture. Retina. 2005; 25(6):767–771

第27章
视网膜母细胞瘤

Carol L. Shields and Jerry A. Shields

27.1 引言

视网膜母细胞瘤是儿童最常见的眼内肿瘤[1-4]，约占儿童恶性肿瘤的 4%。据估计，在美国每年有 250~300 例新发视网膜母细胞瘤被诊断出来，而全世界每年确诊 7000 例。这种严重的眼部恶性肿瘤可隐匿地表现为无痛性白细胞增多，并威胁患者的生存[2,3]。如果不治疗，视网膜母细胞瘤可导致患者 1~2 年内死亡。晚期肿瘤体积较大，浸润周边组织，转移风险最大。在世界范围内，视网膜母细胞瘤的存活率与经济发展同步，非洲约为 30%，亚洲约为 60%，拉丁美洲约为 80%，欧洲和北美为 95%~97%[4]。

像亚洲这样的大洲每年约有 4000 名视网膜母细胞瘤患者，非洲每年约有 2000 名患者[4]。不发达国家视网膜母细胞瘤存活率低的原因与视网膜母细胞瘤的发现较晚、常伴有眼眶侵犯或转移性疾病以及缺乏化疗有关。在巴西，视网膜母细胞瘤的平均发病年龄约为 25 个月，而美国为 18 个月或更少[5]。据报道，巴西家庭平均推迟 6 个月就医，与患者症状表现为白血病（延迟时间：6 个月）或肿瘤（延迟时间：2 个月）相比，当视网膜母细胞瘤患眼症状只是斜视，则延迟的时间较长（延迟时间：9 月）。

27.2 基本遗传学

美国每年视网膜母细胞瘤的发病率为 1/15 000~1/20 000[1,2,4]。多数研究表明，视网膜母细胞瘤在不同地理种群中的发病率是相对恒定的。环境因素在恶性眼内肿瘤发展中的作用尚不清楚。在 19 世纪

60 年代以前，在眼球摘除对视网膜母细胞瘤的治疗作用被发现之前，大多数视网膜母细胞瘤被证明是致命的。当时，很少有人怀疑这种肿瘤的遗传模式，因为很少有患者活到生殖年龄。后来，随着越来越多的患者存活并有了自己的孩子，更多的证据表明，视网膜母细胞瘤具有遗传性。目前已知，视网膜母细胞瘤可为遗传性家族性肿瘤，患病儿童的视网膜母细胞瘤家族史为阳性，也可为非家族性（散发性）肿瘤，家族史为阴性。所有家族性视网膜母细胞瘤患者都有将这种特性遗传给后代的风险。

视网膜母细胞瘤有四种不同的分类方式：家族性或散发性、双侧或单侧、遗传性或非遗传性、生殖系或体细胞性。我们倾向于种系或体系。双侧和家族性视网膜母细胞瘤目前认为是由种系突变引起的，因此是一种遗传性肿瘤。单侧散发性视网膜母细胞瘤通常是不可遗传的，但有 10%~15% 的单侧散发性视网膜母细胞瘤患儿存在种系突变。对患者肿瘤和外周血的基因检测可以帮助识别有生殖系突变的人。

视网膜母细胞瘤基因位于染色体的长臂上 13（13q14），含有 4.73Kb 的基因信息，完整的基因保护视网膜母细胞瘤的表达。该基因被认为是隐性抑制基因，可能在细胞的生长发育中起一定作用。视网膜母细胞瘤为了发育生长，必须丢失、删除、突变或灭活在 13q14 位点的拷贝基因。如果个体遗传基因的母方或父方拷贝有缺陷，那么该个体就是突变等位基因的杂合子。肿瘤的形成需要基因的两个等位基因都是突变或失活的，这两种突变与 1971 年 Knudson 提出的两种"命中"理论（两命中假说）相关[6]。Knudson 提出视网膜母细胞瘤的发生是由两

个互补的染色体突变所致。每个遗传事件可以随机发生，频率为每年 $2×10^{-7}$ 次。因此，在家族性视网膜母细胞瘤病例中，由于生殖系突变（"第一次打击"）在包括卵巢和睾丸在内的所有体细胞中遗传，体内的所有细胞都易于发生可能的肿瘤。这就解释了家族性视网膜母细胞瘤或双侧散发性视网膜母细胞瘤患者中的第二非眼部肿瘤的高发病率，如骨原性肉瘤、软组织肉瘤和皮肤黑色素瘤。家族性视网膜母细胞瘤的后代同样容易患病，因为他们的生殖系突变会遗传下去。相反，在大多数单侧散发性视网膜母细胞瘤的病例中，"两次打击"发生在视网膜的发育过程中，而且"两次打击"都是体细胞突变。从理论上讲，身体的其他部位不存在患上其他肿瘤更高的风险，因为这些患者可能在身体的其他部位有正常的染色体。

27.2.1 遗传学：13q 缺失综合征

13q 缺失综合征可表现为多种表型异常。许多患者很少或没有明显的异常。典型表现包括以下一定程度的异形特性：小头畸形、宽而突出的鼻桥、距离过远、小眼球、内眦赘皮、上睑下垂、突出的上门齿、小颌畸形、短颈伴侧褶、大而突出的低位耳、面部不对称、肛门闭锁、生殖器畸形、会阴瘘、发育不全或拇指缺失、脚趾畸形、精神运动和智力迟钝。13q 缺失患者面中部以突出的眉毛、宽鼻梁、球根鼻、大嘴，以及上唇薄而突出。

27.2.2 关于后代的遗传咨询

向患者及其家人咨询未来儿童患视网膜母细胞瘤的可能性时，了解儿童或家庭是否携带视网膜母细胞瘤基因的种系突变是至关重要的。双侧视网膜母细胞瘤患者和有视网膜母细胞瘤家族史的患者可以认为存在种系突变。这些孩子将这种基因遗传给未来孩子的风险是 50%。视网膜母细胞瘤基因的外显率约为 80%，只有 40% 的后代表现出该基因的临床表现，部分后代可能只是该基因的携带者，未发展成视网膜母细胞瘤。所有患有视网膜母细胞瘤的儿童都应该接受遗传咨询和检测。对有视网膜母细胞瘤家族史的新生儿推荐的筛查方案列于表 27.1 中[7]。

表 27.1 有视网膜母细胞瘤家族史的新生儿筛查方案

婴儿年龄	检查周期
出生时	出生后 2 周第一次检查
出生后~3 月	每月检查
3 月~1 岁	每 2 月检查
1 岁~2 岁	每 3 月检查
2 岁~3 岁	每 4 月检查
3 岁~4 岁	每 6 月检查

来源：Data based on Moll et al.[7]

注：使用该方案，50% 的病例在 2 个月时可检出家族性视网膜母细胞瘤，85% 在 6 个月时可检出，近 100% 在 12 个月时可检出。

27.3 危及生命的问题

视网膜母细胞瘤患儿存在 3 个重要的危及生命的问题，包括视网膜母细胞瘤的转移、颅内神经母细胞恶性肿瘤（三侧性视网膜母细胞瘤）和第二原发肿瘤。

27.3.1 转移的风险

视网膜母细胞瘤一般在诊断为眼内肿瘤后的 1 年内发生转移，最易发生转移的部位是在视神经筛板后、脉络膜（>2mm）、巩膜、眼眶或前房的浸润[8-10]。浸润视神经或脉络膜的患眼通常表现为大的视网膜母细胞瘤（最大尺寸超过 15mm）伴有高眼压和全视网膜脱离[11,12]。发现侵袭性视网膜母细胞瘤的患者应进行 6 个月的化疗以防止转移。Honavar 等[8]发现，高危眼的转移率从没有预防性化疗的 24% 降低到接受化疗的 4%。Kaliki 等[9]证实长春新碱、依托泊苷和卡铂对高危眼的疗效几乎一致。

受影响的患者需要 6 个周期的额外化疗，以防止转移。

精粹

视网膜母细胞瘤的高危人群包括：
- 筛板后视神经浸润。
- 脉络膜浸润>3mm。
- 任何视神经和脉络膜浸润的结合。
- 前段浸润（可能的危险）。

27.3.2 颅内神经母细胞恶性肿瘤（三侧性视网膜母细胞瘤）的风险

在遗传性视网膜母细胞瘤患者中存在神经母细胞性颅内恶性肿瘤的相关性，最常见的表现为松果体母细胞瘤或其他鞍旁肿瘤[13-17]。从胚胎学和病理学角度看，松果体母细胞瘤与视网膜母细胞瘤相同。这种颅内正中松果体肿瘤和鞍上/鞍旁神经母细胞瘤与双侧视网膜母细胞瘤的关系被称为"三侧性"视网膜母细胞瘤[13]。视网膜母细胞瘤基因功能的丧失被认为增加了发生这些颅内肿瘤的易感性。三侧性视网膜母细胞瘤约占所有视网膜母细胞瘤儿童的3%[16]。患有双侧或家族性疾病的患者风险最大，有5%~15%的患者出现这种情况[16]。因此，建议双侧或家族性视网膜母细胞瘤患者在生命的前5年，每年两次使用磁共振成像（MRI）筛查松果体母细胞瘤。在一些病例中，颅内肿瘤先于视网膜母细胞瘤的诊断。与其他第二肿瘤不同，松果体母细胞瘤通常发生在生命的前5年，而第二肿瘤通常需要几十年才能形成。不幸的是，松果体母细胞瘤往往是致命的。

视网膜母细胞瘤的全身化疗可以预防三侧性视网膜母细胞瘤[18-20]。在一项对100例遗传性视网膜母细胞瘤患者的研究中，三侧性视网膜母细胞瘤未在接受化疗的患者中发现，而原本预计在5~15例患者中发现三侧性视网膜母细胞瘤[18]。其他证据表明，松果体母细胞瘤是罕见的，化疗可能预防早期恶性肿瘤[20]。也有学者认为，避免体外放射治疗是三侧性视网膜母细胞瘤发生率降低的主要原因[21,22]。还应该认识到，松果体肿大可能不是实体瘤，可能代表良性囊肿[20,23]。

27.3.3 第二原发肿瘤的风险

遗传咨询的另一个重要方面涉及双侧或遗传性视网膜母细胞瘤幸存者中新的遗传相关癌症的发展。在随访的前10年，视网膜母细胞瘤患儿发生另一种恶性肿瘤的概率约为5%，前20年为18%，30年内为26%[24]。接受放射治疗（体外放射治疗）的患者30年累积发病率约为35%或更高，而不接受放射治疗的患者30年累积发病率为6%。成骨肉瘤常累及股骨，是最常见的肿瘤，但其他肿瘤，如梭形细胞肉瘤、软骨肉瘤、横纹肌肉瘤、神经母细胞瘤、胶质

瘤、白血病、皮脂腺癌、鳞状细胞癌和恶性黑色素瘤也已被发现。在第二肿瘤中存活的患者有患第三次、第四次甚至第五次非眼部肿瘤的风险。

27.4 视网膜母细胞瘤的临床特征

视网膜母细胞瘤的临床特征因肿瘤的大小而异。在美国，对1265名患者的评估显示，最常见的症状包括白瞳症（56%）、斜视（24%）和低视力（8%）[26]。对1196只眼进一步研究发现，平均年龄为15个月，其中51%为男性，49%为女性；单侧患病53%，而双侧患病47%[27]。来自中国的Zhao等[28]研究了470只眼，发现白瞳症（47%）是最常见的症状。视网膜母细胞瘤的表现各不相同。来自苏丹的一份报告显示[29]，先天性白内障（56%）和白瞳症（32%）是最常见的症状；在一项来自马里的研究中[30]，报道了眼球突出（55%），白瞳症（38%），斜视（6%）和先天性青光眼（2%）。国际上正在努力教育临床医生、护士、患者和所有人群，以改进视网膜母细胞瘤的检测。

视网膜母细胞瘤的临床表现随着疾病的发展而变化。在早期，一个基底在2mm以下的小视网膜母细胞瘤在眼科检查中表现为视网膜上的一种细微、透明或微透明的病变[2,3,31]。略大的肿瘤会导致肿瘤的滋养和引流血管扩张。一些较大的肿瘤显示类似松软干酪的粉状钙化灶。任何大小的视网膜母细胞瘤都能产生白瞳症。较大的肿瘤常伴有白瞳症。这种白瞳症是由后巩膜区白色物质反射的结果。

视网膜母细胞瘤的生长模式分为视网膜内型、内生型和外生型。视网膜内肿瘤局限于视网膜内。内生型视网膜母细胞瘤从视网膜向玻璃体腔生长。因此，它的特征是边界不清的视网膜血管白色团块。由于其易碎性，内生肿瘤可种植于玻璃体腔和前房，并可诱发眼内炎。外生型视网膜母细胞瘤从视网膜向外生长进入视网膜下空间。这种肿瘤会产生进行性视网膜脱离，视网膜常向前移位至透明晶状体后方。外生性视网膜母细胞瘤临床表现类似于Coats病或其他形式的渗出性视网膜脱离。有时，视网膜母细胞瘤呈弥漫性浸润，其特征是肿瘤细胞在视网膜上浸润相对平坦，但无明显肿块[32]。在这种情况下，诊断可能更困难，并伪装成葡萄膜炎或眼内炎。较少的情况下，其表现为前房肿瘤种植引起的假性

前房积脓，虹膜新生血管引起的前房积血、玻璃体积血或眼眶蜂窝织炎。

27.5 视网膜母细胞瘤的分类

既往眼内视网膜母细胞瘤有3种分类[33-38]，包括Reese–Ellsworth分类[34]，Essen分类[35]和Philadelphia分类[36]。当前最常用的分类是2003年的巴黎视网膜母细胞瘤的国际分类，主要基于视网膜下和玻璃体肿瘤种植的存在和范围(表27.2)。视网膜母细胞瘤的国际分类是实用的，尤其适用于化疗，它已被发现能预测静脉化疗(IVitC)治疗是否有效。

27.6 视网膜母细胞瘤的主要鉴别诊断

视网膜母细胞瘤的诊断是基于黄白色视网膜肿块的临床特征，通常伴有周围的视网膜下液、视网膜下和玻璃体肿瘤种植。辅助检测可以明确诊断。由于存在局部肿瘤扩散的风险，未常规行肿瘤细针穿刺活检或开放活检，诊断仅基于临床特征。尽管有典型的表现，视网膜母细胞瘤可以表现出与其他疾病（假视网膜母细胞瘤）重叠的一系列不寻常的特征，并可导致诊断混淆不清[39]。

准确的临床诊断对避免误治很重要，特别是在化疗。在一组2775只可能患有视网膜母细胞瘤的眼中，2171（78%）只确诊为视网膜母细胞瘤，604（22%）只确诊为伪装病变（假视网膜母细胞瘤）[39]。总的来说，主要的假性视网膜母细胞瘤病变包括Coats病(40%)、持续性胎儿血管系统(PFV)(26%)和玻璃体积血(5%)(表27.3)。假性视网膜母细胞瘤因年龄而异；对于1岁的儿童，PFV(49%)是最常见的假性视网膜母细胞瘤；而对于2岁以上的儿童，Coats病(60%)是最常见的(表27.3和表27.4)。

表27.2　视网膜母细胞瘤的国际分类

分组	快速参考	费城版本	洛杉矶版本
A	小Rb	Rb–3mm	Rb–3mm，距中央凹至少3mm，距视神经至少1.5mm。没有种植
B	稍大的Rb	Rb>3mm	眼部无玻璃体或视网膜下肿瘤种植及A组中未包括的任何大小或位置的视网膜肿瘤。视网膜下液袖带距离肿瘤边缘约5mm
	黄斑Rb	• 位于黄斑区	
	视盘旁Rb	• 位于视盘旁(距离视盘<1.5mm)	
	视网膜下液	• 存在SRF	
C	包括(局部)种植	Rb伴有	眼部存在任何大小或位置的局灶性玻璃体或视网膜下种植。种植必须是局部的、细小的、有限的，以便理论上可以用放射性斑块治疗。最多存有1个象限的视网膜下液
		• 距Rb SRS–3mm	
		• 距Rb VS–3mm	
D	弥漫性种植	Rb伴有	眼部存在弥漫性和(或)大量的玻璃体或视网膜下种植。非离散的内生或外生病变。比C组种植范围更广泛。视网膜脱离>1个象限
		• 距Rb SRS>3mm	
		• 距Rb VS>3mm	
E	广泛Rb	Rb伴有	眼部存在巨大的Rb，伴有以下一种或多种结构或功能的破坏：
		• 大小>50%眼球	• 新生血管性青光眼
		• 新生血管性青光眼	• 眼内大量出血
		• 屈光间质浑浊	• 无菌眶蜂窝织炎
		• 视神经、脉络膜、巩膜、眼眶及前房浸润	• 肿瘤前至玻璃体界面
			• 肿瘤触及晶状体
			• 弥漫性肿瘤浸润
			• 肺结核或早期肺结核

缩写：Rb，视网膜母细胞瘤；SRF，视网膜下液；SRS，视网膜下种植；VS，玻璃体种植。

27.7 诊断试验

对疑似视网膜母细胞瘤患儿的准确诊断是通过详细的病史、详细的体格检查、外部眼科检查、裂隙灯生物显微镜检查、双目间接检眼镜检查结合巩膜压陷来完成的。这通常是在诊疗室或麻醉下进行，以准确地确定所有肿瘤的数量和位置。由一名经验丰富的检查者根据视网膜肿瘤的典型外观确定。很少需要针穿刺活检确认。

辅助诊断研究有助于视网膜母细胞瘤的诊断[2,3]。超声检查是检测视网膜母细胞瘤的第一个方法，典型的表现是眼内肿块伴有内部的钙化和眼眶阴影（图 27.1）。有 5%~10% 的视网膜母细胞瘤未见内部

表 27.3 基于初诊年龄在 604 个连续的患者中病变与视网膜母细胞瘤诊断可能有关，但都被证明是其他疾病（假性视网膜母细胞瘤）

| | 发病年龄 | | | | | |
| | 人数（每诊百分比）[每年龄组百分比] | | | | | |
假性视网膜母细胞瘤诊断	平均，中位数、范围、岁	0~1 岁 n=283	>1~2 岁 n=57	>2~5 岁 n=89	>5 岁 n=175	所有年龄 n=604
Coats 病	6,4[0.2~30]	58(24)[20]	33(14)[58]	54(22)[61]	99(41)[57]	244(100)[40]
持续性胎儿血管化	2,1[0.2~24]	138(87)[49]	6(4)[11]	6(40)[11]	8(5)	158(100)[26]
玻璃体积血	1,1[0.5~8]	21(78)	3(11)	1(4)	2(7)	27(100)
弓蛔虫病	8,8[1~18]	1(5)[<1]	0(0)	7(32)	14(64)	22(100)
家族性渗出性玻璃体视网膜病变	7,7[0.6~16]	5(28)	1(6)	1(6)	11(61)	18(100)
孔源性视网膜脱离	5,1[0.5~24]	10(56)	0(0)	3(17)	5(28)	18(100)
眼组织缺损	3,1[0.3~11]	9(53)	1(6)	3(18)	4(24)	17(100)
细胞错构瘤	8,6[0.5~28]	3(20)	1(7)	3(20)	8(53)	15(100)
结合错构瘤	4,2[0.5~16]	4(27)	5(33)	1(7)	5(33)	15(100)
内源性眼内炎	5,5[0.2~11]	2(20)[<1]	0(0)	2(20)	6(60)	10(100)
有髓神经纤维	4,4[0.5~11]	3(33)	0(0)	2(22)	4(44)	9(100)
先天性白内障	3,1[0.2~12]	5(63)	1(13)	0(0)	2(25)	8(100)
周边葡萄膜视网膜炎	3,2[0.5~6]	3(43)	1(14)	0(0)	3(43)	7(100)
早产儿视网膜病变	2,2[0.8~7]	3(43)	2(29)	1(14)	1(14)[<1]	7(100)
非孔源性视网膜脱离	1,1[0.6~4]	4(80)	0(0)	1(20)	0(0)	5(100)[<1]
髓质上皮瘤	4,4[2~5]	0(0)	1(25)	3(75)	0(0)	4(100)[<1]
X 连锁视网膜劈裂症	2,1[0.6~7]	3(75)	0(0)	0(0)	1(25)[<1]	4(100)[<1]
玻璃体视网膜成簇蛋白	3,1[0.6~8]	2(67)[<1]	0(0)	0(0)	1(33)[<1]	3(100)[<1]
色素失调症	4,4[2~6]	0(0)	1(50)	0(0)	1(50)[<1]	2(100)[<1]
幼年性黄色肉芽肿	1,1[0.7~0.8]	2(100)[<1]	0(0)	0(0)	0(0)	2(100)[<1]
Norrie 病	1,1[0.7~0.8]	2(100)[<1]	0(0)	0(0)	0(0)	2(100)[<1]
血管增殖性肿瘤	10,10[3~17]	2(100)[<1]	0(0)	0(0)	0(0)	2(100)[<1]
脉络膜骨瘤	3	0(0)	0(0)	1(100)	0(0)	1(100)[<1]
牵牛花综合征	1	1(100)[<1]	0(0)	0(0)	0(0)	2(100)[<1]
视网膜毛细血管瘤	16	1(100)[<1]	0(0)	0(0)	0(0)	1(100)[<1]
晶状体后纤维化	2	0(0)	1(100)	0(0)	0(0)	1(100)[<1]
弓形虫病	1	1(100)[<1]	0(0)	0(0)	0(0)	1(100)

来源：Data gathereed from Shieldsl et al.[39]

注：按行表示每个诊断的百分比（%）。

按列表示每个年龄分组的百分比[%]。

表 27.4 Coats 病与视网膜母细胞瘤的鉴别

特征	Coats 病	视网膜母细胞瘤
发病年龄(平均)	5 岁	1.5 岁
性别		
男	76%	50%
女	24%	50%
眼别		
单眼	95%	60%
双眼	5%	40%
家族史	0%	10%
眼部发现		
前房	罕见胆固醇结晶	罕见伴前房积脓的白细胞
虹膜新生血管	8%	17%
白内障	无	无
玻璃体	朦胧的	白色毛茸样种植
视网膜血管	• 伴有毛细血管不规则扩张 • 病灶始终可见 • 常见于颞侧	• 扭曲的,但向肿块规则扩张 • 肿瘤内消失 • 见于肿瘤的象限
视网膜渗出	有	无
视网膜肿块	有	有
视网膜神经胶质增生	有,形成视网膜下瘢痕	无
视网膜劈裂/囊肿	有	无
视网膜下液	有,伴有渗出和胆固醇结晶反光	有,伴有白色视网膜下种植
诊断检测		
超声	• 视网膜脱离 • 很低的视网膜下回声 • 罕见的视网膜色素上皮钙化	• 视网膜脱离 • 肿瘤种植的视网膜下回声 • 视网膜肿瘤内钙化及阴影
光学相干断层扫描	• 视网膜脱离 • 视网膜水肿 • 视网膜下沉积	• 视网膜脱离 • 视网膜内实质肿块出现于视网膜中层至外层 • 正常视网膜覆盖肿块
计算机断层扫描	视网膜脱离	视网膜脱离伴钙化性视网膜肿块
磁共振体层摄影术	视网膜脱离	视网膜脱离伴视网膜肿块强化

的钙化。荧光素血管造影显示肿瘤早期血管供应和晚期强荧光(图 27.2)。计算机断层扫描可以显示眼内肿瘤,特别是钙化(图 27.3)。MRI 通常不能检测钙化,但在评估视神经、眼眶和大脑可能是最有价值。光相干断层扫描(OCT)已被发现用于检测空洞性视网膜母细胞瘤,这可能表示对化疗反应不明显,OCT 也显示视网膜母细胞瘤倾向出现在视网膜的中到外层,伴有正常邻近的视网膜覆盖肿瘤表面。此外,OCT 对随访评估患者黄斑结构也有帮助[40]。

27.8 治疗方案

视网膜母细胞瘤患儿的治疗涉及患儿生活与眼球修复的平衡以及最终的视觉潜力[2,3,31,33]。视网膜母细胞瘤的治疗是一门实践性的科学和艺术,它涉及肿瘤的识别和从伪装肿瘤疾病中鉴别,选择合适的治疗方法,进行细致的随访有利于检测肿瘤是否复发。治疗视网膜母细胞瘤的方法有很多,包括摘除、远距放射治疗[体外放射治疗(EBRT)]或近距放射治疗(斑块放疗)、采用不同的给药途径和方案的

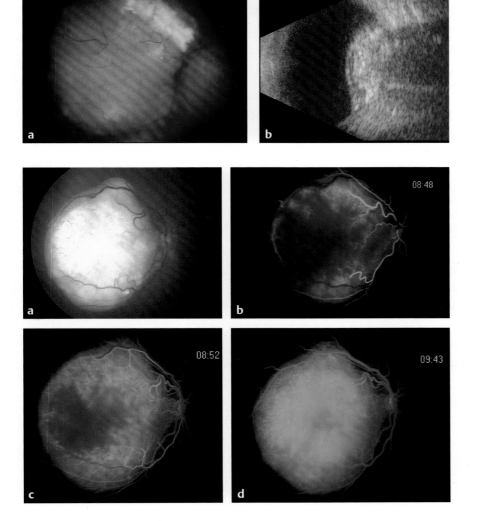

图 27.1 (a)视网膜母细胞瘤。(b)B超呈现强回声光团。

图 27.2 (a)视网膜母细胞瘤荧光血管造影表现为快速充盈的强荧光。(b)动脉期。(c)静脉层流期。(d)晚期。

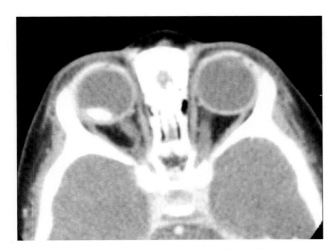

图 27.3 视网膜母细胞瘤 CT 显示钙化。

化疗、局部激光光凝、经瞳孔温热疗法、冷冻治疗和斑块放疗[31,33,41]。化疗仍然是保眼球最常用的方法。

化疗采用不同的药物和疗程，通常结合巩固与温热疗法、冷冻疗法或斑块放疗，已经被用于治疗视网膜母细胞瘤超过 20 年。化疗主要有四种途径，包括 IVitC、动脉介入化疗(IAC)、Tenon 囊下化疗(STC)和玻璃体内化疗(IVitC)[31,42]。每种方法都需要特定的药物、药物剂量和制剂，并与不同的适应证和预期的结果相关(表 27.5 至表 27.7)。

27.8.1 静脉化疗(化学减容术)

在 20 世纪 90 年代早期，来自伦敦的 Kingston 等发现传统上用于神经母细胞瘤的 IVitC 特异性方案对视网膜母细胞瘤尤其有效[41]。如果晚期视网膜母细胞瘤在 EBRT 之前实施，则按 Reese-Ellsworth 归类为 V 组。IVitC 通过眼内补救将肿瘤控制率由 30% 提高到 70%[41]。其他人也观察到类似的结果[43-45]。

这些具有里程碑意义的观察开启了 IVitC 时代，也被称为"化学减容术时代"，该方案继续提供卓越的肿瘤控制(图 27.4 和表 27.5)。

IVitC 方案与长春新碱、依托泊苷和卡铂(VEC) 的标准剂量一起使用时，应以患者体重为基础(表 27.5)。如果 D 组和(或)E 组存在双侧肿瘤,则增加

剂量。这种化疗通常与巩固治疗一起进行，在世界范围内广泛使用，对于控制眼内视网膜母细胞瘤以及预防转移、松果体母细胞瘤和第二肿瘤是有效的。

化学减容术控制眼内视网膜母细胞瘤

既往研究表明，三种药物连续 6~9 个月的 IVitC 治疗视网膜母细胞瘤效果显著[42]。连续 249 眼根据国际视网膜母细胞瘤分类，眼球保留在 A 组中为 100%，B 组为 93%，C 组为 90%，D 组为 47% 和 E 组为 25%[46]。目前，D 组和 E 组的研究结果显示，通过

表 27.5 视网膜母细胞瘤的化疗方案

化疗药物	剂量	疗程
静脉化疗		
卡铂(C)	560mg/m² 在 120cc/m² D51/4NS IVSS 60 分钟以上	每周期第 0 天(小于 36 个月的患者 18.6mg/kg)
依托泊苷(E)	150mg/m² 在 150cc/m² D51/4NS IVSS 60 分钟以上	每个疗程第 0 天和第 1 天(小于 36 个月的患者为 5mg/kg)
长春新碱(V)	1.5mg/m² 静脉滴注 15 分钟	每周期第 0 天(小于 36 个月的患者 0.05mg/kg)。长春新碱最大剂量不超过 2mg
止吐药		
昂丹司琼	治疗前 0.45mg/kg IVSS(最大剂量 24mg)	第 0 天和第 1 天,每个周期 0 天和 1 天治疗前静脉滴注地塞米松 0.25mg/kg
异丙嗪	睡前口服 0.5mg/kg	第 0 天,如需要每 6 小时一次
苯海拉明	睡前口服 1mg/kg p.o.hs.	第 0 天,然后每 6 小时
治疗每 4 周进行一次,共 6 个周期		
在随后的每个周期开始前,绝对中性粒细胞计数必须为>750 个细胞/uL,血小板计数必须为> 75 000 个细胞/uL		
动脉介入化疗		
美法仑		
0~2 岁	3 mg/30mL	
2~5 岁	5 mg/30mL	缓慢注入 30 分钟以上
>5 岁	7.5 mg/30mL	
卡铂	30 mg/30mL	缓慢注入 30 分钟以上
拓扑替康		
0~2 岁	0.5 mg/30mL	
>2 岁	1.0 mg/30mL	缓慢注入 30 分钟以上
Tenon 囊下化疗		
卡铂	20mg/2mL	在肿瘤区巩膜上方直接注入 Tenon 囊下腔
玻璃体内化疗		
美法仑	20~30ug/0.1mL	经睫状体平坦部或透明角膜入路玻璃体腔注射,注射部位冷冻治疗,转动眼球至化疗药物充分混匀。每月 1 次
甲氨蝶呤	400~800ug/0.1mL	经睫状体平坦部或透明角膜入路玻璃体腔注射,注射部位冷冻治疗
		1 个月内每周两次,然后 1 个月内每周 1 次,最后 1 年内每月 1 次
拓扑替康	20ug/0.1mL	经睫状体平坦部或透明角膜入路玻璃体腔注射,注射部位冷冻治疗,转动眼球至化疗药物充分混匀。每月 1 次

表 27.6　视网膜母细胞瘤各种化疗方法的适应证

特征	静脉化疗	动脉内化疗	眼周化疗	玻璃体内化疗
初始治疗				
双侧视网膜母细胞瘤	+++	+	+	−
单侧视网膜母细胞瘤	++	+++	+	−
复发/顽固性肿瘤的二次治疗				
视网膜母细胞瘤	++	+++	+	−
视网膜下种植	++	+++	+	−
玻璃体腔种植	++	++	+	+++

注:+++,显著;++,中度;+,最小;−,几乎没有。

对于 D 组和 E 组,Tenon 下化疗作为初始治疗与静脉化疗联合使用。

如采用静脉化疗为初始治疗、二次治疗,则在二次治疗中将方案改为不同的药物。

表 27.7　视网膜母细胞瘤各种化疗方法的疗效分析

特征	静脉化疗	动脉介入化疗	眼周化疗	玻璃体内化疗
肿瘤的控制				
● 视网膜母细胞瘤	+++	+++	+	−
● 视网膜下种植	+++	+++	++	−
● 玻璃体腔种植	++	++	+	+++
视网膜脱离复位	+++	+++	−	−
松果体母细胞瘤的预防	+++	−	−	−
长期第二种癌症发生降低	++	−	−	−
眼部并发症				
上睑下垂	−	++	+	−
眼睑水肿	−	+	++	−
额头红肿	−	+	+	−
眼球运动受限	−	+	+	−
眼动脉阻塞	−	+	−	−
视网膜动脉阻塞	−	++	−	−
脉络膜血管变细	−	+	−	−
玻璃体积血	−	+	−	−
视网膜血管炎	−	−	−	+
视神经病变	−	++	+	+
眼球萎缩	−	+	−	++
脑部并发症				
椎动脉痉挛	−	+	−	−
卒中	−	+	−	−
脑出血	−	−	−	−
脑血管灌注缺损	−	+	−	−
系统性并发症				
一过性全血细胞减少症	++	+	−	−
耳毒性	+	−	−	−
肾毒性	+	−	−	−
白血病	+	+	−	−

注:+++,显著;++,中度;+,最小;−,几乎没有。

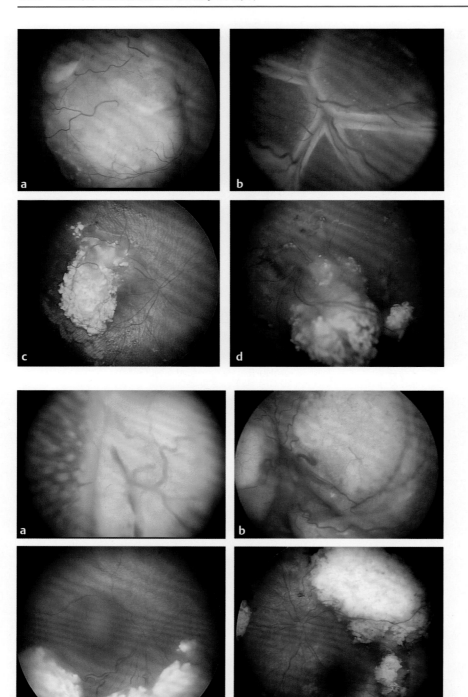

图27.4　双侧视网膜母细胞瘤。(a,b)化学减容术前。(c,d)化学减容术后。

图27.5　双侧晚期视网膜母细胞瘤。(a,b)化学减容术联合 Tenon 囊下卡铂化疗前。(c,d)化学减容术联合 Tenon 囊下卡铂化疗后。

增加额外的 Tenon 囊下注射卡铂或额外的 IAC，眼球保留率得到提高。

　　与 IVitC 相关的长期全身毒性最小。与大多数全身化疗一样，可能会遇到短暂的全血细胞减少和发热。长期听力和肾毒性罕见，特别是如果药物处方是准确的[47]。此外，尽管对生育问题的评论不准确[48]，没有证据表明目前的 VEC 方案会导致不孕[47]。

我们在费城超过 25 年的临床经验总结显示极好的肿瘤控制和最小的毒性且没有生育问题。来自印度的研究结果表明，VEC 使视网膜母细胞瘤患者的存活率提高了 95%，与美国和欧洲的结果相似(Honavar S 于 2012 年 6 月 1 日在印度海得拉巴 LV Prasad 眼科研究所的 25 周年纪念大会上汇报)。

化学减容术控制眼内视网膜脱离

使用 IVitC 治疗伴全视网膜脱离的视网膜母细胞瘤，治疗后 76% 眼的视网膜下液完全吸收[31]。存在视网膜脱离并不影响 IVitC 治疗，但建议在视网膜下液消退之前，要注意不要采用热疗进行巩固治疗。

化学减容术挽救 D 组或 E 组晚期患眼

大多数患有 D 组或 E 组晚期视网膜母细胞瘤的儿童由于肿瘤大、视力差和有转移性疾病的风险而被摘除眼球。但是，如果考虑到挽救眼球，尤其是对侧眼已被摘除，则使用 IVitC 来控制眼内恶性肿瘤，并防止全身转移。IVitC 的化疗方案类似于用于预防高危视网膜母细胞瘤转移的方案。不幸的是，单独 IVitC 化疗可能不能完全控制晚期视网膜母细胞瘤。在一项分析中，57% 的 D 组或 E 组患者使用 IVitC 联合 IAC 化疗方案眼球获得挽救[49]。

化学减容术保存视力

Demirci 等[50]研究了 IVitC 治疗的长期视力结果。如果治疗成功，并且避免了眼球摘除和（或）体外放射治疗，50% 的患者 5 年平均视力结果是 20/20 到 20/40，67% 的患者是 20/200 或更好。视力差的主要因素是初始肿瘤或视网膜下液累及中央凹。IVitC 对眼或视力无局部毒性。Narang 等[51]报道了 IVitC 术后 6 年 71% 的患眼视力为 20/200，37% 患眼视力为 20/40 或更好。

化学减容术预防松果体母细胞瘤

2000 年，Shields 等[19]注意到，在接受 IVitC 治疗的儿童中，致命的松果体细胞瘤的发病率显著下降，这可能与新辅助化疗在肿瘤控制中的应用有关。另一些人认为；这一发现可能与避免 EBRT 有关[21]。对连续 100 例发生了生殖系突变的视网膜母细胞瘤儿童 IVitC 进行分析，结果未发现任何松果体母细胞瘤病例，尽管据估计有 8%~10% 的儿童表现为松果体母细胞瘤[19]。Ramasubramanian 重新研究了化疗期间松果体母细胞瘤的发病率，发现这种恶性肿瘤仅占 0.4%，远远低于过去的报道（总体为 3%，生殖系突变患者为 8%~10%）[20]。

化学减容术预防高危视网膜母细胞瘤的全身转移

视网膜母细胞瘤转移的高危患者为高危型视网膜母细胞瘤，组织病理学定义为视网膜母细胞瘤伴有肿瘤浸润视神经、葡萄膜或两者合并存在[8-10]。高危视网膜母细胞瘤如果不进行系统化疗，24% 的患者会发生转移，而接受 IVitC 治疗的患者只有 4% 发生转移[8]。

国际视网膜母细胞瘤分类可以预测高危视网膜母细胞瘤的发生。据推测，A 组、B 组和 C 组很少表现出高危特征，但很少进行组织病理学检查。然而，D 组视网膜母细胞瘤有 15%~17% 的眼表现出高危特征，E 组视网膜母细胞瘤有 24%~50% 的眼表现出高危特征[10,52]。高危视网膜母细胞瘤患者应行全身性 IVitC 治疗，以预防转移性疾病，控制眼内肿瘤。Kaliki 等发现，使用长春新碱、依托泊苷和卡铂的标准 IVitC 方案，在所有（100%）没有明显转移的高危病例中，肿瘤得到完全控制[9]。

目前 IVitC 方案存在的问题是依托泊苷对白血病的诱导作用，通常在接触后 5 年内。Gombos 等[53]在世界范围内发现了几个病例，但高剂量和长期使用可能是这些病例的一个因素。在我们丰富的经验中，500 例接受过 IVitC 治疗的患者中没有一例仅接受化疗的儿童发生白血病[54]。此外，来自监测、流行病学和最终结果（SEER）数据库的证据证实我们该人群中缺乏继发性白血病[54]。

有生殖系突变的视网膜母细胞瘤的儿童有罹患第二长期恶性肿瘤的风险。Turaka 等[54]最近报道，使用标准 6 个周期 IVitC 化疗的儿童中发现的第二种癌症的发病率低于预期。在该报道中，使用 IVitC 作为一线治疗的生殖系突变视网膜母细胞瘤患儿中，平均随访 11 年，只有 4% 发生了第二种癌症，而非生殖系突变的患者没有出现第二种癌症[54]。基于这些观察，作者得出结论，IVitC 可能会降低患第二种癌症的罹患风险。

27.8.2 动脉介入化疗

动脉介入化疗是治疗视网膜母细胞瘤，尤其是单侧视网膜母细胞瘤的一个令人兴奋的新选择。IAC 的方法由 Yamane 等提出，后来由 Abramson 等和 Gobin 等改进[55-57]。Shields 团队发表了一份关于视网膜母细胞瘤治疗的 40 年展望报道，对各种治疗方法进行了分析，这些治疗方法曾经很受欢迎，但后来被放弃，对新疗法提出警告，直到实现适当的局限性评估[58]。Gobin 等[57]在一项为期 4 年的回顾性研究中发现，IAC 在治疗视网膜母细胞瘤的过程中安全有效，且大部分病例导管插入成功，如果 IAC 是初始治疗，2 年眼存活率为 82%；如果 IAC 是二次治疗，存活率为 58%。Shields 等[59]发现的初步证据表明，IAC 的初级治疗分别在 C 组、D 组和 E 组的成功率为 100%、100% 及 33%。后来，Shields 等[60]进行了较长时间的随访，发现 IAC 初始治疗的患者成功率为 72%，而 IAC 二次治疗的患者成功率为 62%（图 27.6 和图 27.7）。具体来说，在这 70 个病例中，B 组、C 组、D 组及 E 组的眼球保留成功率分别为 100%，100%，94% 及 36%[60]。Muen 等报道了既往系统性 IVitC 或局部治疗失败眼予以二次 IAC 治疗，并发现 80% 的控制率[61]。Shields 等[62]发现了"最低限度暴露 IAC"，即仅使用一至两剂 IAC，对 C 组和 D 组有显著疗效。伴有视网膜脱离的视网膜母细胞瘤的患眼，如果有局限性视网膜脱离，在 IAC 治疗后，视网膜完全平伏；如果是全视网膜脱离，在 IAC 治疗后；大多数患眼视网膜完全复位。

IAC 的全身性并发症很少，包括腹股沟入路处的血肿和骨髓抑制引起的一过性全血细胞减少。脑并发症很少见，主要是颈动脉血管痉挛和中风，且 MRI 显示局灶性灌注缺损。IAC 的局眼部毒性主要与眼动脉、视网膜中央或分支动脉或脉络膜血管的血管损害有关。Muen 发现 80% 接受 IAC 治疗出现的眼局部副作用主要包括颅神经麻痹（40%）、眼眶/眼睑水肿（20%）、视网膜脱离（7%）、玻璃体积血

（27%）和视网膜色素上皮（RPE）改变（47%）[61]。RPE 的改变可能与以前的视网膜脱离或化疗毒性引起的脉络膜血管病变有关。Munier 等和 Shields 等都观察到了这一发现[63,64]。眼部血管病变可能导致视力下降，但 IAC 治疗后视力的长期评估尚未进行分析。建议采用新的方法将化疗药物注入眼动脉口，以避免血流堵塞和内膜损伤。此外，更熟练的技术和更短的手术时间可以减少发生血管事件。幸运的是，在我们的病例中，没有发生卒中、转移或死亡。

Wilson 等[65,66]一直在研究 IAC 对动物的作用。他们在猴子模型上进行了实时成像显示，观察到在所有研究对象采用美法仑 IAC 注射时都导致视盘视网膜血管变白、脉络膜变苍白、视网膜动脉变窄和视网膜水肿。他们还在体外发现，采用美法仑 IAC 可能对血管内皮细胞有毒性，从而导致内皮细胞改变和纤维化。

27.8.3 Tenon 囊下化疗

20 多年来，眼周注射卡铂一直被用于控制视网膜母细胞瘤，通常作为系统化疗的辅助手段。眼周化疗 30 分钟快速达到玻璃体内水平，并达到 6~10 倍的静脉注射剂量，且可以持续几个小时。已经探索了以普通液体注射或以诸如 Lincoff 球囊、离子透入、长效纤维蛋白密封剂或纳米颗粒等为载体的注射方法。

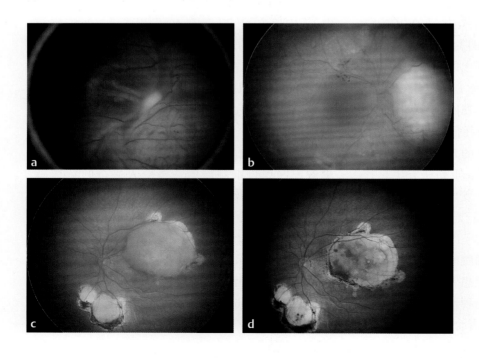

图 27.6 采用动脉介入化疗初始治疗视网膜母细胞瘤。(a)治疗前。(b)治疗后。动脉介入化疗作为视网膜母细胞瘤化疗失败后的二次治疗；(c)治疗前和(d)治疗后。

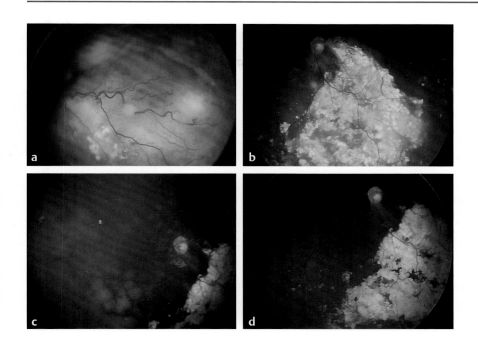

图 27.7　(a)晚期视网膜母细胞瘤的化学减容术。(b)显示消退。(c)但视网膜下种植复发。(d)需要动脉介入化疗与肿瘤控制。

初步报道显示,Tenon 囊下注射卡铂作为初始治疗取得了一些成功[67]。然而,由于后期复发,这种疗法常与全身化疗联合使用,以增加玻璃体局部化疗剂量。

眼周化疗的并发症包括眼眶及眼睑水肿、瘀血、眼眶脂肪萎缩、肌纤维化导致斜视和视神经萎缩。尚未有关于并发症长期观察的研究报道。

27.8.4 玻璃体内化疗

玻璃体内化疗(IVC)治疗视网膜母细胞瘤的研究始于 20 世纪 60 年代,建立了兔眼的眼毒性实验。Inomata、Kaneko 和 Ueda 等通过 12 种药物的体外试验发现,美法仑是治疗视网膜母细胞瘤最有效的化疗药物,$4\mu g/mL$ 的剂量可以完全抑制肿瘤[68,69]。在兔模型中,$5.9\mu g/mL$ 的浓度没有视网膜毒性,这与

人的玻璃体剂量有关,根据眼球的大小,剂量为 20~$30\mu g$。Kaneko 采用玻璃体腔注射 8~$30\mu g$ 美法仑结合眼部热疗治疗伴有玻璃体种植的 41 眼,未发表的结果显示, 眼保存率近 51%(在 2011 年 11 月 16 日, 阿根廷布宜诺斯艾利斯, 国际眼肿瘤学会的报告)。Munier 研究 23 例大量治疗视网膜母细胞瘤患者合并复发性玻璃体种植,每周 20~$30\mu g$ 美法仑玻璃体腔注射, 并指出在 15 个月时 83%患者成功避免眼球摘除和(或)体外放射治疗[70]。Kivela 等[71]发现玻璃体腔注射甲氨蝶呤是成功的, 但这需要在一年内多次注射到儿童眼内。

Ghassemi 和 Shields 评估了对既往 IVitc 和 IAC治疗后的复发性玻璃体种植的 12 眼采用玻璃体腔注射美法仑治疗的效果[72]。采用低剂量的美法仑(8~$10\mu g$) 治疗显示更少的肿瘤控制和最小的副作用,而接受高剂量(30~$50\mu g$)显示良好的肿瘤控制,但 $50\mu g$ 剂量具有持续的低眼压和眼球萎缩的毒性,未见眼外肿瘤种植。随后,Shields 等[73]对另外 11眼进行 20~$30\mu g$ 剂量的美法仑 IVitC 治疗, 发现肿瘤 100%控制,且毒性最小(图 27.8)。Ghassemi 等[74]报道联合使用马法兰和拓扑替康 IVitC 对那些单独使用美法仑后出现复发的患者特别有效。

IVitC 的作用尚不明确,但它可以作为复发性玻璃体种植的二线治疗手段。此外,如果在 IVitC 治疗

精粹

IAC 可控制视网膜母细胞瘤。肿瘤完全控制率如下:

- B 组 100%。
- C 组 100%。
- D 组 94%。
- E 组 36%。

期间玻璃体种植持续存在，可以考虑在一线治疗期间使用全身 IVitC。

27.8.5 其他治疗方法

其他治疗视网膜母细胞瘤的方法包括局部治疗（温热疗法、冷冻疗法、激光光凝、斑块放疗）或全眼治疗（体外放射治疗、眼球摘除、眶内容剜除）[31,42]。

局部治疗用于治疗小肿瘤，特别是那些因化疗而缩小的肿瘤。一般情况下，当儿童接受化疗时，眼部接受局部治疗，并且在每个化疗阶段重复应用于每个肿瘤。斑块放疗一般只用于其他局部治疗失败的肿瘤，即使是那些达到中等大小，厚度达到 8mm 或 10mm 的肿瘤。其余的局部治疗保留给小肿瘤，一般是那些最大尺寸在 3mm 以下的肿瘤。

激光光凝

激光光凝常用于赤道后部的小视网膜母细胞瘤。在化学减容术的时代，激光光凝很少被使用，因为它的成功依赖于血管凝固和肿瘤缺血，反之则适用于化学减容术。因此，它不用于接受化疗的患眼。激光光凝是利用间接检眼镜氩或绿色二极管激光进行的，在肿瘤基底周围两排光凝，特别注意避免直接光凝肿瘤，因为直接治疗可能导致玻璃体种植。这种方法需要分多次进行以达到完全控制。

温热疗法

温热疗法是一种利用二极管红外激光系统加热肿瘤的方法。它通常与化疗联合或卡铂单独进行，以便这两种技术协同治疗肿瘤。该治疗提供 42℃~60℃的温度，这个温度低于凝血阈值，从而避免视网膜血管的光凝。热与化疗的结合称为热化疗，热与辐射的结合称为透热放射疗法。已发现热疗对全身和眼部癌症与化疗和放疗治疗有协同效应[70]。我们采用温热疗法作为肿瘤化疗后的主要局部治疗方

争论点
● IVitC 改变了视网膜母细胞瘤的治疗，使原本由于玻璃体种植需要眼球摘除的患眼得以保留。

法。这种治疗的目的是将肿瘤加热成灰白色的瘢痕。一般来说，小肿瘤在 10 分钟或更短的时间内需要大约 300mW 的功率，而大肿瘤需要高达 800mW 的功率，每次 10 分钟，间隔 1 个月，分 3 次进行。温热疗法结合化学减容术尤其适用于邻近中央凹和视神经的肿瘤，在这些肿瘤中，放疗或激光光凝可能会导致更多的视力损失。这是一个耗时、乏味的过程，需要小心传递热量。

冷冻疗法

冷冻治疗是治疗赤道和周边小视网膜母细胞瘤的有效方法[71]。肿瘤的破坏通常是通过每隔 1 个月进行一次或两次的三重冻融冷冻治疗来实现的。需要注意的是，如果有覆盖的玻璃体种植，冷冻疗法通常会失败。在这些失败的病例中，通常采用斑块放疗。冷冻疗法仍然是肿瘤化学减容术后巩固的重要方法。这是治疗锯齿缘附近复发性视网膜下种植的重要方法。

斑块放疗

斑块放疗是一种近距离放射治疗方法，将放射性植入物置于视网膜母细胞瘤基底部的巩膜上，对肿瘤进行穿透性照射。一般来说，它局限于基底部小于 16mm，厚度小于 8mm 的肿瘤。平均需要 4 天的治疗时间将 4000cGy 的总剂量送到肿瘤的顶端。斑块放疗可作为初始治疗或二次治疗[75-77]。事实上，在 70% 的病例中，既往治疗失败（通常是化学减容术失败）后，斑块放疗被用作挽救眼球的二次治疗[77]。

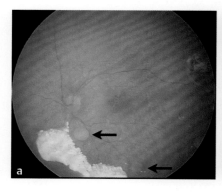
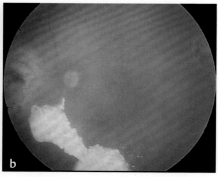

图 27.8　(a)玻璃体腔化疗治疗复发性玻璃体种植(箭头所示)。(b)视网膜母细胞瘤，显示种植消退。

总的来说，采用 Kaplan-Meier 估计，大约 4 年应用一次斑块放疗，肿瘤控制率为 80%[77]。仔细筛选视网膜母细胞瘤，甚至视盘旁和黄斑的肿瘤，都可以采用斑块放疗治疗成功。以斑块放疗作为初始治疗的视网膜母细胞瘤的肿瘤控制率为 88%，化学减容术后再行斑块放疗的视网膜母细胞瘤的肿瘤控制率为 92%[77]。既往体外放射治疗失败再行斑块放疗的肿瘤控制率较差（75%）。视力预后因肿瘤的大小和位置及视网膜病变和视盘病变的放射性问题而异。据报道，62%的患者视力良好，超过 50%的患者视力为 20/20~20/30[77]。25%的治疗眼在 5 年后发生放射性黄斑病变，26%的治疗眼发生放射性视神经病变。最近，关于化学减容术后失败再次斑块放疗结果的报道继续显示良好的结果，10 年肿瘤控制率为 95%，一般在斑块放疗后 1 年内发现复发[77]。斑块放疗与诱发第二种癌症无关。

体外放射治疗

视网膜母细胞瘤通常是一种放射敏感性肿瘤。体外放射治疗是一种全眼放射治疗晚期视网膜母细胞瘤的方法，特别是既往化疗方案失败后。由于相关的第二种癌症的风险，这项技术目前不常用。有研究报道了双侧视网膜母细胞瘤患者罹患第二种癌症的 30 年累积发病率，35%的患者接受了放射治疗，而 6%的患者没有接受放射治疗[78]。Abramson 和 Frank[79]发现，体外放射治疗增加了辐射领域内的第二种癌症的发病率，但没有刺激辐射领域外的第二种癌症。重要的是，辐射诱发癌症的风险已被发现取决于患者在辐射时的年龄和其他因素。年龄在 12 个月以下接受体外放射治疗的患者比年龄大于 12 个月的患者罹患第二种癌症的风险更大。

眼球摘除术

眼球摘除术是治疗视网膜母细胞瘤的常用方法和重要手段。如果病情严重，受累的眼没有希望获得有用的视力，或者担心肿瘤浸润视神经、脉络膜或眼眶，那么具备眼球摘除指征。患有继发性青光眼、睫状体扁平部种植或前房浸润的患眼一般也最好进行眼球摘除术。

眼球摘除术的技巧是在不将恶性肿瘤种植眼眶的情况下，轻轻摘除完整的眼球[31]。在摘除眼球后，它被放在一个单独的托盘上，并且新鲜的组织被收集到手术室，使用特定的技术进行 DNA 分析[80]。在这一步之后，外科医生必须更换无菌手套，以避免肿瘤污染儿童眼眶的风险。

许多年前，眼眶植入物在视网膜母细胞瘤摘除后通常不被放置，因为它干扰眼窝触诊和眼眶肿瘤复发的临床检测。最近，随着对视网膜母细胞瘤行为认识的提高，以及其低眼眶局部复发的风险，人们对于眼眶植入物的犹豫减少了。此外，尽管存在植入物，现有的计算机断层和磁共振的眼眶成像模式允许详细的眼眶评估。眼眶植入物为患者的义眼提供了更自然的外观，最大限度地减少了义眼的下沉，使义眼能够活动。有几种可用的眼眶植入物，包括聚甲基丙烯酸甲酯球、珊瑚羟基磷灰石、聚乙烯和其他。目前，我们使用涂层羟基磷灰石植入。如果放置正确，这种植入物几乎没有问题，也不需要巩膜包裹，因为植入物是用惰性聚合物包裹的。Shah 等研究了眼球摘除后羟基磷灰石义眼植入，发现长期效果良好，在术后平均 5 年的随访中，531 例儿童患者获得了结膜变薄率低（2%）、植入物感染率低（1%）、植入物暴露率低（3%）、运动性和美容效果好[81]。

27.9 组织病理学

眼球摘除标本大体检查，视网膜母细胞瘤呈亚白色，易碎，钙化灶致密。内生型视网膜母细胞瘤通常在玻璃体腔内产生种植。外生型肿瘤倾向于向前推动视网膜并占据视网膜下空间。从细胞学角度看，视网膜母细胞瘤的分化范围从低分化到高分化不等。低分化的视网膜母细胞瘤由小到中等大小的圆形神经母细胞组成，细胞核大而深染，胞质稀少。高分化的视网膜母细胞瘤的特征是有菊花团和小花。Flexner-Wintersteiner 菊花团由柱状细胞组成，排列在清晰的中央管腔周围。一些高分化的视网膜母细胞瘤和视网膜细胞瘤的特征是存有小花。小花是一种轻度嗜酸性的结构，由肿瘤细胞群组成，肿瘤细胞群中有珍珠状的嗜酸性突起，这些突起通过细胞膜孔投射出来。

27.10 结论

总之，视网膜母细胞瘤的治疗首先要确定正确的诊断和选择合适的治疗方法。有几种儿科疾病可以伪装成视网膜母细胞瘤。化疗是视网膜母细胞瘤最常见的保守治疗方法，包括静脉内、动脉介入、Tenon囊下或玻璃体腔途径。一般来说，大多数患有双侧视网膜母细胞瘤的儿童接受IVitC治疗（化学减容术），用于眼部肿瘤的控制和预防转移、松果体母细胞瘤和长期的第二癌症。对于单侧视网膜母细胞瘤，IAC具有良好的控制作用，并对全身影响很小。STC与IVits治疗联合使用，以增加晚期患者眼部的剂量。IVitC治疗目前是对既往其他方法不能完全控制的复发性玻璃体种植的患眼保留眼球的方法。斑块放疗是一种很好的化疗后复发的挽救眼球的方法。患有晚期视网膜母细胞瘤的眼，尤其是单侧或被认为有高风险转移的患者，应采用眼球摘除术。

27.11 致谢

感谢宾夕法尼亚州费城托马斯杰·斐逊大学威尔斯眼科医院眼肿瘤科。感谢宾夕法尼亚州费城眼肿瘤研究基金会、Lucille Wiedman儿童眼癌基金会和宾夕法尼亚州莫里斯维尔提升治愈协会的支持。

参考文献

[1] Ramasubramanian A, Shields CL. Epidemiology and magnitude of the problem. In: Ramasubramanian A, Shields CL, eds. Retinoblastoma. New Delhi: Jaypee Brothers Medical Publishers; 2012:10-5

[2] Shields JA, Shields CL. Retinoblastoma. In: Shields JA, Shields CL, eds. Intraocular Tumors. An Atlas and Textbook. 2nd ed. Philadelphia, PA: Lippincott Williams & Wilkins; 2008:293-365

[3] Shields JA, Shields CL. Intraocular Tumors. An Atlas and Textbook. 3rd edition. Philadelphia, PA: Lippincott Wolters Kluwers; 2016:335-387

[4] Kivelä T. The epidemiological challenge of the most frequent eye cancer: retinoblastoma, an issue of birth and death. Br J Ophthalmol. 2009; 93(9):1129-1131

[5] Rodrigues KE, Latorre MdoR, de Camargo B. Delayed diagnosis in retinoblastoma [in Portuguese]. J Pediatr (Rio J). 2004; 80(6):511-516

[6] Knudson AG, Jr, Meadows AT, Nichols WW, Hill R. Chromosomal deletion and retinoblastoma. N Engl J Med. 1976; 295(20):1120-1123

[7] Moll AC, Imhof SM, Meeteren AY, Boers M. At what age could screening for familial retinoblastoma be stopped? A register based study 1945-98. Br J Ophthalmol. 2000; 84(10):1170-1172

[8] Honavar SG, Singh AD, Shields CL, et al. Postenucleation adjuvant therapy in high-risk retinoblastoma. Arch Ophthalmol. 2002; 120(7):923-931

[9] Kaliki S, Shields CL, Shah SU, Eagle RC, Jr, Shields JA, Leahey A. Postenucleation adjuvant chemotherapy with vincristine, etoposide, and carboplatin for the treatment of high-risk retinoblastoma. Arch Ophthalmol. 2011; 129(11):1422-1427

[10] Kaliki S, Shields CL, Rojanaporn D, et al. High-risk retinoblastoma based on international classification of retinoblastoma: analysis of 519 enucleated eyes. Ophthalmology. 2013; 120(5):997-1003

[11] Shields CL, Shields JA, Baez K, Cater JR, De Potter P. Optic nerve invasion of retinoblastoma. Metastatic potential and clinical risk factors. Cancer. 1994; 73(3):692-698

[12] Shields CL, Shields JA, Baez KA, Cater J, De Potter PV. Choroidal invasion of retinoblastoma: metastatic potential and clinical risk factors. Br J Ophthalmol. 1993; 77(9):544-548

[13] Bader JL, Miller RW, Meadows AT, Zimmerman LE, Champion LA, Voûte PA. Trilateral retinoblastoma. Lancet. 1980; 2(8194):582-583

[14] Donoso LA, Rorke LB, Shields JA, Augsburger JJ, Brownstein S, Lahoud S. S-antigen immunoreactivity in trilateral retinoblastoma. Am J Ophthalmol. 1987; 103(1):57-62

[15] Pesin SR, Shields JA. Seven cases of trilateral retinoblastoma. Am J Ophthalmol. 1989; 107(2):121-126

[16] De Potter P, Shields CL, Shields JA. Clinical variations of trilateral retinoblastoma: a report of 13 cases. J Pediatr Ophthalmol Strabismus. 1994; 31(1):26-31

[17] Kivelä T. Trilateral retinoblastoma: a meta-analysis of hereditary retinoblastoma associated with primary ectopic intracranial retinoblastoma. J Clin Oncol. 1999; 17(6):1829-1837

[18] Shields CL, Shields JA, Meadows AT. Chemoreduction for retinoblastoma may prevent trilateral retinoblastoma. J Clin Oncol. 2000; 18(1):236-237

[19] Shields CL, Meadows AT, Shields JA, Carvalho C, Smith AF. Chemoreduction for retinoblastoma may prevent intracranial neuroblastic malignancy (trilateral retinoblastoma). Arch Ophthalmol. 2001; 119(9):1269-1272

[20] Ramasubramanian A, Kytasty C, Meadows AT, Shields JA, Leahey A, Shields CL. Incidence of pineal gland cyst and pineoblastoma in children with retinoblastoma during the chemoreduction era. Am J Ophthalmol. 2013; 156(4):825-829

[21] Moll AC, Imhof SM, Schouten-van Meeteren AY, Boers M, van Leeuwen F, Hofman P. Chemoreduction for retinoblastoma. Arch Ophthalmol. 2003; 121(10):1513

[22] Meadows AT, Shields CL. Regarding chemoreduction for retinoblastoma and intracranial neoplasms. Arch Ophthalmol. 2004; 122(10):1570-1571, author reply 1571

[23] Karatza EC, Shields CL, Flanders AE, Gonzalez ME, Shields JA. Pineal cyst simulating pinealoblastoma in 11 children with retinoblastoma. Arch Ophthalmol. 2006; 124(4):595-597

[24] Abramson DH, Ronner HJ, Ellsworth RM. Nonocular cancer in nonirradiated retinoblastoma. Am J Ophthalmol. 1979; 87:624-627

[25] Abramson DH, Melson MR, Dunkel IJ, Frank CM. Third (fourth and fifth) nonocular tumors in survivors of retinoblastoma. Ophthalmology. 2001; 108(10):1868-1876

[26] Abramson DH, Frank CM, Susman M, Whalen MP, Dunkel IJ, Boyd NW, III. Presenting signs of retinoblastoma. J Pediatr. 1998; 132(3)(,)(Pt 1):505-508

[27] Epstein JA, Shields CL, Shields JA. Trends in the management of retinoblastoma: evaluation of 1,196 consecutive eyes during 1974 to 2001. J Pediatr Ophthalmol Strabismus. 2003; 40(4):196-203, quiz 217-218

[28] Zhao J, Li S, Shi J, Wang N. Clinical presentation and group classification of newly diagnosed intraocular retinoblastoma in China. Br J Ophthalmol. 2011; 95(10):1372-1375

[29] Ali AA, Elsheikh SM, Elhaj A, et al. Clinical presentation and outcome of retinoblastoma among children treated at the National Cancer Institute (NCI) in Gezira, Sudan: a single Institution experience. Ophthalmic Genet. 2011; 32(2):122-125

[30] Boubacar T, Fatou S, Fousseyni T, et al. A 30-month prospective study on the treatment of retinoblastoma in the Gabriel Toure Teaching Hospital, Bamako, Mali. Br J Ophthalmol. 2010; 94(4):467-469

[31] Shields CL, Shields JA. Retinoblastoma management: advances in enucleation, intravenous chemoreduction, and intra-arterial chemotherapy. Curr Opin Ophthalmol. 2010; 21(3):203-212

[32] Shields CL, Ghassemi F, Tuncer S, Thangappan A, Shields JA. Clinical spectrum of diffuse infiltrating retinoblastoma in 34 consecutive eyes. Ophthalmology. 2008; 115(12):2253-2258

[33] Ramasubramanian A, Shields CL. Staging and treatment strategies. In: Ramasubramanian A, Shields CL, eds. Retinoblastoma. New Delhi: Jaypee Brothers Medical Publishers; 2012:70-78

[34] Reese AB, Ellsworth RM. The evaluation and current concept of retinoblastoma therapy. Trans Am Acad Ophthalmol Otolaryngol. 1963; 67:164-172

[35] Hopping W. The new Essen prognosis classification for conservative sight-saving treatment of retinoblastoma. In: Lommatzsch PK, Blodi FC, eds. Intraocular Tumors: International Symposium under the Auspices of the European Ophthalmological Society. Berlin, Germany: Springer-Verlag; 1983:497-505

[36] Shields CL, Mashayekhi A, Demirci H, Meadows AT, Shields JA. Practical approach to management of retinoblastoma. Arch Ophthalmol. 2004; 122(5):729-735

[37] Linn Murphree A. Intraocular retinoblastoma: the case for a new group classification. Ophthalmol Clin North Am. 2005; 18(1):41-53, viii

[38] Shields CL, Shields JA. Basic understanding of current classification and management of retinoblastoma. Curr Opin Ophthalmol. 2006; 17(3):228-234

[39] Shields CL, Schoenberg E, Kocher K, Shukla SY, Kaliki S, Shields JA. Lesions simulating retinoblastoma (pseudoretinoblastoma) in 604 cases: results based on age at presentation. Ophthalmology. 2013; 120(2):311–316

[40] Cao C, Markovitz M, Ferenczy S, Shields CL. Hand-held spectral-domain optical coherence tomography of small macular retinoblastoma in infants before and after chemotherapy. J Pediatr Ophthalmol Strabismus. 2014; 51(4):230–234

[41] Kingston JE, Hungerford JL, Madreperla SA, Plowman PN. Results of combined chemotherapy and radiotherapy for advanced intraocular retinoblastoma. Arch Ophthalmol. 1996; 114(11):1339–1343

[42] Shields CL, Fulco EM, Arias JD, et al. Retinoblastoma frontiers with intravenous, intra-arterial, periocular, and intravitreal chemotherapy. Eye (Lond). 2013; 27(2):253–264

[43] Gallie BL, Budning A, DeBoer G, et al. Chemotherapy with focal therapy can cure intraocular retinoblastoma without radiotherapy. Arch Ophthalmol. 1996; 114(11):1321–1328

[44] Murphree AL, Villablanca JG, Deegan WF, III, et al. Chemotherapy plus local treatment in the management of intraocular retinoblastoma. Arch Ophthalmol. 1996; 114(11):1348–1356

[45] Shields CL, De Potter P, Himelstein BP, Shields JA, Meadows AT, Maris JM. Chemoreduction in the initial management of intraocular retinoblastoma. Arch Ophthalmol. 1996; 114(11):1330–1338

[46] Shields CL, Mashayekhi A, Au AK, et al. The International Classification of Retinoblastoma predicts chemoreduction success. Ophthalmology. 2006; 113 (12):2276–2280

[47] Leahey A. A cautionary tale: dosing chemotherapy in infants with retinoblastoma. J Clin Oncol. 2012; 30(10):1023–1024

[48] Friedrich MJ. Retinoblastoma therapy delivers power of chemotherapy with surgical precision. JAMA. 2011; 305(22):2276–2278

[49] Shields CL, Kaliki S, Al-Dahmash S, et al. Management of advanced retinoblastoma with intravenous chemotherapy then intra-arterial chemotherapy as alternative to enucleation. Retina. 2013; 33(10):2103–2109

[50] Demirci H, Shields CL, Meadows AT, Shields JA. Long-term visual outcome following chemoreduction for retinoblastoma. Arch Ophthalmol. 2005; 123 (11):1525–1530

[51] Narang S, Mashayekhi A, Rudich D, Shields CL. Predictors of long-term visual outcome after chemoreduction for management of intraocular retinoblastoma. Clin Experiment Ophthalmol. 2012; 40(7):736–742

[52] Wilson MW, Qaddoumi I, Billups C, Haik BG, Rodriguez-Galindo C. A clinicopathological correlation of 67 eyes primarily enucleated for advanced intraocular retinoblastoma. Br J Ophthalmol. 2011; 95(4):553–558

[53] Gombos DS, Hungerford J, Abramson DH, et al. Secondary acute myelogenous leukemia in patients with retinoblastoma: is chemotherapy a factor? Ophthalmology. 2007; 114(7):1378–1383

[54] Turaka K, Shields CL, Leahey A, Meadows AT. Second malignant neoplasms following chemoreduction with carboplatin, etoposide, and vincristine in 245 patients with intraocular retinoblastoma. Pediatr Blood Cancer. 2012; 59:121–125

[55] Yamane T, Kaneko A, Mohri M. The technique of ophthalmic arterial infusion therapy for patients with intraocular retinoblastoma. Int J Clin Oncol. 2004; 9 (2):69–73

[56] Abramson DH, Dunkel IJ, Brodie SE, Kim JW, Gobin YP. A phase I/II study of direct intraarterial (ophthalmic artery) chemotherapy with melphalan for intraocular retinoblastoma initial results. Ophthalmology. 2008; 115 (8):1398–1404, 1404.e1

[57] Gobin YP, Dunkel IJ, Marr BP, Brodie SE, Abramson DH. Intra-arterial chemotherapy for the management of retinoblastoma: four-year experience. Arch Ophthalmol. 2011; 129(6):732–737

[58] Shields CL, Shields JA. Intra-arterial chemotherapy for retinoblastoma: the beginning of a long journey. Clin Experiment Ophthalmol. 2010; 38(6):638–643

[59] Shields CL, Bianciotto CG, Jabbour P, et al. Intra-arterial chemotherapy for retinoblastoma: report No. 1, control of retinal tumors, subretinal seeds, and vitreous seeds. Arch Ophthalmol. 2011; 129(11):1399–1406

[60] Shields CL, Manjandavida FP, Lally SE, et al. Intra-arterial chemotherapy for retinoblastoma in 70 eyes: outcomes based on the international classification

of retinoblastoma. Ophthalmology. 2014; 121(7):1453–1460

[61] Muen WJ, Kingston JE, Robertson F, Brew S, Sagoo MS, Reddy MA. Efficacy and complications of super-selective intra-ophthalmic artery melphalan for the treatment of refractory retinoblastoma. Ophthalmology. 2012; 119 (3):611–616

[62] Shields CL, Kaliki S, Shah SU, et al. Minimal exposure (one or two cycles) of intra-arterial chemotherapy in the management of retinoblastoma. Ophthalmology. 2012; 119(1):188–192

[63] Munier FL, Beck-Popovic M, Balmer A, Gaillard MC, Bovey E, Binaghi S. Occurrence of sectoral choroidal occlusive vasculopathy and retinal arteriolar embolization after superselective ophthalmic artery chemotherapy for advanced intraocular retinoblastoma. Retina. 2011; 31(3):566–573

[64] Shields CL, Bianciotto CG, Jabbour P, et al. Intra-arterial chemotherapy for retinoblastoma: report No. 2, treatment complications. Arch Ophthalmol. 2011; 129(11):1407–1415

[65] Wilson MW, Jackson JS, Phillips BX, et al. Real-time ophthalmoscopic findings of superselective intraophthalmic artery chemotherapy in a nonhuman primate model. Arch Ophthalmol. 2011; 129(11):1458–1465

[66] Wilson MW, Haik BG, Dyer MA. Superselective intraophthalmic artery chemotherapy: what we do not know. Arch Ophthalmol. 2011; 129(11):1490–1491

[67] Abramson DH. Periocular chemotherapy for retinoblastoma: success with problems? Arch Ophthalmol. 2005; 123(1):128–129, author reply 129

[68] Inomata M, Kaneko A. Chemosensitivity profiles of primary and cultured human retinoblastoma cells in a human tumor clonogenic assay. Jpn J Cancer Res. 1987; 78(8):858–868

[69] Ueda M, Tanabe J, Inomata M, Kaneko A, Kimura T. Study on conservative treatment of retinoblastoma—effect of intravitreal injection of melphalan on the rabbit retina [in Japanese]. Nippon Ganka Gakkai Zasshi. 1995; 99 (11):1230–1235

[70] Munier FL, Gaillard MC, Balmer A, et al. Intravitreal chemotherapy for vitreous disease in retinoblastoma revisited: from prohibition to conditional indications. Br J Ophthalmol. 2012; 96(8):1078–1083

[71] Kivelä T, Eskelin S, Paloheimo M. Intravitreal methotrexate for retinoblastoma. Ophthalmology. 2011; 118(8):1689–, 1689.e1–1689.e6

[72] Ghassemi F, Shields CL. Intravitreal melphalan for refractory or recurrent vitreous seeding from retinoblastoma. Arch Ophthalmol. 2012; 130(10):1268–1271

[73] Shields CL, Manjandavida FP, Arepalli S, Kaliki S, Lally SE, Shields JA. Intravitreal melphalan for persistent or recurrent retinoblastoma vitreous seeds: preliminary results. JAMA Ophthalmol. 2014; 132(3):319–325

[74] Ghassemi F, Shields CL, Ghadimi H, Khodabandeh A, Roohipoor R. Combined intravitreal melphalan and topotecan for refractory or recurrent vitreous seeding from retinoblastoma. JAMA Ophthalmol. 2014; 132(8):936–941

[75] Shields CL, Shields JA, De Potter P, et al. Plaque radiotherapy in the management of retinoblastoma. Use as a primary and secondary treatment. Ophthalmology. 1993; 100(2):216–224

[76] Shields CL, Shields JA, Cater J, Othmane I, Singh AD, Micaily B. Plaque radiotherapy for retinoblastoma: long-term tumor control and treatment complications in 208 tumors. Ophthalmology. 2001; 108(11):2116–2121

[77] Shields CL, Mashayekhi A, Sun H, et al. Iodine 125 plaque radiotherapy as salvage treatment for retinoblastoma recurrence following chemoreduction. Tumor control and treatment complications in 84 tumors. The Ingrid Kreissig Award Lecture. Ophthalmology. 2006; 113(11):2087–2092

[78] Roarty JD, McLean IW, Zimmerman LE. Incidence of second neoplasms in patients with bilateral retinoblastoma. Ophthalmology. 1988; 95(11):1583–1587

[79] Abramson DH, Frank CM. Second nonocular tumors in survivors of bilateral retinoblastoma: a possible age effect on radiation-related risk. Ophthalmology. 1998; 105(4):573–579, discussion 579–580

[80] Shields JA, Shields CL, Lally SE, Eagle RC, Jr. Harvesting fresh tumor tissue from enucleated eyes: the 2008 Jack S. Guyton lecture. Arch Ophthalmol. 2010; 128(2):241–243

[81] Shah SU, Shields CL, Lally SE, Shields JA. Hydroxyapatite orbital implant in children following enucleation: analysis of 531 sockets. Ophthal Plast Reconstr Surg. 2015; 31(2):108–114

第 **28** 章
其他视网膜、视网膜色素上皮和脉络膜肿瘤

Carol L. Shields, Jerry A. Shields

28.1 引言

本章介绍了视网膜和脉络膜中可能存在的几种良性和恶性肿瘤。最重要的恶性肿瘤是视网膜母细胞瘤和脉络膜黑色素瘤,已在其他章中介绍过,这里不再赘述。本章综述了一些除此之外的视网膜和脉络膜中可能存在的肿瘤,主要从临床特征、病理特征、诊断和治疗等几方面进行阐述。

28.2 视网膜肿瘤

视网膜和视网膜色素上皮细胞(RPE)中可能出现数种良性和恶性肿瘤,肿瘤可能是神经源性(视网膜母细胞瘤)、血管源性(血管瘤/血管网状细胞瘤)和神经胶质源性(星形细胞错构瘤/星形细胞瘤)。这些肿瘤中最重要的是视网膜母细胞瘤,一种常见于儿童的恶性肿瘤,起源于神经视网膜。另有几种不同类型的视网膜血管性肿瘤和胶质瘤可能出现在神经视网膜,其中一些是眼神经皮肤相关的综合征或错构瘤。因此,临床医生发现血管瘤或胶质瘤应进行全身系统性评估,其是否存在这类综合征。视网膜色素上皮可以衍生出多种肿瘤和假瘤,其中大部分是良性的,需要和脉络膜恶性黑色素瘤加以鉴别。

临床医生必须具备基本知识,熟知视网膜和视网膜色素上皮病变的检眼镜特征,能够向患者提供合适建议或将患者转诊给专业的眼肿瘤科医生。我们将介绍更多视网膜感觉神经上皮和视网膜色素上皮的重要肿瘤,描述其在眼科辅助检查技术,如荧光素血管造影、超声检查、光学相干断层扫描(OCT)和其他检查的特点。

28.2.1 视网膜网状细胞瘤

视网膜网状细胞瘤是一种起源于儿童视网膜感觉神经上皮的恶性肿瘤。这种恶性肿瘤在第 27 章已经详细讨论。

28.2.2 视网膜血管母细胞瘤(视网膜毛细血管瘤)

在神经视网膜中可以出现数种良性血管瘤,区分各种视网膜血管瘤很重要,因为每个肿瘤都有不同的眼科特征、荧光素血管造影特征、并发症、全身体征和治疗。

视网膜血管网状细胞瘤通常是血管错构瘤,常于 20 岁之内发生。这种肿瘤在之前被称为"视网膜毛细血管瘤",但目前称为"视网膜血管网状细胞瘤"。单侧孤立性病变可能属于突变散发而没有全身体征,双侧的或多发病变很可能属于 VHL 综合征(表 28.1)。

临床表现

视网膜血管网状细胞瘤在眼底检查中表现为橘红色占位,位于周边视网膜或黄斑或视盘附近[1-5](图 28.1 和图 28.2)。这种肿瘤表现为视网膜的橘红

精粹

- 双眼或多个视网膜血管网状细胞瘤与 VHL 综合征相关,此类患者应对脑和肾脏进行影像学检查。孤立的视网膜血管网状细胞瘤可能与 VHL 综合征无关,建议进行基因检测。

表 28.1　VHL 综合征的诊断标准

家族史[a]	特征
有	以下任何一项
	● 视网膜血管网状细胞瘤
	● 脑血管母细胞瘤
	● 内脏病变
无	以下任何一项
	● 两个或以上视网膜血管网状细胞瘤
	● 两个或以上脑血管母细胞瘤
	● 单个视网膜或脑血管母细胞瘤合并内脏病变

注:内脏病变包括肾脏的囊肿、肾癌、嗜铬细胞瘤、胰腺的囊肿、胰岛细胞瘤、附睾的囊腺瘤、内淋巴瘤及中胚层来源的附件的乳头状囊腺瘤。

[a] 指有视网膜或脑血管瘤或内脏病变的家族史。

色占位,伴扩张的视网膜血管,有滋养血管和回流血管。随着肿瘤的增大,血管变得更加扩张和迂曲,这可能引起视网膜下和视网膜内的渗出、视网膜下液和玻璃体视网膜纤维化,渗出更容易积聚在黄斑区。当视网膜血管网状细胞瘤位于视盘上时,扩张的视网膜血管通常不可见。无论肿瘤位于哪个部位,视网膜下渗液均可导致严重的视力丧失。

遗传学和发病机制

在 VHL 综合征中,基质细胞在染色体 3p25-26 上发生突变,导致 VHL 蛋白功能失调[6,7]。这些细胞不能降解低氧诱导因子 1α(HIF-1α),因此积累并导致血管内皮生长因子(VEGF)、血小板衍生生长因子、促红细胞生成素和转化生长因子 α 的产生,从而导致肿瘤的增殖和血管化[7]。

VHL 基因中存在三种类型的突变:①类型 1 为缺失或无义突变,主要表现为血管网状细胞瘤;②类型 2 为错义突变,易患血管网状细胞瘤和嗜铬细胞瘤(2A 型),或肾细胞癌(2B 型),或仅嗜铬细胞瘤

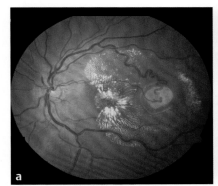
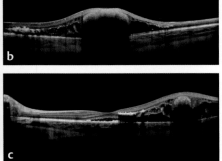

图 28.1　(a)视网膜血管网状细胞瘤,病灶周围出现渗出性视网膜病变。(b)OCT 显示视网膜实质性占位。(c)中央凹旁渗出和积液,伴囊样水肿。

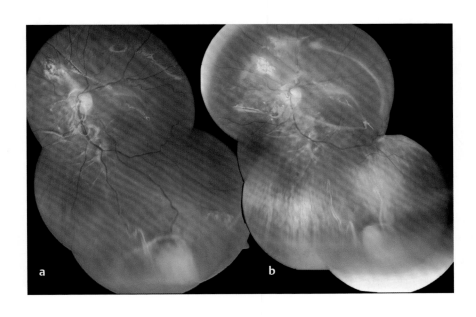

图 28.2　(a)视网膜血管网状细胞瘤治疗前。(b)光动力治疗(PDT)后。

(2C 型)；③类型 3，易发生红细胞增多症[8]。

诊断

荧光素血管造影可以诊断视网膜血管网状细胞瘤，特点是荧光素通过滋养动脉迅速在肿瘤内充盈，然后迅速通过引流静脉排出。较大的肿瘤显示荧光素染料从肿瘤渗漏入邻近的视网膜和玻璃体腔。

超声检查可以看到眼内实质性占位，伴周围的视网膜下液。OCT 可见占据全层的视网膜致密肿块，伴有视网膜下液、视网膜内水肿和视网膜前膜[9]，且 OCT 有助于判断治疗效果。磁共振成像(MRI)或计算机断层扫描(CT)可以为诊断提供一些帮助，能显示增强的视网膜占位，常伴有视网膜脱离。MRI 或 CT 有助于寻找相关的中枢神经系统和腹部肿瘤。

治疗和管理

视网膜血管网状细胞瘤的评估分为全身和眼部评估，全身评估包括检查与 VHL 综合征相关的肿瘤，如小脑血管母细胞瘤、嗜铬细胞瘤、肾细胞癌和其他相关的肿瘤和囊肿，应定期进行脑和腹部 MRI 或 CT 检查。此外，密切的眼科随访对于检测出早期视网膜肿瘤很重要。如果是视网膜小毛细血管瘤，建议早期治疗，可使用激光光凝或温热疗法。

视网膜血管网状细胞瘤的治疗方法根据临床情况因人而异[4,10-13]。VHL 综合征相关的肿瘤更具有侵袭性，所以与 VHL 综合征相关的血管网状细胞瘤需治疗。对于小肿瘤(<3mm)，可以使用激光光凝术或光动力疗法；中等大小肿瘤(3~6mm)可以使用光动力疗法或冷冻疗法(图 28.2)；大肿瘤需要斑块放疗或经睫状体平坦部玻璃体切割术进行切除。

对于与 VHL 综合征无关的视网膜血管网状细胞瘤，无视网膜下液、无症状的小病灶可以密切观察，特别是位于黄斑周围或视盘旁区域，治疗可能损伤视力。如果 FFA 显示病灶有渗漏，则需要治疗。大多数视网膜血管网状细胞瘤需要治疗，以防止视网膜下液或黄斑的并发症。位于赤道之后的肿瘤，激光光凝术或光动力疗法是有用的，赤道之前的肿瘤则使用冷冻疗法，斑块放疗用于较大的肿瘤。继性发的视网膜脱离或视网膜前膜通常需要手术。常规治疗无效的侵袭性肿瘤，需行体外放疗或斑块放疗。

有报道口服普萘洛尔、乙酰唑胺或泼尼松对治疗肿瘤有效，但尚缺乏大样本研究。口服和玻璃体内注射抗 VEGF 药物在诱导肿瘤消退方面尚无成功案例，但玻璃体内注射抗 VEGF 药物可减少黄斑水肿和视网膜下液。Wong 和 Chew 回顾分析了抗 VEGF 治疗和一些新兴疗法在视网膜母细胞瘤中的作用[4]。

组织病理学

组织病理学上，视网膜血管网状细胞瘤由增殖的视网膜毛细血管组成，通常取代全层的神经视网膜。光镜下可见内皮细胞、周细胞和基质细胞的良性增殖。在晚期，视网膜完全脱离导致大量视网膜神经胶质增生、白内障和眼球萎缩。

28.2.3 视网膜海绵状血管瘤

视网膜海绵状血管瘤常伴有全身症状和并发症，和其他视网膜血管瘤，如视网膜血管网状细胞瘤、蔓状血管瘤和血管增生性瘤不同，这种血管瘤通常合并相关的皮肤和中枢神经系统病变，因此，常归类于眼神经皮肤综合征或母斑病。

临床表现

眼科检查，视网膜海绵状血管瘤通常看起来像一簇暗色的视网膜内动静脉瘤，有时被称为"一串康科特葡萄"[1,2,14-20]（图 28.3）。这种肿瘤可以是无症状的，也可以形成黄斑瘢痕，继发视网膜牵拉或玻璃体积血而导致中度或重度视力损害。与视网膜血管网状细胞瘤不同的是，海绵状血管瘤没有滋养动脉，通常沿着视网膜静脉走行，也可以位于视盘上。很少有渗出，但通常有白色纤维胶质细胞组织覆盖在肿瘤表面，提示既往有玻璃体或视网膜前出血。视网膜海绵状血管瘤通常是稳定的，在极少数情况下，可以随着时间的推移而缩小。视网膜海绵状血管瘤的主要并发症是玻璃体积血。

遗传学

视网膜海绵状血管瘤可伴有脑海绵状血管畸

争论点

• 视网膜血管网状细胞瘤的治疗因没有有效的方法而存在争议，通常如果肿瘤位于外周，则使用冷冻疗法。如果肿瘤很小并位于赤道之后，则选择激光治疗。对于较大的赤道之后的肿瘤，光动力治疗可能有效。

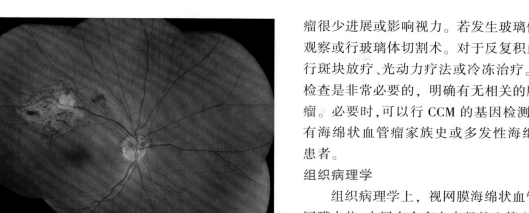

图 28.3 视网膜海绵状血管瘤,伴葡萄串外观及覆盖纤维化组织。

形,呈散发或家族性常染色体显性遗传,是具有不完全外显率的疾病。有三种脑海绵状血管畸形(CCM)基因,包括 CCM/KRIT1、CCM2/MGC4607 和 CCM3/PDCD10.18 CCM3,儿童期发生脑出血的风险较高。

诊断

在大多数情况下,视网膜海绵状血管瘤具有典型的眼底表现。最有帮助的辅助诊断是荧光素血管造影,其具有典型表现:在动脉期血管呈现弱荧光,在造影晚期荧光素缓慢充盈,荧光素积聚在静脉瘤体的上部分的空腔,而红细胞堆积在瘤体的下部分,并没有染料渗漏。这种在造影晚期形成的"荧光素-红细胞界面"的现象,是海绵状血管瘤的一个特征。

大的视网膜海绵状血管瘤可发生玻璃体大量出血,使肿瘤变得模糊不清。这时可通过超声检测肿瘤。A 型超声扫描显示,病灶呈现初始高峰,内部高反射。B 型超声扫描显示,病灶呈现不规则但界面清晰的实质性占位,没有脉络膜挖空征。

OCT 显示为视网膜层间众多海绵状空腔,视网膜表面明显不规则,一般来说,视网膜这种紊乱结构的改变是因肿瘤压迫所致。

治疗和管理

大多数视网膜海绵状血管瘤无须治疗,这些肿

> **精粹**
>
> ● 视网膜海绵状血管瘤通常沿着视网膜静脉走行分布,并可导致玻璃体积血。

瘤很少进展或影响视力。若发生玻璃体积血,可以观察或行玻璃体切割术。对于反复积血的肿瘤可以行斑块放疗、光动力疗法或冷冻治疗。行脑部 MRI 检查是非常必要的,明确有无相关的脑海绵状血管瘤。必要时,可以行 CCM 的基因检测,特别是如果有海绵状血管瘤家族史或多发性海绵状血管瘤的患者。

组织病理学

组织病理学上,视网膜海绵状血管瘤表现为视网膜占位,内层有众多大直径的血管空腔结构,可能累及视网膜的所有层。这种肿瘤由内皮相连的静脉瘤组成,通过狭窄的通道相互联结[20],可以有广泛的视网膜囊样改变和纤维变性。

28.2.4 视网膜蔓状血管瘤

视网膜蔓状血管瘤不是真正的肿瘤,而是一种简单或复杂的动静脉吻合[1,2],可以是发生在单眼的孤立病灶,也可以是 Wyburn-Mason 综合征(也称为 Bonnet-Dechaume-Blanc 综合征)的一部分,在解剖学上称为视网膜头面部多发血管瘤病。这种动静脉畸形可以影响视网膜、视觉通路、中脑和面部骨头,包括下颌骨和上颌骨,没有遗传趋势。

临床表现

在检眼镜下,视网膜蔓状血管瘤表现为粗大的扩张扭曲的视网膜动脉从视盘发出,通过各个方向进入基底部,然后直接与类似的扩张的视网膜静脉吻合,再返回至视盘。在一些病例中,血管异常表现为复杂的血管网。这种视网膜畸形通常不会渗出或出血,除非发生视网膜分支静脉阻塞。Archer 根据畸形的大小和位置进行了分类[21-26](表 28.2)。

遗传学

有证据表明,在妊娠早期,相关遗传或发育因素的改变导致胚胎血管丛发育不全[26],这些因素改变的时机决定了病变的部位和范围。

诊断

检眼镜可见视网膜蔓状血管瘤,并且荧光素血管造影显示染料快速充盈受累及的扩张的动脉和静脉,其间没有毛细血管网,通常无染料渗漏至周围组织(图 28.4)。

治疗和管理

对患有视网膜蔓状血管瘤的患者的管理包括全

表 28.2　Wyburn-Mason 综合征的 Archer 分类

分类	特征	描述
I	动静脉主要血管之间的毛细血管丛的畸形	这种病变往往很小，患者无症状，颅内受累不常见
II	动静脉畸形之间缺乏毛细血管网	视网膜失代偿导致视网膜水肿、出血和视力减退，合并颅内动静脉畸形的风险较低
III	广泛的动静脉畸形伴有扩张和扭曲的血管，没有动脉和静脉的区别	视网膜失代偿或瘤体压迫神经纤维层、视神经或其他血管导致视力下降的风险较高，合并颅内动静脉畸形风险较高

来源：Adapted from Archer et al.[21]

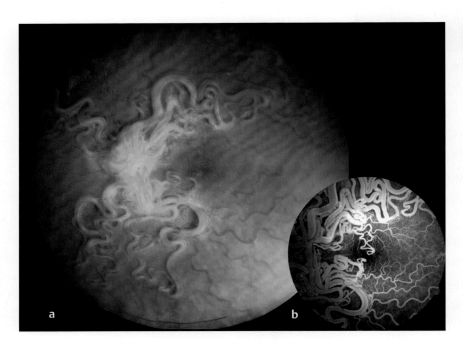

图 28.4　(a)视网膜蔓状血管瘤，扩张扭曲的视网膜血管。(b)FFA 检查未见渗漏。

身系统和眼科的监测。患者应评估是否存在 Wyburn-Mason 综合征，影像学检查是否存在大脑血管畸形和面部骨骼异常。视网膜病变通常是稳定的，不需要治疗。

组织病理学

视网膜蔓状血管瘤的组织病理学信息很少。粗大扩张的视网膜血管似乎有一个无细胞的外膜覆盖物，视网膜很薄并可能出现广泛的变性。

28.2.5 获得性血管增生性肿瘤

获得性血管增生性肿瘤是一种血管性肿块，可以作为原发性或继发性的疾病，易患中间葡萄膜炎、视网膜色素变性、Coats 病或慢性视网膜脱离[27-34]（表 28.3）。一般和全身系统无关，但有些患者有潜在的高血压或高脂血症。

临床表现

眼科检查，获得性血管增生性肿瘤通常表现为无蒂或圆顶状肿块，位于颞下赤道区（图 28.5 和图 28.6），肿瘤边界清晰或不清晰。相关的视网膜滋养动脉和引流静脉可以轻度扩张，但不像视网膜血管网状细胞瘤那样明显扩张或迂曲。肿瘤可能伴有并发症，包括视网膜内和视网膜下渗出、视网膜下液、远端视网膜前膜、黄斑囊样水肿、视网膜出血和玻璃体积血。视网膜渗出通常始于肿瘤边缘并逐渐积聚到黄斑下方，从而导致视力下降。

遗传学

这类肿瘤不会遗传，但具有遗传倾向的原发病，如视网膜色素变性，则可能遗传。

诊断

荧光血管造影显示染料通过轻度扩张和迂曲的

表 28.3　56 例患者 67 眼的相关眼部疾病继发血管增生性肿瘤的情况

眼部疾病	继发 VPT 的比例(n=67眼)n(%)	继发 VPT 的比例(n=56患者)n(%)
视网膜色素变性	15(22)	10(18)
中间葡萄膜炎	14(21)	11(20)
Coats 病	11(16)	11(20)
视网膜脱离修复术后	8(12)	8(14)
特发性周围性视网膜血管炎	4(6)	3(5)
家族性渗出性玻璃体视网膜病变	3(4)	3(5)
弓形虫病	3(4)	3(5)
无虹膜症	2(3)	1(2)
先天性视网膜色素上皮细胞肥厚症	2(3)	2(4)
特发性脉络膜炎	2(3)	1(2)
早产儿视网膜病变	2(3)	2(4)
组织胞浆菌病	1(1)	1(2)
总计	67	56

缩写:VPT,血管增生性肿瘤。

来源:Data adapted from Shields et al.[29]

视网膜动脉和引流静脉,充盈肿瘤,染料常从肿瘤内渗漏进入视网膜周围和玻璃体腔。可见轻微的黄斑水肿并用 OCT 证实。

治疗和管理

　　小的周边的肿瘤,如果造影没有渗漏可以密切观察。有活动性渗漏的需要治疗,包括激光光凝、温热疗法、吲哚菁绿增强的热消融疗法、光动力疗法和斑块放射治疗[28-33],玻璃体内抗 VEGF 治疗可以有助于减少黄斑水肿,Tenon 囊下注射曲安奈德可以减轻炎症反应。

组织病理学

　　获得性血管增生性肿瘤的早期阶段,大部分为血管,组织病理尚不明确。目前认为是血管、胶质组织和视网膜色素上皮细胞的增殖,是原发疾病的继发改变。其后,随着肿瘤的发展、纤维化,呈现出活跃的星形细胞外观[34]。

28.2.6 星形细胞错构瘤

　　虽然创伤或者炎症会导致视网膜发生反应性神经胶质增生,但真正起源于视网膜胶质细胞的肿瘤不常见。最重要的视网膜母细胞瘤是星形细胞错构瘤和获得性星形细胞瘤[1,2,35-43]。虽然在大部分病例中这两种病变表现不同,但有一些情况会出现相似的临床特征。

　　视网膜(和视盘)的星形细胞错构瘤是一种良性胶质瘤,可出现在结节性硬化病中。结节性硬化病的全身表现包括皮肤皮脂腺瘤、心脏病横纹肌瘤、肾血管平滑肌脂肪瘤等。发现视网膜星形细胞错构瘤应该提醒临床医生有结节性硬化的可能性,或者有不太常见的神经纤维瘤病。

临床表现

　　小的视网膜星形细胞错构瘤可以表现为细小的、半透明的、边界不清的神经纤维层的增厚,有时具有轻微的视网膜牵引力(图 28.7)。较大的肿瘤为黄白色无蒂不透明的肿块,位于神经纤维层,覆盖视网膜血管。这种肿瘤通常没有扩张的血管,但可观

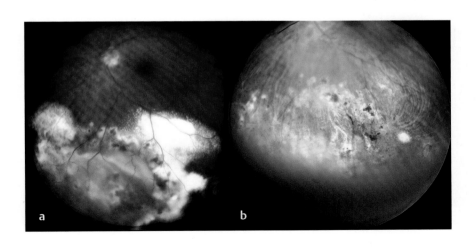

图 28.5　(a)视网膜血管增生性肿瘤,边界不清的视网膜肿块和渗出性视网膜病变。(b)显示对单次光动力治疗完全应答。

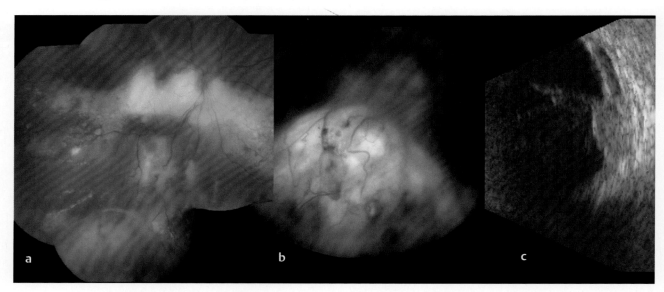

图 28.6 (a)视网膜血管增生性肿瘤,边界清晰的视网膜肿块。(b)渗出性视网膜病变,FFA 显示弥漫性强荧光。(c)超声检查显示实质性回声。

察到轻度的视网膜牵拉。星形细胞错构瘤可以出现内部钙化,为圆形的、反光的和黄色的病灶,类似鱼卵、木薯或桑椹[35-40]。这种肿瘤通常是稳定的,没有并发症,但有时会出现玻璃体或视网膜下出血及视网膜脱离。这种肿瘤很少表现出不受控制的增长,如果与结节性硬化症(TSC)有关,可能会出现 RPE 脱色素从而形成"虫蚀"样斑点[38]。

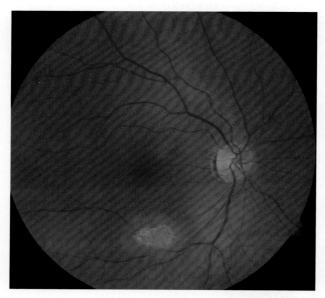

图 28.7 视网膜星形细胞错构瘤病灶内钙化及高反光。

遗传学

孤立的星形细胞错构瘤不一定与 TSC 有关。多发性星形细胞错构瘤的患者可能有 TSC。TSC 是一种多系统疾病,可以发生在多个组织中,但主要是皮肤、大脑和眼睛。这种常染色体显性遗传病显示两个遗传位点,包括 9q34(TSC1)和 16p13(TSC2)。它们分别编码错构瘤蛋白 (TSC1) 和马铃薯球蛋白(TSC1),协同调节细胞生长和分化[40,41],这些蛋白的下调导致了错构瘤形成。

1998 年,结节性硬化症共识会议建立了 TSC 诊断标准[41,42](表 28.4)。TSC 的明确诊断标准需要同时存在两个主要特征或一个主要特征附加两个次要特征。高度可疑的 TSC 需要一个主要特征附加一个次要特征,可疑 TSC 需要一个主要特征或两个及以上的次要特征。

诊断

视网膜星形细胞错构瘤的诊断主要通过间接检眼镜检查眼底和随后的全身评估是否有结节性硬化症或神经纤维瘤病。辅助检查包括荧光素血管造影、超声检查和 OCT。荧光素血管造影显示,肿瘤在动脉后期或静脉中期呈现荧光素缓慢和不完全充盈,固有血管上呈现典型螺旋状或"发夹"环绕,具有诊断意义。这些细小的血管在后期可出现渗漏。

超声检查对于肿瘤内部的钙化具有一定的诊断

表 28.4 结节性硬化症(TSC)的诊断标准(修订)

类别	特征
主要特征	面部血管纤维瘤或前额斑块
	指甲或甲周的纤维瘤
	黑色素瘤(>3)(灰叶斑)
	鲨革斑(结缔组织痣)
	多发性视网膜结节性错构瘤
	脑皮质结节
	室管膜下结节
	室管膜下巨细胞星形细胞瘤
	心脏横纹肌瘤
	淋巴管肌瘤病
	肾血管平滑肌脂肪瘤
次要特征	多发性牙釉质凹陷
	错构的直肠息肉
	骨囊肿
	脑白质迁移线
	牙龈纤维瘤
	非肾脏错构瘤
	视网膜无色斑块
	皮肤碎纸屑样斑
	多发性肾囊肿

分类说明：
- 确诊 TSC：两个主要特征或一个主要特征附加两个次要特征
- 高度可疑的 TSC：一个主要特征和一个次要特征
- 可疑的 TSC：一个主要特征或两个及以上次要特征

价值。B 超可见中、大型星形胶质细胞错构瘤是边界清晰、具有锋利前缘的椭圆形实质性肿块,肿瘤后方的眶脂肪形成声影,持续的回声衰减提示内部钙化。A 超显示锋利的前缘,内部高反射,肿瘤后眶组织回声衰减。

OCT 显示肿瘤边界清晰,起源于神经纤维层或全层视网膜。内部的钙化可以产生"虫蚀"状的外观及后方阴影[43]。很少需要细针穿刺活检。

治疗和管理

大多数视网膜星形细胞错构瘤是无症状的非进展性的,因此不需要治疗。检眼镜检查应每年一次。如果出现浆液性视网膜脱离,则可采用光动力疗法治疗。所有视网膜星形细胞错构瘤患者应该进行 TSC 评估,尤其是当他们合并多系统病变时。

组织病理学

组织病理学上,典型的非钙化视网膜星形细胞错构瘤是起源于视网膜神经纤维层的轻度嗜酸性病变,由分化良好的长纤维星形胶质细胞组成,胞浆嗜酸性较弱,细胞核呈圆形至椭圆形,且有丝分裂非常罕见。钙化程度较高的肿瘤则表现为化石状,呈圆形、嗜碱性、类似砂体的层状结构[34]。

28.2.7 获得性视网膜星形细胞瘤

获得性视网膜星形细胞瘤是一种罕见的肿瘤,与 TSC 无关,临床特征与星形细胞错构瘤不同。星形细胞错构瘤儿童多见,获得性星形细胞瘤在任何年龄都可出现,表现为不断生长及发生渗出性视网膜病变,并与系统综合征无关。

临床表现

获得性视网膜星形细胞瘤为孤立的粉色或黄色的视网膜肿块,通常位于视神经附近的后极部[1,2,44]。视网膜血管轻度扩张形成分支进入病变部位。与先天性星形细胞错构瘤不同,获得性星形细胞瘤可显示进行性生长并产生继发性浆液性/渗出性视网膜脱离。大的凸出的星形细胞瘤可以是有蒂的并且表面具有丰富的血管,类似于无色素性脉络膜黑色素瘤。与相似大小的黑色素瘤相比,星形细胞瘤更容易累及神经视网膜,发生渗出性视网膜病变、视网膜脱离和玻璃体积血。

遗传学

未发现相关的基因异常。

诊断

获得性视网膜星形细胞瘤的荧光素血管造影显示,在动脉早期,荧光素通过视网膜循环快速充盈肿瘤血管,随后染料逐渐从视网膜血管渗漏,晚期呈现强荧光。A 超检查显示肿瘤内部高反射;B 超显示圆形或圆顶形匀质肿块,缺乏脉络膜挖空征。OCT 显示视网膜内的肿瘤,其视网膜解剖结构紊乱,周围有视网膜下液或视网膜内水肿。

治疗和管理

获得性视网膜星形细胞瘤的治疗有激光光凝或光动力疗法,以减少相关的视网膜下液或水肿[45]。在某些病例中,斑块放疗对控制肿瘤和硬化渗漏血管是必要的。有些病例被误诊为葡萄膜黑色素瘤或视网膜母细胞瘤而导致眼球被摘除。对于小且稳定、无渗漏的星形细胞瘤可密切观察。

组织病理学

获得性视网膜星形细胞瘤的低倍显微镜检查显示来源于神经视网膜的轻度嗜酸性肿块。大多数病例似乎起源于视神经附近，但并没有发现神经组织成分。在一些病例中，这些细胞是纺锤形的纤维状星形胶质细胞，形成螺旋和束状，具有最低限度的有丝分裂活性；另一些含有更圆的星形巨细胞，具有丰富的嗜酸性细胞质、泡状核和突出的核仁。

28.3 视网膜色素上皮细胞肿瘤

视网膜色素上皮（RPE）可出现几种肿瘤及相关病变，大多数病变是良性的，需与脉络膜黑色素瘤相区别。

28.3.1 先天性肥大

视网膜色素上皮先天性肥大（CHRPE）是一种良性疾病，可以作为孤立性病变或多灶性病变发生，被称为 RPE 的先天性色素沉着或"熊掌征"。

临床表现

孤立的 CHRPE 特点是单侧的深色的平坦的病变，边界清晰[46-51]（图 28.8）。虽然大小不等，但通常直径为 1~6mm。有些病变周围有边界清晰的色素沉着和（或）边缘脱色素。CHRPE 是一个相对静止的病变，但可以缓慢扩大。在极少数情况下，可发生结节性增生，代表 RPE 增生或 RPE 腺瘤或腺癌。

多灶性 CHRPE 的特点是多组界限清晰、平坦、板岩灰色病变，可在眼底呈扇形分布（图 28.9）。每组由 3~30 个独立的色素病变组成，直径从 0.1mm~3.0mm 不等。每一处病变和孤立性病灶相似，但通常小于孤立性病灶，且外周没有脱色素的晕圈。

多发性小色素性眼底病变（POFL）可能与家族性腺瘤性息肉病和遗传性肠息肉综合征（Gardner 综合征）有关，这些疾病与家族性结肠癌有关。眼底病变初期常被误诊为 CHRPE，但实际上其与多灶性 CHRPE 不同，这种改变通常是双侧的，分布更随机，边界更不规则或呈锯齿状，并呈现一个鱼形外观[52-60]（图 28.10）。而典型的 CHRPE 与癌症无关。

遗传学

CHRPE 无相关的基因异常。然而，POFL 与家族

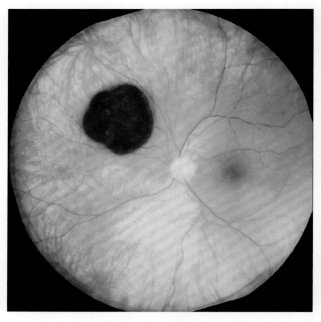

图 28.8　视网膜色素上皮的先天性肥大（孤立型），黑色扁平肿块，边缘锋利。

性腺瘤性息肉病和 Gardner 综合征相关，是由 APC 基因或 MUTYH 基因突变引起的。APC 基因突变导致细胞过度生长导致结肠息肉和结肠癌，MUTYH 基因突变阻止 DNA 修复和引起细胞过度生长导致结肠息肉和结肠癌。

诊断

检眼镜下独特的外观足以诊断 CHRPE。有时，外周的 CHRPE 病灶可能呈现隆起外观，被误诊为黑色素瘤，可以使用 B 超扫描检查证实病灶无隆起。荧光素血管造影显示整个造影阶段病灶都是弱荧光，外周脱色素的晕荧光着染，形成"窗口缺损"征。自发荧光显示明显的低自发荧光，表明 RPE 中缺乏脂褐素，间隙暴露出下方巩膜的自发荧光。OCT 显示扁平病变处 RPE 轻度增厚及上覆的光感受器细胞萎缩[50,51]。

治疗和管理

CHRPE 不需要治疗，病变通常是无症状，应每

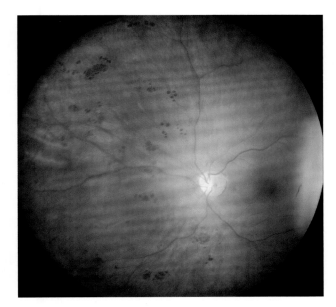

图 28.9　视网膜色素上皮的先天性肥大（多灶型），视网膜色素上皮层面上显示出多个圆形黑斑。

年观察。偶尔可以在很长一段时间后观察到有轻微的扩大，这种肿瘤很少会发展为增生的 RPE 结节或需要手术切除的腺瘤。

组织病理学

CHRPE 病例的组织病理学研究较少。CHRPE 病灶处的 RPE 细胞异常高且密集地充满黑素体，使细胞核变得模糊，且细胞缺乏脂褐素。这些 RPE 细胞大且呈椭圆形或球形，而正常的 RPE 细胞较小且呈棒状或椭圆形。在一些病例中看到脱色素的晕圈区域内的色素颗粒非常稀疏。一般孤立和多灶的病变组织病理学特征是相似的。

28.3.2　视网膜和视网膜色素上皮的混合错构瘤

视网膜和 RPE 的混合错构瘤是一种不常见的眼底病变，由于其具有 RPE 成分而被分类为 RPE 的肿瘤。一些研究者认为，这种病变是错构瘤，但是发病机制尚未明确。病变可能由玻璃体视网膜牵拉、炎症或创伤引起。大多数病例在儿童中发现，提示病变是先天性的。

临床表现

混合错构瘤可见于视盘附近或周边部[61-67]，视盘附近病变表现为一实质性肿块，与视盘相连或覆盖部分视盘，色素沉着数量不一，有血管分布和典型的灰白色外观（图 28.11）。病变内部或表面的视网膜血管会牵拉扭曲，通常被玻璃体视网膜界面上的纤维胶质组织覆盖。这种表面的胶质组织逐渐收缩，导致血管和视网膜进一步皱褶，造成黄斑中央凹变形。慢性的玻璃体视网膜牵拉可导致中央凹下渗出物积聚，继发视网膜劈裂和视网膜裂孔。周边病变可以位于眼底的任何部分，呈隆起的山嵴，特征性表

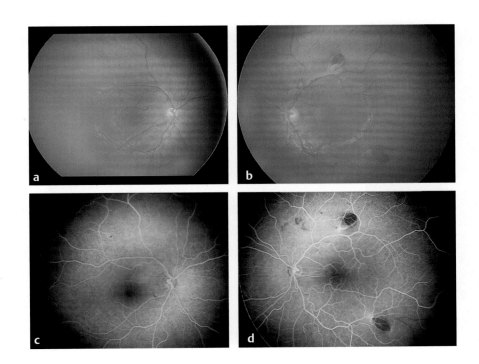

图 28.10　(a,b) 色素性眼底病变（POFL）彩照。(c,d)FFA 显示病灶处无染料显影。这些病变与家族性腺瘤性息肉病相关。

注意事项

● 在家族性腺瘤性息肉和 Gardner 综合征患者中,通常能发现多发性小色素性眼底病变。这些病变不同于 CHRPE 或先天性多处色素沉着("熊掌征"),它们是双侧的,分布更随机,并且通常有更多不规则或锯齿状的边界。典型的 CHRPE 和"熊掌征"与这些癌症综合征无关。

现为视网膜血管向病变方向明显牵拉,然而,病变周围的血管分布较少。

遗传学

混合错构瘤可以散发,也可能与 2 型神经纤维瘤病(NF2)有关。多灶性肿瘤与 NF2[65,66] 高度相关,一些学者认为,年轻患者患有混合错构瘤应被视为 NF2 的诊断标准的一部分。位于 22 号染色体上的 NF2 基因为肿瘤抑制基因,编码了细胞骨架蛋白 Merlin 或神经纤维蛋白 2,此基因的缺陷导致 NF2 相关肿瘤包括神经鞘瘤、脑膜瘤和室管膜瘤。

诊断

混合错构瘤的诊断是基于检眼镜检查结果,荧光血管造影显示动脉期相对弱荧光,静脉早期显示数量众多的细小血管,并在造影后期逐渐染色及渗漏。OCT 显示玻璃体视网膜牵引导致视网膜表面呈

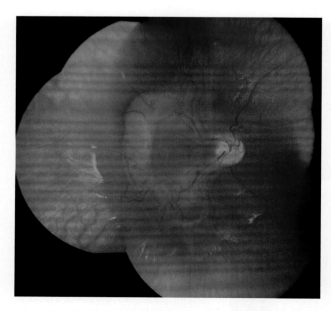

图 28.11 视网膜和视网膜色素上皮的混合错构瘤显示视网膜纤维化伴牵拉和轻度色素沉着。

2 型神经纤维瘤病的诊断标准

体征:

● 磁共振成像或计算机断层扫描确诊的双侧第八脑神经肿瘤

● 单侧第八脑神经肿瘤

● 附加体征

● 与 NF2 相关(第一相关)的体征

● 至少两项

  ○ 脑膜瘤

  ○ 胶质瘤

  ○ 神经鞘瘤

  ○ 青少年后囊下晶状体混浊

来源:Adapted from Stumpf DA et al[42] and Gutmann et al.[65]

注:符合上述情况中的至少一种即可诊断。

山峰状或圆形外观[67,68]。

治疗和管理

大多数混合错构瘤的患者,特别是没有视力损害的患者可以观察。若出现因视网膜牵拉和弱视导致视力下降,可采用膜剥离手术,但视力预后情况各不相同。

组织病理学

混合错构瘤为神经视网膜及视神经中的神经胶质细胞、血管组织和 RPE 细胞的片状增厚。RPE 的基底部和边缘都可增厚和重叠。肿块中央较厚的部分显示是神经胶质细胞和纤维组织的增殖,纤维胶质细胞组织的收缩导致明显的视网膜前膜和视网膜血管扭曲。

28.3.3 腺瘤和腺癌

RPE 易发生反应性增生,但很少形成瘤。良性腺瘤或恶性腺癌比较罕见,两者表现出相似的临床行为,局部增长,没有转移倾向。

临床表现

RPE 腺瘤/腺癌呈椭圆形,肿块突出于表面,颜色较深[1,2,69-72](图 28.12)。与脉络膜黑色素瘤不同,RPE 腺瘤/腺癌周围没有痣样的基底部,而是突然从

相邻的 RPE 中产生。该肿瘤通常位于视网膜周边，但也可发生在视盘附近。在一些病例中，这种肿瘤可以有视网膜血液的供给，可见扩张、曲折的滋养动脉和引流静脉。

遗传学

未发现与该肿瘤相关的遗传基因。

诊断

RPE 腺瘤的荧光血管造影显示早期弱荧光和晚期轻度着染。在某些病例中，可以显示扩张的视网膜动脉和静脉，没有脉络膜黑色素瘤特征性的"双循环"征。A 型超声检查显示内部高反射，B 型超声检查显示突然隆起的实质性肿块，形成"礼帽"征。在不能确定的病例中，细针穿刺活检可能会有所帮助。

治疗和管理

小的睫状体和 RPE 的腺瘤可以观察，直到可以记录其大小。大的肿瘤可以行局部切除板层虹膜。已报道过斑块放疗，但预后不一。逐渐扩大的病变可能需要眼球摘除。

组织病理学

RPE 腺瘤和腺癌可显示空泡状、管状或混合组织病理学。那些位于睫状体内的肿瘤细胞大部分空泡化，透明空泡是色素肿瘤细胞胞浆内的细胞内结构。位于后极部的 RPE 肿瘤细胞倾向于管状排列。

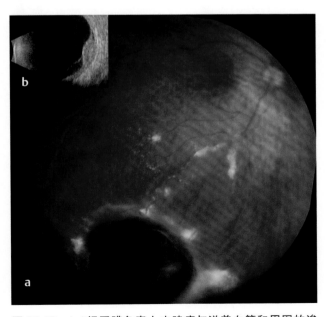

图 28.12　(a)视网膜色素上皮腺瘤与滋养血管和周围的渗出。(b)超声波影像表现。

漂白处理后，显示肿瘤细胞大且为多面体，偏心的细胞核呈圆形或椭圆形，具有丰富的颗粒状细胞质。腺癌 RPE 表现出相似的特点，但具有更多的多形性细胞，伴顶部色素浓缩。

28.4　脉络膜肿瘤

有几种良性和恶性肿瘤可以在脉络膜中出现。包括黑色素细胞瘤、血管瘤、转移性肿瘤、骨瘤、神经源性肿瘤和淋巴瘤等。

28.4.1　脉络膜痣

脉络膜痣是一种常见的黑色素细胞瘤，是良性肿瘤，但有转化为黑色素瘤的风险。该肿瘤已在第 26 章中详述。

28.4.2　脉络膜黑色素瘤

脉络膜黑色素瘤是一种恶性的黑色素细胞瘤，有转移和死亡的风险。该肿瘤已在第 26 章中详述。

28.4.3　脉络膜血管瘤

血管瘤偶尔会发生在虹膜，很少发生在睫状体，发生在葡萄膜的血管瘤大部分位于脉络膜。脉络膜血管瘤是一种良性肿瘤，由粗大扩张的脉络膜血管组成[1,2,73-79]，可以是局限的，也可以是弥漫的。弥漫性血管瘤与面部焰色痣或 Sturge-Weber 综合征有关。这两种类型有相似之处，下文将一起讨论。局限性血管瘤通常发生于年龄在 20~40 岁的患者，虽然临床上偶尔会和脉络膜黑色素瘤或其他肿瘤混淆，但大多数情况下脉络膜血管瘤具有独特的临床特征[74]。弥漫性脉络膜血管瘤通常在较早的年龄被诊断出来，因为同侧面部的先天性痣提示早期眼底检查。

临床表现

局限性脉络膜血管瘤在检眼镜下可见从视网膜深处突起的边界清晰的橘红色肿块（图 28.13 和图 28.14），可见肿块上覆的 RPE 改变或纤维化生。弥漫性脉络膜血管瘤具有相似的颜色，但边界不清晰，累及的范围更大（图 28.15 至图 28.17）。随着时间的推移，两者均可以继发渗出性视网膜脱离、黄斑水肿，从而造成视力损害，在儿童患者中，因诱发远视而导致弱视。在某些病例中，可以进展为全视网膜脱离，易患新生血管性青光眼。

遗传学

　　局限性脉络膜血管瘤没有已知的遗传缺陷，弥漫性脉络膜血管瘤与 Sturge-Weber 综合征有关（表28.5）。这种综合征是由体细胞的 GNAQ 基因突变引起的胚胎发育异常。

诊断

　　脉络膜血管瘤是通过间接检眼镜的典型体征来诊断的，辅助检查可以确认诊断。荧光血管造影显示肿瘤区域动脉前期或动脉早期的强荧光，晚期荧光更强。局限性脉络膜血管瘤的吲哚菁绿血管造影，显示 1 分钟的早期强荧光和晚期可见"冲刷"现象，留下一个周围的强荧光环[75]。超声检查显示实质性肿块，信号类似于周围的脉络膜组织。B 超显示实质性肿块，A 超显示内部高反射。

　　OCT 可见肿块位于脉络膜，呈光滑的圆顶状，伴扩张的血管，常伴有视网膜下液和水肿[76]。较大的肿瘤 MRI 显示 T1 加权和 T2 加权均为高信号，钆增强扫描显示肿块均匀增强。

治疗和管理

　　脉络膜血管瘤如果没有症状且无视网膜下液，可以观察。有视网膜下液或黄斑水肿的可用光动力学治疗[78,79]。较大的肿瘤伴有广泛的渗出性视网膜脱离，可以使用低剂量斑块放疗或体外放射治疗。治疗后，有的可以恢复视力。

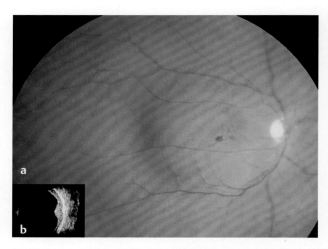

图 28.14　(a)细小的局限性脉络膜血管瘤伴上覆的簇状的视网膜色素上皮。(b)B 超影像学表现。

组织病理学

　　脉络膜血管瘤为脉络膜增厚伴脉络膜血管扩张，常常继发上覆 RPE 的纤维化或骨质化生及神经视网膜脱离和水肿。局限性和弥漫性的脉络膜血管瘤有相似的组织病理学特征。

28.4.4 脉络膜转移癌

　　脉络膜转移癌是远处原发性恶性肿瘤通过血液

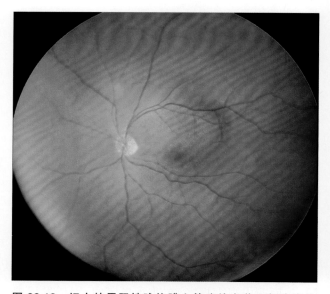

图 28.13　细小的局限性脉络膜血管瘤伴有黄斑部渗出性视网膜脱离。

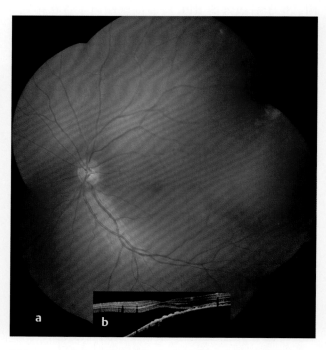

图 28.15　(a)细小的弥漫性脉络膜血管瘤眼底呈现"番茄酱"外观。(b)光相干断层扫描显示视网膜下液和脉络膜肿块。

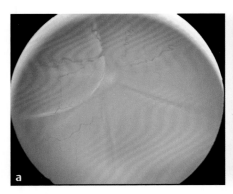
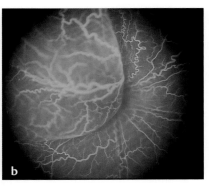

图 28.16　(a)广泛的渗出性视网膜脱离。(b)荧光血管造影显示视网膜下液。

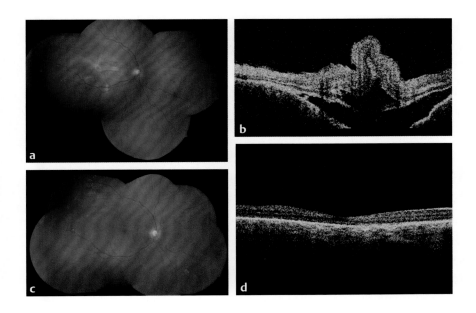

图 28.17　(a)细小的弥漫性脉络膜血管瘤。(b)伴视网膜皱褶。(c 和 d)外照射放疗后,在眼底和光相干断层扫描中提示肿瘤的消退。

扩散至脉络膜。最常见的脉络膜转移肿瘤为乳腺癌和肺癌,其他恶性肿瘤偶尔也会发生[1,2,80-82]。约25%的脉络膜转移癌患者首诊眼科,没有已知的原发性恶性肿瘤,故全身检查评估是必要的[82-85]。大多数转移到脉络膜的乳腺癌患者都有原发恶性肿瘤的病史,相反,很多转移到脉络膜的肺癌患者在就诊时没有原发恶性肿瘤的病史,因此,眼科医生熟悉葡萄膜转移癌的临床表现很重要。

精粹

● 脉络膜血管瘤可引起视力损害,继发性渗出性视网膜脱离、黄斑水肿或引起儿童远视而导致弱视。在一些病例中,可发生全视网膜脱离导致新生血管性青光眼。

临床表现

在眼科检查中,脉络膜转移癌通常表现为无蒂

表 28.5　脑三叉神经血管瘤病 (Sturge-Weber 综合征)的 Roach 诊断分类表

类型	名称	皮肤、眼、脑的表现
Ⅰ 型	经典型 Sturge-Weber 综合征	存在软脑膜血管瘤
		存在面部皮肤血管瘤
		可能存在青光眼
Ⅱ 型	Sturge-Weber 综合征	无软脑膜血管瘤
		存在面部皮肤血管瘤
		可能存在青光眼
Ⅲ 型	不完全型 Sturge-Weber 综合征	存在软脑膜血管瘤
		无面部皮肤血管瘤
		无青光眼

来源:Adapted from Roach ES, Neurocutaneous syndromes. PediatrClin North Am 1992;39(4):591-620.

或圆顶状、软黄色肿物，常继发渗出性视网膜脱离（图 28.17 至图 28.19）。与无色素的黑色素瘤相比，脉络膜转移癌很少呈现蘑菇状外观，通常是双眼的或多灶性的，很少覆盖玻璃膜疣。

遗传学

没有与脉络膜转移癌相关的特异性基因异常，但是转移到眼部的原发性癌症都有已知基因的突变。

诊断

脉络膜转移癌可以通过间接检眼镜观察其特征来诊断。在没有已知原发性恶性肿瘤的情况下，完整的病史和全身性评估可以帮助检测原发部位，从而支持眼科诊断（表 28.6）。

荧光血管造影的特点类似于黑色素瘤，转移癌从静脉期末开始出现渐进性强荧光，略晚于典型的黑色素瘤。超声检查的特点与脉络膜血管瘤相似，A超显示肿瘤内部中到高的反射，B超显示实质性肿块，与脉络膜黑色素瘤不同，转移癌无脉络膜挖空征。OCT 显示脉络膜肿块伴脉络膜毛细血管受压，轻微"凹凸不平"的表面和视网膜下液[86,87]。自发荧光显示上覆脂褐素的强荧光和视网膜下液的轻度强荧光。

治疗和管理

脉络膜转移癌的治疗取决于患者的病情[88-90]。小的、无症状的病变可密切观察，而针对全身性恶性肿瘤的静脉化疗对脉络膜转移癌也有作用。患者如果化疗后仍有视力丧失，如果肿瘤较小，通常采用用光动力疗法治疗；如果肿瘤较大，或存在视网膜下液，则采用斑块放疗。体外放射治疗用于晚期肿瘤和视网膜脱离。视力预后一般较好，但有些患者因视网膜脱离累及黄斑区而导致视力丧失。偶尔脉络膜转移癌对常规治疗无反应，发展为新生血管性青光眼，需要摘除眼球。大多数患者出现脉络膜转移癌预示着原发性肿瘤发生了全身性转移，提示全身预后不佳。

组织病理学

脉络膜转移癌的组织病理学随原发性肿瘤的变化而变化。分化良好的肿瘤将显示出原发肿瘤的特征，如乳腺癌、肺癌、胃肠癌、肾癌、甲状腺癌或皮肤黑色素瘤。在某些情况下，葡萄膜转移癌分化差，需行免疫组化或电子显微镜检查来帮助确定其来源。

28.4.5 脉络膜骨瘤

脉络膜骨瘤是一种罕见的脉络膜肿瘤，单眼或

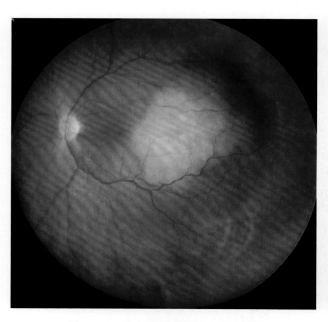

图 28.18　脉络膜转移癌呈黄色病灶。

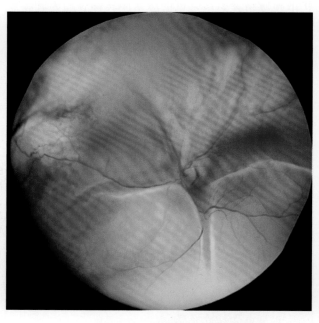

图 28.19　隐藏在视网膜脱离下的脉络膜转移癌。

表 28.6　脉络膜转移癌的原发肿瘤部位统计(表格中没提到特征与治疗)

原发肿瘤的部位(*n*=479)	数量(%)
乳腺	252(53)
肺	98(20)
胃肠道	18(4)
肾	8(2)
前列腺	10(2)
皮肤	5(1)
其他	17(4)
未知	71(15)

来源:Adapted from a clinic-based study, Shields et al.[82]

双眼发生,通常发生在年轻成年女性[91-100],发病机制尚不明确。

临床表现

脉络膜骨瘤的特征是边界清晰的黄橙色板状肿块,通常位于视盘或黄斑区(图 28.20)。这种肿瘤具有明显的边界,并有小的伪足样突起。脉络膜骨瘤可通过产生上覆的光感受器细胞变性、视网膜下液或脉络膜新生血管合并视网膜下出血,而导致视力丧失。

遗传学

脉络膜骨瘤目前尚无相关的基因异常。

诊断

脉络膜骨瘤具有典型的特征,用检眼镜检查即可诊断,辅助检查可以确认诊断,FFA 显示渐进性荧光和晚期荧光着染。在一些病例中,可见骨瘤中伸出蜘蛛状血管至 RPE 之下,被认为是哈弗斯管(密质骨中的管),可能发生脉络膜新生血管。超声检查和 CT 有助于确认脉络膜骨瘤内的钙化。OCT 显示

脉络膜增厚,线性病灶为片状骨瘤,线状小管为哈弗斯管和克曼管[96,97]。骨瘤上覆的光感受器细胞变性较为常见。

治疗和管理

脉络膜骨瘤可分为中央凹下和中央凹旁肿瘤。中央凹下肿瘤不需要治疗,治疗会导致脱钙,脱钙会使上覆的光感受器细胞萎缩。中央凹旁骨瘤可以用光动力疗法脱钙和根除肿瘤,留下脉络膜萎缩,降低骨瘤向中央凹发展的风险[99,100]。继发形成的脉络膜新生血管可以用抗 VEGF 药物治疗,如果新生血管位于旁中央凹,可以使用光动力疗法治疗。

组织病理学

脉络膜骨瘤的病因尚不清楚,虽然可能是骨质的异常沉积,但此类患者的血清钙和磷一般在正常水平。在病理学上,脉络膜骨瘤区域是成熟骨替代了全层的脉络膜,上覆的 RPE 和光感受器细胞可以是完整的或是退化的。

28.4.6 脉络膜平滑肌瘤

平滑肌瘤是一种良性的平滑肌肿瘤,最被人熟知的为子宫肌瘤。这种肿瘤很少发生在眼中,眼平滑肌瘤常见部位为虹膜、睫状体和外周脉络膜,这种眼部肿瘤常见于年轻的成年女性。

临床表现

睫状体脉络膜平滑肌瘤表现为眼底周边部光滑的圆顶状的橘色肿块[101-106],尽管肿瘤没有色素沉

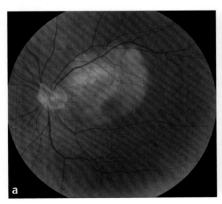
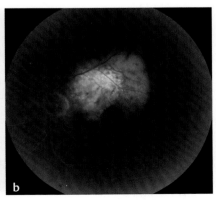

图 28.20 (a)脉络膜骨瘤眼底像为黄色边界清晰的肿块。(b)FFA 显示弥漫性荧光增强。

着,但由于覆盖着灰色的色素上皮,常给人以肿块有色素沉着的错觉。平滑肌瘤可以继发白内障、晶状体半脱位、视网膜脱离和巩膜穿孔。

诊断

眼科医生必须熟悉平滑肌瘤的临床特征和临床变异。不同于黑色素瘤在葡萄膜基质中出现,脉络膜平滑肌瘤经常生长在脉络膜上腔和巩膜之间的间隙[103]。因此,FFA 显示肿瘤上方的脉络膜血管形态相对正常,而对于黑色素瘤,FFA 更多可能表现出肿瘤内蜿蜒的血管。仔细进行的超声波检查可显示完整的肿瘤表面的葡萄膜。但是,这些都是微小的区别,大多数情况下,同黑色素瘤难以区分。

治疗和管理

睫状体脉络膜平滑肌瘤的治疗通常为局部板层巩膜葡萄膜切除术,局部切除一般是有效的[103]。肿瘤较大时,需行肿瘤摘除术,通常不建议观察,除非肿瘤非常小且无症状或发生在全身不稳定的患者身上。

组织病理学

病理检查发现,平滑肌瘤可以占据脉络膜上腔而不侵犯葡萄膜的基质,也可以存在于葡萄膜基质内。在显微镜下,平滑肌瘤由具有平滑肌特征的良性梭形细胞增殖组织组成[110,102],免疫组织化学和电子显微镜可以确认平滑肌是否恶变为肿瘤。

28.4.7 脉络膜神经鞘瘤

神经鞘瘤是由施万细胞组成的良性肿瘤。当其发生在葡萄膜时,则起源于睫状神经的施万细胞。在一些病例中,发现这种肿瘤可能与 NF1 有关。

临床表现

在大多数情况下,脉络膜神经鞘瘤在临床上和无黑色素瘤、平滑肌瘤或转移性癌难以区分[107,108],这种表面光滑、无黑色素的肿块通常占据葡萄膜基质或脉络膜上腔或甚至穿透巩膜到巩膜外。虽然这是一种良性肿瘤,但往往会缓慢扩大并可产生继发性视网膜脱离或白内障。

诊断

这种肿瘤非常罕见,辅助检查方面的资料很少。荧光血管造影和超声检查通常显示与脉络膜黑色素瘤的特点相似,通常在肿瘤切除或眼球摘除后才能确诊。

治疗和管理

神经鞘瘤的诊断在临床上很难确定,因此大多数肿瘤都是被当作黑色素瘤,治疗方式由前面提到的脉络膜黑色素瘤的相关标准决定。

组织病理学

脉络膜神经鞘瘤通常由有神经样外观的纺锤形细胞组成,细胞膜界限不明确,细胞外具有丰富的胶原蛋白。免疫组织化学可以排除黑色素瘤或平滑肌瘤,电子显微镜可以观察到伴有宽间距胶原蛋白的特征性的施万细胞。

28.5 其他肿瘤

几种不同的肿瘤都可能累及视网膜和脉络膜,包括黑色素细胞瘤、淋巴瘤和白血病。

28.5.1 视盘黑色素细胞瘤

黑色素细胞瘤最初用于描述特征性发生在视盘内的深色良性病变[109-114](图 28.21)。这个肿瘤被认为是先天性色素痣,累及视盘周围的脉络膜,并在 Bruch 膜末端延伸进入视盘表面组织和视盘旁视网膜。类似的肿瘤可能发生在葡萄膜的任何部位,虹膜、睫状体和脉络膜。与脉络膜黑色素瘤主要发生在白人不同,黑色素细胞瘤在白人、黑人和亚洲人中的发病率相似。

临床表现

视盘黑色素细胞瘤是覆盖全部或部分视盘的深棕色至黑色的肿块。这种肿瘤常含有由视盘旁的组织成分延伸来的视网膜或脉络膜,病变部位的视网膜边缘呈羽毛状,脉络膜成分类似于痣。虽然是良性的,黑色素细胞瘤可以引起传入性瞳孔障碍(Marcus Gunn 瞳孔)和视野缺损,生理盲点的扩大或弓状缺损。

诊断

检眼镜检查到该病的经典特征即可临床诊断,辅助检查 FFA 显示黑色素细胞瘤在整个血管造影中都是弱荧光。肿瘤较大时,会出现轻微的染料渗漏和晚期着染,但是无脉络膜黑色素瘤的特征性的双环征。OCT 显示肿块前表面为圆顶形,相对光滑,可见覆盖其上的玻璃体[116],OCT 显示深部为致密的阴影无法看到细节。

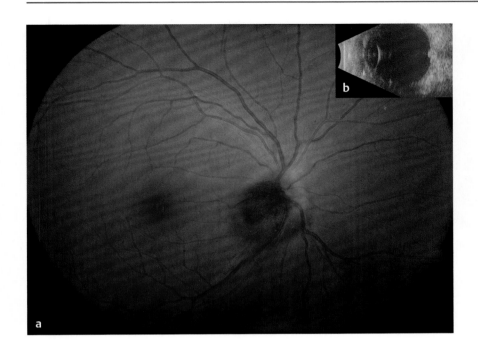

图 28.21　(a)视盘黑色素细胞瘤伴轻微的视盘水肿。(b)B 超的回声特点。

治疗和管理

视盘黑色素细胞瘤没有有效的治疗方法。小且无症状的视盘黑色素细胞瘤，建议定期观察。黑色素细胞瘤偶尔会自发性坏死并导致视力损害，可予以口服泼尼松。肿瘤进行性扩大和严重的视力丧失提示进展为黑色素瘤，建议眼球摘除。通常黑色素细胞瘤是静止的，但约 15%的病例可以小幅度增长，这种轻微的变化不应该被误解为恶变[55]。

组织病理学

黑色素细胞瘤由圆形至卵圆形细胞组成，这种细胞的细胞质含致密色素，形成深色病变。透明切片显示，这些细胞具有均匀的较小的细胞核，伴有突出的核仁。这些良性特征提示诊断并帮助排除上皮样细胞的恶性黑色素瘤的可能性。

28.5.2 淋巴瘤

良性或恶性淋巴瘤可发生在视网膜、视神经、玻璃体或脉络膜[15,116-124]。脉络膜淋巴瘤更容易在患有全身性或内脏淋巴瘤的患者上发生，玻璃体视网膜淋巴瘤更容易在患有中枢神经系统淋巴瘤的患者上发生。所有发现有眼内淋巴瘤的患者均应评估有无全身性淋巴瘤。

临床表现

脉络膜类型的眼内淋巴瘤表现为在脉络膜中的黄色浸润病灶，通常不涉及视网膜或玻璃体[115-122]（图 28.22），类似于脉络膜转移癌。玻璃体视网膜类型的眼内淋巴瘤的老年患者，视网膜脱离表现为玻璃体和黄白色网膜浸润区，RPE 下有脂质外观的沉积物（图 28.23）。通常被误诊为葡萄膜炎[123,124]。在晚期病例中，不管是脉络膜类型或玻璃体视网膜类型的淋巴瘤，所有眼内结构均可能被浸润。这些类型的眼内淋巴瘤有时分界并不清晰，并且可能混合存在。

诊断

如果临床上怀疑眼内淋巴瘤，患者应每年两次彻底的体检、腰椎穿刺和脑部 MRI 检查，以评估有无其他部位的淋巴瘤。特征性的玻璃体种植和 RPE 下黄色浸润灶提示诊断。OCT 可见 RPE 下沉积物伴 RPE 脱离。对于玻璃体视网膜淋巴瘤，眼部诊断可以通过对玻璃体进行活组织检查和细胞学检查来确定。通过玻璃体切割术获得的玻璃体较少，结果有时是阴性的，可能需要重复活检。如果发现脉络膜淋巴瘤，应评估患者全身有无淋巴瘤，包括扩大的淋巴结和腹部或胸部是否受累。脉络膜淋巴瘤患者还应彻底检查结膜穹隆部，通常上皮下肿瘤与脉络膜肿瘤一起发生，这个特点也支持脉络膜淋巴瘤的诊断。OCT 显示脉络膜增厚时，则表面不规则。如果浸润较薄时，则表面尚光滑。如果浸润较厚时，则表面呈波浪形，如果全层浸润则表面呈"海啸"或巨浪形[122]。

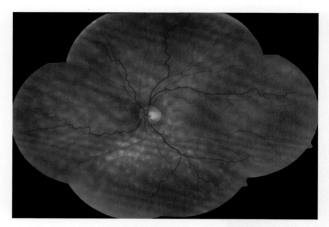

图 28.22　脉络膜淋巴瘤有许多黄色浸润灶。

治疗和管理

如果确诊为脉络膜淋巴瘤，治疗方案的选择取决于患者的病情。如果有全身淋巴瘤，则需要全身化疗或利妥昔单抗治疗。但如果仅为眼部淋巴瘤，无症状的建议观察，有症状的建议放疗。

如果确诊为玻璃体视网膜淋巴瘤，通常采用的是全身性鞘内化疗治疗脑和眼受累。如果只有眼部受累，建议眼部放疗或玻璃体内注射甲氨蝶呤和（或）利妥昔单抗，这可能控制肿瘤进展和改善视力。

组织病理学

受累组织显示被恶性 B 淋巴细胞浸润，根据受累程度，肿瘤细胞可在视网膜、玻璃体、视神经和葡萄膜中发现。

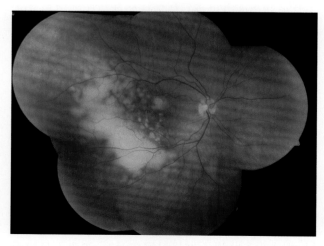

图 28.23　玻璃体视网膜淋巴瘤有大量黄色的视网膜色素上皮脱离病灶，伴黄色淋巴瘤碎片。

28.5.3 白血病

全身性白血病患者眼部也会受累，最常见的是视网膜出血和以白色为中心的出血，表现为贫血和血小板减少[125]。可能会发展为微动脉瘤和外周视网膜新生血管。此外，儿童或成人的任何形式的白血病都可能与眼内肿瘤细胞浸润眼内组织有关。

临床表现

眼底的白血病浸润特征性地表现为视网膜和脉络膜黄色增厚，常有出血和视盘水肿。重要的是，需区分白血病浸润和白血病机会性感染，如巨细胞病毒或真菌性视网膜病变，后者可能是免疫抑制治疗白血病的副作用。

诊断

在诊断不确定的情况下，细针穿刺活检可以帮助诊断。

治疗和管理

眼内白血病的治疗一般是化疗，如果视盘水肿导致视力损害，可以进行眼部放疗。

组织病理学

脉络膜、视神经和视网膜通常被白血病细胞浸润，常有出血和肿瘤细胞混合在一起。

28.6 结论

总之，一些良性和恶性肿瘤可以累及视网膜、RPE 和脉络膜。对临床特征和影像学特征的认识，以及对治疗方案的理解对于患者的护理都很重要。

28.7 致谢

感谢宾夕法尼亚州费城托马斯·杰斐逊大学威尔斯眼科医院眼肿瘤科，感谢宾夕法尼亚州费城眼肿瘤研究基金会和宾夕法尼亚州莫里斯维尔的提升治愈协会的支持。

参考文献

[1] Shields JA, Shields CL. Intraocular Tumors. An Atlas and Textbook. 3rd edition. Philadelphia, Lippincott Wolters Kluwers, 2016.

[2] Shields JA, Shields CL. Intraocular Tumors. An Atlas and Textbook. Philadelphia, PA: WB Saunders; 2008

[3] Singh AD, Shields CL, Shields JA. von Hippel-Lindau disease. Surv Ophthalmol. 2001; 46(2):117–142

[4] Wong WT, Chew EY. Ocular von Hippel-Lindau disease: clinical update and emerging treatments. Curr Opin Ophthalmol. 2008; 19(3):213–217

[5] Maher ER, Neumann HP, Richard S. von Hippel-Lindau disease: a clinical and scientific review. Eur J Hum Genet. 2011; 19(6):617–623

[6] Chan CC, Vortmeyer AO, Chew EY, et al. VHL gene deletion and enhanced VEGF gene expression detected in the stromal cells of retinal angioma. Arch Ophthalmol. 1999; 117(5):625–630

[7] Kaelin WG. Von Hippel–Lindau associated malignancies: mechanisms and therapeutic opportunities. Drug Discov Today Dis Mech. 2005; 2:225–231

[8] Calzada MJ. Von Hippel-Lindau syndrome: molecular mechanisms of the disease. Clin Transl Oncol. 2010; 12(3):160–165

[9] Shields CL, Pellegrini M, Ferenczy SR, Shields JA. Enhanced depth imaging optical coherence tomography of intraocular tumors: from placid to seasick to rock and rolling topography—the 2013 Francesco Orzalesi Lecture. Retina. 2014; 34(8):1495–1512

[10] Singh AD, Nouri M, Shields CL, Shields JA, Perez N. Treatment of retinal capillary hemangioma. Ophthalmology. 2002; 109(10):1799–1806

[11] Kreusel KM, Bornfeld N, Lommatzsch A, Wessing A, Foerster MH. Ruthenium-106 brachytherapy for peripheral retinal capillary hemangioma. Ophthalmology. 1998; 105(8):1386–1392

[12] Raja D, Benz MS, Murray TG, Escalona-Benz EM, Markoe A. Salvage external beam radiotherapy of retinal capillary hemangiomas secondary to von Hippel-Lindau disease: visual and anatomic outcomes. Ophthalmology. 2004; 111(1):150–153

[13] Ach T, Thiemeyer D, Hoeh AE, Schaal KB, Dithmar S. Intravitreal bevacizumab for retinal capillary haemangioma: longterm results. Acta Ophthalmol. 2010; 88(4):e137–e138

[14] Gass JDM. Cavernous hemangioma of the retina. A neuro-oculo-cutaneous syndrome. Am J Ophthalmol. 1971; 71(4):799–814

[15] Goldberg RE, Pheasant TR, Shields JA. Cavernous hemangioma of the retina. A four-generation pedigree with neuro-oculocutaneous involvement and an example of bilateral retinal involvement. Arch Ophthalmol. 1979; 97:2321–2324

[16] Sarraf D, Payne AM, Kitchen ND, Sehmi KS, Downes SM, Bird AC. Familial cavernous hemangioma: an expanding ocular spectrum. Arch Ophthalmol. 2000; 118(7):969–973

[17] Messmer E, Laqua H, Wessing A, et al. Nine cases of cavernous hemangioma of the retina. Am J Ophthalmol. 1983; 95(3):383–390

[18] Labauge P, Denier C, Bergametti F, Tournier-Lasserve E. Genetics of cavernous angiomas. Lancet Neurol. 2007; 6(3):237–244

[19] Reddy S, Gorin MB, McCannel TA, Tsui I, Straatsma BR. Novel KRIT1/CCM1 mutation in a patient with retinal cavernous hemangioma and cerebral cavernous malformation. Graefes Arch Clin Exp Ophthalmol. 2010; 248(9):1359–1361

[20] Shields JA, Eagle RC, Jr, Ewing MQ, Lally SE, Shields CL. Retinal cavernous hemangioma: fifty-two years of clinical follow-up with clinicopathologic correlation. Retina. 2014; 34(6):1253–1257

[21] Archer DB, Deutman A, Ernest JT, Krill AE. Arteriovenous communications of the retina. Am J Ophthalmol. 1973; 75(2):224–241

[22] Bernth-Petersen P. Racemose haemangioma of the retina. Report of three cases with long term follow-up. Acta Ophthalmol (Copenh). 1979; 57(4):669–678

[23] Shah GK, Shields JA, Lanning RC. Branch retinal vein obstruction secondary to retinal arteriovenous communication. Am J Ophthalmol. 1998; 126(3):446–448

[24] Materin MA, Shields CL, Marr BP, Demirci H, Shields JA. Retinal racemose hemangioma. Retina. 2005; 25(7):936–937

[25] Papageorgiou KI, Ghazi-Nouri SM, Andreou PS. Vitreous and subretinal haemorrhage: an unusual complication of retinal racemose haemangioma. Clin Experiment Ophthalmol. 2006; 34(2):176–177

[26] Ponce FA, Han PP, Spetzler RF, Canady A, Feiz-Erfan I. Associated arteriovenous malformation of the orbit and brain: a case of Wyburn-Mason syndrome without retinal involvement. J Neurosurg. 2001; 95(2):346–349

[27] Shields JA, Decker WL, Sanborn GE, Augsburger JJ, Goldberg RE. Presumed acquired retinal hemangiomas. Ophthalmology. 1983; 90(11):1292–1300

[28] Shields CL, Shields JA, Barrett J, De Potter P. Vasoproliferative tumors of the ocular fundus. Classification and clinical manifestations in 103 patients. Arch Ophthalmol. 1995; 113(5):615–623

[29] Shields CL, Kaliki S, Al-Dahmash S, et al. Retinal vasoproliferative tumors: comparative clinical features of primary vs secondary tumors in 334 cases. JAMA Ophthalmol. 2013; 131(3):328–334

[30] Shields JA, Pellegrini M, Kaliki S, Mashayekhi A, Shields CL. Retinal vasoproliferative tumors in 6 patients with neurofibromatosis type 1. JAMA Ophthalmol. 2014; 132(2):190–196

[31] Anastassiou G, Bornfeld N, Schueler AO, et al. Ruthenium-106 plaque brachytherapy for symptomatic vasoproliferative tumours of the retina. Br J Ophthalmol. 2006; 90(4):447–450

[32] Heimann H, Bornfeld N, Vij O, et al. Vasoproliferative tumours of the retina. Br J Ophthalmol. 2000; 84(10):1162–1169

[33] Cohen VM, Shields CL, Demirci H, Shields JA. Iodine I 125 plaque radiotherapy for vasoproliferative tumors of the retina in 30 eyes. Arch Ophthalmol. 2008; 126(9):1245–1251

[34] Poole Perry LJ, Jakobiec FA, Zakka FR, et al. Reactive retinal astrocytic tumors (so-called vasoproliferative tumors): histopathologic, immunohistochemical, and genetic studies of four cases. Am J Ophthalmol. 2013; 155(3):593–608.e1

[35] Nyboer JH, Robertson DM, Gomez MR. Retinal lesions in tuberous sclerosis. Arch Ophthalmol. 1976; 94(8):1277–1280

[36] Williams R, Taylor D. Tuberous sclerosis. Surv Ophthalmol. 1985; 30(3):143–154

[37] Zimmer-Galler IE, Robertson DM. Long-term observation of retinal lesions in tuberous sclerosis. Am J Ophthalmol. 1995; 119(3):318–324

[38] Shields CL, Reichstein DA, Bianciotto C, Shields JA. Retinal pigment epithelial depigmented lesions associated with tuberous sclerosis complex. Arch Ophthalmol. 2012; 130(3):387–390

[39] Aronow ME, Nakagawa JA, Gupta A, Traboulsi EI, Singh AD. Tuberous sclerosis complex: genotype/phenotype correlation of retinal findings. Ophthalmology. 2012; 119(9):1917–1923

[40] Roach ES, DiMario FJ, Kandt RS, Northrup H, National Tuberous Sclerosis Association. Tuberous Sclerosis Consensus Conference: recommendations for diagnostic evaluation. J Child Neurol. 1999; 14(6):401–407

[41] Roach ES, Gomez MR, Northrup H. Tuberous sclerosis complex consensus conference: revised clinical diagnostic criteria. J Child Neurol. 1998; 13(12):624–628

[42] Stumpf DA, Alksne JF, Annegers JF, National Institutes of Health Consensus Development Conference. Neurofibromatosis. Conference statement. Arch Neurol. 1988; 45(5):575–578

[43] Shields CL, Benevides R, Materin MA, Shields JA. Optical coherence tomography of retinal astrocytic hamartoma in 15 cases. Ophthalmology. 2006; 113(9):1553–1557

[44] Shields CL, Shields JA, Eagle RC, Jr, Cangemi F. Progressive enlargement of acquired retinal astrocytoma in 2 cases. Ophthalmology. 2004; 111(2):363–368

[45] Shields CL, Materin MA, Marr BP, Krepostman J, Shields JA. Resolution of exudative retinal detachment from retinal astrocytoma following photodynamic therapy. Arch Ophthalmol. 2008; 126(2):273–274

[46] Buettner H. Congenital hypertrophy of the retinal pigment epithelium. Am J Ophthalmol. 1975; 79(2):177–189

[47] Chamot L, Zografos L, Klainguti G. Fundus changes associated with congenital hypertrophy of the retinal pigment epithelium. Am J Ophthalmol. 1993; 115(2):154–161

[48] Shields CL, Mashayekhi A, Ho T, Cater J, Shields JA. Solitary congenital hypertrophy of the retinal pigment epithelium: clinical features and frequency of enlargement in 330 patients. Ophthalmology. 2003; 110(10):1968–1976

[49] Shields JA, Shields CL, Shah P, Pastore DJ, Imperiale SM. Lack of association between typical congenital hypertrophy of the retinal pigment epithelium adenomatous polyposis, and Gardner syndrome. Ophthalmology. 1992; 99:1709–1713

[50] Shields CL, Materin MA, Walker C, Marr BP, Shields JA. Photoreceptor loss overlying congenital hypertrophy of the retinal pigment epithelium by optical coherence tomography. Ophthalmology. 2006; 113(4):661–665

[51] Fung AT, Pellegrini M, Shields CL. Congenital hypertrophy of the retinal pigment epithelium: enhanced-depth imaging optical coherence tomography in 18 cases. Ophthalmology. 2014; 121(1):251–256

[52] Blair NP, Trempe CL. Hypertrophy of the retinal pigment epithelium associated with Gardner's syndrome. Am J Ophthalmol. 1980; 90(5):661–667

[53] Gardner EJ, Richards RC. Multiple cutaneous and subcutaneous lesions occurring simultaneously with hereditary polyposis and osteomatosis. Am J Hum Genet. 1953; 5(2):139–147

[54] Traboulsi EI. Pigmented and depigmented lesions of the ocular fundus. Curr Opin Ophthalmol. 2012; 23(5):337–343

[55] Kasner L, Traboulsi EI, Delacruz Z, Green WR. A histopathologic study of the pigmented fundus lesions in familial adenomatous polyposis. Retina. 1992; 12(1):35–42

[56] Traboulsi EI, Maumenee IH, Krush AJ, Giardiello FM, Levin LS, Hamilton SR. Pigmented ocular fundus lesions in the inherited gastrointestinal polyposis syndromes and in hereditary nonpolyposis colorectal cancer. Ophthalmology. 1988; 95(7):964–969

[57] Burger B, Cattani N, Trueb S, et al. Prevalence of skin lesions in familial

adenomatous polyposis: a marker for presymptomatic diagnosis? Oncologist. 2011; 16(12):1698–1705

[58] Agrawal D, Newaskar V, Shrivastava S, Nayak PA. External manifestations of Gardner's syndrome as the presenting clinical entity. BMJ Case Rep. 2014. DOI: 10.1136/bcr-2013-200293

[59] Traboulsi EI, Maumenee IH, Krush AJ, et al. Congenital hypertrophy of the retinal pigment epithelium predicts colorectal polyposis in Gardner's syndrome. Arch Ophthalmol. 1990; 108(4):525–526

[60] Traboulsi EI. Ocular manifestations of familial adenomatous polyposis (Gardner syndrome). Ophthalmol Clin North Am. 2005; 18(1):163–166, x

[61] Gass JDM. An unusual hamartoma of the pigment epithelium and retina simulating choroidal melanoma and retinoblastoma. Trans Am Ophthalmol Soc. 1973; 71:171–183, 184–185

[62] Destro M, D'Amico DJ, Gragoudas ES, et al. Retinal manifestations of neurofibromatosis. Diagnosis and management. Arch Ophthalmol. 1991; 109 (5):662–666

[63] Schachat AP, Shields JA, Fine SL, et al. Combined hamartomas of the retina and retinal pigment epithelium. Ophthalmology. 1984; 91(12):1609–1615

[64] Shields CL, Thangappan A, Hartzell K, Valente P, Pirondini C, Shields JA. Combined hamartoma of the retina and retinal pigment epithelium in 77 consecutive patients visual outcome based on macular versus extramacular tumor location. Ophthalmology. 2008; 115(12):2246–2252.e3

[65] Gutmann DH, Aylsworth A, Carey JC, et al. The diagnostic evaluation and multidisciplinary management of neurofibromatosis 1 and neurofibromatosis 2. JAMA. 1997; 278(1):51–57

[66] Kaye LD, Rothner AD, Beauchamp GR, Meyers SM, Estes ML. Ocular findings associated with neurofibromatosis type II. Ophthalmology. 1992; 99 (9):1424–1429

[67] Shields CL, Mashayekhi A, Dai VV, Materin MA, Shields JA. Optical coherence tomographic findings of combined hamartoma of the retina and retinal pigment epithelium in 11 patients. Arch Ophthalmol. 2005; 123(12):1746–1750

[68] Arepalli S, Pellegrini M, Ferenczy SR, Shields CL. Combined hamartoma of the retina and retinal pigment epithelium: findings on enhanced depth imaging optical coherence tomography in eight eyes. Retina. 2014; 34 (11):2202–2207

[69] Font RL, Zimmerman LE, Fine BS. Adenoma of the retinal pigment epithelium: histochemical and electron microscopic observations. Am J Ophthalmol. 1972; 73(4):544–554

[70] Shields JA, Shields CL, Eagle RC, Jr, Singh AD. Adenocarcinoma arising from congenital hypertrophy of retinal pigment epithelium. Arch Ophthalmol. 2001; 119(4):597–602

[71] Shields JA, Shields CL, Gündüz K, Eagle RC, Jr. Neoplasms of the retinal pigment epithelium: the 1998 Albert Ruedemann, Sr, memorial lecture, Part 2. Arch Ophthalmol. 1999; 117(5):601–608

[72] Shields JA, Shields CL, Singh AD. Acquired tumors arising from congenital hypertrophy of the retinal pigment epithelium. Arch Ophthalmol. 2000; 118 (5):637–641

[73] Witschel H, Font RL. Hemangioma of the choroid. A clinicopathologic study of 71 cases and a review of the literature. Surv Ophthalmol. 1976; 20 (6):415–431

[74] Shields CL, Honavar SG, Shields JA, Cater J, Demirci H. Circumscribed choroidal hemangioma: clinical manifestations and factors predictive of visual outcome in 200 consecutive cases. Ophthalmology. 2001; 108(12):2237–2248

[75] Arevalo JF, Shields CL, Shields JA, Hykin PG, De Potter P. Circumscribed choroidal hemangioma: characteristic features with indocyanine green videoangiography. Ophthalmology. 2000; 107(2):344–350

[76] Arepalli S, Shields CL, Kaliki S, Emrich J, Komarnicky L, Shields JA. Diffuse choroidal hemangioma management with plaque radiotherapy in 5 cases. Ophthalmology. 2013; 120(11):2358–2359, 2359.e1–2359.e2

[77] Mashayekhi A, Shields CL. Circumscribed choroidal hemangioma. Curr Opin Ophthalmol. 2003; 14(3):142–149

[78] Schmidt-Erfurth UM, Michels S, Kusserow C, Jurklies B, Augustin AJ. Photodynamic therapy for symptomatic choroidal hemangioma: visual and anatomic results. Ophthalmology. 2002; 109(12):2284–2294

[79] Blasi MA, Tiberti AC, Scupola A, et al. Photodynamic therapy with verteporfin for symptomatic circumscribed choroidal hemangioma: five-year outcomes. Ophthalmology. 2010; 117(8):1630–1637

[80] Ferry AP, Font RL. Carcinoma metastatic to the eye and orbit. I. A clinicopathologic study of 227 cases. Arch Ophthalmol. 1974; 92(4):276–286

[81] Stephens RF, Shields JA. Diagnosis and management of cancer metastatic to the uvea: a study of 70 cases. Ophthalmology. 1979; 86(7):1336–1349

[82] Shields CL, Shields JA, Gross NE, Schwartz GP, Lally SE. Survey of 520 eyes with uveal metastases. Ophthalmology. 1997; 104(8):1265–1276

[83] Demirci H, Shields CL, Chao AN, Shields JA. Uveal metastasis from breast cancer in 264 patients. Am J Ophthalmol. 2003; 136(2):264–271

[84] Shah SU, Mashayekhi A, Shields CL, et al. Uveal metastasis from lung cancer: clinical features, treatment, and outcome in 194 patients. Ophthalmology. 2014; 121(1):352–357

[85] De Potter P, Shields CL, Shields JA, Tardio DJ. Uveal metastasis from prostate carcinoma. Cancer. 1993; 71(9):2791–2796

[86] Arevalo JF, Fernandez CF, Garcia RA. Optical coherence tomography characteristics of choroidal metastasis. Ophthalmology. 2005; 112(9):1612–1619

[87] Al-Dahmash SA, Shields CL, Kaliki S, Johnson T, Shields JA. Enhanced depth imaging optical coherence tomography of choroidal metastasis in 14 eyes. Retina. 2014; 34(8):1588–1593

[88] Shields JA, Shields CL, Ehya H, Eagle RC, Jr, De Potter P. Fine-needle aspiration biopsy of suspected intraocular tumors. The 1992 Urwick Lecture. Ophthalmology. 1993; 100(11):1677–1684

[89] Shields CL, Shields JA, De Potter P, et al. Plaque radiotherapy for the management of uveal metastasis. Arch Ophthalmol. 1997; 115(2):203–209

[90] Kaliki S, Shields CL, Al-Dahmash SA, Mashayekhi A, Shields JA. Photodynamic therapy for choroidal metastasis in 8 cases. Ophthalmology. 2012; 119 (6):1218–1222

[91] Gass JD, Guerry RK, Jack RL, Harris G. Choroidal Osteoma. Arch Ophthalmol. 1978; 96(3):428–435

[92] Gass JD. New observations concerning choroidal osteomas. Int Ophthalmol. 1979; 1(2):71–84

[93] Aylward GW, Chang TS, Pautler SE, Gass JD. A long-term follow-up of choroidal osteoma. Arch Ophthalmol. 1998; 116(10):1337–1341

[94] Shields CL, Shields JA, Augsburger JJ. Choroidal osteoma. Surv Ophthalmol. 1988; 33(1):17–27

[95] Shields CL, Sun H, Demirci H, Shields JA. Factors predictive of tumor growth, tumor decalcification, choroidal neovascularization, and visual outcome in 74 eyes with choroidal osteoma. Arch Ophthalmol. 2005; 123(12):1658–1666

[96] Shields CL, Perez B, Materin MA, Mehta S, Shields JA. Optical coherence tomography of choroidal osteoma in 22 cases: evidence for photoreceptor atrophy over the decalcified portion of the tumor. Ophthalmology. 2007; 114(12):e53–e58

[97] Pellegrini M, Invernizzi A, Giani A, Staurenghi G. Enhanced depth imaging optical coherence tomography features of choroidal osteoma. Retina. 2014; 34(5):958–963

[98] Shields CL, Arepalli S, Atalay HT, Ferenczy SR, Fulco E, Shields JA. Choroidal osteoma shows bone lamella and vascular channels on enhanced depth imaging optical coherence tomography in 15 eyes. Retina. 2015; 35(4):750–757

[99] Shields CL, Materin MA, Mehta S, Foxman BT, Shields JA. Regression of extrafoveal choroidal osteoma following photodynamic therapy. Arch Ophthalmol. 2008; 126(1):135–137

[100] Khan MA, DeCroos FC, Storey PP, Shields JA, Garg SJ, Shields CL. Outcomes of anti-vascular endothelial growth factor therapy in the management of choroidal neovascularization associated with choroidal osteoma. Retina. 2014; 34(9):1750–1756

[101] Jakobiec FA, Witschel H, Zimmerman LE. Choroidal leiomyoma of vascular origin. Am J Ophthalmol. 1976; 82(2):205–212

[102] Jakobiec FA, Font RL, Tso MO, Zimmerman LE. Mesectodermal leiomyoma of the ciliary body: a tumor of presumed neural crest origin. Cancer. 1977; 39 (5):2102–2113

[103] Shields JA, Shields CL, Eagle RC, Jr, De Potter P. Observations on seven cases of intraocular leiomyoma. The 1993 Byron Demorest Lecture. Arch Ophthalmol. 1994; 112(4):521–528

[104] Heegaard S, Jensen PK, Scherfig E, Prause JU. Leiomyoma of the ciliary body. Report of 2 cases. Acta Ophthalmol Scand. 1999; 77(6):709–712

[105] Oh KJ, Kwon BJ, Han MH, et al. MR imaging findings of uveal leiomyoma: three cases. AJNR Am J Neuroradiol. 2005; 26(1):100–103

[106] Richter MN, Bechrakis NE, Stoltenburg-Didinger G, Foerster MH. Transscleral resection of a ciliary body leiomyoma in a child: case report and review of the literature. Graefes Arch Clin Exp Ophthalmol. 2003; 241(11):953–957

[107] Shields JA, Hamada A, Shields CL, De Potter P, Eagle RC, Jr. Ciliochoroidal nerve sheath tumor simulating a malignant melanoma. Retina. 1997; 17 (5):459–460

[108] Huang Y, Wei W. Choroidal schwannoma presenting as nonpigmented intraocular mass. J Clin Oncol. 2012; 30(31):e315–e317

[109] Zimmerman LE. Melanocytes, melanocytic nevi, and melanocytomas: The Jonas S. Friedenwald Memorial Lecture. Invest Ophthalmol. 1965; 4:11–41

[110] Reidy JJ, Apple DJ, Steinmetz RL, et al. Melanocytoma: nomenclature, pathogenesis, natural history and treatment. Surv Ophthalmol. 1985; 29(5):319–327

[111] Shields JA, Demirci H, Mashayekhi A, Shields CL. Melanocytoma of optic disc

in 115 cases: the 2004 Samuel Johnson Memorial Lecture, part 1. Ophthalmology. 2004; 111(9):1739–1746

[112] Shields JA, Demirci H, Mashayekhi A, Eagle RC, Jr, Shields CL. Melanocytoma of the optic disk: a review. Surv Ophthalmol. 2006; 51(2):93–104

[113] Shields JA, Shields CL, Eagle RC, Jr. Melanocytoma (hyperpigmented magnocellular nevus) of the uveal tract: the 34th G. Victor Simpson lecture. Retina. 2007; 27(6):730–739

[114] Shields CL, Perez B, Benavides R, Materin MA, Shields JA. Optical coherence tomography of optic disk melanocytoma in 15 cases. Retina. 2008; 28 (3):441–446

[115] Chan CC, Buggage RR, Nussenblatt RB. Intraocular lymphoma. Curr Opin Ophthalmol. 2002; 13(6):411–418

[116] Coupland SE, Heimann H. Primary intraocular lymphoma [in German]. Ophthalmologe. 2004; 101(1):87–98

[117] Cockerham GC, Hidayat AA, Bijwaard KE, Sheng ZM. Re-evaluation of "reactive lymphoid hyperplasia of the uvea": an immunohistochemical and molecular analysis of 10 cases. Ophthalmology. 2000; 107(1):151–158

[118] Coupland SE, Foss HD, Hidayat AA, Cockerham GC, Hummel M, Stein H. Extranodal marginal zone B cell lymphomas of the uvea: an analysis of 13 cases. J Pathol. 2002; 197(3):333–340

[119] Grossniklaus HE, Martin DF, Avery R, et al. Uveal lymphoid infiltration. Report of four cases and clinicopathologic review. Ophthalmology. 1998;

105(7):1265–1273

[120] Mashayekhi A, Shukla SY, Shields JA, Shields CL. Choroidal lymphoma: clinical features and association with systemic lymphoma. Ophthalmology. 2014; 121(1):342–351

[121] Aronow ME, Portell CA, Sweetenham JW, Singh AD. Uveal lymphoma: clinical features, diagnostic studies, treatment selection, and outcomes. Ophthalmology. 2014; 121(1):334–341

[122] Shields CL, Arepalli S, Pellegrini M, Mashayekhi A, Shields JA. Choroidal lymphoma shows calm, rippled, or undulating topography on enhanced depth imaging optical coherence tomography in 14 eyes. Retina. 2014; 34 (7):1347–1353

[123] Ridley ME, McDonald HR, Sternberg P, Jr, Blumenkranz MS, Zarbin MA, Schachat AP. Retinal manifestations of ocular lymphoma (reticulum cell sarcoma). Ophthalmology. 1992; 99(7):1153–1160, discussion 1160–1161

[124] Nussenblatt RB, Chan CC, Wilson WH, Hochman J, Gottesman M, CNS and Ocular Lymphoma Workshop Group. International Central Nervous System and Ocular Lymphoma Workshop: recommendations for the future. Ocul Immunol Inflamm. 2006; 14(3):139–144

[125] Schachat AP, Markowitz JA, Guyer DR, Burke PJ, Karp JE, Graham ML. Ophthalmic manifestations of leukemia. Arch Ophthalmol. 1989; 107(5):697–700

第**29**章
视网膜撕裂和孔源性视网膜脱离

Stephen G. Schwartz, Harry W. Flynn Jr., William F. Mieler, James S. Tiedeman

孔源性视网膜脱离由一个或多个视网膜裂孔（"rhegma"是希腊语，意思是裂口、裂隙，或裂缝）引起。大部分（但不是全部）视网膜裂孔发生在玻璃体后脱离（PVD）时，而玻璃体后脱离是常见的衰老现象。

29.1 玻璃体后脱离

随着年龄的增长，发生 PVD 很常见，据报道，用 B 超检查，完全 PVD 在 65~69 岁患者中的发生率为 11%，80~89 岁患者中的发生率为 46%[1]。人工晶状体、近视、创伤和眼内炎进一步增加，进一步增加了 PVD 的发生率。PVD 和相关的玻璃体漂浮物可能会引起麻烦的症状，特别是在 55 岁及以下的患者[2]。一些患者中，PVD 导致的"漂浮暗点"能够通过光学相干断层扫描（OCT）检测到[3]。然而，PVD 真正的重要意义在于，这种病变可能是视网膜裂孔和视网膜脱离的先兆。

29.1.1 临床特征

PVD 可以是无症状的，也可以有各种不同的症状，典型症状是新发现的漂浮物伴或不伴闪光。漂浮物的特点为随着眼球运动而移动，在眼球运动停止后，仍有移动。患者有时难以区分漂浮的黑影是否来自中央暗点的黑影，这是由于中央暗点也随着眼球运动而移动，但其始终保持在同一位置，即凝视的中心。

闪光或闪电感可能是由部分或完全 PVD 时刺激视网膜而形成的，通常是周边视野中的新月形光线。闪光感通常在黑暗或昏暗的环境下发现。在某些情况下，如果 PVD 伴玻璃体积血，还可能出现视物模糊的症状，严重程度与出血情况相关。

29.1.2 诊断

尽管 PVD 通常没有危害，但必须与可能出现类似症状的疾病相鉴别。

在不完全 PVD 的病例中，检查玻璃体可能只能发现细微的改变，最有说服力的 PVD 的证据是发现一个完全或部分的环样组织悬浮在玻璃体腔内（Vogt 环或 Weiss 环，图 29.1），这是玻璃体和视盘紧密附着处的纤维残余物[4]。在生物显微镜下查见玻璃体后方形成的一个空腔也是 PVD 的证据，尽管可能仍有一层玻璃体后皮质黏附于视网膜上。真正的 PVD 具有特征性的外观，在空腔的前部呈现皱褶的玻璃纸样改变。

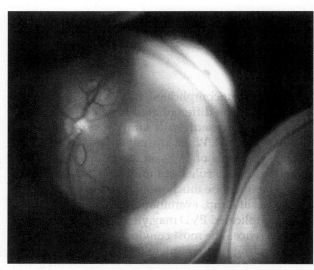

图 29.1　在玻璃体腔的中间可见 Weiss 环，这个环形组织黏附在视盘前。

眼前黑影和闪光的鉴别诊断

- 不完全 PVD
- 玻璃体积血
- 视网膜撕裂或孔源性视网膜脱离
- 视网膜撕裂伴桥接血管
- 增生性糖尿病视网膜病变
- 视网膜分支静脉阻塞伴新生血管形成
- 脉络膜新生血管形成伴出血进入玻璃体
- 创伤
- 视网膜、脉络膜、玻璃体的炎症
- 多灶性脉络膜炎、全葡萄膜炎
- 结节病
- 扁平部睫状体炎
- 弓形虫病
- 巨细胞病毒性视网膜炎
- 特发性和其他炎症性疾病
- 眼内淋巴瘤伴玻璃体浸润
- 视神经炎
- 偏头痛

在没有经历过手术或创伤的眼中，玻璃体前部或后部出现色素性团块（也称为"烟尘"或"Shafer征"），提示存在视网膜撕裂。玻璃体中出现白色细胞提示可能有炎症，如多灶性脉络膜炎/全葡萄膜炎，常诉眼前有漂浮物和闪光感。眼内淋巴瘤能产生玻璃体炎症细胞，或玻璃体出现恶性细胞，均可产生眼前漂浮物。

在玻璃体腔内发现血液细胞，应仔细寻找出血源，特别是视网膜撕裂。急性 PVD 伴玻璃体积血，视网膜撕裂的发病率高达 70%，相比之下，急性 PVD 不伴玻璃体积血的视网膜撕裂的发病率为 2%~4%。其他出血原因，可以伴或不伴 PVD，包括继发于视网膜分支静脉阻塞或增生性糖尿病视网膜病变的视网膜或视盘新生血管，脉络膜新生血管出血进入玻璃体。

特别关注

- 存在玻璃体积血或色素团块的急性 PVD，提示存在相关的视网膜撕裂。

29.1.3 发病机制

在胚胎的发育过程中，玻璃体是重要的组织结构，经历了三个不同的阶段[5]。最初，原始玻璃体供给胚眼脉管系统，约妊娠第 9 周，原始玻璃体达到有血管阶段的顶峰，之后血管通常萎缩。原始玻璃体被无血管的透明的次级玻璃体代替，原始玻璃体仅存在于连接视盘到晶状体后表面的中心管状结构中，即 Cloquet 管。在出生时，血管系统通常已经消失，但是 Cloquet 管的遗迹可能仍然存在，出现在晶状体后极（Mittendorf 点）或视盘上（Bergmeister 乳头）。少数情况下，原始玻璃体没有渐渐消退，导致胎儿脉管系统一直存在（以前称为"永存原始玻璃体增生症"），伴有白内障、玻璃体混浊和视力发育不良。

玻璃体 99% 由水组成，含在水中的胶原纤维交叉联结，与透明质酸融合共同形成立体的透明的玻璃体凝胶[6]。成年人中，透明的玻璃体没有实质性功能，但玻璃体的变化可以提示一些异常情况。

在健康的年轻人中，玻璃体填充了整个玻璃体腔，并与视网膜完全接触。在玻璃体基底部粘连最紧密，这个区域为从睫状体平坦部向后延伸经过锯齿缘进入前部视网膜的 3~4mm 的区域。粘连相对弱一些的区域，包括视盘、视网膜血管和异常玻璃体视网膜病变的部位，如格子样变性区。

随着年龄的增长，玻璃体的纤维开始浓缩。最初，裂隙灯检查可以看到大的空腔或空隙，可能很难与玻璃体脱离鉴别。随着玻璃体的持续浓缩，玻璃体通常从视网膜黄斑区分离，一旦玻璃体脱离开始，就会迅速发展成漏斗状的结构，前部在玻璃体基底部形成一个粘连的大环，后部在视盘上形成一个粘连的小环。最后视盘处的粘连松解，后部的玻璃体变得自由浮动。一旦玻璃体后皮质完全和视网膜分离，会一直分离到玻璃体基底部，之后就不会再发生进一步的自发分离（图 29.2）。

29.1.4 治疗和管理

对于 PVD 的患者，最重要的是寻找视网膜撕裂。从出现眼前有漂浮物和（或）闪光感开始，患者应该每隔一段时间检查一次，直到玻璃体完全脱离。从有症状开始，通常 4~6 周复查一次，并告知患者

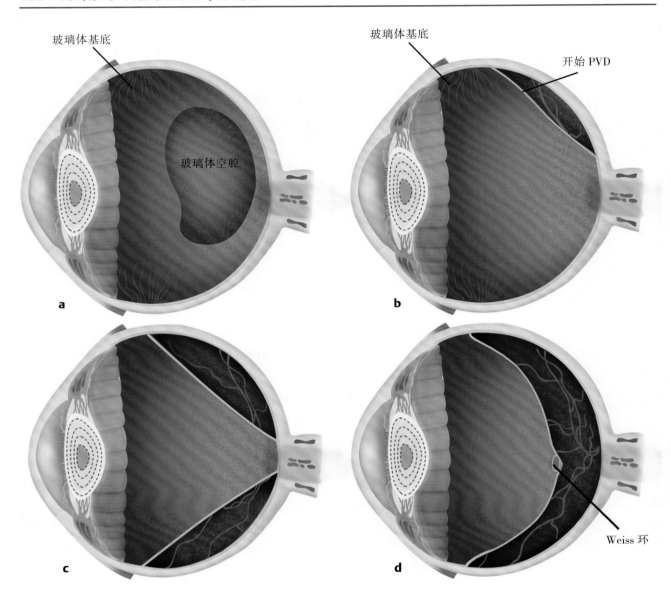

图 29.2　(a)模拟 PVD 的横截面示意图：裂隙灯下可见一个玻璃体空腔。(b)开始 PVD。(c)玻璃体仅在基底部和视盘附着，其余部分玻璃体不再与视网膜接触。(d)完全 PVD。原附着于视盘的神经胶质环(Weiss 环)是自由浮动的。

如果症状加重或发生实质性改变，请尽快复诊。

精粹

● 视网膜撕裂最常发生在 PVD 时，通常建议在闪光和眼前漂浮物发生后尽早进行全面检查。如果没有发现撕裂孔，建议患者在 4~6 周内复诊，如果症状有任何改变或加重，请尽快复诊。

29.2 视网膜撕裂

　　1850 年，Helmholtz 推出检眼镜后，视网膜撕裂被认为与视网膜脱离有关，但其在视网膜脱离的发病机制中的作用尚未明确。Von Graefe 错误地认为，液体从脉络膜运输视网膜下，过高的压力从视网膜撕裂处得到释放。Gonin 意识到液体来自玻璃体腔，通过撕裂口流入视网膜下方，并表明可以通过封闭撕裂孔来修复部分视网膜脱离。

并非所有的视网膜撕裂都会导致视网膜脱离，大量的临床资料和尸检研究表明，在美国成年人中的视网膜撕裂的发病率为 4%~18%[7-10]。

29.2.1 临床特征

术语"视网膜撕裂"通常用于描述由玻璃体牵拉引起的视网膜全层的缺损或断裂。撕裂不是圆孔，包含一个翻盖，使其具有独特的马蹄形外观（图 29.3）。相反，萎缩性视网膜裂孔也是全层的视网膜缺损，但玻璃体牵拉不是主要的发病机制。术语"孔"与"撕裂"不应混淆，因为它们的外观、发病机制和视网膜脱离的风险是不同的(图 29.4)。

偶尔，视网膜撕裂的盖子会分离并产生一个游离的盖子，在有游离盖子的撕裂处，玻璃体对视网膜的牵拉会缓解。这种视网膜缺损通常是圆形的，可以看到游离的盖子(鳃盖)漂浮在撕裂附近的玻璃体腔内(图 29.5)。

视网膜格子样变性可能伴随萎缩孔或视网膜撕裂或两者兼有[11]。格子样变性的发生率为 5%~10%，其中 1/3 是双眼。检眼镜下的表现不尽相同，通常，格子样变性区中的色素会增加，上覆血管可能呈现白色，呈现出格子的外观(图 29.6)。另一种变性被称为"蜗牛迹"变性，外观是白色而不是色素沉着[12]。

变性区上覆的玻璃体皮质中可能存在液体囊腔，变性区视网膜变薄(图 29.7)。格子样变性区的玻璃体视网膜黏附力增加可能引起后缘的视网膜撕裂。

视网膜格子样变性通常发生在赤道区和锯齿缘之间的曲线连接处，靠近玻璃体基底部的后缘，通常位于一个或多个圆周上，也可能沿视网膜血管径向发生。在遗传性玻璃体视网膜变性中也可见不典型的格子样变性(如 Wagner 综合征、Stickler 综合征)。有多处格子样变性区，其中一些是放射状的，位于玻璃体液化区或空腔区。视网膜撕裂可能发生在格子样变性区的边缘。然而，Byer[11]指出，在具有格子样变性的眼中，许多视网膜撕裂反而发生在正常外观的视网膜处。

与格子样变性相反，鹅卵石样变性或铺路石样变性位于周边视网膜，不会产生视网膜裂孔，不应与格子样变性混淆。鹅卵石样变性区能明显看到裸露的巩膜或脉络膜大血管(图 29.8)。

视网膜撕裂的大小从只有几毫米到数个钟位不等，一个巨大的视网膜撕裂，有 3 个钟位大小，甚至更大(=90°)[13]。玻璃体黏附在巨大的视网膜撕裂处的前缘视网膜上，就像马蹄形撕裂一样，视网膜的后缘没有黏附玻璃体，这样视网膜后缘就能脱离和活动，暴露大面积的视网膜色素上皮(RPE)(图 29.9)。不仔细检查时，暴露的 RPE 外观可能与正常眼底相

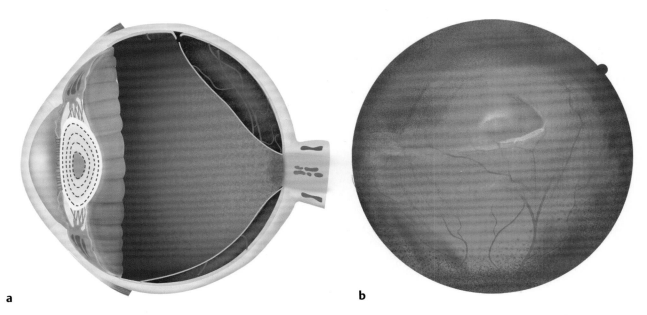

a　　　　　　　　　　　　　　　　　　　　b

图 29.3　(a)视网膜撕裂是由于在 PVD 过程中，玻璃体视网膜局部的异常紧密连接造成的。玻璃体始终贴在视网膜的前翻瓣上，并在撕裂处产生牵引力。(b)视网膜撕裂的典型马蹄形外观伴视网膜脱离。

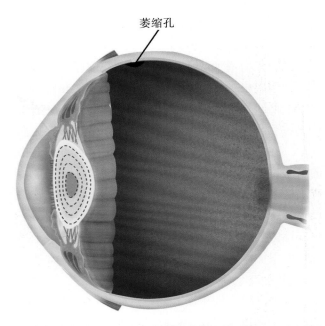

萎缩孔

图 29.4　萎缩孔不是由玻璃体牵引导致的，而是由于视网膜变薄并最终裂开。由这些视网膜孔导致的视网膜脱离的概率较低。

似，但仔细检查可以发现裸露区没有视网膜血管。

　　锯齿缘截离可能与巨大的视网膜撕裂相混淆，不同于视网膜撕裂常发生在玻璃体基底部的后缘，锯齿缘截离(来自希腊语的"分离")发生在锯齿缘。因此，在截离中，玻璃体跨越截离处并黏附于视网膜前缘和视网膜后缘 (图 29.10)。这是与视网膜撕裂最大的区别，可防止视网膜后缘折叠，有更好的手术预后[14]。与巨大的视网膜撕裂一样，截离可以延伸至圆周的几个钟位，最常见的位置是在颞下象限，但也可能发生在钝挫伤后的鼻上象限。

29.2.2 诊断

　　视网膜裂孔的检测可能是一项艰巨的任务，在很大程度上取决于检查者的技能和经验。可以使用裂隙灯联合前置镜和间接检眼镜检查，有时需两者联合。压迫巩膜对检查视网膜非常有帮助，因为视网膜撕裂是三维的，压迫巩膜可以检查到正面看不到的视网膜撕裂。

29.2.3 发病机制

　　视网膜撕裂通常发生在 PVD 期间，特别容易发生在存在异常的玻璃体视网膜粘连，如格子样变性区的眼中。然而，检眼镜下正常的视网膜也可能发生视网膜撕裂，推测是由于玻璃体与视网膜粘连过度紧密造成的。如果有广泛的玻璃体视网膜异常粘连区域，撕裂就可能延伸成一个巨大的视网膜撕裂。

　　钝器伤可以有不同的表现，取决于撞击传导到眼部的力量，以及分配到各个眼部结构的力量。钝器伤特有的体征是玻璃体基底部的撕裂，可以看到覆盖在周边视网膜上的松散的条带状的色素组织悬在玻璃体腔内。创伤也可导致马蹄孔或巨大的视网膜撕裂，但从外观看和自发性裂孔无法区分。

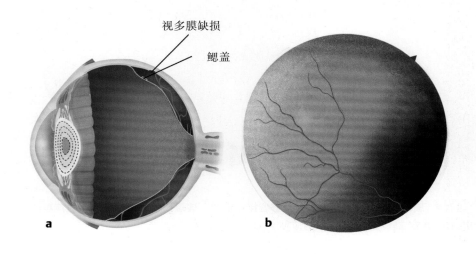

视多膜缺损

鳃盖

a　　　b

图 29.5　(a)一个有盖子的视网膜撕裂，盖子上粘连的玻璃体牵拉导致其与周围的视网膜分开。这样的撕裂通常没有残留的玻璃体牵引力。(b)典型的带盖子的视网膜撕裂的外观；注意视网膜下有少量流体。

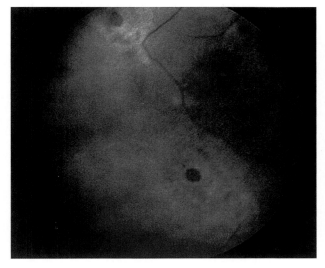

图 29.6　视网膜格子样变性的临床表现,在变性区中存在萎缩性裂孔。

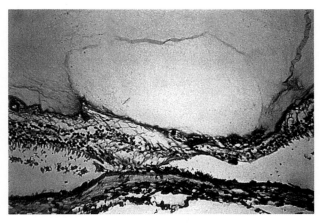

图 29.7　视网膜格子样变性的电子显微镜照片。请注意覆盖在上方的液化玻璃体腔,病变边缘突起和液化的玻璃体紧密粘连,视网膜内层变薄或萎缩。

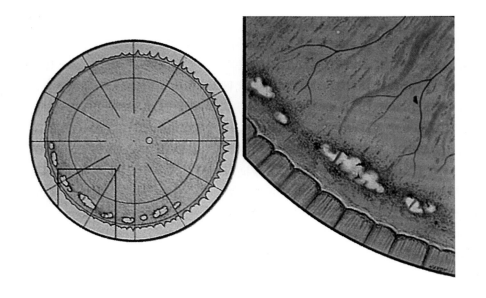

图 29.8　典型的鹅卵石变性的示意图。病变边界清晰,压迫巩膜检查发现其上的视网膜并未变薄。(Reproduced with permission from Karlin DB, Cortain BJ. Peripheral chorioretinallesionsand axial length of the myopic eye. Am JOphthalmol 1976;81:625–635.)

29.2.4 治疗和管理

因为视网膜撕裂和裂孔在临床和尸检上都比较常见,而视网膜脱离相对不常见,因此,并非所有的裂孔都需要治疗。与任何治疗一样,正确的治疗选择应基于疾病的风险、治疗带来的风险和这种治疗在多大程度上是有利的。

一般是急性的有症状的视网膜马蹄形撕裂需要治疗,以减少随后视网膜脱离的风险。大多数视网膜脱离发生在这类视网膜撕裂形成后的 6 周内,视网膜撕裂形成 3 个月后,再发生与之相关的视网膜

脱离的情况不常见[9,17]。这些事实使症状识别成为决定是否治疗的一个重要因素[18]。一项自然病程研究报道了治疗急性有症状的视网膜撕裂是防止视网膜脱离的第一道防线[19]。

另一方面,对于无症状的视网膜裂孔,合适的治疗尚不统一。在这种情况下,需要辅助检查与临床判断相结合。很少有指南来明确哪种病变适合哪种治疗。下面列出了一些可能推动治疗决策的相对危险因素。

对侧眼有视网膜脱离病史的患者,若出现视网膜撕裂或萎缩孔,许多临床医师认为,这可能会导致

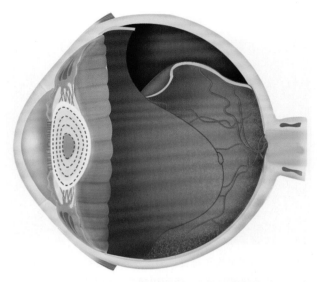

图 29.9 巨大视网膜撕裂的横截面示意图:玻璃体是不黏附于视网膜后缘的,这允许视网膜在某些情况下分离和翻转。

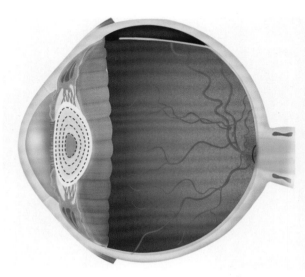

图 29.10 锯齿缘截离不同于巨大的视网膜撕裂,玻璃体跨越视网膜缺损并为视网膜后缘提供一定的稳定性,通常 PVD 不会直接导致锯齿缘截离。

和第一只眼相似的视网膜脱离,会考虑治疗。

在正常的有晶状体眼中,发现无症状的视网膜撕裂,可能不需要治疗。在撕裂附近的色素说明这个病变是慢性的和稳定的。色素本身不提供额外的附着力,但这是存在视网膜撕裂且不随时间变化的标志,是良性病程。无症状的撕裂很少发展为视网膜脱离。

美国眼科学会的临床治疗指南建议急性的有症状的马蹄形撕裂应该及时治疗,而创伤性视网膜裂孔则是"通常需要治疗",其他病变则通常是观察[20]。

恰当治疗的直接目的是为了降低视网膜脱离的风险。冷冻或激光光凝引起脉络膜视网膜粘连从而防止液化的玻璃体进入视网膜下。

视网膜裂孔合并下列体征会增加视网膜脱离的风险

- 玻璃体视网膜牵拉(盖子翘起)
- 对侧眼有视网膜脱离史
- 无晶状体、人工晶状体
- 即将行白内障手术
- 高度近视
- 裂孔尺寸大
- 裂孔位于上方

冷冻是一种治疗赤道前视网膜裂孔的较为简便的方式,应用于轻至中度的屈光介质混浊(玻璃体积血、白内障)的病例,需要清楚定位视网膜裂孔。治疗可以在检查室的椅子上或在一个小型手术室进行,一般使用局部、结膜下或球后麻醉。但是如果能不打球后麻醉,患者能在某一方位配合注视,对治疗的实施很有帮助。在治疗时,手术医生需观察冷冻的白色区域的发展,当视网膜发白时松开冷冻踏板。对于赤道后的视网膜撕裂冷冻治疗难于实施,因为结膜穹隆可能会限制冷冻头定位到后方。

如果用冷冻治疗大的视网膜撕裂,冷冻头应该远离撕裂的中心,因为冷冻能促进释放活性 RPE 细胞进入玻璃体腔,可能导致视网膜前膜形成或增殖性玻璃体视网膜病变(PVR)。

在屈光介质清晰的病例中,激光光凝治疗比冷冻治疗理论上具有更多优势。激光可能引起较少的炎症反应,对血-眼屏障的破坏较小,因此细胞增殖

争论点

- 大多数急性的有症状的视网膜撕裂需要治疗以减少视网膜脱离的风险。无症状的撕裂,治疗目前尚不统一,需要考虑患眼的各种特点及对侧眼的情况。

精粹

●使用冷冻治疗大的视网膜撕裂时，应避开撕裂的中心。冷冻这个区域可以将活性视网膜色素上皮细胞释放到玻璃体腔内，从而促进视网膜前膜的形成或 PVR。

和视网膜前膜形成的风险较小。激光光凝可以通过裂隙灯或间接检眼镜的激光输送系统来完成。

29.3 急性和慢性视网膜脱离

流行病学研究估计孔源性视网膜脱离的发病率约为每年 1/10 000[21]，虽然视网膜脱离最常见于中老年人，但视网膜脱离可发生于所有年龄组，包括婴儿。

大多数视网膜脱离是急性症状，促使患者尽快就医。然而，也有一些不活跃的慢性的病例，可能长期存在，并在常规体检时被发现。

29.3.1 临床特征

通常，孔源性视网膜脱离由几天到几周之前发生的 PVD 引起，然而漂浮物和闪光的部位和视网膜脱离的部位却很少一致。

许多患者都想知道，"为什么我的视网膜会脱离？"虽然具体原因尚不清楚，但了解可识别的风险因素可能会有所帮助(见下文)。要记住一些患者没有任何明显的危险因素也会发生视网膜脱离，而有一些患有多种危险因素却不一定会发生。

29.3.2 视网膜脱离的危险因素

●有视网膜脱离的家族史。

●既往有眼科手术史,特别是白内障手术史(手术并发症,如玻璃体溢出会进一步增加风险)。

●轴性近视。

●眼外伤史。

●格子样变性。

●青光眼的缩瞳治疗。

29.3.3 诊断

孔源性视网膜脱离的临床表现为视网膜隆起合并 1 枚或更多枚视网膜裂孔，即使没有找到视网膜

裂孔也要记住至少存在 1 枚。一个新发生的视网膜脱离，视网膜脱离的部分几乎立即变得水肿，这种水肿使视网膜表现为发白和波纹状的特征性外观（图 29.11）。生物显微镜检查新鲜脱离的视网膜时，发现波纹仅局限于外层视网膜，而追寻血流过程发现位于视网膜内层的血管光滑没有任何皱折。外层视网膜肿胀导致视网膜波纹，内层的内界膜相对无弹性，保持内层视网膜光滑。

慢性视网膜脱离的脱离部位一般在下方，水肿最终消失，脱离的视网膜变薄、萎缩、相对透明。这种透明会使视网膜裂孔的检查比近期发生的视网膜脱离更难,可能会和退行性视网膜劈裂混淆（见下文）。

其他情况可能会出现类似于视网膜脱离的体征,应注意鉴别并相应的治疗,视网膜脱离和类似视网膜脱离的疾病见下面内容。在众多鉴别诊断中,最常与视网膜脱离相混淆的是退行性视网膜劈裂、脉络膜黑色素瘤、脉络膜脱离和渗出性(浆液性)视网膜脱离。

退行性视网膜劈裂和慢性视网膜脱离通常难以区分(图 29.12)。退行性视网膜劈裂通常是无症状的，常在视网膜检查时偶然发现。内层视网膜非常薄且透明，并且有一个张力较大的圆顶形状。最常见的退行性视网膜劈裂的位置是颞下象限，通常双眼发生，位置可以不对称。微小的视网膜裂孔可能发生在视网膜内层，但透明的内层视网膜使得裂孔

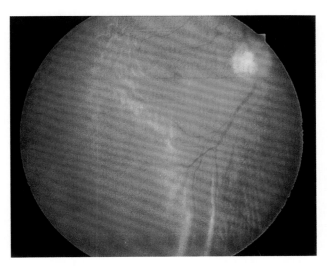

图 29.11 近期发生的孔源性视网膜脱离的眼底图。外层视网膜的水肿或肿胀导致了波纹状外观。内层视网膜具有更光滑的轮廓,视网膜血管相对光滑可以证实。

孔源性视网膜脱离的鉴别诊断

- 渗出性视网膜脱离
  - 见第30章
  - 特发性
  - 手术或手术后
  - 炎症、自身免疫性疾病
  - 血液学、血管性疾病
  - 肾衰竭
  - 传染性疾病
  - 肿瘤
  - 药物
- 牵拉性视网膜脱离
  - 增生性糖尿病视网膜病变
  - 其他增生性视网膜病变(镰状细胞、类肉瘤等)
- 脉络膜脱离
  - 浆液性
  - 出血性
- 视网膜劈裂
  - 青少年
  - 退行性(老年性)
- 其他
  - 外周视网膜"非压迫–白色"

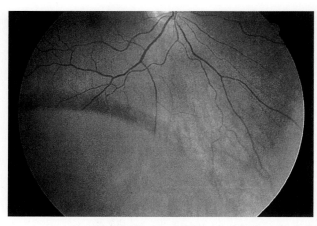

图29.12　退行性视网膜劈裂的眼底图。内层视网膜呈泡状张力较大,有时视网膜劈裂很难与慢性的全层视网膜脱离相鉴别。

膜脱离有关。在大多数患者中,临床上可以使用A超和B超扫描即能明确区别孔源性和非孔源性视网膜脱离。经典的脉络膜黑色素瘤表现为在视网膜后面的一个圆顶形或"领扣"状隆起。通常可以在视网膜后面看到实质性肿块,在视网膜和肿瘤之间存在一定的视网膜下液,有时会发展为渗出性视网膜脱离,进一步发展可能会导致整个视网膜脱离。视网膜任何部位发现不寻常的颜色加深,以及有色素或无色素,均需要进行超声波检测,评估该部位肿块的性质。脉络膜黑色素瘤有特征性的A超回声,内部反射率低,振幅迅速下降(图29.13)。

　　有一些内眼手术的术后可能会发生脉络膜脱离,最常见的是青光眼滤过手术、白内障手术或治疗视网膜脱离的巩膜扣带术。比起视网膜脱离的灰白色、波纹状和浮动的外观,脉络膜脱离的特点是暗灰色、光滑的实性外观,几乎不会运动(图29.14)。另一个区别是视网膜脱离会受到锯齿缘的限制,而脉络膜脱离则不会,脉络膜脱离会向前延伸,使锯齿缘在没有压迫巩膜的情况下就能察见,同时虹膜向前,使前房变浅。进一步发展的典型体征为巩膜压迫无法检查到压迫区域,前部360°受累和相对低眼压。超声检查可用于区分浆液性脉络膜脱离还是出血性脉络膜脱离,浆液性脉络膜脱离内部无超声信号,而出血性脉络膜脱离内部有红细胞产生的反射回声。

　　任何原因引起的渗出性(浆液性)视网膜脱离几乎都位于下方,并表现出"流动液体"。渗出性视网膜脱离的边缘不固定,视网膜下液随头部位置的变

难以被查见。外层裂孔往往更大,多枚圆形裂孔类似瑞士奶酪。在大多数情况下,外层视网膜与RPE保持正常接触,因此,与孔源性视网膜脱落相比,色素分界线在视网膜劈裂中相对少见。

　　虽然在视网膜劈裂中,外层视网膜中的光感受器细胞显示近乎正常的显微解剖结构,但是它们与内层视网膜功能性分离,这导致了视野中出现绝对暗点。在相对后极部的病变中,视野检查是有用的,视网膜劈裂产生绝对暗点,而孔源性视网膜脱离产生相对暗点。在后极部病变中,OCT检查可以更加有效区分这两种疾病,视网膜内液与视网膜劈裂相关,而视网膜下液则符合视网膜脱离的特点。

　　虽然退行性视网膜劈裂通常是良性的,几乎不会进展到黄斑区,但是如果视网膜内层外层都存在裂孔,就可能合并孔源性视网膜脱离[22]。

　　脉络膜黑色素瘤可能与非孔源性(浆液性)视网

x

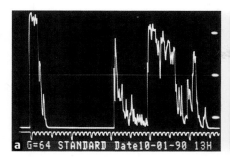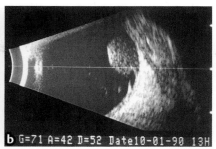

图 29.13　(a)脉络膜恶性黑色素瘤的 A 超检查。典型的回声模式是一个迅速衰减的回声和内部低反射率。(b)B 超通常显示肿块呈蘑菇状实性改变。

化而变化,因为重力作用倾向于位于眼部的最下方。相比之下,在孔源性视网膜脱离中,液体可能会因为头部位置的变化而发生轻微变化,但边界保持稳定。视网膜脱离的前部玻璃体腔无色素或红细胞通常缺乏浆液性脱离,但如果渗出是炎症引起的,则可能会看到白细胞(参见第 25 章)。

单纯牵拉性视网膜脱离一般不会与孔源性视网膜脱离混淆,但视网膜脱离可能同时存在孔源性和牵拉性。单纯的牵拉性视网膜脱离的内表面是凹的,而孔源性视网膜脱离内表面是凸的 (图 29.15)。牵拉性脱离不会向前延伸到锯齿缘,除非合并全层视网膜裂孔,而临床上孔源性视网膜脱离几乎都延伸至锯齿缘。

周边视网膜的"非压迫-白色"会给检查者以视网膜隆起的错觉,但是压迫巩膜检查时会发现并无视网膜下液,"非压迫-白色"常见于色素较深的群体。

29.3.4 发病机制

视网膜通过保持流体力学平衡与 RPE 黏附,RPE 通过渗透和活跃的液体输送机制来保持视网膜下相对无液体。对于孔源性视网膜脱离的发生,必须存在全层视网膜裂孔,尽管检查时可能不一定能查见。此外,通常还有两个其他因素:①视网膜裂孔处的牵拉;②眼内存在液体或眼球正常运动产生的对流。萎缩的圆孔一般不会引起视网膜脱离。

在马蹄形视网膜撕裂中,视网膜脱离的条件为玻璃体对撕裂前瓣的牵拉和正常眼球运动产生的眼内流体流动。即使上述所有必要条件都存在,只要视网膜保持流体力学使其黏附的平衡没有被打破,视网膜仍不会脱离。

脱离的视网膜的组织病理学变化主要发生在外层,外层依靠脉络膜循环提供氧气和营养素。视网膜脱离后数天内,光感受器结构开始紊乱。内核层和外核层随后退化萎缩,长期的视网膜脱离会导致内层的视网膜神经节细胞丢失。若能及时手术,将视网膜复位,那么早期的退行性变化是可逆的,感光细胞外节段能大量恢复,累及黄斑区的孔源性视网膜脱离复位后,视力的提高各不相同,难以预测。

29.3.5 治疗和管理

视网膜脱离的进程受到原发视网膜撕裂的位置的影响,上方的脱离往往进展相对较快,向下方和后极部发展,而下方的视网膜撕裂引起的视网膜脱离进展较慢。了解视网膜脱离如何进展有助于定位视网膜撕裂孔(图 29.16)。

一些视网膜脱离,特别是下方的撕裂引起的,可能会进展很慢或数年不进展。这些慢性脱离常常有色素分界线,位于"高水位"的地方,说明脱离在一段

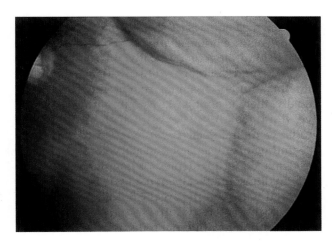

图 29.14　内眼手术后发生脉络膜脱离的眼底图。实性隆起,具有正常颜色的脉络膜/视网膜色素上皮,可向前延伸并360°受累。

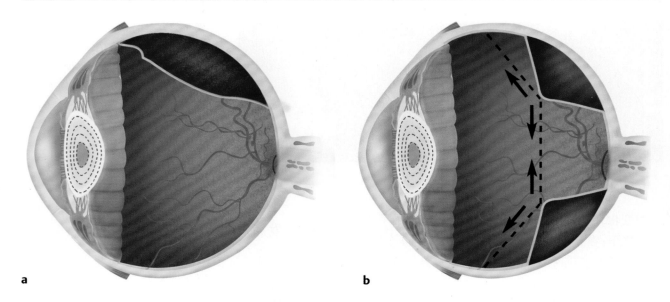

a

b

图 29.15 (a)孔源性视网膜脱离的示意性横截面,脱离外形凸起,脱离延伸至锯齿缘。(b)单纯的牵拉性视网膜脱离表面呈凹形,且不延伸至锯齿缘。

时间内保持稳定,随着脱离进一步进展,再创造另一条"高水位"分界线。这些分界线通常向心性分布在视网膜裂孔周围。

因为慢性脱离产生的视野改变可能非常缓慢,患者可能直到脱离累及到后极部才发现。慢性的周边脱离发展到后极部时呈现一个视网膜大面积缺失的外观,因为视网膜长期脱离的区域发生萎缩,而新鲜的脱离部分具有更典型的白色和波纹外观。

治疗孔源性视网膜脱离的各种方法将在第 40 章进行讨论。最终术后视力的恢复在很大程度上取决于视网膜脱离是否累及黄斑。如果发生视网膜脱离时,黄斑仍然附着,通常建议及时手术,以避免黄斑区脱离。究竟什么构成孔源性视网膜脱离的 "及时"修复取决于多种因素[23]。在 199 例累及黄斑区的视网膜脱离手术和单个外科医生回顾性病例系列研究中,在脱离后的前 3 天内的任何时间都无统计学意义,这提示至少有些患者可以短暂延迟手术[24]。

如果手术延迟,限制内部流体流动有助于减缓脱离向黄斑区进展。传统方法是建议患者卧床休息和双眼包扎,这可能有用,但不稳妥。

29.4 增殖性玻璃体视网膜病变

如果视网膜脱离手术未能将视网膜成功复位,

最可能的原因是遗漏了一枚或多枚视网膜裂孔。但是,如果视网膜脱离手术最初成功,随后出现复发性视网膜脱离, 那么最可能的原因是增殖性玻璃体视网膜病变(PVR)。据报道,视网膜复位术后,PVR 的发生率约为 5%,未手术过的视网膜脱离中,也可以看到不同程度的 PVR,特别是慢性视网膜脱离[25]。

PVR 发展的危险因素,包括眼内炎症、玻璃体积血、大或巨大的视网膜撕裂和手术并发症(如玻璃体丢失或与视网膜下液的外引流相关的视网膜嵌顿)[25]。目前, 根据 PVR 严重程度和部位进行的分级,对手术预后的判断有重大作用[26,27]。

29.4.1 临床特征

与 PVR 相关的复发性视网膜脱离的症状通常与原先的视网膜脱离完全不同, 特别是如果脱离是由牵拉引起的,患者很少有"黑影遮挡"这个经典症状。相反,典型的主诉为"发暗"或简单地视力下降。如果增殖导致原视网膜裂孔开放或产生了新的裂孔而导致了孔源性视网膜脱离,症状可能与原发的孔源性视网膜脱离相似。

29.4.2 诊断

PVR 进一步发展的脱离的视网膜出现固定皱褶和僵硬。视网膜前膜或视网膜下膜可能是可见的,

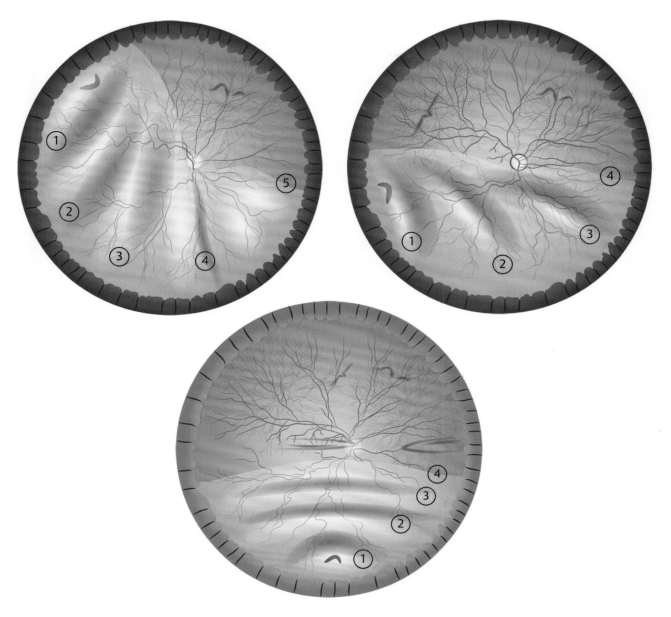

图 29.16 如果单个视网膜撕裂是导致视网膜脱离的原因,那么根据撕裂的部位,可以预测视网膜脱离的进展。这个理论也可以用于寻找临床上难以查看到撕裂。在这三个例图的每一个例图中,视网膜撕裂均是从局限的视网膜脱离①发展到更广泛的视网膜脱离(②~⑤)。

导致视网膜血管和视网膜内界膜出现皱褶,这与前面描述的新脱离的视网膜外层皱褶形成对比。这种内层皱褶导致了特征性的视网膜固定皱襞或星形皱襞。而星形皱襞最常见于下方视网膜,但可扩散至整个视网膜(图 29.17)。

当增殖发生在脱离的视网膜下时,外观可能会有很大的不同,可能出现视网膜下条索或网状纤维增殖(图 29.18)。

特别关注

● PVR 是视网膜脱离手术失败的重要原因,在视网膜脱离手术之前或之后均可以发展。

精粹

● PVR 的显著特征是视网膜特有的星形皱襞,最常见于下方视网膜。

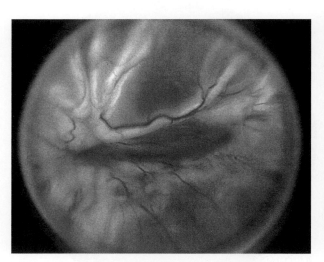

图 29.17　增生性玻璃体视网膜病变中弥漫的星形褶皱的眼底图：由于视网膜脱离呈漏斗形，视盘被遮挡。

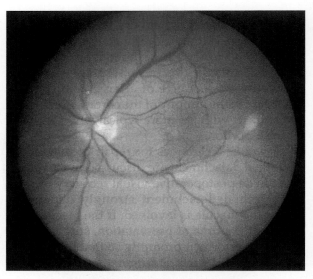

图 29.18　视网膜下条索的眼底图，下方的慢性视网膜脱离伴颞下呈弧形的视网膜下条索。

PVD 视网膜协会最初的分级利用从 A~D 级来描述严重程度，并修改 C 级和 D 级的内容，以细分增殖程度（表 29.1）[26]，这种经典的分级仍在使用，尽管在 1991 年修改的分级能更好地理解疾病及指导手术[27]。修改的分级保留了 A 级和 B 级，修改了 C 级，取消了 D 级。表 29.2 和表 29.3 总结了这种分级的显著特征。

29.4.3 发病机制

PVR 起源于纤维细胞基质或膜的生长，可以发生在视网膜内表面、视网膜下或沿着玻璃体后界面（在未行玻璃体切除的眼中）[28]。参与这种增殖反应的细胞可能来自胶质细胞和 RPE 细胞。RPE 细胞能够通过任何一个全层的视网膜裂孔进入玻璃体腔或视网膜前，进入程度取决于视网膜裂孔的大小，并且通过冷冻或任何形式的脉络膜操作（如激光）均能促使活性 RPE 细胞从 Bruch 膜上释放。任何眼内炎症通过破坏血-视网膜屏障都会进一步加剧增殖。

最终，紧密黏附在视网膜表面的纤维膜收缩，导致牵拉性视网膜脱离或通过打开先前存在的视网膜裂孔或产生新的裂孔（牵拉孔）而导致牵拉性-孔源性视网膜脱离并存。不太严重的收缩可能会导致局部，但可能是明显的视网膜皱褶，如在视网膜脱离手术后的黄斑区皱褶。

在特发性黄斑前膜可见较轻的黄斑区皱褶，这类病例没有全层视网膜裂孔参与。PVD 时，局部的视网膜内界膜的裂孔可能导致细胞进入，并在视网膜表面增殖，有限的收缩导致视网膜扭曲（见第 18 章）。

29.4.4 治疗和管理

PVR 的临床过程一旦开始，通常是不利的，可能进展为全视网膜脱离、低眼压和眼球萎缩。有报道，产生的增殖膜极少会自发性脱落[29]。唯一令人满意的治疗 PVR 的方法是玻璃体视网膜手术技术，该技术包括剥除或切开所有收缩膜以减轻牵引力，封闭所有视网膜裂孔，联合使用巩膜扣带或内部填充（气体或硅油）[28,30]。如果视网膜收缩严重，为了让视网膜复位应行视网膜切开术或视网膜切割术（见第 40 章）。即使有令人满意的解剖复位，视力预后往往不佳。

当进行视网膜复位手术时，PVR 不能预防，其风险可以通过确保封闭所有视网膜裂孔、最小限度地脉络膜视网膜操作减少 RPE 细胞释放、最大限度地减少术后炎症、避免术中出血，引流视网膜下液进行护理以防止出血、视网膜嵌顿或玻璃体丢失来降低。

表 29.1　PVD 视网膜学会最初对于增殖性玻璃体视网膜病变的经典分级(1983)

等级	名称	临床特征	
A	轻度	玻璃体轻度混浊,玻璃体色素团块	
B	中度	视网膜内层波纹,视网膜裂孔卷边,视网膜僵硬,血管迂曲	
C	重度	全层固定皱褶	
		C-1	1 个象限
		C-2	2 个象限
		C-3	3 个象限
D	广泛	四个象限全层固定皱褶	
		D-1	宽漏斗
		D-2	窄漏斗
		D-3	闭漏斗(视盘不可见)

表 29.2　更新的 PVR 分级(1991)(从经典分级的基础上修改)

等级	特征
CP1–12	位于赤道区之后:局部或广泛或环形固定皱褶[a];网膜下条索[a]
CA1–12	位于赤道区之前:局部或广泛或环形固定皱褶[a];网膜下条索[a];前移位;玻璃体浓缩伴条索

[a] 代表参与的钟点数

表 29.3　PVR 收缩类型的 C 级描述(更新的 PVR 分级,1991)

类型	位置与赤道的关系	特点
局部	之后	玻璃体基底后方的星形固定皱褶
弥漫	之后	玻璃体基底后方的汇合的星形皱褶,视盘可能不可见
网膜下	之后、之前	网膜下增殖:视盘附近的环状条索、线性条索、餐巾纸样外观
环形	之前	沿玻璃体基底部后缘向前收缩伴视网膜中心位移:周边视网膜拉伸、后极部视网膜放射状皱褶
前移位	之前	玻璃体基底部被增殖的组织牵拉前移:周边视网膜槽、睫状突拉直、虹膜收缩

参考文献

[1] Weber-Krause B, Eckardt C. Incidence of posterior vitreous detachment in the elderly [in German]. Ophthalmologe. 1997; 94(9):619–623

[2] Wagle AM, Lim WY, Yap TP, Neelam K, Au Eong KG. Utility values associated with vitreous floaters. Am J Ophthalmol. 2011; 152(1):60–65.e1

[3] Schwartz SG, Flynn HW, Jr, Fisher YL. "Floater scotoma" demonstrated on spectral-domain optical coherence tomography and caused by vitreous opacification. Ophthalmic Surg Lasers Imaging Retina. 2013; 44(4):415–418

[4] Foos RY. Anatomic and pathologic aspects of the vitreous body. Trans Am Acad Ophthalmol Otolaryngol. 1973; 77(2):OP171–OP183

[5] Fine BS, Yanoff M. Ocular Histology: A Text and Atlas. New York: Harper & Row; 1972:110

[6] Jaffe NS. The Vitreous in Clinical Ophthalmology. St. Louis, MO: CV Mosby; 1969

[7] Foos RY. Tears of the peripheral retina; pathogenesis, incidence and classification in autopsy eyes. Mod Probl Ophthalmol. 1975; 15:68–81

[8] Byer NE. Clinical study of retinal breaks. Trans Am Acad Ophthalmol Otolaryngol. 1967; 71(3):461–473

[9] Byer NE. The natural history of asymptomatic retinal breaks. Ophthalmology. 1982; 89(9):1033–1039

[10] Okun E. Gross and microscopic pathology in autopsy eyes. III. Retinal breaks without detachment. Am J Ophthalmol. 1961; 51:369–391

[11] Byer NE. Long-term natural history of lattice degeneration of the retina. Ophthalmology. 1989; 96(9):1396–1401, discussion 1401–1402

[12] Aaberg TM, Stevens TR. Snail track degeneration of the retina. Am J Ophthalmol. 1972; 73(3):370–376

[13] Kanski JJ. Giant retinal tears. Am J Ophthalmol. 1975; 79(5):846–852

[14] Smiddy WE, Green WR. Retinal dialysis: pathology and pathogenesis. Retina. 1982; 2(2):94–116

[15] Teng CC, Chi HH. Vitreous changes and the mechanism of retinal detachment. Am J Ophthalmol. 1957; 44(3):335–356

[16] Freeman HM, Cox MS, Schepens CL. Traumatic retinal detachments. Int Ophthalmol Clin. 1974; 14(4):151–170

[17] Yanoff M, Fine BS. Retina. In: Ocular Pathology: A Text and Atlas. 2nd ed. Philadelphia, PA: Harper & Row; 1982:473–585

[18] Combs JL, Welch RB. Retinal breaks without detachment: natural history, management and long term follow-up. Trans Am Ophthalmol Soc. 1982; 80:64–97

[19] Byer NE. Natural history of posterior vitreous detachment with early management as the premier line of defense against retinal detachment. Ophthalmology. 1994; 101(9):1503–1513, discussion 1513–1514

[20] Olsen TW, Adelman RA, Flaxel CJ, et al. Preferred Practice Pattern: Posterior Vitreous Detachment, Retinal Breaks, and Lattice Degeneration. San Francisco, CA: American Academy of Ophthalmology; 2014:10

[21] Michaelson IC, Stein R. A national study on the prevention of retinal detachment. Isr J Med Sci.. 1972; 8:1421-3

[22] Byer NE. Long-term natural history study of senile retinoschisis with implications for management. Ophthalmology. 1986; 93(9):1127–1137

[23] Wykoff CC, Flynn HW, Jr, Scott IU. What is the optimal timing for rhegmatog-

enous retinal detachment repair? JAMA Ophthalmol. 2013; 131(11):1399–1400

[24] Wykoff CC, Smiddy WE, Mathen T, Schwartz SG, Flynn HW, Jr, Shi W. Fovea-sparing retinal detachments: time to surgery and visual outcomes. Am J Ophthalmol. 2010; 150(2):205–210.e2

[25] Yoshizumi MO, Kreiger AE, Sharp DM. Risk factors associated with the development of massive periretinal proliferation. In: Ryan SJ, Dawson AK, Little HL, eds. Retinal Diseases. Orlando, FL: Grune & Stratton; 1984

[26] The Retina Society Terminology Committee. The classification of retinal detachment with proliferative vitreoretinopathy. Ophthalmology. 1983; 90 (2):121–125

[27] Machemer R, Aaberg TM, Freeman HM, Irvine AR, Lean JS, Michels RM. An updated classification of retinal detachment with proliferative vitreoretinopathy. Am J Ophthalmol. 1991; 112(2):159–165

[28] Ryan SJ. Traction retinal detachment. XLIX Edward Jackson Memorial Lecture. Am J Ophthalmol. 1993; 115(1):1–20

[29] de Juan E, Jr, Machemer R. Spontaneous reattachment of the retina despite proliferative vitreoretinopathy. Am J Ophthalmol. 1984; 97(4):428–433

[30] Schwartz SG, Flynn HW, Jr, Lee WH, Wang X. Tamponade in surgery for retinal detachment associated with proliferative vitreoretinopathy. Cochrane Database Syst Rev. 2014; 2:CD006126

第**30**章
渗出性和牵拉性视网膜脱离

Matthew D. Cooke, Robert A. Mittra, Dennis P. Han

30.1 引言

渗出性视网膜脱离是指视网膜神经上皮层和其下方的视网膜色素上皮层(RPE)的分离,是由于这两个组织物理黏附正常流体静力学/渗透压梯度,或转运机制的异常导致或过度产生的细胞外液的过量产生。牵拉性视网膜脱离是指存在解剖学上的可识别的拉力,物理上牵拉视网膜而导致这两层组织的分离。重要的是,这两种类型的视网膜脱离都与视网膜裂孔无关。常见的临床特征、病理机制及渗出性和牵拉性的鉴别诊断,将在本章中详细讨论。

30.2 渗出性视网膜脱离

30.2.1 临床特征

渗出性或"浆液性"视网膜脱离的特征是没有视网膜裂孔或玻璃体视网膜牵拉而视网膜神经上皮层和RPE层的分离,视网膜表面缺乏皱褶或波纹,这点可以进一步和孔源性视网膜脱离鉴别(图30.1)。渗出性视网膜脱离可以发生在所有年龄组,只要清除视网膜下液的机制出现缺陷或过度渗出导致这些机制失代偿,渗出性视网膜脱离就会发生。这种异常可见于各种累及RPE、Bruch膜、脉络膜血管系统或视网膜的疾病。渗出性视网膜脱离形态为圆顶形或球形,它们的横向范围可以变化很大,从几个视盘直径大小到整个视网膜。脱离的高度也不一定,在某些严重病例中,视网膜可能在晶状体后面肉眼可见(图30.2)。在较大的渗出性视网膜脱离中,视网

膜下液可能随着患者头位的变化而变化。渗出性视网膜脱离经常联合脉络膜脱离。

患者会出现视力下降、视野缺损、视物变形或眼前黑影、闪光感,当出现这些症状,应仔细检查是否存在视网膜裂孔。视力取决于病程长短、脱离的程度及相关的RPE和脉络膜的功能。中心性浆液性脉络膜视网膜病变(CSC)患者视力可达20/20,而严重的年龄相关性黄斑变性伴大量的渗出性脱离视力仅为数指或更低。眼压在一般情况下是正常的,但睫状体炎症或脱离可能会导致眼压低。前段检查对诊断也有所帮助,如巩膜炎患者的结膜和巩膜表面的充血或小柳原田综合征(Vogt-Koyanagi-Harada,VKH)患者的前房细胞和眩光。眼底检查显示单个或多个圆顶形视网膜隆起,伴可移动的视网膜下液。

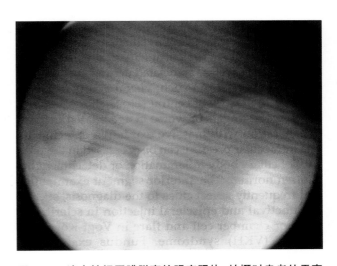

图30.1 渗出性视网膜脱离的眼底照片。拍摄时患者处于直立位置;视网膜下液因为重力的作用主要位于下方,视网膜表面呈现光滑的圆顶形外观,没有任何视网膜皱褶。

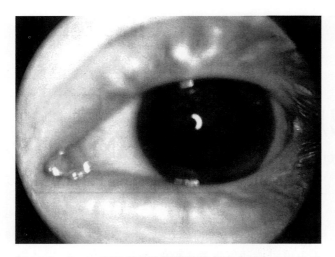

图 30.2 Coats 病患者渗出性视网膜全脱离伴红光反射消失，视网膜在晶状体后方肉眼可见。

如果是视网膜下液清澈、脱离不是很高的病例，荧光素血管造影可以有助于诊断。荧光素血管造影能显示出 CSC 患者小的病灶或各种原因导致的脉络膜新生血管的经典花边样强荧光。荧光素血管造影还可以帮助确认能引起渗出性视网膜脱离的各种视网膜血管性疾病，如巨大动脉瘤的渗漏、Coats 病。在某些疾病中，荧光素血管造影可以用于指导激光光凝治疗，吲哚菁绿血管造影（ICGA）则有助于显示 CSC 中脉络膜血管通透性增加的区域或息肉状脉络膜血管病变中的强荧光病灶。眼光相干断层扫描（OCT）可以检测到脉络膜新生血管中的视网膜下液和视网膜囊肿，且通过增强的深度成像（EDI），可以检查到脉络膜层变厚，支持 CSC 的诊断。超声检查在屈光介质混浊或清晰的眼中均能使用，可以提示眼内肿瘤是否存在及位置和大小；炎症性疾病中可提示巩膜或脉络膜增厚，并能检查是否合并脉络膜脱离。不能配合超声检查（如儿童）或因为超声探头的压力可能造成眼球的损伤（如眼部有伤口）的情况下，可使用计算机断层扫描（CT）或磁共振成像（MRI）代替。最后，CT 或 MRI 可用来诊断眼眶和颅内疾病（如动静脉瘘），动静脉瘘偶尔会出现继发的渗出性视网膜脱离。

30.2.2 鉴别诊断

本章将重点介绍能引起广泛的渗出性视网膜脱离并累及黄斑区的疾病，渗出性视网膜脱离的鉴别诊断总结如下。

导致渗出性视网膜脱离的病症

- 特发性
  - 中心性浆液性脉络膜视网膜病变
  - 特发性脉络膜渗漏、小眼球
- 手术或手术后
  - 伤口渗漏、低眼压
  - 巩膜扣带术
  - 全视网膜光凝术
- 炎症、自身免疫
  - 后巩膜炎
  - 良性反应性淋巴样增生
  - Vogt-Koyanagi-Harada 综合征
  - 交感性眼炎
- 血液学、血管
  - 弥散性血管内凝血
  - 妊娠期毒血症
  - 恶性高血压
  - 肺出血肾炎综合征
  - 血栓性血小板减少性紫癜
  - 胶原血管疾病（系统性红斑狼疮）
  - 伴血管炎的肉芽肿病（Wegener 肉芽肿）
  - 器官移植、血液透析
  - 溶血、肝酶升高、血小板减少
  - 股骨小头骨软骨病的巨球蛋白血症
  - 肾衰竭
  - 脉络膜新生血管（任何原因）
  - Coats 病
  - 早产儿视网膜病变
  - 家族性渗出性玻璃体视网膜病变
  - 动静脉瘘、颈动脉阻塞
  - 视网膜静脉阻塞
- 传染性
  - 梅毒
  - 弓形虫病
  - 带状疱疹
  - 假单胞菌
- 肿瘤
  - 黑色素瘤、痣
  - 转移性疾病
  - 脉络膜血管瘤

○淋巴瘤

○白血病

○多发性骨髓瘤

○双侧弥漫性葡萄膜黑色素细胞增生

● 药物

○干扰素-a

○利巴韦林

30.2.3 发病机制

视网膜下液清除机制繁多且复杂,眼内静水压压力、脉络膜细胞外蛋白的渗透压、光感受器间基质和 RPE 对液体的转运都发挥了作用[1]。RPE 细胞之间的紧密连接形成外部血-视网膜屏障,阻挡渗透液穿过视网膜。实验表明,当这个屏障未被破坏时,RPE 介导的液体运输是清除视网膜下液的主要机制;若屏障局部受损,脉络膜的高蛋白浓度导致的渗透压力梯度[1,2],也会促进视网膜下液流出。

Spitznas[3] 和 Marmor[4] 提出必须存在广泛的 RPE 运输功能的不足,才会导致持续的渗出性视网膜脱离。功能不佳的 RPE 细胞在静息状态下可能刚好阻止视网膜脱离,但若再遭受过度压力(如缺血),系统将不堪重负从而导致视网膜脱离。一个小的 RPE 缺陷(通常在 CSC 患者中见到)可能提供了液体进入视网膜下的通道。但是,渗出性视网膜脱离的发生不仅要求患病的 RPE 细胞的剩余功能无法阻止视网膜脱离,还要求渗透压梯度作用机制无法正常工作。另外,炎性视网膜下液可能增加蛋白质含量,降低了视网膜下间隙与脉络膜之间的渗透梯度[2]。

广泛的 RPE 损伤可能解释了渗出性视网膜脱离的几种病因,但有些疾病,如弥漫性血管内凝血和高血压,主要影响了脉络膜血管系统的血流。实验室通过使用玫瑰红作为光敏剂来选择性破坏视网膜和脉络膜血管建立浆液性视网膜脱离的模型[6],原理是通过造成脉络膜血管梗死和脉络膜毛细血管内皮细胞的较小的局部损伤,导致渗透性增加来建立脱离的模型。Marmor 和 Yao 认为,形成渗出性视网膜脱离有三个必要条件:视网膜下液的来源(可能来

自脉络膜毛细血管),血-视网膜屏障缺陷允许液体到达视网膜下和流体输送机制受损或液体流入速度超过了正常的运输机制[7]。

30.2.4 特发性

具体疾病

中心性浆液性脉络膜视网膜病变(CSC)

典型的 CSC 患者是 30~50 岁的男性,单侧视觉障碍和黄斑区渗出性神经视网膜的脱离 (有时是 RPE 的脱离)。荧光素血管造影有助于确诊,特点是在脱离的下方或附近的 RPE 水平可见一个精确的点状渗漏。ICG 血管造影有助于区分是 CSC 还是脉络膜新生血管。CSC 在造影中期可见脉络膜内部着染,晚期消退[8]。OCT 的 EDI 模式显示,大多数病例中患眼和对侧眼均出现脉络膜增厚。大多数情况下,4~6 个月后自愈,通常具有良好的视觉功能,但是超过一半的患者会复发[9]。慢性、复发性或双侧性病例可使用光动力疗法以促进视网膜下液吸收和改善视觉效果[10]。早期光动力学治疗也可用于治疗急性 CSC[11]。对 FFA 上的荧光素渗漏点直接激光光凝可促进难治性病例的液体吸收,但可能导致脉络膜新生血管和视野中的暗点[12,13],盐皮质激素受体拮抗剂也有一定治疗作用[14]。

偶尔,CSC 可能会出现大疱性,甚至双眼的渗出性视网膜脱离[15,16],常被误诊为 VKH 综合征、葡萄膜渗漏、白血病或脉络膜肿瘤。有些病例被误认为孔源性而进行了不成功和不必要的手术[15]。许多早期病例,典型的 CSC 黄斑区浆液性脱离,使用了全身性皮质类固醇治疗,之后进展为广泛的大疱性渗出。现在知道使用类固醇治疗 CSC 是不合适的,会导致更严重的和复发的病例[17,18],类固醇可能会增加脉络膜毛细血管的通透性,允许大分子蛋白质通过。

因为禁止使用类固醇和手术治疗任何形式 CSC,故准确的诊断至关重要。如前所述,CSC"大疱

精粹

● CSC 中的荧光素渗漏点可能位于眼底上方,远离黄斑区。因此,荧光素血管造影如果在黄斑区没有看到渗漏部位,应该仔细观察造影片的上方黄斑旁区域和视网膜赤道区。

性"改变的鉴别诊断包括 VKH 综合征、脉络膜肿瘤和葡萄膜渗漏综合征(UES)。VKH 综合征发生在皮肤黑色素沉着的患者中并且通常与全身症状相关，如发作前出现头痛、全身乏力、恶心和呕吐症状。玻璃体和前房出现细胞、视盘水肿、脉络膜增厚或脑脊液细胞增多，有利于诊断 VKH 综合征。此外，VKH 综合征的浆液性脱离不伴有 RPE 的脱离，这一点与 CSC 不同。脉络膜肿瘤可以通过眼底检查和超声检查来诊断。葡萄膜渗漏综合征(UES)的超声检查显示睫状体脉络膜水肿和脱离，伴明显移动的视网膜下液。对于疑难病例，在制订任何治疗方法之前，需使用荧光素血管造影、ICG 血管造影和超声检查来寻找病因。

内源性和外源性皮质类固醇与 CSC 的发病、恶化和病程迁延不愈息息相关[19]。CSC 还与压力的增加、器官移植、怀孕、类固醇的使用和血液透析等所有已知能增加皮质醇水平的状态相关[20-22]。有几项研究报道 RPE 脱离区域脉络膜循环的通透性增高，使用类固醇或皮质醇水平升高可能会增加这种作用[8,23]。皮质类固醇的作用机制对 CSC 仍不清楚，眼内类固醇的使用很少与 CSC 发展有关[24]（见第 16 章中有关 CSC 的诊断和详细的治疗讨论）。

葡萄膜渗漏综合征(UES)、小眼球

中年远视患者周边脉络膜和视网膜的自发脱离是 UES 的标志[25]。UES 是特发性的，应排除其他诊断，如手术、创伤、巩膜炎或扁平部睫状体炎[26]。患者通常会主诉上方视野逐渐丧失，因为视网膜下液的逐渐增多，有时黄斑下也会有液体而导致中心视力下降。检查可见巩膜表面血管扩张，玻璃体内可见细胞漂浮，眼压通常是正常的。眼底检查可见渗出性视网膜和脉络膜脱离合并可以移动的视网膜下液。荧光素血管造影显示 RPE 增生，说明长期脱离或复位后 RPE 功能的缺陷。超声检查可见周边脱离及脉络膜增厚，在一些患者中可见眼轴缩短。该综合征不是炎症性的，对皮质类固醇治疗没有反应。

特别关注

● 在 UES 和小眼球中，渗出性脱离的发病机制为不典型的巩膜增厚，可能压迫涡静脉导致液体经巩膜和脉络膜静脉流出减少。

分析视网膜下液显示蛋白质水平升高，是血清的蛋白质含量的 3 倍[27]，增加的蛋白质导致了明显的可移动的视网膜下液。

小眼球是一种罕见的双眼发生的疾病，其特征是小角膜、浅前房、晶状体相对于眼球的比例偏厚、厚巩膜和葡萄膜渗漏的倾向[26,28,29]，由于拥挤的前段导致常发生闭角型青光眼。历史上，曾对这类疾病行青光眼和白内障的联合手术，但常发生并发症包括自发性视网膜脉络膜脱离。

在 UES 和小眼球中，渗出性脱离是由不典型的巩膜增厚引起涡静脉压力增高、脉络膜静脉压增高和流出量减少导致[30]。UES 患者的巩膜显示糖胺聚糖异常沉积，可能阻碍了液体流动和增加了巩膜厚度。Hunter 综合征的葡萄膜渗漏的发现支持巩膜糖胺聚糖异常沉积导致了该临床症状的观点。

涡静脉减压和巩膜板层切除能有效地治疗葡萄膜渗漏[31]，这些手术为充血的脉络膜减压并提供输送液体的表面积。远离涡静脉的巩膜切除术技术难度较小，并发症较少。有学者还报道，可以在制作的巩膜窗处使用丝裂霉素 C[32]。现代技术，如超声乳化术大大降低了手术并发症，尽管如此，这类患者的白内障摘除术仍然具有高风险[33]。

手术源性

有一些手术后可能发生渗出性视网膜脱离和葡萄膜渗漏。眼内手术后数个月内，若明显的低眼压，可导致浆液性脉络膜脱离，常伴有广泛的渗出性视网膜脱离[34,35]。手术源性的渗出性视网膜脱离不伴脉络膜脱离并不常见。驱逐性脉络膜脱离指眼内手术期间大范围浆液性或出血性脉络膜脱离导致眼内容物脱出，如玻璃体和葡萄膜组织[36]。这种情况往往发生在眼内手术期间患者的 Valsalva 动作（如咳嗽）导致脉络膜静脉压增大，或有青光眼、近视、高龄、高血压和动脉硬化等危险因素的患者（见第 35 章）。

渗出性视网膜和脉络膜脱离可发生于任何内眼手术后，但最常见的是巩膜扣带术。在这种情况下，可能与术中视网膜下液导致的低眼压时间过长环扎带压迫涡静脉导致脉络膜静脉压升高、冷冻疗法或光凝术导致脉络膜血管损伤有关，或制作可以让环扎带穿过的巩膜条形切口，从而可以不用缝合环扎带，但这巩膜条形切口却容易损伤脉络膜血管[37]。

过强的全视网膜光凝还可导致葡萄膜渗漏和渗出性视网膜脱离，甚至可能导致前房变浅或睫状体前旋导致闭角型青光眼[38]。激光和冷冻疗法都会导致热损伤、炎症、脉络膜血管损伤和血-视网膜屏障的破坏。

炎症

后巩膜炎

　　疼痛和视力下降或视野缺损是后巩膜炎的典型症状。疼痛的程度与累及的前巩膜炎的范围一致，如果前巩膜未累及可能没有疼痛[39,40]。眼部体征可能包括前房细胞、视盘水肿、脉络膜脱离伴周围褶皱和渗出性视网膜脱离(图 30.3)。脉络膜的病变类似占位，容易和脉络膜黑色素瘤、转移癌、脉络膜血管瘤或良性反应性淋巴组织增生(BRLH)发生混淆[41-43]，在不能明确诊断的情况下导致一些眼球不幸地被摘除。

　　荧光素血管造影显示，早期斑驳样强荧光,中期在 RPE 水平上有多处点状渗漏,晚期染料积聚在渗出性视网膜脱离处(图 30.3)。超声波检查是常用的可以帮助诊断的检查[42,44]。B 超显示显著的巩膜脉络膜增厚,伴上覆的视网膜脱离(图 30.4),脉络膜炎症的球后水肿表现为低回声，可见视盘水肿及增粗的视神经鞘。A 超显示类似于实质性占位的高反射。

这些体征都是后巩膜炎的特点。

　　后巩膜炎通常与全身性疾病有关，如类风湿性关节炎、肉芽肿性血管炎(Wegener 肉芽肿病)、系统性血管炎、全身性淋巴瘤或多发性骨髓瘤[41,45]。其他病因还有感染，如带状疱疹或弓形虫病。很多情况是特发性的，治疗非感染性疾病可以口服非甾体消炎药或口服皮质类固醇。其他治疗包括免疫调节疗法(如甲氨蝶呤)。难治性病例可以用肿瘤坏死因子拮抗剂(如英夫利昔单抗)[45]。

良性反应性淋巴组织增生(炎性假瘤)

　　良性反应性淋巴组织增生症(BRLH)是一种罕见的疾病，其特征为葡萄膜中散在的单核细胞浸润。其确诊很难，往往只能在眼球摘除之后确诊。这种疾病常影响老年人，通常是单眼，前房可能有细胞[46]。常伴有睫状体浸润导致继发的房角关闭和渗出性视网膜脱离，造成视力下降。外观体征常不明显，到晚期可能出现突眼。可能存在粉色鱼肉状结膜结节,可以进行活组织检查[47]。眼底检查显示弥漫性、黄白色脉络膜肿块，伴 RPE 的色素性斑点沉着。浸润可以延伸到周边和睫状体，在没有巩膜压迫的情况下能察见睫状体平坦部。

　　该疾病的鉴别诊断包括弥漫性恶性黑色素瘤、UES、转移癌、后巩膜炎、全身性淋巴瘤、结节病和感

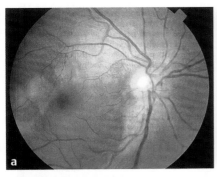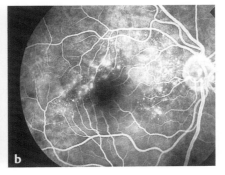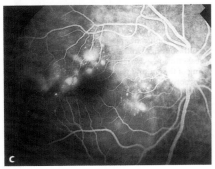

图 30.3　后巩膜炎。(a)局部的黄斑区浆液性(渗出性)视网膜脱离。(b)相应的荧光素血管造影显示视网膜色素上皮细胞层面的多个强荧光渗漏点。(c)晚期染料积聚在视网膜下。

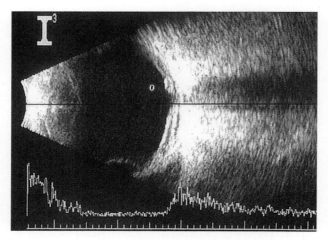

图 30.4　后巩膜炎。B 超扫描显示巩膜增厚与邻近的后方 Tenon 囊空间的水肿导致的低回声区域。

染性疾病。全身性淋巴瘤通常可与 BRLH 鉴别，在淋巴瘤进入眼球之前，通过淋巴瘤的眼外表现通常就能诊断。虽然中枢神经系统大细胞淋巴瘤很少表现出浆液性视网膜脱离，但是有玻璃体细胞漂浮和聚集、黄白色视网膜下和脉络膜浸润灶，很容易鉴别。与前面列出的其他疾病鉴别，一般在临床上相当困难。该病的 FFA 结果也无特异性，临床医生主要依靠超声波检查做出区分。

在超声波扫描中，BRLH 显示出低反射的弥漫性的脉络膜肿块，疾病进一步进展会出现巩膜外视盘周围结节的形成。和 BRLH 相比，后巩膜炎的患者通常会感到疼痛，超声波显示巩膜和脉络膜高反射性增厚，邻近的 Tenon 囊因为水肿有一个无回声区。葡萄膜渗漏的患者渗液表现出高反射性，弥漫性脉络膜增厚伴广泛的外周渗出性睫状体脱离。转移癌通常表现为一个孤立的病灶或双眼几个分散的脉络膜病灶，内部表现出中到高反射率。

弥漫性黑色素瘤和 BRLH 的鉴别仍然是最困难和最重要的。黑色素瘤通常有更多的色素沉着，对类固醇治疗不会快速起效，而 BRLH 对激素的反应则较快。在超声波扫描上，两者都显示内部低反射及常延伸至眼外。而且巩膜外的结节在超声上有

精粹

● 弥漫性黑色素瘤和 BRLH 的鉴别是最困难和最重要的。

区别[48]。在 BRLH 中，结节与视神经相邻，在脉络膜肿瘤和结节之间可见完整的巩膜。而弥漫性黑色素瘤中没有完整的巩膜，其在迁移过程中会破坏巩膜。而且，BLRH 的结节用类固醇治疗后常常消失。

在病理学上，BRLH 的浸润似乎与恶性淋巴瘤相似，但可以通过免疫组化来鉴别[49]。有一种分型最初很容易误诊为 BRLH，实际上是低度 B 细胞淋巴瘤，但这些误诊的病例没有一例因为系统性淋巴瘤而死亡[50]。如果存在巩膜外结节，可以打开眼眶取结节来活检，以防止不必要的眼球摘除。如果没有全身受累的证据，可以使用大剂量类固醇，通常会让疾病消退。一些病例可能需要联合低剂量的放疗来控制。

30.2.5　VKH 综合征和交感性眼炎

VKH 综合征是一种慢性多系统疾病，常见于有色人种，以双侧渗出性视网膜脱离伴全葡萄膜炎和 RPE 改变为特征（图 30.5）。眼部症状出现之前可能有类似流感的症状，耳鸣、听力下降和脑脊液淋巴细胞增多。患者可以在眼部症状发展后数周至数月表现出脊髓灰质炎、脱发、角膜缘和皮肤的脱色素。荧光素血管造影有助于鉴别双眼渗出性视网膜脱离的原因。典型表现为造影早期在 RPE 层面上出现多个针尖样渗漏，随着造影的进展视网膜下染料积聚及视盘强荧光。转移性癌和白血病可能有类似的荧光素血管造影表现，但超声检查显示 VKH 综合征内部低回声信号[51]。超声检查很难区分是巩膜还是脉络膜增厚，导致 VKH 综合征与后巩膜炎混淆。然而，后巩膜炎通常是单侧的，常伴有疼痛，而 VKH 综合征是双侧的。

交感性眼炎是一种与 VKH 综合征相似的双眼疾病，是由于一眼内眼手术或外伤，隔一段时间后另一眼也发生相似症状。和 VKH 综合征相似，全身皮肤和神经系统症状可以在交感性眼炎中存在[52]。

通常治疗 VKH 综合征和交感性眼炎使用延长疗程的大剂量口服或静脉注射皮质类固醇。皮质类固醇治疗存在显著的复发率，免疫调节治疗，如环孢素，是必要的，可以作为一线治疗，也可联合或不联合皮质类固醇[53]。其他选择包括玻璃体内注射皮质类固醇和抗肿瘤坏死因子试剂（如英夫利昔单抗）[54,55]。在交感性眼炎的病例中，皮质类固醇和其他免疫调

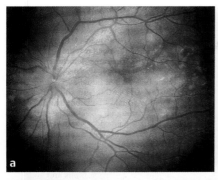
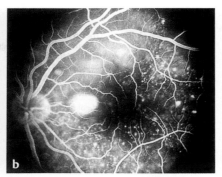
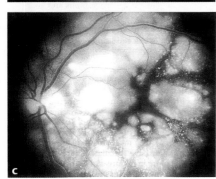

图30.5 　(a)VKH 综合征后极部渗出性视网膜脱离。(b)相应的荧光素血管造影显示早期多个点状渗漏。(c)晚期染料积存在视网膜下液中。

节药若效果不佳，可以短期使用大剂量的苯丁酸氮芥治疗，得到非药物依赖的缓解及保存视功能[56]。

血液/血管源性疾病

几种全身性疾病引起广泛凝血（如弥散性血管内凝血）或局灶性小动脉狭窄和对血管壁的损伤伴血小板–纤维蛋白血栓导致的继发性阻塞（如恶性高血压），往往伴随眼部病变，包括脉络膜的小动脉和毛细血管闭塞，随后 RPE 急性坏死，这常导致继发性渗出性视网膜脱离。

弥散性血管内凝血

弥散性血管内凝血是一种复杂的疾病，小血管广泛血栓形成，凝血因子、血小板和纤维蛋白原大量消耗。这种疾病通常是继发性的，如脓毒血症、胶原蛋白血管疾病或胎盘早剥。弥散性血管内凝血主要影响肾脏、心脏和大脑。眼部受累的组织病理学和荧光素血管造影显示脉络膜血管系统紊乱，这可能

与渗出性视网膜脱离有关[57]。脉络膜低灌注、渗出性脱离和 Elschnig 斑也可存在于血栓性血小板减少性紫癜[58,59]、妊娠期毒血症[60,61]、HELLP 综合征（溶血、肝酶升高、血小板减少和腹痛）和肉芽肿伴多血管炎（Wegener 肉芽肿病）[62,63]。

恶性高血压

1%的高血压患者会发生恶性高血压，并可导致各种神经系统、心脏、肾脏和胃肠道并发症。双眼广泛的渗出性视网膜脱离可见于恶性高血压，但恶性高血压更常见的是视盘水肿、视网膜内和视网膜前出血和下方局限性的浆液性视网膜脱离（图 30.6）[64]。荧光素血管造影显示视网膜和脉络膜的血管均存在渗漏和无灌注区（图 30.7）。免疫球蛋白在血管基底膜中的线性沉积也影响了脉络膜血管系统，与肺出血肾炎综合征和系统性红斑狼疮相关的严重的视网膜脱离的组织病理学证实了这一点[65,66]。

肾衰竭

肾衰竭也可导致渗出性视网膜脱离，可伴或不伴高血压和脉络膜血管闭塞[67]，没有血压升高的视网膜脱离形成的机制尚不明确。治疗潜在的肾脏疾病可使浆液性脱离消退。有些学者认为，电解质不平衡及液体渗出可能是合理的病因。器官移植术后，也可能发生渗出性视网膜脱离，可能病因为术后肾

精粹

- VKH 综合征、交感性眼炎和后巩膜炎可能有非常相似的荧光素血管造影结果，在 RPE 水平上，有多个点状渗漏和视盘强荧光，综合评估眼部和全身的症状和体征，不难做出鉴别。

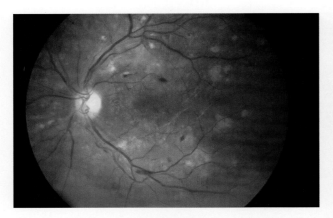

图 30.6 恶性高血压患者的检眼镜照片显示视网膜血管改变，视网膜内出血、多发性视网膜色素上皮细胞水平的灰斑和下方的渗出性视网膜脱离(图片未显示)。

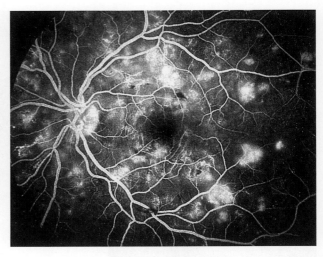

图 30.7 病例的中期荧光素血管造影如图所示，多个强荧光区域对应于临床上看到的灰色斑点，强荧光代表由脉络膜血管系统闭塞引起的脉络膜缺血区域。

功能受损，术后使用的高剂量类固醇也可能发生CSC[68]。

易混淆的血管性疾病

年龄相关性黄斑变性的渗出以神经视网膜或RPE的出血性或浆液性脱离为特征。这些改变由下方的脉络膜新生血管引起，通常局限于黄斑区。偶尔，可能发展为较大的视网膜脱离，伴或不伴脂质渗出或出血[69]。其他疾病的脉络膜新生血管，如眼组织胞浆菌病综合征或高度近视，也会导致渗出性黄斑分离，但较年龄相关性黄斑变性更局限。很少会出现外周的脉络膜新生血管并导致该区域渗出性改变，这被称为周边盘状变性。特发性息肉状脉络膜血管病变由于脉络膜血管异常引起反复的出血性RPE和神经视网膜的脱离。这些脱离通常局限于黄斑区，但有报道，光动力疗法后出现了复发性大疱性脱离[70]。Coats病通常见于年轻男性患者，先天扩张的视网膜血管可产生巨大的渗出性脱离，可能很难和外生性视网膜母细胞瘤相鉴别[71]，视网膜色素变性也可发生Coats样改变。虽然早产儿视网膜病变通常会产生牵拉性或孔源性视网膜脱离，但也有报道，在激光光凝治疗或贝伐单抗治疗后发生了迟发性渗出性视网膜脱离[72,73]。硬脑膜动静脉瘘常发生自发性脉络膜脱离，治疗原发病后，脉络膜脱离也会治愈[74]。广泛的渗出性视网膜脱离，可见于中央或半侧性视网膜静脉阻塞[75]。

传染性疾病

据报道，在1例二期梅毒的病例中发生了复发性非孔源性视网膜脱离、葡萄膜渗漏及脉络膜增厚，在视网膜下液中发现了密螺旋体[76]，使用抗生素治疗原发病后治愈[77]。较罕见的由弓形虫病、带状疱疹引起的眶蜂窝织炎或感染性巩膜炎或假单胞菌感染，可引起继发性渗出性视网膜脱离。

肿瘤

脉络膜痣、黑色素瘤、血管瘤、淋巴瘤、白血病和转移癌都可以产生局部或弥漫性渗出性视网膜脱离。在某些情况下诊断可能很难，荧光素血管造影、超声检查、CT等辅助检查可以帮助鉴别诊断，本章前部分(以及第28章)详细讨论过[78,79]。双侧弥漫性葡萄膜黑素细胞增殖(BDUMP)是一种罕见的副肿瘤综合征，常见于全身癌症患者。BDUMP的特点是RPE水平有多个圆形红色斑块，荧光素血管造影早期为强荧光，伴多处色素沉着和非色素沉着的葡萄膜黑素细胞瘤和弥漫性葡萄膜增厚，以及进展快速的白内障和渗出性视网膜脱离[80]。

药物

据报道，在丙型肝炎病毒感染的患者中使用干扰素-α和利巴韦林治疗，出现广泛的渗出性视网膜脱离及其他类似VKH综合征的体征。停止使用干扰素-α和利巴韦林并开始使用皮质类固醇治疗，渗出性脱离可能会改善[81]。

30.3 牵拉性视网膜脱离

30.3.1 临床特征

牵拉性视网膜脱离的患者存在视力下降和视野缺失,黑影飘动、视物变形和闪光感也可能存在。前段、玻璃体和眼底的表现取决于病因。常见体征包括神经视网膜隆起,隆起面呈凹形,可见视网膜上方或下方膜的形成(图 30.8)。这类脱离与孔源性脱离不同,很少延伸到锯齿缘,并且脱离不会很高。如果屈光介质不透明(如玻璃体积血)导致眼底不可见,超声检查很容易区分, 这种类型的脱离呈凹面或呈"桌面"结构,动态超声波观察时,缺乏运动(图30.9)。

牵拉性视网膜脱离发生在多种能产生纤维或纤维血管膜的疾病中。鉴别诊断比渗出性脱离少,通常可以通过眼底检查而确诊。新生血管部分消退后能形成牵拉膜,如糖尿病或早产儿视网膜病变;孔源性视网膜脱离后,RPE 的移行和化生导致增生性玻璃体视网膜病变,或创伤后纤维向内生长和膜收缩。组织病理显示, 牵拉膜由纤维蛋白和胶质细胞和RPE 组成。完整的鉴别诊断见下文,具体的介绍和治疗将在其他章中详细讨论

30.3.2 发病机制

牵拉性视网膜脱离的基本机制较明确,玻璃体视网膜的附着对视网膜产生沿圆周方向或前后方向的牵引力。膜的拉力超过保持视网膜附着的力量(如 RPE 泵)导致神经视网膜脱离。玻璃体切除手术将黏附在视网膜上的膜分割或剥离来治疗牵拉性视网膜脱离。在增殖性糖尿病视网膜病变中, 玻璃体切割术之前进行抗 VEGF 治疗可能是有益, 可以减少血管活性,降低纤维血管膜出血的风险[82],在其他增殖性视网膜病中,也可尝试使用。但是,抗 VEGF 治疗也可引起新生血管组织的收缩和增加牵拉性视网膜脱离的风险[83]。因此,在严重和活动性新生血管增生的疾病中, 常在抗 VEGF 治疗后几天再进行玻璃体切割术,间隔的时间用于退化新生血管,但不至于引起显著的组织收缩, 以优化抗 VEGF 治疗效果。巩膜扣带手术或视网膜切开、视网膜切除术是必要的缓解周边牵拉性视网膜脱离的玻璃体视网膜技术。

30.3.3 具体疾病

新生血管

在患有增生性糖尿病视网膜病变的患者中,牵拉性视网膜脱离伴玻璃体粘连常发生在活跃或消退的新生血管部位。因为这些主要发生在大血管弓处,牵拉性黄斑脱离很常见。患有早产儿视网膜病变或家族性渗出性玻璃体视网膜病变的儿童,周边新生血管形成。在某些情况下,新生血管会消失,但在血管化和无血管交界处的玻璃体视网膜牵拉会导致周

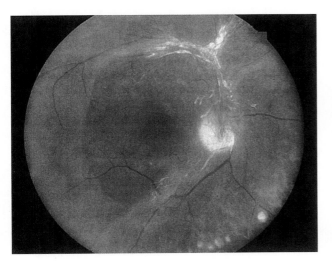

图 30.8 牵拉性视网膜脱离。沿着血管弓的广泛的纤维血管增生伴有牵拉视网膜脱离,常见于退化的增殖性糖尿病视网膜病变。

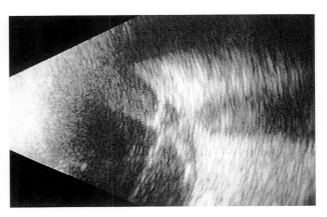

图 30.9 糖尿病视网膜病变的 B 超扫描,玻璃体积血、部分玻璃体后脱离,并在视盘周围有牵拉性视网膜脱离。

引起牵拉性视网膜脱离的疾病

- 新生血管
  - 增生性糖尿病视网膜病变
  - 早产儿视网膜病变
  - 家族性渗出性玻璃体视网膜病变
  - 镰状细胞视网膜病变
  - 具有外周新生血管形成的结节病
  - Eales 病
  - 分支和视网膜中央静脉阻塞
  - 视神经发育不全或缺损
  - 放射性视网膜病变
- 遗传
  - Norrie 病
  - 色素失禁症
  - 常染色体显性新生血管炎性玻璃体视网膜病变
  - von Hippel-Lindau 综合征
  - X 连锁视网膜劈裂
- 先天性
  - 永存胚胎血管
- 炎症
  - 弓蛔虫感染
  - 扁平部睫状体炎
  - 增生性玻璃体视网膜病变
- 特发性
  - 玻璃体牵引综合征
- 创伤、术后
  - 创伤后玻璃体积血
  - 穿透性眼外伤
  - 增生性玻璃体视网膜病变

镰状细胞病、类肉瘤、Eales 病、放射性视网膜病变和视网膜静脉阻塞都可能形成周边新生血管，从而引起牵拉性视网膜脱离。

遗传

Norrie 病和色素失禁症，周边新生血管可以导致牵拉性视网膜脱离。具有常染色体显性遗传的 von Hippel-Lindau 综合征可以发展为周边的毛细血管瘤，玻璃体牵拉导致局部牵拉性视网膜。常染色体显性遗传的新生血管炎性玻璃体视网膜病变是一种罕见的疾病，可伴有牵拉性脱离。X 连锁的先天性视网膜劈裂症也是一种罕见疾病，常见于男性，双眼中央凹劈裂，可能并发牵拉性视网膜脱离。

先天性

永存胚胎血管是一种散发的、单眼多见的疾病，其中的永存的原始玻璃体伴与的小眼球、白内障和视神经至晶状体之间的纤维柱有关。偶尔，这种纤维柱可能包含镰状视网膜皱襞。

炎症

弓蛔虫是一种能引起明显玻璃体炎症的寄生虫，特别是死亡的弓蛔虫。这种玻璃体炎可以在蠕虫周围形成纤维条索，与视网膜紧密粘连；随后牵拉导致视网膜脱离（图 30.11）。扁平部睫状体炎，主要是下方周边的玻璃体炎，可以通过相同的机制引起牵拉性视网膜脱离。

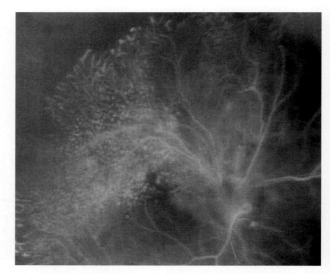

图 30.10　荧光素血管造影显示，在患有视神经发育不全的儿童中外周视网膜无灌注，颞上方存在较浅的牵拉性视网膜脱离（图片未显示）。

边乃至全视网膜脱离。脱离常具有复杂的形状（如漏斗形、前部闭合后部打开），因为无血管的视网膜在应对玻璃体的牵引时表现出很大的伸展能力。先天性视神经异常，如视神经发育不全或缺损，周边视网膜可能存在无灌注区导致新生血管形成和牵拉性视网膜脱离（图 30.10）。因此，对存在牵拉性视网膜脱离的儿童仔细检查视盘至关重要。相反，评估周边视网膜无灌注区对视神经异常的儿童也很重要[84]。

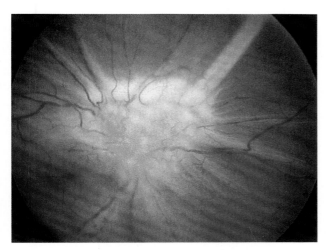

图 30.11　与局部弓蛔虫肉芽肿相关的牵拉性视网膜脱落。

特发性

玻璃体黄斑牵引综合征是一种罕见的疾病,可导致黄斑区视网膜水肿和脂质渗出。如果玻璃体牵引的力量足够强,黄斑区偶尔也会发生局部脱离。

外伤

眼球穿透性损伤导致的出血或晶状体破损的混合组织沿着玻璃体伤道很容易产生纤维血管增生,从而导致视网膜的牵拉。甚至严重的眼球钝挫伤(非穿透),也可导致视网膜前纤维膜形成和牵拉性视网膜脱离(图 30.12)。一般来说,对于严重眼外伤,在出现严重的增生性玻璃体视网膜病变之前,需要进行手术干预(见第 32 章)。

30.4 结论

总之,渗出性或牵拉性视网膜脱离的鉴别诊断价值很大。鉴别牵拉性、渗出性和孔源性视网膜脱离是最重要的,通常通过临床检查就能确诊。在视网膜脱离原因不明的情况下,FFA 和 ICGA、超声检查和各种实验室检查对正确的诊断和治疗至关重要。对于牵拉性视网膜脱离,及时手术干预对于挽救良好的视力预后至关重要。恰当的治疗能改善患者全身及视功能的状态。

参考文献

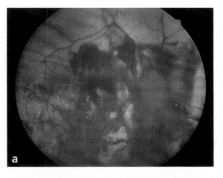

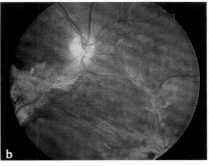

图 30.12　(a)眼部钝挫伤导致的视网膜前和视网膜下出血。(b)几周后,同一只眼玻璃体积血吸收,广泛的视网膜前纤维增生,继发局部的牵拉性视网膜脱离。(Images provided courtesy of Carl D. Regillo MD.)

[1] Negi A, Marmor MF. The resorption of subretinal fluid after diffuse damage to the retinal pigment epithelium. Invest Ophthalmol Vis Sci. 1983; 24 (11):1475–1479

[2] Negi A, Marmor MF. Experimental serous retinal detachment and focal pig-ment epithelial damage. Arch Ophthalmol. 1984; 102(3):445–449

[3] Spitznas M. Pathogenesis of central serous retinopathy: a new working hypothesis. Graefes Arch Clin Exp Ophthalmol. 1986; 224(4):321–324

[4] Marmor MF. New hypotheses on the pathogenesis and treatment of serous retinal detachment. Graefes Arch Clin Exp Ophthalmol. 1988; 226(6):548–552

[5] Marmor MF. Control of subretinal fluid: experimental and clinical studies. Eye (Lond). 1990; 4(Pt 2):340–344

[6] Wilson CA, Royster AJ, Tiedeman JS, Hatchell DL. Exudative retinal detach-ment after photodynamic injury. Arch Ophthalmol. 1991; 109(1):125–134

[7] Marmor MF, Yao XY. Conditions necessary for the formation of serous detach-ment. Experimental evidence from the cat. Arch Ophthalmol. 1994; 112 (6):830–838

[8] Spaide RF, Hall L, Haas A, et al. Indocyanine green videoangiography of older patients with central serous chorioretinopathy. Retina. 1996; 16(3):203–213

[9] Fok AC, Chan PP, Lam DS, Lai TY. Risk factors for recurrence of serous macular detachment in untreated patients with central serous chorioretinopathy. Ophthalmic Res. 2011; 46(3):160–163

[10] Chan WM, Lam DS, Lai TY, Tam BS, Liu DT, Chan CK. Choroidal vascular remodelling in central serous chorioretinopathy after indocyanine green guided photodynamic therapy with verteporfin: a novel treatment at the pri-mary disease level. Br J Ophthalmol. 2003; 87(12):1453–1458

[11] Chan WM, Lai TY, Lai RY, Liu DT, Lam DS. Half-dose verteporfin photody-namic therapy for acute central serous chorioretinopathy: one-year results of a randomized controlled trial. Ophthalmology. 2008; 115(10):1756–1765

[12] Burumcek E, Mudun A, Karacorlu S, Arslan MO. Laser photocoagulation for persistent central serous retinopathy: results of long-term follow-up. Oph-thalmology. 1997; 104(4):616–622

[13] Gilbert CM, Owens SL, Smith PD, Fine SL. Long-term follow-up of central serous chorioretinopathy. Br J Ophthalmol. 1984; 68(11):815–820

[14] Bousquet E, Beydoun T, Zhao M, Hassan L, Offret O, Behar-Cohen F. Mineralo-corticoid receptor antagonism in the treatment of chronic central serous cho-rioretinopathy: a pilot study. Retina. 2013; 33(10):2096–2102

[15] Gass JDM. Bullous retinal detachment. An unusual manifestation of idiopathic central serous choroidopathy. Am J Ophthalmol. 1973; 75(5):810–821

[16] Otsuka S, Ohba N, Nakao K. A long-term follow-up study of severe variant of central serous chorioretinopathy. Retina. 2002; 22(1):25–32

[17] Gass JDM, Little H. Bilateral bullous exudative retinal detachment complicating idiopathic central serous chorioretinopathy during systemic corticosteroid therapy. Ophthalmology. 1995; 102(5):737–747

[18] Quillen DA, Gass DM, Brod RD, Gardner TW, Blankenship GW, Gottlieb JL. Central serous chorioretinopathy in women. Ophthalmology. 1996; 103 (1):72–79

[19] Bouzas EA, Karadimas P, Pournaras CJ. Central serous chorioretinopathy and glucocorticoids. Surv Ophthalmol. 2002; 47(5):431–448

[20] Gass JDM, Slamovits TL, Fuller DG, Gieser RG, Lean JS. Posterior chorioretinopathy and retinal detachment after organ transplantation. Arch Ophthalmol. 1992; 110(12):1717–1722

[21] Gass JDM. Central serous chorioretinopathy and white subretinal exudation during pregnancy. Arch Ophthalmol. 1991; 109(5):677–681

[22] Gass JDM. Bullous retinal detachment and multiple retinal pigment epithelial detachments in patients receiving hemodialysis. Graefes Arch Clin Exp Ophthalmol. 1992; 230(5):454–458

[23] Prünte C, Flammer J. Choroidal capillary and venous congestion in central serous chorioretinopathy. Am J Ophthalmol. 1996; 121(1):26–34

[24] Baumal CR, Martidis A, Truong SN. Central serous chorioretinopathy associated with periocular corticosteroid injection treatment for HLA-B27-associated iritis. Arch Ophthalmol. 2004; 122(6):926–928

[25] Gass JDM, Jallow S. Idiopathic serous detachment of the choroid, ciliary body, and retina (uveal effusion syndrome). Ophthalmology. 1982; 89(9):1018–1032

[26] Elagouz M, Stanescu-Segall D, Jackson TL. Uveal effusion syndrome. Surv Ophthalmol. 2010; 55(2):134–145

[27] Wilson RS, Hanna C, Morris MD. Idiopathic chorioretinal effusion: an analysis of extracellular fluids. Ann Ophthalmol. 1977; 9(5):647–653

[28] Singh OS, Simmons RJ, Brockhurst RJ, Trempe CL. Nanophthalmos: a perspective on identification and therapy. Ophthalmology. 1982; 89(9):1006–1012

[29] Ryan EA, Zwaan J, Chylack LT, Jr. Nanophthalmos with uveal effusion: clinical and embryologic considerations. Ophthalmology. 1982; 89(9):1013–1017

[30] Trelstad RL, Silbermann NN, Brockhurst RJ. Nanophthalmic sclera. Ultrastructural, histochemical, and biochemical observations. Arch Ophthalmol. 1982; 100(12):1935–1938

[31] Johnson MW, Gass JDM. Surgical management of the idiopathic uveal effusion syndrome. Ophthalmology. 1990; 97(6):778–785

[32] Suzuki Y, Nishina S, Azuma N. Scleral window surgery and topical mitomycin C for nanophthalmic uveal effusion complicated by renal failure: case report. Graefes Arch Clin Exp Ophthalmol. 2007; 245(5):755–757

[33] Steijns D, Bijlsma WR, Van der Lelij A. Cataract surgery in patients with nanophthalmos. Ophthalmology. 2013; 120(2):266–270

[34] Chu TG, Green RL. Suprachoroidal hemorrhage. Surv Ophthalmol. 1999; 43 (6):471–486

[35] Dawidek GMB, Kinsella FM, Pyott A, Hughes DS, Kyle PM, Lane CM. Delayed ciliochoroidal detachment following intraocular lens implantation. Br J Ophthalmol. 1991; 75(9):572–574

[36] Ruiz RS, Salmonsen PC. Expulsive choroidal effusion. A complication of intraocular surgery. Arch Ophthalmol. 1976; 94(1):69–70

[37] Ambati J, Arroyo JG. Postoperative complications of scleral buckling surgery. Int Ophthalmol Clin. 2000; 40(1):175–185

[38] Weiter JJ, Brockhurst RJ, Tolentino FI. Uveal effusion following pan-retinal photocoagulation. Ann Ophthalmol. 1979; 11(11):1723–1727

[39] Saikia P, Nashed A, Helbig H, Hillenkamp J. Bilateral posterior scleritis: an idiopathic painless presentation. Ocul Immunol Inflamm. 2010; 18(6):452–453

[40] McCluskey PJ, Watson PG, Lightman S, Haybittle J, Restori M, Branley M. Posterior scleritis: clinical features, systemic associations, and outcome in a large series of patients. Ophthalmology. 1999; 106(12):2380–2386

[41] Finger PT, Perry HD, Packer S, Erdey RA, Weisman GD, Sibony PA. Posterior scleritis as an intraocular tumour. Br J Ophthalmol. 1990; 74(2):121–122

[42] Brod RD, Saul RF. Nodular posterior scleritis. Arch Ophthalmol. 1990; 108 (8):1170–1171

[43] Yap EY, Robertson DM, Buettner H. Scleritis as an initial manifestation of choroidal malignant melanoma. Ophthalmology. 1992; 99(11):1693–1697

[44] Hunyor AP, Harper CA, O'Day J, McKelvie PA. Ocular-central nervous system lymphoma mimicking posterior scleritis with exudative retinal detachment. Ophthalmology. 2000; 107(10):1955–1959

[45] Wieringa WG, Wieringa JE, ten Dam-van Loon NH, Los LI. Visual outcome, treatment results, and prognostic factors in patients with scleritis. Ophthalmology. 2013; 120(2):379–386

[46] Desroches G, Abrams GW, Gass JDM. Reactive lymphoid hyperplasia of the uvea. A case with ultrasonographic and computed tomographic studies. Arch Ophthalmol. 1983; 101(5):725–728

[47] Grossniklaus HE, Martin DF, Avery R, et al. Uveal lymphoid infiltration. Report of four cases and clinicopathologic review. Ophthalmology. 1998; 105 (7):1265–1273

[48] Chang TS, Byrne SF, Gass JDM, Hughes JR, Johnson RN, Murray TG. Echographic findings in benign reactive lymphoid hyperplasia of the choroid. Arch Ophthalmol. 1996; 114(6):669–675

[49] Stacy RC, Jakobiec FA, Schoenfield L, Singh AD. Unifocal and multifocal reactive lymphoid hyperplasia vs follicular lymphoma of the ocular adnexa. Am J Ophthalmol. 2010; 150(3):412–426.e1

[50] Cockerham GC, Hidayat AA, Bijwaard KE, Sheng ZM. Re-evaluation of "reactive lymphoid hyperplasia of the uvea": an immunohistochemical and molecular analysis of 10 cases. Ophthalmology. 2000; 107(1):151–158

[51] Forster DJ, Cano MR, Green RL, Rao NA. Echographic features of the Vogt-Koyanagi-Harada syndrome. Arch Ophthalmol. 1990; 108(10):1421–1426

[52] Dreyer WB, Jr, Zegarra H, Zakov ZN, Gutman FA. Sympathetic ophthalmia. Am J Ophthalmol. 1981; 92(6):816–823

[53] Paredes I, Ahmed M, Foster CS. Immunomodulatory therapy for Vogt-Koyanagi-Harada patients as first-line therapy. Ocul Immunol Inflamm. 2006; 14 (2):87–90

[54] Chang GC, Young LH. Sympathetic ophthalmia. Semin Ophthalmol. 2011; 26 (4–5):316–320

[55] Greco A, Fusconi M, Gallo A, et al. Vogt-Koyanagi-Harada syndrome. Autoimmun Rev. 2013; 12(11):1033–1038

[56] Patel SS, Dodds EM, Echandi LV, et al. Long-term, drug-free remission of sympathetic ophthalmia with high-dose, short-term chlorambucil therapy. Ophthalmology. 2014; 121(2):596–602

[57] Hoines J, Buettner H. Ocular complications of disseminated intravascular coagulation (DIC) in abruptio placentae. Retina. 1989; 9(2):105–109

[58] Wyszynski RE, Frank KE, Grossniklaus HE. Bilateral retinal detachments in thrombotic thrombocytopenic purpura. Graefes Arch Clin Exp Ophthalmol. 1988; 226(6):501–504

[59] Hartley KL, Benz MS. Retinal pigment epithelial tear associated with a serous retinal detachment in a patient with thrombotic thrombocytopenic purpura and hypertension. Retina. 2004; 24(5):806–808

[60] Fastenberg DM, Fetkenhour CL, Choromokos E, Shoch DE. Choroidal vascular changes in toxemia of pregnancy. Am J Ophthalmol. 1980; 89(3):362–368

[61] Mabie WC, Ober RR. Fluorescein angiography in toxaemia of pregnancy. Br J Ophthalmol. 1980; 64(9):666–671

[62] Kinyoun JL, Kalina RE, Klein ML. Choroidal involvement in systemic necrotizing vasculitis. Arch Ophthalmol. 1987; 105(7):939–942

[63] Gundlach E, Junker B, Gross N, Hansen LL, Pielen A. Bilateral serous retinal detachment. Br J Ophthalmol. 2013; 97(7):939–940, 949

[64] MacCumber MW, Flower RW, Langham ME. Ischemic hypertensive choroidopathy. Fluorescein angiography, indocyanine green videoangiography, and measurement of pulsatile blood flow. Arch Ophthalmol. 1993; 111(5):704–705

[65] Jampol LM, Lahov M, Albert DM, Craft J. Ocular clinical findings and basement membrane changes in Goodpasture's syndrome. Am J Ophthalmol. 1975; 79 (3):452–463

[66] Diddie KR, Aronson AJ, Ernest JT. Chorioretinopathy in a case of systemic lupus erythematosus. Trans Am Ophthalmol Soc. 1977; 75:122–131

[67] Paris GL, Macoul KL. Reversible bullous retinal detachment in chronic renal disease. Am J Ophthalmol. 1969; 67(2):249–251

[68] Scorolli L, Giardina D, Morara M, Corazza D, Meduri RA. Bilateral serous retinal detachments following organ transplantation. Retina. 2003; 23 (6):785–791

[69] Blair CJ, Aaberg TM. Massive subretinal exudation associated with senile macular degeneration. Am J Ophthalmol. 1971; 71(3):639–648

[70] Prakash M, Han DP. Recurrent bullous retinal detachments from photodynamic therapy for idiopathic polypoidal choroidal vasculopathy. Am J Ophthalmol. 2006; 142(6):1079–1081

[71] Shields JA, Shields CL. Review: coats disease: the 2001 LuEsther T. Mertz lecture. Retina. 2002; 22(1):80–91

[72] Moshfeghi DM, Silva RA, Berrocal AM. Exudative retinal detachment following photocoagulation in older premature infants for retinopathy of prematurity: description and management. Retina. 2014; 34(1):83–86

[73] Ittiara S, Blair MP, Shapiro MJ, Lichtenstein SJ. Exudative retinopathy and detachment: a late reactivation of retinopathy of prematurity after intravitreal bevacizumab. J AAPOS. 2013; 17(3):323–325

[74] Harbison JW, Guerry D, Wiesinger H. Dural arteriovenous fistula and spontaneous choroidal detachment: new cause of an old disease. Br J Ophthalmol. 1978; 62(7):483–490

[75] Weinberg D, Jampol LM, Schatz H, Brady KD. Exudative retinal detachment following central and hemicentral retinal vein occlusions. Arch Ophthalmol. 1990; 108(2):271–275

[76] DeLuise VP, Clark SW, III, Smith JLS. Syphilitic retinal detachment and uveal effusion. Am J Ophthalmol. 1982; 94(6):757–761

[77] Fu EX, Geraets RL, Dodds EM, et al. Superficial retinal precipitates in patients with syphilitic retinitis. Retina. 2010; 30(7):1135–1143

[78] Kreiger AE, Meyer D, Smith TR, Riemer K. Metastatic carcinoma to the choroid with choroidal detachment. A case presenting as uveal effusion. Arch Ophthalmol. 1969; 82(2):209–213

[79] Muscat S, Parks S, Kemp E, Keating D. Secondary retinal changes associated with choroidal naevi and melanomas documented by optical coherence tomography. Br J Ophthalmol. 2004; 88(1):120–124

[80] Gass JDM, Gieser RG, Wilkinson CP, Beahm DE, Pautler SE. Bilateral diffuse uveal melanocytic proliferation in patients with occult carcinoma. Arch Ophthalmol. 1990; 108(4):527–533

[81] Modorati G, Matteo DF, Miserocchi E, Colucci A, Bandello F. Serous retinal detachments complicating interferon-a and ribavirin treatment in patients with hepatitis C. Case Rep Ophthalmol. 2011; 2(1):105–110

[82] Pokroy R, Desai UR, Du E, Li Y, Edwards P. Bevacizumab prior to vitrectomy for diabetic traction retinal detachment. Eye (Lond). 2011; 25(8):989–997

[83] Osaadon P, Fagan XJ, Lifshitz T, Levy J. A review of anti-VEGF agents for proliferative diabetic retinopathy. Eye (Lond). 2014; 28(5):510–520

[84] Shapiro MJ, Chow CC, Blair MP, Kiernan DF, Kaufman LM. Peripheral nonperfusion and tractional retinal detachment associated with congenital optic nerve anomalies. Ophthalmology. 2013; 120(3):607–615

第**31**章
退行性视网膜劈裂

David C. Reed, Sunir J. Garg

31.1 定义和组织学

退行性(也称为后天性或老年性)视网膜劈裂是一种病因不明的获得性视网膜层间分离,可分为两种亚型,经典型和网状型。经典型,组织学上是外丛状层的分离,而网状型是神经纤维层的分离 (图 31.1)[1]。富含黏多糖的黏性液体逐渐积聚在劈裂腔内。由于视网膜劈裂导致该区域神经通路受损,故患者有相对应的绝对暗点。

视网膜裂孔可发生在内层、外层或两者皆可,但并不一定会引起孔源性视网膜脱离(RRD)[2]。事实上,内层本身会产生裂孔,但不会导致视网膜脱离,因为没有通路让液体进入视网膜下。

与视网膜劈有关的两种类型的视网膜脱离。

1. 劈裂区视网膜脱落:有外层孔没有内层孔,劈裂腔内的液体迁移到视网膜下。

2. 与视网膜劈裂相关的进展性 RRD:在内层和外层都有裂孔,允许液化玻璃体进入视网膜下。

31.2 临床特征和诊断

退行性视网膜劈裂症最小见于 19 岁的患者,40岁以后患病率急剧上升[3]。与远视有关,男女发病率相当。虽然可能出现在任何象限,但到目前为止最常见的位置是颞下象限,其次是颞上象限。在同一眼内经常有多处相互独立的病变,彼此并不相连。超过80%的患者双眼发病[2]。

视网膜劈裂伴或不伴裂孔一般无临床症状,即使视网膜劈裂发展到赤道后[2];劈裂伴脱离的视网膜下液通常不会超出视网膜劈裂的边界,所以通常也是无症状的;劈裂伴脱离的视网膜下液进展到后极部时;会引起临床症状,但这种情况较少见。而进展性 RRD 通常是有临床症状的。

视网膜劈裂通常是光滑的、均匀的视网膜凸起(图 31.2a,b),这需和周边的无症状的继发于小的萎缩孔的视网膜脱离相鉴别。

通常发现视网膜劈裂是因为查到以下两种体征:内层视网膜血管呈白线,或者在内层表面上存在微小的黄白色斑点,俗称"雪花"。这些"雪花"被认为是视网膜内层和外层之间残留的 Müller 细胞的足板和神经元连接物。使用间接检眼镜联合巩膜压迫对视网膜劈裂的诊断至关重要,可以查见存在视网膜外层和视网膜内层之间的液体。在巩膜压迫时,劈裂区域是一个孤立的封闭区域向内凸出,这一点

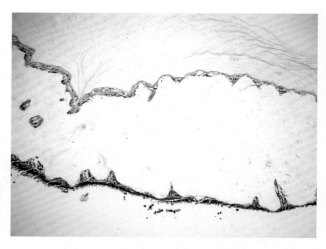

图 31.1 典型的视网膜劈裂的组织切片,可见中间视网膜分层,注意正常的玻璃体后皮质仍附着在视网膜内表面。(Photo courtesy of Dr. Ralph Eagle.)

有助于区分 RRD。RRD 在巩膜压迫时,视网膜脱离区域会变平,因为一些视网膜下液可能会通过视网膜裂孔回到玻璃体腔。在一些患者中,巩膜压迫产生"压迫白"征象,这一征象起源于视网膜外层,这是一个确认视网膜劈裂的体征。光相干断层扫描是区分视网膜劈裂和视网膜脱离的有效方法(图 31.3)。再者,激光视网膜劈裂区域外层会发白,与视网膜脱离区域形成对比[4]。表 31.1 比较了视网膜劈裂和视网膜脱离的体征。

内层裂孔通常很小、很圆,难以查见(图 31.4),视网膜劈裂外层裂孔的发生率为 11%~24%[2,5,6],外层裂孔往往更大、更靠后,裂孔边缘呈白色并卷边(图 31.5)。

劈裂伴脱离的 4 个征象(图 31.6):
- 存在外层裂孔。
- 劈裂的隆起度、质地或透明度不一致。
- 内层深部和外层相对应的区域出现弯曲的黄色条索。
- 慢性病例可能存在色素分界线。

与视网膜劈裂相关的进展性 RRD 并不常见,检查可见典型的不透明、波纹状的急性视网膜脱离,外层裂孔很明显(图 31.7),内层裂孔则可能难以观察到。

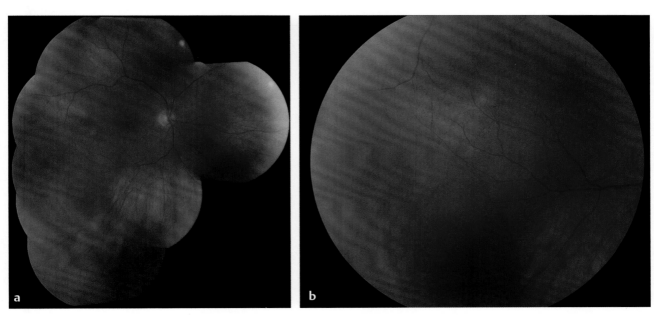

图 31.2　(a)颞下象限可以看到平滑的圆顶状的大疱性视网膜劈裂。(b)与(a)相同。正常视网膜与视网膜劈裂的分界线的特写镜头,背景型糖尿病视网膜病变恰巧被检查到。

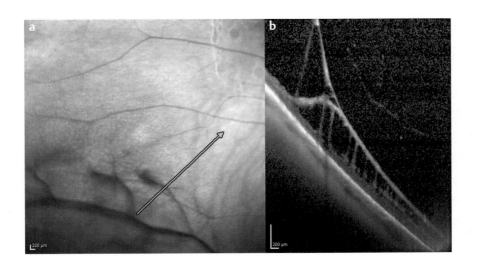

图 31.3　(a)箭头所示 OCT 扫描的方向,始于视网膜劈裂区延伸至正常视网膜。(b)光学相干断层扫描显示神经纤维层的两个疱性劈裂(图像左侧)、视网膜中层的劈裂(图像中间)和位于图像的右侧基本正常的视网膜。

表 31.1　视网膜劈裂和视网膜脱离的鉴别诊断

特点	视网膜劈裂	视网膜脱离
好发年龄	中老年	中年
屈光状态	远视	近视
症状	几乎没有症状	急性有症状
		慢性通常无症状
暗点	有绝对暗点	相对暗点
"烟尘"和玻璃体积血	无	常见
部位	颞下、颞上	急性：常见于上方
		慢性：常见于下方
结构	光滑	急性：波纹状
		慢性：光滑
Müller 细胞足板	常见	无
移动性	相对固定	急性：灵活移动
		慢性：可能固定
巩膜压迫时的移动	作为一个整体移动	脱离高度降低
巩膜压迫时的颜色	外层出现压迫白	无压迫白
裂孔	可能存在	存在
隆起的视网膜的格子样变性	不常见	常见
视网膜色素上皮	正常(除非合并视网膜脱离,会出现色素沉着或退化)	急性：正常
		慢性：萎缩和有分界线
OCT	视网膜层间分离	视网膜下液
通过裂孔的激光的反应	透过内层裂孔:可见激光反应	透过全层裂孔:无激光反应
自然病程	很少进展或缓慢进展	急性：进展
		慢性：可能不进展或进展缓慢

31.3 预后

退行性视网膜劈裂症的预后已在一项自然病程研究中有报道,这项研究连续观察了 218 眼,随访时间为 1~21 年(平均 9 年)[2]。退行性视网膜劈裂症要么不进展,要么进展得非常缓慢,在观察期间发展到后极部的有 3%,横向发展的有 6%,隆起高度进展的有 5%,但隆起高度下降的也有 5%,病灶完全消失的有 2%(5 眼),出现新的视网膜裂孔的有 6%,在新的区域出现视网膜劈裂的有 10%。

视网膜劈裂进展到黄斑区非常的罕见[8-11],前面提到的研究中并没有发现。这一特点没有合理的解释,因为在较少的情况下视网膜劈裂确实会向后极部进展,但通常是发展到黄斑区外约 3 个视盘直径后,停止并不再发展。

这个自然病程研究中观察到的最差的预后是劈裂发展为脱离,约 6%(14 眼)。然而,在继续随访的 13 个案例中,平均观察期为 6 年,劈裂脱离一直是局限性、无症状和不进展的,并且这些劈裂脱离都不需要治疗,即使在 6 只眼中劈裂的内外两层都有视网膜裂孔。大多数外层裂孔可能会导致劈裂脱离,有症状的劈裂区域的视网膜下液扩展到后极部是罕见的[12-14],如果液体确实向后极部进展,也是进展得非常缓慢[14]。劈裂脱离的相对稳定性可能至少部分是由于劈裂间的液体具有黏滞的特性,而导致只有一部分液体能穿过外层裂孔进入视网膜下腔[15]。

劈裂内外两层均存在裂孔偶尔会导致进展性 RRD,然而,文献表明,最可能的进程仍然是视网膜劈裂保持静止。在前面提到的自然病程研究中,没有发现进展性 RRD 的病例。据统计,在 2000 例视网膜劈裂症病例中,只有 1 例发展为进展性 RRD[2]。

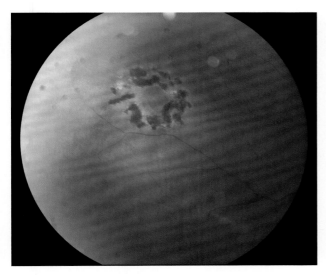

图 31.4　小的圆形内层孔。视网膜激光光凝术用以包围裂孔，但激光在视网膜裂孔内也有吸收，表明这是视网膜劈裂的内层孔。(Photo courtesy of Dr. William Benson.)

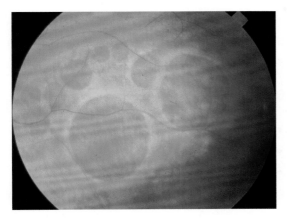

图 31.5　几个大的、圆形的、后极部的外层裂孔。(Photo courtesy of Dr. William Tasman.)

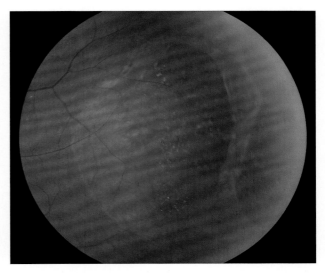

图 31.6　无症状的视网膜劈裂伴脱离，有大的后极部的外层裂孔和新月形的视网膜下液向后极部进展。色素沿外层裂孔的上方和前方聚集在边界代表了慢性过程。"雪花"存在于内层，是外层裂孔的"屋顶"，对应于内层和外层之间的残存的 Müller 细胞的足板和神经元连接。

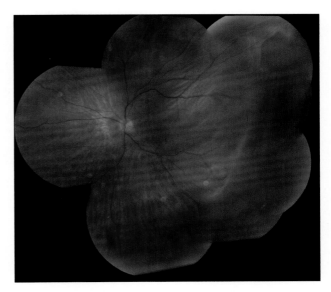

图 31.7　与劈裂相关的进展孔源性视网膜脱离，可见隆起的、不透明的、波纹状视网膜，视网膜下液延伸至黄斑区。颞上方有 1 枚大的外层视网膜裂孔，但没有内层裂孔。(Photo courtesy of Dr. William Benson.)

另一个具有重要临床意义的问题是视网膜劈裂的预后是否会因为发生玻璃体后脱离 (PVD) 而改变。有一项研究，连续观察了发生急性 PVD 的 350 眼，发现有 30 只眼存在视网膜劈裂[16]。其中 4 只眼可以观察到新发的牵拉性视网膜撕裂发生，但均不在视网膜劈裂的区域内。3 眼在 PVD 后，视网膜劈裂高度明显下降。在视网膜劈裂的自然病程研究中，有 3 只眼接受了白内障摘除术（2 只眼囊内和 1 只眼囊外）并没有观察到对视网膜劈裂有什么不良影响[2]。在晚期白内障摘除术或 PVD 的病例中，先前就存在的视网膜劈裂并不会发生严重的并发症，可能是由于视网膜劈裂的病理机制是视网膜内而不是

玻璃体视网膜界面的病变，因此，不会产生异常的玻璃体视网膜牵拉。

在 218 只眼未经治疗的视网膜劈裂的自然病程研究中，196 只眼最终的视力为 20/25 或更好，其余 22 只眼的视力有下降，但并不与视网膜劈裂有关[2]。

31.4 治疗

在过去,许多不同的治疗方法用以治疗退行性视网膜劈裂,包括透热疗法、冷冻疗法、氙弧光凝术、氩激光光凝术及各种类型的巩膜手术(巩膜缩短加压、折叠加压或形成口袋加压),硅胶海绵外加压、环扎术和视网膜劈裂腔内液体引流(这个手术需要造外层视网膜裂孔)。然而,这些治疗方法有明显的术后并发症,包括视网膜脱离、黄斑病变、玻璃体积血、新的视网膜裂孔和增殖性玻璃体视网膜病变。这些治疗和相关的并发症有很多文献报道[2,17],重要的是,没有治疗已被证明可以阻止退行性视网膜劈裂症进展。很多病例都观察到劈裂继续发展超越治疗分界线或以前未受影响的视网膜区域出现劈裂。现在认为,几乎所有的视网膜劈裂都可以观察,手术治疗的一个指征是出现与视网膜劈裂相关的有症状的进展性 RRD(表 31.2)。

与视网膜劈裂相关的进展性 RRD 的手术治疗和原发性 RRD 一致,在本书其他章中将详细论述。针对与视网膜劈裂相关的进展性 RRD 的治疗原则包括以下:

- 手术的目的是关闭外层裂孔,促进视网膜下液的吸收,内层裂孔不一定需要处理。
- 可以尝试永久性地折叠劈裂腔,但是劈裂腔的复发是常见的,并且存在与否通常与视力预后无关[7]。视网膜劈裂引起的视野暗点通常没有症状,并且不会因劈裂腔的塌陷而恢复[18,19]。
- 内层裂孔不是由 PVD 引起的,但是,一个

PVD 可能会导致远离视网膜劈裂区的全层裂孔从而导致 RRD。在没有 PVD 的病例中,选择巩膜扣带术比玻璃体切割术更有利,尽管这两种技术都可用以修复 RRD。

- 如果外层裂孔位于赤道前,则巩膜扣带术可能比经睫状体平坦部的玻璃体切割术更有利,而如果外层裂孔位于后极部,则平坦部玻璃体切割术可以更容易处理裂孔[20]。
- 在这些病例中,进行经睫状体平坦部玻璃体切割术时,可能需要造一个内层裂孔以排出视网膜下液,然后用眼内激光处理所有裂孔,联合气体或硅油填充[7]。

对退行性视网膜劈裂的患者实行不治疗策略,现在看来是非常明智的,这与外科手术带来的严重并发症和视力丧失或所谓的预防性治疗相比,风险小得多[2]。存在无症状的"劈裂脱离"或外层视网膜裂孔的患者,应每 6 个月检查一次。对于其他患者,仅需 2~3 年进行一次复查。应告知所有存在退行性视网膜劈裂的患者,出现任何新的视觉症状要及时

表 31.2　视网膜劈裂及相关病症的治疗指南

退化性视网膜劈裂的不同阶段	是否治疗
不伴裂孔	不需治疗(除了罕见病例)
伴外层裂孔	不需治疗(除了罕见病例)
伴劈裂区的局部脱离	不需治疗(除了罕见病例)
伴有症状的后极部的劈裂区的脱离(少见)	手术治疗
伴进展性的 RRD	手术治疗

缩写:RRD,孔源性视网膜脱离。

来源:Adapted from Byer.[15]

争论点

- 后极部视网膜劈裂的预防性治疗。
- 存在外层裂孔的预防性治疗。
- 劈裂伴脱离的预防性治疗。

自然病程研究的数据表明,这类疾病大多数保持稳定,不需要治疗。

精粹

视网膜劈裂与视网膜脱离的鉴别诊断

- 在巩膜压迫时,整个劈裂腔会作为一个独立的整体移动。
- 在巩膜压迫时,外层的"压迫白"证实了视网膜劈裂的存在。
- 格子样变性和(或)视网膜裂孔的存在需怀疑无症状的视网膜脱离,而不是视网膜劈裂。
- 视网膜内表面有微小的黄白色斑点提示视网膜劈裂。
- 血管硬化提示视网膜劈裂。
- 光学相干断层扫描可以帮助区分视网膜劈裂和 RRD。

特别关注

> ● 对视网膜劈裂的治疗指征为有症状的劈裂脱离伴视网膜下液往后极部发展和进行性 RRD，这两种情况很少见。

返回就诊。

对于眼科医生来说，识别和理解这种有趣的疾病是很重要的，以便将其与其他重要的疾病相鉴别，并避免不必要的治疗。

31.5 致谢

感谢第 1 版本章的作者 Byer 博士，感谢他对视网膜劈裂自然病程的研究做了很多基础工作。这要感谢 William Benson 博士慷慨提供了大量图片，并严格审查以确保描述的准确性。更要感谢 Elaine Gonzales，RN，为获得用于本章的优质图片所做的不懈努力。

参考文献

[1] Straatsma BR, Foss RY. Typical and reticular degenerative retinoschisis. Am J Ophthalmol. 1973; 75(4):551–575

[2] Byer NE. Long-term natural history study of senile retinoschisis with implications for management. Ophthalmology. 1986; 93(9):1127–1137

[3] Byer NE. Clinical study of senile retinoschisis. Arch Ophthalmol. 1968; 79(1):36–44

[4] Lincoff H, Kreissig I, Stopa M. A modified laser test for the identification of retinoschisis. Am J Ophthalmol. 2003; 136(5):925–926

[5] Shea M, Schepens CL, von Pirquet SR. Retinoschisis: I. Senile type: a clinical report of one hundred seven cases. Arch Ophthalmol. 1960; 63:1–9

[6] Hirose T, Marcil G, Schepens CL, Freeman HM. Acquired retinoschisis: observations and treatment. In: Pruett RC, Regan DJ, eds. Retina Congress. New York, NY: Appleton-Century-Crofts; 1972:489–503

[7] Regillo CD, Custis PH. Surgical management of retinoschisis. Curr Opin Ophthalmol. 1997; 8(3):80–86

[8] Okun E, Cibis PA. The role of photocoagulation in the management of retinoschisis. Arch Ophthalmol. 1964; 72:309–314

[9] Brockhurst RJ. Discussion of: Dobbie JG. Cryotherapy in the management of senile retinoschisis. Trans Am Acad Ophthalmol Otolaryngol. 1969; 73:1060

[10] DiSclafani M, Wagner A, Humphrey W, Valone J, Jr. Pigmentary changes in acquired retinoschisis. Am J Ophthalmol. 1988; 105(3):291–293

[11] Gass JDM. Stereoscopic Atlas of Macular Diseases. 3rd ed. St. Louis, MO: Mosby; 1987:720–721

[12] Sulonen JM, Wells CG, Barricks ME, Verne AZ, Kalina RE, Hilton GF. Degenerative retinoschisis with giant outer layer breaks and retinal detachment. Am J Ophthalmol. 1985; 99(2):114–121

[13] Ambler JS, Gutman FA. Retinal detachment and retinoschisis. Ophthalmology. 1991; 98(1):1

[14] Watzke RC, Folk JC, Lauer AK. Foveal involvement by acquired retinoschisis: long-term visual outcomes. Retina. 2013; 33(3):606–612

[15] Byer NE. Perspectives on the management of the complications of senile retinoschisis. Eye (Lond). 2002; 16(4):359–364

[16] Byer N. Unpublished data

[17] Yu S, Gao Y, Liang X, Huang Y. Acquired retinoschisis resolved after 23Gage pars plana vitrectomy in posterior microphthalmos. BMC Ophthalmol. 2014; 14(1):65

[18] Lincoff H, Sarup V, Uram D, Kreissig I.. Progression and regression of retinoschisis in a single patient. Retinal Physician. 2010

[19] Byer NE. Spontaneous regression of senile retinoschisis. Arch Ophthalmol. 1972; 88(2):207–209

[20] Gotzaridis EV, Georgalas I, Petrou P, Assi AC, Sullivan P. Surgical treatment of retinal detachment associated with degenerative retinoschisis. Semin Ophthalmol. 2014; 29(3):136–141

第 32 章
钝性和穿透性眼外伤

Liliya Shevchenko, Thomas M. Aaberg, Jr., Paul Sternberg, Jr.

32.1 引言

在美国,眼外伤是视力损害和单眼盲的主要原因之一[1]。每年发生约 250 万例眼外伤,其中有 5 万例导致永久性的部分或完全视力丧失[2]。全球每年约发生 5500 万例导致日常活动受限的眼外伤,在这些伤害中,有 160 万例致盲[3]。国家卫生统计中心的健康访谈调查于 1977 年进行,根据数据得出大约100 万美国人永久性视力受损,其中 75% 的患者因眼部创伤导致单眼失明[4,5]。这对个人、社会和经济的影响都是巨大的。近年来,出现重大转变的是眼外伤的发生正逐渐从工作场所转移到家庭环境[2,4]。然而,目前估计仍是工作场所发生的眼外伤导致的经济负担重,因为工作场所发生眼外伤的概率仍高于家庭环境[6-8]。根据国家安全委员会统计,与工作有关的眼外伤的费用(占眼外伤的 1/3)每年达 3 亿美元[4],基于几个不同的报道,在美国,过去的 10 年中,到急诊室就诊的与眼外伤相关的患者为 2.09~3.76/千人[7,9,10]。眼外伤是眼相关疾病住院的主要原因。在美国因眼外伤(作为主要诊断)住院的每年每10 万人中有 13.2 人[3,11]。职业安全和卫生行政部门报告中阐述,所有直接和间接费用包括在内,一个眼外伤的平均费用是 1463 美元[12]。每年穿透性眼外伤的住院治疗费用估计为 1.2 亿美元。个人花费、误工费和包括社会服务,眼外伤的经济负担是巨大的,估计每年超过 13 亿美元。但是,这些伤害中有 90%是可以预防的,例如,在 1985—1991 年期间,国家眼外伤系统登记处登记的超过 600 人与工作相关的眼部穿透性损伤报告中,只有 6% 的人佩戴了安全护目镜。这要求眼科医生在预防医学中发挥作为教育者和实践者的重要作用。

大多数眼外伤发生在 3 个人群中:儿童、青年男子和老人。将近一半的(47.6%)眼外伤发生在 18~45岁的年轻人中[4]。从出生到 75 岁,男性发生眼外伤的概率是女性的 2~9 倍,总体而言,73% 的眼外伤发生在这个年龄段的男性中[4,11]。每年因为眼外伤住院的患者的年龄出现双峰现象,一个峰值发生在15~35 岁,另一个是 70 岁以后[11,13]。使用 BB 枪、不成熟的运动技能和好奇心是导致儿童眼外伤的常见原因。年轻人最常在家里、工作场所发生眼外伤,或在争吵、运动或机动车事故中受伤。有一个报道,在容易摔倒的老年人群中,眼部手术的切口破裂占这个人群眼外伤的 48%[2,7,13]。比赛也是眼外伤的重要危险因素。大多数研究发现,非白种人群最容易发生眼外伤。一项研究发现,在美国 25~65 岁人群中,非洲裔美国人和西班牙裔美国人与白人相比,眼外伤的风险高出 40%~60%。而最近的一项研究发现,美国印第安人和非洲裔美国人最容易发生眼外伤[7,15]。

引起视力丧失的眼外伤分为 6 大类:

1. 钝器创伤。
2. 穿通性创伤。
3. 贯通性创伤。
4. 眼内异物(IOFB)。
5. 化学伤。
6. 热灼伤。

本章集中讨论前 4 个类别。

眼外伤分类小组设计了一套分类方法,定义了用来分类闭合伤和开放性眼外伤的 4 个变量[16]。

1. 伤害类型(基于机制)。

2.受伤等级(由就诊时的视力定义)。

3.瞳孔[基于是否有相对性传入性瞳孔障碍(RAPD)]。

4.受伤区域(由前后位置定义)。

为了加强医生之间的交流,并增加临床实践和研究的准确性,一个新的、国际化的眼外伤术语的标准化分类已经研发出来,其中描述了外伤的类型(表32.1)[17]。每一类眼外伤的视力预后在很大程度上取决于累及的眼部结构及受伤的程度。在钝器创伤中,损伤取决于伤害所波及的组织的拉伸强度,当超过这些组织的拉伸承受能力,损伤可以是眼睑瘀青到眶骨骨折,甚至眼球破裂。在穿透性眼外伤中,损害程度取决于物体进入眼球的部位、进入的深度和受损的眼内结构的范围。同样,在贯通性眼外伤中,伤害取决于上述相同的变量,再加上出口点的位置。在穿透性眼外伤中,若存在IOFB,损害的程度还取决于异物的大小和类型、撞击的速度以及受伤的部位和病程。

一些研究调查了能预测视觉预后的影响因素,就诊时视力差和出现RAPD一直被证明是最能预测功能和解剖预后的因素。一项关于穿透性眼外伤的回顾性研究表明,与受伤眼视力低于20/800的眼相比,视力为20/800或更好的眼最终视力达到20/800或更好的可能性高过前者28倍[18]。另一项研究表明,只有3%的手部运动视力或更好的眼最终接受了眼球摘除,而39%~89%的眼在就诊时,只有光感视力无光感视力,则需要眼球摘除[19]。关于RAPD的存在与否,多变量分析240例外伤眼,发现不存在RAPD与存在RAPD的外伤眼,分别有69%和34%最终视力达到20/200或更高[20]。最近一次的回顾性研究发现,需要玻璃体手术的开放性眼外伤的患者,RAPD的存在与否是视力预后的重要预测因素,而就诊时是否有视网膜脱离,则是解剖预后的重要预测因素[21]。

眼外伤的区域分类是综述了各种开放性眼外伤的手术报道来制订的,例如,Ⅰ区(角膜和角膜缘)、Ⅱ区(巩膜前部,角膜缘后5mm的区域)和区域Ⅲ(角膜缘后5mm的巩膜)[16,22]。

预测创伤眼的视觉预后的最新进展来自眼外伤评分(OTS),于2002年由Kuhn等提出。作者分析了2500例眼外伤和100个变量,经过统计分析,发现6个变量在预测受伤眼的长期视力预后中具有意义。每个变量被分配了一个原始值,并根据这些数值的总和,再将OTS分为1~5级(表32.2和表32.3)。基于OTS,医生可以为患者和家属提供有关分诊、治疗和预后的咨询,减少焦虑和一些不确定因素,并用标准化的方式来制订、评估和重新评估干预措施[23]。

32.2　病史和检查

与任何急诊一样,患者的稳定性应优先考虑,因为1/3~1/2的眼部外伤会伴发非眼部外伤[24,25]。首先应该进行神经系统和全身检查,包括评估生命体征、精神状态、心肺功能(排除胸部创伤)和四肢(排除骨折)。例如,一位老人患者既往神志清楚,在跌倒并遭受眼睛和眼眶钝性创伤后被送到我们急诊室。虽然她是开放性眼球外伤,但是她大范围的硬膜下血肿应比任何眼部损伤都需要得到更优先的治疗。当确定其他关键部位稳定且未受伤,再进行眼科评估是安全的。

表32.1　眼外伤术语的标准化分类(伯明翰眼外伤术语)

类别	定义
眼球壁	巩膜和角膜
闭合性眼外伤	眼球壁没有全层伤口
开放性眼外伤	眼球壁有全层伤口
破裂	钝力导致的眼球壁全层伤口;外力导致眼内压力一过性升高,破裂由内向外
裂伤	眼球壁的全层伤口,通常由尖锐物体引起;伤口发生在撞击部位,而且方向是从外向内
穿通伤	单个眼球壁的裂伤,通常由尖锐物体引起
眼内异物伤	异物进入并停留在眼内
贯通伤	两个眼球壁的全层裂伤(有进口及出口),通常由尖锐的物体或投射物引起

表 32.2　计算眼外伤评分：变量和原始评分点

变量	原始评分点
视力	
NLP	60
LP/HM	70
1/200~19/200	80
20/200~20/50	90
>20/40	100
眼球破裂	−23
眼内炎	−17
贯通伤	−14
视网膜脱离	−11
传入性瞳孔障碍	−10

缩写：HM，手部运动；LP，光感知；NLP，无光感知。
来源：Adapted from Kuhn F，Pieramici DJ，Ocular Trauma. Thieme.NY：2002。

表 32.3　眼外伤评分表(OTS)：转换为 OTS 类别的原始计分点，并计算五类中最终可能的视力

原始积分点	OTS	无光感 (%)	光感 (%)	1/200~19/200(%)	20/200~20/50(%)	>20/40 (%)
0~44	1	74	15	7	3	1
45~65	2	27	26	18	15	15
66~80	3	2	11	15	31	41
81~91	4	1	2	3	22	73
92~100	5	0	1	1	5	94

来源：Adapted from Kuhn F，PieramiciDj. Ocular Trauma. Thieme. NY：2002

任何可能需要干预的手术。

32.3 辅助检查

辅助检查,特别是各种影像学检查,通常是用来帮助判断手术时机和类型的(表 32.4)。在初始评估中,最有用的检查是计算机断层扫描(CT),医师应该要求 CT 扫描的医生对眼眶和视交叉行矢状位和冠状位的 1~1.5mm 的薄层扫描。如果怀疑有小异物,则可以要求重叠切片[26],CT 可以定位异物(图 32.1)并显示巩膜异常和眼内积血,而且能最好地对骨骼进行成像(图 32.2)。然而,也可使用无骨成像用于检测小的射线可穿透的眼内异物[27]。在一项实验研究中,研究人员在牛眼中植入了 21 种金属和非金属异物[28],除了聚甲基丙烯酸甲酯人工晶状体外(IOL),所有物品(包括玻璃、陶瓷、金属、木材、石材)在 CT 上均可见。但是,有 6 个异物(均为金属性)比它们的真实尺寸大了 50%~100%。

但 CT 检查有两个局限性,首先是射线束硬化现象(或散射)导致金属异物的伪影,使得异物的精确定位变得困难。其次是塑料和木质异物的 CT 值较低(类似于空气)因此在 CT 上可能不明显。

详细地询问病史是初次就诊的重要部分，有助于指导治疗和澄清任何日后可能出现的医疗相关的法律问题。重要问题包括：

- 伤害是如何发生的(如在金属上敲击金属)？
- 伤害何时发生？
- 伤害发生在哪里(如与工作有关)？
- 患者是否戴着防护眼镜、眼镜或角膜接触镜？
- 采取了哪些紧急措施(如冲洗、破伤风、抗生素)？
- 是否可能存在 IOFB 吗？
- 患者最后一次用餐的是什么时间 (判断手术介入的时间)？

应小心仔细地检查双眼，这是因为，在开放性眼外伤的眼球上施加过度的压力，可能会导致挤出眼内容物和进一步的损害。最关键的初始眼科检查是视力和瞳孔情况，原因已在前文中提到。仔细的外部和裂隙灯检查可以揭示眼眶或面部骨异常、皮下空气(捻发音)、伤口、前房积血、晶状体破裂、葡萄膜或玻璃体脱垂以及其他前段或后段异常。但是，翻开配合不佳患者的眼睑，如儿童或醉酒患者，应在患者处于麻醉状态时进行。除非有明显的眼前段外伤，否则应在所有情况下进行眼压测量。如果晶状体、玻璃体腔和视网膜被虹膜遮挡窥不清，可在使用无菌的扩瞳滴眼液后进一步检查。这个初步检查获得的信息越多，医生将会做出更好的治疗方案，并制订

精粹

- 1/3~1/2 的眼部外伤伴随有非眼部外伤，全面的系统评估是初步检查的一个重要部分。

表 32.4　成像方式的比较

影像学检查	金属异物	有机异物	骨	软组织	异物定位
CT	+	+	++	+	+/−
MRI	−	+	−	++	+
超声	+	+/−	+/−	+	+
X 线片	+	+/−	+	−	−

+和−符号表示每种列出的成像方式对检测列出的材料/组织的好坏程度。

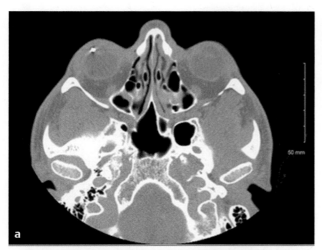

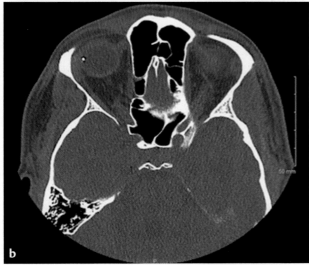

图 32.1　(a)计算机断层扫描(CT)显示金属异物在前房角中。(b)CT 扫描显示眼内金属异物,接触了视网膜。幸运的是,对周围组织的损害较小,眼内异物取出后,患者的视力恢复到 20/25。

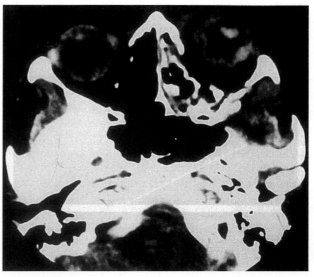

图 32.2　计算机断层扫描(骨窗)显示眼内出血、不规则的巩膜轮廓表明可能的破裂和三角形骨折。

1mm 的分辨率。超声波检查主要用于当屈光介质不透明时评估晶状体和眼后段的情况(图 32.3)。超声检查能可靠地检测玻璃体嵌顿、脉络膜脱离、玻璃体积血、玻璃体脱离、视网膜撕裂和脱离,以及玻璃体视网膜牵拉。超声检查在确定是否有小异物位于眼球内部或外部时特别有用。在 46 例眼球穿通性眼外伤的回顾性研究中,术中发现与术前超声扫描相比,超声波检查能 100%准确识别视网膜脱离、IOFB、脉络膜出血以及后出口的存在部位,但是前部裂伤延伸至后部漏诊率达 25%[29],超声检查也可以检测到晶状体是否存在、晶状体破裂或脱位,以及睫状膜(译者注:指在睫状体表面形成的机化膜)。不幸的是,隐匿性后巩膜破裂往往很难察觉。超声检查到玻璃体嵌顿(图 32.4)、视网膜增厚或脱离、不规则巩膜轮廓、巩膜反射率下降和巩膜外邻近腔隙的出血,支持诊断疑似巩膜破裂。当眼球开放时,超声检查必须非常温和地在紧闭的眼睑外进行,但这会降低分辨率。声像图也受到高反射物表面的回声的影响,如空气、眼内异物导致的多重反射伪影,以

32.3.1　B 超扫描

　　B 超扫描是另一种有用的辅助检查,具有高达

> **精粹**
>
> ● 在眼外伤病例中,初始评估最有用的辅助检查是 CT。

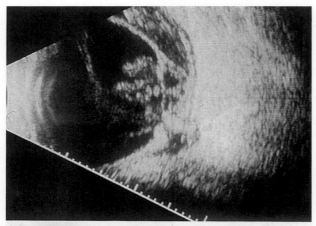

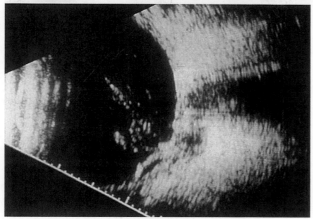

图 32.3 眼球穿透伤的 B 超检查,显示伤口有玻璃纤维素、出血性脉络膜脱离、视网膜脱离和可能的出口部位。

及检查者的技能和对眼部病理特点的熟悉程度[30]。

32.3.2 磁共振成像

磁共振成像(MRI)也被用于眼外伤的评估,虽然 MRI 的成像质量很高,但是不能区分骨骼还是金属异物,而且 MRI 扫描期间产生的磁场和热量会影响眼内或眶内金属异物的成像。有研究人员发现,植入动物眼内的磁性异物在 MRI 的扭转力下可以在脉络膜上腔内移动 7~8mm,在玻璃体腔最大可达 10mm[28]。此外,磁性的眼内异物会导致周围的图像

争论点

● 对于开放式眼外伤, 最好在破裂修复后再行超声波检查,如果怀疑 IOFB,可以用 CT 检查代替。

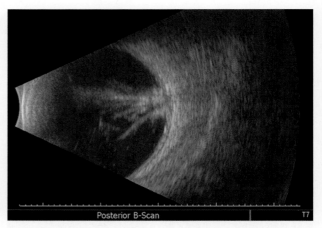

图 32.4 B 超扫描显示与伤口相连的玻璃体条索(由曲安奈德染色),白内障医生无意中将拟注入 Tenon 囊下的曲安奈德注射到玻璃体腔。

失真, 导致眼球自身都很难辨别。图像失真类似由花岗岩、焊锡和睫毛膏中的顺磁效应引起。MRI 相对于 CT 扫描的主要优点是, 前者提供优质的眼内结构成像,准确、安全地检测植物、塑料、玻璃等射线可透的异物,而且对孕妇也是安全的。

32.3.3 X 线片

X 线片在描述金属异物的数量和形状方面是有用的(图 32.5)。通常,在判断异物是否存在时,X 线成像是一线的技术。但是,普通的 X 线成像可能无法准确检测到非金属物体或无法判断物体是眼内还是眶内。由于这些不足,许多手术医生并不常规使用普通 X 线片,而是直接使用 CT 进行初步评估。

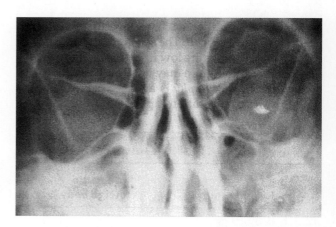

图 32.5 普通 X 线片显示左眼眶内金属异物 (这种视窗不可能知道异物在眼球内还是眼球外)。

32.3.4 闪光视觉诱发电位

闪光视觉诱发电位(VEP)已被用作判断预后的检查。VEP 是衡量大部分视网膜功能反应的指标,提供有关中枢视觉功能的信息。眼外伤患者如果 VEP 正常,则平均视力预后为 20/100。相反,那些没有反应的患者平均视力预后为手动[31]。眼球破裂的患者,可以在眼球修补之后再行这个检查。遗憾的是,大多数眼科中心都没有这种检查。

32.3.5 视网膜电图

视网膜电图(ERG)可用于评估无语言能力的眼外伤患者的视觉预后。在眼内或眶内存在金属异物时,ERG 也可以用于评估视网膜毒性[27]。在一项研究中,作者建议在严重眼外伤初次修补术后的 2 周内使用 ERG 和 VEP 检查,能指导下一步治疗方案,如主要结构重建或眼球摘除以避免交感性眼炎[32]。

32.4 术前管理

对于确诊或疑似破裂的眼球,第一次的修补手术应尽快进行,围术期管理包括下面几项:
- 嘴中没有东西。
- 受伤眼的严格保护。
- 不使用麻醉剂或镇静剂。
- 根据需要使用止吐药。
- 广谱静脉注射抗生素。
- 注射破伤风抗毒素。
- 通知手术团队。
- 实验室检查。
  ○ 血清电解质、血尿素氮和肌酐。
  ○ 筛选人类免疫缺陷病毒、镰状细胞、肝炎、毒品和酒精。
- 影像学检查(例如 CT)。

32.5 钝挫伤

在城市中,60% 的眼外伤是由钝器引起的[13]。钝挫伤虽然没有穿透眼球,但可能导致各种眼部损伤,包括角膜擦伤、前房积血、虹膜根部离断、睫状体分离、晶状体脱位或破裂、玻璃体积血、视网膜震荡、弹伤性视网膜病变、视网膜撕裂或脱离、脉络膜破裂、巩膜破裂和视神经撕脱(图 32.6)。这些损伤是物体对组织的直接压迫或冲击力对组织的间接损伤所致。

32.5.1 视网膜震荡

视网膜震荡是钝性创伤的常见并发症,它可以发生在视网膜的任何位置,但最突出的是后极部,称为 Berlin 水肿(图 32.7)。临床上,视网膜震荡表现为受伤后不久就出现的视网膜外层发白。当黄斑累及时,可能存在樱桃红斑,视力可能会下降到 20/200。荧光素血管造影通常是正常的,没有荧光素染料的渗漏,然而也有报道存在外层血-视网膜屏障的破坏与视网膜色素上皮细胞(RPE)水平的渗漏[33]。最初认为,视网膜混浊是视网膜水肿的一种形式[34]。然而,实验和组织病理学研究表明,视网膜震荡是光感受器细胞的外节破坏,也许还有 RPE 一定程度的损伤[35-37]。在过去的 10 年中,广泛应用的 OCT 证实了这一点,视网膜损伤的主要部位似乎处于光感受器的外节水平[38,39]。通常,在受伤后 4 天至 4 周内感光器外节再生,视网膜透明度和视力恢复正常。虽然视力预后良好,但是有时视力也不能完全恢复,这与可能存在的 RPE 损伤有关,或有时会形成继发性黄斑裂孔,后者可能需要手术。

32.5.2 脉络膜破裂

当对眼球的压力足够大时,脉络膜可能破裂。大多数情况下,破裂位于后极部并且是典型的新月形和圆心朝向视盘(图 32.8)。具体来说,这种损伤为相对无弹性的 Bruch 膜和相邻结构即上覆的 RPE 和下方的脉络膜毛细血管的破裂,神经视网膜、外层脉络膜和巩膜是完整的。值得注意的是,患有血管样条纹的患者因为 Bruch 膜很脆,尤其容易发生脉络膜破裂[40]。破裂部位呈黄白色曲线,但最初可能会被视网膜下和(或)RPE 下出血遮挡或部分遮挡,出血来自破坏的脉络膜毛细血管。随着出血吸收,会出现不同程度的周围 RPE 的萎缩、RPE 结节或视网膜下纤维化[41]。

脉络膜破裂通常发生在黄斑区,这个部位会导致视力立即下降(图 32.9)。但是如果破裂不是直接在中央凹下,视力可能不受影响,或只是邻近的视网膜下的薄层出血,待出血吸收后,视力会自行恢复。

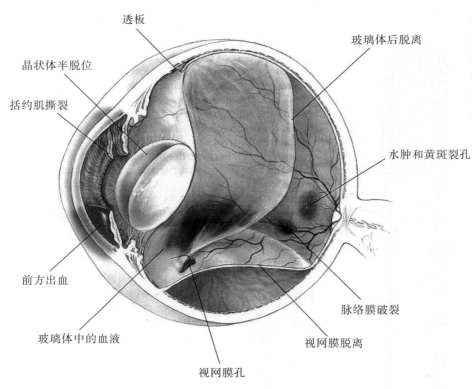

透板

晶状体半脱位

括约肌撕裂

前方出血

玻璃体中的血液

视网膜孔

玻璃体后脱离

水肿和黄斑裂孔

脉络膜破裂

视网膜脱离

图 32.6　钝挫伤导致的各种眼内损伤,包括前房积血、虹膜括约肌撕裂、晶状体半脱位、玻璃体后脱离、视网膜截离、视网膜撕裂和脱离、Berlin 水肿、黄斑裂孔和脉络膜破裂伴视网膜下出血。

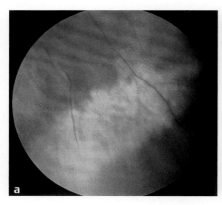
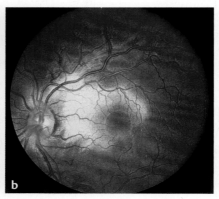

图 32.7　视网膜震荡。(a)周边视网膜水肿。(b)视网膜黄斑水肿(Berlin 水肿)。

　　Oldman 等报道了创伤性脉络膜破裂相关黄斑下出血的成功气囊置换手术,视力恢复良好[42]。由于继发破裂边缘的脉络膜新生血管(CNV),晚期可能会出现视力丧失(图 32.8)。一项研究确定了脉络膜破裂部位到中央凹的距离及长度是创伤性脉络膜破裂 CNV 发展的危险因素[43]。因此,如果患者一开始视力较好,应定期随诊,明确有无并发症发生。对于 CNV 可以早期发现,注射抗血管内皮生长因子药物或局部激光有助于保持视力(图 32.10)。

32.5.3　弹伤性视网膜病变

　　震荡性非穿透性损伤有时会导致视网膜和脉络膜破裂,称为弹伤性视网膜病变或弹伤性脉络膜视网膜病变。典型情况为高速度物体撞击眼球并贴着眼球运行,受影响的区域通常位于接近物体运行的路径(直接或撞击伤害)和后极部由冲击波引起的损伤(间接或对冲损伤)。经检查,这些病变经常合并发生[44]。高速飞行的物体所产生的冲击波被认为是主要的伤害机制。急性期,检眼镜可观察到很大的视网膜裂孔,裂孔周围视网膜水肿混浊,视网膜下、视网膜内或玻璃体积血,局部可以透见巩膜。最初,出血可能是主要的临床体征,会遮挡视网膜或脉络膜破裂。随着积血被吸收,广泛的脉络膜视网膜瘢痕,通常不规则,"爪状"边缘变得明显(图 32.11)。

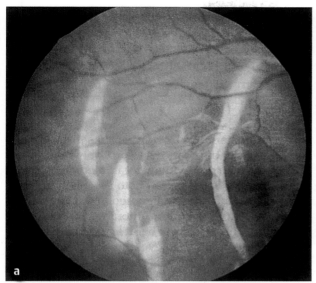

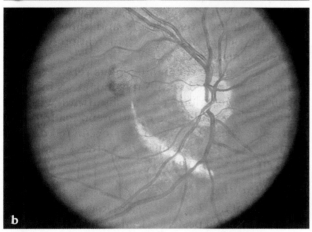

图 32.8 脉络膜破裂。(a)黄斑区多发脉络膜破裂伴视网膜下出血。(b)脉络膜破裂继发性脉络膜新生血管形成(视网膜下灰绿色的膜)和相关的视网膜下液和出血。

因为纤维化通常和视网膜裂孔周围的组织完全融合,故视网膜脱离很少发生。因此,大多数情况下都是观察,但是如果有视网膜裂孔未封闭,应行激光或冷冻治疗,如果视网膜脱离则一般发生在其他部位。

32.5.4 玻璃体积血

就诊于城市普通眼科诊所的患者伴有玻璃体积血的,18%由创伤引起[45],在年龄小于40岁的年轻患者中,创伤是玻璃体积血的主要原因。钝性创伤引起睫状体、视网膜或脉络膜血管损伤导致玻璃体积血。出血程度不同但通常都会引起显著的视力下降,达74%患者的视力为20/200或更差[45]。最初,出血通常局限在部分玻璃体凝胶中或在后脱离之后的

空间。因此,在第一次检查中,玻璃体积血的部位或位置可以提供受伤部位的信息。特别注意应该检查外周视网膜,检查有无视网膜撕裂和脱离。玻璃体积血最终可能弥漫在整个玻璃体腔内,影响后续的眼底检查。如果存在或怀疑存在破裂部位,压迫性的眼底检查应该避免。如果眼底检查无法查清,应进行超声波检查,超声波检查可准确检测视网膜脱离、玻璃体后脱离和脉络膜脱离。视网膜撕裂(没有脱离)也可以看到,但小的周边裂孔可能会漏诊;因此,超声检查无视网膜撕裂并不能排除裂孔的存在。如前面提到的,隐匿性巩膜破裂超声检查可能难以诊断。

从临床检查和超声检查获得的信息可以指导治疗。在没有视网膜撕裂或脱离的情况下,首次就诊就应行眼底检查及超声波检查,每3~4周复查眼底和超声波检查。患者头部抬高(30°)的卧床休息可以促进清除或沉淀玻璃体积血。如果检查到视网膜撕裂,应行激光或冷冻疗法,以最大限度地降低后续视网膜脱离的风险。如果在超声波上发现视网膜撕裂,那么需每周进行超声检查,在随访期间,出血可能会吸收,再进行治疗。一些研究报道了在玻璃体积血继发屈光介质混浊的病例中成功进行超声引导下的冷冻治疗[46,47]。如果发生视网膜脱离,或者如果出血引起明显视力下降或导致屈光介质混浊持续几个月,应进行标准的经睫状体平坦部的三通道玻璃体切割术,联合或不联合巩膜扣带术。

32.5.5 视网膜撕裂和脱离

视网膜撕裂和脱离可由直接和间接损伤导致[48],钝性创伤可引起眼球纵向压缩,从而继发赤道区扩张造成对玻璃体基底部的牵拉,这可能导致玻璃体基底部撕脱、基底部之后的视网膜撕裂、睫状体平坦部(玻璃体基底部之前)的视网膜撕裂和视网膜截离。对眼球的直接损伤(棒击损伤)可导致相应的局灶性视网膜坏死和不规则的视网膜撕裂。对侧冲击伤会影响到较远部位,如后极,可导致创伤性黄斑裂孔。值得注意的是,头部外伤非直接的眼部外伤,不太可能导致任何类型的视网膜裂孔或视网膜脱离。

视网膜截离是最常见的震荡性视网膜撕裂,84%会发生创伤性视网膜脱离[48-52]。理论上钝性创伤对颞下象限影响最大,因为受眼眶的保护最少。

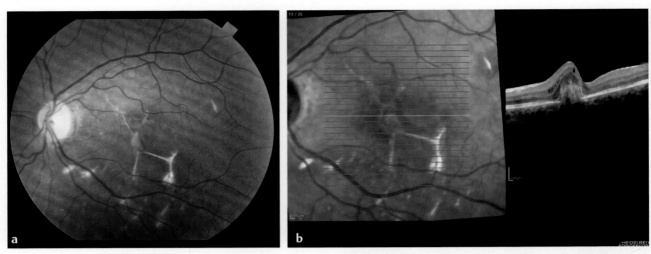

图 32.9　(a)显示眼球钝挫伤后脉络膜破裂的彩色照片。(b)光学相干断层扫描(OCT)显示视网膜下纤维化和上覆的视网膜囊性改变。

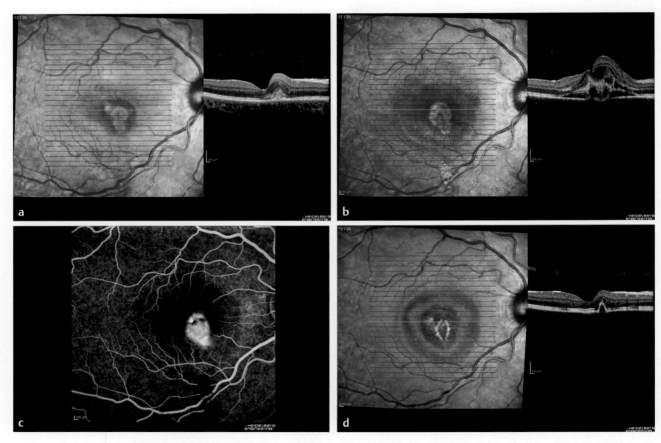

图 32.10　眼部光学相干断层扫描显示一例 20 岁女性在眼部钝挫伤后快速发展为脉络膜新生血管（CNV）。(a) 初始视力为 20/40。(b)在 1 个月内,当她出现 CNV 伴黄斑下出血时,她的视力下降到 20/400。(c)荧光素血管造影显示黄斑区域的染料渗漏。(d)4 次注射抗 VEGF 药物后,液体消退,视力提高到 20/25。

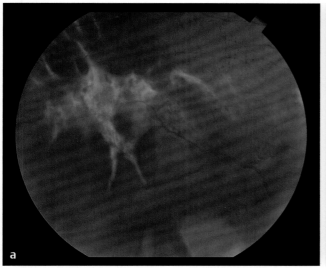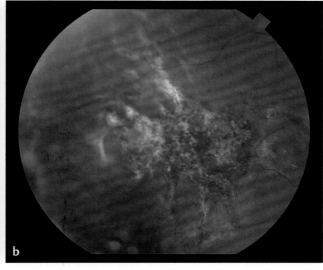

图 32.11　弹伤性视网膜脉络膜病变。(a)视网膜下出血及下方"爪状"脉络膜视网膜萎缩伴纤维化。(b)出血吸收后 1 年广泛脉络膜视网膜瘢痕形成。

在撞击和对冲伤中，这似乎是颞下和鼻上象限较容易发生外伤性视网膜脱离和其他撕裂的原因[48,50-52]。一项前瞻性研究发现,74%的创伤性截离发生在锯齿缘之前[53]。区分视网膜截离和视网膜撕裂也很重要,在截离中,后缘由于玻璃体基底部的附着边缘不会自行翻转而变形,玻璃体后脱离通常不存在。而且,截离的后缘不会向后极部滑脱,而巨大裂孔则会[53]。区分截离和巨大的视网膜撕裂与手术入路和预后有关。一个视网膜截离可伴有玻璃体基底部撕脱伤(图 32.12),而玻璃体基底部撕脱伤的存在被认为是钝性眼外伤的特征。

创伤性视网膜撕裂通常是多发性的,常见于玻璃体基底部的后方,位于颞下或鼻上象限。大多数创伤性撕裂可能在受伤时发生,其可能不会立即导致视网膜脱离。12%~30%的"创伤性"视网膜脱离在首诊时就能确诊,30%~40%的在 1 个月内确诊,80%的在 2 年内确诊[48,50,51]。一项研究发现,从受伤到脱离的时间最长可达 40 年[48]。这可能是因为大多数眼外伤患者都是年轻人,先前存在的玻璃体液化相对较少。这也解释了为什么很多创伤性的孔源性视网膜脱离进展缓慢并显示慢性的迹象,如多重分界线和视网膜内的大囊肿。

32.5.6 巩膜破裂

1985—1991 年的国家眼外伤系统登记发现,70%的攻击相关眼外伤和 55%的非攻击相关眼外伤

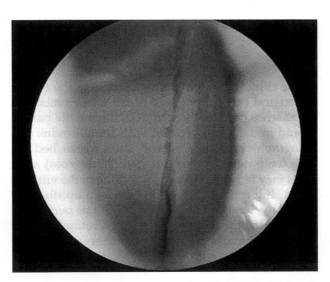

图 32.12　可见玻璃体基底部的一条线性色素带悬挂在晶体后方的睫状体平坦部。(Image courtesy of William Tasman, MD.)

特别关注

● 受过创伤的眼球合并明显的屈光介质混浊,B超检查可以检测视网膜脱离和许多视网膜撕裂,但小的周边视网膜裂孔和隐匿性的巩膜破裂可能漏诊。

发生后段外伤[14]。其会发生眼后段外伤，眼外伤最严重的后段创伤是巩膜破裂，对于严重持续性钝挫伤的眼球，约 3.5% 有巩膜破裂[54]。因为巩膜最薄的部位位于角膜缘和直肌附着处，钝挫伤的巩膜破裂最常发生在这些部位[55]。

对于同时有眼睑或眼眶外伤的患者，诊断巩膜破裂可能很困难。临床发现，与巩膜破裂相关的最有意义的阳性体征，包括严重的眼周或眼内出血同时视力低于手动，眼压小于 5mmHg，前房深度不对称，以及无法可见眼底细节[54-56]。虽然眼内压低可能表明巩膜破裂，但是正常或高眼压也可能发生。裂隙灯检查可能会查见玻璃体嵌顿于破裂部位。如前所述，辅助检查可以协助诊断隐匿性破裂，但是，如果诊断仍不明确，必须进行手术探查。

巩膜破裂的修复可能具有挑战性，沿角膜缘 360° 剪开结膜进行探查，找到一个巩膜破裂探查仍不能停止，这是因为一些眼球会有多处破裂。如果全部或部分伤口是接近的，每个伤口应该是在发现时就行第一次修复手术（缝合技术在穿通伤章中详细讨论）。如果伤口向后延伸至后极部，在不压迫眼球或不使眼球变形和不挤压眼内容物的情况下无法闭合伤口，在这种情况下，可允许后极部的巩膜裂伤通过纤维化自发闭合。在随后二期手术中，视情况确定是否需要最终闭合后极部伤口。

不幸的是，遭受钝器损伤导致的大的或后巩膜破裂的眼球恢复良好的视觉功能的概率很低[19,57]。但是，随着应用更好的手术设备及更好的理解外伤的病理生理学，越来越多的伤眼能够保存一定程度有用的视功能。

32.5.7 视神经撕脱伤

视神经总长度为 45~50mm，其眶内段（20~30mm）呈松垮的 S 形，从而允许眼球不受限制的旋转和一些轴向位移。视神经可在 3 个位置撕脱：视神经乳头、眶尖和视交叉[58]。1901 年，Lang 报道了钝挫伤后视盘处筛板和视神经纤维的部分破裂[59]，从那时起，急性的部分或完整的视神经撕脱被充分记录。视神经撕脱的可能机制如下：

● 全眼球极度旋转和往前移动。
● 物体侵入眼球和眼眶之间，使眼球发生位移。
● 创伤的剪切力撕裂视神经鞘。
● 眼压突然升高，导致筛板和视神经的"排出"。
● 子弹或刀直接损伤了视神经。

部分或完全视神经撕脱的诊断通常是在规范的眼科检查中建立，通常在受伤眼有一定程度的视力丧失和 RAPD。眼科检查中，部分撕脱的视盘会出现凹陷或挖掘状，完全撕脱则整个视盘缩回在鞘内。视网膜血管可能正常或突然在视盘边缘终止，出血可见于玻璃体腔、玻璃体前、视网膜内或视网膜下空间（图 32.13a）。荧光素血管造影显示视网膜循环可从正常到完全停止血流，通常在血管造影晚期受伤的视盘边缘呈强荧光（图 32.13b）。组织病理学报告证明了这一点，破裂发生在视盘边缘，这也是 Bruch 膜终止处[60]。

视神经撕脱的诊断有时会比较困难，因为玻璃体积血从视盘处蔓延开来，遮盖视盘和周围毛细血管的细节。影像技术可能有助于做出诊断或排除创伤引起的其他类型的视神经功能障碍，如压迫性视神经病变。CT 可以准确地显示一部分的视神经完全

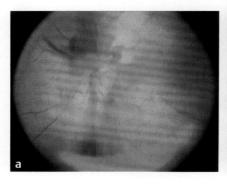
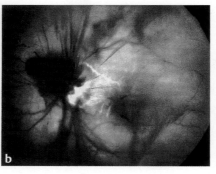

图 32.13 撕裂的视神经。(a)撕裂的视神经盘周围的玻璃体凝胶和出血被吸入该区域。(b)相应的荧光素血管造影显示缺乏视网膜血管充盈和视盘边缘强荧光。

撕脱,但在其他情况下,如视神经鞘完整的情况下可能被遗漏。尽管如此,CT 在诊断与损伤有关的视神经疾病时仍然有用。虽然超声检查也可以通过显示视盘前部区域的缺陷来提示视神经撕脱,但没有非特异性,如球后出血和视神经直径增粗,也有类似征象。因此,超声检查的价值有限。在电生理学领域,视觉诱发电位通常会消失,ERG 变化很大,从不可记录到正常取决于患眼视网膜的损伤。当神经完全撕裂,在受伤后 4~8 周,内胶质细胞增生可以关闭视盘处缺损,如果患者在此后首次就诊,诊断则更具挑战性。在这种情况下电生理检查可能有助于诊断。

值得一提,的是视神经撕脱可以发生在视神经交叉之前,大多数此类病例是由于面部严重创伤、武术演习、攻击和自我伤害的精神病患者。这种损伤的潜在的严重并发症对侧眼的视野也可能受到影响[58]。

没有现行有效的治疗方法能治疗视神经撕裂,完全撕裂最终将没有光感,部分撕裂视力变化很大。

32.6 穿透性损伤

随着目前显微外科技术的发展,穿透性损伤的视力预后较好(20/60 或更好)。最终影响视觉预后的因子包括首诊时视力为 20/200 或更高、伤口部位在 4 条直肌之前(Ⅰ区或Ⅱ区)、伤口长度 10mm 或更少,以及尖锐物损伤[18,19]。

指导开放性眼球外伤的修复原则如下:
- 恢复眼球结构的完整性。
- 回纳可见的眼内容物。
- 如果可能,勿干扰视轴。
- 首次修复时,通过最小化眼内操作,避免医源性损伤。

这些原则适用于患者到达手术室后,指导麻醉的类型、手术的准备和手术治疗。麻醉的类型取决于患者的年龄、焦虑程度和健康状况,以及疾病的程度和损伤的性质。年轻、激动或焦虑的患者,推荐全身麻醉,患者有广泛撕裂、贯通性损伤(即使已修复了前路伤口),或者在受伤程度未知的患者中,也建议使用全身麻醉。局部结膜囊内或球后麻醉,可用于修复小的角膜撕裂伤和取出小的 IOFB。我们建议,在局部麻醉时,联合眼睑阻滞。当患者眼睑闭合时,应尽量减少施加在受伤眼球上的任何潜在压力。麻醉剂量应保持在最低限度并注射应缓慢,以防止过度的球周压力而继发眼内容物脱垂。

受伤程度应尽早在手术修复前确定,如果角膜裂伤延伸到角膜缘,应在角膜缘剪开结膜,并且探索整个裂伤。如果撕裂延伸至直肌下,则探查困难,这时可以离断肌肉,用双针 5-0 或 6-0 冠状面缝合。待裂伤修复后,再缝回到离断的部位。应特别注意可能的玻璃体或葡萄膜脱垂或嵌顿。一般来说,玻璃体应该被剪除,而葡萄膜应该被回纳,除非已严重坏死(稍后将对此进行更详细的讨论)。

遵循手术的基本原则,所有伤口都应该清创。我们建议,用平衡盐溶液轻轻冲洗伤口表面,清除可能的伤口异物、细菌和上皮细胞。如果临床怀疑伤口被污染或是有眼内炎存在,可轻轻擦拭伤口,切除坏死葡萄膜,抽取房水,并将这些标本送去培养和革兰染色。这些化验结果可能对感染的控制有所帮助。

没有葡萄膜嵌顿的"简单"角膜裂伤,可以用 10-0 尼龙缝线间断缝合,尽量避开视轴区域,缝线应垂直于伤口,每端应长度一致,深达基质层(图32.14),理想的深度为 80%~90%的角膜厚度。浅表的缝合可能导致内皮间隙和伤口闭合不良。非径向缝合可能导致伤口渗漏和角膜曲率不规则。宽进针(距伤口边缘 1mm)比窄进针更好,因为其不易撕裂或通过受损的组织时不易形成"奶酪丝",更容易旋转,尤其当角膜水肿的时候。裂伤的边缘应该避免使用镊子去夹,这是因为,如果基质组织一旦夹烂就无法形成水密。如果为 10-0 尼龙切割针,可以通过扭转运动来缝合,而不需要其他器械稳定或反压。如果需要反压,可以用 0.12mm 或 0.3mm 的钳子夹住角膜缘,或者将镊子压在缝针出口部位的远端。关闭伤口可以通过多种方式实现,如从一端缝合至另一端,或从中间开始并持续将伤口一分为二,直至闭合。大多数伤口是不规则的,锯齿状边缘可以作为缝合的标志。一旦伤口被固定,随后将加强缝线

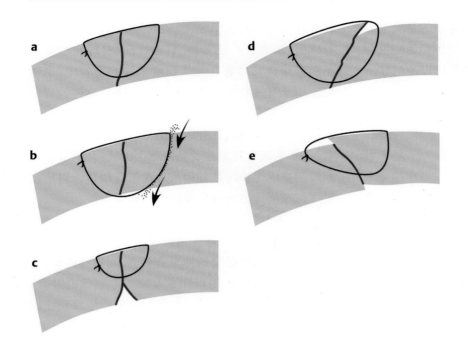

图 32.14　(a)角膜撕裂伤的正确缝合。(b)缝合太深可作为微生物进入眼内的通道。(c)太浅的缝线会导致内伤口不闭合。(d)缝合长度不等。(e)深度不等可导致伤口错位。

置于主缝线之间。以这种方式闭合最符合解剖学和使不规则散光最小化。因为往往很难预测关闭伤口需要多大的拉力，通常需要更换松动或过紧的缝线。使用"活结"可以在伤口闭合时调整，减少更换缝线的时间。在角膜缝合结束时，将线头埋入角膜基质中，可促进伤口愈合和改善患者的舒适度。

　　Berdahl 等[61]表明，树枝状聚合物黏合剂在修复角膜全层裂伤中，比 10-0 尼龙缝线创伤更小，其长度可达 4.1mm。动物模型实验中，他们发现，在修复后 28 天，缝合角膜与胶合角膜相比有更多的炎症、瘢痕和前表面不规则。在此之前，Velazquez 等[62]在人眼的体外实验中发现，用黏合剂修复的角膜比用缝线修复的角膜能够承受更高的星形和线性撕裂的压力。

　　星形撕裂的缝合更具挑战性，交叉点很难做到水密，有多种方法介绍了如何密封这种撕裂（图32.15）。可以使用多个交叉缝线，但是这种方法往往显得笨拙且效率低下。改良的水平褥式缝合和荷包缝合，线结埋在伤口中，基本可以达到水密的要求。但是，在某些病例中，交叉点处的角膜组织水肿、浸

软或缺失，导致稳定的水密状态无法实现。在存在小渗漏的情况下，氰基丙烯酸酯组织黏合剂可以密封渗漏部位。因为聚合了胶水表面会粗糙，会磨损眼睑结膜，故必须使用软性角膜接触镜保护。若是存在较大缺损，可能需要角膜或巩膜移植物(图32.16)。

　　在有葡萄膜组织嵌顿的角膜撕裂中，在闭合伤口前，须先处理好脱出的眼内容物。脱垂的葡萄膜组织出现坏死(尤其是超过 24 小时)，应被切除并送往病理科进行组织病理学检查及微生物学检查。未坏死的葡萄膜，如前所述应该被回纳。在回纳前，任何上皮或覆盖在组织上生长的膜均应用细尖镊子取下，或用尖头棉签或干燥的纤维素海绵擦干净。在垂直于伤口的方向做一角膜缘穿刺口，从该穿刺口进入回纳伤口处的葡萄膜组织(如一个水平撕裂，可以在 12 点角膜缘位置做穿刺口)。通过一个钝的 27G 或 30G 套管从穿刺口注入黏弹剂，并将虹膜从伤口回纳，同时喷上足够的黏弹剂在伤口和虹膜之间，避免虹膜再次脱垂(图 32.17)。太多的黏弹剂会导致伤口裂开，使其关闭困难和导致虹膜脱垂到另一个位置,可选的或辅助方法是使用缩瞳剂(如乙酰胆碱和卡巴胆碱)，将虹膜从周边裂伤口处拉回或散瞳(如去氧肾上腺素和东莨菪碱)，帮助中央伤口的虹膜回纳。

　　伴有角巩膜撕裂伤，角膜缘等标志性部位或锯齿状的角应先用 9-0 尼龙线缝合，接下来应使用

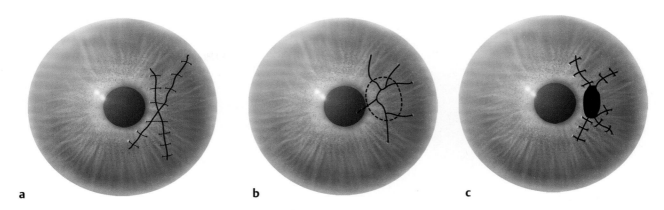

图 32.15　缝合星形撕裂伤，不规则的表面外观代表黏弹剂填充前房。线性缺陷代表角膜裂伤。(a)间断的桥接缝合。(b)荷包缝合。(c)间断缝合和组织胶水。

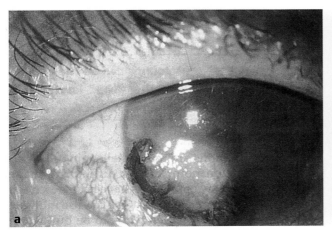
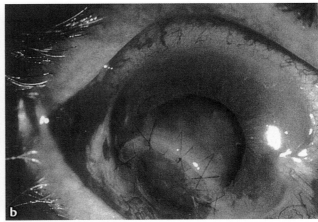

图 32.16　角膜移植用于修补大的创伤性破裂导致的陈旧性角膜瘢痕。(a)手术修复前。(b)手术后。

10-0 尼龙线间断缝合，达到角膜的闭合，从角膜缘开始逐渐往后，最后用 8-0 尼龙线间断缝合巩膜组织。在某些病例中，使用鞋带技术能很好地关闭巩膜伤口，这也用来封闭植入更昔洛韦植入物的切口（图 32.18）。

角巩膜缘伤口常伴有前房积血、晶体破裂、眼球血管膜脱出、玻璃体脱出，甚至视网膜脱出。再次强调，最基本的治疗目的是保持眼球的完整性，其他目的是次要的，如晶状体摘除或积血的清除，这些应该在缝合手术及病情稳定后再进行。嵌顿或脱出的玻璃体、眼球血管膜或视网膜，需在首次缝合术中一并

处理。

玻璃体应沿着伤口剪除，使用干燥的人造海绵棉签蘸着剪除，即 Weck-Cel 玻璃体剪除，或使用自动的玻璃体切吸设备。当玻璃体切吸设备启用时，需注意不要干扰眼内结构，如晶状体、睫状体和视网膜，一般不用进入伤口就能切干净伤口周围的玻璃体。

之前提到，所有活的眼球血管膜组织均应回纳。脱出在巩膜伤口处的眼球血管膜，可以使用钝的器械，如睫状体分离器或干燥的人造海绵棉签的柄回纳，然后拉紧缝合。我们建议，缝合时，针从伤口一边出来后，再进入另一边，打活结，使缝线保持松弛，待所有组织回纳后，助手使用钝性器械压住脱出的眼球血管膜，主刀拉紧缝线关闭伤口。

伤口关闭后，30G 针头从睫状体平坦部注入平衡液以维持眼内压。在玻璃体腔看见针头后，再注

精粹

● 在一些病例中，巩膜裂伤使用"系带"技术缝合更有效。

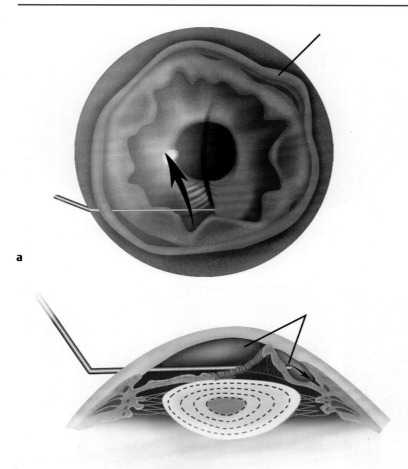

a

b

图 32.17　回纳伤口处嵌顿的虹膜,同时注入黏弹剂用于密封伤口和维持前房。

射。如果屈光介质混浊无法看见针头,须改在前房慢慢注入(小心损伤晶状体悬韧带)或暂不注入。因为针头可能会在脉络膜腔或视网膜下空间,盲目向后极部注射是不推荐的。

> **特别关注**
>
> ● 在第一次修复眼球时,不建议出于任何原因盲目向后极部注射。

32.7 贯通伤

　　眼球贯通伤的定义是有一个入口和一个出口,治疗原则同穿通伤,但贯通伤的预后比穿通伤差[20,31,63],因为受伤后纤维细胞立即沿着眼球受伤的入口到出口的伤道在玻璃体内增殖,牵拉眼球(图32.19),极有可能发展为孔源性视网膜脱离和牵拉性视网膜脱离。

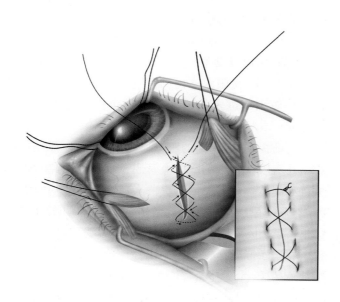

图 32.18　使用"系带"技术关闭巩膜伤口。

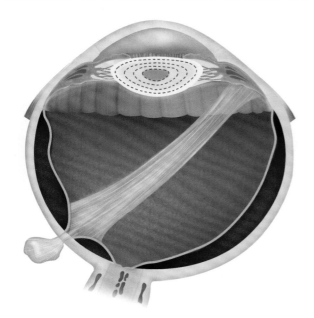

图 32.19 嵌顿在穿孔部位的玻璃体。玻璃体可作为纤维细胞增殖的支架,并导致复杂的视网膜脱离。(Moolified from Tolentino FI, The vitreous in ocular trauma, Bull Soc Rel-geOphthalmol 1987; 223:179)

修复入口时应尽量避免眼内冲洗,不要挤压眼内容物从出口脱出。首次手术出口几乎很难关闭,在大多数情况下应该推迟。实验研究表明,后部伤口在 7 天内可自发闭合[64]。因此,二期手术如睫状体平坦部的玻璃体切割术等,应在受伤后 7~10 天进行。这些技术将在后面章中讨论。

32.8 眼内异物

眼内异物 (IOFB)18%~40%合并相关的穿通性眼外伤,存在立即和迟发的视力威胁[65,66]。急性的眼内异物损伤会导致机械性损伤及创伤后眼内炎的风险加倍[67],延迟并发症包括 PVR 和视网膜脱离,或氧化金属异物的毒性损伤(如铁质沉着)。一些化合物,如塑料和玻璃,在眼内比较稳定,在这些情况下,如果没有其他并发症,伤口闭合后,可以观察眼部情况。但是,在大多数情况下,IOFB 需要取出,可以首次修复手术时取出,或二次手术时取出。

之前,与有色金属异物相比,黑色金属异物预后较好,因为这类异物可以用磁铁去除。然而,随着玻璃体切割术的出现,任何类型的眼内异物合并穿通伤的视力预后均得到相应的提高。在 1988 年的一

系列报道中,有 79%的 IOFB 达到 5/200 或更高的视力,60%达到了阅读视力(20/40 或更好)[68]。

在选择手术方法时,需要了解异物的性质以及异物的大小和位置。经常,患者能够提供 IOFB 的性质,或其家庭成员可以描述患者当时正在使用的工具或类似的物体 (如另一个 BB 子弹或小子弹),也可以测试有无磁性。因为 80%~90%的 IOFB 是金属的,而绝大多数是由铁组成的,所以 IOFB 具有磁性的可能性很大。

穿通和贯通伤的初始处理步骤应包括破伤风和广谱抗生素静脉注射。其他处理 IOFB 的原则包括:

- 首先恢复眼球的完整性。
- 尝试取出 IOFB 之前,需充分评估眼内异物的状态和眼球结构的状态。
- 取出异物时,应最大限度地减少对眼球的额外伤害:
  - 术前认真规划。
  - 手术切口足够大,取出异物容易。
- 将 IOFB 送微生物学培养。

前房或晶状体中的异物通常可以通过角膜缘切口取出,很多时候前房异物会落入下方房角。将伤口闭合后,前房穿刺注入黏弹剂,做足够大的角膜缘切口,使用镊子或磁铁(如果是铁)取出,助手可以拿房角镜帮助主刀看见异物,最后冲洗出前房内黏弹剂并关闭手术切口。

晶状体内异物通常必须同时去除晶状体,但是,如果前囊撕裂小,异物由无毒材料组成,囊袋伤口可能纤维化,导致局部不影响视力的白内障可以观察。如果异物比较脏或异物是金属的或怀疑有眼内炎,则晶状体和异物应该一起清除。

后段异物可以有多种取出方式,磁力提取在这些方式中起了重要的作用,并在玻璃体切割术中也能起到辅助作用。有些情况,如含铁的 IOFB 嵌入视网膜下,就非常适合"活门瓣"磁吸,而不适合睫状体平坦部的玻璃体切割术 (图 32.20)。如果能看到异物,可在与金属异物的位置相应的巩膜上面做标记,然后做一个全层巩膜的"活门瓣"。脉络膜使用透热疗法后,切开脉络膜,异物即可用磁铁或镊子取出(将磁铁贴着镊子会便于取出异物)。再把巩膜瓣用 8-0 尼龙缝线缝合。如果视网膜有嵌顿,应行巩膜扣带术。因为脉络膜用透热疗法处理,不需要冷冻疗法。

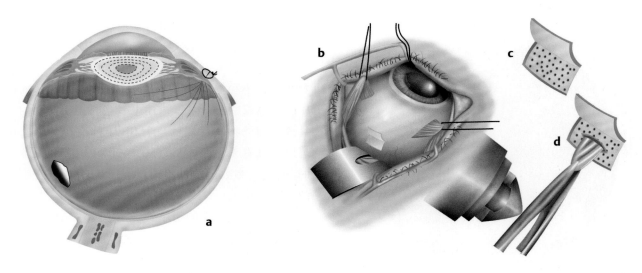

图 32.20　经巩膜入路取出视网膜内异物。(a)异物的位置由检眼镜检查确定。(b)然后，在异物附近制作全层巩膜瓣。(c)用透热疗法治疗脉络膜，然后切开。(d)异物是用镊子和(或)外部磁铁取出。

从外面用磁棒将 IOFB 从玻璃体腔取出时，最接近 IOFB 的睫状体平坦部区域应作为取出部位(图 32.21)。在有晶体状眼中，其距离角膜缘后方 4mm 处并与角膜缘平行；在无晶体状眼或人工晶状体状眼中，其距离角膜缘后 3~3.5mm 处并与角膜缘平行。如果是锋利的 IOFB，则巩膜切开可以放射状向后延伸。巩膜切开的长度应足够大并能将 IOFB 取出。预装水平褥式缝合将有利于闭合并减少低眼压的概率。外部磁铁保持在巩膜切开部位不动，IOFB 可用间接检眼镜查见，在巩膜切开部位可能需要镊子来辅助取出 IOFB。将镊子磁化可能有助于探查和稳定异物。脱出的玻璃体应剪除，没有其他视网膜病变时，冷冻治疗和巩膜扣带不需要施行。

许多手术医生更喜欢睫状体平坦部的玻璃体切割手术(图 32.22)。在屈光介质不透明的病例中，无法充分了解 IOFB 或视网膜状态，这时玻璃体切割术是最好的手术方法。如果合并白内障，能联合平坦部的晶状体切除术。睫状体平坦部的玻璃体切割术将清除玻璃体积血并解除玻璃体牵拉。应该注意，将 IOFB 从玻璃体中暴露出来，尽可能不让异物在眼内翻滚，可使用照明钳子夹住 IOFB，另一个手进

行玻璃体切割术。如果异物被眼内稀土磁棒吸住，应转移到异物颞并夹住，以防止异物脱离磁铁后下落，并损坏黄斑。

视网膜内异物在技术上更具挑战性，因为视网膜脱离的发生率比玻璃体腔异物更高。一旦视轴通路上的混浊被清除，IOFB 表面的玻璃体应该尽可能完全和安全地切除。此时，异物可通过经巩膜途径或经玻璃体途径取出。当经巩膜途径取出时，应遵循前面描述的步骤。再次，如果视网膜嵌顿，应行巩膜扣带或放射状放置加压块。当使用传统方法时，眼内异物应用眼内稀土磁棒或眼内镊或眼内钳轻轻

精粹

● 磁化镊子有助于探查和固定被镊子抓住的异物。

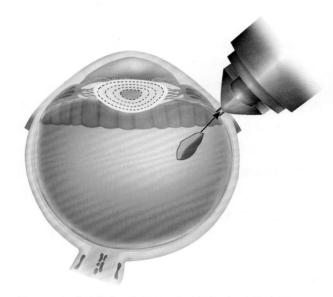

图 32.21　玻璃体内异物使用外部磁铁固定在睫状体切口上。

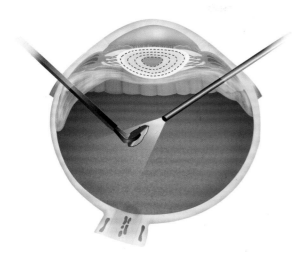

图 32.22　使用睫状体平坦部的玻璃体切割术取出眼内异物。

挑动。如果异物已经被包裹，包膜可以用膜刀片切开，随后用镊子或磁铁取出异物。

在一些病例中，玻璃体后脱离已经存在，但由于大多数 IOFB 都发生在年轻男性，后玻璃体可能仍然附着，这时创造玻璃体后脱离很重要。如果没有形成玻璃体后脱离，术后玻璃体收缩可能会导致视网膜脱离或视网膜前膜的形成，在早几年的玻璃体切除技术，这些并发症发生率可达 90%[69]。使用高负压的玻璃体切割仪器或软尖的负压套管来创造玻璃体后脱离，吸到周边部后玻璃体切割术切除。

BB 子弹引起的眼部损伤是对玻璃体视网膜医生的一个特殊挑战。这些损伤预后很差，绝大多数的眼球要么被摘除，要么无可用视觉[70,71]。与其他子弹相比，BB 子弹是钝的并且以相对低的速度行进，如果其穿透眼球，通常不会贯通，相反，会在内部弹跳。因此，这些子弹可能会导致严重的眼内损伤。如果有光感，应该尝试玻璃体切割术。不幸的是，BB 弹的尺寸、球形和非铁成分使探查和取出变得困难。通常，BB 子弹必须通过前房取出，伤口闭合后，进行睫状体平坦部的玻璃体切割术。角膜缘切口是常用的，BB 弹被带到前面，进入前房，并通过角膜缘切口取出。

在某些情况下，BB 子弹导致的原始角膜伤口太大而无法关闭，或妨碍观察后段情况，晶状体切除术和 BB 子弹取出可能需要开天窗的方式进行。360° 进行结膜剪开，4 个直肌用 2-0 棉线牵引，并将角膜环缝合到巩膜上，损坏的角膜被修剪、去除和置于组织培养基中。晶状体切除、玻璃体切除，然后取出 BB 子弹。如果之后需要进行更进一步复杂的操作，需要可视化的屈光介质，可以使用临时的人工角膜来帮助手术完成。

32.9　玻璃体切割术和其他二期（延迟）手术

严重的钝性创伤和穿通伤或贯通伤的二期手术或延迟手术可能非常复杂，因为各种各样的前段和后段状态可以并存，如前房积血、白内障、脉络膜上腔出血、玻璃体积血、视网膜撕裂或脱离。手术修复需要一步一步逐步修复的方法，开始前应进行彻底的术前评估。术前需要考虑的问题包括以下内容：

● 角膜是否足够清晰能观察眼内结构？如果不是，则需要人工角膜或角膜移植。

● 手术是通过角膜缘切口还是通过睫状体平坦部切口？无晶状体眼或人工状晶体眼需要做角膜缘切口来冲洗前房积血。

● 是否需要去除晶状体？如果是，应采用何种方法？主要取决于晶状体的状态，囊袋或悬韧带以及任何相关的病理状态，如睫状体炎性假膜和其他后段的病理状态。

● 是否出现出血性脉络膜脱离？出血性脉络膜脱离应在玻璃体切割术之前排出，术前 B 超扫描不仅能确定是否存在脉络膜脱离，通过动态影像还能提供血凝块组织或液化程度的信息（即让患者活动眼睛，观察脉络膜上腔成像）。

● 存在哪些玻璃体视网膜异常？视网膜已经形成撕裂或脱离？是否有组织嵌顿在伤口部位？PVR 存在吗？手术医生需要准备进行复杂的玻璃体视网膜手术，如膜剥离或分隔和视网膜切开。手术辅助剂如全氟化碳液体和硅油需要准备好。

二次手术的时机取决于要解决的具体问题（图 32.23），任何疑似眼内炎都需要立即干预治疗，脉络膜脱离和大多数后段并发症的治疗可以延迟到 7~10 天，而穿透性角膜移植或青光眼手术的合适时机是数周或更长时间，等待眼球完全愈合后再进行。一个基本的治疗方案概述见图 32.23。

严重的眼球复合外伤的二次修复手术应逐步开始，从前段到后段。然而，通常采用巩膜扣带术能提高成功率。一些手术医生更喜欢手术开始先做一个巩膜扣带，在手术结束时再做出最后调整。而另一

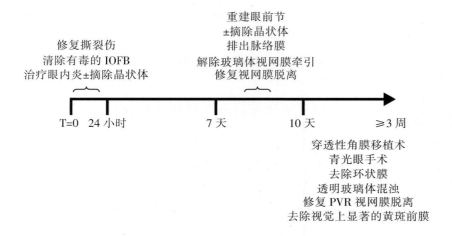

图 32.23　二期(延迟)手术的时机。

重建眼前节
±摘除晶状体
排出脉络膜
解除玻璃体视网膜牵引
修复视网膜脱离

修复撕裂伤
清除有毒的 IOFB
治疗眼内炎±摘除晶状体

T=0　24 小时　　　7 天　　　10 天　　≥3 周

穿透性角膜移植术
青光眼手术
去除环状膜
透明玻璃体混浊
修复 PVR 视网膜脱离
去除视觉上显著的黄斑前膜

些则喜欢在能看清后段情况后，再放置扣带。如果是经验性的放置扣带,选择一个宽的条带,如 287 束套环扎带/240 组合或至少环扎带[42]。同任何巩膜扣带术一样,条带应放在全部的四条直肌下方,但是,在巩膜穿通伤或破裂无法修复时,特别应注意覆盖在巩膜穿通伤上的纤维化囊膜,这个囊膜不应该被切开,条带应该覆在破裂之上以支撑尽可能多的区域。如果破裂太靠后,条带应扣在玻璃体基底部。扣带放置后,在眼后段能看清后,再调整到一个合适的高度(即添加纵行加压块和调整扣带位置),然后应注意眼前段重建。

如果角膜混浊妨碍眼内结构的观察,需要临时使用人工角膜,尽可能避免穿透性角膜移植术,因为术后炎症会明显降低移植物长期存活率。如果存在前房积血,则需要排出。如果前房有纤维蛋白或血凝块,血栓溶解剂如 10~15mg 的组织纤维蛋白溶原激活剂(tPA)可以帮助其去除。酶促血凝块或纤维蛋白溶解至少需要 20 分钟。因此,患者在手术前的准备间时,应前房注入 tPA,或在开始其他手术之前作为手术开始时的初始步骤,如巩膜扣带术。在无晶状体眼中,血液可以通过睫状体平坦部的切口至前房冲洗掉。在睫状体平坦部放置弯曲的 23G 或 25G 的蝶形针头,连接灌注,伸到前房确认灌注可见,玻璃体切割仪器从另一个睫状体平坦部切口进入吸出血块。在有晶状体眼中,可前房穿刺或角膜缘穿刺放置 21G、23G 或 25G 蝶形管道灌注,血液可以使用玻切头机械地吸除或通过眼内镊子从角膜缘穿刺口夹出(图 32.24)。因为 4~7 天血凝块最坚固,所以这时期是取出的最佳时间[70]。

在许多情况下,晶状体切除是必要的,以便检查

后段。此外,没有晶状体能够更安全、更完整地去除前房玻璃体和膜的剥离,并方便术后护理(如气液交换、激光)。晶状体去除可以使用多种方式,取决于手术者的喜好、晶状体的稳定性和患者的年龄。一般年轻患者的晶状体较柔软,可以用白内障手术的注吸仪器吸除,或玻切头吸除,而老年患者的核较硬则需要超声乳化术。在这些病例中,应避免使用大切口的晶状体囊外摘除术。晶状体可以通过睫状体平坦部玻切或角膜缘切口去除。我们建议采用睫状体平坦部玻切的方法,因为这种手术方法最大限度地减少了切口的数量并提供更好的晶状体的稳定性,巩膜切口应距角膜缘后 3~3.5mm。通过前段灌注,液化的脉络膜积血可以从巩膜切口处抽出,但是,如果眼球血管膜嵌顿在巩膜切口处,灌注应立即停止。一个巩膜切口连接 20G、23G 或 25G 的蝶形灌注头(取决于巩膜切口/套管的大小)连接灌注。另一个巩膜切口使用超声粉碎或玻璃体切割,可以去除晶状体及囊袋 (图 32.25)。一个完全的切除是必

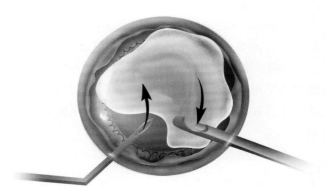

图 32.24　使用角膜缘切口吸除有晶状体眼的前房积血的方法:使用带角度的 21G、23G 或 25G 针头进行灌注,而玻璃体切割术器械用于切割和抽吸血液凝块。

要的,以尽量减少随后的 PVR 的发生。如果有晶状体碎片掉落至后极部,最好使用玻璃体切割术来清除这些碎片。

清除前部介质混浊后,进行后部玻璃体切割术,这时玻璃体后皮质的清除至关重要。在许多严重的眼部创伤中,玻璃体后脱离将自发在 7~10 天期间。然而,在某些病例中,玻璃体后皮质仍然存在。在这些病例中,玻璃体后脱离通常可以通过自动吸力或机械吸力来完成。特别注意的是,解除撕裂孔边缘的玻璃体牵引、清除嵌顿在巩膜伤口中的玻璃体及附着在脱离的视网膜上和玻璃体基底部的玻璃体至关重要。如果这些区域的纵向和切向牵引力无法充分缓解,则应联合巩膜扣带术。

玻璃体切割术完成后,眼底必须用广角镜系统检查或间接检眼镜联合巩膜压迫检查,寻找有无视网膜撕裂和脱离。所有的视网膜撕裂都应该用眼内激光或经巩膜冷冻疗法封闭。若撕裂孔的玻璃体牵引持续存在,则应联合巩膜扣带或纵向加压块。如果存在视网膜脱离,则引起视网膜撕裂和脱离的全部牵引必须缓解,需要联合巩膜扣带和膜的剥离。从内部排出视网膜下液,可以通过原裂孔或在后极部做视网膜切开来引流。视网膜裂孔的眼内顶压物有长效气体(如全氟丙烷)或硅油。

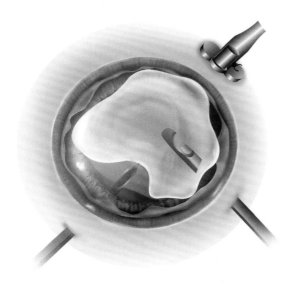

图 32.25　经睫状体平坦部的晶状体切除术。玻璃体切割术或超声粉碎仪器通过一个上方的睫状体平坦部切口,弯曲的 20G、23G 或 25G 的蝶形灌注头（取决于巩膜切口的大小）连接灌注,通过套管或巩膜切口直接进入晶状体。

巩膜穿通伤和破裂伤可能因存在视网膜嵌顿而变得更复杂,会导致复杂性视网膜脱离。如果视网膜嵌顿在前段,可以通过玻璃体切除联合巩膜扣带术复位。但是,在某些情况下,特别是当视网膜嵌顿在后部,视网膜切开术是必要的。最有效的是使用带照明的眼内电凝止血及玻璃体切割头或垂直剪刀将视网膜从嵌顿区域剪开。通过这些技术,Han 等[71] 在 73% 的伤眼中成功取得了解剖学上的复位;然而,视力预后仍较差,因为这个研究中只有 40% 的患者达到了可日常自理的视力(5/200 或更好)。

32.10　预防性巩膜扣带术和冷冻术

眼外伤视力预后不良的主要原因是 PVR 导致的迟发性视网膜脱离。Cleary-Ryan 的 PVR 模型模拟了眼外伤患者的巩膜裂伤状态,可见视网膜神经胶质细胞进入视网膜内表面和玻璃体腔,进行化生并具有成肌细胞的特征,玻璃体基底部环形收缩和纤维组织增生导致的前后方向收缩,且纤维组织可能嵌顿于伤口处,通常会导致牵拉性和孔源性的复合性视网膜脱离。这种脱离的修复具有挑战性,失败率很高。

为了能够减轻 PVR 的影响和预防晚期的视网膜脱离,一些临床医生建议,在玻璃体腔穿通的眼外伤患眼行预防性巩膜扣带术。已公布的报道表明,与未行巩膜扣带术的眼外伤患者相比,迟发性视网膜脱离发生率降低了 43%~70%[20,31,72],这可能是因为环绕巩膜的环扎带缓解了眼球内部的牵引力,从而降低视网膜脱离的风险。遗憾的是,这些研究存在选择偏倚,缺乏对照临床试验来充分评估预防性巩膜扣带术的益处。大多数手术医生宁愿等到二次修复手术时才决定是否使用巩膜扣带,而不是根据经验在初次修复手术时就应用。如果使用,扣带应该要相对宽,且定位于基底部,用以支撑整个玻璃体基底部区域。

在初始修复手术时,沿巩膜裂伤的部位行冷冻

> **争论点**
>
> ●一些临床医生建议在穿通性眼外伤的病例中预防性使用巩膜扣带术。

疗法一直存在争议，现在这种做法已经过时。冷冻疗法的理论益处是增加撕裂区周围的视网膜粘连，从而降低视网膜脱离的风险。但是，冷冻疗法的可能风险是广泛的血-视网膜屏障的破坏和刺激释放RPE细胞和胶质细胞，促进PVR和牵拉性视网膜脱离[73]。此外，视网膜裂孔通常发生在距离裂伤部位180°地方，因为距离较远对玻璃体嵌顿产生影响。对冷冻疗法的明确意义需要做进一步研究，然而，我们不提倡采用这样的预防措施。

32.11 晶状体破裂和一期的人工晶状体植入术

如果存在可以查见的晶状体破坏，可以在初始修复手术关闭穿通伤口后去除晶状体（图32.26）。但是，如果存在角膜混浊、前房积血或前房纤维蛋白渗出，应推迟去除晶状体。这一点将在后面讨论，晶状体基质是细菌良好的培养基，如果晶状体物质没有去除，严重的术后眼内炎的风险将显著增加。由于眼外伤经常发生在年轻人身上，因此晶状体通常可以通过单纯抽吸技术去除。一期植入IOL似乎不会增加眼内炎或其他并发症的风险。然而，IOL度数选择可能不准确，手术医生可能会错判后囊的完整性。在一项研究中，64%的穿通性眼外伤的患者在初次手术时进行了晶状体切除和人工晶状体植入术，视力达到20/40或更好[74]。因此，如果囊袋条件良好，可以行IOL植入。如果囊袋破损较大，前房IOL或悬吊IOL应该被推迟。儿童人工晶状体植入术已成为视觉康复的公认手段，4~17岁儿童中，高达87%的穿通性眼外伤通过晶状体抽吸和人工晶状体植入治疗达到20/40或更好的视力[75]。婴儿的IOL植入仍然存在争议，可能需要推迟到首次修复术后很久。

32.12 预防性使用抗生素

预防性结膜下、局部和全身抗生素常用于穿通性眼外伤。从理论上讲，预防性抗生素在围术期和术后使用有助于降低眼内炎的风险。一项前瞻性研究分析了30个眼球破裂发现，预防性静脉注射抗生素是唯一能显著降低房水中细菌培养阳性率的方法[76]。第四代氟喹诺酮类莫西沙星对大多数眼内炎中的常见微生物有广泛的覆盖率，已被证实对90%的分离菌株存在最小抑菌浓度，并且口服用药在非发炎的眼睛中也具有良好的玻璃体渗透性[77]。然而，许多其他抗生素却不能充分穿透血眼屏障。因此，很多全身使用的抗生素在玻璃体中仅能达到中等浓度，仍没有杀菌或抑菌作用，而只需眼内注射小部分抗生素即可获得这种浓度。有了这个推理，一些作者就有了建议预防性使用眼内抗生素[67,78,79]。然而，在一个外伤的眼球中进行眼内注射，解剖结构可能是紊乱的，针头可能不能充分可见，从而导致严重的并发症，如视网膜脱离、抗生素进入视网膜下或脉络膜上腔或晶状体损伤。氨基糖苷类药物会引起视网膜血管阻塞，进一步阻止医生在玻璃体腔预防性注射抗生素。

我们建议，对根据临床症状或损伤情况怀疑眼内炎指数高的眼睛预防性使用眼内抗生素。医生应警惕发生眼内炎可能性的具体术前和术中的体征和症状，包括剧烈疼痛、严重的炎症、前房积脓、玻璃体混浊或视网膜血管鞘。此外，在农村地区造成的外伤，医生更应警惕眼内炎风险的增加[80]。

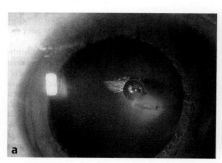
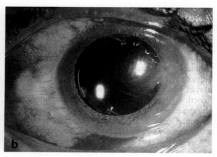

图32.26 （a)角膜裂伤伴有晶状体金属异物和早期白内障形成。(b)术后照片显示修复后的角膜裂伤和后房人工晶状体植入。

32.13 眼内炎

据报道,眼球穿通伤后眼内炎的发生率为 2.5%~14%,如果创伤发生在农村地区或存在眼内异物时,分别高达 15% 和 30%[41,81,82]。患眼出现了显著的眼内炎症和疼痛,通常可以做出创伤性眼内炎的初步诊断。由毒性强的致病菌引起的迟发感染使得预后特别差。

在一项回顾性研究中,对穿透性眼外伤后发生眼内炎的潜在危险因素进行了单变量和多变量分析[81]。只有晶状体损伤是独立的有意义的危险因素时,感染的相关对风险为 15.8。虽然眼内异物与感染的相对风险为 1.9,但没有达到统计学意义。巩膜伤口、前房积血、葡萄膜脱垂、视网膜脱离和脉络膜上腔、玻璃体积血与感染风险无关。国家眼外伤研究发现,如果眼内异物保留超过 24 小时,眼内炎的发病率升高,并有统计学意义 (13.4% 对 3.5%;P<0.0001)[14,24]。与此相反的报道来自某项的研究,认为急诊取出眼内异物可能没有必要。在他们的研究中,70 名士兵(79 眼)经过延迟的眼内异物去除(平均伤后 21 天)和早期全身及局部抗生素预防(左氧氟沙星和莫西沙星)没有发生眼内炎[83]。

与 60%~75% 的病例由无毒力的表皮葡萄球菌引起不同,创伤性眼内炎经常由毒力强的致病菌引起。此外,Jindal 等[84]发现,创伤性眼内炎的微生物谱系 14 年仍保持不变。芽孢杆菌是最常见的致病菌,而蜡状芽孢杆菌则在被土壤污染的物体中常见,虽然这类致病菌导致的术后眼内炎很少见,但占创伤后眼内炎的 25%~46%[80]。它们的特点是快速发作的严重的疼痛和炎症、前房积脓、结膜水肿和环形角膜浸润,并迅速发展为全眼球炎[85]。虽然有报道蜡状芽孢杆菌眼内炎的病例可恢复部分可用视力[86],但这种致病菌产生的多种酶和外毒素导致绝大多数眼球失明或被摘除[80]。革兰阴性菌引起的眼内炎占创伤后眼内炎的 5%~20%[87]。同样,这些病例预后也不良,1/3 没有光感或需摘除眼球[88]。多种微生物感染可能在眼球受伤后发生。据报道,复合的微生物包括表皮葡萄球菌合并链球菌属[89]或芽孢杆菌合并凝固酶阴性的葡萄球菌[84]。真菌虽然不常见,但植物性物质导致的损伤时应警惕。

治疗感染的手术原则包括以下内容:
- 清除所有坏死组织。
- 引流脓肿。
- 去除异物。
- 辅以抗生素治疗。

培养基应包括血琼脂、巧克力琼脂和巯基乙酸肉汤。在 37℃ 孵育细菌和沙保琼脂。在 25℃ 孵育真菌。同时应行革兰染色,因为它们可以为抗生素的选择提供有用的信息。

治疗用抗生素的基本原则包括以下内容:
- 使用对抗病原体的敏感抗生素。
- 抗生素与病原体之间的接触。
- 最小的毒性反应。

考虑到这些原则,抗生素的使用途径有静脉注射、口服、结膜下、眼内和局部滴用。虽然眼内炎玻璃体切割术研究(EVS)中没有证实静脉注射头孢他啶或氨基糖苷类的好处,但应注意的是,EVS 纳入研究的只有白内障术后或二期人工晶状体植入术后的急性眼内炎[90]。而创伤性眼内炎,全身使用抗生素依然被认为是护理标准。静脉注射万古霉素有良好的眼内渗透,对芽孢杆菌、葡萄球菌和链球菌属有效[91],眼内使用的抗生素应该是广谱的,并且必须是无眼内毒性,万古霉素是针对革兰阳性菌的,很少出现耐药性,并且眼部能很好地耐受(1.0mg)。头孢他啶是一种 β-内酰胺酶稳定的第三代头孢菌素,针对大多数革兰阴性菌,包括奈瑟菌、嗜血杆菌、假单胞菌和不动杆菌物种及大多数肠杆菌科。此外,万古霉素也能对抗革兰阳性菌,包括青霉素酶-金黄色葡萄球菌(Staphylococcus aureus)。在一项研究中,40 例眼内炎眼内注射头孢他啶治疗(2.25mg):9 例为创伤后(22%),4 例为内源性(10%)和 27 例为内眼术后(68%)[92]。在 40 例中,6 例由革兰阴性菌引起,在所有病例中都实现了灭菌,并且没有病例观察到黄斑毒性。替代的眼内抗生素,包括克林霉素磷酸酯(450μg)和阿米卡星(400mg)。各种抗生素使用剂量见表 32.5。

32.14 眼球摘除和交感性眼炎

由于交感性眼炎的风险很小,眼球摘除应在严重受创伤的、没有任何机会恢复视力的眼球中考虑。

表 32.5　抗生素的覆盖范围

作用途径	革兰阳性菌	革兰阴性菌
眼内注射[a]	万古霉素 1.0mg	头孢他啶 2.25mg 或阿米卡星 400μg
结膜下注射[b]	万古霉素 25mg	头孢他啶 100mg 或庆大霉素 20mg
局部点	5%万古霉素	5%头孢他啶或 1.4%庆大霉素
静脉用	万古霉素 1g/12h	头孢他啶 1g/12h 或庆大霉素 1~2mg/kg 初始量，然后 1mg/kg 每 8h[c]

[a] 0.1mL。

[b] 0.5mL。

[c] 必须监测峰值和低谷水平及肾脏状态。

首次手术就摘除眼球对于患者来说，心理上很难接受，应该在眼睛没有光感并且结构紊乱、不可能恢复眼球的解剖完整性的情况下进行。二期眼球摘除为医生提供了评估术后视力的机会，获得了其他亚专科专家的咨询（如玻璃体视网膜手术、眼整形手术），并最大限度地稳定了眼部及全身的问题。患者受益于有时间接受失去视力和受损眼睛的缺陷，并有时间咨询家人和朋友。在有光感或手动的眼球中，一些临床医生使用的策略是施行探查性玻璃体切割术。如果眼睛看起来可以挽救，则有可能进行修复。如果眼睛无法修复，眼球摘除。

穿通性眼外伤的交感性眼炎的发病率为0.19%，而眼内手术的交感性眼炎的发生率为 0.007%~0.01%[93,94]。在受伤后 10~14 天内将受伤眼摘除，可以将交感性眼炎的风险最小化[94]。这种潜在的灾难性炎症的典型临床表现是双侧肉芽肿性葡萄膜炎，包括睫状体炎、角膜后 KP、前房及玻璃体细胞反应、后虹膜粘连、脉络膜增厚、视网膜血管白鞘和视盘水肿。Dalen-Fuchs 结节见于半数或更多患者（图32.27）。在组织学上，淋巴细胞和上皮样细胞浸润葡萄膜，通常可以侵犯脉络膜毛细血管，维持或改善交感眼的视力的重要因素是迅速积极地使用抗炎药物。

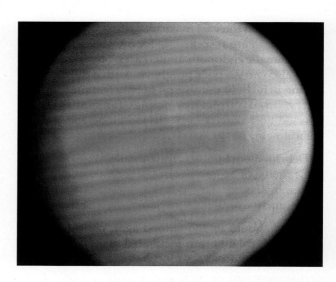

图 32.27　交感性眼炎中后极部明显的多发的视网膜下黄色结节。

参考文献

[1] Statistics on vision impairment: a resource manual. April 2002. Available online at: http://www.gesta.org/estudos/statistics0402.pdf. Accessed August 1, 2014

[2] Eye health statistics at a glance. April 2011. Available online at: http://development.aao.org/newsroom/upload/Eye-Health-Statistics-April-2011.pdf. Accessed August 1, 2014

[3] Négrel AD, Thylefors B. The global impact of eye injuries. Ophthalmic Epidemiol. 1998; 5(3):143–169

[4] US Eye Injury Registry. Available online at: http://www.useir.org. Accessed August 1, 2014

[5] National Society to Prevent Blindness. Eye Safety Is No Accident [Brochure]. Schaumburg, IL: The Society; 1990

[6] Kuhn F, Mester V, Berta A, Morris R. Epidemiology of serious ocular trauma: The United States Eye Injury Registry (USEIR) and the Hungarian Eye Injury Registry (HEIR). Ophthalmology. 1998; 95:332–343

[7] McGwin G, Jr, Owsley C. Incidence of emergency department-treated eye injury in the United States. Arch Ophthalmol. 2005; 123(5):662–666

[8] Kuhn F, ed. Ocular Traumatology. Berlin: Springer-Verlag; 2008

[9] CDC. QuickStats: average annual rate of eye-related emergency department visits for injuries and medical conditions, by age group—United States, 2007–2010. May 10, 2013. Available online at: http://www.cdc.gov/mmwr/preview/mmwrhtml/mm6218a9.htm/. Accessed August 1, 2014

[10] Healthcare Cost and Utilization Project. Agency for Healthcare Research and Quality. Emergency department visits related to eye injuries, 2008. Statistical Brief #112. May 2011. Available online at: http://www.hcup-us.ahrq.gov/reports/statbriefs/sb112.pdf. Accessed August 1, 2014

[11] Klopfer J, Tielsch JM, Vitale S, See LC, Canner JK. Ocular trauma in the United States. Eye injuries resulting in hospitalization, 1984 through 1987. Arch Ophthalmol. 1992; 110(6):838–842

[12] OSHA. Costs of accidents. Available online at: https://www.osha.gov/SLTC/etools/safetyhealth/mod1_costs.html/. Accessed August 1, 2014

[13] Zagelbaum BM, Tostanoski JR, Kerner DJ, Hersh PS. Urban eye trauma. A one-year prospective study. Ophthalmology. 1993; 100(6):851–856

[14] Dannenberg AL, Parver LM, Brechner RJ, Khoo L. Penetrating eye injuries in the workplace. The national eye trauma system registry. Arch Ophthalmol. 1992; 110:843–848

[15] Tielsch JM, Parver L, Shankar B. Time trends in the incidence of hospitalized

ocular trauma. Arch Ophthalmol. 1989; 107(4):519–523

[16] Pieramici DJ, Sternberg P, Jr, Aaberg TM, Sr, et al. The Ocular Trauma Classification Group. A system for classifying mechanical injuries of the eye (globe). Am J Ophthalmol. 1997; 123(6):820–831

[17] Kuhn F, Morris R, Witherspoon CD, Heimann K, Jeffers JB, Treister G. A standardized classification of ocular trauma. Ophthalmology. 1996; 103(2):240–243

[18] Sternberg P, Jr, de Juan E, Jr, Michels RG, Auer C. Multivariate analysis of prognostic factors in penetrating ocular injuries. Am J Ophthalmol. 1984; 98(4):467–472

[19] Esmaeli B, Elner SG, Schork MA, Elner VM. Visual outcome and ocular survival after penetrating trauma. A clinicopathologic study. Ophthalmology. 1995; 102(3):393–400

[20] Ahmadieh H, Soheilian M, Sajjadi H, Azarmina M, Abrishami M. Vitrectomy in ocular trauma. Factors influencing final visual outcome. Retina. 1993; 13(2):107–113

[21] Pimolrat W, Choovuthayakorn J, Watanachai N, et al. Predictive factors of open globe injury in patients requiring vitrectomy. Injury. 2014; 45(1):212–216

[22] Burstein ES, Lazzaro DR. Traumatic ruptured globe eye injuries in a large urban center. Clin Ophthalmol. 2013; 7:485–488

[23] Kuhn F, Maisiak R, Mann L, Mester V, Morris R, Witherspoon CD. The ocular trauma score (OTS). Ophthalmol Clin North Am. 2002; 15(2):163–165, vi

[24] Dannenberg AL, Parver LM, Fowler CJ, The National Eye Trauma System Registry. Penetrating eye injuries related to assault. Arch Ophthalmol. 1992; 110(6):849–852

[25] Hemady RK. Ocular injuries from violence treated at an inner-city hospital. J Trauma. 1994; 37(1):5–8

[26] Lakits A, Prokesch R, Scholda C, Bankier A. Orbital helical computed tomography in the diagnosis and management of eye trauma. Ophthalmology. 1999; 106(12):2330–2335

[27] Castellarin AA, Pieramici DJ. Open globe management. Compr Ophthalmol Update. 2007; 8(3):111–124

[28] Gunenc U, Maden A, Kaynak S, Pirnar T. Magnetic resonance imaging and computed tomography in the detection and localization of intraocular foreign bodies. Doc Ophthalmol. 1992; 81(4):369–378

[29] Rubsamen PE, Cousins SW, Winward KE, Byrne SF. Diagnostic ultrasound and pars plana vitrectomy in penetrating ocular trauma. Ophthalmology. 1994; 101(5):809–814

[30] Kramer M, Hart L, Miller JW. Ultrasonography in the management of penetrating ocular trauma. Int Ophthalmol Clin. 1995; 35(1):181–192

[31] Hutton WL, Fuller DG. Factors influencing final visual results in severely injured eyes. Am J Ophthalmol. 1984; 97(6):715–722

[32] Crews SJ, Thompson CR, Harding GF. The ERG and VEP in patients with severe eye injury. Doc Ophthalmol Proc Ser. 1978; 15:203–209

[33] Friberg TR. Traumatic retinal pigment epithelial edema. Am J Ophthalmol. 1979; 88(1):18–21

[34] Gregor Z, Ryan SJ. Blood-retinal barrier after blunt trauma to the eye. Graefes Arch Clin Exp Ophthalmol. 1982; 219(5):205–208

[35] Bunt-Milam AH, Black RA, Bensinger RE. Breakdown of the outer blood-retinal barrier in experimental commotio retinae. Exp Eye Res. 1986; 43(3):397–412

[36] Mansour AM, Green WR, Hogge C. Histopathology of commotio retinae. Retina. 1992; 12(1):24–28

[37] Sipperley JO, Quigley HA, Gass DM. Traumatic retinopathy in primates. The explanation of commotio retinae. Arch Ophthalmol. 1978; 96(12):2267–2273

[38] El Matri L, Chebil A, Kort F, Bouraoui R, Largueche L, Mghaieth F. Optical coherence tomographic findings in Berlin's edema. J Ophthalmic Vis Res. 2010; 5(2):127–129

[39] Ahn SJ, Woo SJ, Kim KE, Jo DH, Ahn J, Park KH. Optical coherence tomography morphologic grading of macular commotio retinae and its association with anatomic and visual outcomes. Am J Ophthalmol. 2013; 156(5):994–1001.e1

[40] Klien BA. Angioid streaks; a clinical and histopathologic study. Am J Ophthalmol. 1947; 30(8):955–968

[41] Aguilar JP, Green WR. Choroidal rupture. A histopathologic study of 47 cases. Retina. 1984; 4(4):269–275

[42] Goldman DR, Vora RA, Reichel E. Traumatic choroidal rupture with submacular hemorrhage treated with pneumatic displacement. Retina. 2014; 34(6):1258–1260

[43] Secrétan M, Sickenberg M, Zografos L, Piguet B. Morphometric characteristics of traumatic choroidal ruptures associated with neovascularization. Retina. 1998; 18(1):62–66

[44] Dugel P, Win P, Ober R. Posterior segment manifestations of closed globe contusion injury. In: Ryan S, ed. Retina. Philadelphia, PA: Elsevier; 2006:2365–2377

[45] Dana MR, Werner MS, Viana MAG, Shapiro MJ. Spontaneous and traumatic vitreous hemorrhage. Ophthalmology. 1993; 100(9):1377–1383

[46] Schenek M, Rosenthal G, Klemperer I, Yagev R, Lifshitz T. Ultrasound guided cryotherapy for retinal tears in patients with opaque ocular media. Br J Ophthalmol. 1999; 83(5):628–629

[47] Kelley LM, Walker JP, Wing GL, Raskauskas PA, Schepens CL. Ultrasound-guided cryotherapy for retinal tears in patients with vitreous hemorrhage. Ophthalmic Surg Lasers. 1997; 28(7):565–569

[48] Cox MS, Schepens CL, Freeman HM. Retinal detachment due to ocular contusion. Arch Ophthalmol. 1966; 76(5):678–685

[49] Dumas JJ. Retinal detachment following contusion of the eye. Int Ophthalmol Clin. 1967; 7(1):19–38

[50] Johnston PB. Traumatic retinal detachment. Br J Ophthalmol. 1991; 75(1):18–21

[51] Ross WH. Traumatic retinal dialyses. Arch Ophthalmol. 1981; 99(8):1371–1374

[52] Zion VM, Burton TC. Retinal dialysis. Arch Ophthalmol. 1980; 98(11):1971–1974

[53] Hagler WS. Retinal dialysis: a statistical and genetic study to determine pathogenic factors. Trans Am Ophthalmol Soc. 1980; 78:686–733

[54] Kylstra JA, Lamkin JC, Runyan DK. Clinical predictors of scleral rupture after blunt ocular trauma. Am J Ophthalmol. 1993; 115(4):530–535

[55] Cherry PMH. Indirect traumatic rupture of the globe. Arch Ophthalmol. 1978; 96(2):252–256

[56] Russell SR, Olsen KR, Folk JC. Predictors of scleral rupture and the role of vitrectomy in severe blunt ocular trauma. Am J Ophthalmol. 1988; 105(3):253–257

[57] Groessl S, Nanda SK, Mieler WF. Assault-related penetrating ocular injury. Am J Ophthalmol. 1993; 116(1):26–33

[58] Arkin MS, Rubin PAD, Bilyk JR, Buchbinder B. Anterior chiasmal optic nerve avulsion. AJNR Am J Neuroradiol. 1996; 17(9):1777–1781

[59] Lang W. Rupture of the lamina Cribrosa and Optic Nerve-Fibers at the Papilla. Tr. Ophth. Soc. U Kingdom. 1901:21–98

[60] Lister W. Some concussion changes met with in military practice. Br J Ophthalmol. 1924; 8(7):i1–i318

[61] Berdahl JP, Johnson CS, Proia AD, Grinstaff MW, Kim T. Comparison of sutures and dendritic polymer adhesives for corneal laceration repair in an in vivo chicken model. Arch Ophthalmol. 2009; 127(4):442–447

[62] Velazquez AJ, Carnahan MA, Kristinsson J, Stinnett S, Grinstaff MW, Kim T. New dendritic adhesives for sutureless ophthalmic surgical procedures: in vitro studies of corneal laceration repair. Arch Ophthalmol. 2004; 122(6):867–870

[63] De Juan E, Jr, Sternberg P, Jr, Michels RG. Penetrating ocular injuries. Types of injuries and visual results. Ophthalmology. 1983; 90(11):1318–1322

[64] Topping TM, Abrams GW, Machemer R. Experimental double-perforating injury of the posterior segment in rabbit eyes: the natural history of intraocular proliferation. Arch Ophthalmol. 1979; 97(4):735–742

[65] Shock JP, Adams D. Long-term visual acuity results after penetrating and perforating ocular injuries. Am J Ophthalmol. 1985; 100(5):714–718

[66] Thompson JT, Parver LM, Enger CL, Mieler WF, Liggett PE, National Eye Trauma System. Infectious endophthalmitis after penetrating injuries with retained intraocular foreign bodies. Ophthalmology. 1993; 100(10):1468–1474

[67] Brinton GS, Topping TM, Hyndiuk RA, Aaberg TM, Sr, Reeser FH, Abrams GW. Posttraumatic endophthalmitis. Arch Ophthalmol. 1984; 102(4):547–550

[68] Williams DF, Mieler WF, Abrams GW, Lewis H. Results and prognostic factors in penetrating ocular injuries with retained intraocular foreign bodies. Ophthalmology. 1988; 95(7):911–916

[69] Slusher MM, Sarin LK, Federman JL. Management of intraretinal foreign bodies. Ophthalmology. 1982; 89(4):369–373

[70] Caprioli J, Sears ML. The histopathology of black ball hyphema: a report of two cases. Ophthalmic Surg. 1984; 15(6):491–495

[71] Han DP, Mieler F, Abrams GL, Williams GA. Vitrectomy for traumatic retinal incarceration. Arch Ophthalmol. 1988; 106:640–645

[72] Brinton GS, Aaberg TM, Reeser FH, Topping TM, Abrams GW. Surgical results in ocular trauma involving the posterior segment. Am J Ophthalmol. 1982; 93(3):271–278

[73] Mittra RA, Mieler WF. Controversies in the management of open-globe injuries involving the posterior segment. Surv Ophthalmol. 1999; 44(3):215–225

[74] Rubsamen PE, Irvin WD, McCuen BW, II, Smiddy WE, Bowman CB. Primary intraocular lens implantation in the setting of penetrating ocular trauma. Ophthalmology. 1995; 102(1):101–107

[75] Koenig SB, Ruttum MS, Lewandowski MF, Schultz RO. Pseudophakia for traumatic cataracts in children. Ophthalmology. 1993; 100(8):1218–1224

[76] Ariyasu RG, Kumar S, LaBree LD, Wagner DG, Smith RE. Microorganisms cultured from the anterior chamber of ruptured globes at the time of repair. Am

J Ophthalmol. 1995; 119(2):181–188

[77] Hariprasad SM, Shah GK, Mieler WF, et al. Vitreous and aqueous penetration of orally administered moxifloxacin in humans. Arch Ophthalmol. 2006; 124 (2):178–182

[78] Peyman GA, Carroll CP, Raichand M. Prevention and management of traumatic endophthalmitis. Ophthalmology. 1980; 87(4):320–324

[79] Schemmer GB, Driebe WT, Jr. Posttraumatic Bacillus cereus endophthalmitis. Arch Ophthalmol. 1987; 105(3):342–344

[80] Boldt HC, Pulido JS, Blodi CF, Folk JC, Weingeist TA. Rural endophthalmitis. Ophthalmology. 1989; 96(12):1722–1726

[81] Thompson WS, Rubsamen PE, Flynn HW, Jr, Schiffman J, Cousins SW. Endophthalmitis after penetrating trauma. Risk factors and visual acuity outcomes. Ophthalmology. 1995; 102(11):1696–1701

[82] Reynolds DS, Flynn HW, Jr. Endophthalmitis after penetrating ocular trauma. Curr Opin Ophthalmol. 1997; 8(3):32–38

[83] Colyer MH, Weber ED, Weichel ED, et al. Delayed intraocular foreign body removal without endophthalmitis during Operations Iraqi Freedom and Enduring Freedom. Ophthalmology. 2007; 114(8):1439–1447

[84] Jindal A, Pathengay A, Mithal K, et al. Endophthalmitis after open globe injuries: changes in microbiological spectrum and isolate susceptibility patterns over 14 years. J Ophthalmic Inflamm Infect. 2014; 4(1):5

[85] Ahmed Y, Schimel AM, Pathengay A, Colyer MH, Flynn HW, Jr. Endophthalmitis following open-globe injuries. Eye (Lond). 2012; 26(2):212–217

[86] Foster RE, Martinez JA, Murray TG, Rubsamen PE, Flynn HW, Jr, Forster RK. Useful visual outcomes after treatment of Bacillus cereus endophthalmitis.

Ophthalmology. 1996; 103(3):390–397

[87] Parrish CM, O'Day DM. Traumatic endophthalmitis. Int Ophthalmol Clin. 1987; 27(2):112–119

[88] Irvine WD, Flynn HW, Jr, Miller D, Pflugfelder SC. Endophthalmitis caused by gram-negative organisms. Arch Ophthalmol. 1992; 110(10):1450–1454

[89] Chhabra S, Kunimoto DY, Kazi L, et al. Endophthalmitis after open globe injury: microbiologic spectrum and susceptibilities of isolates. Am J Ophthalmol. 2006; 142(5):852–854

[90] Endophthalmitis Vitrectomy Study Group. Results of the Endophthalmitis Vitrectomy Study. A randomized trial of immediate vitrectomy and of intravenous antibiotics for the treatment of postoperative bacterial endophthalmitis. Arch Ophthalmol. 1995; 113(12):1479–1496

[91] Meredith TA, Aguilar HE, Shaarawy A, Kincaid M, Dick J, Niesman MR. Vancomycin levels in the vitreous cavity after intravenous administration. Am J Ophthalmol. 1995; 119(6):774–778

[92] Aaberg TM, Flynn HW, Murray TM. Intraocular ceftazidime as an alternative to the aminoglycosides in the treatment of endophthalmitis: two years' experience. Arch Ophthalmol. 1994; 112(1):18–19

[93] Gass JDM. Sympathetic ophthalmia following vitrectomy. Am J Ophthalmol. 1982; 93(5):552–558

[94] Liddy L, Stuart J. Sympathetic ophthalmia in Canada. Can J Ophthalmol. 1972; 7(2):157–159

[95] Albert DM, Diaz-Rohena R. A historical review of sympathetic ophthalmia and its epidemiology. Surv Ophthalmol. 1989; 34(1):1–14

第**33**章
系统性创伤的后段表现

Jason Hsu, Carl D. Regillo

33.1 Purtscher 视网膜病变

1910 年，Purtscher 描述了两例严重颅脑损伤患者眼后极部的一系列变化[1]，创伤性视网膜血管性病变或 Purtscher 视网膜病变现已被认识，双眼发生、视盘周围的多灶性浅表视网膜水肿和视网膜出血。此后类似的眼底描述在多种创伤和非创伤性病例中被报道[2-6]。

33.1.1 临床特征

患者通常会主诉一眼或双眼明显且突然的视力下降。检眼镜检查显示，有多处棉绒斑和视网膜内出血，所有病灶聚集在视盘周围（图 33.1）。Purtscher 斑的特征是较大的视网膜内水肿伴小动脉、小静脉和毛细血管前动脉两侧 50μm 以内的非水肿区，但只有大约 50% 的病例发生了特征性病变[7]。可能存在某种程度的不对称性，单眼发病罕见[8]。在早期，视盘通常看起来正常，虽然有时会有水肿。视网膜也可能存在静脉扩张或迂曲，周边视网膜通常是不受影响的。

在急性病例中，光相干断层扫描可显示视网膜水肿和增厚。荧光素血管造影证明，视网膜水肿区域的片状毛细血管无灌注，染料从周围小动脉渗漏至视网膜内并淤积[3,8]，可能存在或不存在动静脉充盈延迟，荧光素血管造影对该病诊断几乎没有什么作用，没有必要在这类患者中进行。

33.1.2 诊断

Purtscher 视网膜病变与严重的头部创伤、明显

的胸部挤压伤和广泛的长骨骨折有关[2]。在这种情况下，相关的创伤病史及检查到的眼底表现，很容易做出诊断，通常不需要进一步检查。但是，当检查到相似的眼底表现，同时合并以下全身性疾病，诊断就没那么容易。被描述为 Purtscher 样视网膜病变的医学病症包括急性胰腺炎、系统性红斑狼疮、血栓性血小板减少症紫癜、慢性肾衰竭及其他一些自身免疫性疾病。在某些条件下，眼部症状可能超过全身症状，但是患者首先向眼科医生就诊[3]。重要的是要认识此类眼底的改变，Purtscher 视网膜病变也可发生于球后麻醉和眶周注射类固醇的患者[9,10]。

33.1.3 发病机制和组织病理学

Purtscher 视网膜病变的发病机制尚不清楚。然而，有许多临床和实验证据表明，潜在的全身状态导

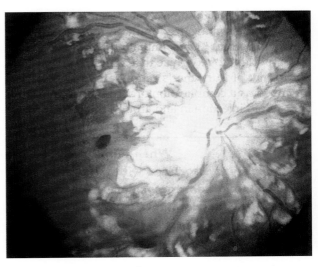

图 33.1 Purtscher 视网膜病变：患有严重头部创伤，右眼视盘周围出现白色斑块（棉绒斑）和出血。

与 Purtscher 和 Purtscher 样视网膜病变相关的因素

- Purtscher 视网膜病变
  - 创伤
    - 头部外伤
    - 胸部挤压伤
    - 长骨骨折（脂肪栓塞综合征）
- Purtscher 样视网膜病变
  - 急性胰腺炎
  - 慢性肾衰竭
  - 自身免疫性疾病
    - 系统性红斑狼疮
    - 血栓性血小板减少性紫癜
    - 溶血、肝酶升高、血小板减少（HELLP）综合征
    - 硬皮病
    - 皮肌炎
    - Sjögren 综合征
  - 羊水栓塞
  - 球后麻醉
  - 眶周类固醇注射

精粹

- 当没有外伤病史出现 Purtscher 视网膜病变时，有时可出现明显的眼部症状并促使患者首诊于眼科。

致各种血管内微粒生成[2,3,6,11,12]，纤维蛋白凝块、血小板-白细胞聚集体、脂肪栓子阻塞了视盘周围和其他地方的小动脉，并且根据潜在的全身系统的问题的性质，还会产生其他类似大小的颗粒。实验上，注射 0.15~1.0mm 大小的纤维蛋白凝块进入猪眼动脉，结果出现与 Purtscher 视网膜病变相同的眼底表现。

组织病理学分析显示，视网膜毛细血管的闭塞和视网膜内层萎缩的区域与临床上视网膜水肿的区域一致，合并有各种病因的棉绒斑[13]。研究也确认，临床表现及其病理变化局限在后极部到赤道区的范围。最近的吲哚菁绿血管造影显示，后极部可能存

在局限性脉络膜微血管的损害[14]，并出现各种程度的临床和组织病理学上的非特异性的视神经萎缩。迄今为止，组织病理学研究未能发现栓子或其他血管内颗粒，但研究数据采集于急性事件发生后的数周或数月，这些颗粒可能不再存在。

33.1.4 治疗及随访

Purtscher 视网膜病变本质上是一种视盘周围视网膜和视神经的急性缺血性疾病，没有具体的治疗方法。黄斑中央凹或视神经的梗死会导致视力下降。过去曾使用皮质类固醇，目前尚无证据能改变视力预后。视网膜水肿和出血在数周或数月内缓慢消失，但是视力通常不会明显恢复。较晚出现视神经萎缩和周围视网膜色素上皮改变。治疗潜在的全身状况可能有助于减少或消除持续的栓塞现象及视网膜或视神经损伤的风险。

33.2 Terson 综合征

在 20 世纪之初，法国眼科医生 Albert Terson 描述了有种玻璃体积血与急性蛛网膜下隙出血有关[15]。Terson 综合征现在用于指任何自发性或创伤引起的颅内出血诱导后出现的眼内出血。

各种类型的急性颅内出血的患者有 20%~40% 出现一定程度的眼内出血[16-18]，较小比例有 3%~5% 出现明显的玻璃体积血[16,18,19]。颅内出血的位置通常在蛛网膜下隙，而且最常见的报道原因是前交通动脉瘤自发性破裂[17,18]。

33.2.1 临床特征

Terson 综合征最常见的眼部表现是多发性视网膜出血（图 33.2）[11,16]。出血几乎总是双眼的，集中在后极。眼内出血量往往与颅内出血量一致，但并非总是如此[17]。患者视力不同程度下降，通常与眼部出血的程度有关。然而，少量出血累及中央凹时可能导致明显的视力下降。虽然出血偶尔会在视网膜下，但通常更表浅，或者只是在内界膜（ILM）下方或视网膜前（subhyaloid）的位置。关于哪个位置更多，存在一些争议，因为检眼镜很难区分这两者。显著的玻璃体积血被认为是血液突破 ILM 或玻璃体后界面进入玻璃体腔。这一突破性出血可以在临床过

程中的任何时期发生，并且可能是导致视力进一步恶化的原因。

晚期出现的后遗症包括视网膜前膜形成、黄斑裂、少见的牵拉或孔源性视网膜脱离[20-24]。黄斑周围褶皱与婴儿摇晃综合征(SBS)中所描述的相似，所有这些变化都有可能妨碍视力恢复。

33.2.2 诊断

因为原发性颅内疾病在临床上通常占主导地位，到眼科医生时一般已经发生了严重的颅内出血。因此，用检眼镜查到眼内出血即可诊断。Terson 综合征存在眼内出血可能提示全身系统性疾病的预后。一些研究建议，颅内出血伴有眼内出血的病例死亡率高于没有眼部受累的病例[18]。少数患者会首诊于眼科，如果检查到后极部有这种特征，则紧急的头部影像学检查是至关重要。

与 Terson 综合征类似的眼底外观在 Valsalva 视网膜病变和 SBS 的患者中可以看到(图 33.3 和图 33.4)。在创伤病例中，棉绒斑或视网膜水肿伴视网膜出血与 Purtscher 视网膜病变更为一致，而不是 Terson 综合征。

33.2.3 发病机制和组织病理学

眼内出血的机制是一个争议多年的热点，早期有人认为，蛛网膜下隙出血是沿着视神经鞘内部下行并直接进入眼部。这个假说有几个问题不太可能

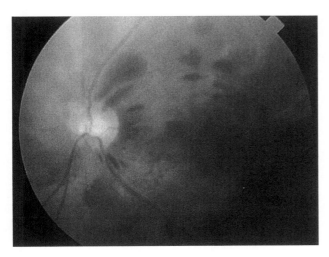

图 33.2　Terson 视网膜病变：自发性的蛛网膜下隙出血的患者，左眼后极部的多发浅层视网膜出血伴玻璃体积血(介质混浊)。

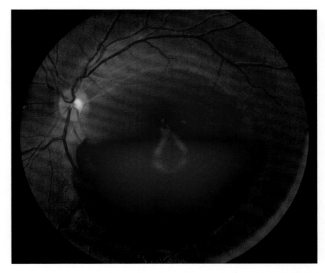

图 33.3　Valsalva 视网膜病变：黄斑区大范围的视网膜前/内界膜下出血。

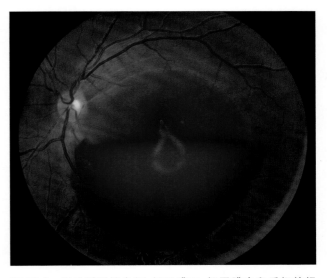

图 33.4　婴儿摇晃综合征：视网膜下、视网膜内和后极的视网膜前出血。(Image courtesy of Dr. Bruce Schnall.)

解释，首先，蛛网膜下腔与视神经并无已知的通道；其次玻璃体和视网膜出血通常不与视神经邻接；再有是组织病理学研究表明，在很多情况下，眶内视神经周围的血实际上是硬膜下的而不是蛛网膜下隙的，并不能通过视神经鞘到达眼球[23,25,26]。

现在大多数研究者认为，眼内出血在某种程度上与颅内压突然升高有关[17]。有证据表明，颅内压增长的速度和幅度与眼部出血的量直接相关。颅内压增高通过增加眼眶静脉压直接影响海绵窦或压迫眼静脉和视网膜脉络膜吻合血管，迅速增加的脑脊

液或血液渗入视神经鞘[11,17]。无论哪种机制，都会发生急性的视网膜血流阻塞，这反过来被认为是导致毛细血管或视网膜毛细血管后静脉破裂的原因。

33.2.4 治疗和随访

在大多数 Terson 综合征病例中，出血能逐渐吸收和视力恢复正常[11,16,17]，因此，通常观察。然而，持续的玻璃体积血或视网膜前膜导致表面皱褶可能导致视力不能恢复，这种情况下可以施行玻璃体切割术有助于恢复或改善视力[27]。双眼发生的病例或幼儿单眼发生或双眼发生可能会引起弱视，这些情况可以早期手术干预。如果存在视网膜脱离，也必须尽早手术。即使没有这些并发症，如果存在黄斑下方的出血导致的永久的色素紊乱或外层视网膜的破坏，则视力会不同程度丧失。

33.3 婴儿摇晃综合征(SBS)

放射科医生 John Caffey 首先认识到在儿童虐待中有一些系统性疾病和眼部表现有关联。在 20 世纪 40 年代，他描述了一个受虐待的婴儿，多发性长骨骨折伴硬膜下血肿[28]。后来，他观察到许多被虐待的婴儿有脑部损伤，但并没有直接头部创伤，而同时有眼内和颅内出血。在 20 世纪 70 年代，提出了一种鞭打式机制来解释这种情况下观察到的损伤[28,29]。

从那时起，这个疾病越来越多被认识，现在其被称为婴儿摇晃综合征(SBS)，是一种常见的虐待儿童的形式。不幸的是，其往往有较高的发病率和死亡率。该综合征几乎全部见于年龄小于 2 岁的儿童，大部分不到 12 个月[30,31]。年龄被认为是主要因素，这个年龄段具有某些解剖学特征，摇晃更容易发生颅内和眼内出血[28,29]。首先婴儿的头部相对于身体比例较大，比大孩子或成人更重；其次，颈部肌肉在这个年龄尚不能很好地稳定头部；再次，普通成年人

> **争论点**
>
> ● 虽然确切的机制仍不清楚，但大多数人认为在发生急性颅内出血时，眼内出血与颅内压突然升高有关。

在摇晃一个婴儿时比摇晃一个更大的人可产生更大的加速-减速力。除了解剖易感性，婴儿可能更容易遭受骚扰，因为他们无法进行口头沟通，而且更倾向于长时间哭泣[30]。

33.3.1 临床特征

在 SBS 中，眼内出血是最常见的眼部表现，发生在约 85% 的患者中[30-33]。视网膜下、视网膜内、视网膜前(玻璃体后皮质下方)和玻璃体积血都有报道过。在这些类型中，视网膜内和视网膜前出血占大多数并且通常是浓缩在后极区域 (图 33.4)。58%~100% 的病例双眼发生[29,31]。出血的严重程度各不相同，可能与急性神经损伤的程度直接相关[34]。在虐待停止后，视网膜出血通常会在数周或数月内吸收。不太常见的眼部表现据报道有棉绒斑、黄斑水肿、带有白心的出血、视网膜劈裂、出血性玻璃体后脱离、黄斑裂孔、视网膜色素上皮撕裂和视盘水肿[1,28,31,35-37]。慢性的眼部体征包括黄斑旁视网膜皱褶、脉络膜视网膜萎缩或瘢痕形成、视神经萎缩、视网膜新生血管和视网膜脱离[38-40]。

SBS 非眼部的标志性特征是颅内出血。这通常位于硬膜下，并且经常涉及大脑两侧[28-30,41]。蛛网膜下隙或颅内出血不常见。通常存在一定程度脑水肿合并颅内压升高。急性的结果可能会导致一系列神经系统变化，从烦躁和嗜睡到癫痫发作、昏迷甚至死亡[28]。也可能出现心动过缓、呼吸暂停和体温过低。需要做计算机断层扫描(CT)或磁共振成像(MRI)来确认潜在的颅内疾病。重要的是，要注意 SBS 中视网膜出血可能先于临床和影像学识别的硬膜下血肿[42]。因此，在 SBS 中，强烈建议重复行 CT 或 MRI。脑脊液瘘和硬脑膜积气的存在也需要检测中枢神经系统是否有出血。

在一些病例中，微小的颅外体征可能有助于确定 SBS 的诊断，特别是当明确的病史无法提供时。单纯晃动，可见躯干或四肢瘀伤或骨折。还有报道描述颈髓血肿，这些均高度提示一种鞭打样黄斑变化[41]。

33.3.2 诊断

当一个婴儿出现眼内出血时，必须考虑 SBS 的可能。由于虐待史可能难以确定，根据临床发现临

床医生必须保持高度怀疑。但是,仅有眼内出血不是虐待儿童特有的,因为眼内出血可能发生在这个年龄段的各种各样的其他事件中(见下表)[28,31]。意外头部受伤或自发性蛛网膜下隙出血可导致眼内出血,如前所述关于 Terson 综合征的部分。然而,一些研究提示,儿童的非虐待性颅内出血合并眼内出血可能不常见,如意外或手术创伤[43]。心肺复苏和阴道分娩也可引起视网膜出血。此外,众多的全身系统疾病也可以出现眼内出血,如动脉高压、血液恶病质、败血症、脑膜炎和血管炎。

光学相干断层扫描可以显示黄斑区玻璃体局部分离,黄斑旁玻璃体附着的顶点则出现褶皱、视网膜前膜、视网膜劈裂、板层或全层黄斑裂孔,甚至中央凹脱离[44-46]。这些发现似乎与摇晃时发生在玻璃体视网膜界面的剪切力一致。荧光血管造影显示,某些病例中外周视网膜存在无灌注区[47]。然而,这个体征的临床意义尚不清楚。观察一些病例发现未有新生血管的形成。

33.3.3 发病机制和组织病理学

在 SBS 的发病机制中,颅内出血被认为在摇动

婴儿视网膜出血的鉴别诊断

- 摇晃婴儿综合征(SBS)
- 出生创伤(仅限新生儿期)
- 心肺复苏术
- 自发性颅内出血(如 Terson 综合征)
- 直接头部或胸部创伤(意外或非意外)
- 眼球钝挫伤
- 病毒性视网膜炎
- 急性动脉高压
- 全身感染和脑膜炎
- 血液系统疾病(如恶性肿瘤、凝血病)
- 全身性(或视网膜)血管炎

过程中大脑在头骨内强力移动,撕裂了微小的大脑皮质和静脉窦之间的桥接血管。减速导致的大脑皮质挫伤可能发生出血和水肿。眼部出血的起源仍然有些争议,很可能是多因素的。类似 Terson 综合征的机制可能是颅内压迅速升高所致。到这个年龄段的玻璃体强烈黏附在视网膜的内界膜,玻璃体在眼球内剧烈运动,可能会引起足够的牵引力撕裂浅表视网膜血管。胸部挤压导致的静脉压增加传播到视网膜,强烈的抓力或窒息也能加重出血,类似于 Valsalva 视网膜病变。

SBS 中眼球的组织病理学分析证实了临床上的情况,并显示出视网膜所有层次内、视网膜和视网膜色素上皮之间及玻璃体内出血[32,33]。视网膜内水肿、视网膜折叠和视网膜色素上皮改变是其他常见的眼部表现。较常见的眶内视神经鞘出血与相应的硬脑膜下腔相对应,可能导致了或至少加重了视盘水肿或视神经萎缩[31-33]。神经鞘中的血液通常不与颅内血液相通。

33.3.4 治疗和随访

遗憾的是,SBS 常常导致一定程度的永久性视力丧失[30,31]。视功能障碍可能来自视网膜、视神经或大脑皮层损伤,或这些组合损伤[28,31,38]。眼部体征提示有良好的视功能的有灵敏的瞳孔反射、清晰的屈光介质、局限于视网膜内的出血和正常的视盘[28]。当玻璃体积血较重使黄斑区窥不清,导致闪光视网膜电图反应不佳时,建议行玻璃体切除手术清除积血以预防弱视[28]。应该认识到,虽然视觉通路可能保存得相对较好,但由于严重的中枢神经损伤,患者的整体功能可能仍然非常有限。

33.4 其他疾病

33.4.1 脂肪栓塞综合征

视网膜变化是脂肪栓塞综合征(FES)的一个很好的描述部分。在明显的有髓骨骨折后的几天内,患者表现出一系列全身和眼部体征。虽然只有约 5% 的长骨骨折患者出现视网膜病变,但当选择符合 FES 诊断标准的患者,这个数字可能高达 60%[48]。

FES 病例的典型检眼镜检查发现,双眼棉绒斑

和视网膜内出血[11,48]。眼底图片可能与 Purtscher 视网膜病变相似，但在大多数情况下，白色视网膜梗死和出血灶通常较小且数量较少，分散在周边视网膜[2]。此外，FES 不同于 Purtscher 视网膜病变，大多数患者急性期无症状或仅有轻微的视力下降。不常见的眼部体征，包括结膜瘀点、血管内脂肪和视网膜中央动脉阻塞[11,48]。

FES 的主要全身表现包括各种皮肤瘀点、中枢神经系统改变、呼吸困难、心动过速、发热、贫血和血沉升高。这种综合征在高达 20% 的病例中有生命危险。在急性期，FES 患者很少就诊于眼科医生，因为眼部症状通常很轻微，但可能会让眼科医生会诊来帮助诊断 FES。此外，一些患者留有永久的旁中心暗点[48]。

33.4.2 震荡性黄斑病变

成人震荡伤，如车祸，可以产生一种较为独特的眼部表现称为震荡性黄斑病变[42]，通常双眼发病，这种情况在头颈部屈伸损伤后立即出现的轻度视力下降。视力可轻度下降到约 20/30，眼科检查显示视网膜中央凹处有轻微的灰色混浊和小凹陷，还可以看到浅的玻璃体后分离。荧光素血管造影结果通常是正常的。光学相干断层扫描显示椭圆体区域（IS/OS 高反射线）的破裂[49]。

几天后，灰色的视网膜变色区消退，视力恢复正常。然而，小的黄斑凹陷，有或没有白色边界，可以永久存在。黄斑中央凹的轻微紊乱和凝视太阳（日光性视网膜病变）导致的轻微视网膜病变，具有类似的眼底外观。

33.4.3 电击性黄斑病变

被闪电击中可以产生前段和后段表现[50]，最常见的眼部表现是白内障的发展，发生在受伤后的 2~6 个月。其他眼部体征还有轻度、短暂的虹膜炎和角膜炎。

偶尔也会出现细微的视网膜变化，主要表现为黄斑区深部的黄点样沉积伴或不伴轻微的色素改变。黄点状沉积物可能类似于在黄斑裂孔基底部看到的那些，即使黄斑裂孔不存在，或更大，它们类似于黄斑营养不良中看到的变化。有时能观察到红色变色区或视网膜囊样水肿。据报道，进展到全层黄斑裂孔可能很少见。最近，光学相干断层扫描证明，黄斑裂孔的黄斑病变实际上可能代表视网膜中央凹囊肿[51]。随着时间的推移，这些囊性改变趋于自发消退但可能会留下视网膜中央凹萎缩。通常，在电击性黄斑病变中视力不会明显下降，并且患者在摘除电击引起的白内障后，通常具有良好的视觉预后。

参考文献

[1] Purtscher O. Angiopathia retinae traumatica. Lymphorrhagien des Augengrundes. Graefes Arch Clin Exp Ophthalmol. 1912; 82:347–371

[2] Gass JDM. 1987

[3] Power MH, Regillo MC, Custis PH. Thrombotic thrombocytopenic purpura associated with purtscher retinopathy. Arch Ophthalmol. 1997; 115(1):128–129

[4] Stoumbos VD, Klein ML, Goodman S. Purtscher's-like retinopathy in chronic renal failure. Ophthalmology. 1992; 99(12):1833–1839

[5] Jabs DA, Fine SL, Hochberg MC, Newman SA, Heiner GG, Stevens MB. Severe retinal vaso-occlusive disease in systemic lupus erythematous. Arch Ophthalmol. 1986; 104(4):558–563

[6] Roden D, Fitzpatrick G, O'Donoghue H, Phelan D. Purtscher's retinopathy and fat embolism. Br J Ophthalmol. 1989; 73(8):677–679

[7] Miguel AI, Henriques F, Azevedo LF, Loureiro AJ, Maberley DA. Systematic review of Purtscher's and Purtscher-like retinopathies. Eye (Lond). 2013; 27(1):1–13

[8] Burton TC. Unilateral Purtscher's retinopathy. Ophthalmology. 1980; 87(11):1096–1105

[9] Wilkinson WS, Morgan CM, Baruh E, Gitter KA. Retinal and choroidal vascular occlusion secondary to corticosteroid embolisation. Br J Ophthalmol. 1989; 73(1):32–34

[10] Lemagne JM, Michiels X, Van Causenbroeck S, Snyers B. Purtscher-like retinopathy after retrobulbar anesthesia. Ophthalmology. 1990; 97(7):859–861

[11] Williams DF, Mieler WF, Williams GA. Posterior segment manifestations of ocular trauma. Retina. 1990; 10 Suppl 1:S35–S44

[12] Behrens-Baumann W, Scheurer G, Schroer H. Pathogenesis of Purtscher's retinopathy. An experimental study. Graefes Arch Clin Exp Ophthalmol. 1992; 230(3):286–291

[13] Pratt MV, De Venecia G. Purtscher's retinopathy: a clinicohistopathological correlation. Surv Ophthalmol. 1970; 14(5):417–423

[14] Gomez-Ulla F, Fente B, Torreiro MG, Salorio MS, Gonzalez F. Choroidal vascular abnormality in Purtscher's retinopathy shown by indocyanine green angiography. Am J Ophthalmol. 1996; 122(2):261–263

[15] Terson A. De l'hémorrhagie dans le corps vitre au corps de l'hémorrhagie cérébrale. Clin Ophthalmol. 1900; 6:309–312

[16] Shaw HE, Jr, Landers MB, Sydnor CF. The significance of intraocular hemorrhages due to subarachnoid hemorrhage. Ann Ophthalmol. 1977; 9(11):1403–1405

[17] Garfinkle AM, Danys IR, Nicolle DA, Colohan AR, Brem S. Terson's syndrome: a reversible cause of blindness following subarachnoid hemorrhage. J Neurosurg. 1992; 76(5):766–771

[18] Fahmy JA. Fundal haemorrhages in ruptured intracranial aneurysms. I. Material, frequency and morphology. Acta Ophthalmol (Copenh). 1973; 51(3):289–298

[19] Toosi SH, Malton M. Terson's syndrome—significance of ocular findings. Ann Ophthalmol. 1987; 19(1):7–12

[20] Schultz PN, Sobol WM, Weingeist TA. Long-term visual outcome in Terson syndrome. Ophthalmology. 1991; 98(12):1814–1819

[21] García-Arumí J, Corcostegui B, Tallada N, Salvador F. Epiretinal membranes in

Tersons syndrome. A clinicopathologic study. Retina. 1994; 14(4):351–355

[22] Velikay M, Datlinger P, Stolba U, Wedrich A, Binder S, Hausmann N. Retinal detachment with severe proliferative vitreoretinopathy in Terson syndrome. Ophthalmology. 1994; 101(1):35–37

[23] Weingeist TA, Goldman EJ, Folk JC, Packer AJ, Ossoinig KC. Terson's syndrome. Clinicopathologic correlations. Ophthalmology. 1986; 93(11):1435–1442

[24] Rubowitz A, Desai U. Nontraumatic macular holes associated with Terson syndrome. Retina. 2006; 26(2):230–232

[25] Keithahn MA, Bennett SR, Cameron D, Mieler WF. Retinal folds in Terson syndrome. Ophthalmology. 1993; 100(8):1187–1190

[26] Muller PJ, Deck JH. Intraocular and optic nerve sheath hemorrhage in cases of sudden intracranial hypertension. J Neurosurg. 1974; 41(2):160–166

[27] Clarkson JG, Flynn HW, Jr, Daily MJ. Vitrectomy in Terson's syndrome. Am J Ophthalmol. 1980; 90(4):549–552

[28] Greenwald MJ. The shaken baby syndrome. Semin Ophthalmol. 1990; 5:202–215

[29] Caffey J. The whiplash shaken infant syndrome: manual shaking by the extremities with whiplash-induced intracranial and intraocular bleedings, linked with residual permanent brain damage and mental retardation. Pediatrics. 1974; 54(4):396–403

[30] Spaide RF, Swengel RM, Scharre DW, Mein CE. Shaken baby syndrome. Am Fam Physician. 1990; 41(4):1145–1152

[31] Levin AV. Ocular manifestations of child abuse. Ophthalmol Clin North Am. 1990; 3:249–264

[32] Munger CE, Peiffer RL, Bouldin TW, Kylstra JA, Thompson RL. Ocular and associated neuropathologic observations in suspected whiplash shaken infant syndrome. A retrospective study of 12 cases. Am J Forensic Med Pathol. 1993; 14(3):193–200

[33] Riffenburgh RS, Sathyavagiswaran L. Ocular findings at autopsy of child abuse victims. Ophthalmology. 1991; 98(10):1519–1524

[34] Wilkinson WS, Han DP, Rappley MD, Owings CL. Retinal hemorrhage predicts neurologic injury in the shaken baby syndrome. Arch Ophthalmol. 1989; 107(10):1472–1474

[35] Brown SM, Bradley JC. Hemorrhagic posterior vitreous detachment without intraretinal hemorrhage in a shaken infant. Arch Ophthalmol. 2007; 125(9):1301

[36] Ou JI, Moshfeghi DM, Tawansy K, Sears JE. Macular hole in the shaken baby syndrome. Arch Ophthalmol. 2006; 124(6):913–915

[37] Ho LY, Goldenberg DT, Capone A, Jr. Retinal pigment epithelial tear in shaken baby syndrome. Arch Ophthalmol. 2009; 127(11):1547–1548

[38] Han DP, Wilkinson WS. Late ophthalmic manifestations of the shaken baby syndrome. J Pediatr Ophthalmol Strabismus. 1990; 27(6):299–303

[39] Massicotte SJ, Folberg R, Torczynski E, Gilliland MG, Luckenbach MW. Vitreoretinal traction and perimacular retinal folds in the eyes of deliberately traumatized children. Ophthalmology. 1991; 98(7):1124–1127

[40] Caputo G, de Haller R, Metge F, Dureau P. Ischemic retinopathy and neovascular proliferation secondary to shaken baby syndrome. Retina. 2008; 28(3) Suppl:S42–S46

[41] Hadley MN, Sonntag VK, Rekate HL, Murphy A. The infant whiplash-shake injury syndrome: a clinical and pathological study. Neurosurgery. 1989; 24(4):536–540

[42] Giangiacomo J, Khan JA, Levine C, Thompson VM. Sequential cranial computed tomography in infants with retinal hemorrhages. Ophthalmology. 1988; 95(3):295–299

[43] Schloff S, Mullaney PB, Armstrong DC, et al. Retinal findings in children with intracranial hemorrhage. Ophthalmology. 2002; 109(8):1472–1476

[44] Sturm V, Landau K, Menke MN. Optical coherence tomography findings in Shaken Baby syndrome. Am J Ophthalmol. 2008; 146(3):363–368

[45] Scott AW, Farsiu S, Enyedi LB, Wallace DK, Toth CA. Imaging the infant retina with a hand-held spectral-domain optical coherence tomography device. Am J Ophthalmol. 2009; 147(2):364–373.e2

[46] Muni RH, Kohly RP, Sohn EH, Lee TC. Hand-held spectral domain optical coherence tomography finding in shaken-baby syndrome. Retina. 2010; 30(4) Suppl:S45–S50

[47] Goldenberg DT, Wu D, Capone A, Jr, Drenser KA, Trese MT. Nonaccidental trauma and peripheral retinal nonperfusion. Ophthalmology. 2010; 117(3):561–566

[48] Chuang EL, Miller FS, III, Kalina RE. Retinal lesions following long bone fractures. Ophthalmology. 1985; 92(3):370–374

[49] McCannel CA. OCT III imaging of whiplash maculopathy. Eye (Lond). 2011; 25(4):531–532

[50] Lagrèze WD, Börner TG, Aiello LP. Lightning-induced ocular injury. Arch Ophthalmol. 1995; 113(8):1076–1077

[51] Rivas-Aguiño PJ, Garcia RA, Arevalo JF. Bilateral macular cyst after lightning visualized with optical coherence tomography. Clin Experiment Ophthalmol. 2006; 34(9):893–894

第 **34** 章
药物毒性和眼部光毒性

Michael T. Andreoli, Robert A. Mittra, William F. Mieler

视网膜毒性可能继发于多种全身性药物。幸运的是,在很多情况下,对视功能的影响是轻微的,或在停止服用药物后是可逆的。然而,在某些情况下,永久或进展性视力丧失可能会发生。我们接下来会讨论那些已知能导致眼底异常的药物,其他尚未证实能引起视网膜毒性的药物不包括在本章讨论中。

眼底的改变和视网膜功能的变化也会由于暴露在光照下而导致。这可能发生在可见光(日光性视网膜病变、手术显微镜毒性、激光),也可能发生在不可见光和射线下(放射性视网膜病变、电光性视网膜病变)。这些疾病与预防建议一起讨论。

34.1 全身和局部药物毒性

34.1.1 视网膜和视网膜色素上皮的破坏

吩噻嗪类
甲硫哒嗪

甲硫哒嗪(Mellaril)的急性毒性临床表现有视力模糊、色觉障碍(视物发红或发暗)和夜盲症。在最早的阶段,眼底外观可能正常或仅赤道后有轻度的色素着染。然后可以发展到中期阶段,包括视网膜色素上皮(RPE)从后极部到中周部丢失的有限区域(图 34.1a)[1]。荧光素血管造影显示这些区域的脉络膜毛细血管中断(图 34.1b)。在晚期阶段,广泛的脱色素区域夹杂着色素沉着斑、血管闭塞和视神经萎缩(图 34.2)。

甲硫哒嗪的视网膜毒性更多地取决于每日摄入的剂量,而不是累积摄入的总量[2]。随着每日剂量的增加,毒性可迅速发展,甚至在治疗头 2 周内。剂量

小于 800mg/d 的毒性很小,虽然有少数病例报道了低剂量摄入后几年出现了视网膜毒性。

在初始阶段,视野测试可能会发现轻微的视野缩小和旁中心或环形暗点。视网膜电图(ERG)显示正常或振幅降低。在后期阶段,ERG 显示视杆和视锥细胞反应及眼电图(EOG)都出现显著异常。如果早期停药,在第一年内 ERG 显示会有所改善[3]。组织学研究表明,光感受器细胞的外节萎缩和紊乱先于 RPE 和脉络膜毛细血管的丢失。

尽管在发现急性毒性后停止了治疗,但通常仍在进展[1]。目前尚不清楚这种改变是因为药物的持续毒性还是非特异性。稍晚出现的脉络膜视网膜瘢痕扩大到周围区域,早于 RPE 的损伤[3]。视功能一般在毒性反应的第一年会改善,而眼底改变则不会;甲硫哒嗪一般不会引起持续毒性。不过,在少数情况下,出现迟发的缓慢的视功能减退,与眼底改变一致。甲硫哒嗪介导的毒性机制不明,有多巴胺受体阻断假说或导致氧化应激通路假说[4,5]。已知许多吩噻嗪与 RPE 和葡萄膜组织的黑色素颗粒结合,但这并不常规引起视网膜毒性。一种复合物为 NP-207(哌啶基氯吩噻嗪盐酸盐),具有与甲硫哒嗪非常相似的化学成分,包括相同的哌啶基侧链。这种药物并没有上市,这是因为临床试验中发现其有明显的色素性视网膜病变。可能是这个原因导致了甲硫哒嗪同其他吩噻嗪类药物相比具有更高的视网膜毒性作用,如氯丙嗪,没有哌啶基侧链。实验研究表明,吩噻嗪导致酶动力学的改变和抑制氧化磷酸化,随后视紫红质合成异常。需要进一步研究以确定观察到这些改变是否参与了甲硫哒嗪的毒性机制。

对使用甲硫哒嗪的患者评估应包括审核每日和

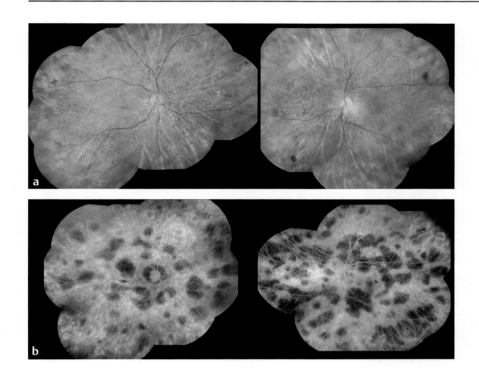

图 34.1　(a)眼底照片。(b)荧光素血管造影显示多处色素改变。(Image courtesy of Dr. David Sarraf.)

累计剂量。服药前的眼底照片和 ERG 检查,可能有助于服药后毒性的评估。鉴于目前有许多抗精神病药物可以选择,应和患者精神科医生讨论替代方案。出现毒性迹象的早期,应停用甲硫哒嗪。

氯丙嗪

　　氯丙嗪(Thorazine)是一种类似于甲硫哒嗪的哌嗪类,但如前所述,氯丙嗪没有哌啶侧链。该化合物与黑色素结合强烈,可导致皮肤、结膜、角膜、晶状体和视网膜中的色素沉着,其他眼部效应包括动眼动危象、瞳孔缩小和眼肌麻痹导致的视物模糊。通常剂量范围为 40~75mg/d,但剂量高达 800mg/d 并不罕见。

　　氯丙嗪的视网膜毒性很少见,当大剂量给予,如 2400mg/d,持续 12 个月,可以引起视网膜色素变化导致视的网膜血管变细和视神经苍白。同甲硫哒嗪一样,毒性程度与每日剂量而不是服用的药物总量更密切相关。

氯喹衍生物

氯喹

　　第二次世界大战期间,氯喹(Aralen)最初用作抗疟疾药物,目前,它被用于治疗阿米巴病、类风湿性关节炎和系统性红斑狼疮。继发于长期每日使用氯喹的视网膜毒性改变,包括 RPE 的变性和神经视网膜的变性[7]。大多数发生视网膜病变的病例,使用剂量高于目前推荐的剂量,即使用 250mg/d 或 4mg/(kg·d)。通常,每日剂量超过 250mg,总剂量为 100~300g 时,产生毒性[8]。一项研究显示,氯喹视网膜病变的发生率为 19%(平均每日剂量为 329mg),在 40 岁以上及累计剂量较高的患者中发病率增加[9]。相反,严格的坚持每日低剂量,即使总剂量超过 1000g,视网膜异常的发生率也是微不足道的。

　　视网膜毒性最早的临床症状可能是旁中心暗点,可以先于任何检眼镜的发现或 ERG 的异常[10]。10%氯喹视网膜病变患者也表现出色觉障碍,主要是蓝黄色障碍[11]。在经典的牛眼征发生之前,眼底检查可见微小的黄斑区点状色素沉着,黄斑中央凹反射消失,牛眼征的典型表现为中央凹脱色素环周被色素沉着的区域包围(图 34.3)。当中央凹的 RPE 出现异常时,视力受到影响,周边视网膜可以出现色素斑点。在严重的病例中,可形成一个原发性视网膜脱离的外观,视网膜血管狭窄,视盘苍白,并最终失明。

　　停止氯喹治疗后,早期的轻微的黄斑变化可以恢复正常,而晚期病例则会进展(图 34.4a,b),长期随访绝大多数能保持稳定[12]。氯喹从体内排出体外非常缓慢,服用后 5 年仍在血浆、红细胞和尿液中发

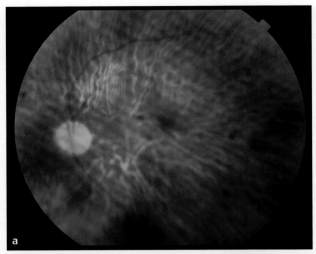

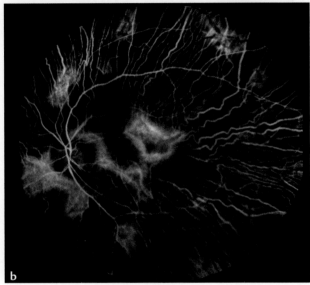

图 34.2 甲硫哒嗪的毒性晚期阶段。(a)眼底照片。(b)荧光素血管造影照片显示,弥漫性色素沉着、脉络膜毛细血管萎缩、视神经萎缩和血管变细。(Image courtesy of Dr. Daniel Kiernan.)

现。因此,延迟发病并不奇怪,氯喹视网膜病变的发作间隔为停药后长达 7 年或更长时间。

荧光素血管造影可以有助于显示早期的黄斑色素异常。在荧光素血管造影中,在色素紊乱区域,很少有毛细血管损伤。早期 ERG、EOG 可能会出现异常,但有时 EOG 最初会超常。多焦 ERG 能够在全视野 ERG 发现异常之前发现毒性的证据[13]。组织病理学部分证明 RPE 色素的脱失伴外层视网膜中色素积聚和光感受器细胞的损伤或减少。电子显微镜研究显示更广泛的视网膜损伤,其中大部分发生在神

经节细胞层中。

氯喹介导的视网膜毒性的机制尚未完全阐明。像吩噻嗪一样,氯喹由黑色素结合并浓缩在 RPE 和葡萄膜组织中,体内和体外大鼠模型均显示氯喹破坏视网膜神经元和 RPE 中的溶酶体功能[14]。

美国眼科学会(AAO)已发布氯喹和羟氯喹的毒性筛查建议(参见"羟氯喹"部分)。如果检测到异常,应停止氯喹治疗。

羟氯喹

羟氯喹(Plaquenil)也用于治疗类风湿性关节炎和系统性红斑狼疮。这种药物可以产生与氯喹相同的视网膜病变。每日剂量小于 6.5mg/kg,且无全身性肾病,羟氯喹通常耐受性很好。在许多情况下,停止治疗可以使视网膜病变稳定;因此,定期监测对于检测早期毒性至关重要。羟氯喹视网膜病变的总体患病率约为 7.5%。发生毒性的风险因素,包括每实际体重日剂量、每理想体重的日剂量、使用时间、肾脏疾病和联合他莫昔芬治疗[15]。

现在,辅助检查可以更早地检测到羟氯喹毒性。眼底自发荧光(FAF)广泛使用的成像工具,对于识别早期毒性具有相当高的灵敏度。轻度视网膜病变可能表现出旁中心环状的 FAF 增强,而更严重阶段可能表现为高 FAF 的周围斑驳样 FAF 缺失,晚期阶段可能显示旁中心 FAF 的完全丧失[16]。许多人认为,多焦 ERG 是最能明确毒性的检查,在长期使用羟氯喹患者中,多焦 ERG 发现有多种类型的异常——旁中心缺失、中央凹缺失、外周缺失和广泛缺失(图 34.5)[17]。光相干断层扫描(OCT)显示羟氯喹毒性相关的异常包括内段/外段连接的不连续性、外核层变薄和外部区域的高反射 (图 34.6)[18]。然而,内丛状层和神经节细胞层的变薄可能先于光感受器的变化[19]。

2016 年初,美国眼科学会(AAO)发布了修订和更新的《羟氯喹筛查指南》,更新的重点是推荐的安全剂量降低为每天<5.0mg/kg。

此外,该指南还强调了亚洲的一些患者存在旁中央凹视网膜病变,而不累及黄斑中央凹。最后指出,需要意识到共存的肾脏疾病或并用他莫昔芬时,可能会增加或加速羟氯喹视网膜病变的发展。除此以外,该指南还建议每年检查 SD-OCT、FAF、Humphrey 10-2 视野和多焦点 ERG,尤其是羟氯喹

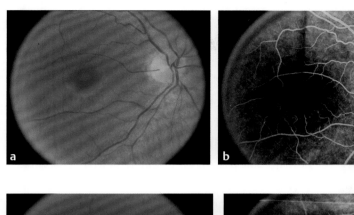

图 34.3 (a)眼底照片。(b)荧光素血管造影显示氯喹毒性早期旁中心的色素改变。

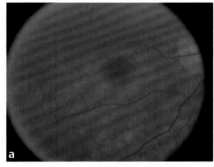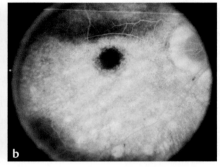

图 34.4 (a)眼底照片。(b)荧光素血管造影来自同一患者两年后的资料,显示典型的牛眼征的显著进展。

使用 5 年后[20]。

奎宁

奎宁在第二次世界大战中首次用于治疗疟疾,但目前已被规定用于治疗夜间肌肉痉挛。推荐的每日剂量小于 2g。剂量超过 4g 时,会出现全身毒性反应,致命的口服剂量为 8g。意外摄入或企图堕胎或自杀导致过量服用奎宁后,会出现眼部毒性反应。一种被称为金鸡纳中毒的综合征是迅速产生的,包括恶心、呕吐、头痛、震颤,有时是低血压和意识丧失。当患者醒来,通常是完全无视力伴散大无反应的瞳孔[21]。在急性期,眼底检查显示轻度静脉扩张,轻微的视网膜水肿和正常直径的动脉。荧光素血管造影显示轻微异常,ERG 测试显示 a 波的急剧减慢且深度增加,缺少振荡电位和 b 波的下降。EOG 和视觉诱发电位(VEP)测试也显示异常。

在接下来的几天里,患者视力有所恢复,但留下一个小的中央视岛。接下来的数周和数月中,视网膜小动脉进一步闭塞,视盘渐渐苍白(图 34.7)。a 波的深度和潜伏期恢复正常,b 波起初恢复,然后慢慢减少。 VEP 仍然异常,并且暗适应很弱或没有视杆功能[21]。OCT 显示视网膜内层萎缩[22]。

早期研究者认为,奎宁毒性的机制起源于血管,这主要基于几周后出现的眼底表现,显示出明显的小动脉闭塞和视盘苍白。最近实验和临床研究表明,奎宁毒性反应的早期阶段, 很少有视网膜血管系统参与。此外,ERG 和组织学研究表明,毒性部位可能是视网膜神经节细胞、双极细胞和感光细胞。奎宁毒性的确切机制尚不明确,但有学者认为,可能起到拮抗乙酰胆碱的作用和破坏视网膜胆碱能传递[23]。

氯法齐明

氯法齐明是一种红色吩嗪染料,被用于治疗氨苯砜耐药的麻风病、牛皮癣、坏疽性脓皮病、盘状狼疮以及最近用于艾滋病患者的鸟分枝杆菌-胞内分枝杆菌的复合感染。随着持续治疗几个月后,氯法齐明结晶可能会积聚在角膜。据报道,艾滋病患者的剂量为 200~300mg/d(总剂量为 40~48g),出现牛眼征伴有视网膜色素变性。视力轻微下降,暗视、明视和闪烁 ERG 振幅降低。停止治疗,可能会清除角膜沉积,但似乎不影响视网膜病变。

脱氧肌苷

艾滋病患儿接受高剂量的 2',3'-双脱氧肌苷抗病毒治疗后,会出现中周部的色素性视网膜病变(图 34.8)。这些病例伴随着 ERG 和 EOG 的改变。类似的表现也可在成人中观察到,血管弓之前的脉络膜视网膜萎缩,具有相应的弱自发荧光或斑驳状强荧光和弱自发荧光。OCT 证实了这些区域存在严重

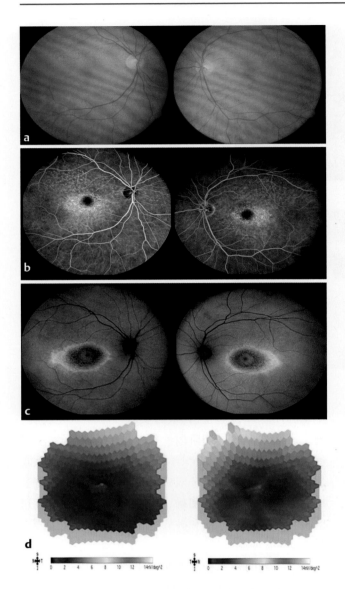

图34.5 羟氯喹毒性:(a)眼底照片。(b)荧光素血管造影。(c)眼底自发荧光。(d)多焦视网膜电图显示服用羟氯喹的患者中央凹周围色素变化和旁中心振幅减小。(Image courtesy of Dr. David Sarraf.)

的脉络膜视网膜萎缩[24]。视网膜毒性反应通常在停药后稳定。

去铁胺

静脉和皮下给予去铁胺(Desferal)被用于治疗需要重复输血而导致铁超负荷的患者。大剂量静脉和皮下注射去铁胺可产生视力减退、夜盲症、外周和中心视野缺失、暗适应减弱、ERG和EOG降低[25]。眼底最初可能正常,或者黄斑区可能出现轻微的灰白灶。

数周内可出现黄斑区和外周的色素变化。在某些病例中,毒性可能表现为卵黄状黄斑变性[26]。OCT显示,药物会沉积在视网膜外层或Bruch-RPE复合物中[27]。停止治疗后,视功能恢复。去铁胺能与铁及铁以外的许多金属形成螯合物,有可能是这种毒性机制去除了RPE中的铜[25]。组织病理学改变主要发生在RPE,包括顶端微绒毛的缺失、斑片状脱色、细胞质的空泡化、线粒体的肿胀和钙化及细胞膜的解体。

顺铂和卡莫司汀

顺铂(Platinol)和卡莫司汀(BCNU)用于治疗恶性胶质瘤和转移性乳腺癌。这些药物具有三种不同类型的视网膜毒性作用。据报道,在动脉内使用顺铂后,或卡莫司汀和单用顺铂治疗恶性肿瘤胶质瘤的患者后,黄斑区的色素性视网膜病变的视力明显下降,ERG和EOG测试异常[28]。另一项研究中,动脉内注入顺铂与静脉注射卡莫司汀导致黄斑区色素沉着和视力下降,但ERG正常[29]。这些发现可能是铂的毒性对视网膜的影响,其他金属,如铁和铜也是如此。有报道,在转移性乳腺癌中使用大剂量顺铂、环磷酰胺和卡莫司汀化疗后及自体骨髓移植后,出现的视网膜病变包括棉绒斑、视网膜内出血、黄斑区渗出和视盘水肿[30]。这些变化被认为与给予了1.2倍的推荐剂量有关。

约65%的患者接受了动脉内单独给予卡莫司汀或联合顺铂治疗恶性胶质瘤,可出现血管性视网膜病变或视神经病变,包括动脉闭塞、血管炎和视盘炎[28]。在治疗开始后约6周开始出现这些眼底变化伴急剧的视力下降。其他眼部症状可能包括眼眶疼痛、结膜水肿、继发性青光眼、眼外肌麻痹和海绵窦综合征。在眼动脉上方注射药物仍可导致毒性,视力下降通常是渐进的,目前没有有效治疗。

34.1.2 血管损伤

口服避孕药

有病例报道,口服避孕药导致视网膜中央静脉阻塞、视网膜和视网膜睫状体动脉阻塞和视网膜水肿。合成雌激素和黄体酮包括避孕药被认为会影响凝血因子,并诱导高凝状态导致血栓栓塞并发症。大部分的眼部并发症的报道来自20世纪60年代和20世纪70年代,当时避孕药中使用雌激素的浓度

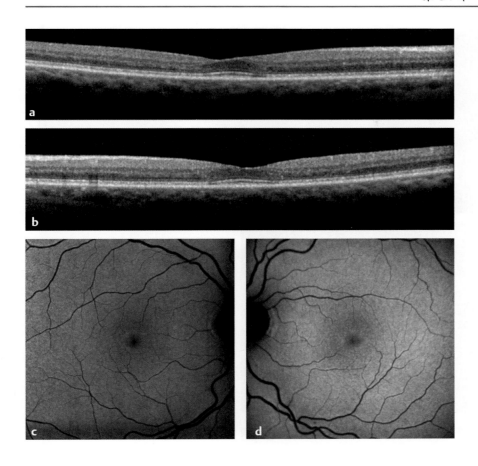

图 34.6 羟氯喹毒性:光学相干断层扫描:(a)右眼。(b)左眼显示出中央凹周围视网膜外层萎缩和椭圆体带的缺失,患者服用羟氯喹 9 年。眼底自发荧光。(c)右眼。(d)左眼展示了轻微的牛眼征。

很高。最近的前瞻性研究患者服用口服避孕药未显示出眼部病理改变的增加[31]。

干扰素

干扰素 α2a 和干扰素 α2b 最初用作抗病毒药物,但目前用于治疗卡波西肉瘤、婴儿期血管瘤和慢性丙型肝炎,并且实验性地用于治疗脉络膜新生血管膜。与干扰素治疗有关的并发症为多发的棉绒斑和视网膜出血(图 34.9)[32],视力通常不受影响。糖尿病和高血压患者更容易出现这种变化,常见于开始治疗的 4~8 周内。

其他药物

有报道,高于推荐剂量的麦角生物碱可引起视网膜血管收缩,及用于食欲抑制剂和解充血剂的非处方药苯丙醇胺与 1 例中央视网膜静脉闭塞有关。

34.1.3 黄斑囊样水肿

肾上腺素

自从药物开发以来,局部使用肾上腺素化合物来控制眼内压已经减少。无晶状体眼中局部使用肾上腺素药物的副作用之一会出现黄斑水肿,在临床和血管造影检查上与无晶状体眼本身的黄斑囊样水肿无法区分。在最大的对照研究中,28%接受肾上腺治疗的无晶状体眼和 13%未接受治疗的无晶状体眼出现黄斑水肿,具有统计学意义[33]。在大多数情况下,中止肾上腺素治疗会促进囊样水肿的消退。治疗无晶状体眼和人工晶状体眼时,应避免使用这种药物。

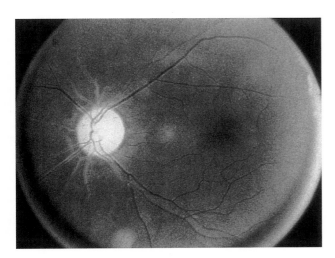

图 34.7 奎宁毒性:眼底照片显示视盘苍白,弥漫性小动脉闭塞。

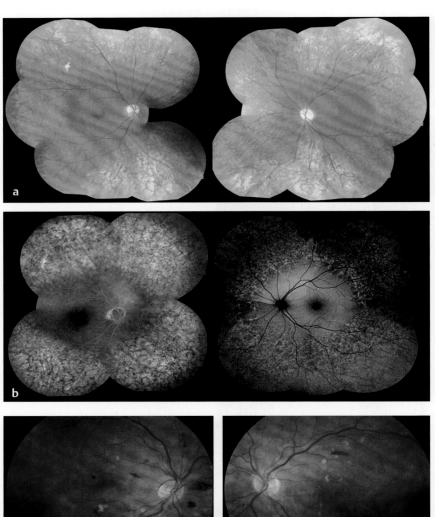

图 34.8　双脱氧肌苷毒性:(a)眼底照片显示中周部的视网膜色素病变。(b)右眼的荧光素血管造影和左眼的眼底自发荧光证明中周部的斑驳状强荧光和强自发荧光。(Image courtesy of Dr. David Sarraf.)

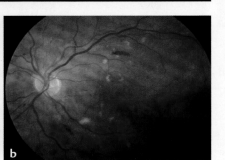

图 34.9　干扰素毒性,眼底照片展示广泛的棉绒斑和视网膜出血。(Image courtesy of Dr. Joseph Maguire.)

烟酸

高剂量的烟酸(Niacin)可降低血脂和胆固醇水平.自从效果和耐受性更好的 3-羟基-3 甲基戊二酰辅酶(HMGCoA)还原酶抑制剂的问世,这种药物现在很少用过的。服用烟酸剂量超过 1.5g/d 的患者不到 1%会抱怨中心视力模糊,有时伴有旁中心暗点或变形。在眼底检查中,黄斑区存在囊样水肿(图 34.10),但荧光素血管造影没有发现有视网膜血管的荧光渗漏[34]。OCT 检查发现,囊样改变局限于外丛状层和内核层[35]。停止药物。视力改善和水肿消退。鉴于这种情况很罕见,只有服用高剂量烟酸的患者出现视觉症状时,应该评估。

拉坦前列素

拉坦前列素(Xalatan)是用于控制眼内压的一线前列腺素衍生物。新发或复发的黄斑囊样水肿在人工晶状体眼中观察到[36]。确切的发生率不明确,一项中等规模的病例研究评估了拉坦前列素中黄斑水肿的发生率为 2%[37]。在无晶状体和人工晶状体眼中发病率似乎更高,停止用药后 4~6 周,CME 一般自行消退。

紫杉醇和多西紫杉醇

化学治疗剂紫杉醇(Abraxane,Taxol)和多西紫杉醇(Taxotere)属于紫杉烷类药物,破坏细胞分裂期间的微管。这些药物用于治疗乳腺癌、肺癌和前列腺癌,它们被发现会发展黄斑水肿(图 34.11)。通常,荧光素血管造影没有表现出相关的渗漏[38,39]。黄斑水肿可能对碳酸酐酶抑制剂或抗 VEGF 治疗有反应。

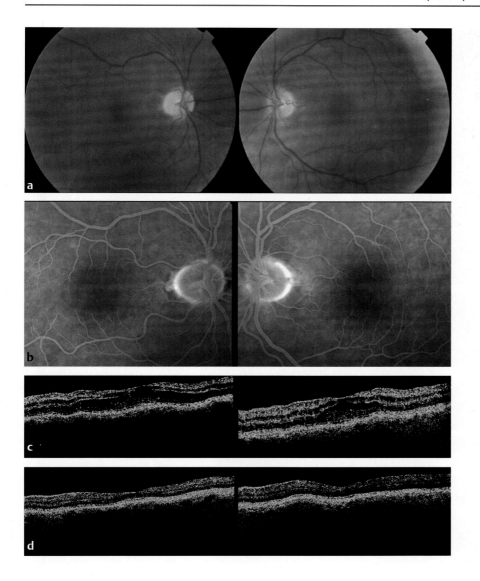

图 34.10　烟酸导致的黄斑病变。(a) 眼底照片显示中央凹囊样外观。(b)荧光素血管造影显示没有泄漏。(c)光学相干断层扫描显示黄斑水肿。(d) 停用烟酸后 2 周。(Image courtesy of Dr. Lawrence Yannuzzi.)

芬戈莫德

芬戈莫德(Gilenya)是一种靶向鞘氨醇–1–磷酸受体的免疫调节剂，用于治疗多发性硬化症。这种药物被发现能引起黄斑囊样水肿，通常在治疗开始 4 个月内发生。黄斑水肿的发病率为 0.3%~1.2%，和剂量相关。OCT 显示囊肿位于内核层，延伸到较小范围的外核层。荧光素血管造影显示，可能有相关的中央凹旁的荧光渗漏。大多数情况下，停止使用药物和局部给予抗炎药物，水肿会消退[40]。

34.1.4 结晶性视网膜病变

他莫昔芬

他莫昔芬(Nolvadex)是一种治疗乳腺癌的抗雌激素药物。视网膜毒性包括视力下降、色觉异常，伴视网膜内白色结晶、黄斑水肿和点状视网膜色素沉着。视网膜内沉积物似乎存在于视网膜内层，并且在黄斑旁区域为数众多(图 34.12)。早期的报道是在接受高剂量(总共>100g)药物的患者中发现。最近的研究已经证明，长期低剂量总共为 7.7g 也可导致眼部毒性[41]。即使无症状患者，也可能出现视网膜内结晶[42]。随着药物的停用，视功能和水肿改善，但高反射沉积物仍然存在。

荧光素血管造影显示晚期黄斑区局灶性着染，与黄斑囊样水肿一致，ERG 测试可见明视和暗视的 a 波和 b 波振幅降低。在一些患者中，OCT 可见中央凹处囊腔样结构[43]。光学显微镜显示，病变局限于神经纤维层和内丛状层，糖胺聚糖染色阳性。电子显微镜显示出轴索内的细胞内小病灶(3~10μm)和

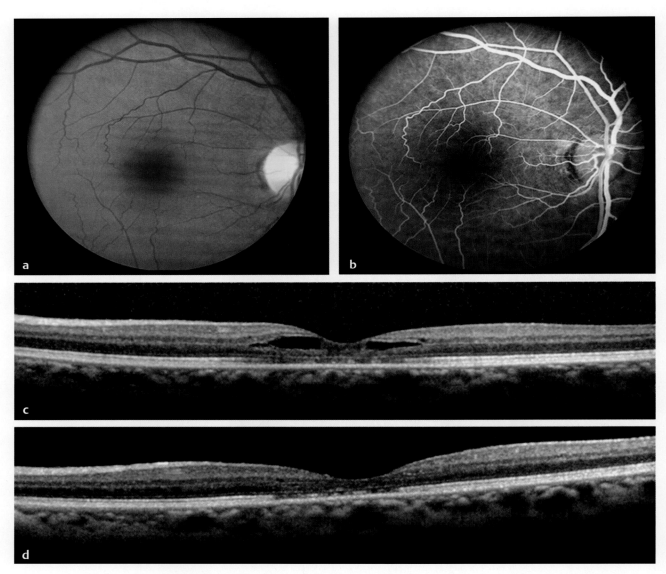

图 34.11 紫杉醇毒性。(a)眼底照片显示黄斑水肿。(b)荧光素血管造影无渗漏。(c)光学相干断层扫描显示左眼黄斑水肿。(d)玻璃体腔注射贝伐单抗后，黄斑水肿改善。

细胞外大病灶(30~35μm)[44]。病变似乎是轴突变性产物，类似于淀粉样小体。有报道，患者采用他莫昔芬治疗 3 周后，出现双眼视盘水肿和视网膜出血及视力下降，停药后完全消退。目前，低剂量治疗(20mg/d)时，视网膜病变很少，对无症状的患者没有要求常规检查[42]。如果患者服用他莫昔芬后有明显的视网膜内结晶，须行荧光素血管造影排除旁中央凹毛细血管扩张，确诊为毒性反应，应该停止使用药物。

角黄素

角黄素是一种天然存在的类胡萝卜素，被用作食用色素，用于治疗白癜风的皮肤色素沉着，并用于治疗光敏性疾病，如红细胞生成性原卟啉病、牛皮癣和光敏性湿疹。角黄素也可以市售，高剂量制成口服鞣剂。许多报道都描述了在高剂量(通常是 2 年内总剂量>19g)使用人群中出现一种特征性的环形黄橙色结晶沉积在浅表视网膜中(图 34.13)[45,46]。结晶在患有其他视网膜病变且同时使用 β–胡萝卜素的眼中可能更为突出[46]。

患者通常无症状，荧光素血管造影通常也是正常的。有报道 ERG、EOG、暗适应和静态阈值视野检查是正常的，也有报道是异常的。虽然临床上可见结晶在黄斑区明显，但形态学显示脂溶性结晶存在

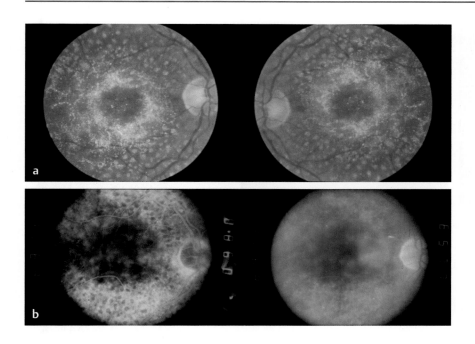

图 34.12　他莫昔芬视网膜病变。(a)眼底照片 OU 显示黄斑区特征性的黄白色结晶。(b)对应的荧光素血管造影中晚期显示局部渗漏。

于整个视网膜内层和睫状体内，围绕中央凹的更多更大。结晶聚集成海绵状，导致内层神经纤维的退化和与之相关 Müller 细胞的萎缩。

停药后多年，沉积物可能会慢慢清除。这种缓慢的逆转与停药数月后仍能检测到血浆中高浓度的角黄素相关。极少情况下，患者并没有过度摄入额外的角黄素，眼底表现也会出现角黄素黄斑病变，高膳食摄入和原先就存在视网膜疾病，也许可以部分解释这个现象。

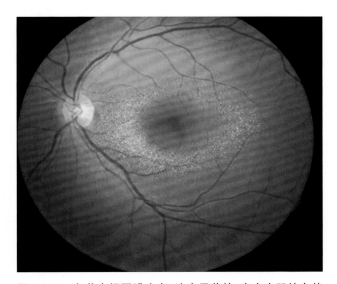

图 34.13　角黄素视网膜病变。注意显著的、旁中央凹的点状黄色沉积物。FFA 无特征性改变。

甲氧氟烷

甲氧氟烷(Penthrane)是一种吸入性麻醉剂，长时间使用，尤其当患者伴肾功能不全，会在肾脏中沉积草酸钙结晶继发不可逆的肾功能衰竭，这些结晶也可沉积在全身。这些患者的眼底检查可见后极部或动脉周围数量很多的黄白色点状病变[47]。在组织学上，沉积物位于 RPE 和内层视网膜。

滑石

虽然不是药剂，静脉注射药物中的滑石颗粒会干扰患者，可以导致一种独特的结晶样视网膜病变[48]，小的白色晶体最终浓缩在后极部的小动脉末端 (图 34.14)，可能是由于静脉注射粉碎的口服药物，如盐酸哌甲酯(利他林)或盐酸美沙酮，其中含有滑石作为填充材料。滑石颗粒最初栓塞到肺血管系统，并可通过与之连接的侧支血管进入全身血管系统而形成慢性病变，可能导致缺血性视网膜病变，毛细血管无灌注、微动脉瘤形成、棉绒斑和静脉环[49,50]。治疗新生血管形成和玻璃体积血可能需要激光光凝和经睫状体玻璃体切割术，类似增殖性糖尿病视网膜病变。

34.1.5 视网膜皱褶

磺胺类抗生素、乙酰唑胺、乙氧基苯胺、氯噻酮、氢氯噻嗪、托吡酯和氨苯蝶啶

大多数具有类似磺胺类结构的药物，可引起短

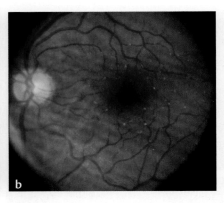

图 34.14　滑石视网膜病变。眼底照片显示存在于后极部小动脉中的结晶。

暂的急性近视综合征和前房变浅，这种现象被认为是继发于睫状体肿胀伴随晶状体–虹膜隔前移[51]。黄斑区视网膜褶皱在患有这种综合征的年轻患者中可见（图 34.15），但荧光素血管造影显示视网膜的这些褶皱没有渗漏[52]。这可能是由于晶状体和虹膜前移导致玻璃体牵拉黄斑区引起。

34.1.6 葡萄膜炎

利福布汀

利福布汀（Mycobutin）是一种用于预防和治疗鸟分枝杆菌复合物感染的利福霉素类抗生素。严重的葡萄膜炎反应可能发展为胆汁淤积和前房积脓。如果合并使用克拉霉素、氟康唑或伊曲康唑时，这种炎症反应更常见。虽然更常见的是前葡萄膜炎，玻璃体炎和视网膜血管炎也有报道[53,54]。治疗可能包括停药和局部使用类固醇。

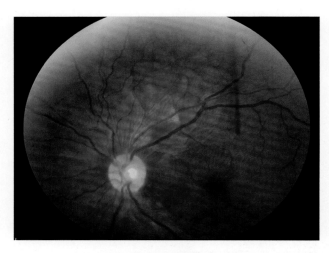

图 34.15　在使用托吡酯的患者的眼底照片中，可见特征性的视网膜波纹。

西多福韦

西多福韦（Vistide）是用于治疗巨细胞病毒性视网膜炎的核苷酸类似物。静脉注射和玻璃体内注射给药与前葡萄膜炎和前房积脓相关[55,56]。这种反应可能是药物直接作用了睫状体[57]。可以局部使用皮质类固醇和睫状肌麻痹剂及口服丙磺舒治疗。

34.2 光毒性

光可通过光热作用或光化学效应或混合作用引起视网膜毒性。损伤发生在暴露于超短 Q 开关光干扰器激光中，如钕：YAG（钇铝石榴石），导致靶目标的电离和分解。周围的组织随后被震动波和声波的机械性破坏。长时间暴露在聚焦的激光束（如氩或氪）或光会产生光凝效应，这将组织加热至高于体温 $10℃{\sim}20℃$ 以上，并会导致视网膜蛋白的热损伤。暴露在可见光或近紫外线（UV）下会导致光化学破坏，这种破坏分导致视网膜损伤，但不会引起温度明显的升高。

34.2.1 日光性视网膜病变

日光性视网膜病变，也称为日食烧伤或黄斑中央凹视网膜炎，发生在观察日食或通过宗教仪式直接注视太阳、精神疾病、致幻药物的影响、癔症或强化眼睛的患者。日光性视网膜病变也见于一些没有直接凝视日光的患者中，如户外晒日光浴或锻炼的患者[58]。典型的患者是年轻的正视的成年人，在凝视太阳后不久，患者抱怨视力下降、中央暗点、畏光和变形。视力通常是双眼降低，但是在主视眼中往往更明显。

急性暴露后，视力为 20/30~20/100。随后几周到几个月，通常会提高到 20/20~20/40。眼底外观因伤害的严重程度不同而不同，轻微的会有正常的眼底或黄斑区的 RPE 出现淡灰色增厚，随着视力的改善，这些黄斑区的变化逐渐消退。更严重的损伤可见黄斑区一个或多个小的黄白色点状病灶，周围有灰色斑块(图 34.16)。在几天到两周内，中央凹病变被小的(25~75μm)红的板层孔或凹陷取代，这种凹陷可能是视网膜光感受器细胞丢失引起的。在一些患者特别是长时间暴露，数周之后出现更大的病变伴 RPE 斑驳样色素沉着。起初荧光素血管造影通常是正常的，但少数患者可能在黄斑区中出现小的点状着染(图 34.16b)。在另一些患者中，RPE 发生萎缩，导致传输缺陷。

最初认为凝视太阳对视网膜造成的损害是热灼伤的结果，但是 Mainster 已经证明，这类温度升高不足以导致光凝发生[59]。因此，光化学或化学和热的组合效应导致了日光性视网膜病变。在一项研究中，让准备眼球摘除的脉络膜黑色素瘤患者注视太阳 1 小时，观察组织学改变[60]。在 3 例患者中均观察到 RPE 的色素颗粒被破坏，类似于实验室中暴露于蓝光的 RPE 顶端黑素体的改变。

许多因素可能使患者容易患日光照射后的继发性损伤，包括年轻、正视眼、大瞳孔、体温升高和眼部屈光介质清晰。角膜能自然吸收短于 300nm 的光，老年人的晶状体吸收 300~400nm 的光线范围，20~30 岁的晶状体吸收光线的能力呈线性增加。因此，孩子、年轻人和无晶状体个体(或人工晶状体不能吸收紫外线者)发生日光性视网膜病变的风险最大。在实验研究中，发现了视网膜对近紫外光(325~350nm)的敏感性是蓝光(441nm)的 6 倍。此外，组织学病变

也和蓝光的损伤显著不同，包括对视杆和视锥光感受器细胞无法修复的损伤[61]。地域因素，如臭氧层的高度等因素被认为是年轻人中没有直接凝视太阳而存在日光性视网膜病变的发病因素[58]。据推测，在低臭氧层区域，增加的紫外线透射，虽然没有直接凝视太阳，但仍导致年轻的有透明晶状体的患者发生视网膜损伤。

根据病史和特征性的眼底表现，诊断通常是明确的。眼底病变应该和一期的黄斑裂孔或眼球创伤相鉴别，这两者也可能表现出中央凹凹陷。加强公共教育，特别是在日食之前，可能会降低这种疾病的发生率。还有，年轻人和无晶状体/人工晶状体的患者需要在明亮的环境中佩戴合适的紫外线过滤的太阳镜，如在晴天划船或滑雪时。

34.2.2 电光性视网膜病变

通常，在没有过滤护目镜的情况下暴露于焊接电弧，角膜和晶状体吸收紫外线会导致非常疼痛的角结膜炎。另外，红外线(IR)辐射可能导致晶状体囊的真性剥脱，被称为"玻璃吹制者的白内障"。暴露在焊接电弧的继发性视网膜损伤很少见，然而，长时间频繁接触可能会导致面部灼热、眼睑水肿和中心暗点，黄斑中央凹的变化与日光性视网膜病变相似[62]。临床过程及体征和日光性视网膜病变类似，现有证据表明，这是由于视网膜暴露在蓝光和紫外光中发生的光化学损伤。

34.2.3 激光曝光

裂隙灯下激光光凝过程中使用的角膜接触镜具有抗反射涂层，可减少有害激光的反向散射。此外，所有现代裂隙灯的光凝固器和操作室内的光电凝固

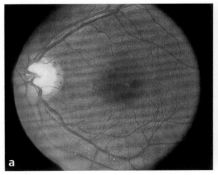
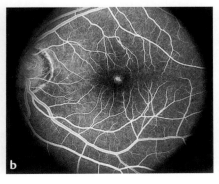

图 34.16 (a)眼底照片。(b)荧光素血管造影显示日光性视网膜病变的黄斑中央凹的窗样缺损。

器有一个切换到过滤器的脚踏控制的开关，以保护医生。但是，手术眼附近的助手和其他人员，尽管有抗反射涂层仍会接触到接触镜表面的有害反射。如果在接触镜 1m 范围内，接触到的反射光可能会超过职业接触限值[63]。手术室和激光室人员应佩戴适合激光波长的护目镜。使用激光器和激光器套件时，操作员应该避开反射区。

操作员会受到瞄准光束的亮反射干扰。有人质疑眩光是否可能会对手术医生和旁观者造成眼部损伤[64]。然而，实验声称瞄准光束反射没有危险[63]。也有几个研究报道激光医生的颜色对比敏感度会降低[65]。这种缺陷与操作激光的年数和数量相关。这类眼科医师均使用了氩蓝绿激光治疗患者，并假设是继发于瞄准光束的蓝光部分会导致视网膜的损伤。较新的激光器是氩绿色瞄准光束，并使用到目前为止，尚未有损伤的报道。

直接暴露于娱乐场所使用的和商业用的手持式激光笔也会导致视网膜损伤[66]。临床上，可能表现为黄色的视网膜深层病变伴 RPE 损伤。荧光素血管造影可显示窗样缺损。OCT 可能显示外界膜和外层的光感受器的破坏(图 34.17)，以及从外界膜延伸到 RPE 的高反射性病变[67]。随着时间的推移，视网膜结构和视力损伤可能部分改善，但有些结构损坏可能是永久性的，伴永久视力障碍。

34.2.4 手术室显微镜的毒性

动物研究表明，接触各种眼科器械的光线均可以产生视网膜毒性，包括裂隙灯、间接检眼镜、手术显微镜和内照明光纤。手术显微镜是特别值得关注的，对视网膜辐照度是间接检眼镜的 3~4 倍，是头灯的 20 倍[68]。人体研究间接检眼镜连续 45 分钟照射黄斑区未发现视网膜损害(尽管角膜水肿会阻止光线传播~视网膜)，没有病例报道与裂隙灯有关的毒性。然而，从 1983 年开始，有许多关于多种类型眼部手术使用的手术显微镜引起黄斑病变的报道出现[69,70]。

继发于手术显微镜的视网膜病变通常在术后早期被发现，并且患者可能会抱怨有中央暗点，视力障碍取决于损伤的大小和位置。眼底检查显示位于旁中央凹区域的椭圆形、黄白色、深部的视网膜病变(图 34.18a)。下方的位置最常见，因为习惯使用上直肌悬吊将光线照射到下方视网膜[70,71]。在某些情况下，该区域可能会覆盖着积液。在最初几周内，白色视网膜病变消退，并被不规则的色素斑驳样沉着所取代(图 34.18b)。

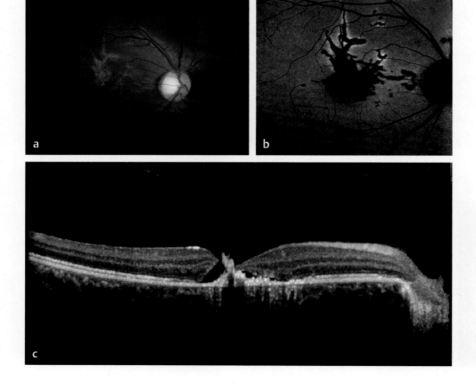

图34.17 (a)眼底照片。(b)眼底自发荧光(FAF)。(c)SD-OCT 图像，显示自己反复的激光笔照射导致的全层视网膜损伤。(Reprinted with Permission from Freund KB, Sarraf D, Mieler WF, Yannuzzi L.the Retinal Atlas 2nd Edition, Elsevier. NY:2016.)

在一篇综述中连续观察了 135 例白内障病例，显微镜毒性的发病率为 7.4%[70]。最重要的危险因素是总的手术时间。除一个病例外，所有病例均超过 100 分钟。视网膜损伤的最大风险发生在放置 IOL，并将图像聚焦投射到黄斑上之后。一些学者推测，近紫外线是手术显微镜导致视网膜病变的原因，以及常规使用紫外线过滤在显微镜上和人工晶状体上可以减少其发病率。然而，现代手术显微镜光量低于 400nm，不会产生明显毒性。此外，尽管明确使用了紫外线和红外线滤光片[72]，但仍有典型病变在视力不好的患者中发现（有清晰的晶体介质）。因此，在长时间暴露于蓝光之后，很可能产生病变。将频谱从 400~500nm 这部分光过滤掉，理论上可以消除毒性，但会将显微镜的颜色改为淡黄色，这可能会影响手术操作。

在实验模型中，手术吸氧会增加暴露在光照下导致的视网膜光毒性[73]。因此，应避免吸入不必要的高浓度氧气。还有报道，经睫状体玻璃体切割术中的内照明光纤也会导致视网膜光毒性[74]。去除视网膜前膜似乎风险更高。与手术显微镜导致的光毒性类似，病变往往显示中央凹变平，这种改变被认为是黄斑区叶黄素介导的。动物研究表明，在玻璃体切割术中，灌注液温度的升高增加了视网膜的光毒性，所以应避免灌注液升温。

一些研究设想手术显微镜和人工晶状体的近紫外线辐射与黄斑囊样水肿有关。然而，一个良好的前瞻性、随机研究未能显示显著相关性。基于目前对黄斑囊样水肿的发病机制的认识，似乎也没有证据支持这一观念[75]。

34.3 放射性视网膜病变

放射性视网膜病变于 1933 年由 Stallard 首次描述，他报道了使用氦粒子治疗视网膜毛细血管瘤和视网膜母细胞瘤后视网膜的改变[76]。他注意到硬性渗出、RPE 改变和视盘水肿和萎缩。最近报道的放射性视网膜病变发生在外部光束、斑块和带电粒子放疗中[77,78]，可继发于治疗眼部、眼眶和鼻窦肿瘤后[79]。

视网膜微血管系统似乎是对辐射最敏感的[79]。眼底检查显示硬性渗出、视网膜内出血、微动脉瘤、棉绒斑、毛细血管扩张、小动脉狭窄和广泛的毛细血管闭塞（图 34.19）[77]。这些变化与糖尿病视网膜病变类似。荧光血管造影显示明显的毛细血管无灌注，伴剩余血管系统的渗透性增加。急性放射诱导也可发生伴有视盘水肿的视神经病变。随着时间的推移，一些病例可能会发展为视网膜和视盘新生血管、玻璃体积血或眼前段新生血管。导致视力丧失的黄斑

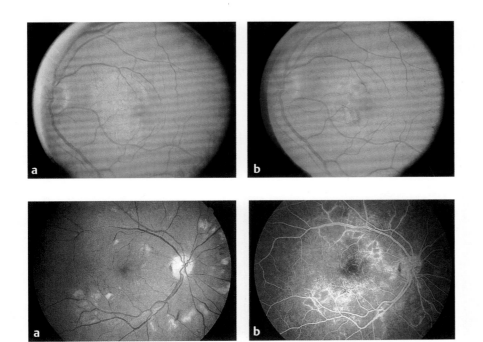

图 34.18　眼底照片显示(a)急性。(b)显微镜的慢性光损伤，注意随着视网膜的急性水肿的发展，视网膜明显色素改变。

图 34.19　(a)眼底照片。(b)荧光素血管造影显示放射性视网膜病变的早期阶段，伴有棉绒斑、微动脉瘤和散在的毛细血管无灌注。

水肿、黄斑缺血、玻璃体积血、脉络膜新生血管、新生血管性青光眼或视神经病变可能发生。

　　人体和动物组织学研究证实了辐射对视网膜内血管系统的破坏性影响[80]。早期变化包括更深更小的视网膜血管的内皮细胞和周细胞的损失，然后较大的血管闭塞。随着吲哚菁绿血管造影的出现，还证实了脉络膜血管系统的损伤并且似乎在放射性视网膜病变的视力丧失中发挥作用[80]。该视网膜病变的患者通常在出现小血管疾病时就诊，但偶尔在其他视网膜病变发生之前也会出现大血管闭塞的可能。

　　放射线治疗6个月至8年后，可发生放射性视网膜病变，平均为2~3年。长期随访放射线治疗的患者对于检测这种疾病至关重要。

　　产生视网膜病变所需的辐射量是有争议的，总计和每日的外照射剂量似乎很重要。总剂量低于3000rad很少发生放射性视网膜病变，但也有报道只用1500rad就发生放射性视网膜病变。剂量为6000rad，视网膜病变在50%的患者中可见，剂量为8000rad的，则视网膜病变在85%~90%的患者中可见。每天超过200rad似乎增加了视网膜病变的风险。用放射性钴斑块疗法注意到几个重要的区别，该疗法产生的视网膜病变所需的总剂量是外部光束治疗所需的2~3倍[76]。此外，视网膜病变的平均潜伏时间更短，斑块治疗往往会产生更多的硬性渗出并且新血管形成较少。质子束辐照治疗脉络膜黑色素瘤在89%的患者中导致视网膜病变，最早和最常见的是黄斑水肿[78]。3年随访，视力为20/200或更高的占67%。

　　同时化疗或合并糖尿病，产生视网膜病变所需的辐射剂量可以明显降低。这些患者经过非常密切的随访后报道，最终失明的发生率很高[77]。骨髓移植视网膜病变综合征被描述，患者仅接受1200rad总辐射治疗，与骨髓移植相结合和大剂量盐酸阿糖胞苷的治疗后，发生了典型的放射状视网膜病变[82]。作者设想大剂量化疗增加了视网膜血管系统对辐射的敏感性。

　　目前与放射性视网膜病变相关的黄斑水肿的治疗有进展，一些人已经使用激光治疗糖尿病性黄斑水肿[83]。这在大多数情况下能部分消退水肿，使67%的患眼视力得以提高。PRP同样已成功应用于产生新生血管的患者中（图34.20）[84]。然而，这些治疗的视觉结果仍然是较差的。最近，玻璃体内注射类固醇，包括曲安奈德和地塞米松，已成为一种治疗选择（图34.21）[85,86]。随着治疗进一步发展，玻璃体内注射抗VEGF药物已成为许多视网膜专家的一线选择[87]。玻璃体切割术可以用于清除玻璃体积血或治疗牵引性视网膜脱离。同时使用高压氧时，似乎加剧了辐射引起的视网膜损伤，但也有研究发现，在视力丧失后即，刻使用抗VEGF药物有可能改善放射性视神经病变[88]。

34.4　结论

　　接触各种全身和局部的药物可能导致对视网膜和RPE的毒性，可能存在毒性作用的独特类型，包括RPE的丢失或中断、血管闭塞性疾病、黄斑囊样改变和黄斑水肿、结晶样沉积、葡萄膜炎，甚至视网膜褶皱。认识到这些药物的潜在毒性作用对患者治疗至关重要。早期发现问题可能有助于保护视功能。轻度毒性也可以有多种来源，包括太阳能、电弧焊、激光，甚至手术显微镜。必须认识到这些不同形式的光在某些情况下具有潜在的破坏性。最后，来自各种来源的辐射可能会造成广泛的血管损伤，导致

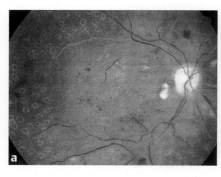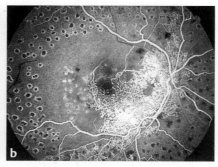

图34.20　（a）眼底照片。（b）荧光血管造影显示与图34.19同一患者的放射性视网膜病变的晚期阶段，广泛的毛细血管无灌注。这个患者接受了全视网膜激光光凝治疗视网膜新生血管。

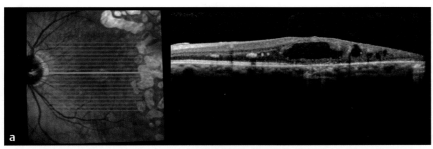

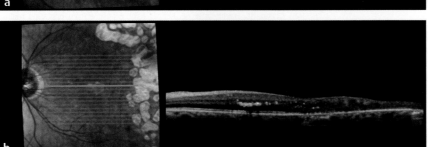

图 34.21　患者有使用质子束治疗葡萄膜黑色素瘤病史,先前玻璃体腔注入贝伐单抗和曲安奈德难以控制黄斑水肿。(a)之前和(b)玻璃体腔注射地塞米松 1 个月之后治疗黄斑水肿。

与糖尿病非常相似的视网膜病变,治疗通常也与糖尿病视网膜病变相似,但视觉预后往往是相当有限的。

参考文献

[1] Meredith TA, Aaberg TM, Willerson WD. Progressive chorioretinopathy after receiving thioridazine. Arch Ophthalmol. 1978; 96(7):1172–1176

[2] Connell MM, Poley BJ, McFarlane JR. Chorioretinopathy associated with thioridazine therapy. Arch Ophthalmol. 1964; 71:816–821

[3] Marmor MF. Is thioridazine retinopathy progressive? Relationship of pigmentary changes to visual function. Br J Ophthalmol. 1990; 74(12):739–742

[4] Toler SM. Oxidative stress plays an important role in the pathogenesis of drug-induced retinopathy. Exp Biol Med (Maywood). 2004; 229(7):607–615

[5] Fornaro P, Calabria G, Corallo G, Picotti GB. Pathogenesis of degenerative retinopathies induced by thioridazine and other antipsychotics: a dopamine hypothesis. Doc Ophthalmol. 2002; 105(1):41–49

[6] Mathalone MB. Eye and skin changes in psychiatric patients treated with chlorpromazine. Br J Ophthalmol. 1967; 51(2):86–93

[7] Okun E, Gouras P, Bernstein H, Von Sallmann L. Chloroquine retinopathy; a report of eight cases with ERG and dark-adaptation findings. Arch Ophthalmol. 1963; 69:59–71

[8] Tobin DR, Krohel G, Rynes RI. Hydroxychloroquine. Seven-year experience. Arch Ophthalmol. 1982; 100(1):81–83

[9] Finbloom DS, Silver K, Newsome DA, Gunkel R. Comparison of hydroxychloroquine and chloroquine use and the development of retinal toxicity. J Rheumatol. 1985; 12(4):692–694

[10] Hart WM, Jr, Burde RM, Johnston GP, Drews RC. Static perimetry in chloroquine retinopathy. Perifoveal patterns of visual field depression. Arch Ophthalmol. 1984; 102(3):377–380

[11] Vu BL, Easterbrook M, Hovis JK. Detection of color vision defects in chloroquine retinopathy. Ophthalmology. 1999; 106(9):1799–1803, discussion 1804

[12] Brinkley JR, Jr, Dubois EL, Ryan SJ. Long-term course of chloroquine retinopathy after cessation of medication. Am J Ophthalmol. 1979; 88(1):1–11

[13] Kellner U, Kraus H, Foerster MH. Multifocal ERG in chloroquine retinopathy: regional variance of retinal dysfunction. Graefes Arch Clin Exp Ophthalmol. 2000; 238(1):94–97

[14] Mahon GJ, Anderson HR, Gardiner TA, McFarlane S, Archer DB, Stitt AW. Chloroquine causes lysosomal dysfunction in neural retina and RPE: implications for retinopathy. Curr Eye Res. 2004; 28(4):277–284

[15] Melles RB, Marmor MF. The risk of toxic retinopathy in patients on long-term hydroxychloroquine therapy. JAMA Ophthalmol. 2014; 132(12):1453–1460

[16] Kellner U, Renner AB, Tillack H. Fundus autofluorescence and mfERG for early detection of retinal alterations in patients using chloroquine/hydroxychloro-

quine. Invest Ophthalmol Vis Sci. 2006; 47(8):3531–3538

[17] Maturi RK, Yu M, Weleber RG. Multifocal electroretinographic evaluation of long-term hydroxychloroquine users. Arch Ophthalmol. 2004; 122(7):973–981

[18] Rodriguez-Padilla JA, Hedges TR, III, Monson B, et al. High-speed ultra-high-resolution optical coherence tomography findings in hydroxychloroquine retinopathy. Arch Ophthalmol. 2007; 125(6):775–780

[19] Pasadhika S, Fishman GA, Choi D, Shahidi M. Selective thinning of the perifoveal inner retina as an early sign of hydroxychloroquine retinal toxicity. Eye (Lond). 2010; 24(5):756–762, quiz 763

[20] Marmor MF, Kellner U, Lai TY, Melles RB, Mieler WF. Recommendations on Screening for Chloroquine and Hydroxychloroquine Retinopathy (2016 Revision). Ophthalmology. 2016; 123(6):1386–94.

[21] Brinton GS, Norton EW, Zahn JR, Knighton RW. Ocular quinine toxicity. Am J Ophthalmol. 1980; 90(3):403–410

[22] Christoforidis J, Ricketts R, Loizos T, Chang S. Optical coherence tomography findings of quinine poisoning. Clin Ophthalmol. 2011; 5:75–80

[23] Canning CR, Hague S. Ocular quinine toxicity. Br J Ophthalmol. 1988; 72(1):23–26

[24] Gabrielian A, MacCumber MM, Kukuyev A, Mitsuyasu R, Holland GN, Sarraf D. Didanosine-associated retinal toxicity in adults infected with human immunodeficiency virus. JAMA Ophthalmol. 2013; 131(2):255–259

[25] Davies SC, Marcus RE, Hungerford JL, Miller MH, Arden GB, Huehns ER. Ocular toxicity of high-dose intravenous desferrioxamine. Lancet. 1983; 2(8343):181–184

[26] Genead MA, Fishman GA, Anastasakis A, Lindeman M. Macular vitelliform lesion in desferrioxamine-related retinopathy. Doc Ophthalmol. 2010; 121(2):161–166

[27] Viola F, Barteselli G, Dell'Arti L, et al. Multimodal imaging in deferoxamine retinopathy. Retina. 2014; 34(7):1428–1438

[28] Miller DF, Bay JW, Lederman RJ, Purvis JD, Rogers LR, Tomsak RL. Ocular and orbital toxicity following intracarotid injection of BCNU (carmustine) and cisplatinum for malignant gliomas. Ophthalmology. 1985; 92(3):402–406

[29] Kupersmith MJ, Seiple WH, Holopigian K, Noble K, Hiesiger E, Warren F. Maculopathy caused by intra-arterially administered cisplatin and intravenously administered carmustine. Am J Ophthalmol. 1992; 113(4):435–438

[30] Khawly JA, Rubin P, Petros W, Peters WP, Jaffe GJ. Retinopathy and optic neuropathy in bone marrow transplantation for breast cancer. Ophthalmology. 1996; 103(1):87–95

[31] Petursson GJ, Fraunfelder FT, Meyer SM. 6. Oral contraceptives. Ophthalmology. 1981; 88(4):368–371

[32] Guyer DR, Tiedeman J, Yannuzzi LA, et al. Interferon-associated retinopathy. Arch Ophthalmol. 1993; 111(3):350–356

[33] Thomas JV, Gragoudas ES, Blair NP, Lapus JV. Correlation of epinephrine use and macular edema in aphakic glaucomatous eyes. Arch Ophthalmol. 1978; 96(4):625–628

[34] Millay RH, Klein ML, Illingworth DR. Niacin maculopathy. Ophthalmology.

1988; 95(7):930–936

[35] Spirn MJ, Warren FA, Guyer DR, Klancnik JM, Spaide RF. Optical coherence tomography findings in nicotinic acid maculopathy. Am J Ophthalmol. 2003; 135(6):913–914

[36] Rowe JA, Hattenhauer MG, Herman DC. Adverse side effects associated with latanoprost. Am J Ophthalmol. 1997; 124(5):683–685

[37] Warwar RE, Bullock JD, Ballal D. Cystoid macular edema and anterior uveitis associated with latanoprost use. Experience and incidence in a retrospective review of 94 patients. Ophthalmology. 1998; 105(2):263–268

[38] Telander DG, Sarraf D. Cystoid macular edema with docetaxel chemotherapy and the fluid retention syndrome. Semin Ophthalmol. 2007; 22(3):151–153

[39] Joshi MM, Garretson BR. Paclitaxel maculopathy. Arch Ophthalmol. 2007; 125 (5):709–710

[40] Zarbin MA, Jampol LM, Jager RD, et al. Ophthalmic evaluations in clinical studies of fingolimod (FTY720) in multiple sclerosis. Ophthalmology. 2013; 120(7):1432–1439

[41] Griffiths MF. Tamoxifen retinopathy at low dosage. Am J Ophthalmol. 1987; 104(2):185–186

[42] Heier JS, Dragoo RA, Enzenauer RW, Waterhouse WJ. Screening for ocular toxicity in asymptomatic patients treated with tamoxifen. Am J Ophthalmol. 1994; 117(6):772–775

[43] Gualino V, Cohen SY, Delyfer MN, Sahel JA, Gaudric A. Optical coherence tomography findings in tamoxifen retinopathy. Am J Ophthalmol. 2005; 140 (4):757–758

[44] Kaiser-Kupfer MI, Kupfer C, Rodrigues MM. Tamoxifen retinopathy. A clinico-pathologic report. Ophthalmology. 1981; 88(1):89–93

[45] Lonn LI. Canthaxanthin retinopathy. Arch Ophthalmol. 1987; 105(11):1590–1591

[46] Chang TS, Aylward W, Clarkson JG, Gass JD. Asymmetric canthaxanthin retinopathy. Am J Ophthalmol. 1995; 119(6):801–802

[47] Novak MA, Roth AS, Levine MR. Calcium oxalate retinopathy associated with methoxyflurane abuse. Retina. 1988; 8(4):230–236

[48] AtLee WE, Jr. Talc and cornstarch emboli in eyes of drug abusers. JAMA. 1972; 219(1):49–51

[49] Tse DT, Ober RR. Talc retinopathy. Am J Ophthalmol. 1980; 90(5):624–640

[50] Friberg TR, Gragoudas ES, Regan CD. Talc emboli and macular ischemia in intravenous drug abuse. Arch Ophthalmol. 1979; 97(6):1089–1091

[51] Ryan EH, Jr, Jampol LM. Drug-induced acute transient myopia with retinal folds. Retina. 1986; 6(4):220–223

[52] Sen HA, O'Halloran HS, Lee WB. Case reports and small case series: topiramate-induced acute myopia and retinal striae. Arch Ophthalmol. 2001; 119 (5):775–777

[53] Bhagat N, Read RW, Rao NA, Smith RE, Chong LP. Rifabutin-associated hypopyon uveitis in human immunodeficiency virus-negative immunocompetent individuals. Ophthalmology. 2001; 108(4):750–752

[54] Jacobs DS, Piliero PJ, Kuperwaser MG, et al. Acute uveitis associated with rifabutin use in patients with human immunodeficiency virus infection. Am J Ophthalmol. 1994; 118(6):716–722

[55] Davis JL, Taskintuna I, Freeman WR, Weinberg DV, Feuer WJ, Leonard RE. Iritis and hypotony after treatment with intravenous cidofovir for cytomegalovirus retinitis. Arch Ophthalmol. 1997; 115(6):733–737

[56] Friedberg DN. Hypotony and visual loss with intravenous cidofovir treatment of cytomegalovirus retinitis. Arch Ophthalmol. 1997; 115(6):801–802

[57] Banker AS, Arevalo JF, Munguia D, et al. Intraocular pressure and aqueous humor dynamics in patients with AIDS treated with intravitreal cidofovir (HPMPC) for cytomegalovirus retinitis. Am J Ophthalmol. 1997; 124(2):168–180

[58] Yannuzzi LA, Fisher YL, Krueger A, Slakter J. Solar retinopathy: a photobiological and geophysical analysis. Trans Am Ophthalmol Soc. 1987; 85:120–158

[59] Mainster MA. Spectral transmittance of intraocular lenses and retinal damage from intense light sources. Am J Ophthalmol. 1978; 85(2):167–170

[60] Tso MO, La Piana FG. The human fovea after sungazing. Trans Sect Ophthalmol Am Acad Ophthalmol Otolaryngol. 1975; 79(6):OP788–OP795

[61] Ham WT, Jr, Mueller HA, Ruffolo JJ, Jr, Guerry D, III, Guerry RK. Action spectrum for retinal injury from near-ultraviolet radiation in the aphakic monkey. Am J Ophthalmol. 1982; 93(3):299–306

[62] Uniat L, Olk RJ, Hanish SJ. Welding arc maculopathy. Am J Ophthalmol. 1986;

102(3):394–395

[63] Sliney DH, Mainster MA. Potential laser hazards to the clinician during photocoagulation. Am J Ophthalmol. 1987; 103(6):758–760

[64] Ward B. Mirror laser-treatment lenses: possible risks associated with lens design. Arch Ophthalmol. 1986; 104(11):1585–1586

[65] Arden GB, Berninger T, Hogg CR, Perry S. A survey of color discrimination in German ophthalmologists. Changes associated with the use of lasers and operating microscopes. Ophthalmology. 1991; 98(5):567–575

[66] Luttrull JK, Hallisey J. Laser pointer-induced macular injury. Am J Ophthalmol. 1999; 127(1):95–96

[67] Lee GD, Baumal CR, Lally D, Pitcher JD, Vander J, Duker JS. Retinal injury after inadvertent handheld laser exposure. Retina. 2014; 34(12):2388–2396

[68] Calkins JL, Hochheimer BF. Retinal light exposure from operation microscopes. Arch Ophthalmol. 1979; 97(12):2363–2367

[69] McDonald HR, Irvine AR. Light-induced maculopathy from the operating microscope in extracapsular cataract extraction and intraocular lens implantation. Ophthalmology. 1983; 90(8):945–951

[70] Khwarg SG, Linstone FA, Daniels SA, et al. Incidence, risk factors, and morphology in operating microscope light retinopathy. Am J Ophthalmol. 1987; 103(3, Pt 1):255–263

[71] Brod RD, Olsen KR, Ball SF, Packer AJ. The site of operating microscope light-induced injury on the human retina. Am J Ophthalmol. 1989; 107(4):390–397

[72] Robertson DM, McLaren JW. Photic retinopathy from the operating room microscope. Study with filters. Arch Ophthalmol. 1989; 107(3):373–375

[73] Jaffe GJ, Irvine AR, Wood IS, Severinghaus JW, Pino GR, Haugen C. Retinal phototoxicity from the operating microscope. The role of inspired oxygen. Ophthalmology. 1988; 95(8):1130–1141

[74] Michels M, Lewis H, Abrams GW, Han DP, Mieler WF, Neitz J. Macular phototoxicity caused by fiberoptic endoillumination during pars plana vitrectomy. Am J Ophthalmol. 1992; 114(3):287–296

[75] Jampol LM, Kraff MC, Sanders DR, Alexander K, Lieberman H. Near-UV radiation from the operating microscope and pseudophakic cystoid macular edema. Am J Ophthalmol. 1985; 103(1):28–30

[76] Stallard HB. Radiant energy as a pathogenic and a therapeutic agent in ophthalmic disorder. Br J Ophthalmol. 1933; 6:1–126

[77] Brown GC, Shields JA, Sanborn G, Augsburger JJ, Savino PJ, Schatz NJ. Radiation retinopathy. Ophthalmology. 1982; 89(12):1494–1501

[78] Guyer DR, Mukai S, Egan KM, Seddon JM, Walsh SM, Gragoudas ES. Radiation maculopathy after proton beam irradiation for choroidal melanoma. Ophthalmology. 1992; 99(8):1278–1285

[79] Amoaku WM, Archer DB. Cephalic radiation and retinal vasculopathy. Eye (Lond). 1990; 4(Pt 1):195–203

[80] Irvine AR, Wood IS. Radiation retinopathy as an experimental model for ischemic proliferative retinopathy and rubeosis iridis. Am J Ophthalmol. 1987; 103(6):790–797

[81] Midena E, Segato T, Valenti M, Degli Angeli C, Bertoja E, Piermarocchi S. The effect of external eye irradiation on choroidal circulation. Ophthalmology. 1996; 103(10):1651–1660

[82] Lopez PF, Sternberg P, Jr, Dabbs CK, Vogler WR, Crocker I, Kalin NS. Bone marrow transplant retinopathy. Am J Ophthalmol. 1991; 112(6):635–646

[83] Kinyoun JL, Zamber RW, Lawrence BS, Barlow WE, Arnold AM. Photocoagulation treatment for clinically significant radiation macular oedema. Br J Ophthalmol. 1995; 79(2):144–149

[84] Kinyoun JL, Lawrence BS, Barlow WE. Proliferative radiation retinopathy. Arch Ophthalmol. 1996; 114(9):1097–1100

[85] Sutter FK, Gillies MC. Intravitreal triamcinolone for radiation-induced macular edema. Arch Ophthalmol. 2003; 121(10):1491–1493

[86] Shields CL, Demirci H, Dai V, et al. Intravitreal triamcinolone acetonide for radiation maculopathy after plaque radiotherapy for choroidal melanoma. Retina. 2005; 25(7):868–874

[87] Finger PT, Chin K. Anti-vascular endothelial growth factor bevacizumab (Avastin) for radiation retinopathy. Arch Ophthalmol. 2007; 125(6):751–756

[88] Borruat FX, Schatz NJ, Glaser JS, Feun LG, Matos L. Visual recovery from radiation-induced optic neuropathy. The role of hyperbaric oxygen therapy. J Clin Neuroophthalmol. 1993; 13(2):98–101

第**35**章
眼前节手术的后段并发症

Thalmon R. Campagnoli, William E. Smiddy, Harry W. Flynn Jr.

35.1 术后眼内炎

眼科手术后的感染性眼内炎是一种较为少见的并发症,但却经常导致严重的视力丧失[1]。正如可以预料的那样,病例报告中最常见的术后眼内炎是白内障术后发生的人工晶状体性眼内炎。2010年,仅在有医疗保险的患者中就实施了超过180万台白内障手术[2]。其他类型的眼内手术,如二期人工晶状体植入术、角膜移植术、经睫状体平坦部玻璃体切割术(PPV)和青光眼滤过手术也可能导致眼内炎,但在临床报道中都较为少见[3-5]。术后眼内炎的总发病率在10年内从0.05%~0.37%下降到了0~0.11%(表35.1)[6-8]。眼球穿通伤后眼内炎的发病率比较高,在以往报道中发病率高达0~30%[9-12]。许多临床因素与眼科术后发生眼内炎有很大关系[3,5,13-17]。

与术后急性眼内炎高发病率的相关因素

所有眼科手术的共同因素

- 活动性睑缘炎或结膜炎
- 受污染的眼药水
- 活动性全身感染
- 白内障手术
- 高龄
- 玻璃体丢失
- 术后1天切口渗漏
- 下方切口
- 下方滤过泡的位置

- 手术时间长
- 局部麻醉
- 在聚维酮碘消毒前局部使用利多卡因凝胶
- 碘剂
- 二期人工晶状体植入
- 角膜缘反复做切口且伤口愈合可能性很差
- 泪道阻塞
- 配戴隐形眼镜
- 免疫功能缺陷(如糖尿病,免疫抑制药物)
- 滤过泡相关
- 滤过泡渗漏
- 使用辅助抗代谢药物
- 滤过泡操作
- 滤过泡感染史
- 角膜移植术
- 伤口渗漏
- 伤口感染
- 感染性角膜炎
- 局部使用类固醇皮质激素
- 缝合操作或切口开裂

35.1.1 临床特征和诊断

术后眼内炎的诊断基于临床特征和微生物学的确诊。白内障术后眼内炎的临床特征是明显的眼内炎症(图35.1),前房内常见纤维蛋白和积脓[1]。结膜充血、角膜水肿和眼睑水肿是常见的感染性眼内炎的体征。症状通常包括疼痛和显著的视力丧失。视

- 大多数术后眼内炎患者存在疼痛，但疼痛感也可能很轻或不存在，特别是当眼内炎症是由毒力较小的病原体引起时。
- 根据既往的报道，急性发作性眼内炎的症状一般出现在术后第一周。然而，在做透明角膜切口的白内障手术后，眼内炎有延迟发生的趋势(平均术后13天)[13,18]。

表 35.1 Bascom Palmer 眼科研究所 25 年内眼内炎发病率的比较

	1984—1994[6]	1995—2001[7]	2002—2009[8]
白内障手术植入或不植入人工晶状体(IOL)	0.08%	0.04%	0.03%
Ⅱ期人工晶状体植入	0.37%	0.21%	0.06%
经睫状体平坦部玻璃体切割术(PPV)	0.05%	0.03%	0.01%
穿透性角膜移植术	0.18%	0.08%	0.11%
青光眼滤过手术	0.12%	0.20%	0%

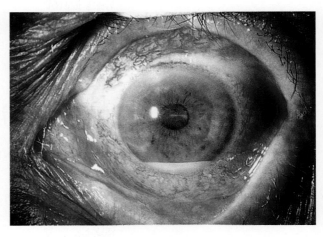

图 35.1 在后房植入人工晶状体的白内障术后 3 天出现了金黄色葡萄球菌引起的急性眼内炎。

力丧失通常很严重，与眼内手术后第一天或几周测量的典型术后视力不成比例。

当进行眼内炎的临床诊断时，需要进一步通过培养眼内容物的标本进行确认。与同时获得的房水标本相比，玻璃体标本更容易获得阳性培养结果[19]。通常在前房取样本;30G 针头的注射器通常是可行且有效的，与玻璃体相比，房水更加容易获取。有两种不同的技术来可以用来获取玻璃体标本:针刺或玻切(切割-抽吸)。如用针刺获取玻璃体标本,通常是经睫状体平坦部指向玻璃体腔的中央刺入 21G~23G 针头。穿刺部位不需要剪开和缝合结膜。使用玻切头获取玻璃体样本通常需要在手术室进行，但也

有一些学者报道了在诊室使用便携式设备获取。通过针刺抽取眼内容物，将这样获取且未稀释的少量标本(0.2~0.5mL)接种到培养基中。如果标本被玻璃体切割盒稀释，则可以使标本通过膜过滤系统将微生物浓缩在滤纸上。在无菌条件下将滤纸切片放置在适当的培养基上,加入巯基乙酸盐肉汤，并放在用于革兰染色的载玻片上[20]。与单纯在玻切头获取标本相比，在玻切后对玻璃体切割盒中的样本进行培养,则获得阳性培养结果的可能性更高[19,21]。

推荐的培养基包括血琼脂、巧克力琼脂、Sabouraud 琼脂、Lowenstein-Jensen 琼脂和厌氧培养基[22](表 35.2)。如果没有这些,可以将新收集的玻璃体标本直接注入血培养瓶中进行培养分析。基于琼脂的常规培养基或血培养瓶对稀释或未稀释的玻璃体标本进行微生物检测具有很好的灵敏度，但是这两种技术组合时，培养标本量会增加[19-27]。聚合酶连锁反应(PCR)技术已成为眼内炎微生物学诊断的一个很有价值的新技术，因为它具有非常高的灵敏度，即使标本量非常有限,结果也比传统培养方法更快[28]。该技术因具有内在低特异性,可能会被其他基于 PCR 的测检测所替代(如原位杂交)。

导致术后眼内炎的病原体通常来自患者眼睑、结膜和眼周组织的菌群[29]。美国眼科学会"成人眼白内障"首选实践模式(PPP)指南阐述了这一发现，并强调在眼科手术前必须遵循严格的手术部位准备——包括在结膜穹隆应用 5%聚维酮碘，用 10%聚维酮碘进行眼周皮肤准备，以及仔细无菌覆盖眼

表 35.2　推荐的培养基

血琼脂	大多数常见的细菌和真菌
巧克力琼脂	难养菌（淋病奈瑟球菌、流感嗜血杆菌）
Sabouraud 琼脂	真菌
巯基乙酸盐介质	细菌和真菌的保存介质
厌氧培养基	痤疮丙酸杆菌和其他厌氧菌

睑边缘和睫毛——以减少常驻菌群[30]。

35.1.2 处理和病程：眼内炎玻璃体切割术研究

眼内炎玻璃体切割术研究（EVS）是一项随机的前瞻性临床试验，评估白内障手术或 Ⅱ 期 IOL 植入术后急性眼内炎的治疗策略[31-34]。主要研究了两个问题：立即三通道 PPV 与立即穿刺活检，以及静脉注射抗生素（阿米卡星和头孢他啶）至少 5 天的价值。

EVS 纳入标准列在下面的文本框中。双重随机方案分四组进行分析：使用静脉抗生素的立即三通道 PPV，未使用静脉抗生素的立即三通道 PPV，立即使用静脉抗生素的穿刺活检，以及未使用静脉抗生素的立即穿刺活检[31]。所有组均在玻璃体切割术或玻璃体穿刺时，在玻璃体腔内注射万古霉素和阿米卡星，同时结膜下注射万古霉素、头孢他啶和地塞米松。由于潜在的视网膜毒性和出于微生物敏感性考虑，玻璃体腔内注射头孢他啶已广泛替代阿米卡星[21,35-37]。此外，所有组术后还接受局部万古霉素、阿米卡星和醋酸泼尼松龙治疗。但结膜下注射的价值受到质疑[38,39]，作者不再常规使用结膜下使用抗生素和地塞米松。

EVS 的微生物检查结果显示，69.3% 的眼内培养物中有细菌生长[31]。革兰阳性且凝固酶阴性微球菌（如表皮葡萄球菌）占了 EVS 提取物的 70%。金黄色葡萄球菌（9.9%）、链球菌（9.0%）、肠球菌（2.2%）、

革兰阴性菌（5.9%）和其他革兰阳性菌（3.1%）的发现比率较低。所有革兰阳性菌都对万古霉素敏感，但两种革兰阴性菌对阿米卡星和头孢他啶都有耐药性。

EVS 治疗结果表明，无论是否使用全身性抗生素，最终视力或介质清晰度结果均无显著差异（参见下面的文本框）。同样，如果患者在初次检查时有手动或更好的视力，则 EVS 显示立即三通道 PPV 组与立即穿刺活检组之间的这些结果没有差异。然而，对于初始视力仅有光感的患者（在 EVS 中占 26%），立即三通道 PPV 组获得了更好的结果。在多元分析中，不论在哪一个治疗组，初始视力是预测 EVS 结果最为重要的因素。

EVS.纳入标准

- 临床诊断为白内障手术或 Ⅱ 期人工晶状体植入术后 6 周内发生的眼内炎。
- 前房或玻璃体的积脓或混浊，足以影响观察二级视网膜小动脉。
- 角膜和前房足够清晰，可观察虹膜的某些部分。
- 角膜足够清晰，可以进行充分的观察，可能需要进行 PPV。
- 视力（VA）低于 20/50，但至少有光感。
- 不存在可能影响视力结果的严重伴随疾病。

EVS 结果

- 无论是否使用全身抗生素，最终视力或介质清晰度均无显著差异。
- 对于手动或视力更好的患者，立即三通道 PPV 与穿刺活检之间的结果无显著差异。
- 对于初始视力仅有光感的患者，在立即三通道 PPV 组中发生更好的视力预后（与穿刺活检组相比）。
  - 达到 >20/40（33% 对 11%）的可能性增加三倍。
  - 达到 20/100 的可能性是两倍（56% 对 30%）。
  - 很少发生 <5/200（20% 对 47%）。

精粹

- 当微生物检验人员无法以标准方式处理玻璃体标本时，血液培养瓶特别适用于替代标准培养板。

EVS 的视力结果可以根据微生物检查结果进一步分类[18,33,34]。EVS 最好的结果发生在没有或可疑生长以及凝固酶阴性的微球菌组。与"其他"革兰阳性菌（主要包括金黄色葡萄球菌和链球菌属）组相比，具有革兰阴性菌的 EVS 患者获得了中等视力预后，而前者的结果最差。在 EVS 中，所有白内障手术都是通过囊外/巩膜隧道超声乳化技术完成的。Lalwani 等[18]最近报道了透明角膜切口白内障术后急性眼内炎非常相似的视力预后和微生物检查结果：VA=20/40，占 49%（EVS 中为 53%），VA=20/100，占 71%（EVS 中为 74%），凝固酶阴性葡萄球菌占 68%（EVS 中为 70%）。

EVS 还评估了静脉使用阿米卡星和头孢他啶。随后，其他（可能更好的）抗生素选择（如万古霉素）已经可用，但没有随机数据可用于评估其使用效果[40-42]。EVS 方案包括强化局部使用抗生素，临床医生仍普遍使用这些抗生素治疗眼内炎，但尚未与玻璃体内使用抗生素分开评估疗效。在 EVS 中未评估口服抗生素的效果。由于缺乏关于使用全身性抗生素的支持性证据，以及在临床反应和培养结果指导下玻璃体内治疗的有效经验，作者在眼内炎治疗时未通过任何途径常规全身性使用抗生素。尽管全身性甚至结膜下使用抗生素在治疗眼内炎时尚未达成共识，但表 35.3 列出了 EVS 使用的药物剂量以及临床医生选择使用时的适当剂量。

在 EVS 的所有患者中都全身使用了皮质类固醇。在老年白内障手术后人群中，全身使用皮质类固醇可能是禁忌的，因为糖尿病和其他疾病的高患病率限制了全身性皮质类固醇的使用。玻璃体内皮质类固醇作为眼内抗生素的辅助药物，通常已经取代了全身用药[4]。作者推荐玻璃体腔注射地塞米松

争论点

- 氨基糖苷类药物在眼内炎治疗期间用于玻璃体内的安全性范围很窄。由于万古霉素已被证明覆盖了几乎 100% 的革兰阳性菌，而头孢他啶已被证明覆盖了 90% 以上导致术后眼内炎的革兰阴性菌[22,36]，作者建议在治疗临床诊断的眼内炎时在玻璃体腔注射万古霉素和头孢他啶（代替阿米卡星）对病原体进行经验性覆盖。

作为术后眼内炎初始治疗的一部分（表 35.3）。

35.1.3 其他术后眼内炎类别

其他术后类别包括与 II 期人工晶状体植入术、穿透性角膜移植术或玻璃体切割术相关的眼内炎[1,3]。由于已合并其他眼部病变，穿透性角膜移植术和 PPV 术后眼内膜炎患者可能比 II 期人工晶状体植入术后眼内炎患者的视力预后更差。缝线拆除或操作后[16]，或累及伤口的迟发性角膜炎[54]，也都可能发生眼内炎。拆除 10-0 尼龙线时，有足够多的病原体可能借机通过缝线进入眼内而引起眼内感染。无缝线白内障手术的普及消除了这种担忧，但在涉及拆除缝线的情况下，仍需要考虑。与白内障手术切口相关的迟发性角膜炎可能导致伤口破裂，使病原体进入。这些与角膜炎相关的病例通常由毒性更强的病原体引起，并且通常视力预后较差[54]。

尽管 EVS 结果仅适用于白内障手术和 II 期 IOL 植入术，但也有人将 EVS（或 EVS 优化的）抗生素治疗方案（表 35.3）应用于其他病因类型引起的眼内炎，并使用玻璃体穿刺和注射。若视力仅存视光感更常用的则是玻璃体切割术。

迟发性眼内炎

根据定义，延迟发作或慢性术后眼内炎发生在手术后 6 周以上，并且通常与人工晶状体相关。这些患者出现进行性眼内炎症和慢性惰性病程。报道中最常见的病原体，包括毒性较小的细菌痤疮丙酸杆菌，表皮葡萄球菌和真菌[55,56]。

在裂隙灯检查中观察到的迟发性眼内炎的临床特征可能有助于区分这些致病微生物。痤疮丙酸杆菌病例的特征在于存在与慢性肉芽肿性炎症相关的大的白色囊内斑块，其最初似乎对局部皮质类固醇治疗有反应（图 35.2）。这些患眼可能在角膜内皮上有大的胶状沉淀，并且在前房中具有珠状纤维蛋白链。而由表皮葡萄球菌引起的病例中，典型的特征为慢性进行性玻璃体炎，且有白色囊内斑块。

真菌性眼内炎是一种容易被忽视的迟发性眼内炎，特别是当对广谱抗生素的临床反应较差时需要予以考虑。前房最初通常可能是相对安静的，但在前玻璃体中可能存在类似"珍珠串"的线性白色链，表明存在念珠菌（图 35.3）。因为这些生物体通常复制得很慢，它们最初似乎对局部皮质类固醇有反应，

表 35.3　EVS 用药方案与 EVS 改良用药方案治疗急性术后眼内炎的比较

用药部位	EVS 用药方案		EVS 改良用药方案	
	药物	剂量	药物	剂量
玻璃体腔	万古霉素	1mg/0.1mL	万古霉素	1mg/0.1mL
	阿米卡星	1mg/0.4mL	头孢他啶	2.25mg/0.1mL
	没有使用激素		地塞米松	1mg/0.4mL
球结膜下 a	万古霉素	25mg/0.5mL	万古霉素	25mg/0.5mL
	头孢他啶	100mg/0.5mL	头孢他啶	100mg/0.5mL
	地塞米松	6mg	地塞米松	12mg
局部 b	万古霉素	50mg/mL 滴眼液	万古霉素	50mg/mL 滴眼液
	阿米卡星	20mg/mL 滴眼液	头孢他啶	50mg/mL 滴眼液
	睫状肌麻痹剂	多种	睫状肌麻痹剂	多种
	醋酸泼尼松龙滴眼液	1%	醋酸泼尼松龙滴眼液	1%
全身 c	头孢他啶	2g IV q8h（如果体重小于 50 kg，则为 1.5 g；针对肾功能异常进行修改）	头孢他啶	1.0 g IV q12h
	阿米卡星	最初接种 7.5mg/kg 静脉注射，然后静脉注射 6mg/kg 静脉注射 q12h（针对肾功能异常进行修改）	万古霉素	1.0 g IV q12h
	泼尼松	30 mg po bid（5~10d）	没有使用激素	N/A

缩写：bid，1 天两次；IV，静脉内使用；po，口服。

a 作者不再推荐使用结膜下抗生素。

b 如果有切口渗漏的证据，则每隔 1 小时以交替方案给予局部抗生素。如果切口是安全的，则每 4 小时给药一次。根据炎症程度开具其他药物。

c 作者不建议再使用全身抗生素。

但经常需要玻璃体切割术联合玻璃体内药物治疗[1]。一个更为强烈的反应过程会特征性地随之而来。玻璃体腔内使用抗真菌药物尚未被证实具有如同抗生素治疗细菌性眼内炎一样的功效，但玻璃体内抗真菌药物通常被推荐用于疑似真菌性眼内炎的病例。怀疑酵母菌感染（如念珠菌）的推荐剂量包括玻璃体内两性霉素 B 0.005mg/0.1mL 或口服氟康唑 200mg bid[57]；霉菌感染（如曲霉菌）通常对这些药剂有耐药性，推荐连续玻璃体内注射伏立康唑注射 0.05~0.1mg/0.1mL[58]。

PPV 通常被推荐用于通过培养确诊的迟发性眼内炎病例，手术可以去除有害病原体和感染性物质的局部病灶，如白色囊内斑块。玻璃体切割术后复发感染可能需要切除整个囊袋并取出 IOL，以及更

精粹

- 凝固酶阴性葡萄球菌（眼内炎最常见的致病微生物）和金黄色葡萄球菌对甲氧西林/苯唑西林[36,43]和第三代和第四代氟喹诺酮的耐药频率[13,18,22,35,43,44,45,46,47,48]上升了。

争论点

- 在 EVS 中的 420 例患者中，有 10 例患者出现了术后急性眼内炎，尽管在白内障手术期间使用了抗生素的灌注液。欧洲白内障和屈光手术学会研究小组主张在白内障手术结束时预防性前房内注射头孢呋辛[49]，尽管眼内炎的发生率与不支持这种做法的后续报道相当[50,51]。由于毒性问题、使用复方药物时存在污染风险，以及可能促进多重耐药菌的出现，一般不推荐在行常规白内障手术的灌注液中加入抗生素或前房内预防性使用抗生素[52,53]。

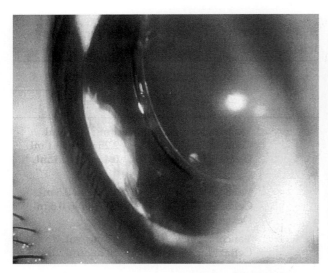

图 35.2　白内障手术后 4 个月出现由痤疮丙酸杆菌引起的迟发性眼内炎，并显示出具有中度眼内炎症的白色囊内斑块。

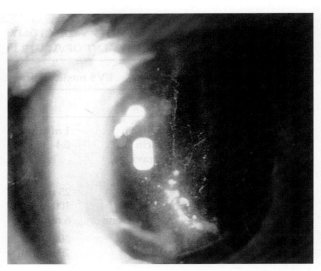

图 35.3　在白内障手术后 6 周发生由近平滑念珠菌引起的迟发性眼内炎，其特征为"珍珠串"和前部玻璃体中的白色渗出物。

长时间的抗菌治疗，包括玻璃体腔内再注射药物[59,60]。

与滤过泡或青光眼引流植入物有关的眼内炎

　　迟发性眼内炎也可与结膜滤过泡或青光眼引流植入物（GDI）相关。许多报道显示青光眼滤过手术后眼内发病率为 0.2%~9.6%[5,61-64]。这些有害病原体最初进入滤过泡（"滤过泡炎"）并随后扩散累及前房和邻近的眼内组织。滤过泡炎可能对眼周和局部治疗有效而无须玻璃体内注射抗生素，但建议密切观察[65]。

　　结膜滤过泡相关性眼内炎的临床特征与急性发作的术后眼内炎相似。在青光眼滤过手术或无意导致结膜下滤泡的白内障手术数月或数年之后，这些患眼可能突然出现结膜充血、眼内炎症和疼痛。此类病原体通常比其他类型术后眼内炎中存在的病原体毒性更强（链球菌或革兰阴性菌，如嗜血杆菌、假单胞菌或沙雷氏菌）[5,17,61,64]。即使及时得到治疗，视力预后通常比急性发作的 IOL 病例更差。

　　与结膜滤过泡相关的眼内炎相比，GDI 相关的迟发性眼内炎则相对罕见[66-68]。其发生的主要风险是覆盖引流阀管道对上方结膜的侵蚀。引流阀管道的操作可能也与发病有关。临床特征和致病微生物与滤过泡相关性眼内炎相似。视力预后取决于所感染的病原体和先前存在的青光眼疾病。在治疗时，拆除 GDI 是有争议的。有些病例仅通过玻璃体穿刺

和注射成功治疗[69]。一旦发现结膜被侵蚀，建议及时进行手术修复结膜，甚至可以考虑在初次行 GDI 手术时，将补片移植物覆盖在引流阀管道上方。

35.2　脉络膜上腔出血

　　脉络膜上腔出血（SCH），也称为出血性脉络膜脱离，可在任何形式的眼内手术期间或之后发生。据报道，SCH 的风险因素包括青光眼、无晶状体、近视，以及既往 PPV 手术史、青光眼手术史、白内障手术史，还有超声乳化转化、高龄、动脉硬化性心血管疾病、糖尿病、高血压和术中心动过速[70-78]。短暂性低眼压是任何眼内手术常见的特征，可能导致脉络膜血管容易充血，随后长或短的睫状后动脉破裂，可能发展为 SCH。孔源性视网膜脱离（RRD）、巩膜扣带术、白内障手术、冷冻疗法、视网膜下液引流、阿司匹林或华法林的使用与在 PPV 期间发生 SCH 有关[79,80]。巩膜扣带阻断涡静脉，也可能容易导致脉络膜渗漏。

35.2.1　临床特征

　　SCH 的范围可以从局限性的（和无临床意义的）到大范围（360°SCH），把视网膜表面推向玻璃体腔的中央（"脉络膜亲吻征"）；如果有开放性伤口，可

能会出现眼内容脱出（"脉络膜挤出征"）。局限性的 SCH 在其外围呈现深灰褐色、圆顶状的隆起，外观结实且无活动性。脉络膜视网膜皱褶可能由低眼压引起，并且可能合并存在某种程度的渗出性视网膜脱离，这可能在 SCH 的边缘更为明显。显著的眼压（IOP）升高和眼痛通常与大范围的 SCH 急性发展有关。B 超扫描将显示相对较厚的圆顶形隆起，在脉络膜上腔内几乎没有活动性和可变的回声。

35.2.2 治疗和病程

对于术中发生的 SCH，所有眼部切口或伤口渗漏都应尽快关闭。大多数手术医生建议剪除伤口内嵌顿的玻璃体（如果可能的话），如果高眼压持续存在，有些学者建议急性放出 SCH[70-72,78-80]。术中立即进行 SCH 引流的唯一目标是充分降低眼压，以避免视网膜中央动脉阻塞。因此，SCH 术中立即引流应该仅能作为不得已而为之的办法，因为新鲜凝结的血液通常不能很好地排出，并且压力降低通常会导致更多的出血。目前，提倡使用重水或硅油长期填充玻璃体腔[78,81]。

引流可以在任何象限（优选在最大脉络膜隆起的象限中）进行全层巩膜切开，切口一般在角膜缘后面为 4~8mm。通常没有必要在对应于锯齿缘的部位进行引流。巩膜切开后应保持开放，以便继续术后引流。

对于术中或术后大量 SCH 的二次手术干预时机尚有争议，但大多数医生建议等到 10~14 天后以使 SCH 液化，这有助于积血的引流。一些病例报告显示，在脉络膜上腔内注射重组组织型纤溶酶原激活剂以诱导先前的血凝块溶解具有令人满意的效果[82,83]，但这似乎没有必要，且需要研究进一步证实。在观察期间，可能需要全身和（或）局部使用皮质类固醇，以及降眼压和止痛的药物。然而，早期手术干预可能需要治疗的是顽固性疼痛或无法控制的眼压升高。没有随机的前瞻性临床试验解决这干预的时机问题，因为它是一个复杂的罕见问题。

手术治疗大量 SCH 的目的是尽可能多地排出出血。如果有嵌顿的玻璃体凝胶或视网膜脱离，则考虑进行玻璃体切割术；如果有视网膜脱离，巩膜扣带和（或）眼内气体填充是可以考虑的辅助手段（图 35.4）[70-73]。重水在术中有助于处理 SCH 合并 RRD

的病例[78,81,84]。

视力预后不良的风险因素包括存在 RRD、SCH 超过累及两个象限，以及出血延伸到后极部[71,73,79]。

35.3 白内障术后的视网膜脱离

白内障术后玻璃体的结构发生了变化，这很可能是由玻璃体的生化改变引起的，进一步可能导致进行性脱水收缩、玻璃体凝胶的活动性增加，最终发生玻璃体后脱离[85]。低眼压可能促进了玻璃体脱离的发生。在一小部分患者中，急性玻璃体后脱离与视网膜撕裂和随后的视网膜脱离有关[86,87]。尽管白内障手术后 RRD 的发生率相对较低，但它是白内障手术后的中、重度视力损害的重要原因。接受白内障手术的患者应了解预示视网膜撕裂或脱离的症状，如闪光，漂浮物和周边视力逐渐丧失。

35.3.1 临床特征、发病率和风险因素

据报道，白内障手术后视网膜脱离的发生率为 0.26%~1.5%[30,88-91]。当患者术后随访时间较长（8~20 年）时，报道的发病率上升至 2.3%[92,93]。1991 年，有学者回顾性研究了 338 141 例 65 岁以上接受各种形式白内障手术且有医疗保险的患者，结果显示，在随访的 4 年期间，囊内白内障手术后视网膜脱离发生率为 1.6%，囊外白内障手术后发生率为 0.9%，超声乳化白内障术后发生率为 1.2%。相同的研究发现，当白内障手术伴有玻璃体丢失时，视网膜脱离的发生率上升至 5.0%[88]。最近的研究表明，超声乳化术后视网膜脱离的发生率降低了[90,93]，且有确凿的证据表明，白内障手术中玻璃体丢失是导致术后视网膜脱离的主要危险因素，风险至少增加了 4 倍[94,95]。一项病例对照研究评估了 63 298 例白内障手术，发现以下情况人工晶状体眼视网膜脱离的风险增加了：近视患者（3×），对侧眼存在视网膜脱离（12×），悬韧带断裂（12×）和男性患者（2×）[96]。白内障手术后，视网膜脱离的其他风险因素包括晶状体碎片进入玻璃体腔，格子样变性，年龄较小（<60 岁）和白种人[86,-97]。

引起视网膜脱离的另一个危险因素是 YAG（钇铝石榴石）激光囊膜切开术[89,93,96,98-101]。已报道的最大研究纳入了 1986 年和 1987 年有医疗保险的白内

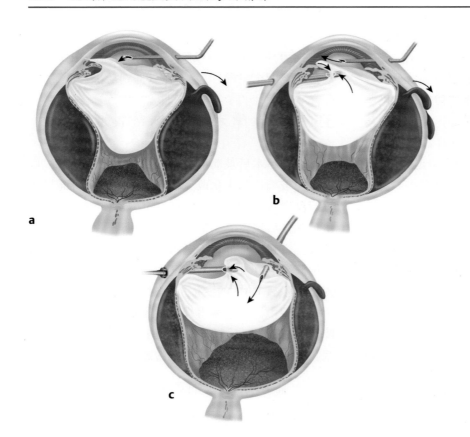

图 35.4　大量脉络膜上腔出血的处理。(a)前房针头灌注和经巩膜引流脉络膜上腔出血。(b)前段玻璃体切割术和持续巩膜引流术。(c)后路玻璃体切割术和持续巩膜引流术。

障囊外手术患者，在 YAG 激光囊切开术后随访了 1~2 年[100]。总体而言，接受后囊膜切开术的患者在随访期间出现视网膜撕裂或视网膜脱离的可能性约为 2 倍。后来使用多种方法的研究显示 RD 的发生率范围较大，但总体都较低[89,93,96,101]。

> **特别关注**
>
> ● 白内障手术后发生视网膜脱离的风险在 0.26%~1.5%之间。当白内障手术中发生玻璃体丢失时，视网膜脱离或视网膜撕裂的发生率可能增加四倍以上。

35.3.2　处理和病程

　　白内障术前预防性治疗周边性视网膜疾病的效果是有争议的。虽然一般来说所有有症状的视网膜裂孔和无症状的马蹄形视网膜撕裂都需要治疗，但对于萎缩性圆孔或有孔盖的通常不需要治疗。同样，在一般人群中，大约有 7%的存在格子样变性，除非伴有撕裂瓣膜，否则通常不需要在白内障术前进行治疗。

　　气动视网膜固定术通常不需要在白内障术后的早期进行，特别是当视网膜周边视野局限时，在这些患眼中，更常使用的是联合或不联合巩膜扣带的 PPV。某些患者可以通过缝线加强白内障手术切口。人工晶状体性视网膜脱离手术可能的并发症，包括复发性视网膜脱离伴增殖性玻璃体视网膜病变、脉络膜脱离，以及视网膜下液引流的并发症[103]。

35.4　针尖刺入眼球

　　现代的白内障手术通常在局部麻醉下经透明角膜切口和超声乳化术即可完成。该技术避免了因在球后麻醉或球周麻醉时需要注射药物刺破眼球的风险。由于球后或球周阻滞有较深的麻醉效果且和眼球活动度下降，一些前段手术医生仍然更喜欢采用各种阻滞技术。

　　阿特金森(Atkinson)球后阻滞使用抬高和内收的眼位置，将针尖刺入邻近视神经的肌肉锥中。由于针头有刺入眼球或视神经的风险，许多眼科医生已采用球周阻滞麻醉，方法院让患者眼睛直视前方，针头刺向更靠近眼球的周边，并在眼眶内注入更大量的麻醉药物[104]。球周和球后的界限通常不明显。虽然有些人主张使用比传统的 25G 针（并不总是插入针座）更短的针，但这也是一种有点人为的置换，因为眼眶尺寸和其他解剖学变异需要为患者定制个体化的麻醉方案。许多人还提倡使用钝针头，而不是尖针头。

易发生刺穿眼球的因素，包括轴性高度近视、后部葡萄肿、既往巩膜扣带手术史，以及患者在注射时配合较差[105-107]。

35.4.1 临床特征

如果手术医生在进针期间感觉到任何异常阻力，或者在注入麻药后 IOP 非常低或非常高，则应怀疑针头刺入眼球。在注入麻药后，红光反射消失也提示针头可能刺入眼球。当注射针头刺入眼球时，患者还会产生严重的疼痛。

当怀疑针刺入眼球时，可通过间接检眼镜检查确认。一个或两个局灶性视网膜穿透部位可能是明显的，并且通常存在一定程度的视网膜破裂（视网膜脱离）和视网膜下或玻璃体内出血，也可能出现脉络膜上腔脱离。

35.4.2 处理和病程

眼球后段针刺伤口的早期处理尚有争议。大多数学者建议，对外周可见的视网膜穿孔部位进行立即激光治疗或视网膜固定术，但出血或晶状体混浊可能会妨碍对这些区域的观察。可以对患者进行连续的超声检查，以发现视网膜脱离，直到玻璃体积血清除。如果发生视网膜脱离，建议尽早进行手术干预。视网膜破裂的位置以及相关发现的类型和程度（如出血、脉络膜脱离）将决定所使用的特定手术方法。

视力预后通常取决于是否存在视网膜脱离和针头直接对后极部造成的损伤。有一篇报道发现，没有视网膜脱离的视网膜破裂的比有视网膜脱离并发

的患眼具有更好的视力预后。在前一种类型中，9 例无视网膜脱离的患者中有 7 例达到 20/0 或更好的视力，而在后一种类型中，14 例视网膜脱离患者中只有 2 例达到 20/400 或更好的视力[105]。

35.5 残留的晶状体碎片

白内障手术后残留的晶状体碎片也会导致并发症。晶状体碎片残留最常见临床情况是在晶状体超声乳化的碎核期间发生后囊破裂，晶状体碎片向后进入玻璃体腔。移位的晶状体碎片可以包括整个核或其任何部分。晶状体碎片进入玻璃体腔的发生率为 0.1%~1.1%[108-110]。超声乳化术可以通过维持后囊的完整性而最大限度地降低了晶状体碎片进入玻璃体腔的风险。如果发生后囊膜破裂，手术医生必须极其小心，在必要时，使用较大的切口和掏核器或镊子取出移位的晶状体碎片，以便在脱入玻璃体腔之前将其取出。如果碎片脱入玻璃体腔后极部，试图通过角膜缘切口取出，则可能导致进一步的并发症，如通过掏核器或其他器械向后探测，或通过使用大量输注液产生涡流以使晶体碎片向前漂浮。这些操作可能与巨大的视网膜撕裂形成有关，导致预后不良，特别是操作动作幅度较大时[111]。如有可能，进行前部玻璃体切割术、植入 IOL、闭合伤口且清除嵌顿的玻璃体是前节手术医生可以采取的最重要的步骤，以获得最好的预后。

35.5.1 临床特征

后囊破裂后，白内障手术医生通常在术中就能发现晶状体碎片向玻璃体腔移位。残留的晶状体碎片偶尔也可能会导致慢性眼内炎症且在后极部未能见到明显的碎片。眼内炎症的程度通常与残留的晶状体物质、自白内障手术后的时间间隔、个体炎症反应程度和先前的眼内操作的程度有关。相关的临床

> **精粹**
> ● 在球后或球周局部麻醉时，易于刺入眼球的因素，包括轴性高度近视、后部葡萄肿、既往巩膜扣带手术史和患者在注射时配合较差。

> **特别关注**
> ● 应避免试图用大量眼内液体从角膜缘切口取出后脱位的晶状体核或用超声乳化探头进行后抽吸，因为这些操作可能会增加视网膜撕裂和脱离的风险，这些并发症可能会影响视力预后。

症状,包括角膜水肿、青光眼、葡萄膜炎和玻璃体混浊通常是轻微的,特别是术后早期,但这些可能会恶化并导致其他并发症,如视网膜脱离,造成严重的视力丧失[121,113]。

35.5.2 处理和病程

晶状体碎片的大小和眼内炎症的严重程度通常是决定手术干预与否的前提。晶状体核碎片导致视力预后较差[114],并且一般来说,当碎片直径大于约2mm时,可能需要考虑清除,因为继发的炎症性并发症几乎总会随之而来。具有非常小的残留碎片的术眼经常可以见到,一般都具有更好的预后。然而,如果局部使用强效的非甾体类和甾体类药物治疗1~2周时炎症仍未消退,则应考虑手术治疗,无论残留的碎片有多小,因为隐匿性碎片可能隐藏在虹膜后面。随着白内障手术的进展扩大了其适应证的范围,但视力预后和患者的预期已经影响了并发症(如残留的晶状体碎片)干预的指征。

许多报道已经研究了对残留碎片进行手术干预的时机[97,110,115-128]。一些研究证明,当天玻璃体切割术的优越性[115-119]。相比之下,其他研究发现,视力预后与同日玻璃体切割术并发症无益处[110,120-122],包括继发性青光眼发生率也无显著差异[112,122]。一项重要的回顾性研究[122]评估了569眼在白内障手术后同一天、1周内或超过1周进行玻璃体切割术的效果。结果发现,与1周和超过1周组相比,在同一天行玻璃体切割术组的唯一益处是在最后一次检查中角膜水肿的发生率降低(分别为9%对12%~19%)。在本研究中,黄斑囊样水肿、视网膜脱离、眼压升高或SCH的发生率无显著差异。约65%的患者达到最佳矫正视力达20/40或更好,而5%~15%患者的视力无法达到20/400。

残留的晶体碎片物质可能导致慢性青光眼。1992年的一份报道显示,慢性青光眼在术后3周以上进行玻璃体切割术时更为常见[126]。最近的报道,包括荟萃分析[123]还发现,如果进行早期玻璃体切割术,继发性青光眼的风险较低[116,128]。相反,虽然这些回顾性研究由于在IOP明显升高的眼睛中进行早期玻璃体切割术的倾向而带来潜在的选择偏倚,但纳入大量患者的研究未发现早期和晚期干预之间结果的差异[97,110,119-122,124,127]。一项对超声乳化术后玻璃

体切割术后126例残留晶状体碎片患者的研究表明,有37%的眼压大于30mmHg。除玻璃体切割术后3%的患者外,所有患者的IOP均正常。

患者整体的临床情况影响手术时机,但通常在初次白内障手术后约1周进行手术以去除残留的碎片物质。这个时间窗口加速了视力恢复,打破了晶状体引起的渐进性炎症循环,以及减少永久性、继发性晶状体诱发的青光眼风险。在逻辑上,当在初次白内障手术时就清除晶状体碎片,也可以实现这些目标。但当这样不可行时,延迟几天甚至几周被证明是同样有效的,因为炎症、角膜水肿和青光眼将在接下来的几天内通过局部治疗得到改善。

手术技巧

目前,眼前节手术医生有多种手术技术可以处理移位的晶状体碎片。虽然有些病例可以通过角膜缘切口处理并获得令人满意效果,但PPV技术在大多数情况下可能会取得更好结果[97,110,115-131]。

使用PPV方法清除晶状体碎片有3种基本手术技术:①超声粉碎;②机械性碎核;③经角膜缘切口取出硬核碎片。超声粉碎模块通常排除了对后两种技术的需要,但是当超声碎核不可用时或者在具有极硬核碎片的情况下,后两者技术仍是可以考虑使用的。

成功清除晶状体碎片的技术有3个关键因素:首先,足够的初次玻璃体切除可以避免在超声粉碎过程中出现意外的玻璃体牵拉(图35.5)。其次,将超声粉碎能量降低至最大值的5%~10%,允许通过吸入口的持续阻塞进行更有效的核抓取,这最小化了弹射碎片引起的机械性视网膜损伤的风险。这种操作还可以最大限度地减少碎片掉落到视网膜上的机会,即使这些碎片很少有足够的力量撞击视网膜而对其造成伤害。再有,碎片应从视网膜表面小心吸出,并在打开超声波碎片之前移至玻璃体腔中间位置,以避免吸引或超声波损伤视网膜(图35.6)。一些学者已经成功地使用微创玻璃体切割术来处理某些残留的晶状体碎片[132-137]。

全氟化碳液体(重水)可使晶状体核向前漂浮以便于移除[138,139],但这些在合并有视网膜脱离时最有用[140]。视网膜脱离与残留的晶状体碎片相关视网膜重新复位技术与其他复杂视网膜脱离相似[119,141-143]。

尽管脱位的晶状体碎片术后可能导致并发症,

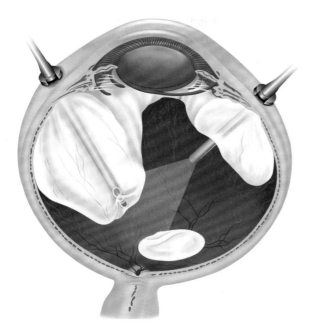

图 35.5　小心切除中央部玻璃体并吸取残留的晶状体碎片。

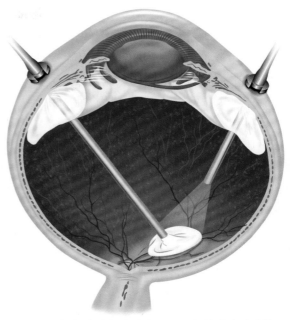

图 35.6　低超声波粉碎功率可以更有效地清除碎片。

但是大多数前节手术医生还是在初次白内障手术时联合 IOL 植入，正如大多数玻切医生建议的。然而，有时前节手术医生未在一期植入 IOL，那么玻切医生必须决定如何处理无晶状体眼。如果有足够的囊膜支持，玻切医生可将 IOL 置于后房（PC）的睫状沟内；如果没有，可以使用缝线固定技术[144-150]或者可以将 IOL 固定于前房中。已经使用多种方法优化经巩膜的缝线技术固定人工晶状体，包括使用镜子[151]或透射照明[152]来将缝合线定位在睫状沟中，但这些很少是必需的。

白内障手术医生和玻璃体视网膜手术医生对后脱位晶状体碎片的处理重点分别在下面的文本框中进行了总结。

玻切术后结果

处理后部脱位或残留的晶状体碎片病例的视力预后通常是好的（表 35.4）。在许多报道中的大多数患者术后视力达 20/40 或更好。其中一个最早的报道，只有 41% 的患者视力达 20/60 或更好[126]，但随后的报告道中有 56%~82% 的视力达 20/40 或更好[97,110,120-131]。这种明显的改善可能反映了白内障手术方式的改进。与目前普遍采用的白内障超声乳化相比，囊外摘除术（ECCE）术中发生晶状体核移位往

晶状体碎片后脱位：白内障手术医生的建议

● 仅在碎片易于获取（位于前段）时尝试取出。
● 行前节玻璃体割除术，以避免术后玻璃体粘连到角膜缘切口。
● 植入 IOL（视情况植入后房或者前房）。
● 闭合手术切口并清除黏弹剂。
● 术后频繁使用局部抗炎药和降眼压药物。
● 立即咨询玻璃体视网膜手术医生。

晶状体碎片后脱位：玻璃体视网膜手术医生的建议

● 如果炎症轻微或晶状体碎片很小，先观察并局部使用药物。
● 如果出现以下情况，须行手术干预：
  ○ 炎症或眼压控制不佳。
  ○ 碎片尺寸估计>3mm。
● 在进行超声粉碎之前进行彻底的玻璃体切割术。
● 使用低超声波粉碎功率（5%~10%），以便更有效地去除晶状体碎片颗粒。
● 根据情况植入 IOL。
● 仔细检查视网膜周边是否有视网膜裂孔和脱离。

往导致较差的视力预后。

与玻璃体切割术相关的术后并发症可能难以与复杂的白内障手术相区别，如角膜水肿、青光眼、持续性眼内炎症和新发的视网膜脱离[153]。在报道中，有 5.8% 视网膜脱离与残留的晶状体物质共存，并且有 6.9% 经玻璃体切割术取出晶状体碎片术后发生了视网膜脱离（表 35.5）。因此，这些患者在术中评估视网膜情况是至关重要的。

35.6 人工晶状体移位

后房 IOL(PCIOL) 的术后偏心发生在 0.2%~3% 的病例中，并且通常不需要治疗[154-157]。不太常见但影响更大的并发症是 IOL 脱位进入玻璃体腔。所有病例中的一个共同因素是较差的后囊支撑，通常由白内障摘除术时后囊破裂引起。当在手术后的前几天或几周内发生脱位时，原因可能不太明显，可能是 IOL 固定不良的结果，或是人工晶状体通过后囊膜缺损接触到前部玻璃体，或是随后 IOL 的襻旋转出一个薄的后囊残余区域所致。晚期脱位（手术后 3 个月以上）不太常见，可能由创伤性[158]或自发性支撑丧失引起，如假性剥脱综合征[159]、高度近视[160]、玻璃体视网膜手术[161]、视网膜色素变性[162]和结缔组织疾病[163]。

35.6.1 临床特征

IOL 脱位后的表现从最小的症状性晶状体偏心到完全脱位进入玻璃体腔。偏心通常是指轻度的移位，晶状体光学区仍覆盖瞳孔的一半以上。在许多偏心的情况下，一个晶状体襻位于睫状沟中，另一个襻位于囊袋中。随着渐进性囊膜收缩，渐进性偏心可能变得明显。晶状体轻度偏向的患者通常在白内障手术后数周出现，具有良好的视力和正常的眼压且没有炎症反应。视觉症状通常是轻微的，可能与人工晶状体边缘的眩光有关。

PCIOL 完全脱位进入玻璃体腔，最常见于手术后第一周（一个报道中 32 例患者中有 26 例）[164]，手术期间较为少见。现在看来，它们发生在手术后数月，可能更多是由于假性剥脱或创伤。目前无晶状体矫正视力可能非常好，但是尽管有最好的眼镜矫正视力，还是有轻度的视力下降的趋势。由于视轴上光学位置的变化，有脱位或半脱位 PCIOL 的患者可能有症状。此外，移动 PCIOL 还可能产生独特的漂浮物样症状，或可能导致瞳孔阻滞性青光眼。

表 35.4 玻璃体切割术处理残留晶状体碎片的效果

研究（年份）	病例数	%>20/40	PPV 前	PPV 后	早期 PPV 有较好的视力 a
		IOP>30mmHg 所占的%			
Hutton 等[129]（1978）	24	42	N/A	33	是
Fastenberg 等[130]（1991）	11	82	69	27	N/A
Gilliland 等[127]（1992）	56	50	52	25	否
Lambrou 和 Steward[125]（1992）	8	88	N/A	N/A	N/A
Blodi 等[126]（1992）	32	41	30	31	是
Kim 等[124]（1994）	62	68	46	13	否
Borne 等[110]（1996）	121	68	32	11	否
Kapusta 等[131]（1996）	25	71	60	N/A	否
Vilar 等[97]（1997）	126	60	37	3	否
Scott 等[120]（2003）	343	56	25	2	否
Ho 等[128]（2009）	166	72	40	2	否
Colyer 等[121]（2011）	172	67	10	5	否
Modi 等[122]（2013）	569	60	23	5	否

缩写：IOP，眼压；PPV，经睫状体平坦部玻璃体切割术；VA：视力。

a 小于 3 周。

表 35.5　玻璃体切割术割去残留晶状体碎片之前和之后视网膜脱离的发生率

研究(年份)	初始共存 RD	切割术后 RD	合并
Hutton 等[129](1978)	5/26 (19%)	5/26 (19%)	10/26 (38%)
Fastenberg 等[130](1991)	3/13 (23%)	2/11 (18%)	5/11 (45%)
Blodi 等[126](1992)	4/36 (11%)	3/32 (9%)	7/36 (19%)
Gilliland 等[127](1992)	4/56 (7%)	4/56 (7%)	8/56 (14%)
Kim 等[124](1994)	2/57 (3.5%)	2/57 (3.5%)	4/57 (7%)
Borne 等[110](1996)	8/121 (6.6%)	11/121 (9.1%)	19/121 (16%)
Kapustal[131](1996)	0/25 (10%)	0/25 (10%)	0/25 (10%)
Vilar 等[97](1997)	11/126 (8.7%)	11/126 (8.7%)	22/126 (17.5%)
Scott 等[120](2003)	25/343 (7.3%)	19/343 (5.5%)	44/343 (12.8%)
Ho 等[128](2009)	3/166 (1.8%)	4/166 (2.4%)	7/166 (4.2%)
Colyer 等[121](2011)	1/172 (0.6%)	6/172 (3.5%)	7/172 (4%)
Modi 等[122](2013)	N/A	51/569 (9%)	51/569 (9%)
总计	66/1141 (5.8%)	118/1704 (6.9%)	74/1710 (10.8%)

缩写:RD,视网膜脱离。

35.6.2 处理和病程

脱位 IOL 有 4 种常规处理方法:观察、取出 IOL、置换 IOL 和重新定位 IOL[164-170]。处理的计划和时间是根据多种临床因素制订的,如 IOL 的类型、手术医生偏好和是否继发了并发症。

显著的眼内炎症、视网膜脱离或黄斑囊样水肿,特别是当与白内障手术切口嵌顿的玻璃体相关时,便是手术的相对指征。尽管在许多患者中可以很好地耐受完全脱位的 IOL,但是在大多数情况下需要手术治疗以恢复视力。对于显著半脱位的 IOL,可以通过角膜缘或睫状体平坦部进行手术。如果后囊膜大部分完整,那么半脱位较轻的患者可以通过角膜缘切口进行治疗,轻度则无须前路玻璃体切割术。然而,如果有严重的后囊破裂,采用经睫状体平坦部的玻璃体切割术可能是实现手术目标和解决不可预见的术中并发症的最佳控制方法。

观察

通过观察可以满意地处理仅发生轻度偏心的人工晶状体。如果有其他医学或眼部问题不宜进一步手术,或者如果患者自己不愿进一步手术,也可以考虑仅进行观察。偶尔,局部使用缩瞳药在视力上是有益的,特别是对于轻微的半脱位。在先前发现的15 例前房或虹膜平面 IOL 脱位患者中,有 60%获得了 20/40 或更好的视力,但有两名患者发生了视网膜脱离。

取出或更换

在手术时发生 IOL 损坏(如晶体襻断裂),如果缺乏可用于重新定位的器械,或者如果 IOL 特性(如高度柔性的软襻)使 IOL 不能固定于睫状体沟,则通常需要更换 IOL。

可以考虑更换人工晶状体的情况是硅胶襻人工晶状体的某些病例。硅胶人工晶状体可能比丙烯酸或聚甲基丙烯酸甲酯(PMMA)人工晶状体更滑[171],更难抓握,但是通常可以用玻璃体视网膜镊或导光镊从视网膜表面抓取和取出。锯齿状或菱形镊子可能是必要的,但是如果要重新定位人工晶状体,应小心避免划伤光学中心,因为一些抓持部位的痕迹可能会永久存在。尽管硅氧烷和丙烯酸襻人工晶状体非常柔软,难以操作,并且人工晶状体的尺寸只是被设计用于囊内固定,但是它们通常还是可以令人满意地重新定位到前囊残余物顶部的睫状沟中[172]。

在重新定位 PCIOL 后但仍有问题的患者中,术中可以决定将其取出并使用前房 IOL(ACIOL)或巩膜缝线固定的 PCIOL。以防需要处理这种情况,建议在术前就应测量好 IOL 的度数。设计中包含带孔的襻的人工晶状体简化了更换缝线固定的 PCIOL 的操作。然而,与重新定位技术相比,人工晶状体的移植和再植入可能有更多的角膜损伤风险。换一种ACIOL 可能对角膜内皮损伤较小,并且可能更容易和更快地完成。据报道，较新的 ACIOL 设计避免早期 ACIOL 设计的机械效应引起的并发症，如外周前粘连和青光眼。据报道显示，与 PCIOL 巩膜固定术相比，ACIOL 植入术具有良好效果和安全性，但需要前瞻性随机临床试验来准确确定晶状体类型和固定部位在视力结果和并发症方面优势[173-179]。一般来说，巩膜缝线固定的 PCIOL 可能优于 ACIOL 植入。可折叠人工晶状体——目前最常用的人工晶状体——被安全地缝合在巩膜中，必要时，通过较小的切口进行更换，同时受益于 ACIOL 植入和 PCIOL 缝合固定[179,180]。一个辅助选择是观察脱位的人工晶状体，但是通过植入第二个（通常是前房型）人工晶状体进行视觉康复[181,182]。然而，这应该被认为是最后的选择，因为大多数手术医生不愿意用此类人工晶状体。作者已经遇到第二个人工晶状体出现显著症状需要取出的情况。虽然实现这一目标的技术更具挑战性，但在小心操作的情况下，这些技术还是很容易实现的[183]。

IOL 重新定位

IOL 重新定位完成了白内障手术的初始手术目标，并且是最常用的手术方法。IOL 重新定位有四种基本方法是：①利用残余外周前或后囊的无缝线 IOL 重新定位；②虹膜缝合固定；③巩膜缝线固定；④巩膜袋。

无缝线 IOL 重新定位

如果人工晶状体只有中度半脱位，与完整或基本完整的后囊相关的半脱位人工晶状体可以从前入路重新定位。通常，至少有一个襻部分向后脱位，或者通过看不见的小带裂开，或者在没有后囊支持的区域突出，或者在残留囊膜的后面突出。平坦部入路对于后囊膜缺损较大的患者、人工晶状体脱位进入玻璃体腔的患者以及存在眼部并发症（如视网膜脱离）的患者是最佳的。

识别和使用足够的囊支持对 PCIOL 的重新定位和对初次放置一样重要。通常，如果至少 180° 的外周囊材料是完整的（包括下子午线），那么人工晶状体可保持良好的支撑。然而，当下囊缺失时，或者如果放置人工晶状体襻的残余囊的边缘完整性有问题时，需要更广泛的支持。囊内固定复位是报道系列中最常见的治疗技术[164-170]，并且在技术上可行时是术者的首选。手术的成功取决于襻在睫状沟中的

准确放置，这需要对残留的囊膜进行可视化[184]。虹膜牵拉器的放置在某些情况下是有用的，尽管使用钩形器械进行战略性的局部虹膜牵拉通常可以实现可靠的可视化。在平坦部方法中，一个有用的操作是将人工晶状体带到前面，并在虹膜前面抓住至少一个襻。在人工晶状体在前房中固定后，第二个襻可以通过旋转晶状体或者通过经由平坦部用眼内镊子抓住襻而在剩余囊膜和虹膜后表面之间引导出来。由于撕囊技术的广泛使用，外周前囊通常是完整的，并作为睫状沟固定的有效界面（图 35.7）。也有报道称将 PCIOL 永久性地植入前房，但由于人工晶状体和晶状体度数的考虑导致虹膜的慢性擦伤，因此不推荐这样做[185]。

虹膜缝线固定

虹膜固定缝线最初是被用于脱位的 ACIOL[186]。然而，其已经被优化为使用角膜缘或平坦部方法固定脱位的后房植入物[187,188]。该技术要求缝合线穿过角膜和虹膜，绕过人工晶状体襻，并穿过虹膜和角膜返回。因为针的精确放置是困难的，所以优化 IOL 中心是一项挑战。此外，因虹膜介导的慢性炎症和缝线放置过程中遇到的技术难点导致了其他技术的发展。虹膜爪人工晶状体的使用在某些病例已被证明是一种安全有效的选择[173,175]。

巩膜固定线

巩膜固定缝合线首先被用于 Ⅱ 期植入 IOL，并且用于在角膜缘或睫状体平坦部入路中没有令人满意外周囊膜支撑的情况下进行 Ⅰ 期植入 IOL[144-150]。早期的报道描述了在缝合到巩膜切口的深部之前，将襻拉到巩膜切口或从外部穿过巩膜切口以将缝合线缝合到襻上[189-191]。随后，描述了通过模仿人工晶

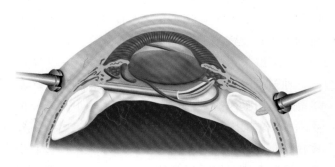

图 35.7　将后房型人工晶状体重新定位到残留的囊膜之前睫状沟内。有时，将一个襻拉倒虹膜前面可能是有用的，以便于在残留的囊膜上准确显示襻的放置。

状体二次固定技术的平坦部方法，使用经巩膜固定缝线重新定位人工晶状体。大量的修改使这项技术在技术上更加简单和安全，稍后将对其进行回顾。所有巩膜缝线固定技术共有的步骤包括：①取回人工晶状体；②将缝线环通过睫状沟区域引入玻璃体腔；③将缝线环绕过人工晶状体襻；④将缝线固定到巩膜；⑤覆盖或掩埋巩膜缝线结。已经有各种各样的技术来实现这些目标。

大多数提出的技术修改了缝线环是如何被引入和连接到人工晶状体襻上的。这些技术包括将人工晶状体襻叠入用于闭合巩膜切口的缝线中[192]，将襻拉出以连接缝线[193]，使用针引导件将缝线绕襻穿线[194]，在眼内引入小针以捕获襻[195]，通过人工晶状体光学定位孔缝合[196,197]，将大针背入眼睛以引入缝线环[198]，通过人工晶状体钳抓住环[199,200]，并从第三巩膜切口引入缝线[201]。其他提出的变形技术包括实现三点或四点固定以减少晶状体扭转[202]，使用专门设计的小规格镊子来帮助操纵襻周围的环[203]，并且使用全氟化碳液体来将植入物放置在便于缝合的位置[204,205]。大多数后段手术医生发现使用全氟化碳液体是不必要的。一种利用 Gore-Tex 缝线（Akreos AO，Bausch & Lomb）和四点固定人工晶状体的新技术越来越受欢迎。

下面描述和说明术者推荐的当前技术[206,207]。执行标准三通道 PPV 以切除玻璃体并移动 IOL。部分厚度、基于角膜缘的巩膜瓣，最方便的是在 1 点钟和 7 点钟经线方向，以避开以前的白内障手术切口，但仍然可以在此处操作。将 5/8 英寸，25G 针头[207]用 9-0 聚丙烯缝合线穿过，并将其引入到部分厚度巩膜瓣床中的角膜缘后 1mm 处（图 35.8）。沿着针的轴稍微撤回松弛缝线。通过使用眼内镊子抓住光学部分来引导 IOL 襻通过该环。当针头撤回时，襻被抓住（图 35.9）。缝针穿过部分厚度巩膜将巩膜缝线固定在巩膜瓣床中。对于另一个襻，重复类似的过程，除非对于相反的襻可以进行囊膜固定。偶尔，有必要通过使用眼内镊子引导襻通过环（图 35.10 和图 35.11）。然后，用可吸收缝线封闭巩膜瓣，如果需要，通过标准巩膜切口完成玻璃体切割术。

据报道，巩膜缝线固定 PCIOL 会增加视网膜脱离[208-212]、术后晚期眼内炎（经巩膜缝线作为细菌进入球体的通道）[213]和黄斑囊样水肿[214,215]的风险，但

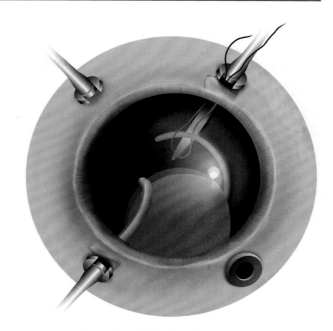

图 35.8　连接到一根针的缝合线穿过一根 27G 直针。针和缝线通过部分厚度的巩膜瓣床被引入角膜缘后 1.0mm 的玻璃体腔。在直接可视化下，襻沿着针的轴穿过线环。巩膜塞放置在未使用的开放式巩膜穿刺口内。

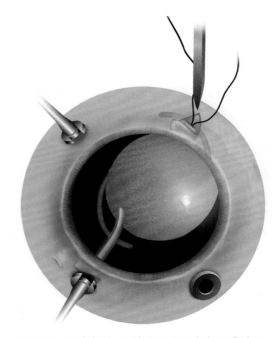

图 35.9　拔出针头，将缝线打结固定在巩膜瓣下。

这些风险相对较低，并且使用改进的技术可能会更加降低。据报道，在其他情况下植入 ACIOL 可产生与缝合 PCIOL 类似的结果[149,216,217]，并且在缺乏足够的后囊膜支持的情况下是可行的。一项随机临床试验对 438 眼白内障囊外摘除伴玻璃体丢失的后房和

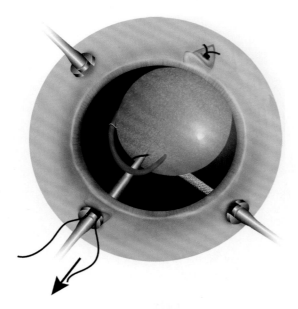

图 35.10　对另一个襻执行类似的操作，除非第二个襻可以通过囊膜来固定。

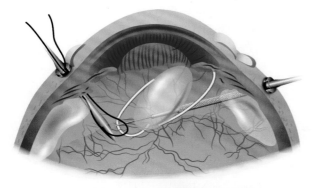

图 35.11　本图是图 35.10 的侧视图，显示了巩膜固定第一个襻和引出第二襻的关系。

前房型人工晶状体植入术进行了长期比较，结果发现，后房型人工晶状体植入术和前房型人工晶状体植入术患者，在 1 年时的视力分别有 91% 和 79% 的患者达 20/40 或更好[218]。这些结果与之前的另一个研究相一致，该研究报道 PCIOL 眼达 20/40 或更好的最终视力（80%）高于 ACIOL 眼（62%）[124]，但大多数其他报道没有显示明显差异。如果白内障手术医生不愿意一期植入人工晶状体，可以在随后的玻璃体切割术中二期植入人工晶状体。

组织病理学和超声生物显微镜（UBM）研究表明，缝合的 PCIOL 襻周围很少或没有纤维化发生[219]，但也有一项研究表明，襻周围有瘢痕形成[220]。无论哪种方式，使用不降解的缝合材料都是至关重要的，

因为它可以在睫状沟处提供唯一的支撑力量。

通过精确放置睫状沟和充分切除大部分囊膜和皮质残余物，可以避免人工晶状体扭转和偏心。为了能固定在睫状沟，可能有必要更换一些从襻到襻太短的人工晶状体。解剖学研究发现，睫状沟位于角膜缘后约 1mm 处[221]。因此，缝线放置在更靠后的位置会通过迫使周向定位的襻越过径向定位的睫状突而导致人工晶状体光学部扭转。透照技术有助于睫状沟位置的识别[152]。缝合线必须沿直径方向分开放置，以便适当居中。此外，在手术结束时，必须将人工晶状体小心且最小幅度地旋转到中心。

35.6.3　无缝线巩膜固定术

最近描述的一种 IOL 无缝线固定技术在标准三通道玻璃体切割术中利用两个层间巩膜隧道（巩膜"袋"）的构造来重新定位脱位的植入物。使用锋利的 24G 针头在距离角膜缘 1.5~2mm 处分别做一个精确地相隔 180° 50% 巩膜厚度且平行于角巩膜缘的隧道。每一个人工晶状体襻在通过玻璃体切割术套管拉出后，都被安全地插入到相应的隧道中。这项技术已经显示出有希望的结果，尽管它只适用于标准的三片式 PCIOL[222,223]。

PCIOL 脱位的手术结果

最终的视力可能不仅取决于术前黄斑功能，还取决于原始白内障手术的并发症，如黄斑囊样水肿和视网膜脱离。不过，之前的系列报道有超过 90% 术眼的最终视力达 20/40 或更好（表 35.6）。然而，由于非一致性和各种处理技术的不同，各种手术之间难以准确比较。

术后并发症

术中或术后玻璃体积血通常是由于缝线穿过睫状体血管所致，但这些出血几乎总是自限性的，临床意义不大。细菌沿巩膜缝线间隙迁移可能为迟发性眼内炎感染途径[167]。使用部分厚度的巩膜瓣覆盖巩膜缝线结应该可以降低这种并发症的风险，但是线结又可能会腐蚀覆盖其上的巩膜瓣。

其他术后并发症很难与复杂白内障手术预期的并发症分开。在 IOL 重新定位手术后，已经描述了黄斑囊样水肿和视网膜脱离。黄斑囊样水肿和视网膜脱离在人工晶状体复位手术后都有发生。据报道，视网膜脱离发生在大约 2% 的病例中，并且可能比

表 35.6　玻璃体切割术治疗脱位人工晶状体的效果

研究（年份）	患者数	%=20/40
Campo 等[194]（1989）	17	59
Flynn 等[167]（1990）	25	68
Smiddy 和 Flynn[164]（1991）	32	69
Chan[193]（1992）	12	92
Panton 等[168]（1993）	31	94
Smiddy 等[165]（1995）	46	50
Mello 等[166]（2000）	110	57
Sarrafizadeh 等[178]（2001）	31	53
Kim 等[180]（2008）	184	55

残留晶状体碎片的病例更少[153]。一些研究报告指出，在约 10.8% 的患者中，视网膜脱离将在为清除残留晶状体碎片的玻璃体切割术中或术后发生，而在脱位的后房型晶状体植入物中，患病率似乎低得多（表 35.7）。差异可能的原因，包括 IOL 脱位引起的炎症少于晶状体核和皮质引起的炎症。此外，一期玻璃体切割术通常在晶状体碎片丢失时从角膜缘进行，而对于脱位的人工晶状体，这种手术通常不太适合。手术方法通常涉及标准的玻璃体视网膜手术技术，但全氟化碳液体在某些情况下可能有助于更好地操作人工晶状体，同时避免视网膜损伤。

推荐的处理

对于前段手术医生来说，避免 PCIOL 脱位取决于术中对后囊状态的准确评估。随着白内障超声乳化术的广泛应用，囊膜破裂通常是在后囊膜中央区，而不在边缘区，这在白内障囊外摘除技术中更常见。然而，在后囊破裂的情况下植入 PCIOL 之前，前段手术医生必须仔细评估外周囊的完整性。通常，至少需要 6 个钟点的外周囊支持（包括下方径线）来维持人工晶状体的稳定。在放置 PCIOL 之前，拉开虹膜对于直接观察外周囊支持的程度可能是必要的。一旦确定进行人工晶状体放置是安全的，精确放置襻也是至关重要的。

对术中遇到 PCIOL 脱位的前段手术医生的建议，包括进行前节玻璃体切割术以避免玻璃体嵌顿在切口中。术后应经常在局部使用皮质类固醇药物和临床常用的降眼压药物。对于大多数病例，玻璃体视网膜手术推荐用于最终治疗是可取的，但是如前所述，有些病例如果观察效果最好，或者可以通过角膜缘切口进行治疗。有必要仔细评估其他并发症，如视网膜脱离。

对玻璃体视网膜手术医生的建议，包括仔细评估现有的囊膜解剖和共存的并发症，以便根据时机和技术来选择制订治疗计划。一般来说，允许一周或更长时间用于治疗和解决术后急性炎症是可取的。玻璃体视网膜手术医生也应该知道白内障手术医生的人工晶状体的计算，以便在必要时可以准确地选择合适的人工晶状体度数。较新的技术，包括使用巩膜口袋（Hoffman 口袋和 Gore-tex 缝线 4 点 IOL 固定）[224,225]。

表 35.7　玻璃体切割术治疗后房型人工晶状体脱位前后视网膜脱离的发生率

研究（年份）	初始共存 RD	玻切后 RD	合并
Flynn 等[167]（1990）[a]	1/20（5%）	0/20（0%）	1/20（5%）
Smiddy 和 Flynn[164]（1991）[a]	1/32（3%）	1/32（3%）	2/32（6%）
Chan[193]（1992）	0/12（0%）	0/12（0%）	0/12（0%）
Panton 等[168]（1993）	0/31（0%）	0/31（0%）	0/31（0%）
Smiddy 等[165]（1995）[a]	0/59（0%）	0/59（0%）	0/59（0%）
Mello 等[166]（2000）[a]	7/110（6%）	7/110（6%）	14/110（13%）
Sarrafizadeh 等[178]（2001）	4/59（7%）	6/59（10%）	10/59（17%）
Vote 等[210]（2006）	5/61（8%）	5/61（8%）	10/61（16%）
Kim 等[180]（2008）	13/284（5%）	11/284（4%）	24/284（8%）
总计	31/668（4.6%）	30/668（4.5%）	61/668（9.1%）

缩写：RD，视网膜脱离。

[a] 这 3 个系列来自同一个机构，在这里被列为连续系列，无重复的病例。

参考文献

[1] Scott IU, Flynn HW Jr. Endophthalmitis: categories, management and prevention. In: Tasman W, Jaeger EA, eds. Duane's Clinical Ophthalmology. Vol. 6, Ch. 64. Philadelphia, PA: Lippincott Williams & Wilkins; 2013

[2] Schein OD, Cassard SD, Tielsch JM, Gower EW. Cataract surgery among Medicare beneficiaries. Ophthalmic Epidemiol. 2012; 19(5):257–264

[3] Brod RD, Flynn HW Jr, Han DP, Miller D. Endophthalmitis: diagnosis, clinical findings and management. In: Spaeth GL, Danesh-Meyer HV, Goldberg I, Kampika, eds. Ophthalmic Surgery Principles and Practice. Philadelphia, PA: Elsevier; 2012:550–560

[4] Schwartz SG, Flynn HW Jr, Brod DR. Management of postoperative endophthalmitis. In: Narendran V, Kothari AR, eds. Principles and Practice of Vitreoretinal Surgery. Ch. 51. New Delhi, India: Jaypee Brothers Medical Publishers; 2014:481–489

[5] Leng T, Miller D, Flynn HW, Jr, Jacobs DJ, Gedde SJ. Delayed-onset bleb-associated endophthalmitis (1996–2008): causative organisms and visual acuity outcomes. Retina. 2011; 31(2):344–352

[6] Aaberg TM, Jr, Flynn HW, Jr, Newton J. Nosocomial endophthalmitis survey: a 10-year review of incidence and outcomes. Ophthalmology. 1998; 105:1004–1010

[7] Eifrig CW, Flynn HW, Jr, Scott IU, Newton J. Acute-onset postoperative endophthalmitis: review of incidence and visual outcomes (1995–2001). Ophthalmic Surg Lasers. 2002; 33(5):373–378

[8] Wykoff CC, Parrott MB, Flynn HW, Jr, Shi W, Miller D, Alfonso EC. Nosocomial acute-onset postoperative endophthalmitis at a university teaching hospital (2002–2009). Am J Ophthalmol. 2010; 150(3):392–398.e2

[9] Colyer MH, Weber ED, Weichel ED, et al. Delayed intraocular foreign body removal without endophthalmitis during Operations Iraqi Freedom and Enduring Freedom. Ophthalmology. 2007; 114(8):1439–1447

[10] Thompson WS, Rubsamen PE, Flynn HW, Jr, Schiffman J, Cousins SW. Endophthalmitis after penetrating trauma. Risk factors and visual acuity outcomes. Ophthalmology. 1995; 102(11):1696–1701

[11] Ahmed Y, Schimel AM, Pathengay A, Colyer MH, Flynn HW, Jr. Endophthalmitis following open-globe injuries. Eye (Lond). 2012; 26(2):212–217

[12] Boldt HC, Pulido JS, Blodi CF, Folk JC, Weingeist TA. Rural endophthalmitis. Ophthalmology. 1989; 96(12):1722–1726

[13] Miller JJ, Scott IU, Flynn HW, Jr, Smiddy WE, Newton J, Miller D. Acute-onset endophthalmitis after cataract surgery (2000–2004): incidence, clinical settings, and visual acuity outcomes after treatment. Am J Ophthalmol. 2005; 139(6):983–987

[14] Hatch WV, Cernat G, Wong D, Devenyi R, Bell CM. Risk factors for acute endophthalmitis after cataract surgery: a population-based study. Ophthalmology. 2009; 116(3):425–430

[15] Garcia-Arumi J, Fonollosa A, Sararols L, et al. Topical anesthesia: possible risk factor for endophthalmitis after cataract extraction. J Cataract Refract Surg. 2007; 33(6):989–992

[16] Henry CR, Flynn HW, Jr, Miller D, Schefler AC, Forster RK, Alfonso EC. Delayed-onset endophthalmitis associated with corneal suture infections. J Ophthalmic Inflamm Infect. 2013; 3(1):51

[17] Song A, Scott IU, Flynn HW, Jr, Budenz DL. Delayed-onset bleb-associated endophthalmitis: clinical features and visual acuity outcomes. Ophthalmology. 2002; 109(5):985–991

[18] Lalwani GA, Flynn HW, Jr, Scott IU, et al. Acute-onset endophthalmitis after clear corneal cataract surgery (1996–2005). Clinical features, causative organisms, and visual acuity outcomes. Ophthalmology. 2008; 115(3):473–476

[19] Donahue SP, Kowalski RP, Jewart BH, Friberg TR. Vitreous cultures in suspected endophthalmitis. Biopsy or vitrectomy? Ophthalmology. 1993; 100(4):452–455

[20] Rachitskaya AV, Flynn HW, Jr, Wong J, Kuriyan AE, Miller D. A 10-year study of membrane filter system versus blood culture bottles in culturing vitrectomy cassette vitreous in infectious endophthalmitis. Am J Ophthalmol. 2013; 156(2):349–354.e2

[21] Sharma S, Jalali S, Adiraju MV, Gopinathan U, Das T. Sensitivity and predictability of vitreous cytology, biopsy, and membrane filter culture in endophthalmitis. Retina. 1996; 16(6):525–529

[22] Schimel AM, Miller D, Flynn HW, Jr. Endophthalmitis isolates and antibiotic susceptibilities: a 10-year review of culture-proven cases. Am J Ophthalmol. 2013; 156(1):50–52.e1

[23] Kratz A, Levy J, Belfair N, Weinstein O, Klemperer I, Lifshitz T. Broth culture yield vs traditional approach in the work-up of endophthalmitis. Am J Ophthalmol. 2006; 141(6):1022–1026

[24] Yospaiboon Y, Saree S, Pasadhika S. Blood culture and conventional media for vitreous culture in infectious endophthalmitis. J Med Assoc Thai. 2005; 88(5):639–642

[25] Eser I, Kapran Z, Altan T, Eren H, Yilmaz OF. The use of blood culture bottles in endophthalmitis. Retina. 2007; 27(7):971–973

[26] Tan HS, Ghyczy-Carlborg EA, Spanjaard L, de Smet MD. The additional value of blood culture bottles in the diagnosis of endophthalmitis. Eye (Lond). 2011; 25(8):1069–1073

[27] Barza M, Pavan PR, Doft BH, et al. Evaluation of microbiological diagnostic techniques in postoperative endophthalmitis in the Endophthalmitis Vitrectomy Study. Arch Ophthalmol. 1997; 115(9):1142–1150

[28] Bharathi MJ, Murugan N, Rameshkumar G, et al. Comparative evaluation of uniplex, nested, semi-nested, multiplex and nested multiplex PCR methods in the identification of microbial etiology of clinically suspected infectious endophthalmitis. Curr Eye Res. 2013; 38(5):550–562

[29] Bannerman TL, Rhoden DL, McAllister SK, Miller JM, Wilson LA. The source of coagulase-negative staphylococci in the Endophthalmitis Vitrectomy Study. A comparison of eyelid and intraocular isolates using pulsed-field gel electrophoresis. Arch Ophthalmol. 1997; 115(3):357–361

[30] American Academy of Ophthalmology Cataract and Anterior Segment Panel. Preferred Practice Pattern® Guidelines. Cataract in the Adult Eye. San Francisco, CA: American Academy of Ophthalmology; 2011. Available at: http://www.aao.org/ppp. Accessed August 31, 2014

[31] Endophthalmitis Vitrectomy Study Group. Results of the Endophthalmitis Vitrectomy Study. A randomized trial of immediate vitrectomy and of intravenous antibiotics for the treatment of postoperative bacterial endophthalmitis. Arch Ophthalmol. 1995; 113(12):1479–1496

[32] Han DP, Wisniewski SR, Wilson LA, et al. Spectrum and susceptibilities of microbiologic isolates in the Endophthalmitis Vitrectomy Study. Am J Ophthalmol. 1996; 122(1):1–17

[33] The Endophthalmitis Vitrectomy Study Group. Microbiologic factors and visual outcome in the endophthalmitis vitrectomy study. Am J Ophthalmol. 1996; 122(6):830–846

[34] Johnson MW, Doft BH, Kelsey SF, et al. The Endophthalmitis Vitrectomy Study. Relationship between clinical presentation and microbiologic spectrum. Ophthalmology. 1997; 104(2):261–272

[35] Benz MS, Scott IU, Flynn HW, Jr, Unonius N, Miller D. Endophthalmitis isolates and antibiotic sensitivities: a 6-year review of culture-proven cases. Am J Ophthalmol. 2004; 137(1):38–42

[36] Gentile RC, Shukla S, Shah M, et al. Microbiological spectrum and antibiotic sensitivity in endophthalmitis: a 25-year review. Ophthalmology. 2014; 121(8):1634–1642

[37] Campochiaro PA, Lim JI, The Aminoglycoside Toxicity Study Group. Aminoglycoside toxicity in the treatment of endophthalmitis. Arch Ophthalmol. 1994; 112(1):48–53

[38] Iyer MN, Han DP, Yun HJ, et al. Subconjunctival antibiotics for acute postcataract extraction endophthalmitis—is it necessary? Am J Ophthalmol. 2004; 137(6):1120–1121

[39] Smiddy WE, Smiddy RJ, Ba'Arath B, et al. Subconjunctival antibiotics in the treatment of endophthalmitis managed without vitrectomy. Retina. 2005; 25(6):751–758

[40] Flynn HW, Jr, Meredith TA. Interpretation of EVS results. [Letter to Editor]. Arch Ophthalmol. 1996; 114:1027–1028

[41] Flynn HW, Jr, Scott IU. Legacy of the endophthalmitis vitrectomy study. Arch Ophthalmol. 2008; 126(4):559–561

[42] Meredith TA, Aguilar HE, Shaarawy A, Kincaid M, Dick J, Niesman MR. Vancomycin levels in the vitreous cavity after intravenous administration. Am J Ophthalmol. 1995; 119(6):774–778

[43] Major JC, Jr, Engelbert M, Flynn HW, Jr, Miller D, Smiddy WE, Davis JL. Staphylococcus aureus endophthalmitis: antibiotic susceptibilities, methicillin resistance, and clinical outcomes. Am J Ophthalmol. 2010; 149(2):278–283.e1

[44] Recchia FM, Busbee BG, Pearlman RB, Carvalho-Recchia CA, Ho AC. Changing trends in the microbiologic aspects of postcataract endophthalmitis. Arch Ophthalmol. 2005; 123(3):341–346

[45] Deramo VA, Lai JC, Fastenberg DM, Udell IJ. Acute endophthalmitis in eyes treated prophylactically with gatifloxacin and moxifloxacin. Am J Ophthalmol. 2006; 142(5):721–725

[46] Miller D, Flynn PM, Scott IU, Alfonso EC, Flynn HW, Jr. In vitro fluoroquinolone resistance in staphylococcal endophthalmitis isolates. Arch Ophthalmol. 2006; 124(4):479–483

[47] Harper T, Miller D, Flynn HW, Jr. In vitro efficacy and pharmacodynamic indices for antibiotics against coagulase-negative staphylococcus endophthalmitis isolates. Ophthalmology. 2007; 114(5):871–875

[48] Schimel AM, Miller D, Flynn HW, Jr. Evolving fluoroquinolone resistance among coagulase-negative Staphylococcus isolates causing endophthalmitis. Arch Ophthalmol. 2012; 130(12):1617–1618

[49] Endophthalmitis Study Group, European Society of Cataract & Refractive Surgeons. Prophylaxis of postoperative endophthalmitis following cataract surgery: results of the ESCRS multicenter study and identification of risk factors. J Cataract Refract Surg. 2007; 33(6):978–988

[50] Moshirfar M, Feiz V, Vitale AT, Wegelin JA, Basavanthappa S, Wolsey DH. Endophthalmitis rates after cataract surgery. Ophthalmology. 2007; 114:686–691

[51] Rudnisky CJ, Wan D, Weis E. Antibiotic choice for the prophylaxis of post-cataract extraction endophthalmitis. Ophthalmology. 2014; 121(4):835–841

[52] Alfonso EC, Flynn HW, Jr. Controversies in endophthalmitis prevention. The risk for emerging resistance to vancomycin. Arch Ophthalmol. 1995; 113 (11):1369–1370

[53] Schimel AM, Alfonso EC, Flynn HW, Jr. Endophthalmitis prophylaxis for cataract surgery: are intracameral antibiotics necessary? JAMA Ophthalmol. 2014; 132(11):1269–1270

[54] Henry CR, Flynn HW, Jr, Miller D, Forster RK, Alfonso EC. Infectious keratitis progressing to endophthalmitis: a 15-year study of microbiology, associated factors, and clinical outcomes. Ophthalmology. 2012; 119(12):2443–2449

[55] Al-Mezaine HS, Al-Assiri A, Al-Rajhi AA. Incidence, clinical features, causative organisms, and visual outcomes of delayed-onset pseudophakic endophthalmitis. Eur J Ophthalmol. 2009; 19(5):804–811

[56] Shirodkar AR, Pathengay A, Flynn HW, Jr, et al. Delayed- versus acute-onset endophthalmitis after cataract surgery. Am J Ophthalmol. 2012; 153 (3):391–398.e2

[57] Essman TF, Flynn HW, Jr, Smiddy WE, et al. Treatment outcomes in a 10-year study of endogenous fungal endophthalmitis. Ophthalmic Surg Lasers. 1997; 28(3):185–194

[58] Kramer M, Kramer MR, Blau H, Bishara J, Axer-Siegel R, Weinberger D. Intravitreal voriconazole for the treatment of endogenous Aspergillus endophthalmitis. Ophthalmology. 2006; 113(7):1184–1186

[59] Winward KE, Pflugfelder SC, Flynn HW, Jr, Roussel TJ, Davis JL. Postoperative Propionibacterium endophthalmitis. Treatment strategies and long-term results. Ophthalmology. 1993; 100(4):447–451

[60] Fox GM, Joondeph BC, Flynn HW, Jr, Pflugfelder SC, Roussel TJ. Delayed-onset pseudophakic endophthalmitis. Am J Ophthalmol. 1991; 111(2):163–173

[61] Greenfield DS, Suñer IJ, Miller MP, Kangas TA, Palmberg PF, Flynn HW, Jr. Endophthalmitis after filtering surgery with mitomycin. Arch Ophthalmol. 1996; 114(8):943–949

[62] DeBry PW, Perkins TW, Heatley G, Kaufman P, Brumback LC. Incidence of late-onset bleb-related complications following trabeculectomy with mitomycin. Arch Ophthalmol. 2002; 120(3):297–300

[63] Sharan S, Trope GE, Chipman M, Buys YM. Late-onset bleb infections: prevalence and risk factors. Can J Ophthalmol. 2009; 44(3):279–283

[64] Jacobs DJ, Leng T, Flynn HW, Jr, Shi W, Miller D, Gedde SJ. Delayed-onset bleb-associated endophthalmitis: presentation and outcome by culture result. Clin Ophthalmol. 2011; 5:739–744

[65] Brown RH, Yang LH, Walker SD, Lynch MG, Martinez LA, Wilson LA. Treatment of bleb infection after glaucoma surgery. Arch Ophthalmol. 1994; 112 (1):57–61

[66] Al-Torbak AA, Al-Shahwan S, Al-Jadaan I, Al-Hommadi A, Edward DP. Endophthalmitis associated with the Ahmed glaucoma valve implant. Br J Ophthalmol. 2005; 89(4):454–458

[67] Gedde SJ, Scott IU, Tabandeh H, et al. Late endophthalmitis associated with glaucoma drainage implants. Ophthalmology. 2001; 108(7):1323–1327

[68] Wentzloff JN, Grosskreutz CL, Pasquale LR, Walton DS, Chen TC. Endophthalmitis after glaucoma drainage implant surgery. Int Ophthalmol Clin. 2007; 47(2):109–115

[69] Ahmed Y, Pathengay A, Flynn HW, Jr, Isom R. Delayed-onset endophthalmitis associated with Ex-PRESS mini glaucoma shunt®. Ophthalmic Surg Lasers Imaging. 2012; 43 Online:e62–e63

[70] Speaker MG, Guerriero PN, Met JA, Coad CT, Berger A, Marmor M. A case-control study of risk factors for intraoperative suprachoroidal expulsive hemorrhage. Ophthalmology. 1991; 98(2):202–209, discussion 210

[71] Reynolds MG, Haimovici R, Flynn HW, Jr, DiBernardo C, Byrne SF, Feuer W. Suprachoroidal hemorrhage. Clinical features and results of secondary surgical management. Ophthalmology. 1993; 100(4):460–465

[72] Lambrou FH, Jr, Meredith TA, Kaplan HJ. Secondary surgical management of expulsive choroidal hemorrhage. Arch Ophthalmol. 1987; 105(9):1195–

1198

[73] Scott IU, Flynn HW, Jr, Schiffman J, Smiddy WE, Murray TG, Ehlies F. Visual acuity outcomes among patients with appositional suprachoroidal hemorrhage. Ophthalmology. 1997; 104(12):2039–2046

[74] Moshfeghi DM, Kim BY, Kaiser PK, Sears JE, Smith SD. Appositional suprachoroidal hemorrhage: a case-control study. Am J Ophthalmol. 2004; 138 (6):959–963

[75] Tuli SS, WuDunn D, Ciulla TA, Cantor LB. Delayed suprachoroidal hemorrhage after glaucoma filtration procedures. Ophthalmology. 2001; 108 (10):1808–1811

[76] Jeganathan VS, Ghosh S, Ruddle JB, Gupta V, Coote MA, Crowston JG. Risk factors for delayed suprachoroidal haemorrhage following glaucoma surgery. Br J Ophthalmol. 2008; 92(10):1393–1396

[77] Ling R, Kamalarajah S, Cole M, James C, Shaw S. Suprachoroidal haemorrhage complicating cataract surgery in the UK: a case control study of risk factors. Br J Ophthalmol. 2004; 88(4):474–477

[78] Tabandeh H, Flynn HW, Jr. Suprachoroidal hemorrhage during pars plana vitrectomy. Curr Opin Ophthalmol. 2001; 12(3):179–185

[79] Tabandeh H, Sullivan PM, Smahliuk P, Flynn HW, Jr, Schiffman J. Suprachoroidal hemorrhage during pars plana vitrectomy. Risk factors and outcomes. Ophthalmology. 1999; 106(2):236–242

[80] Chandra A, Xing W, Kadhim MR, Williamson TH. Suprachoroidal hemorrhage in pars plana vitrectomy: risk factors and outcomes over 10 years. Ophthalmology. 2014; 121(1):311–317

[81] Desai UR, Peyman GA, Chen CJ, et al. Use of perfluoroperhydrophenanthrene in the management of suprachoroidal hemorrhages. Ophthalmology. 1992; 99(10):1542–1547

[82] Kunjukunju N, Gonzales CR, Rodden WS. Recombinant tissue plasminogen activator in the treatment of suprachoroidal hemorrhage. Clin Ophthalmol. 2011; 5:155–157

[83] Murata T, Kikushima W, Imai A, Toriyama Y, Tokimitsu M, Kurokawa T. Tissue-type plasminogen activator-assisted drainage of suprachoroidal hemorrhage showing a kissing configuration. Jpn J Ophthalmol. 2011; 55(4):431–432

[84] Meier P, Wiedemann P. Massive suprachoroidal hemorrhage: secondary treatment and outcome. Graefes Arch Clin Exp Ophthalmol. 2000; 238 (1):28–32

[85] Brinton DA, Wilkinson CP. 2009

[86] Coppé AM, Lapucci G. Posterior vitreous detachment and retinal detachment following cataract extraction. Curr Opin Ophthalmol. 2008; 19(3):239–242

[87] Ripandelli G, Coppé AM, Parisi V, et al. Posterior vitreous detachment and retinal detachment after cataract surgery. Ophthalmology. 2007; 114 (4):692–697

[88] Javitt JC, Vitale S, Canner JK, Krakauer H, McBean AM, Sommer A. National outcomes of cataract extraction. I. Retinal detachment after inpatient surgery. Ophthalmology. 1991; 98(6):895–902

[89] Russell M, Gaskin B, Russell D, Polkinghorne PJ. Pseudophakic retinal detachment after phacoemulsification cataract surgery: ten-year retrospective review. J Cataract Refract Surg. 2006; 32(3):442–445

[90] Clark A, Morlet N, Ng JQ, Preen DB, Semmens JB. Risk for retinal detachment after phacoemulsification: a whole-population study of cataract surgery outcomes. Arch Ophthalmol. 2012; 130(7):882–888

[91] Boberg-Ans G, Villumsen J, Henning V. Retinal detachment after phacoemulsification cataract extraction. J Cataract Refract Surg. 2003; 29(7):1333–1338

[92] Sheu SJ, Ger LP, Ho WL. Late increased risk of retinal detachment after cataract extraction. Am J Ophthalmol. 2010; 149(1):113–119

[93] Erie JC, Raecker MA, Baratz KH, Schleck CD, Burke JP, Robertson DM. Risk of retinal detachment after cataract extraction, 1980–2004: a population-based study. Ophthalmology. 2006; 113(11):2026–2032

[94] Jakobsson G, Montan P, Zetterberg M, Stenevi U, Behndig A, Lundström M. Capsule complication during cataract surgery: retinal detachment after cataract surgery with capsule complication: Swedish Capsule Rupture Study Group report 4. J Cataract Refract Surg. 2009; 35(10):1699–1705

[95] Tuft SJ, Gore DM, Bunce C, Sullivan PM, Minassian DC. Outcomes of pseudophakic retinal detachment. Acta Ophthalmol (Copenh). 2012; 90(7):639–644

[96] Tuft SJ, Minassian D, Sullivan P. Risk factors for retinal detachment after cataract surgery: a case-control study. Ophthalmology. 2006; 113(4):650–656

[97] Vilar NF, Flynn HW, Jr, Smiddy WE, Murray TG, Davis JL, Rubsamen PE. Removal of retained lens fragments after phacoemulsification reverses secondary glaucoma and restores visual acuity. Ophthalmology. 1997; 104 (5):787–791, discussion 791–792

[98] Tielsch JM, Legro MW, Cassard SD, et al. Risk factors for retinal detachment

after cataract surgery. A population-based case-control study. Ophthalmology. 1996; 103(10):1537–1545

[99] Ficker LA, Vickers S, Capon MRC, Mellerio J, Cooling RJ. Retinal detachment following Nd:YAG posterior capsulotomy. Eye (Lond). 1987; 1(Pt 1):86–89

[100] Javitt JC, Tielsh JN, Canner JK, et al. National outcome of cataract extraction, increased risk of retinal complications associated with Nd:YAG laser capsulotomy. Ophthalmology. 1992; 99:1486–1498

[101] Jahn CE, Richter J, Jahn AH, Kremer G, Kron M. Pseudophakic retinal detachment after uneventful phacoemulsification and subsequent neodymium: YAG capsulotomy for capsule opacification. J Cataract Refract Surg. 2003; 29 (5):925–929

[102] American Academy of Ophthalmology Retina Panel. Preferred Practice Pattern® Guidelines. Posterior Vitreous Detachment, Retinal Breaks, and Lattice Degeneration. San Francisco, CA: American Academy of Ophthalmology; 2013. Available at: http://www.aao.org/ppp. Accessed August 31, 2014

[103] Brinton DA, Wilkinson CP. Retinal Detachment. Principles and Practice [Monograph]. 3rd ed., Ch. 9. New York, NY: American Academy of Ophthalmology; 2009

[104] Grizzard WS. Ophthalmic anesthesia. In: Reineke R, ed. Ophthalmology Annual. New York, NY: Raven Press; 1989:265–294

[105] Hay A, Flynn HW, Jr, Hoffman JI, Rivera AH. Needle penetration of the globe during retrobulbar and peribulbar injections. Ophthalmology. 1991; 98 (7):1017–1024

[106] Duker JS, Belmont JB, Benson WE, et al. Inadvertent globe perforation during retrobulbar and peribulbar anesthesia. Patient characteristics, surgical management, and visual outcome. Ophthalmology. 1991; 98(4):519–526

[107] Morgan CM, Schatz H, Vine AK, et al. Ocular complications associated with retrobulbar injections. Ophthalmology. 1988; 95(5):660–665

[108] Leaming DV. Practice styles and preferences of ASCRS members—1994 survey. J Cataract Refract Surg. 1995; 21(4):378–385

[109] Pande M, Dabbs TR. Incidence of lens matter dislocation during phacoemulsification. J Cataract Refract Surg. 1996; 22(6):737–742

[110] Borne MJ, Tasman W, Regillo C, Malecha M, Sarin L. Outcomes of vitrectomy for retained lens fragments. Ophthalmology. 1996; 103(6):971–976

[111] Aaberg TM, Jr, Rubsamen PE, Flynn HW, Jr, Chang S, Mieler WF, Smiddy WE. Dropped nuclei and giant retinal tears as a complication of cataract surgery. Am J Ophthalmol. 1997; 124:222–226

[112] Irvine SR, Irvine AR. Lens-induced uveitis and glaucoma. Arch Ophthalmol. 1958; 60:829–840

[113] Epstein DL. Diagnosis and management of lens-induced glaucoma. Ophthalmology. 1982; 89(3):227–230

[114] Moisseiev E, Kinori M, Glovinsky Y, Loewenstein A, Moisseiev J, Barak A. Retained lens fragments: nucleus fragments are associated with worse prognosis than cortex or epinucleus fragments. Eur J Ophthalmol. 2011; 21 (6):741–747

[115] Vanner EA, Stewart MW, Liesegang TJ, Bendel RE, Bolling JP, Hasan SA. A retrospective cohort study of clinical outcomes for intravitreal crystalline retained lens fragments after age-related cataract surgery: a comparison of same-day versus delayed vitrectomy. Clin Ophthalmol. 2012; 6:1135–1148

[116] Chen CL, Wang TY, Cheng JH, Tai MC, Lu DW, Chen JT. Immediate pars plana vitrectomy improves outcome in retained intravitreal lens fragments after phacoemulsification. Ophthalmologica. 2008; 222(4):277–283

[117] Stefaniotou M, Aspiotis M, Pappa C, Eftaxias V, Psilas K. Timing of dislocated nuclear fragment management after cataract surgery. J Cataract Refract Surg. 2003; 29(10):1985–1988

[118] Romero-Aroca P, Fernández-Ballart J, Méndez-Marín I, Salvat-Serra M, Baget-Bernaldiz M, Buil-Calvo JA. Management of nucleus loss into the vitreous: long term follow up in 63 patients. Clin Ophthalmol. 2007; 1(4):505–512

[119] Moore JK, Scott IU, Flynn HW, Jr, et al. Retinal detachment in eyes undergoing pars plana vitrectomy for removal of retained lens fragments. Ophthalmology. 2003; 110(4):709–713, discussion 713–714

[120] Scott IU, Flynn HW, Jr, Smiddy WE, et al. Clinical features and outcomes of pars plana vitrectomy in patients with retained lens fragments. Ophthalmology. 2003; 110(8):1567–1572

[121] Colyer MH, Berinstein DM, Khan NJ, et al. Same-day versus delayed vitrectomy with lensectomy for the management of retained lens fragments. Retina. 2011; 31(8):1534–1540

[122] Modi YS, Epstein A, Smiddy WE, Murray TG, Feuer W, Flynn HW, Jr. Retained lens fragments after cataract surgery: outcomes of same-day versus later pars plana vitrectomy. Am J Ophthalmol. 2013; 156(3):454–9.e1

[123] Vanner EA, Stewart MW. Vitrectomy timing for retained lens fragments after surgery for age-related cataracts: a systematic review and meta-analysis. Am J Ophthalmol. 2011; 152(3):345–357.e3

[124] Kim JE, Flynn HW, Jr, Smiddy WE, et al. Retained lens fragments after pha-

coemulsification. Ophthalmology. 1994; 101(11):1827–1832

[125] Lambrou FH, Jr, Steward MW. Management of dislocated lens fragments after cataract surgery. Ophthalmology. 1992; 99:1260–1262

[126] Blodi BA, Flynn HW, Jr, Blodi CF, Folk JC, Daily MJ. Retained nuclei after cataract surgery. Ophthalmology. 1992; 99(1):41–44

[127] Gilliland GD, Hutton WL, Fuller DG. Retained intravitreal lens fragments after cataract surgery. Ophthalmology. 1992; 99(8):1263–1267, discussion 1268–1269

[128] Ho LY, Doft BH, Wang L, Bunker CH. Clinical predictors and outcomes of pars plana vitrectomy for retained lens material after cataract extraction. Am J Ophthalmol. 2009; 147(4):587–594.e1

[129] Hutton WL, Snyder WB, Vaiser A. Management of surgically dislocated intravitreal lens fragments by pars plana vitrectomy. Ophthalmology. 1978; 85 (2):176–189

[130] Fastenberg DM, Schwartz PL, Shakin JL, Golub BM. Management of dislocated nuclear fragments after phacoemulsification. Am J Ophthalmol. 1991; 112(5):535–539

[131] Kapusta MA, Chen JC, Lam WC. Outcomes of dropped nucleus during phacoemulsification. Ophthalmology. 1996; 103(8):1184–1187

[132] Cho M, Chan RP. 23-gauge pars plana vitrectomy for management of posteriorly dislocated crystalline lens. Clin Ophthalmol. 2011; 5:1737–1743

[133] Kongsap P. Combined 20-gauge and 23-gauge pars plana vitrectomy for the management of posteriorly dislocated lens: a case series. Clin Ophthalmol. 2010; 4:625–628

[134] Ho LY, Walsh MK, Hassan TS. 25-Gauge pars plana vitrectomy for retained lens fragments. Retina. 2010; 30(6):843–849

[135] Kiss S, Vavvas D. 25-Gauge transconjunctival sutureless pars plana vitrectomy for the removal of retained lens fragments and intraocular foreign bodies. Retina. 2008; 28(9):1346–1351

[136] Baker PS, Spirn MJ, Chiang A, et al. 23-Gauge transconjunctival pars plana vitrectomy for removal of retained lens fragments. Am J Ophthalmol. 2011; 152(4):624–627

[137] Bhandari R, Ernst BJ, Stafeeva K, Mandava N, Quiroz-Mercado H. 23-gauge vitrectomy for retained lens material. Ophthalmic Surg Lasers Imaging. 2012; 43(4):351–352

[138] Liu KR, Peyman GA, Chen MS, Chang KB. Use of high-density vitreous substitutes in the removal of posteriorly dislocated lenses or intraocular lenses. Ophthalmic Surg. 1991; 22(9):503–507

[139] Greve MD, Peyman GA, Mehta NJ, Millsap CM. Use of perfluoroperhydrophenanthrene in the management of posteriorly dislocated crystalline and intraocular lenses. Ophthalmic Surg. 1993; 24(9):593–597

[140] Lewis H, Blumenkranz MS, Chang S. Treatment of dislocated crystalline lens and retinal detachment with perfluorocarbon liquids. Retina. 1992; 12 (4):299–304

[141] Brod RD, Flynn HW, Jr, Clarkson JG, Blankenship GW. Management options for retinal detachment in the presence of a posteriorly dislocated intraocular lens. Retina. 1990; 10(1):50–56

[142] Smiddy WE, Flynn HW, Jr, Kim JE. Retinal detachment in patients with retained lens fragments or dislocated posterior chamber intraocular lenses. Ophthalmic Surg Lasers. 1996; 27(10):856–861

[143] Smiddy WE, Guererro JL, Pinto R, Feuer W. Retinal detachment rate after vitrectomy for retained lens material after phacoemulsification. Am J Ophthalmol. 2003; 135(2):183–187

[144] Lindquist TD, Agapitos PJ, Lindstrom RL, Lane SS, Spigelman AV. Transscleral fixation of posterior chamber intraocular lenses in the absence of capsular support. Ophthalmic Surg. 1989; 20(11):769–775

[145] Smiddy WE, Sawusch MR, O'Brien TP, Scott DR, Huang SS. Implantation of scleral-fixated posterior chamber intraocular lenses. J Cataract Refract Surg. 1990; 16(6):691–696

[146] Lewis JS. Sulcus fixation without flaps. Ophthalmology. 1993; 100(9):1346–1350

[147] McCluskey P, Harrisberg B. Long-term results using scleral-fixated posterior chamber intraocular lenses. J Cataract Refract Surg. 1994; 20(1):34–39

[148] Tomikawa S, Hara A. Simple approach to secondary posterior chamber intraocular lens implantation in patients without a complete posterior lens capsule support. Ophthalmic Surg. 1995; 26(2):160–163

[149] Lyle WA, Jin JC. Secondary intraocular lens implantation: anterior chamber vs posterior chamber lenses. Ophthalmic Surg. 1993; 24(6):375–381

[150] Regillo CD, Tidwell J. A small-incision technique for suturing a posterior chamber intraocular lens. Ophthalmic Surg Lasers. 1996; 27(6):473–475

[151] Tsai JC, Rowsey JJ, Fouraker BD, Stevens SX, Young DA, Polack PJ. Use of a mirror needle holder with transsclerally sutured posterior chamber intraocular lenses. Ophthalmic Surg Lasers. 1996; 27(8):720–724

[152] Horiguchi M, Hirose H, Koura T, Satou M. Identifying the ciliary sulcus for suturing a posterior chamber intraocular lens by transillumination. Arch

Ophthalmol. 1993; 111(12):1693–1695

[153] Smiddy WE, Flynn HW, Jr. Managing retinal lens fragments and dislocated posterior chamber IOLs after cataract surgery. Focal Points.. 1996; 14(7):1–14

[154] Stark WJ, Worthen DM, Holladay JT, et al. The FDA report on intraocular lenses. Ophthalmology. 1983; 90(4):311–317

[155] Smith SG, Lindstrom RL. Malpositioned posterior chamber lenses: etiology, prevention, and management. J Am Intraocul Implant Soc. 1985; 11(6):584–591

[156] Mönestam EI. Incidence of dislocation of intraocular lenses and pseudophakodonesis 10 years after cataract surgery. Ophthalmology. 2009; 116(12):2315–2320

[157] Clark A, Morlet N, Ng JQ, Preen DB, Semmens JB. Whole population trends in complications of cataract surgery over 22 years in Western Australia. Ophthalmology. 2011; 118(6):1055–1061

[158] Murphy GE. Traumatic dislocation of a shearing lens 31 months after implantation. Ophthalmic Surg. 1983; 14(1):53–54

[159] Naumann GO, Schlötzer-Schrehardt U, Küchle M. Pseudoexfoliation syndrome for the comprehensive ophthalmologist. Intraocular and systemic manifestations. Ophthalmology. 1998; 105(6):951–968

[160] Zech JC, Tanniére P, Denis P, Trepsat C. Posterior chamber intraocular lens dislocation with the bag. J Cataract Refract Surg. 1999; 25(8):1168–1169

[161] Yasuda A, Ohkoshi K, Orihara Y, Kusano Y, Sakuma A, Yamaguchi T. Spontaneous luxation of encapsulated intraocular lens onto the retina after a triple procedure of vitrectomy, phacoemulsification, and intraocular lens implantation. Am J Ophthalmol. 2000; 130(6):836–837

[162] Dikopf MS, Chow CC, Mieler WF, Tu EY. Cataract extraction outcomes and the prevalence of zonular insufficiency in retinitis pigmentosa. Am J Ophthalmol. 2013; 156(1):82–88.e2

[163] Cionni RJ. Surgical management of the congenitally subluxated crystalline lens using the modified capsular tension ring. In: Steinert RF, ed. Cataract Surgery: Technique, Complications, and Management. 2nd ed. Philadelphia, PA: Saunders; 2004:305–313

[164] Smiddy WE, Flynn HW, Jr. Management of dislocated posterior chamber intraocular lenses. Ophthalmology. 1991; 98(6):889–894

[165] Smiddy WE, Ibanez GV, Alfonso E, Flynn HW, Jr. Surgical management of dislocated intraocular lenses. J Cataract Refract Surg. 1995; 21(1):64–69

[166] Mello MO, Jr, Scott IU, Smiddy WE, Flynn HW, Jr, Feuer W. Surgical management and outcomes of dislocated intraocular lenses. Ophthalmology. 2000; 107(1):62–67

[167] Flynn HW, Jr, Buus D, Culbertson WW. Management of subluxated and posteriorly dislocated intraocular lenses using pars plana vitrectomy instrumentation. J Cataract Refract Surg. 1990; 16(1):51–56

[168] Panton RW, Sulewski ME, Parker JS, Panton PJ, Stark WJ. Surgical management of subluxed posterior-chamber intraocular lenses. Arch Ophthalmol. 1993; 111(7):919–926

[169] Smiddy WE, Flynn HW, Jr. Management options for posteriorly dislocated intraocular lenses. Ophthalmic Practice.. 1994; 12:72–77

[170] Gimbel HV, Sun R, Ferensowicz M, Anderson Penno E, Kamal A. Intraoperative management of posterior capsule tears in phacoemulsification and intraocular lens implantation. Ophthalmology. 2001; 108(12):2186–2189, discussion 2190–2192

[171] Smiddy WE. Management of dislocated foldable intraocular lenses. Retina. 2005; 25(5):576–580

[172] Schneiderman TE, Johnson MW, Smiddy WE, Flynn HW, Jr, Bennett SR, Central HL. Surgical management of dislocated plate haptic silicone posterior chamber intraocular lenses. Am J Ophthalmol. 1997; 123:629–635

[173] Güell JL, Verdaguer P, Elies D, et al. Secondary iris-claw anterior chamber lens implantation in patients with aphakia without capsular support. Br J Ophthalmol. 2014; 98(5):658–663

[174] Hazar L, Kara N, Bozkurt E, Ozgurhan EB, Demirok A. Intraocular lens implantation procedures in aphakic eyes with insufficient capsular support associated with previous cataract surgery. J Refract Surg. 2013; 29(10):685–691

[175] De Silva SR, Arun K, Anandan M, Glover N, Patel CK, Rosen P. Iris-claw intraocular lenses to correct aphakia in the absence of capsule support. J Cataract Refract Surg. 2011; 37(9):1667–1672

[176] Jin GJ, Crandall AS, Jones JJ. Changing indications for and improving outcomes of intraocular lens exchange. Am J Ophthalmol. 2005; 140(4):688–694

[177] Dadeya S, Kamlesh, Kumari Sodhi P. Secondary intraocular lens (IOL) implantation: anterior chamber versus scleral fixation long-term comparative evaluation. Eur J Ophthalmol. 2003; 13(7):627–633

[178] Sarrafizadeh R, Ruby AJ, Hassan TS, et al. A comparison of visual results and complications in eyes with posterior chamber intraocular lens dislocation

treated with pars plana vitrectomy and lens repositioning or lens exchange. Ophthalmology. 2001; 108(1):82–89

[179] Wagoner MD, Cox TA, Ariyasu RG, Jacobs DS, Karp CL, American Academy of Ophthalmology. Intraocular lens implantation in the absence of capsular support: a report by the American Academy of Ophthalmology. Ophthalmology. 2003; 110(4):840–859

[180] Kim SS, Smiddy WE, Feuer W, Shi W. Management of dislocated intraocular lenses. Ophthalmology. 2008; 115(10):1699–1704

[181] Brockman EB, Franklin RM, Kaufman HE. Visual disability resulting from a dislocated intraocular lens. J Cataract Refract Surg. 1993; 19(2):312–313

[182] Sinskey RM. Posterior chamber implant removal with or without replacement. Cataract. 1983; 1:8–10

[183] Emanuelli A, Smiddy WE. Management of 2 intraocular lenses in the same eye. JAMA Ophthalmol. 2013; 131(1):86–87

[184] Eifrig DE. Two principles for repositioning intraocular lenses. Ophthalmic Surg. 1986; 17(8):486–489

[185] Allara RD, Weinstein GW. A new surgical technique for managing sunset syndrome. Ophthalmic Surg. 1987; 18(11):811–814

[186] McCannel MA. A retrievable suture idea for anterior uveal problems. Ophthalmic Surg. 1976; 7(2):98–103

[187] Sternberg P, Jr, Michels RG. Treatment of dislocated posterior chamber intraocular lenses. Arch Ophthalmol. 1986; 104(9):1391–1393

[188] Stutzman RD, Stark WJ. Surgical technique for suture fixation of an acrylic intraocular lens in the absence of capsule support. J Cataract Refract Surg. 2003; 29(9):1658–1662

[189] Lyons CJ, Steele AD. Report of a repositioned posteriorly dislocated intraocular lens via pars plicata sclerotomy. J Cataract Refract Surg. 1990; 16(4):509–511

[190] Moretsky SL. Suture fixation technique for subluxated posterior chamber IOL through stab wound incision. J Am Intraocul Implant Soc. 1984; 10(4):477–480

[191] Insler MS, Mani H, Peyman GA. A new surgical technique for dislocated posterior chamber intraocular lenses. Ophthalmic Surg. 1988; 19(7):480–481

[192] Girard LJ, Nino N, Wesson M, Maghraby A. Scleral fixation of a subluxated posterior chamber intraocular lens. J Cataract Refract Surg. 1988; 14(3):326–327

[193] Chan CK. An improved technique for management of dislocated posterior chamber implants. Ophthalmology. 1992; 99(1):51–57

[194] Campo RV, Chung KD, Oyakawa RT. Pars plana vitrectomy in the management of dislocated posterior chamber lenses. Am J Ophthalmol. 1989; 108(5):529–534

[195] Smiddy WE. Dislocated posterior chamber intraocular lens. A new technique of management. Arch Ophthalmol. 1989; 107(11):1678–1680

[196] Koch DD. New optic hole configuration for iris fixation of posterior chamber lenses. Arch Ophthalmol. 1988; 106(2):163–164

[197] Nabors G, Varley MP, Charles S. Ciliary sulcus suturing of a posterior chamber intraocular lens. Ophthalmic Surg. 1990; 21(4):263–265

[198] Friedberg MA, Pilkerton AR. A new technique for repositioning and fixating a dislocated intraocular lens. Arch Ophthalmol. 1992; 110(3):413–415

[199] Maguire AM, Blumenkranz MS, Ward TG, Winkelman JZ. Scleral loop fixation for posteriorly dislocated intraocular lenses. Operative technique and long-term results. Arch Ophthalmol. 1991; 109(12):1754–1758

[200] Lawrence FC, II, Hubbard WA. "Lens lasso" repositioning of dislocated posterior chamber intraocular lenses. Retina. 1994; 14(1):47–50

[201] Bloom SM, Wyszynski RE, Brucker AJ. Scleral fixation suture for dislocated posterior chamber intraocular lens. Ophthalmic Surg. 1990; 21(12):851–854

[202] Anand R, Bowman RW. Simplified technique for suturing dislocated posterior chamber intraocular lens to the ciliary sulcus. Arch Ophthalmol. 1990; 108(9):1205–1206

[203] Chang S, Coll GE. Surgical techniques for repositioning a dislocated intraocular lens, repair of iridodialysis, and secondary intraocular lens implantation using innovative 25-gauge forceps. Am J Ophthalmol. 1995; 119(2):165–174

[204] Lewis H, Sanchez G. The use of perfluorocarbon liquids in the repositioning of posteriorly dislocated intraocular lenses. Ophthalmology. 1993; 100(7):1055–1059

[205] Fanous MM, Friedman SM. Ciliary sulcus fixation of a dislocated posterior chamber intraocular lens using liquid perfluorophenanthrene. Ophthalmic Surg. 1992; 23(8):551–552

[206] Smiddy WE, Flynn HW, Jr. Needle-assisted scleral fixation suture technique for relocating posteriorly dislocated IOLs. Arch Ophthalmol. 1993; 111(2):161–162

[207] Smiddy WE. Modification of scleral suture fixation technique for dislocated posterior chamber intraocular lens implants. Arch Ophthalmol. 1998; 116(7):967

[208] Sheu SJ, Wu TD. Is a transsclerally sutured intraocular lens a poor prognostic factor for the management of rhegmatogenous retinal detachment? Ann

Ophthalmol. 1996; 28:244–249

[209] Bourke RD, Gray PJ, Rosen PH, Cooling RJ. Retinal detachment complicating scleral-sutured posterior chamber intraocular lens surgery. Eye (Lond). 1996; 10(Pt 4):501–508

[210] Vote BJ, Tranos P, Bunce C, Charteris DG, Da Cruz L. Long-term outcome of combined pars plana vitrectomy and scleral fixated sutured posterior chamber intraocular lens implantation. Am J Ophthalmol. 2006; 141(2):308–312

[211] Bading G, Hillenkamp J, Sachs HG, Gabel VP, Framme C. Long-term safety and functional outcome of combined pars plana vitrectomy and scleral-fixated sutured posterior chamber lens implantation. Am J Ophthalmol. 2007; 144(3):371–377

[212] Kim SW, Kim MJ, Yang KS, Sohn JH, Huh K. Risk factors for pseudophakic retinal detachment after intraocular lens scleral fixation with or without pars plana vitrectomy. Retina. 2009; 29(10):1479–1485

[213] Epstein E. Suture problems. [Letter to Editor]. J Cataract Refract Surg. 1989; 15(1):116

[214] Uthoff D, Teichmann KD. Secondary implantation of scleral-fixated intraocular lenses. J Cataract Refract Surg. 1998; 24(7):945–950

[215] Busin M, Brauweiler P, Böker T, Spitznas M. Complications of sulcus-supported intraocular lenses with iris sutures, implanted during penetrating keratoplasty after intracapsular cataract extraction. Ophthalmology. 1990; 97(4):401–405, discussion 405–406

[216] Schein OD, Kenyon KR, Steinert RF, et al. A randomized trial of intraocular lens fixation techniques with penetrating keratoplasty. Ophthalmology. 1993; 100(10):1437–1443

[217] Pokroy R, Pollack A, Bukelman A. Retinal detachment in eyes with vitreous loss and an anterior chamber or a posterior chamber intraocular lens: comparison of the incidence. J Cataract Refract Surg. 2002; 28(11):1997–2000

[218] Collins JF, Gaster RN, Krol WF, Colling CL, Kirk GF, Smith TJ, Department of Veterans Affairs Cooperative Cataract Study. A comparison of anterior chamber and posterior chamber intraocular lenses after vitreous presentation during cataract surgery: the Department of Veterans Affairs Cooperative Cataract Study. Am J Ophthalmol. 2003; 136(1):1–9

[219] Pavlin CJ, Rootman D, Arshinoff S, Harasiewicz K, Foster FS. Determination of haptic position of transsclerally fixated posterior chamber intraocular lenses by ultrasound biomicroscopy. J Cataract Refract Surg. 1993; 19(5):573–577

[220] McDermott ML, Puklin JE. Pars plana cicatrization of sewn-in posterior chamber intraocular lens haptics. Ophthalmic Surg Lasers. 1997; 28(3):239–240

[221] Duffey RJ, Holland EJ, Agapitos PJ, Lindstrom RL. Anatomic study of transsclerally sutured intraocular lens implantation. Am J Ophthalmol. 1989; 108 (3):300–309

[222] Scharioth GB, Prasad S, Georgalas I, Tataru C, Pavlidis M. Intermediate results of sutureless intrascleral posterior chamber intraocular lens fixation. J Cataract Refract Surg. 2010; 36(2):254–259

[223] Kumar DA, Agarwal A, Jacob S, Prakash G, Agarwal A, Sivagnanam S. Repositioning of the dislocated intraocular lens with sutureless 20-gauge vitrectomy. Retina. 2010; 30(4):682–687

[224] Kan MA, Rahimy E, Gupta OP, Hsu J. Combined 270Gauge Pars Plana Vitrectomy and Scleral Fixation of an Akreos AO60 Intraocular Lens Using Gore-Tex Suture. Retina. 2016 Aug; 36(8):1602–4. doi: 10.1097/IAE.0000000000001147

[225] Budoff G, Miller CG, Halperin SJ, Jeng-Miller KW, Fine HF, Wheatly HM, Prenner JL. One-year outcomes of a novel technique for rescuing and scleral fixating a posterior dislocated intraocular lens-bag complex without conjunctival opening (Hoffman Pockets). Retina. 2016 Apr 25. [Epub ahead of print]

第**36**章
先天性眼底畸形

Gary C. Brown

36.1 视盘血管异常

36.1.1 视盘前血管襻

视盘前血管襻最初由 Liebrich 在 1871 年描述[1]，这些异常血管最初被认为是不完全退化的玻璃体系统的残余。现在大多数证据表明，其并非如此，而是由于视网膜血管系统的异常发育所致[2-4]。尽管这些异常中的一些表现为深色静脉性的，但约 95% 的视盘前血管襻却是动脉性的[3]。

临床上，这些血管呈现为襻状，从视盘延伸到玻璃体腔内，然后回到视盘的 Cloquet 管内(图 36.1)。与单个玻璃体动脉相比，每个视盘前血管襻具有至少一个上升分支和一个下行分支。襻可以呈现为螺旋形或软木螺旋形(图 36.1)和 8 字形外观(图36.2)，或表现为简单的急转弯样结构[3]。大约在一半的病例中可以看到与心跳同时发生的自发运动或搏动，并且约有 30% 被白色、胶质外观的鞘膜所包裹。

动脉性视盘前血管襻的平均高度约为 1.5mm。与永存的玻璃体动脉相比，动脉性视盘前血管襻的最大高度仅为约 5mm，并且不会向前延伸到晶状体的后囊。在 9%~17% 的病例中，病变是双侧性的，并且在高达 75% 的病变眼中发现了睫状视网膜动脉，但是否存在一致的系统性关联尚不明确。

在组织病理学上，已经显示动脉性视盘前血管襻包含内膜而不是内部弹性膜(图 36.3)[5]。该血管襻被证明位于与视网膜内界膜连续的疏松结缔组织鞘膜下方。

Mann[2] 表明，动脉性视盘前血管襻出现在妊娠

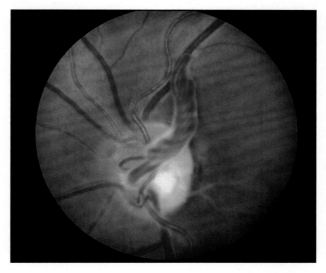

图 36.1　在一例 33 岁女性左眼底，可见一个先天性螺旋形视盘前血管襻。在螺旋中心的较大血管是视网膜中央动脉，并在襻内分为上乳头动脉和下乳头动脉。需要注意的是，襻是被鞘膜包裹着的。在视神经乳头 4 点钟位置的睫状视网膜动脉也由于不同的原因而被包裹。该患者曾在 18 岁时出现严重的妊娠子痫。

胚胎 100mm 左右(3.5~4 个月)的时期。此时，间充质细胞-视网膜毛细血管内皮细胞的前体-意外地向前生长进入覆盖视盘的 Bergmeister 视盘支持组织中。然后其继续向下进入视盘并进入发育中的视网膜。Bergmeister 视盘随后消退，在 Cloquet 管内留下异常血管。

与动脉性视盘前血管襻相关的主要并发症是襻滋养区域分布中的视网膜动脉阻塞(图 36.4)[4]。在文献中描述的大约 10% 的动脉性视盘前血管襻病例报道中，已有假设阻塞发生在湍流之后，因为湍流容易导致血管内皮损伤和血栓形成。此外，还发现

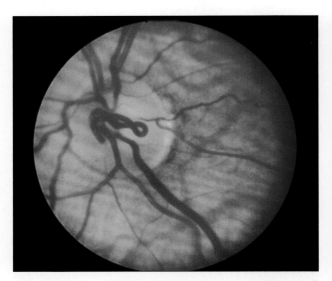

图 36.2　呈现为 8 字形的先天性视盘前血管襻。尽管血管襻的颜色很暗，但它却是起源于动脉。(Reproduced with Pemnission from Brown and Tasman[4].)

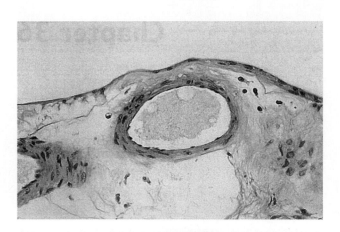

图 36.3　动脉性视盘前血管襻的组织病理学。显示血管位于 Elschnig 内界膜下方的无定形结缔组织内。(HE ×100)

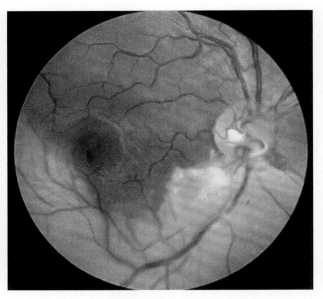

图 36.4　一例患有动脉性视盘前血管襻的 18 岁青年发生右眼下方分支视网膜动脉阻塞。(Reproduced with Permission of the Ophthalmic Publishing Company from Brown GC, Magargal L, Augsburger JJ, Shields JA. Preretinal Arterial Loops and Retinal Artenal Occdusion. Am J Ophthalmol 1979; 87:646-651.)

有玻璃体积血和前房积血。玻璃体积血可能与玻璃体后脱离的发展同时发生。

先天性动脉性视盘前血管襻通常是一条血管，凸向玻璃体腔 0.5mm 或更小（图 36.5）。获得性静脉性视盘血管袢通常是多发的（图 36.6），见于成人，通常发生在与视网膜静脉阻塞或与视网膜静脉阻塞相关的疾病，如青光眼，视盘水肿，以及视神经或蝶骨翼的脑膜瘤。

36.1.2　永存玻璃体动脉

永存玻璃体动脉在临床上表现为一条血管，从

视神经盘穿过 Cloquet 管，并向前到达晶状体的后囊[4]。后囊的附着点，通常位于视轴的鼻下方，被称为 Mittendorf 点（图 36.7）。在高达 95% 的病例中，早产儿的眼睛中可见透明的残余动脉，但只有 3% 的足月婴儿出现这种情况[6]。儿童和成人的发病率较低，但缺乏准确的统计数字。儿童永存玻璃体动脉最常见的情况是血管内无血液存在，但在极少数情况下，它可能含有血液并与玻璃体积血有关[7]。与永存玻璃体动脉相关的眼部表现，包括永存原始玻璃体增生症（PHPV）、视神经发育不全、视神经发育不全和后玻璃体囊肿[4]。

36.1.3　永存 Bergmeister 视盘

尽管不是最严格意义上的血管异常，但 Bergmeister 视盘发育在胎儿玻璃体动脉的后部周

精粹

● 与动脉性视盘前血管襻相关的主要并发症是视网膜动脉阻塞，其可能是由于襻中的血栓所致。偶尔也可以看到玻璃体积血和前房积血。

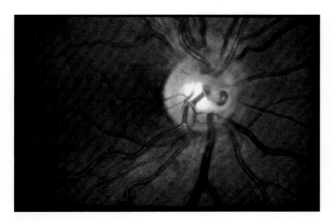

图 36.5　右眼先天性静脉性视盘前血管襻。（Reproduced with Permission from Brown and Tasman[4].）

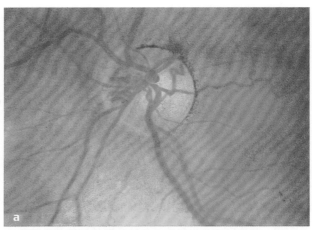

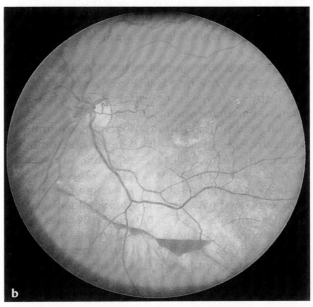

图 36.6　（a）获得性多发静脉性视盘前血管襻。（b）与（a）中相同的同一只眼睛中较大的视野显示黄斑上方视网膜血管异常，黄斑中央凹视网膜色素上皮变化，以及由先前颞上视网膜分支静脉阻塞引起的视网膜前出血。（Reproduced with Pemission from Brown and Tasman[4].）

围。Mann[8]做了非常详尽地描述。在妊娠的第一个月和第二个月之间，胚裂上端的视杯内的一组神经外胚层细胞分裂成称为原始上皮乳头（primitive epithelial papilla）的结构。当来自视网膜神经节细胞的轴突在妊娠 7~8 周通过它时，这种原始的上皮乳头变成视盘。在妊娠第四个月末，视盘表面的神经外胚层神经胶质细胞迅速繁殖，并在玻璃体动脉周围形成一个鞘，向前延伸约为血管长度的 1/3（图 36.8）。鞘膜在妊娠约 5.5 个月时最大限度地发育，随后发生萎缩。萎缩的量部分地决定了视盘中生理视杯的程度。

　　Bergmeister 视盘不完全消退导致永存Bergmeister 视盘，也称为视盘前纱（epipapillary veil）。临床上，该病变表现为一组神经胶质组织，最常见于视盘的鼻侧（图 36.9）。在病变的眼睛中，可出现生理视杯缺如。视力不受异常病变的影响，并且通常缺乏相关的全身系统性疾病。

36.1.4 血管扩张

　　儿童视盘上血管扩张的原因，包括动静脉畸形、视网膜毛细血管瘤（von Hippel 肿瘤）和视网膜母细胞瘤。由于后两种情况已归类为肿瘤，因此本节未对其进行讨论（见第 27 章）。脉络膜黑色素瘤也与盘上扩张的血管相关[9]，但肿瘤在儿童中很少见。

　　视网膜的动静脉畸形可以是轻度、中度或严重的，因此 Archer 等[10]将其相应地分类为Ⅰ级、Ⅱ级和Ⅲ级异常。它们主要是单侧发病的。Ⅰ级动静脉交通，即最轻微的变异，也被认为是先天性巨血管的

一个亚组[11]。先天性巨血管是穿过水平缝（图36.10）。两侧的单侧扩张的视网膜血管，通常是静脉。这些血管中的大多数都与动静脉交通相关，尽管有些可能是轻微的。已发现黄斑中央凹囊状改变与先天性视网膜巨血管有关，但它们可能是一过性的，并且似乎对视力的影响程度很小。

　　Ⅱ级和Ⅲ级动静脉交通也被称为蔓状血管瘤。Ⅱ级变异是中度的且通常与正常视力相关（图36.11），而在Ⅲ级病变中，视力可因扩张的血管替换了视神经组织而严重下降（图 36.12）[12,13]。

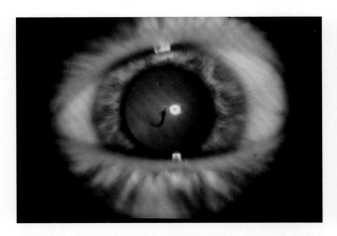

图 36.7　在玻璃体腔中向前延伸的永存玻璃体动脉的单个襻，插入晶状体的后囊，其插入点称为 Mittendorf 点。

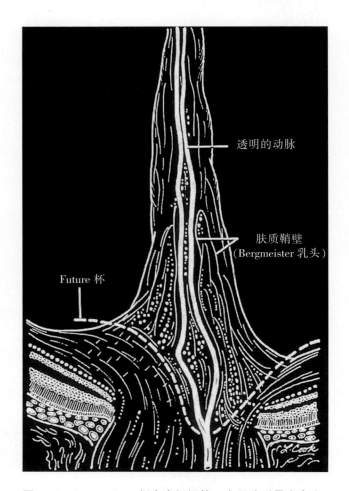

透明的动脉

肤质鞘壁（Bergmeister 乳头）

Future 杯

图 36.8　Bergmeister 视盘在妊娠第 5 个月达到最大高度。它延伸到玻璃体腔的大约 1/3 深度，并且通常在出生时退化。萎缩的量部分地决定了视盘中生理视杯的程度。(Reproduced with Pemission from Brown and Tasman[4].)

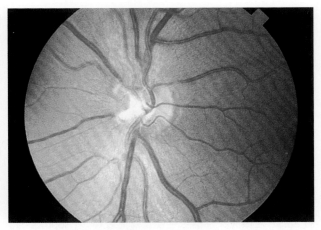

图 36.9　左眼视盘鼻侧白色永存 Bergmeister 视盘。值得注意的是视盘没有视杯。(Reproduced with Pemission from Brown and Tasman[4].)

Ⅱ级和Ⅲ级动静脉交通都可以与面部、头皮、下颌骨和中枢神经系统的动静脉交通相关联。同名的 Wyburn-Mason 综合征已应用于与类似全身异常相关的视网膜动静脉交通[14]。Rundles 和 Falls[15]发现，在 1951 年报道的 34 例先天性视网膜动静脉畸形中，有 18 例（53%）累及中枢神经系统和（或）皮肤系统。

中枢神经系统中的病变通常在中线上或与眼部病变的同一侧，并且倾向于与视束伴行。由于视束在大脑深处，几乎不能通过手术行动静脉吻合术。

36.2 畸形和其他视盘凹陷性缺损

36.2.1 先天性视盘小凹

先天性视盘小凹在约每 11 000 例患者中可发现 1 例[16]，其表现为局部凹陷，通常从一到几个屈光度的深度。小凹可以是黄白色、灰色或黑色的（图 36.13）。缺陷的尺寸范围通常为 0.25~0.40 视盘直径。超过 50% 的位于视盘的颞侧，约 1/3 位于视盘的中央（图 36.14）。

有 95% 患眼的视盘小凹不在视盘中央，且出现视盘旁视网膜色素上皮异常（图 36.13a，b）[17]。在单侧病例中，有 85% 的发生视盘小凹患者的视盘大于正常对侧眼的视盘。大多数小凹是单个的，但大约 5% 的患眼在视盘上有不止一个小凹。此外，视盘小

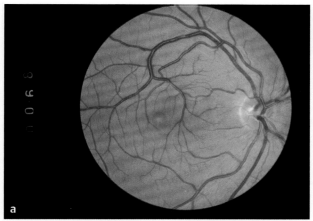

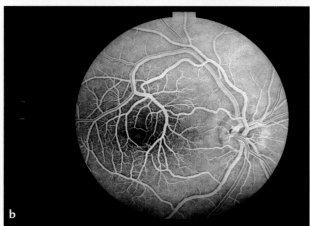

图 36.10　(a)一例 31 岁女性右眼先天性视网膜巨血管症患者(I 级动静脉交通)。扩张的颞上视网膜静脉引流水平缝上方和下方的视网膜。由于黄斑中央凹存在黄色囊肿,患眼的视力为 20/25。在 28% 的病例中已经描述了这种囊肿并且往往是一过性的。该患眼中的囊肿在 1 个月后消退,视力提高到了 20/20。(b)注射后 17 秒对应于(a)的静脉内荧光素血管造影图片。对应于黄斑囊肿的中心存在圆形的强荧光区域。位于强荧光囊肿正上方的是近水平的视网膜血管,长度为 500~600μm,是视网膜小动脉和视网膜小静脉之间的交通支。因此,先天性视网膜巨血管实际上是 I 级动静脉交通。

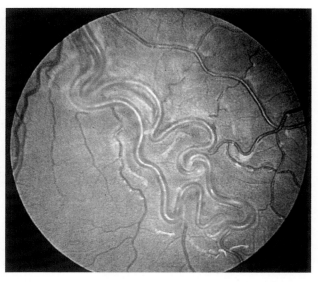

图 36.11　一例 11 岁男孩的二级动静脉交通。视力是 20/20。(Reproduced with Pemission from Brown and Tasman[4].)

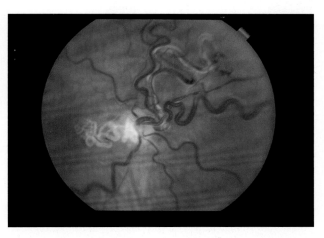

图 36.12　三级动静脉交通。视力为无光感,可能是由于扩张的血管替换了正常的视神经组织。注意鼻上方视网膜血管旁视网膜色素上皮增生。血管的形状随着时间的推移而改变。(Image Courtesy of Dr. Jerry A. Shields.)

凹也偶尔会出现在视盘周围的区域中。睫状视网膜动脉通常与视盘小凹有关。

约 40% 患有先天性视盘小凹的患眼具有相关的或先前的视网膜神经上皮浆液性脱离(图 36.15)[17,18,19]。视网膜脱离更常见于较大且位于颞侧视盘小凹,通常累及黄斑区。已有报道描述了在具有先天性视盘小凹和视网膜脱离的患眼中出现了视网膜层间分裂或黄斑区视网膜劈裂[20]。位于中心位置的小凹与视网膜脱离和(或)视网膜劈裂无关。视网膜下液很少

延伸到后极之外,并且在大多数情况下,可以看到累及到视盘小凹附近的视盘。在 2/3 的病例中发现脱

特别关注

● 超过 50% 的先天性视网膜动静脉畸形患有 Wyburn-Mason 综合征,视网膜动静脉畸形伴有下颌骨、上颌骨、大脑、脑干和(或)脊髓畸形。大脑中的畸形通常很深并且与视束伴行。

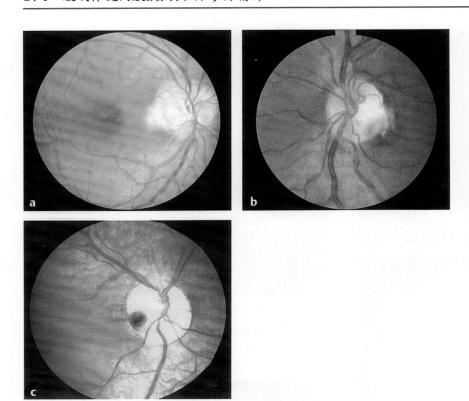

图 36.13 (a)黄白色。(b)灰色。(c)黑色的先天性视盘小凹。在(a)和(b)中可以看到视盘旁色素性改变。

离的视网膜内出现囊样改变，并且约有 25% 发生了黄斑裂孔。与大多数板层黄斑裂孔内层视网膜缺失相反，与视盘小凹相关的黄斑裂孔则往往累及外层视网膜，给人一种内界膜完好无损的感觉。

视网膜脱离的发病年龄范围较广，平均年龄约

为 30 岁。我们观察到年仅 6 岁的儿童及 80 多岁的患者均出现了视网膜脱离。

与先天性视盘小凹相关的视网膜下液体的来源尚不明确。大约 20% 的牧羊犬有视盘小凹或视神经缺损，并且在牧羊犬模型中的组织病理学证据表明视网膜下液体来自玻璃体腔[18]。视网膜下液或视网膜劈裂间液体的其他可能来源，包括来自蛛网膜下隙的脑脊液、来自脉络膜血管的渗漏以及来自位于视盘小凹底部小血管的渗漏(图 36.16)[17]。

有证据表明，在大多数情况下，后极部存在相关的视网膜脱离会导致严重的视力障碍。虽然视网膜下液的量可以自发地增多或减少，但是 Wills 眼科医院的报道指出，在此类未治疗的 20 眼中随访至少 1 年，有 55% 的患眼视力为 20/100 或更差[19]。当视力受损的原因是由于浆液性黄斑部视网膜脱离和(或)视网膜劈裂，建议使用视盘旁区域的激光光凝术以诱导视网膜重新附着于下面的视网膜色素上皮细胞，随后可吸收视网膜下液(图 36.17)。激光不要伤及视网膜的神经纤维层，在视盘扩展而来的视网膜下液/视网膜劈裂的上方和下方延伸到平伏的视网膜。这允许视网膜从边缘向下黏附到视网膜色素

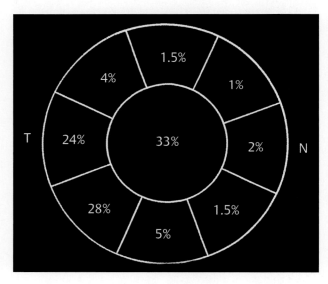

图 36.14 先天性视盘小凹的位置分布。N,鼻侧;T,颞侧。(Reproduced with Pemission from Brown and Tasman[4].)

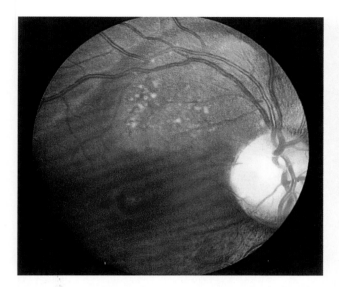

图 36.15　一名患有颞侧先天性视盘小凹和黄斑区视网膜神经上皮浆液性脱离患者的右眼。视力为 20/800。存在外层的黄斑裂孔，内界膜在其上保持完整。视网膜下沉积物（可能是由巨噬细胞吸收的视网膜色素上皮细胞的沉积物）存在于上方视网膜脱离的外表面上。当视网膜脱离复位时，这些沉淀物也会被吸收。

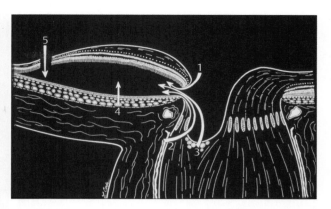

图 36.16　与先天性视盘小凹相关的视网膜下和视网膜内液体的可能来源。1.来自玻璃体腔；2.来自蛛网膜下隙；3.来自小凹底部的血管；4.来自脉络膜血管；5.在存在黄斑裂孔的情况下，穿过黄斑裂孔。在牧羊犬中具有浆液性视网膜脱离的先天性视盘小凹的组织病理学表明，视网膜下液体来自玻璃体腔。（Reproduced with Pemission from Brown and Tasman[4].)

上皮细胞。在大于 120° 范围进行激光治疗时要小心，视力还可达 20/20。尽管如此，视盘颞侧 180° 或范围更大的激光光凝术已被证明可导致只有指数的视力，这可能是由于中央凹损失神经纤维和（或）损伤视盘筛板前的睫状血管（Michael Klein 博士）。尽管可能需要在 2~4 个月重复治疗，激光光凝术在约 50% 的病例中成功地让视网膜复位。视网膜下液可以长时间存在，而不会严重损害光感受器。我们注意，当视网膜下液发生 9 个月后浆液性视网膜脱离消退时，视力可提升至 20/25。在极少数情况下，激光光凝术的边缘可能会发生视网膜下脉络膜新生血管。

对激光光凝治疗没有效果的严重视力丧失的病例，可以考虑重复行激光光凝并联合玻璃体腔注射长效气体或行经睫状体平坦部的玻璃体切割术（PPV）和气/液交换[21,22]。总体而言，大约 80% 患眼的视网膜脱离单独使用激光治疗没有效果，这表明需要激光治疗联合玻璃体腔气体填充。因此，约 90%

精粹

● 约 40% 的患有先天性视盘小凹的眼睛有或将要有相关的浆液性视网膜脱离、视网膜劈裂。

与先天性视盘小凹相关的浆液性视网膜脱离可以通过治疗而复位。

荧光素血管造影通常显示视盘小凹弱荧光，晚期为强荧光。大约在 62% 的患眼存在相关的视野缺损，不包括 85% 的眼内视盘较大伴有小凹的病例中出现的较大盲点，以及浆液性视网膜脱离[19]。这常常类似青光眼的视野缺损，其中包括弓形暗点（图 36.18）、压陷性缺损、旁中心暗点、广泛和局部周围暗点、与视盘相连的扇形缺损以及鼻侧或颞侧阶梯。

一般而言，全身性异常与先天性视盘小凹无关。然而，有报道称基底脑膨出与胼胝体发育不全有关[23]。虽然发现存在常染色体显性遗传，但遗传模式并不典型。在大多数情况下，缺损被认为是由于原始上皮乳头异常分化所致[25]。

36.2.2 视神经缺损

发生率约为每 12 000 人中有 1 例患者[19]，视神经缺损具有多种可识别的特征（图 36.19 和图 36.20）。其中包括：①视盘部分或全部凹陷；②视盘旁区域和后巩膜孔的扩大；③明亮的白色表面；④进出缺损边缘的视网膜血管。凹陷的深度范围较广的，可达 50 屈光度（约 17mm）[26]。约 20% 的牧羊犬也有视神经缺陷或先天性视盘小凹，两者看起来都与在人类眼内的缺陷非常相似（图 36.21）。

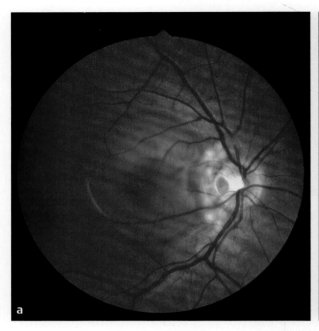
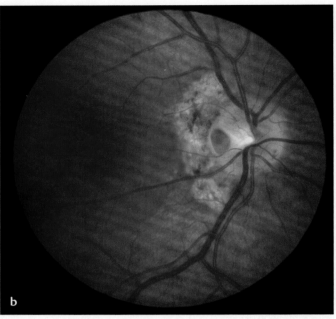

图 36.17　(a)在一例 15 岁女孩的右眼中，存在先天性视盘小凹和浆液性视网膜脱离，视盘旁有直径为200 微米激光斑。(b)激光光凝术后 6 周。视网膜下液吸收，视力从治疗前的 20/200 提高到 20/25。

异常可以是单侧或双侧的。视力变化范围很大，可以从正常到无光感[27]。也可能存在伴随的视网膜脉络膜和(或)虹膜缺损(图 36.22)。视神经缺损被认为是继发于胚裂闭合不全[27]。胚裂通常在妊娠 5~6 周后关闭并开始融合(图 36.23)。由于最初从中央开始融合，虹膜和后极缺损可以与正常的中周边眼底一起看到。

视视神经缺损可见到非孔源性视网膜脱离[27]。脱离最常发生在二三十岁的时候，通常从视盘向外延伸[24]。与玻璃体切除和气-液交换相结合的视盘旁激光光凝术已在我们的机构成功地用于重新复位视网膜 (图 36.24)[21]。视网膜下液的来源尚不能确定，但最有可能是通过缺损和蛛网膜下隙之间的联系来自玻璃体腔或脑脊液。

当存在相关的视网膜脉络膜缺损时，也可能遇到孔源性视网膜脱离。这些脱离通常由夹层膜中的

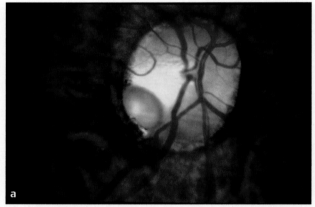
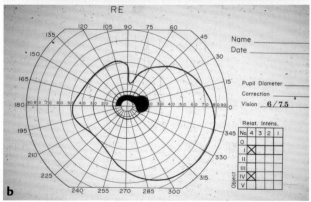

图 36.18　(a)视盘颞下方有一先天性视盘小凹。(b)(a)中的眼视野检查显示出对应于颞下视盘小凹的上方弓形视野缺损。

精粹

● 视盘旁激光光凝术可使 50%伴有浆液性视网膜脱离的先天性视盘小凹患眼的视网膜下液吸收。

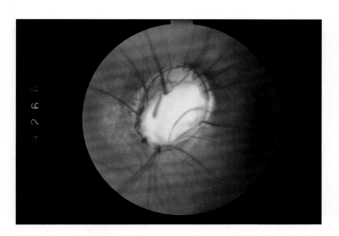

图 36.19　视盘缺损主要累及下方视盘。视网膜血管从视盘边缘进出。

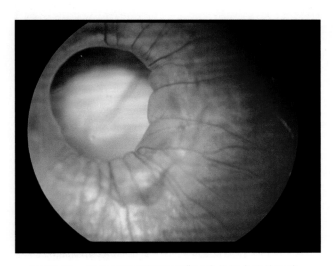

图 36.20　视神经缺损伴视网膜血管从视盘边缘进出。

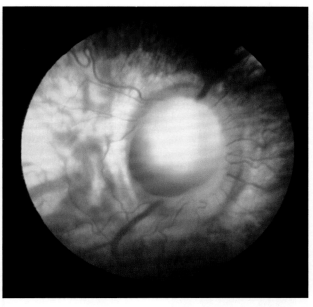

图 36.21　牧羊犬的视神经缺损。外观类似于人类的视神经缺损。

一个或多个破裂引起，夹层膜是视网膜脉络膜缺损上与视网膜神经上皮相连续的薄层神经胶质片。因为下方没有含色素的视网膜色素上皮细胞来提供对比，破裂通常难以发现。在玻璃体切割术中，夹层膜的破裂可能变得可见，因为纹影现象可以在通过夹层膜破裂移除视网膜下液时看到。通常这种视网膜脱离的治疗需要玻璃体切割术，伴有视网膜下液的内部引流和气-液交换。然后沿着缺损的整个边缘进行激光光凝，以将缺损和相关的夹层破裂与周围的视网膜隔离开。本质上，整个缺损被视为视网膜破裂（图 36.22）。由于该区域没有视网膜色素上皮，所以不能直接在夹层膜破裂周围获得足够激光光凝所致的脉络膜视网膜瘢痕。

在视网膜脉络膜的边缘可以看到脉络膜新生血管（图 36.25）。起初，可以用玻璃体注射抗血管内皮生长因子药物或激光光凝术进行治疗，这取决于脉络膜新生血管的位置和手术医生的判断。

据报道，许多系统性异常与眼部缺损有关[19]。其中包括心血管系统、中枢神经系统、皮肤系统、胃肠系统、泌尿生殖系统、鼻咽和肌肉骨骼系统疾病。位于中央的缺陷，包括基底脑膨出、心壁缺陷、腭骨和腹裂[4]。特别值得注意的是 CHARGE 综合征[结肠瘤、心脏病、后鼻孔闭锁、生长迟缓、生殖器发育不良、耳朵异常和（或）耳聋][28]。患有畸形缺损的婴幼儿应接受全面的体格检查，以排除并存系统性异常的可能性[4]。

36.2.3 牵牛花综合征

1970 年，Kindler[29] 报道了 10 例患有单侧先天性视神经盘异常的病例，外观类似于牵牛花。牵牛花综合征的临床特征包括：①视盘的扩大和凹陷；②白色纤维神经胶质组织的中央核心；③不均匀色素视网膜下组织的视盘周围环；④进出缺损边缘的视网膜血管。视网膜血管，尤其是动脉，经常被拉直且有鞘膜（图 36.26）。在 PHPV 和 Moyamoya 病的患眼中也发现该病变[30]。

在约 30% 的患眼中会出现非孔源性视网膜脱

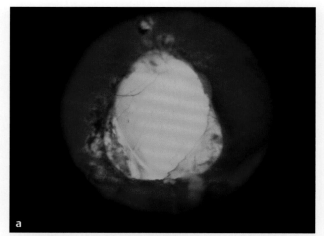

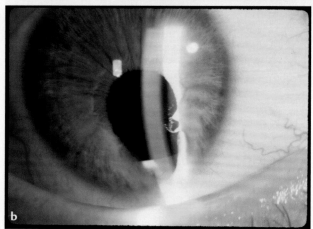

图 36.22 (a)赤道照片显示视网膜脉络膜缺损从视盘下方延伸。视盘位于上方的缺损之中。胚裂部分闭合的下方周围眼底正常。虹膜缺损出现在前面。该眼有继发于夹层膜破裂的视网膜脱离。在行玻璃体切割术时，激光光凝术应用于整个缺损周围，将整个病灶视为视网膜破裂。黄斑中央凹未接受激光光凝治疗。激光斑点在缺损左侧尤为明显。(b)虹膜缺损与视网膜脉络膜缺损相关，如图 36.24a 所示。

离[29,31]。它可以只累及后极或延伸到眼底周边。如同视神经缺损，视网膜下液的来源尚不能确定。视盘周围激光光凝术结合玻璃体切割术和气-液交换有助于平复脱离的视网膜[21]。然而，在某些情况下，很难复位视网膜。如同手术修复与先天性视盘小凹和视神经缺损相关的视网膜脱离的情况一样，玻璃体内填充硅油尚有争议，因为不能确定在神盘缺损和蛛网膜下隙之间没有联系。

牵牛花综合征且无视网膜脱离患眼的视力范围

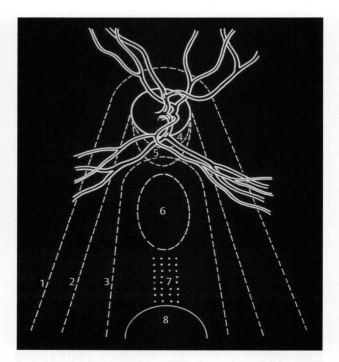

图 36.23 缺损可沿胚裂闭合线影响眼底，如数字所示。裂缝向前延伸至虹膜的瞳孔褶边，向后延伸至视神经。胚裂的最初闭合始于中周部（图中 7），在妊娠 5~6 周时全部闭合，并向前和向后延伸。(Reproduced with Pemission from Brown and Tasman[4].)

可以从接近正常到手动[19]。斜视可能是相关的。在单侧病例中，应考虑伴发斜视性弱视的可能，特别是在双侧病例中，视力损伤似乎不如单侧患眼的视力受损严重[32]。

基底脑膨出与牵牛花视盘异常有关[33]。据报道，其他先天性视盘异常可存在基底脑膨出（图 36.27），包括先天性视盘小凹、视神经缺损和巨大视盘[19]。

36.2.4 视盘旁葡萄肿

视盘旁葡萄肿是一种罕见的先天性异常，是由视盘周围的巩膜膨出引起的凹陷（图 36.28）。葡萄肿内的视盘看起来通常是正常的。脉络膜和视网膜色素上皮的萎缩性变化通常可见于缺损的壁内。虽然视盘的深度在 1~20D 的范围内，但是黄斑区可以是正视性的屈光状态。轻度异常病例的视力可能正常，但严重的视力丧失通常伴有更明显的缺损。据报道，较大葡萄肿壁上的平滑肌会引起自发性收缩，且光刺激和睫状肌调节似乎都不能影响这种收缩。

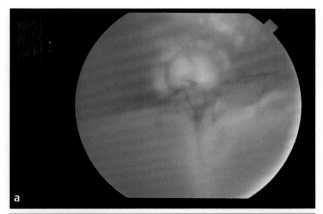

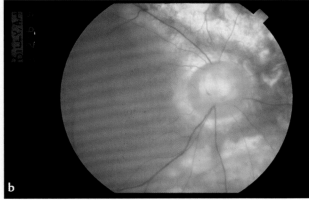

图 36.24 （a）与大疱性视网膜下脱离相关的视神经缺损。（b）玻璃体切割术联合视盘旁激光光凝后，视网膜变平。

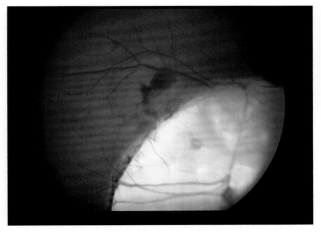

图 36.25 与脉络膜新生血管膜相关的视网膜脉络膜缺损，其周边伴有出血。

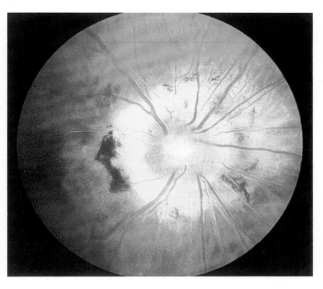

图 36.26 牵牛花综合征。扩大的视盘位于中央，有一簇中央纤维神经胶质组织、视网膜下纤维血管组织的视盘周围环，以及伸直和有鞘膜的视网膜动脉。

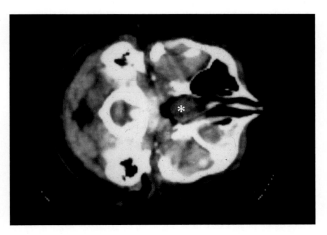

图 36.27 颅底计算机断层扫描（CT）显示基底脑膨出，神经组织（白星）在颅底缺失处向下延伸。患者存在视神经缺损。

在 1%~2% 的人群中，倾斜视盘综合征（图 36.29）具有表 36.1[35,36] 中列出的临床特征。在下部 Fuchs 的缺损区域，无视网膜色素上皮和脉络膜（图 36.30）。由于倾斜效应，视盘的上边缘通常会抬高，有时会呈现如视盘水肿的外观。在 75% 的病例中为

36.2.5 倾斜视盘综合征

倾斜视盘综合征还有许多其他名称，如鼻侧眼底扩张综合征、Fuchs 缺损、逆性近视、视盘倒置和视盘反转。此病实际上可能是缺损畸形的变体。

精粹

● 单侧伴有视力下降的牵牛花盘异常病例应考虑弱视治疗。

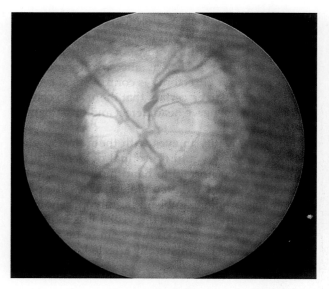

图 36.28　隐藏在视盘旁葡萄肿基底部正常外观的视盘，围绕视神经的巩膜、脉络膜和视网膜的局部性扩张。

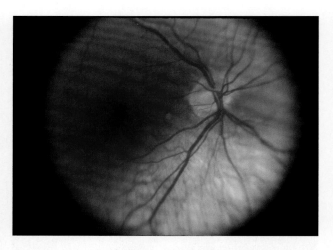

图 36.29　倾斜视盘综合征。视盘向下倾斜，轻度抬高，上盘边缘有轻微的浑浊，经典的 Fuchs 缺损存在于下方，轻度扩张时下方眼底变白。有轻微的位置反转，表现为颞下视网膜静脉在走向颞侧之前更加偏向鼻侧。该病的视力通常为 20/25~20/50，尽管患者不会主诉视力下降，因为他们的视力始终处于这个水平。

双侧性，大多数患眼存在下方眼底变白和扩张伴颞下区视网膜域缺损（图 36.31）。视野缺损通常对应于下方的扩张性眼底，可以是绝对性的或是相对性的。负透镜可以消除相对性的视野缺陷。

　　并非所有的特征都是在诊断时所必需的（表 36.1）。例如，仅有 65% 的病例出现鼻下方视盘倾斜（图 36.32）。倾斜视盘综合征患者因双侧视盘抬高、视力下降以及颞上视野缺损导致了在计算机断层扫描（CT）和磁共振成像（MRI）之前被误诊为垂体瘤。与视交叉周围病变相关的视野异常不同，视交叉周围病变导致的视野缺损不超过垂直中线，而那些患有倾斜视盘综合征患者的视野缺损通常跨过垂直中线（图 36.31）[35,36]。

　　在 75% 的倾斜视盘综合征患眼中，视力降至 20/25~20/50 的范围。尽管视力下降，但这些患者通常不会主诉视力丧失，因为他们的视力一直处于这个水平。因此，如果患有倾斜视盘综合征的患者确实主诉视力丧失，或视力低于 20/50，则不能归因于该病。目前尚无法确定视力下降的原因，但有学者提出倾斜的黄斑视锥细胞可能是导致视力损失的原

因 [35]。Stiles-Crawford 效应表明视锥细胞的正面，而不是呈一个角度，接受光线时是最敏感的。偶尔可以见到脉络膜新生血管形成与倾斜视盘综合征有关（图 36.33）。

36.3　视盘大小异常

36.3.1　视神经发育不全

　　视神经发育不全的表现可以从几乎察觉不到异常到视盘严重受累 [37-40]。典型的眼底表现是视网膜血管从小视盘的中央进出（图 36.34），而不像在正常视盘上更加靠鼻侧的位置。由于视盘的直径较小而血管的直径正常，血管看起来可能很大。

　　通常存在"双环征"（图 36.34）。外环已经在组织病理学上显示对应于正常巩膜和筛板的连接处，筛板是后巩膜孔内特化的巩膜，大约有 1000 个视神经束穿过。每个神经束大约具有 1250 个视网膜神经节细胞轴突，后者终止于外侧膝状体核。内环由剩余的视神经组织的边界与视网膜神经和色素上皮形成，其在视盘的表面上异常地向后延伸。

　　视神经发育不全被认为是继发于视网膜神经节细胞层发育失败 [37,38]，尽管也报道了与大脑半球先

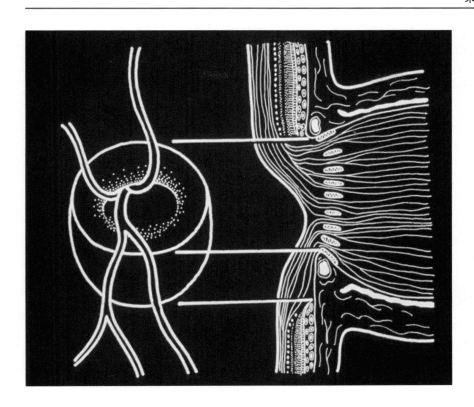

图 36.30　倾斜视盘综合征。在下方 Fuchs 缺损区域中缺乏视网膜色素上皮和脉络膜。上方的视盘略微抬高。

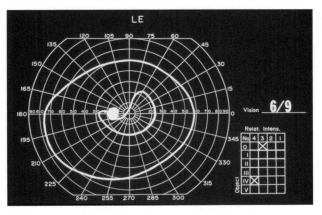

图 36.31　倾斜视盘综合征患眼的视野。颞上视野缺损在内部等高线跨过中线，与垂体肿瘤的视野缺损不同，后者通常不跨过中线。视野缺损对应于下方变白、扩张的眼底。

表 36.1　倾斜视盘综合征

特征	病例所占百分比
鼻下方视盘倾斜	65%
鼻下或下方的新月	88%
视网膜血管逆位	80%
近视（>1D）	85~90%
散光（>1D）	71%
色素减退，下方眼底扩张	72~90%

天性病变相关的逆行变性[39]。很少有人注意到常染色体显性遗传模式[40]。视神经发育不全的儿童，其产前相关的药物损伤包括使用苯妥英[41]、奎宁[42]、麦角酰二乙胺、利尿剂和皮质类固醇[43]。该病变已被注意到与先天性巨细胞病毒以及母体患有梅毒和风疹相关[43,44]。母亲患有糖尿病也与许多病例有关[43,45]。

　　单侧和双侧病变的发生率似乎相当。对视力的视力影响范围可以从正常到无光感。可以看到视野异常，包括压陷、局限性和弥漫性缺损、中心暗点、双颞侧偏盲和双鼻侧偏盲[19]。可能伴发眼球震颤和斜视，特别是在严重的病例。与牵牛花综合征一样，单侧视神经发育不全和轻度视力下降的患者也可能对弱视治疗有效。

　　单侧和双侧视神经发育不全与许多全身性异常有关。大约 13% 的患者伴有下丘脑异常的垂体功能障碍，包括生长激素功能不全的垂体前叶缺陷、尿崩症后垂体功能障碍和全体垂体功能减退[46]。27% 的视神经发育不全患者可见透明隔部分或完全缺失。

> **精粹**
>
> ● 约 13% 的视神经发育不全患者存在与下丘脑−垂体轴功能障碍相关的内分泌异常。

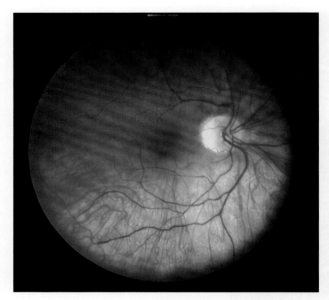

图 36.32 倾斜视盘综合征。显著的视网膜血管逆位，下方眼底变白和扩张。在这个近视眼中存在颞侧视盘倾斜。尽管没有鼻下视盘倾斜和 Fuchs 缺损，该眼显示了倾斜视盘综合征的一种变体。

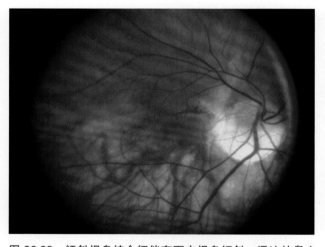

图 36.33 倾斜视盘综合征伴有下方视盘倾斜、混浊的鼻上方视盘边缘、位置反转、Fuchs 缺损和下方变白、扩张的眼底。继发于脉络膜新生血管的视网膜下出血存在于正常眼底与下方扩张眼底的交界处。

与视神经发育不全相关的透明隔发育不全被称为 de Morsier 综合征[47]。de Morsier 综合征可表现为低血糖、新生儿癫痫发作、脑发育不全和脑瘫[46]。

36.3.2 视神经不发全

视神经发育不全的患者尚存在视网膜血管和视神经。但是，对于真正的视神经不发育，视盘和视网

精粹

● 在 75%倾斜视盘综合征患眼中视力在 20/25~20/50 的范围内。

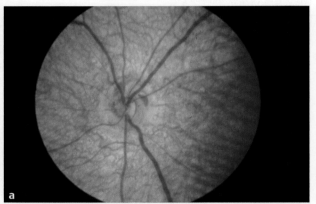

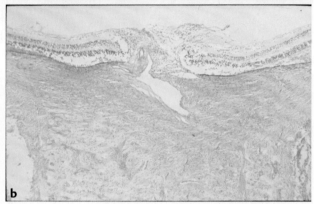

图 36.34 (a)死于气腹炎婴儿的发育不全的视盘。视盘非常小并且被填充在正常尺寸的视神经乳头区域中的黄白色组织环包绕。需要注意的是，视网膜血管在视盘的中央进出，而它们通常位于正常视盘的鼻侧。存在从视盘中央进出的血管至少需要怀疑合并视神经发育不全的可能性。(b)(a)中所示的视神经乳头的组织病理学。视神经组织位于中央，其边界组成视神经发育不全所见的"双环征"的内环。注意视网膜神经上皮和色素上皮比正常进一步向后延伸以与剩余的视神经组织相遇。"双环征"的外环由筛板与非筛板巩膜的交界处形成。外环对应于正常视盘的大小。(HE，×30)

膜血管都不存在(图 36.35)，视网膜神经节细胞也是如此[48]。幸运的是，该病变通常是单侧的。一些早期报道的视神经不发育的病例可能是视神经发育不全的变种，特别是因为一些报道的视神经组织是存在的。

视神经不发育患者的视力为无光感。荧光血管造影检查仅发现脉络膜充盈。视网膜电图是低于正

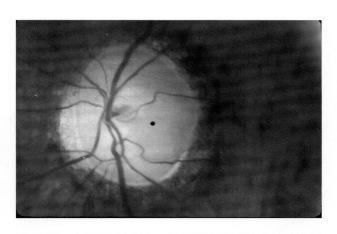

图 36.36　左眼的巨大视盘。视盘的颞侧边缘与黄斑中央凹之间的距离约为 1 个视盘直径。视网膜血管直径正常，但由于视盘增大而显得很细。根据定义，直径达 2.1mm 或更大的视盘为巨大视盘。

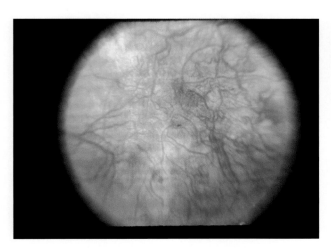

图 36.35　视神经发育不全。视神经乳头和视网膜血管都不存在。视力无光感。(Image Courtesy of Leonard Nelson, MD.)

常的，但可能存在 a 波和 b 波[48]。据报道，该病可同时合并小眼球和视网膜脉络膜缺损[48]。

视神经发育不会可以作为一个孤立的表现，但它与独眼畸形、中枢神经系统的部分发育不全以及 Hallermann-Streiff 样综合征有关[48]。它还与垂体功能减退症有关[49]。罕见的家族性和遗传相关性病例也有报道[50]。

36.3.3 巨大视盘

与增大的视盘相关的异常包括：①视盘的缺损；②先天性视盘小凹；③牵牛花综合征；④高度近视；⑤巨大视盘[4]。临床上，巨大视盘表现为增大但外观通常是正常的视盘（图 36.36）。该病可经常见到视盘周围轻微的视网膜色素上皮紊乱，但与其他的眼内异常并未确定相关。

1950 年，由 Franceschetti 和 Bock 首次描述[51]，虽然发现存在轻到中度的视力下降，但通常与巨大视盘无关[52]。严格来说，巨大视盘包括平均水平和垂直直径为 2.1mm 或更大的视盘（正常 1.62mm±3 个标准差）[4]。胚胎的起源尚不确定，但通常被认为是由原始上皮乳头的异常发育所致[53]。

在视野检查中，存在生理盲点扩大，并且还注意

到部分的颞下象限盲[54]。与巨大视盘伴随的系统性异常包括基底脑膨出、腭裂和下颌骨发育不良[52-55]。

36.4 其他先天性眼底异常

36.4.1 有髓神经纤维

视网膜的有髓神经纤维发生在神经纤维层，临床上表现为白色或黄白色浅表异常，具有羽毛状边缘（图 36.37）。由于它们的位置非常表浅，常常掩盖同样表浅的视网膜大血管。有髓神经纤维通常位于视盘附近，但也可能孤立地出现在周边视网膜。由于发现视网膜中不存在的少突神经胶质细胞与有髓神经纤维同时出现，因此推测外周眼底髓鞘形成是由于少突神经胶质细胞异常地聚集在周边视网膜中所致。

髓鞘形成或髓质化首先发生在中央，然后向外周扩散。到大约妊娠 7.5 个月，髓鞘形成已达到视交叉，足月时到达筛板。视网膜的有髓神经纤维在大多数情况下被认为是先天性的，但在儿童期或成年期很少也可以出现[56,57]。相反地，它们同样可以在视神经炎和视网膜动脉闭塞等病变后消失[58]。

有髓神经纤维在髓鞘分布中可能会导致视野缺损。视野缺损通常是相对的，而不是绝对的。虽然有髓神经纤维通常不会降低视力，但是在严重病例出现黄斑中央凹髓鞘可能与视力低下有关。

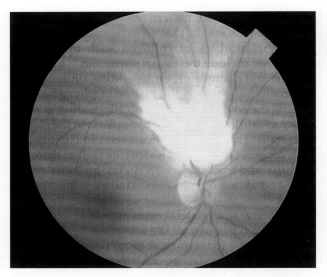

图 36.37 有髓神经纤维从视盘向上延伸。浅表神经纤维遮盖视网膜血管。

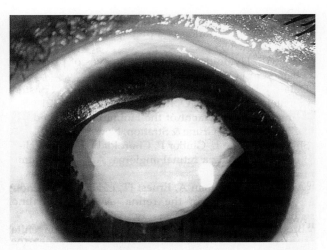

图 36.38 永存原始玻璃体增生症(PHPV)。睫状突被晶状体后的纤维血管膜拽向瞳孔中央。晶状体仍是透明的。

有髓神经纤维可见于视网膜毛细血管扩张性异常，也与多发性基底细胞痣(Gorlin)综合征有关[59]。还有的报道描述了有髓鞘视网膜神经纤维与弱视和近视的关系[60]。

36.4.2 永存原始玻璃体增生症

永存原始玻璃体增生症(PHPV)通常单眼发病，其特征是玻璃体腔内胎儿玻璃体血管系统过度生长[61]。术语永存胎儿血管也被用于描述该疾病[62]。

在大多数情况下，由永存玻璃体动脉供应的纤维血管膜黏附于晶状体后囊膜。它可以导致睫状体炎性假膜和眼球萎缩。然而，它也可以侵入晶状体囊膜，导致晶状体突然膨胀和急性青光眼，因为膨大的晶状体向前推动虹膜并关闭前房角。

这种情况在男性更为常见，并且通常与小眼病有关[61]。白瞳症是一种常见的症状。在某些情况下，通过散大的瞳孔可以看到晶状体后增殖膜拽向中央睫状突(图 36.38)。视网膜可以发生后极部脱离，在某些情况下，视盘具有同牵牛花综合征一样的外观[63]。

超声检查和计算机断层扫描(CT)有助于诊断[64,65]。超声检查时 PHPV 通常表现为眼球缩短，且有两项研究均显示没有像视网膜母细胞瘤一样的钙化表现。X 线无法透过的晶状体后软组织可沿着 Cloquet 管显示。

PHPV 患眼的视力预后通常很差。在洛瓦非手术治疗的 25 例患者中[66]，有 23 例患者的视力为 5/200 或更差。两例轻度病例的视力为 20/100 和 20/30。

由于视力预后差和严重急性青光眼的可能性，建议在很小的时候，推荐在出生后 3 个月内对明显的病例进行手术干预[67-69]。这可以通过前段入路或通过睫状体平坦部进行玻璃体切割术。同时去除晶状体及其后面的纤维血管膜。当采用睫状体平坦部入路时，切口应不超过角膜缘后 1.5~2.0mm。这是由于厚的、发育良好的玻璃体凝胶和小眼睛可能发生严重的术中并发症，如巨大的视网膜撕裂。

手术结果各不相同，但由于眼球较小通常较差。然而，手术可以预防严重的青光眼和眼球萎缩。当没有累及眼后段，结果能有所改善。Pollard[68]发现手术后有 17% 的病例视力达到 20/100 或更好。Scott 等[67]报道的结果稍微好一点，但他们纳入了一些患有单纯先天性白内障的患者。

36.4.3 先天性视网膜血管迁曲

先天性视网膜动脉迁曲的原因包括镰状血红蛋白病、视网膜血管网状细胞瘤(von Hippel 肿瘤)和急性出生后的早产儿视网膜病变。后天性视网膜静脉曲迁曲的原因包括视网膜静脉阻塞和高黏滞综合征。先天性迁曲可发生在视网膜动脉系统内，在这种情况下，有时会观察到相关的视网膜出血[70]。有时，可以见到常染色体显性遗传模式[70]。二级和三级血管似乎最常受到影响。在视网膜动脉和(或)静脉的先天性迁曲的大多数情况下，动脉(小动脉)和静脉(小静脉)在某种程度上是迂曲的(图 36.39)。

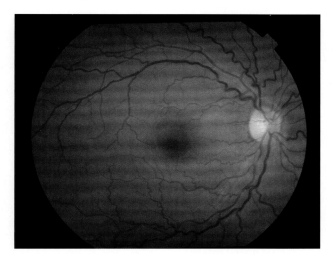

图 36.39 一例全身健康状况良好的 23 岁女性右眼先天性视网膜血管迂曲,主要发生在视网膜小动脉和小静脉二级(第一次分支后)和三级(第二次分支后)视网膜血管。

参考文献

[1] Liebrich R. Demonstration of diseases of the eye. Persistent hyaloid artery and vein. Trans Pathol Soc Lond. 1871; 22:221–224

[2] Mann I. Developmental Abnormalities of the Eye. 2nd ed. Philadelphia, PA: JB Lippincott; 1957:133–136

[3] Degenhart W, Brown GC, Augsburger JJ, Magargal L. Prepapillary vascular loops. Ophthalmology. 1981; 88(11):1126–1131

[4] Brown GC, Tasman WS. Congenital Anomalies of the Optic Disc. New York, NY: Grune & Stratton; 1983:31–93

[5] Shakin EP, Shields JA, Augsburger JJ, Brown GC. Clinicopathologic correlation of a prepapillary vascular loop. Retina. 1988; 8(1):55–58

[6] Jones HE. Hyaloid remnants in the eyes of premature babies. Br J Ophthalmol. 1963; 47:39–44

[7] Delaney WV, Jr. Prepapillary hemorrhage and persistent hyaloid artery. Am J Ophthalmol. 1980; 90(3):419–421

[8] Mann IC. Development of the Human Eye. 3rd ed. New York, NY: Grune & Stratton; 1969:27–28, 228–231

[9] Shields JA, Joffe L, Guibor P. Choroidal melanoma clinically simulating a retinal angioma. Am J Ophthalmol. 1978; 85(1):67–71

[10] Archer DB, Deutman A, Ernest JT, Krill AE. Arteriovenous communications of the retina. Am J Ophthalmol. 1973; 75(2):224–241

[11] Brown GC, Donoso LA, Magargal LE, Goldberg RE, Sarin LK. Congenital retinal macrovessels. Arch Ophthalmol. 1982; 100(9):1430–1436

[12] Cameron ME, Greer CH. Congenital arterio-venous aneurysm of the retina. A post mortem report. Br J Ophthalmol. 1968; 52:768–772

[13] Augsburger JJ, Goldberg RE, Shields JA, Mulberger RD, Magargal LE. Changing appearance of retinal arteriovenous malformation. Albrecht Von Graefes Arch Klin Exp Ophthalmol. 1980; 215(1):65–70

[14] Wynburn-Mason R. Arteriovenous aneurysm of midbrain and retina, optic nerve, chiasm, and brain. Brain. 1943; 66:165–203

[15] Rundles WZ, Falls HF. Congenital arteriovenous (race-mose) aneurysm of the retina; report of 3 cases. AMA Arch Ophthalmol. 1951; 46(4):408–418

[16] Kranenburg EW. Crater-like holes in the optic disc and central serous retinopathy. Arch Ophthalmol. 1960; 64:912–924

[17] Brown GC, Shields JA, Goldberg RE. Congenital pits of the optic nerve head. II. Clinical studies in humans. Ophthalmology. 1980; 87(1):51–65

[18] Brown GC, Shields JA, Patty BE, Goldberg RE. Congenital pits of the optic nerve head. I. Experimental studies in collie dogs. Arch Ophthalmol. 1979; 97 (7):1341–1344

[19] Brown GC, Tasman WS. Congenital Anomalies of the Optic Disc. New York, NY: Grune & Stratton; 1983:95–215

[20] Lincoff H, Lopez R, Kreissig I, Yannuzzi L, Cox M, Burton T. Retinoschisis associated with optic nerve pits. Arch Ophthalmol. 1988; 106(1):61–67

[21] Brown GC, Brown MM. Repair of retinal detachment associated with congenital excavated defects of the optic disc. Ophthalmic Surg. 1995; 26(1):11–15

[22] Cox MS, Witherspoon CD, Morris RE, Flynn HW. Evolving techniques in the treatment of macular detachment caused by optic nerve pits. Ophthalmology. 1988; 95(7):889–896

[23] Vannouhuys JM, Bruyn GW. Nasopharyngeal transsphenoidal encephalocele, craterlike hole in the optic disc and agenesis of the corpus callosum, pneumoencephalographic visualization in a case. Psychiatr Neurol Neurochir. 1964; 67:243–258

[24] Babel J, Farpour H. The genetic origin of colobomatous fossae of the optic nerve [in French]. J Genet Hum. 1967; 16(1):187–198

[25] Vossias A. Beitrag zur Lehne von den Angebroenen Conis. Klin Monatsbl Augenheilkd. 1885; 23:137–157

[26] Lyle DJ. Colomboma of the optic nerve. Am J Ophthalmol. 1932; 15:347–349

[27] Savell J, Cook JR. Optic nerve colobomas of autosomal-dominant heredity. Arch Ophthalmol. 1976; 94(3):395–400

[28] Pagon RA, Graham JM, Jr, Zonana J, Yong SL. Coloboma, congenital heart disease, and choanal atresia with multiple anomalies: CHARGE association. J Pediatr. 1981; 99(2):223–227

[29] Kindler P. Morning glory syndrome: unusual congenital optic disk anomaly. Am J Ophthalmol. 1970; 69(3):376–384

[30] Brodsky MC, Parsa CF. The moyamoya optic disc. JAMA Ophthalmol. 2015; 133(2):164

[31] Steinkuller PG. The morning glory disk anomaly: case report and literature review. J Pediatr Ophthalmol Strabismus. 1980; 17(2):81–87

[32] Beyer WB, Quencer RM, Osher RH. Morning glory syndrome. A functional analysis including fluorescein angiography, ultrasonography, and computerized tomography. Ophthalmology. 1982; 89(12):1362–1367

[33] Pollock JA, Newton TH, Hoyt WF. Transsphenoidal and transethmoidal encephaloceles. A review of clinical and roentgen features in 8 cases. Radiology. 1968; 90(3):442–453

[34] Wise JB, MacLean AL, Gass JDM. Contractile peripapillary staphyloma. Arch Ophthalmol. 1966; 75(5):626–630

[35] Riise D. The nasal fundus ectasia. Acta Ophthalmol Suppl. 1975(126):3–108

[36] Riise D. Visual field defects in optic disc malformation with ectasia of the fundus. Acta Ophthalmol (Copenh). 1966; 44(6):906–918

[37] Mosier MA, Lieberman MF, Green WR, Knox DL. Hypoplasia of the optic nerve. Arch Ophthalmol. 1978; 96(8):1437–1442

[38] Jerome B, Forster HW, Jr. Congenital hypoplasia, partial aplasia, of the optic nerve. Arch Ophthal. 1948; 39(5):669–672

[39] Ellenberger C, Jr, Runyan TE. Holoprosencephaly with hypoplasia of the optic nerves, dwarfism, and agenesis of the septum pellucidum. Am J Ophthalmol. 1970; 70(6):960–967

[40] Hackenbruch Y, Meerhoff E, Besio R, Cardoso H. Familial bilateral optic nerve hypoplasia. Am J Ophthalmol. 1975; 79(2):314–320

[41] Hoyt CS, Billson FA. Maternal anticonvulsants and optic nerve hypoplasia. Br J Ophthalmol. 1978; 62(1):3–6

[42] McKinna AJ. Quinine induced hypoplasia of the optic nerve. Can J Ophthalmol. 1966; 1(4):261–266

[43] Hotchkiss ML, Green WR. Optic nerve aplasia and hypoplasia. J Pediatr Ophthalmol Strabismus. 1979; 16(4):225–240

[44] Hittner HM, Desmond MM, Montgomery JR. Optic nerve manifestations of human congenital cytomegalovirus infection. Am J Ophthalmol. 1976; 81 (5):661–665

[45] Petersen RA, Walton DS. Optic nerve hypoplasia with good visual acuity and visual field defects: a study of children of diabetic mothers. Arch Ophthalmol. 1977; 95(2):254–258

[46] Acers TE. Optic nerve hypoplasia: septo-optic-pituitary dysplasia syndrome. Trans Am Ophthalmol Soc. 1981; 79:425–457

[47] DeMosier G. Agenesie du septum Lucidum avec malformation du tractus optique. La dysplasie septo-optique. Schweiz Arch Neurol Neurochir Psychiatr. 1956; 77:267–292

[48] Little LE, Whitmore PV, Wells TW, Jr. Aplasia of the optic nerve. J Pediatr Ophthalmol. 1976; 13(2):84–88

[49] Brodsky MC, Atreides SPA, Fowlkes JL, Sundin OH. Optic nerve aplasia in an infant with congenital hypopituitarism and posterior pituitary ectopia. Arch Ophthalmol. 2004; 122(1):125–126

[50] Meire F, Delpierre I, Brachet C, et al. Nonsyndromic bilateral and unilateral optic nerve aplasia: first familial occurrence and potential implication of CYP26A1 and CYP26C1 genes. Mol Vis. 2011; 17:2072–2079

[51] Franceschetti A, Bock RH. Megalopapilla; a new congenital anomaly. Am J Ophthalmol. 1950; 33(2):227–235, illust

[52] Strieff B. Uber Megalopapillae. Klin Monatsbl Augenheilkd. 1961; 139:824–827

[53] Badke G. Uber die Grossenanomalien der Papilla nervi optici, unter besonderer, Beruksichtig ung der schwarzen Megaloppapille. Klin Monatsbl Augenheilkd. 1959; 135:502–510

[54] Merin S, Harwood-Nash DC, Crawford JS. Axial tomography of optic nerve in diagnosis of children's eye and optic nerve defects. Am J Ophthalmol. 1971; 72:1122–1129

[55] Malbran JL, Roveda JM. Magalopapilla. Arq Oftal B Aires. 1951; 26:331–335

[56] Kushner BJ. Optic nerve decompression. Presumed postoperative development of medullated nerve fibers. Arch Ophthalmol. 1979; 97(8):1459–1461

[57] Baarsma GS. Acquired medullated nerve fibres. Br J Ophthalmol. 1980; 64:651

[58] Sharpe JA, Sanders MD. Atrophy of myelinated nerve fibres in the retina in optic neuritis. Br J Ophthalmol. 1975; 59(4):229–232

[59] De Jong PT, Bistervels B, Cosgrove J, de Grip G, Leys A, Goffin M. Medullated nerve fibers. A sign of multiple basal cell nevi (Gorlin's) syndrome. Arch Ophthalmol. 1985; 103(12):1833–1836

[60] Tarabishy AB, Alexandrou TJ, Traboulsi EI. Syndrome of myelinated retinal nerve fibers, myopia, and amblyopia: a review. Surv Ophthalmol. 2007; 52(6):588–596

[61] Haddad R, Font RL, Reeser F. Persistent hyperplastic primary vitreous. A clinicopathologic study of 62 cases and review of the literature. Surv Ophthalmol. 1978; 23(2):123–134

[62] Goldberg MF. Persistent fetal vasculature (PFV): an integrated interpretation of signs and symptoms associated with persistent hyperplastic primary vitreous (PHPV). LIV Edward Jackson Memorial Lecture. Am J Ophthalmol. 1997; 124(5):587–626

[63] Brown GC, Gonder J, Levin A. Persistence of the primary vitreous in association with the morning glory disc anomaly. J Pediatr Ophthalmol Strabismus. 1984; 21(1):5–7

[64] Goldberg MF, Mafee M. Computed tomography for diagnosis of persistent hyperplastic primary vitreous (PHPV). Ophthalmology. 1983; 90(5):442–451

[65] Kaste SC, Jenkins JJ, III, Meyer D, Fontanesi J, Pratt CB. Persistent hyperplastic primary vitreous of the eye: imaging findings with pathologic correlation. AJR Am J Roentgenol. 1994; 162(2):437–440

[66] Karr DJ, Scott WE. Visual acuity results following treatment of persistent hyperplastic primary vitreous. Arch Ophthalmol. 1986; 104(5):662–667

[67] Scott WE, Drummond GT, Keech RV, Karr DJ. Management and visual acuity results of monocular congenital cataracts and persistent hyperplastic primary vitreous. Aust N Z J Ophthalmol. 1989; 17(2):143–152

[68] Pollard ZF. Results of treatment of persistent hyperplastic primary vitreous. Ophthalmic Surg. 1991; 22(1):48–52

[69] Federman JL, Shields JA, Altman B, Koller H. The surgical and nonsurgical management of persistent hyperplastic primary vitreous. Ophthalmology. 1982; 89(1):20–24

[70] Sutter FKP, Helbig H. Familial retinal arteriolar tortuosity: a review. Surv Ophthalmol. 2003; 48(3):245–255

第 4 部分
玻璃体视网膜操作

第37章
玻璃体腔注射

Ingrid U. Scott, Harry W. Flynn Jr.

37.1 引言

Ohm 于 1911 年报道了玻璃体腔注射，作为一种在玻璃体腔注射空气修复视网膜脱离的技术[1]。药物疗法的玻璃体腔注射可以追溯到 20 世纪 40 年代中期，当时使用青霉素治疗眼内炎[2,3]。从那时起，玻璃体腔注射技术稳步增加地用于治疗视网膜脱离[4,5]、眼内炎[6,7]和巨细胞病毒(CMV)视网膜炎[8,9]。随着抗血管内皮生长因子(抗 VEGF)药物的出现更导致玻璃体腔注射的数量急剧增加[10]。据美国医疗保险索赔数据库的分析显示，2001 年时，玻璃体腔注射只有 5000 次，而到了 2007 年时，则有 812 413 次[10]。目前，玻璃体腔注射是美国最常见的医疗操作之一，每年注射可达 100 多万次[11]。

37.2 玻璃体内注射相关的眼内炎风险

随着玻璃体腔注射技术的广泛使用，人们越来越担心玻璃体腔注射后发生眼内炎的风险。玻璃体腔注射治疗巨细胞病毒性视网膜炎继发眼内炎的风险概率为每眼 1.3% 和每次注射 0.1%[12]。玻璃体内注射曲安奈德后继发的非感染性眼内炎风险概率约

精粹

● 虽然玻璃体腔注射技术可以追溯到 1911 年，但最近各种眼后段疾病药物治疗的发展使得该技术的使用迅速增加。

为 0.8%，而感染性眼内炎风险概率则为 0.6%~0.16%[12,15]。由于大多数接受抗 VEGF 药物治疗的患者在数月或数年内接受了一系列注射，因此，在治疗过程中区分每次注射眼内炎的发生概率与每个患者(或累积)发生眼内炎的概率非常重要。虽然在接受抗 VEGF 药物治疗的一系列患者中，每次注射眼内炎的发生概率通常非常低，但在 2 年的治疗过程中，每个患者发生眼内炎的概率可能接近 1%。最近的系列报道来自佛罗里达(121 285 次玻璃体腔注射中发生 20 例眼内炎，发生率为 0.016%)[16]、丹麦(7584 次注射中发生 2 例，发生率为 0.026%)[17]、澳大利亚(9162 次注射中发生 2 例，发生率为 0.022%)[18]和马萨诸塞州(10 208 次注射中发生 3 例，发生率为 0.029%)[19]表明，每 3000 次玻璃体腔注射抗 VEGF 药物眼内炎的发生概率为 1 例或更少。在英国，一项基于人群的研究估计每次玻璃体腔注射抗 VEGF 药物后发生眼内炎的概率为 0.025%[20]。对美国医疗保险索赔数据库的分析显示，每次玻璃体腔注射抗 VEGF 药物治疗年龄相关性黄斑变性(AMD)患者发生眼内炎的概率为 0.09%[21]。在年龄相关性黄斑变性治疗试验(CATT)的比较中，一项纳入 1107 名新生血管性黄斑变性患者的前瞻性、多中心、随机临床试验比较了玻璃体腔注射雷珠单抗和贝伐单抗，结果发现玻璃体内注射雷珠单抗和贝伐单抗 2 年后每名患者发生眼内炎的概率分别为 0.7% 和 1.2%($P=0.38$)[22]。最近，对 43 项研究经荟萃分析后发现，350 535 次玻璃体腔注射抗 VEGF 药物后有 197 次发生眼内炎，发生率为 0.056%[23]。

37.3 玻璃体内注射后眼内炎：与术后眼内炎病例相比的致病微生物谱

虽然大多数术后眼内炎病例被认为与患者术前的眼表面菌群有关，但许多与玻璃体腔注射过程相关的眼内炎病例可能与来自患者或玻璃体腔注射相关的操作者的飞沫传播有关。几项研究表明，患者的眼表菌群可能是导致术后眼内炎的最常见细菌来源，最常见的致病微生物是凝固酶阴性葡萄球菌属[24,25-27]。链球菌物种，至少占可培养的成人唾液菌群的41%[28,29]，被认为是通过雾化或飞沫扩散而污染手术区域[30-34]。有几项研究已经报道，与眼内手术后继发的眼内炎相比，链球菌属更有可能引起玻璃体腔注射后引起的眼内炎。McCannel[35]总结了105 532次玻璃体腔注射抗 VEGF 药物后发生的54例眼内炎，发现在培养阳性病例中，葡萄球菌($n=17;65\%$)和链球菌($n=8;31\%$)是最常见的致病生物。相比之下，在一系列术后眼内炎病例中，链球菌属培养阳性病例的比例为0~9%[35]。Gregori 等[16]也报告了在玻璃体腔注射121 285次抗 VEGF 药物后继发的20名眼内炎患者；在9例(45%)培养阳性病例中，链球菌属5例(56%)，凝固酶阴性葡萄球菌属3例(33%)，非结核杆菌属1例(11%)。Fileta 等[23]的一项 Meta 分析纳入了350 535次玻璃体腔注射抗 VEGF 药物后引起的197例眼内炎；最常见的致病菌是凝固酶阴性葡萄球菌(38%)和链球菌(29%)。对玻璃体腔注射患者结膜菌群的分析发现，在71个培养的分离株中，只有3个(4.2%)发现了链球菌，该结果支持了这样一种假设，即这些致病菌来自飞沫，而不是患者的结膜菌群[36]。

特别关注

● 几项研究报道指出，与眼内手术后继发的眼内炎相比，链球菌属更有可能引起玻璃体腔注射后引起的眼内炎。因此，某些玻璃体腔注射后，继发眼内炎病例致病菌的一个重要来源可能是来自患者或参与玻璃体腔注射过程操作者的飞沫。

37.4 注射操作指南

降低玻璃体腔注射并发症风险的重要策略包括注意注射前、注射期间和注射后的问题。通过圆桌讨论并总结了已发表和未发表的研究和病例系列后制定的指南，推荐玻璃体腔注射给药的合理操作顺序如下。

活跃的外部感染，包括严重睑缘炎，应在注射前

特别关注

● 注射操作指南包括考虑术前已存在的情况，如活动性外部感染和眼睑异常、聚维酮碘、开睑器、手套、麻醉、注射部位、针头选择、眼压和注射后监测、关于注射后患者并发症体征和症状的咨询及随访。

委员会成员普遍同意的适用领域

● 聚维酮碘(5%~10%)应是注射前最后一种应用于预期注射部位的药物。如果使用凝胶麻醉剂，聚维酮碘应该在使用其之前和之后使用，因为残留的凝胶可以阻止聚维酮碘接触注射部位的结膜表面。
● 注射前或注射后局部抗生素不是必要的。
● 没有证据支持无菌盖布的常规使用。
● 避免睫毛或眼睑边缘污染针头和注射部位。
● 避免在注射前或注射后对眼睑进行大范围按摩(以避免睑板腺排出物)。
● 给患者使用足够的麻醉剂[局部滴剂、凝胶和(或)结膜下注射]。
● 使用符合现代要求的无菌或非无菌手套，强烈建议在接触患者前后要洗手。
● 应使用手术面罩，或者患者和术者应在注射准备和操作过程中尽量减少说话，以限制来自患者和(或)术者的含有口腔污染物的飞沫。
● 在注射前和注射后监测眼压。
● 不建议常规前房穿刺术。

来源：Adapted from Avery et al.[37]

委员会成员之间没有明确共识的指导领域

- 需要将聚维酮碘涂在眼睑上,包括睫毛和眼睑边缘。当聚维酮碘用于睫毛和眼睑边缘时,应避免眼睑擦洗或眼睑压力足以挤出睑板腺的物质。
- 使用开睑器(有些通过手动缩回眼睑来防止针头/注射部位与睫毛和眼睑接触)。
- 需要扩瞳和注射后眼后段扩瞳检查(虽然有些人认为恢复术前视力就足够了,但其他人通常会在术后扩瞳并检查眼后段)。
- 使用聚维酮碘冲洗液(仅最优选的滴剂,不宜在聚维酮碘干燥前注射)。

来源:Adapted from Avery et al.[37]

玻璃体腔注射操作:一个合适的流程

1. 在注射准备和操作过程中,患者和术者都应尽量减少说话。
2. 执行 time-out 程序,以核实患者、药物和眼别。
3. 将液体麻醉药滴到眼睛表面。
4. 将聚维酮碘涂在睫毛和睑缘(可选,大多数使用 10%)。
5. 在手术过程中,将眼睑从预定的注射部位拉开。
6. 将聚维酮碘(最多使用 5%)至少在注射前 30 秒涂于结膜表面,包括预期的注射部位。
7. 如果使用额外的麻醉剂,在注射前立即将聚维酮碘重新消毒预期的注射部位(大多数使用 5%)。
8. 将针垂直于巩膜插入角膜缘后 3.5~4.0mm 处(人工晶状体眼或无晶状体眼为 3.0~3.5mm),位于垂直和水平直肌之间。

进行治疗。此外,眼睑异常,如睑外翻则是眼内炎的风险因素,应予以重视。眼表细菌是导致术后眼内炎[24-27]和玻璃体腔注射后眼内炎的重要细菌来源[23,25]。因此,降低眼内炎风险的一种策略便是减少或消灭患者眼表和眼睑上的细菌。虽然这可以通过多种方法实现(聚维酮碘、局部抗生素、眼睑卫生和手术部

位无菌隔离),但聚维酮碘是唯一一种在前瞻性白内障手术研究中被证明可降低术后眼内炎风险的药物[38]。尚不清楚滴用聚维酮碘或聚维酮碘冲洗是否会影响该药物预防眼内炎的能力。据报道,睑缘擦洗与细菌菌群的显著增加有关;因此,应避免过度的眼睑操作(尽管尚未报道睑缘擦洗联合聚维酮碘的效果)。由于对聚维酮碘真正的接触性过敏很少见,并且尚未报道过聚维酮碘在眼科应用后的过敏反应,因此可以通过皮肤贴片试验来验证所报告的聚维酮碘接触性过敏史。结膜暴露于 5%聚维酮碘达 30 秒,细菌菌落形成单位显著减少,并且在玻璃体腔注射前似乎有足够的接触时间[39]。

已证明局部抗生素可显著减少眼表细菌,但尚未证明可降低眼内炎的风险[40-43]。尽管有证据表明,局部抗生素可减少结膜细菌负荷[42,44,45]。几项研究表明,与单独使用聚维酮碘相比,在注射前或注射后于聚维酮碘消毒液中添加抗生素并不能降低眼内炎的发生率[46-48]。在分析结膜拭子细菌生长的前瞻性研究中,也得出了类似的结论。超过单独使用聚维酮碘相比,术前应用 0.5%的莫西沙星不会导致细菌培养物的减少[49]。此外,局部抗生素的使用与玻璃体腔注射患者眼表菌群的细菌耐药率增加有关[50-52]。例如,一项前瞻性研究发现,在一年的时间内,凝固酶阴性葡萄球菌对加替沙星和莫西沙星的耐药率大约翻了一番,即从玻璃体腔注射治疗前的 39%和 34%分别增加到玻璃体腔注射治疗后的 67%和 70%[50,51]。这些眼睛最初都未接受过治疗,每个月接受四次玻璃体腔注射,随后根据个人的情况进行玻璃体腔注射。每次注射后,给患者滴一滴指定的氟喹诺酮类药物,并指示患者在 4 天内每天 4 次向注射眼滴一滴指定的氟喹诺酮类药物。在同一个 1 年的研究期间,同一患者未经治疗的眼睛没有出现氟喹诺酮类耐药凝固酶阴性葡萄球菌菌株的增加。因此,由于抗生素耐药性的出现和缺乏支持眼内炎发病率降低的证据,玻璃体腔注射后局部使用抗生素

争论点

- 玻璃体腔注射后,用于预防眼内炎的局部抗生素不是目前的处理标准,原因是担心出现耐药性和缺乏支持眼内炎发病率降低的证据。

预防眼内炎不是当前的处理标准。

由于有证据表明玻璃体腔注射后某些眼内炎病例的潜在致病机制可能与来自患者或与玻璃体腔注射过程相关术者的飞沫传播有关，因此建议患者和术者在注射准备和操作过程中佩戴外科口罩或尽量减少说话[37,53]。在注射过程中，建议使用无菌开睑器以避免针头接触眼睑和睫毛。然而，最近的"指南"文件列出了使用开睑器在小组成员中"没有达成共识"，因为许多成员不再使用开睑器[37]。无菌盖布的使用也是可选的，但是手套作为通用预防措施的一部分是需要的。无菌局部麻醉是手术过程中的第一步。眼科医生可以考虑结膜下麻醉，但这需要额外的器械和操作，而且这可能与增加表面菌群有关。如果使用结膜下麻醉，请记住，用于玻璃体腔注射的针穿过充满麻醉剂的结膜下空间时，表面细菌可能已被带入结膜下。虽然近年来利多卡因凝胶用于眼前节手术病例的频率增加，并且据报道在玻璃体腔注射过程中提供了令人满意的患者舒适度，同时比结膜下麻醉引起更少的结膜水肿和出血[54]，但另一项研究证实，利多卡因凝胶是白内障手术后眼内炎的潜在危险因素[55]。利多卡因凝胶可以作为屏障，降低聚维酮碘接触眼睛表面从而增加了发生眼内炎的风险。即使聚维酮碘在利多卡因凝胶之前给药（试图绕过潜在的屏障作用），也应该认识到市售利多卡因凝胶不是无菌制剂，因此，注射针在穿过利多卡因凝胶和进入玻璃体腔之前可能会被污染。那么，如果使用凝胶麻醉剂，聚维酮碘应该在凝胶前后都要使用。由于存在残留细菌释放的可能性，应小心避免挤压眼睑、睑缘和眼睑附件。根据一项研究，从多用途药瓶中获得的眼科药物[56]中，13%的细菌检测呈阳性，21%的瓶口培养呈阳性。

玻璃体腔注射应在平坦部的水平和垂直眼外直肌之间进行，有晶状体眼在角膜缘后方 3.5~4.0mm，人工晶状体眼或无晶状体眼在角膜缘后方 3.0~3.5mm。尽管颞下象限通常是优选的注射部位，这是

> **精粹**
> ● 建议参与玻璃体腔注射的患者和术者在注射准备和注药过程中佩戴外科口罩并尽量减少说话。

由于暴露容易（不需要将针跨过鼻梁或眉毛），象限的选择应由患者的具体考虑和注射医生的偏好决定。虽然倾斜和隧道式针头插入已被描述为在注射后可尽量减少药物回流，但在大多数情况下，垂直注射方法是方便和优选的[37]。

根据注射的药物选择针头规格。对于非黏性药物，通常首选 30G 或更小的针头。对于悬浮液和更黏稠的溶液，可以考虑使用更大规格的针头。针的长度应该是 5/8 英寸（18mm）或更短，但要足够长以便完全穿透平坦部[37]。

37.5 注射后管理和随访指南

玻璃体腔注射后要监测眼压，若眼压持续升高应对症降眼压治疗。注射医生在患者离开治疗室前确认注射后的视力，并应向患者提供 24 小时紧急联系方式。应教育患者和（或）护理人员避免揉眼睛，并识别和报告眼内炎、视网膜脱离或眼内出血的体征和症状。由于玻璃体腔注射相关的眼内炎风险相对较低，没有研究比较不同的随访策略。随着临床医生对该流程的适应度提高，大多数临床医生在玻璃体腔注射后 1 天不再评估患者。但是，应指示患者立即联系眼科医生，告知其并发症的迹象和症状（如与注射后相比出现视力下降、眼睛发红或不适加剧）。

37.6 非感染性眼内炎

玻璃体腔注射后，有感染性和非感染性眼内炎的报道。非感染性眼内炎可代表药物晶体（如与曲安奈德相关的报道）[57]在前房（可形成假性前房）和玻璃体腔播散，或对药物制剂中的成分发生的急性炎症反应。据报道，玻璃体腔注射曲安奈德后非感染性眼内炎的发生率为 0.2%~1.6%[58-61]。非感染性眼内炎的典型临床特征包括没有或轻度疼痛和眼睑水肿，与注射后立即进行的结膜注射相比没有增加，没有纤维蛋白和真正的前房积脓，以及没有或轻度的玻璃体混浊。应仔细监测这些患者，以排除早期眼内炎引起的进行性炎症反应。此外，如果患者注意到眼部症状有任何变化，如与注射后立即出现的症状相比，疼痛、视力下降或眼睛发红加剧，应指示

[6] Forster RK, Zachary IG, Cottingham AJ, Jr, Norton EWD. Further observations on the diagnosis cause, and treatment of endophthalmitis. Am J Ophthalmol. 1976; 81(1):52–56

[7] Peyman GA, Vastine DW, Raichand M. Experimental aspects and their clinical application. Ophthalmology. 1978; 85(4):374–385

[8] Henry K, Cantrill H, Fletcher C, Chinnock BJ, Balfour HH, Jr. Use of intravitreal ganciclovir (dihydroxy propoxymethyl guanine) for cytomegalovirus retinitis in a patient with AIDS. Am J Ophthalmol. 1987; 103(1):17–23

[9] Vitravene injection (fomivirsen sodium intravitreal injectable). Approval letter, pages 1–4. Vol. 2004. U.S. Food and Drug Administration Web site. Available at: www.fda.gov/cder/foi/nda/98/20961_Vitravene_Approv.pdf. Accessed April 29, 2004

[10] Ramulu PY, Do DV, Corcoran KJ, Corcoran SL, Robin AL. Use of retinal procedures in medicare beneficiaries from 1997 to 2007. Arch Ophthalmol. 2010; 128(10):1335–1340

[11] Peyman GA, Lad EM, Moshfeghi DM. Intravitreal injection of therapeutic agents. Retina. 2009; 29(7):875–912

[12] Cekiç O, Chang S, Tseng JJ, et al. Intravitreal triamcinolone injection for treatment of macular edema secondary to branch retinal vein occlusion. Retina. 2005; 25(7):851–855

[13] Antcliff RJ, Spalton DJ, Stanford MR, Graham EM, ffytche TJ, Marshall J. Intravitreal triamcinolone for uveitic cystoid macular edema: an optical coherence tomography study. Ophthalmology. 2001; 108(4):765–772

[14] Young S, Larkin G, Branley M, Lightman S. Safety and efficacy of intravitreal triamcinolone for cystoid macular oedema in uveitis. Clin Experiment Ophthalmol. 2001; 29(1):2–6

[15] Martidis A, Duker JS, Puliafito CA. Intravitreal triamcinolone for refractory cystoid macular edema secondary to birdshot retinochoroidopathy. Arch Ophthalmol. 2001; 119(9):1380–1383

[16] Gregori NZ, Flynn HW, Jr, Schwartz SG, et al. Current infectious endophthalmitis rates after intravitreal injections of anti-vascular endothelial growth factor agents and outcomes of treatment. Ophthalmic Surg Lasers Imaging Retina. 2015; 46(6):643–648

[17] Rasmussen A, Bloch SB, Fuchs J, et al. A 4-year longitudinal study of 555 patients treated with ranibizumab for neovascular age-related macular degeneration. Ophthalmology. 2013; 120(12):2630–2636

[18] Gillies MC, Walton R, Simpson JM, et al. Fight Retinal Blindness! Project Investigators. Prospective audit of exudative age-related macular degeneration: 12-month outcomes in treatment-naive eyes. Invest Ophthalmol Vis Sci. 2013; 54(8):5754–5760

[19] Englander M, Chen TC, Paschalis EI, Miller JW, Kim IK. Intravitreal injections at the Massachusetts Eye and Ear Infirmary: analysis of treatment indications and postinjection endophthalmitis rates. Br J Ophthalmol. 2013; 97(4):460–465

[20] Lyall DA, Tey A, Foot B, et al. Post-intravitreal anti-VEGF endophthalmitis in the United Kingdom: incidence, features, risk factors, and outcomes. Eye (Lond). 2012; 26(12):1517–1526

[21] Day S, Acquah K, Mruthyunjaya P, Grossman DS, Lee PP, Sloan FA. Ocular complications after anti-vascular endothelial growth factor therapy in Medicare patients with age-related macular degeneration. Am J Ophthalmol. 2011; 152 (2):266–272

[22] Martin DF, Maguire MG, Fine SL, et al. Comparison of Age-related Macular Degeneration Treatments Trials (CATT) Research Group. Ranibizumab and bevacizumab for treatment of neovascular age-related macular degeneration: two-year results. Ophthalmology. 2012; 119(7):1388–1398

[23] Fileta JB, Scott IU, Flynn HW, Jr. Meta-analysis of infectious endophthalmitis after intravitreal injection of anti-vascular endothelial growth factor agents. Ophthalmic Surg Lasers Imaging Retina. 2014; 45(2):143–149

[24] Speaker MG, Milch FA, Shah MK, Eisner W, Kreiswirth BN. Role of external bacterial flora in the pathogenesis of acute postoperative endophthalmitis. Ophthalmology. 1991; 98(5):639–649, discussion 650

[25] Bannerman TL, Rhoden DL, McAllister SK, Miller JM, Wilson LA. The source of coagulase-negative staphylococci in the Endophthalmitis Vitrectomy Study. A comparison of eyelid and intraocular isolates using pulsed-field gel electrophoresis. Arch Ophthalmol. 1997; 115(3):357–361

[26] Han DP, Wisniewski SR, Wilson LA, et al. Spectrum and susceptibilities of microbiologic isolates in the Endophthalmitis Vitrectomy Study. Am J Ophthalmol. 1996; 122(1):1–17

[27] Leong JK, Shah R, McCluskey PJ, Benn RA, Taylor RF. Bacterial contamination of the anterior chamber during phacoemulsification cataract surgery. J Cataract Refract Surg. 2002; 28(5):826–833

[28] Gordon DF, Jong BB. Indigenous flora from human saliva. Appl Microbiol. 1968; 16(2):428–429

[29] McCarthy C, Snyder ML, Parker RB. The indigenous oral flora of man. I. The

---

特别关注

● 据报道，玻璃体内注射后，可能发生感染性和非感染性的眼内炎。临床特征可能有助于区分感染性和非感染性炎症，但建议对这两种情况进行密切监测。

其立即联系眼科医生。表 37.1 总结了玻璃体腔注射后有助于区分感染性和非感染性炎症的临床特征。

37.7 结论

玻璃体腔注射已成为治疗多种眼后段疾病的常用技术，也是视网膜专家治病武器的重要组成部分。为了提升玻璃体腔注射的结果，应小心注意降低并发症的风险。治疗的最终结果不仅取决于所使用药物治疗的安全性和有效性，还取决于与手术本身相关的安全性和潜在不良事件。

表 37.1　区分玻璃体腔注射后感染性和非感染性炎症的临床特征

	感染性	非感染性
常见的特征		
疼痛	中到重度	通常较轻
视力丧失	重度	轻到中度
纤维蛋白	典型病例存在	罕见
前房积脓	非常常见	罕见
玻璃体混浊	通常显著	通常轻微
结膜充血	非常常见	通常不出现
少见的特征		
视网膜浸润	有时出现	不出现
视网膜内出血	常见	罕见
视网膜血管变白	可能存在	不出现
临床病程	快速进展恶化	缓慢好转

参考文献

[1] Ohm J. Über die behandlung der netzhautablösung durch operative entleerung der subretinalen flössigkeit und einspritzung von luft in den glaskörper. Albrecht Von Graefes Arch Ophthalmol. 1911; 79:442–450

[2] Schneider J, Frankel SS. Treatment of late postoperative intraocular infections with intraocular injection of penicillin. Arch Ophthal. 1947; 37(3):304–307

[3] Rycroft BW. Penicillin and the control of deep intra-ocular infection. Br J Ophthalmol. 1945; 29(2):57–87

[4] Rosengren B. 300 cases operated upon for retinal detachment; method and results. Acta Ophthalmol (Copenh). 1952; 30(1):117–122

[5] Cibis PA, Becker B, Okun E, Canaan S. The use of liquid silicone in retinal detachment surgery. Arch Ophthalmol. 1962; 68:590–599

newborn to the 1-year-old infant. Arch Oral Biol. 1965; 10:61–70

[30] Veringa E, van Belkum A, Schellekens H. Iatrogenic meningitis by Streptococcus salivarius following lumbar puncture. J Hosp Infect. 1995; 29(4):316–318

[31] Sherertz RJ, Reagan DR, Hampton KD, et al. A cloud adult: the Staphylococcus aureus-virus interaction revisited. Ann Intern Med. 1996; 124(6):539–547

[32] O'Kelly SW, Marsh D. Face masks and spinal anaesthesia. Br J Anaesth. 1993; 70(2):239

[33] McLure HA, Talboys CA, Yentis SM, Azadian BS. Surgical face masks and downward dispersal of bacteria. Anaesthesia. 1998; 53(7):624–626

[34] Trautmann M, Lepper PM, Schmitz FJ. Three cases of bacterial meningitis after spinal and epidural anesthesia. Eur J Clin Microbiol Infect Dis. 2002; 21 (1):43–45

[35] McCannel CA. Meta-analysis of endophthalmitis after intravitreal injection of anti-vascular endothelial growth factor agents: causative organisms and possible prevention strategies. Retina. 2011; 31(4):654–661

[36] Moss JM, Sanislo SR, Ta CN. Antibiotic susceptibility patterns of ocular bacterial flora in patients undergoing intravitreal injections. Ophthalmology. 2010; 117(11):2141–2145

[37] Avery RL, Bakri SJ, Blumenkranz MS, et al. Intravitreal injection technique and monitoring: updated guidelines of an expert panel. Retina. 2014; 34 (Suppl)(11):S1–S18

[38] Speaker MG, Menikoff JA. Prophylaxis of endophthalmitis with topical povidone-iodine. Ophthalmology. 1991; 98(12):1769–1775

[39] Friedman DA, Mason JO, III, Emond T, McGwin G, Jr. Povidone-iodine contact time and lid speculum use during intravitreal injection. Retina. 2013; 33 (5):975–981

[40] Isenberg SJ, Apt L, Yoshimori R, Khwarg S. Chemical preparation of the eye in ophthalmic surgery. IV. Comparison of povidone-iodine on the conjunctiva with a prophylactic antibiotic. Arch Ophthalmol. 1985; 103(9):1340–1342

[41] Grimes SR, Mein CE, Trevino S. Preoperative antibiotic and povidone-iodine preparation of the eye. Ann Ophthalmol. 1991; 23(7):263–266

[42] Ta CN, Egbert PR, Singh K, Shriver EM, Blumenkranz MS, Miño De Kaspar H. Prospective randomized comparison of 3-day versus 1-hour preoperative ofloxacin prophylaxis for cataract surgery. Ophthalmology. 2002; 109 (11):2036–2040, discussion 2040–2041

[43] Osher RH, Amdahl LD, Cheetham JK. Antimicrobial efficacy and aqueous humor concentration of preoperative and postoperative topical trimethoprim/polymyxin B sulfate versus tobramycin. J Cataract Refract Surg. 1994; 20(1):3–8

[44] Vasavada AR, Gajjar D, Raj SM, Vasavada V, Vasavada V. Comparison of 2 moxifloxacin regimens for preoperative prophylaxis: prospective randomized triple-masked trial. Part 2: residual conjunctival flora. J Cataract Refract Surg. 2008; 34(8):1383–1388

[45] Moss JM, Nguyen D, Liu YI, et al. Comparison of one-day versus one-hour application of topical gatifloxacin in eliminating conjunctival bacterial flora. Ophthalmology. 2008; 115(11):2013–2016

[46] injection: effect on endophthalmitis rate. Retina. 2011; 31(10):2032–2036

[47] Moss JM, Sanislo SR, Ta CN. A prospective randomized evaluation of topical gatifloxacin on conjunctival flora in patients undergoing intravitreal injections. Ophthalmology. 2009; 116(8):1498–1501

[48] Cheung CS, Wong AW, Lui A, Kertes PJ, Devenyi RG, Lam WC. Incidence of endophthalmitis and use of antibiotic prophylaxis after intravitreal injections. Ophthalmology. 2012; 119(8):1609–1614

[49] Halachmi-Eyal O, Lang Y, Keness Y, Miron D. Preoperative topical moxifloxacin 0.5% and povidone-iodine 5.0% versus povidone-iodine 5.0% alone to reduce bacterial colonization in the conjunctival sac. J Cataract Refract Surg. 2009; 35(12):2109–2114

[50] Kim SJ, Toma HS. Ophthalmic antibiotics and antimicrobial resistance a randomized, controlled study of patients undergoing intravitreal injections. Ophthalmology. 2011; 118(7):1358–1363

[51] Kim SJ, Toma HS. Antimicrobial resistance and ophthalmic antibiotics: 1-year results of a longitudinal controlled study of patients undergoing intravitreal injections. Arch Ophthalmol. 2011; 129(9):1180–1188

[52] Milder E, Vander J, Shah C, Garg S. Changes in antibiotic resistance patterns of conjunctival flora due to repeated use of topical antibiotics after intravitreal injection. Ophthalmology. 2012; 119(7):1420–1424

[53] Schimel AM, Scott IU, Flynn HW, Jr. Endophthalmitis after intravitreal injections: should the use of face masks be the standard of care? Arch Ophthalmol. 2011; 129(12):1607–1609

[54] Kozak I, Cheng L, Freeman WR. Lidocaine gel anesthesia for intravitreal drug administration. Retina. 2005; 25(8):994–998

[55] Miller JJ, Scott IU, Flynn HW, Jr, Smiddy WE, Newton J, Miller D. Acute-onset endophthalmitis after cataract surgery (2000–2004): incidence, clinical settings, and visual acuity outcomes after treatment. Am J Ophthalmol. 2005; 139(6):983–987

[56] Høvding G, Sjursen H. Bacterial contamination of drops and dropper tips of in-use multidose eye drop bottles. Acta Ophthalmol (Copenh). 1982; 60 (2):213–222

[57] Moshfeghi AA, Scott IU, Flynn HW, Jr, Puliafito CA. Pseudohypopyon after intravitreal triamcinolone acetonide injection for cystoid macular edema. Am J Ophthalmol. 2004; 138(3):489–492

[58] Sutter FK, Gillies MC. Pseudo-endophthalmitis after intravitreal injection of triamcinolone. Br J Ophthalmol. 2003; 87(8):972–974

[59] Roth DB, Chieh J, Spirn MJ, Green SN, Yarian DL, Chaudhry NA. Noninfectious endophthalmitis associated with intravitreal triamcinolone injection. Arch Ophthalmol. 2003; 121(9):1279–1282

[60] Nelson ML, Tennant MT, Sivalingam A, Regillo CD, Belmont JB, Martidis A. Infectious and presumed noninfectious endophthalmitis after intravitreal triamcinolone acetonide injection. Retina. 2003; 23(5):686–691

[61] Jonas JB, Kreissig I, Degenring RF. Endophthalmitis after intravitreal injection of triamcinolone acetonide. Arch Ophthalmol. 2003; 121(11):1663–1664

第**38**章
眼后节药物输送

Sumit Sharma, Glenn J. Jaffe

38.1 引言

眼后段病变可以通过多种途径给药进行治疗；然而，眼睛的解剖特点会产生多重屏障以妨碍治疗剂量的药物运送到眼后段。血-眼屏障由视网膜血管内皮、视网膜色素上皮和非色素纤毛上皮的紧密连接来构成[1]。药物可以通过局部滴眼液、长效缓释结膜下植入物、眼周注射、玻璃体腔注射、手术在玻璃体腔植入缓释剂或玻璃体腔注射缓释剂运送至眼后段。此外，基于生物材料和纳米技术的进步，已经开发了各种实验技术将药物运送到眼后段。全身给药通常通过口服、肌内或静脉途径。本章讨论了除在第 37 章已经讨论的玻璃体腔注射以外的各种在局部运送药物至眼后段的方法。

38.2 眼周注射

眼周注射后，药物通过以下两种方式之一被吸收：从注射部位缓慢引流到泪膜并通过角膜，或穿过巩膜和脉络膜渗透到视网膜色素上皮、视网膜和玻璃体[2]。眼周注射后，进入眼睛的药物量与药物分子穿透巩膜、脉络膜和视网膜色素上皮的能力有关。脂溶性分子，如醋酸泼尼松龙，理论上比水溶性化合物，如妥布霉素更好地渗透入眼。巩膜允许大于 70kDa 的分子扩散，而角膜不允许大于 1kDa 的分子扩散[2]。眼周注射是相对低效的运送途径，实际上只有 2%~4% 的给药剂量渗透入眼[3]。然而，与全身给药只有少到可忽略不计的药物到达眼内相比，它们是药物运送到眼后段的有效手段[2]。尤其是对于可

> **精粹**
>
> ● 尽管通过眼周途径给药的药物总体眼生物利用度相对较低，但通常仍显著高于全身给药时的生物利用度，特别是与亲脂性药物，如醋酸泼尼松龙相比。

引起全身毒性的亲脂性药物，通过眼周途径不仅能有效输送，同时还能降低全身毒性。

临床上，在眼周注射皮质类固醇较为常见，最常用于治疗眼后段的非感染性炎症和黄斑囊样水肿。注射可以在短时间内如每周进行一次，但每次注射的部位需要隔开较远。为了最大限度地向眼后段输送药物，注射时，通常要尽可能靠后地进入眼球 Tenon 囊下空间。目前已有很多眼周注射的技巧。可以使用颞下或颞上方法；然而，我们认为颞上注射能让更多的药物到达眼后段[4]。这两种方法都可能导致皮肤脱色素，特别是皮肤颜色较深的患者，尽管这个问题在颞下注射时更为常见[5,6,7]。

曲安奈德眼球 Tenon 囊下后注射（PSTI）已被用于治疗非感染性前、中、后和全葡萄膜炎，效果极佳[8-12]。多项研究表明，当 PSTI 曲安奈德控制炎症时，患者保持无炎症状态的百分比减少了 3 个月。然而，可以重复注射以实现长期控制。类固醇相关

> **精粹**
>
> ● 对于眼球 Tenon 囊下注射，可采用下方和上方的方法。然而，后一种方法通常能够使注射的药物到达更靠后的部位。

副作用,包括高眼压和白内障,可能会限制重复注射的使用。

一些初步研究 PSTI 曲安奈德治疗糖尿病性黄斑水肿(DME)的结果显示,与玻璃体腔注射曲安奈德(IVTA)相比,其视力有所提高[13-16]且副作用小[17,18]。糖尿病性视网膜病变临床研究网络 (DRCR.net)进行了第二阶段随机、前瞻性试点研究(方案 E),以确定 PSTI 曲安奈德单独或与局部激光联合治疗轻度黄斑水肿的安全性和有效性。在本研究中,PSTI 曲安奈德对患者没有益处,并且与注射的副作用相关,包括眼压升高和上睑下垂[19]。本研究仅包括视力良好的患者,因此,正如其他研究所建议的,对于弥漫性 DME 和视力差的患者来说,在进行格栅样局部光凝治疗之前行 PSTI 曲安奈德仍然是一种有用的辅助手段[20,21]。

研究发现,与 PSTI 相比,IVTA 治疗后的作用持续时间更长[22,23]。PSTI 曲安奈德与眼压升高有关,但眼压升高程度低于 IVTA[24,25]。据报道,PSTI 曲安奈德治疗后的其他副作用,包括感染性视网膜炎复发[26]、皮肤脱色素[5]、视网膜和脉络膜血管闭塞[27]、感染性晶体角膜病变[28]、疱疹性角膜炎[29]、眼眶脓肿[30-32]、包裹性囊肿[33]和感染性巩膜炎[34]。

38.3 不可生物降解的植入物

不可生物降解的缓释植入物基于两种设计之一:基质或储存系统。储存系统包括由半透性或不

可渗透的不可生物降解材料层包围的中央药芯[35,36]。通过微调半透性和不可渗透层的设计,可以控制植入物药物释放速率[35,36]。储库植入物的释放速率基于药物释放的表面积、半透性涂层的厚度、植入物的形状以及药物通过半透性涂层扩散的难易程度。释放曲线遵循零级动力学,其特征在于药物释放的初始爆发最小,随后药物随时间持续释放。相反,在基质系统中,药物均匀分散在基质材料中。药物释放依赖于药物通过多基质材料的缓慢扩散。不可生物降解的植入物含有少量药物,但能在眼睛中产生治疗药物浓度。

不可生物降解植入物的药物递送通常依赖于药物从植入物简单扩散到房水或玻璃体。玻璃体与视网膜接触,并间接与脉络膜和巩膜、后房和晶状体后囊膜接触。植入物释放的药物分子扩散到整个玻璃体,然后进入周围组织。任何药物的玻璃体浓度取决于植入物的释放速率、眼后段的体积、玻璃体内代谢和通过周围组织的药物清除速率。眼睛的分布体积由眼球的大小、眼睛中蛋白质的量和周围组织的亲脂性决定。此外,尽管药物分子的含水量很高,但其在玻璃体中的分布并不均匀,因为局部浓度梯度受到通过每个边界组织的不同清除率的影响[37]。

根据药物溶解度、植入物结构和聚合物涂层,不可生物降解的药物输送植入物可设计成在较长时间内释放药物。由于释放持续时间长,不可生物降解的缓释植入物特别适用于治疗慢性疾病,如青光眼、巨细胞病毒视网膜炎、年龄相关性黄斑变性(AMD)、糖尿病和葡萄膜炎[35,38-41]。

两种不同的持续释放的醋酸氟轻松植入物已被批准用于治疗眼部疾病:一种非生物可侵蚀的、延长释放的、可植入的醋酸氟轻松装置(Retisert,博士伦),必须在手术室通过手术植入(图 38.1)和一种小得多的、非生物可侵蚀的、可注射的醋酸氟轻松植入物(Iluvien, Alimera),可在门诊注射。醋酸氟轻松植入物目前在美国被批准用于治疗非感染性后葡萄膜炎[42]。醋酸氟轻松植入物在美国和欧洲某些国家被批准用于治疗 DME[43]。

手术放置的醋酸氟轻松植入物在 3 年内每天释放 $0.59\mu g$ 醋酸氟轻松[42]。该系统提供恒定的药物释放,从而避免类固醇溶液注入玻璃体或通过生物可复制植入物的峰谷效应。醋酸氟轻松植入物已用于

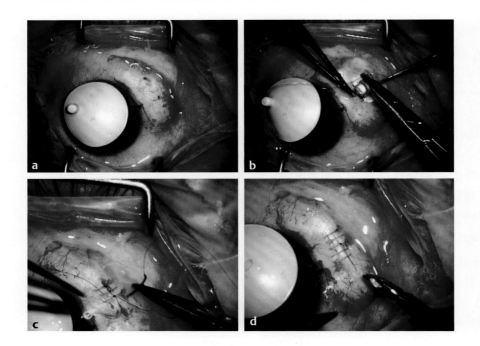

图 38.1　玻璃体腔植入手术技术。(a) 在角膜缘后方 3.75mm 处用微玻璃体视网膜刀片制作一个 3.5mm 的圆周全厚度切口（小心在切口长度上切开平坦部上皮）。(b) 用无齿镊或持针器抓住植入物，并将其植入眼中（之前，双臂 8-0 尼龙缝线穿过植入物锚固支柱放置）。(c) 用双臂 8-0 聚丙烯缝线全厚度咬合将植入物固定在巩膜上。然后用中断 9-0 聚丙烯缝线将伤口缝合在锚固缝线的尾部。(d) 在最远的 9-0 缝线的边缘将 8-0 缝线剪短，使其平放在巩膜上。然后将结膜封闭在植入物上。眼球 Tenon 囊可以作为一个单独的层封闭，以确保植入物被很好地覆盖，缝线不会侵蚀结膜。

治疗对常规系统免疫抑制和眼周类固醇注射难治的严重葡萄膜炎。进行了一项多中心、随机、剂量屏蔽的临床试验，以确定在后段葡萄膜炎患者中玻璃体内持续释放醋酸氟轻松植入物的安全性和有效性[44]。醋酸氟轻松植入物将植入眼的总复发率从植入前 34 周的 51.4% 降低到研究眼植入后的 6.1%（P<0.0001），而非植入眼的复发率显著增加。植入后，辅助治疗的使用也显著减少。多中心葡萄膜炎类固醇治疗（MUST）试验将患有中间、后葡萄膜炎或全葡萄膜炎的患者随机分为两组，分别接受醋酸氟轻松植入物或皮质类固醇加全身免疫抑制治疗，以评估作为主要的结果指标最佳矫正视力的变化。虽然两组之间的视力改善没有统计学上的显著差异，但氟轻松植入组的视力有提高的趋势[45]。植入组在视觉相关生活质量方面有更大的改善，残余活性葡萄膜炎的发生率较低，需要开具治疗全身感染的处方率较低。植入醋酸氟轻松后 2 年观察到的最常见的严重不良事件是需要白内障摘除的白内障进展（80%）、IOP 比基线升高超过 10mmHg（65%）和过滤性手术（26%）[45,46]。在这种难以治疗的患者群体中，醋酸氟轻松植入物控制炎症，并与所研究的大部分眼睛的视敏度改善相关联；然而，由于氟轻松植入物对眼压和晶状体透明度的影响，这些患者必须在术后密切监测。

还研究了氟轻松植入剂治疗 DME。一项为期 4 年的随机前瞻性研究显示，尽管在研究开始前 12 周使用局部光凝，但在持续性 DME 的情况下，氟轻松植入剂与附加激光相比，在 6 个月时达到了视力增加大于 15 个字母的主要终点。该研究还达到了中央黄斑厚度减少和糖尿病视网膜病变严重程度评分的次要终点[47]。然而，副作用是常见的，最显著的是 91% 的有晶状体患者需要行白内障摘除，在 61.4% 的眼中 IOP 升高超过 30mmHg，以及在 33.8% 眼中 IOP 升高需要手术治疗。因为植入物需要放置在手术室中，并且导致需要手术干预的高眼压发生率，所以限制了在常规临床实践中使用这种植入物来治疗 DME。

使用改良的针头系统注射可注射的醋酸氟轻松植入物，其在 3 年[48]内每天释放 0.2ug 或 0.5ug 醋酸氟轻松。两种剂量的眼部给药速率在 1 周达到峰值，并在降至稳态水平至少 12 个月之前保持该水平 2

> **精粹**
>
> ● 当替换先前放置的生物可侵蚀植入物时，植入物可以与缝合到巩膜上的支柱分离。必须小心确保两者都从眼睛中取出。使用后段灌注可以帮助植入物"漂浮"出眼睛。

个月[48]。在两项随机、前瞻性、假注射对照试验中，评估了 0.2μg 和 0.5μg 氟轻松植入物的有效性和安全性，两种剂量均达到了主要研究终点；与假注射组的 16% 相比，28% 的眼睛的视力提高了 15 个字母以上[49]。在 2 年时，0.2μg 和 0.5μg 剂量的视力平均提高分别为 4.4 个和 5.4 个字母，而假注射组为 1.7 个字母。0.2μg 和 0.5μg 剂量的切口青光眼手术率分别为 3.7% 和 7.6%。3 年时的结果相似[43]。几乎所有有晶状体眼都需要手术。在亚组分析中，发现低剂量（0.2μg）植入物对持续时间大于 3 年的 DME 患者比持续时间小于 3 年的 DME 患者更有效[50]。这一发现意义重大，因为它代表了对难治性 DME 患者的一种治疗选择。

38.4 生物可降解植入物

可生物降解的植入物是有用的，因为它们不需要被取出，并且在形状上具有更多的灵活性。这些植入物通常由诸如聚乳酸、聚乙醇酸和聚乳酸-乙醇酸（PLGA）的聚合物组成，这些聚合物允许植入物随着时间的推移而溶解和释放生物活性药物。这些材料是生物相容的，广泛用作缝合材料、外科支架、骨螺钉和血管移植物，并已被重新用于包被生物活性分子和用作生物可降解植入物。从生物可降解植入物中释放药物的速率取决于植入物的总表面积、负载药物的百分比、药物的水溶性和聚合物降解的速度[51]。从这些材料中释放药物通常有 3 个阶段：从植入物表面的初始破裂、植入物降解时的扩散阶段和植入物崩解时的最终破裂。

地塞米松植入剂（Ozurdex，Allergan，Inc）是一种被 PLGA 包被含地塞米松的玻璃体腔植入剂，经美国食品和药物管理局批准，用于治疗 DME、视网膜分支或中央静脉阻塞导致的黄斑囊样水肿以及非感染性葡萄膜炎。该植入物含有 0.7mg 地塞米松，在临床上用预装的一次性注射器通过巩膜注入玻璃体腔。它向玻璃体腔释放类固醇约 6 个月，前 2 个月浓度达到峰值[52]。在一项研究中，使用基于光学相干断层扫描的中央黄斑厚度监测来确定注射地塞米松植入物后理想地再治疗间隔。在大约 8 周内对黄斑水肿有快速和显著的影响，在第 32 周内有适度的影响；理想地再治疗点是第 20 周[53]。

一项为期 26 周的多中心、随机、前瞻性临床试验评估了两种不同剂量地塞米松植入物（0.7mg 和 0.35mg）治疗非感染性中间或后葡萄膜炎的安全性和有效性。在该试验中，0.7mg、0.35mg 和假治疗组在 8 周时没有玻璃体炎症的眼数分别为 47%、36% 和 12%[54]。与假治疗组相比，0.7mg、0.35mg 和假治疗组 IOP 大于 25mmHg 的眼数分别为 7.1%、8.7% 和 4.2%。对于 0.7mg、0.35mg 和假治疗组，达到视力改善大于 15 个字母主要终点的眼睛百分比分别为 22.2%、18.4% 和 12.0%[55]。在 3 年的试验中，平均需要大约 4 次治疗。在两个地塞米松植入组中，中央黄斑厚度的平均减少量相似（约 110μm），而在假治疗组（约 40μm）中减少量显著较低。地塞米松植入后，患白内障的人数是假治疗的 3 倍多。在分别用 0.7mg 和 0.35mg 剂量治疗的 27.7% 和 24.8% 的眼睛中，观察到 IOP 比基线增加了 10mmHg 以上。在大多数情况下，这种眼压升高是通过药物或监测来控制的；在用 0.7mg 剂量治疗的两只眼睛和用 0.35mg 剂量治疗的一只眼睛中进行小梁切除术。在一项评估地塞米松植入物治疗视网膜分支或中央静脉阻塞眼睛的研究中发现了类似的结果[56]。这些试验的结果导致美国食品和药物管理局批准将 0.7mg 地塞米松植入物用于 DME、非感染性葡萄膜炎和由视网膜分支或中央静脉阻塞引起的黄斑囊样水肿。有人建议，与 IVTA 注射后的较高剂量相比，持续低剂量皮质类固醇释放到玻璃体中可能更有效[57]。尽管较大的规格和使用隧道切口，注射地塞米松植入物并没有发现比注射抗 VEGF 药物更疼痛[58]。

无晶状体眼和人工晶状体眼有地塞米松植入物向前移位的风险，玻璃体切除眼比非玻璃体切除眼更有可能发生这种并发症[59-62]。植入物向前移位与角膜失代偿、疼痛、IOP 升高和误认为的前房积脓有关。幸运的是，植入物通常可以通过外科手术重新定位到玻璃体腔中。但是在某些情况下，可能需要外科手术来移除移位的植入物。地塞米松植入物也可能会被截留在前玻璃体前面，以及后囊膜和硅油泡之间。在这两种情况下，植入物自发地重新定位到下玻璃体腔，没有任何其他并发症[63,64]。植入物在注射过程中或注射后不久发生碎裂；幸运的是，这一事件并没有改变眼部药物输送的速率或持续时间[65-68]。通过标准白内障超声乳化术，可以安全且成功地处理意外注射到晶状体中地塞米松植入物[69,70]。

38.4.1 细胞包囊技术

细胞包囊技术(ECT)系统是一种外科聚合植入物,含有一种可存活的、永生化的、基因修饰的人视网膜色素上皮细胞系,旨在过量生产治疗蛋白。使用 ECT 疗法有几个优点:它提供了将编码治疗蛋白的任何基因工程化到细胞中的潜力,治疗蛋白是新合成的并在体内释放,该蛋白在眼球内的可利用性可以是长期和持续的,并且 ECT 植入物的释放量可以被控制以达到理想的治疗剂量。因此,ECT 可以提供一种将蛋白质和多肽持续长期输送到玻璃体、视网膜和脉络膜的有效手段。

ECT 已用于 NT-501 植入物,它分泌睫状神经营养因子(CNTF)[71,72]。NT-501 植入物(图 38.2)直径为 1mm,长 6mm,由半透性聚合物外膜组成,一端带有钛锚,以便将其缝合于巩膜,并含有支持人体细胞的内部聚乙烯支架。它被一个胶囊包裹,该胶囊允许营养物和治疗分子自由向外扩散,同时防止免疫细胞进入[71,73]。植入物通过手术植入,穿过平坦部 2.0mm 的巩膜切口,并用一根缝线固定。切口用额外的缝线缝合。目前,正在研究 NT-501 对所有阶段的视网膜色素变性和非新生血管性黄斑变性地图状萎缩的潜在治疗作用[74]。在为期 2 年的临床试验中,两种不同版本的植入物,每种都分泌不同量的 CNTF,在 2 年的时间里持续产生 CNTF,并且在整个研究的 2 年里都有临床上可存活的细胞。没有在任何患者中检测到针对包囊细胞的抗体和抗 CNTF 抗体[74]。虽然这项研究证明了 ECT 植入物用于生产 CNTF 的长期稳定性,但进一步评估 CNTF 在治疗 RP 和 AMD 相关的地图状萎缩中的功效的研究仍在进行中。第二阶段,抗 VEGF 生成 ECT 植入物 NT-503 的剂量递增研究已经在新生血管性黄斑变

特别关注

● 玻璃体切割术和晶状体切除术都大大降低了眼内药物的半衰期,不管它们从眼睛中清除的主要途径是什么。然而,眼部炎症可能会增加或减少消除率,这取决于手头的特定药物和转运机制。

性受试者中完成。在这些研究中,植入物产生的可溶性 VEGF 受体蛋白与 VEGF trap 相似,持续时间至少为 2 年,与持续的视力提高和中央凹厚度减少相关[75]。对装置设计的额外修改增加了植入体产生的药物的总剂量[75]。

38.4.2 可植入缓释药物储库

植入式药物泵在治疗眼部疾病方面虽然有一定的希望,但目前仍面临诸多挑战:其需要足够小才能被成功植入眼球周围,必须含有微量即能起效的药物,并且需要以最小侵入性的方式进行程控和再填充。微机电系统技术已经用于后节微泵药物输送系统(Posterior MicroPump Drug Delivery System,PMP;Replenish 公司)。该系统已被植入人体,并将药物微粒输送到玻璃体腔[76]。PMP(图 38.3)由 5 个部件组成:密封包装的电子器件,为装置供电并控制药物输送;能够储存 60μL 药物的储药器;单向止回阀;可通过 31 号针头经结膜进入的再填充端口;用于释放药物的眼内管道[77]。PMP 植入的方式类似于植入青光眼引流装置,可以在球周麻醉下进行。该装置的端口通过平坦部插入玻璃体腔,植入物的剩余部分位于结膜下。遥测系统无线连接到 PMP 以接收泵功能信息并控制药物输送速率。PMP 的第一项人体安全性研究发现,植入体可以运作 90 天,能够将微量药物输送到玻璃体腔内,并显示出有疗效的趋势,尽管该研究无法检测到效果[76]。在狗身上进行的为期 1 年的可行性研究表明,在这段时间内,移植物具有良好的耐受性,并为人类的进一步研究奠定了基础[78]。

基因泰克公司已经获得了世界范围内独有的、不可生物降解的、可再填充的端口输送系统(PDS-1.0)的专利,该系统由 ForSight VISION4 公司(ForSight 实验室,有限责任公司)开发,用于持续输送雷珠单抗(基因泰克公司)[79]。三维模式图显示,通过标准外科技术经平坦部的 3.2mm 巩膜切口将该系统植入结膜下(图 38.4),不需要巩膜缝线。植入物在微创诊间操作预载 6 个月,并在两次再填充之间输送恒定剂量的药物。最近,一项初步的一期安全性和有效性试验已经完成,二期研究正在进行中[80]。

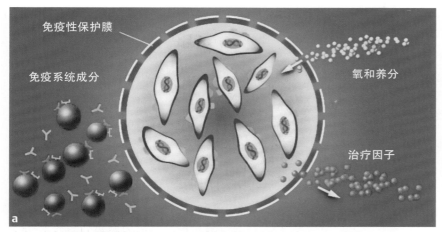

免疫性保护膜

免疫系统成分

氧和养分

治疗因子

a

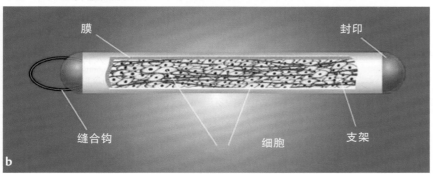

膜

封印

缝合钩

细胞

支架

b

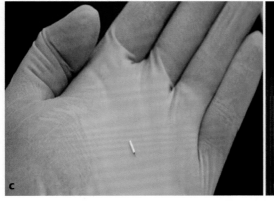

c

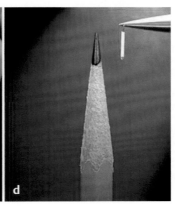

d

图 38.2 细胞包囊技术植入物。(a)半透性聚合物外膜,其一端具有钛锚 (b),有利于缝合到巩膜上,并包含支撑人类细胞的内部聚乙烯支架。它被一个胶囊包裹着,胶囊允许营养物质和治疗分子在膜上向外自由扩散,同时防止免疫细胞进入。(c,d)植入物与铅笔尖对比。

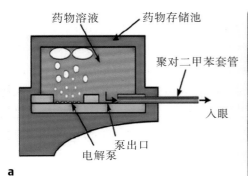

药物溶液

药物存储池

聚对二甲苯套管

入眼

泵出口

电解泵

a

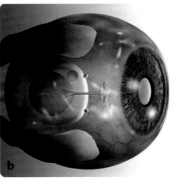

b

图 38.3 (a)Replenish 公司的微泵模式图,显示了填充有药物溶液的药物储存器被抽入电解泵并通过聚对二甲苯套管插入眼球。(b)三维模式图显示将微型泵放在巩膜上,套管插入眼球。

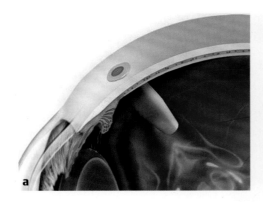
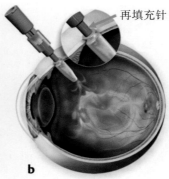

再填充针

图 38.4 （a）端口输送系统植入物嵌在巩膜中，无须缝合。（b）三维模式图显示了定制地再填充针，用于再填充植入物。

参考文献

[1] Sasaki H, Yamamura K, Mukai T, et al. Enhancement of ocular drug penetration. Crit Rev Ther Drug Carrier Syst. 1999; 16(1):85–146

[2] Raghava S, Hammond M, Kompella UB. Periocular routes for retinal drug delivery. Expert Opin Drug Deliv. 2004; 1(1):99–114

[3] Kovacs K, Wagley S, Quirk MT, et al. Pharmacokinetic study of vitreous and serum concentrations of triamcinolone acetonide after posterior sub-tenon's injection. Am J Ophthalmol. 2012; 153(5):939–948

[4] Nussenblatt RB, Whitcup SM. Philosophy, goals and approaches to medical therapy. In Nussenblatt RB, Whitcup SM, eds. Uveitis: fundamentals and clinical practice. 3rd ed. Philadelphia, PA: Mosby;2004:95–136

[5] Gallardo MJ, Johnson DA. Cutaneous hypopigmentation following a posterior sub-tenon triamcinolone injection. Am J Ophthalmol. 2004; 137(4):779–780

[6] Dal Canto AJ, Downs-Kelly E, Perry JD. Ptosis and orbital fat prolapse after posterior sub-Tenon's capsule triamcinolone injection. Ophthalmology. 2005; 112:1092–1097

[7] Ferrante P, Ramsey A, Bunce C, Lightman S. Clinical trial to compare efficacy and side-effects of injection of posterior sub-Tenon triamcinolone versus orbital floor methylprednisolone in the management of posterior uveitis. Clin Experiment Ophthalmol. 2004; 32(6):563–568

[8] Sen HN, Vitale S, Gangaputra SS, et al. Periocular corticosteroid injections in uveitis: effects and complications. Ophthalmology. 2014; 121(11):2275–2286

[9] Salek SS, Leder HA, Butler NJ, Gan TJ, Dunn JP, Thorne JE. Periocular triamcinolone acetonide injections for control of intraocular inflammation associated with uveitis. Ocul Immunol Inflamm. 2013; 21(4):257–263

[10] Leder HA, Jabs DA, Galor A, Dunn JP, Thorne JE. Periocular triamcinolone acetonide injections for cystoid macular edema complicating noninfectious uveitis. Am J Ophthalmol. 2011; 152(3):441–448.e2

[11] Sajnani D. Posterior sub-Tenon's triamcinolone injections in the treatment of uveitis. Eye (Lond). 1999; 13(Pt 5):703–704

[12] Tanner V, Kanski JJ, Frith PA. Posterior sub-Tenon's triamcinolone injections in the treatment of uveitis. Eye (Lond). 1998; 12(Pt 4):679–685

[13] Verma LK, Vivek MB, Kumar A, Tewari HK, Venkatesh P. A prospective controlled trial to evaluate the adjunctive role of posterior subtenon triamcinolone in the treatment of diffuse diabetic macular edema. J Ocul Pharmacol Ther. 2004; 20(4):277–284

[14] Bakri SJ, Kaiser PK. Posterior subtenon triamcinolone acetonide for refractory diabetic macular edema. Am J Ophthalmol. 2005; 139(2):290–294

[15] Entezari M, Ahmadieh H, Dehghan MH, Ramezani A, Bassirnia N, Anissian A. Posterior sub-tenon triamcinolone for refractory diabetic macular edema: a randomized clinical trial. Eur J Ophthalmol. 2005; 15(6):746–750

[16] Javadzadeh A. The effect of posterior subtenon methylprednisolone acetate in the refractory diabetic macular edema: a prospective nonrandomized interventional case series. BMC Ophthalmol. 2006; 6:15

[17] Choi YJ, Oh IK, Oh JR, Huh K. Intravitreal versus posterior subtenon injection of triamcinolone acetonide for diabetic macular edema. Korean J Ophthalmol. 2006; 20(4):205–209

[18] Ozdek S, Bahçeci UA, Gürelik G, Hasanreisoglu B. Posterior subtenon and intravitreal triamcinolone acetonide for diabetic macular edema. J Diabetes Complications. 2006; 20(4):246–251

[19] Chew E, Strauber S, Beck R, et al. Diabetic Retinopathy Clinical Research Network. Randomized trial of peribulbar triamcinolone acetonide with and without focal photocoagulation for mild diabetic macular edema: a pilot study. Ophthalmology. 2007; 114(6):1190–1196

[20] Shimura M, Nakazawa T, Yasuda K, Shiono T, Nishida K. Pretreatment of posterior subtenon injection of triamcinolone acetonide has beneficial effects for grid pattern photocoagulation against diffuse diabetic macular oedema. Br J Ophthalmol. 2007; 91(4):449–454

[21] Chung EJ, Freeman WR, Azen SP, Lee H, Koh HJ. Comparison of combination posterior sub-tenon triamcinolone and modified grid laser treatment with intravitreal triamcinolone treatment in patients with diffuse diabetic macular edema. Yonsei Med J. 2008; 49(6):955–964

[22] Yalcinbayir O, Gelisken O, Kaderli B, Avci R. Intravitreal versus sub-tenon posterior triamcinolone injection in bilateral diffuse diabetic macular edema. Ophthalmologica. 2011; 225(4):222–227

[23] Nan K, Sun S, Li Y, et al. Characterisation of systemic and ocular drug level of triamcinolone acetonide following a single sub-Tenon injection. Br J Ophthalmol. 2010; 94(5):654–658

[24] Iwao K, Inatani M, Kawaji T, et al. Frequency and risk factors for intraocular pressure elevation after posterior sub-Tenon capsule triamcinolone acetonide injection. J Glaucoma. 2007; 16:251–256

[25] Hirano Y, Ito T, Nozaki M, et al. Intraocular pressure elevation following triamcinolone acetonide administration as related to administration routes. Jpn J Ophthalmol. 2009; 53(5):519–522

[26] Yamamoto Y, Kato Y, Tabuchi H, Fukushima A. Case of cytomegalovirus retinitis aggravated by sub-Tenon injection of triamcinolone acetonide with subsequent metastatic liver cancer. Clin Ophthalmol. 2013; 7:411–415

[27] Moshfeghi DM, Lowder CY, Roth DB, Kaiser PK. Retinal and choroidal vascular occlusion after posterior sub-tenon triamcinolone injection. Am J Ophthalmol. 2002; 134(1):132–134

[28] Hollander DA, Clay EL, Sidikaro Y. Infectious crystalline keratopathy associated with intravitreal and posterior sub-Tenon triamcinolone acetonide injections. Br J Ophthalmol. 2006; 90(5):656

[29] Hashizume K, Nabeshima T, Fujiwara T, Machida S, Kurosaka D. A case of herpetic epithelial keratitis after triamcinolone acetonide subtenon injection. Cornea. 2009; 28(4):463–464

[30] Azarbod P, Mohammed Q, Akram I, Moorman C. Localised abscess following an injection of subtenon triamcinolone acitonide. Eye (Lond). 2007; 21(5):672–674

[31] Engelman CJ, Palmer JD, Egbert P. Orbital abscess following subtenon triamcinolone injection. Arch Ophthalmol. 2004; 122(4):654–655

[32] Kusaka S, Ikuno Y, Ohguro N, Hori Y, Tano Y. Orbital infection following posterior subtenon triamcinolone injection. Acta Ophthalmol Scand. 2007; 85(6):692–693

[33] Chan CK, Mohamed S, Tang EW, Shanmugam MP, Chan NR, Lam DS. Encapsulated triamcinolone cyst after subtenon injection. Clin Experiment Ophthalmol. 2006; 34(4):360–362

[34] Gharaee H, Khalife M, Poor SS, Abrishami M. Infectious scleritis after subtenon triamcinolone acetonide injection. Ocul Immunol Inflamm. 2011; 19(4):284–285

[35] Ashton P, Blandford DL, Pearson PA, Jaffe GJ, Martin DF, Nussenblatt RB. Review: implants. J Ocul Pharmacol. 1994; 10(4):691–701

[36] Jaffe GJ, Yang CH, Guo H, Denny JP, Lima C, Ashton P. Safety and pharmacokinetics of an intraocular fluocinolone acetonide sustained delivery device. Invest Ophthalmol Vis Sci. 2000; 41(11):3569–3575

[37] Tojo K, Isowaki A. Pharmacokinetic model for in vivo/in vitro correlation of intravitreal drug delivery. Adv Drug Deliv Rev. 2001; 52(1):17–24

[38] Musch DC, Martin DF, Gordon JF, Davis MD, Kuppermann BD, The Ganciclovir

Implant Study Group. Treatment of cytomegalovirus retinitis with a sustained-release ganciclovir implant. N Engl J Med. 1997; 337(2):83–90

[39] Jaffe GJ, Yang CS, Wang XC, Cousins SW, Gallemore RP, Ashton P. Intravitreal sustained-release cyclosporine in the treatment of experimental uveitis. Ophthalmology. 1998; 105(1):46–56

[40] Jaffe GJ, Ben-Nun J, Guo H, Dunn JP, Ashton P. Fluocinolone acetonide sustained drug delivery device to treat severe uveitis. Ophthalmology. 2000; 107 (11):2024–2033

[41] Gooch N, Molokhia SA, Condie R, et al. Ocular drug delivery for glaucoma management. Pharmaceutics. 2012; 4(1):197–211

[42] Callanan DG, Jaffe GJ, Martin DF, Pearson PA, Comstock TL. Treatment of posterior uveitis with a fluocinolone acetonide implant: three-year clinical trial results. Arch Ophthalmol. 2008; 126(9):1191–1201

[43] Campochiaro PA, Brown DM, Pearson A, et al. FAME Study Group. Sustained delivery fluocinolone acetonide vitreous inserts provide benefit for at least 3 years in patients with diabetic macular edema. Ophthalmology. 2012; 119 (10):2125–2132

[44] Jaffe GJ, Martin D, Callanan D, Pearson PA, Levy B, Comstock T, Fluocinolone Acetonide Uveitis Study Group. Fluocinolone acetonide implant (Retisert) for noninfectious posterior uveitis: thirty-four-week results of a multicenter randomized clinical study. Ophthalmology. 2006; 113(6):1020–1027

[45] Kempen JH, Altaweel MM, Holbrook JT, et al. Multicenter Uveitis Steroid Treatment (MUST) Trial Research Group. Randomized comparison of systemic anti-inflammatory therapy versus fluocinolone acetonide implant for intermediate, posterior, and panuveitis: the multicenter uveitis steroid treatment trial. Ophthalmology. 2011; 118(10):1916–1926

[46] Friedman DS, Holbrook JT, Ansari H, et al. MUST Research Group. Risk of elevated intraocular pressure and glaucoma in patients with uveitis: results of the multicenter uveitis steroid treatment trial. Ophthalmology. 2013; 120 (8):1571–1579

[47] Pearson PA, Comstock TL, Ip M, et al. Fluocinolone acetonide intravitreal implant for diabetic macular edema: a 3-year multicenter, randomized, controlled clinical trial. Ophthalmology. 2011; 118(8):1580–1587

[48] Campochiaro PA, Hafiz G, Shah SM, et al. Famous Study Group. Sustained ocular delivery of fluocinolone acetonide by an intravitreal insert. Ophthalmology. 2010; 117(7):1393–9.e3

[49] Campochiaro PA, Brown DM, Pearson A, et al. FAME Study Group. Long-term benefit of sustained-delivery fluocinolone acetonide vitreous inserts for diabetic macular edema. Ophthalmology. 2011; 118(4):626–635.e2

[50] Cunha-Vaz J, Ashton P, Iezzi R, et al. FAME Study Group. Sustained delivery fluocinolone acetonide vitreous implants: long-term benefit in patients with chronic diabetic macular edema. Ophthalmology. 2014; 121(10):1892–1903

[51] Shive MS, Anderson JM. Biodegradation and biocompatibility of PLA and PLGA microspheres. Adv Drug Deliv Rev. 1997; 28(1):5–24

[52] Chang-Lin JE, Attar M, Acheampong AA, et al. Pharmacokinetics and pharmacodynamics of a sustained-release dexamethasone intravitreal implant. Invest Ophthalmol Vis Sci. 2011; 52(1):80–86

[53] Mathew R, Pearce E, Muniraju R, Abdel-Hay A, Sivaprasad S. Monthly OCT monitoring of Ozurdex for macular oedema related to retinal vascular diseases: re-treatment strategy (OCTOME Report 1). Eye (Lond). 2014; 28 (3):318–326

[54] Lowder C, Belfort R, Jr, Lightman S, et al. Ozurdex HURON Study Group. Dexamethasone intravitreal implant for noninfectious intermediate or posterior uveitis. Arch Ophthalmol. 2011; 129(5):545–553

[55] Boyer DS, Yoon YH, Belfort R, Jr, et al. Ozurdex MEAD Study Group. Three-year, randomized, sham-controlled trial of dexamethasone intravitreal implant in patients with diabetic macular edema. Ophthalmology. 2014; 121 (10):1904–1914

[56] Haller JA, Bandello F, Belfort R, Jr, et al. OZURDEX GENEVA Study Group. Randomized, sham-controlled trial of dexamethasone intravitreal implant in patients with macular edema due to retinal vein occlusion. Ophthalmology. 2010; 117(6):1134–1146.e3

[57] Yilmaz T, Cordero-Coma M, Lavaque AJ, Gallagher MJ, Padula WV. Triamcinolone and intraocular sustained-release delivery systems in diabetic retinopathy. Curr Pharm Biotechnol. 2011; 12(3):337–346

[58] Moisseiev E, Regenbogen M, Rabinovitch T, Barak A, Loewenstein A, Goldstein M. Evaluation of pain during intravitreal Ozurdex injections vs. intravitreal bevacizumab injections. Eye (Lond). 2014; 28(8):980–985

[59] Khurana RN, Appa SN, McCannel CA, et al. Dexamethasone implant anterior chamber migration: risk factors, complications, and management strategies. Ophthalmology. 2014; 121:67–71

[60] Kishore SA, Schaal S. Management of anterior chamber dislocation of dexamethasone implant. Ocul Immunol Inflamm. 2013; 21(1):90–91

[61] Collet B. Management of ozurdex in the anterior chamber. JAMA Ophthalmol. 2013; 131(12):1651–1652

[62] Vela JI, Crespí J, Andreu D. Repositioning of dexamethasone intravitreal implant (Ozurdex) migrated into the anterior chamber. Int Ophthalmol. 2012; 32(6):583–584

[63] Wai Ch'ng S, Padroni S, Banerjee S. Anterior vitreous displacement of the intravitreal dexamethasone implant (Ozurdex). Eye (Lond). 2014; 28(2):238–239

[64] Banerjee PJ, Petrou P, Zvobgo TM, Charteris DG. Spontaneous relocation of a trapped retrolenticular slow-release dexamethasone implant (Ozurdex) in a silicone oil-filled eye of a pseudophakic patient. Eye (Lond). 2014; 28 (8):1036–1037

[65] Agrawal R, Fernandez-Sanz G, Bala S, Addison PK. Desegmentation of Ozurdex implant in vitreous cavity: report of two cases. Br J Ophthalmol. 2014; 98 (7):961–963

[66] Rishi P, Mathur G, Rishi E. Fractured Ozurdex™ implant in the vitreous cavity. Indian J Ophthalmol. 2012; 60(4):337–338

[67] Roy R, Hegde S. Split Ozurdex implant: a caution. Can J Ophthalmol. 2013; 48 (1):e15–e16

[68] Donmez O, Parlak M, Yaman A, Saatci AO. Splitting of a dexamethasone implant (Ozurdex) following the Injection. Case Rep Ophthalmol Med. 2013; 2013:247949

[69] Berarducci A, Sian IS, Ling R. Inadvertent dexamethasone implant injection into the lens body management. Eur J Ophthalmol. 2014; 24(4):620–622

[70] Coca-Robinot J, Casco-Silva B, Armadá-Maresca F, García-Martínez J. Accidental injections of dexamethasone intravitreal implant (Ozurdex) into the crystalline lens. Eur J Ophthalmol. 2014; 24(4):633–636

[71] Emerich DF, Thanos CG. NT-501: an ophthalmic implant of polymer-encapsulated ciliary factor-producing cells. Curr Opin Mol Ther. 2008; 10:506–515

[72] Dunn KC, Aotaki-Keen AE, Putkey FR, Hjelmeland LM. ARPE-19, a human retinal pigment epithelial cell line with differentiated properties. Exp Eye Res. 1996; 62(2):155–169

[73] Sieving PA, Caruso RC, Tao W, et al. Ciliary neurotrophic factor (CNTF) for human retinal degeneration: phase I trial of CNTF delivered by encapsulated cell intraocular implants. Proc Natl Acad Sci U S A. 2006; 103:3896–3901

[74] Kauper K, McGovern C, Sherman S, et al. Two-year intraocular delivery of ciliary neurotrophic factor by encapsulated cell technology implants in patients with chronic retinal degenerative diseases. Invest Ophthalmol Vis Sci. 2012; 53:7484–7491

[75] Neurotech Pharmaceuticals. Treating the symptoms of wet AMD. NT-503. 2015

[76] Humayun M, Santos A, Altamirano JC, et al. Implantable MicroPump for drug delivery in patients with diabetic macular edema. Transl Vis Sci Technol. 2014; 3(6):5

[77] Saati S, Lo R, Li PY, Meng E, Varma R, Humayun MS. Mini drug pump for ophthalmic use. Curr Eye Res. 2010; 35(3):192–201

[78] Gutiérrez-Hernández JC, Caffey S, Abdallah W, et al. One-year feasibility study of replenish MicroPump for intravitreal drug delivery: a pilot study. Transl Vis Sci Technol. 2014; 3(4):8

[79] Genentech. Genentech announces first milestone payment to device-maker ForSight VISION4, Inc. in development of sustained delivery lucentis. 2012

[80] ClinicalTrials.gov. Preliminary safety and efficacy of the PDS-1.0 in patients with neovascular age related macular degeneration (AMD). 2015

第39章
激光治疗玻璃体视网膜疾病

Yannis M. Paulus, Mark S. Blumenkranz

视网膜激光疗法是 50 多年前开始发展起来的,其对许多玻璃体视网膜和脉络膜疾病的治疗都产生了深远的影响。自从 1960 年红宝石激光器问世以来[1],视网膜激光治疗的安全性和有效性已经在几个大型临床试验中得到研究。由于在激光技术和对激光-组织相互作用的分子理解方面已经取得了重大进展,目前可在保证激光疗效的同时最大限度地降低组织损伤。本章简要地介绍了视网膜激光治疗的历史,讨论了激光和激光-组织相互作用背后的科学原理,回顾了传递系统和当前评估激光的临床应用和试验,并讨论了近年来在视网膜激光治疗中有应用前景的创新。着重阐述了激光在增生性糖尿病视网膜病变(PDR)、糖尿病性黄斑水肿(DME)、视网膜中央静脉阻塞(CRVO)、视网膜分支静脉阻塞(BRVO)、中心性浆液性脉络膜视网膜病变(CSCR)、脉络膜新生血管(CNV)、视网膜肿瘤、息肉状脉络膜血管病变(PCV)、视网膜撕裂和许多其他视网膜疾病中的重要临床作用。

39.1 历史

1900 年,马克斯·普朗克(Max Planck)发表了能量和辐射频率之间的关系。1917 年,阿尔伯特·爱因斯坦(Albert Einstein)提出了受激辐射的概念;也就是说,可以激发电子发射特定波长的光,为激光的发展创造了理论框架[2]。但直到 1954 年,第一个利用这些概念的装置才被开发出来,当时美国物理学家查尔斯·汤斯(Charles H. Townes)、赫伯特·J.蔡格(Herbert J. Zeiger)和詹姆斯·P.戈登(James P. Gordon)在哥伦比亚大学制造了第一个微波激射器(通

过受激辐射进行微波放大)。1960 年 3 月,贝尔实验室的汤斯(Townes)和亚瑟·L.(Arthur L. Schawlow)获得了一项使用光的类似装置的专利:LASER(通过受激辐射进行光放大)。1960 年 5 月,加州休斯研究实验室的物理学家西奥多·迈曼 (Theodore H. Maiman) 利用合成红宝石和摄影闪光灯作为泵浦源,制造了第一台激光器,于是激光器诞生了。到 1961 年,几家公司开始生产商用激光器[3]。

虽然激光直到 1960 年才发展起来[1],但是视网膜光凝术却可以追溯到苏格拉底,他观察到视网膜的太阳性视网膜炎或日食灼伤。切尔尼(Czerny)[4]和德国人[5]分别在 1867 年和 1882 年通过扩大瞳孔聚焦阳光验证了兔子视网膜的光烧伤。然而,由于太阳的运动、对天气的依赖和大的角度(0.52°),利用阳光被证明是医疗应用中的次优选择。1944 年,埃克尔斯(Eccles)和弗林(Flynn)[6]对光暴露时间和在兔子视网膜中产生光灼伤所需的热强度之间的关系提供了一些见解。1955 年,伯恩斯(Byrnes)等[7]证明,暴露在核爆炸中的兔子视网膜的灼伤程度与暴露在阳光下的视网膜相似。次年,Guerry 等[8]和 Ham 等[9]对用碳弧灯产生的视网膜灼伤的暴露时间和强度进行了定量测量。

1945 年,格哈德·鲁道夫·埃德蒙·迈耶-施维克拉斯 (Gerhard Rudolph Edmund Meyer-Schwick-erath)博士[10]在注意到与凝视日食有关的视网膜灼伤后,推测聚焦的辐射能量可以用来制造一种有意的、治疗性的脉络膜视网膜损伤。他证明了阳光可以用于这个目的。然而,由于无法调节功率导致其产生了碳弧,并最终产生了氙弧[11]。到 1956 年,氙弧已被广泛接受,被证明是发射从 400~1600nm 的

所有波长的强烈多色白光的便利来源，并且产生没有选择性组织靶向的全厚度脉络膜视网膜灼伤。

目前，氙弧已经被更具选择性的激光所取代。激光器发射离散波长，并具有高度准直性，允许聚焦成较小的光斑尺寸。Kapany 等[12]和 Zweng 等[13]在1963 年进行了迈曼红宝石激光器的临床研究。用脉冲激光器产生全层视网膜烧伤的困难和视网膜下出血的风险归因于 2 毫秒的脉冲持续时间和发射的红色波长；这促进了眼科用连续波（CW）气体离子激光器的发展。

氩蓝绿色激光器是由弗朗西斯·埃斯佩兰斯（Francis A. L'Esperance）博士于 1968 年推出的[14]，到 20 世纪 70 年代中期，它因红宝石激光器上的若干进步而迅速获得广泛认可。随后是氪激光器（1972 年）[15]和间接激光检眼镜（1981 年）[16]。可调有机染料激光器于 1981 年引入眼科，最初作为光动力疗法的来源，然后用于光凝疗法。染料激光能够改变输出波长以瞄准特定的眼组织。

半导体激光二极管开发于 1962 年，但在临床应用受到低功率输出的限制。技术的进步导致砷化镓铝激光二极管的发展，它可以发射超过 1W 的连续单色相干激光。这种激光器的发射波长在 780~840nm 之间，属于近红外光的范围。1987 年，Puliafito 等[17]首次使用二极管激光内光凝输送系统进行视网膜光凝损伤。McHugh 等[18]在 1989 年描述了使用二极管进行临床经瞳孔视网膜光凝治疗各种视网膜血管性疾病。二极管激光器现在有多种输送方式：经瞳孔裂隙灯生物显微镜和间接检眼镜、经巩膜和内镜。

39.2 激光原理

激光(LASER)是受激发射引起光放大的缩略语，是把能量泵入活性介质，并通过吸收离散量子的能量，从而将原子从较低的、更稳定的状态激发到较高的能级来实现的。随着能量的释放，它们从这个激发态回到较低的稳态。对于普通光源，受激原子独立地发射各种波长的光，这被称为自发辐射。在激光中，受激跃迁释放光子，光子的相位和频率与受激光相同。

激光器包括 3 个基本元件：活性介质、谐振腔和激励或泵浦机制。基本激光腔是通过将活性介质放入两端带有同轴反射镜的谐振腔中来建立的（图39.1）。其中一面镜子允许激光部分透射作为输出。泵浦源将能量引入活性介质，将原子激发到更高的能级，并实现粒子数反转。粒子数反转指的是更多的原子处于较高的能级而不是较低的能级。自发辐射出现在各个方向，很少击中镜子。只有受激辐射能击中镜子。所有受激辐射都具有相同的波长和方向。这样，被放大的、相干的且准直的光能作为激光能量释放出来。激光系统的不同之处在于有活性的激光介质和该介质的泵浦方式。

激光的几种特性使其成为受激辐射的独特来源。这些包括单色性、空间相干性、准直性和产生短脉冲的能力。单色性指的是发射非常窄的波段的能力。空间相干性指的是聚焦到非常小的光斑尺寸的能力。准直性是指光波没有发散。这些特性允许激光能量以谨慎控制的方式射向特定的目标组织。

39.2.1 激光输出模式

激光可以根据其功率输出随时间的变化来分类。激光输出可以在连续波或脉冲模式下工作。连续波激光器是功率输出随时间波动很小或没有波动的激光器。相干能量可以稳定地输出，如氩离子、氪气或二氧化碳激光器。脉冲模式激光器具有随时间波动的输出光束功率，如钕钇铝石榴石(Nd:YAG)激光器。脉冲持续时间可以从微秒（10^{-6}）到纳秒（10^{-9}）、皮秒（10^{-12}）或飞秒（10^{-15}）不等。在短脉冲持续时间内集中能量导致高峰值功率。连续的激光器也可以打开和关闭正常连续的激光输出而产生光脉冲。

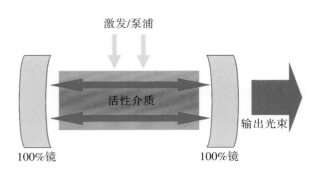

图 39.1　基本激光腔示意图，展示了激发/泵浦能量源、活性介质和光学腔，其中一个部分透明反射镜允许激光输出光束。

产生短激光脉冲有多种方法。一种方法是用连续波激光器机械地打开和关闭快门。用机械快门很难产生短于 1 微秒的脉冲。这种技术的一个缺点是当快门关闭时，大量的能量被浪费了。

产生短脉冲的一种更有效的方法是通过脉冲激光介质本身，如用闪光灯。许多当前的固态激光器以这种模式工作。可用的最短闪光灯脉冲约为 1 微秒。

Q 开关和锁模是两种方法，可以及时压缩激光输出以获得高峰值功率。Q 开关是一种腔内快门，它需要一种活性介质，允许原子在相对长的时间内保持高能状态，以产生高峰值功率。在适当的时候，打开开关快门，露出镜子。振荡和受激辐射紧随其后的是单一、短暂、高功率脉冲的发射。Q 指激光腔的品质因数，定义为存储在腔中的能量除以每个周期的能量损失。当 Q 开关将腔的品质因数从高到低改变时，高功率的快速提取得以实现。Q 开关可以通过电光、声光甚至机械方式实现。这与连续波或脉冲模式兼容。

锁模是一种可以产生皮秒到飞秒脉冲持续时间的超短脉冲的技术。通常，激光以几种频率振荡。通过将这些模式与一个腔镜附近的快门同步，可以获得一个称为锁模的过程，甚至更短、更强的脉冲。对于 Q 开关激光器和锁模激光器，大多数眼科模型的最大输出分别为 10~30mJ 和 4.5mJ。

39.2.2 激光器介质

激光器的特点是其活性介质决定的。根据这种物质的物理状态，激光器可分为为固体、液体、气体或半导体。此外，因为每个元素发出的波长谱是独特的，激光器便以产生它们的可激发介质命名。

固态激光器

固态激光器包括红宝石激光器、钕钇铝石榴石（Nd：YAG）激光器和铒钇铝石榴石（erbium：YAG）激光器。红宝石激光器中的活性元素是掺入晶体蓝宝石中的铬离子。在钕钇铝石榴石激光器中，钇铝石榴石晶体掺杂有钕离子。

气体离子激光器

气体离子激光器包括氩、氪、氦氖和二氧化碳激光器。离子激光器以电离气体为活性介质。二氧化碳与氮和氦结合，是二氧化碳激光器的活性介质。气体放电激光器不需要泵浦光。取而代之的是，两端都有镜子的狭长管子含有气体。确切的波长是由镜子上的涂层决定的，这是一种仅适用于特定波长的良好反射器。气体离子激光器的缺点包括需要特殊的高压电源和水冷管道。此外，其又大又贵，而且不便于携带。

液态激光器

可调染料激光器的工作基于溶解在溶液中的有机染料分子的转变。这些跃迁很宽，当使用一系列染料溶液时，从近紫外到近红外的波长是可用的。对于给定的染料，单色输出可以通过使用腔内调谐元件获得，通常是标准量具、棱镜或光栅。新型固态可调谐激光器越来越受欢迎，并正在取代某些可调谐染料激光器。

半导体激光器

二极管激光器由砷化镓或磷化铟的半导体晶体制成。发射光的波长是半导体晶体的特性。掺铝砷化镓是目前使用的最常见的半导体激光晶体，可以发射的波长为 780~850nm。通过掺杂其他材料可以产生其他波长，但是这些激光器的低功率输出限制了它们的临床应用。二极管激光器可用于多种输送模式：经瞳孔裂隙灯生物显微镜和激光间接检眼镜（LIO）、经巩膜和眼内探针。

二极管激光器的技术优势包括其紧凑的体积和便携性。激光器可以由普通的壁电流供电。此外，由于它们的高效率，产生的热量很少，不需要特殊的管道或水冷系统。由于半导体技术的进步，二极管激光器相对便宜。

二极管激光器的缺点包括非标准传输系统，其光束发散锥角大于标准氩和氪激光器。这使得在视网膜上聚焦均匀的圆形激光点更加困难。此外，高达 10% 的入射光束的红外激光反射可以发生在当前激光治疗透镜的前表面之外。这增加了治疗室中无保护助手的潜在危险。标准透镜具有在 400~700nm 可见光谱范围内有效的抗反射涂层。新型透镜还具有在近红外范围内有效的抗反射涂层。

39.2.3 激光–组织相互作用

激光与特定目标的相互作用取决于激光和目标的特性。最重要的激光参数包括波长、脉冲持续时间、光斑大小和功率。波长是激光腔活性介质的函数。根据波粒二象性原理，辐射以波和光子的形式传播。因此，给定波长的辐射与给定能量的光子相关联，那么 $E=hc/\lambda$，其中 h=普朗克常数，c=光速，以及 λ=波长。频率和能量随着波长的减小而增加。

根据激光波长、辐照度和曝光持续时间的参数，激光的影响因素可以分为几个主要类别：光化学、光热、光凝固、光破坏、光汽化和光消融。光化学是指非热光诱导的化学反应，如视网膜中的光转化或植物中的光合作用。光热指的是组织中的光吸收导致加热。光凝是一种热效应，是视网膜激光最常见的治疗应用。依赖光凝固机制的激光器的主要缺点是共依赖于色素，如黑色素或血红蛋白对辐射的吸收来吸收辐射。

当光子吸收或机械振动产生足以使生物分子变性的临界温度升高，导致目标组织内热诱导的结构变化时，就会发生光凝固。温度的上升与目标组织对光的吸收成正比。这是由分子吸收给定波长光子的能力决定的。视网膜温度的升高与氢的破坏和范德华力稳定分子结构有关。这些变化表现为生物活性或结构完整性的丧失，导致细胞坏死、止血和凝固。组织内破坏的程度也与激光功率、激光吸收、激光光斑大小和脉冲持续时间有关。

光破坏和光消融已经作为既定的医学激光程序加入光凝固[19]。与光凝固不同，它们不依赖于辐射的色素吸收。光破坏是一个使用高峰值功率电离激光脉冲来破坏组织的过程。能量集中在时间和空间，随着等离子体的形成，产生目标介质的光学击穿或电离。光消融使用高能紫外光子直接在照射表面将分子键断裂成更小的挥发性碎片，而不加热剩余的基底，从而去除组织。

39.2.4 组织变量

特定组织中光能转化为热能的效率取决于光在该部位吸收的效率。几个视觉因素决定了激光对目标组织的影响。激光必须首先透过眼睛介质到达目标组织。眼介质包括角膜、前房、晶状体和玻璃体。角膜可能有基质瘢痕，前房可能有前房积血，晶状体可能有白内障，玻璃体可能因炎症或血液存在而混浊。视网膜内或视网膜下的液体表现类似于玻璃混浊。

光化学的第一定律（格罗特斯–德雷珀定律）指出光子必须被目标吸收才能引发化学反应[20]。发色

团是吸收特定能量光子的分子。根据光子的能量，发色团可以经历键断裂、电离或各种类型的分子激发。在可见光谱（400~800nm）中，视网膜光凝术中涉及的主要发色团包括：红细胞中的血红蛋白、黄斑叶黄素、视网膜色素上皮（RPE）和色素脉络膜中的黑色素、光感受器中的视紫红质和视锥光色素以及 RPE 中的脂褐质。这些色素在照射区域的数量和分布决定了光凝固的水平。

血红蛋白位于视网膜内层和脉络膜的血管以及血管外组织中。血红蛋白的吸收光谱随其氧饱和度而变化。氧合血红蛋白在 542nm（绿色）和 577nm（黄色）吸收最大，而还原的脱氧血红蛋白在 555nm（黄色）吸收最大。蓝色、绿色和黄色吸收良好，而红色和红外吸收较差（图 39.2）。

叶黄素位于黄斑的内丛状层和外丛状层内，在一些白内障中吸收远低于 500nm。对蓝光的吸收好，对绿光的吸收差，对黄光和红光的吸收最小。蓝光除了被视网膜色素上皮和脉络膜吸收之外，还会导致内层视网膜的吸收。因此，利用蓝光进行黄斑光凝会导致神经视网膜上皮膜受损。

黑色素是所有色素的吸收特性最好的，位于视网膜色素上皮和色素脉络膜。波长越短，黑色素吸收越多。它的最大吸收波长为 400~700nm。眼底色素层越大，对光的吸收就越大，给定功率下的烧伤就

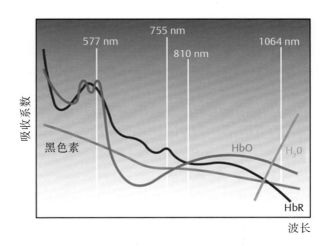

图 39.2　黑色素、氧化和还原（脱氧）血红蛋白和水的相对吸收系数与波长的关系。①血红蛋白主要吸收蓝光、绿光和黄光，但对红光吸收较差；②氧合血红蛋白的光吸收最大值位于 542nm（绿色）和 577nm（黄色）；③还原（静脉）血红蛋白比氧合血红蛋白具有更好的氦红光吸收。（Image Coureteay of Laser and Health Academy.）

越严重。因此，在用激光治疗轻度色素沉着的眼底时，可能需要更高的功率设置。

39.3 传送系统

目前在临床上常用的视网膜传送系统主要有三种：带或不带接触镜的裂隙灯生物显微镜、带聚光透镜的 LIO 显微镜和通过平坦部切口插入的眼内光凝探针。选择合适的激光传送系统进行治疗将取决于待治疗病变的位置、该系统在不同环境的设置（如诊室与手术室）、患者的舒适度和医生的偏好。

39.3.1 裂隙灯生物显微镜

裂隙灯生物显微镜是当今最常用的传送系统。功能系统的基本组件是激光源、将激光源连接到裂隙灯的连接系统以及将激光束传送至目标组织的裂隙灯显微镜。

光凝器根据波长、活性介质、附件系统、脉冲持续时间、功率和光斑大小选择系统进行区分。光凝器有多种波长可供选择。连接系统可以是光纤电缆或铰接镜臂。光纤电缆提供了更大的灵活性，而镜臂提供了更小光斑尺寸的维持光束结构。光斑大小选择器有两种类型，共焦和散焦。在共焦系统中，光斑大小不会通过改变治疗光束的焦平面而改变。相反，改变放大率会改变光斑大小。利用散焦系统，光斑大小通过治疗光束焦平面的前向移位而增加。今天，大多数光凝器都有一个混合光斑大小选择器系统，其中聚焦系统用于 50~200μm 范围，散焦系统用于 200μm 以上范围。

裂隙灯输送系统可以在有或没有接触镜的情况下使用。大多数后段应用需要接触镜作为激光应用的耦合装置。如今使用的各种接触镜在放大率、光斑大小和视野方面都有所不同。这些是确定为特定治疗区域合适接触镜的重要参数。自生物显微镜激光光凝术开始以来，传统的 Goldmann 三面镜已应用于前段和后段眼部疾病[21]。但用 Goldmann 三面镜在某一时刻只能观察到有限的区域，这导致了新型接触镜的发展，以优化特定后段结构的治疗。

目前，临床上使用的接触镜分为正透镜（凹面）和负透镜（凸面）。各种 Mainster 接触镜和 Rodenstock 全眼底接触镜都是正透镜，可以产生倒立的实像。Goldmann 和 Krieger 接触镜都是负透镜，可以产生正立的虚像。倒像透镜比直立像透镜提供了大得多的视野，允许治疗大面积的视网膜，同时保持视盘和黄斑区的可视化，以确保正确的定向。

Mainster 等[22]比较了 4 种常用接触镜的放大倍数、光斑大小和视场范围：Goldmann 三面镜、Krieger 接触镜、Rodenstock 全眼底接触镜和 Mainster 标准视网膜激光接触镜。Goldmann 三面镜和 Mainster 标准视网膜激光接触镜的放大率相似，而 Rodenstock 全眼底接触镜和 Krieger 接触镜的放大率分别降低了 24% 和 29%。Mainster 标准视网膜激光接触镜、Krieger 接触镜和 Rodenstock 全眼底接触镜的工作视野分别比 Goldmann 三面镜大 58%、8% 和 84%。工作视野是接触镜向光轴两侧倾斜 15° 时获得的最大视场。每个镜片的视野随着眼睛的屈光状态而变化（近视眼增加，远视眼减少）。视网膜烧伤的实际大小因使用的特定接触镜而异，取决于生物显微镜的光斑大小设置。对于 Goldmann 三面镜、Mainster 标准视网膜激光接触镜、Krieger 接触镜和 Rodenstock 全眼底接触镜，实际视网膜斑点大小分别比理想斑点大小设置大 8%、5%、53% 和 41%[22]。

Mainster 高放大倍率激光接触镜提供 1.25 倍的放大率，用于治疗黄斑病变。它提供 75° 的视野和 43° 的立体视野。视网膜斑点大小比实际斑点大小设置小 20%。Mainster 广角接触镜提供放大 0.68 倍的 125° 视野，适用于全视网膜激光光凝术（PRP）。视网膜斑点大小比斑点设置的大小大 47%。

39.3.2 激光间接检眼镜（LIO）

自 1981 年推出以来，LIO 已成为大多数玻璃体视网膜手术的一个重要组成部分[16]。与传统裂隙灯输送系统相比，它的视野更开阔，功能多样，具有许多优点。它可用于输送氩、氪和二极管激光。它扩大了激光光凝的范围，可以让不能保持座位的患者接受 PRP 治疗。它便于眼内气体或空气的光凝。它为冷冻疗法治疗周围视网膜破裂提供了一种替代方法。研究表明，LIO 光凝治疗早产儿视网膜病变与冷冻治疗一样有效[23]。二极管激光器的能效允许更大的便携性，使其成为新生儿重症监护病房的理想选择。

LIO 的缺点包括光学传送系统的不稳定性和与

裂隙灯传送系统相比放大倍数降低了 5~7 倍,导致烧伤面积大小和强度的变化[24]。此外,Friberg[25]证明激光烧伤到预期目标的精度仅精确到±200μm。当使用巩膜压陷的 LIO 时,产生视网膜烧伤所需的功率较少。烧伤面积大小、强度和位置的可变性限制了其在黄斑区光凝术的使用,但它非常适合治疗周围视网膜病变。

视网膜斑点的大小取决于眼科医生与患者的距离、聚光镜的度数以及患者的屈光状态。视网膜斑点的大小随着聚光镜的屈光度和眼睛的正屈光度的增加而增加。玻璃体填充物也影响斑点大小;空气和气体的存在导致斑点直径减小,而硅油和全氟化碳导致斑点直径增大。巩膜压陷通过降低眼后部的节点,导致激光斑点变小。

39.3.3 眼内光凝

眼内光凝是一种通过经平坦部巩膜切开术插入的光纤将能量传递到视网膜的技术。早期使用氙的眼内激光系统需要将激光针头靠近视网膜,并且其不能通过眼内气体定位,因为这会导致探针的热损伤[26]。由于这些限制,氙系统基本已被淘汰。

引入氩离子激光进行眼内光凝是玻璃体手术发展过程中的一个重要事件[27]。激光由于其固有的光束发散性,通过允许在离视网膜安全距离处进行治疗,增加了眼内光凝的安全性。此外,它允许通过充满气体的眼睛进行治疗。

在过去的几年中,眼内探针技术取得了相当大的进步,尤其是二极管激光器,每个眼内探针的功能范围都有所增加。结合激光和抽吸及输注功能的眼内探针现在已经可以使用,并且不再需要用单独的仪器反复进入眼内[28]。此外,结合二极管激光和照明光纤的眼内探针可以清晰地观察到通过操作显微镜可能被遮挡的结构[29]。

眼内光凝已经使许多重要的玻璃体视网膜手术操作成为可能,包括视网膜下液体的内引流、视网膜切除术和视网膜切开术。眼内激光输送系统增加了外科手术的范围和安全性。

39.4 技巧和设置

39.4.1 设置

3 个相互关联的因素控制着到达组织的能量:激光功率、光斑大小和脉冲持续时间。波长决定了能量所能传递到的组织深度。

波长

对于视网膜治疗,激光必须能够穿透屈光介质(角膜、房水、晶状体和玻璃体)与眼后段的目标组织相互作用。可见光范围内(波长为 400~1064nm)的电磁辐射有 75%~90%透过屈光介质。除了二极管和在红外部分发射的长脉冲 Nd:YAG 激光器之外,大多数用于光凝固的激光器在电磁波谱的可见部分发射辐射。通过利用被目标组织选择性吸收的光的波长,产生足够的热量来选择性地凝固目标组织。为了在最小化周围组织效应的同时最大化期望的治疗效果,可以选择发射波长与目标组织的吸收特性匹配的激光器(表 39.1)。

氩绿激光

氩激光器最初是发射 60%~70%蓝光的蓝绿色激光器。蓝绿色激光有几个缺点,主要与蓝色波长有关:白内障晶状体散射和吸收增加,黄斑叶黄素吸收导致不必要的视网膜内损伤,以及光化学毒性可能。由于这些原因,氩绿激光在很大程度上已经取代蓝绿色激光用于治疗视网膜血管异常和黄斑区光凝。绿光被黑色素和血红蛋白很好地吸收,而很少

表 39.1　常见视网膜激光器的主要波长

激光器	波长(nm)
Argon	
蓝绿	488
绿	514
Krypton	
黄	568
红	647
可调染料	570~630
倍频 Nd:YAG	532
双极管	805(780~850)
Nd:YAG	1064

被叶黄素吸收，从而产生一个保留内层视网膜的锥形损伤[30]。它有利于直接凝固血管，可让血管壁周围收缩，血红蛋白加热，导致血栓形成。氩绿激光器是 PRP 常用的激光器。

氪红激光

氪红被黑色素吸收良好，但被血红蛋白吸收较差。此外，叶黄素吸收最小，因此可用于治疗视网膜下视网膜中央凹附近的新生血管。氪红光在透过混浊介质和轻度玻璃体或浅视网膜下出血时，比氩绿有更好的穿透力。由于氪红的波长较长，它比氩绿穿透得更深，因此治疗时可能会更痛。

氩绿激光和氪红激光在视网膜光凝术中的主要区别在于氩绿激光能被血红蛋白很好地吸收，而氪红光却很少被吸收。因此，氩绿光可能对 CNV 产生主要的损害，而氪红光的热效应可能是由于新生血管周围色素组织的光吸收和加热，而不是血红蛋白对光的直接吸收。CNV 附近需要足够的黑色素来产生异常血管的热凝固。此外，氪红激光治疗引起的出血可能难以停止，因为血红蛋白对其吸收不佳。

染料黄色激光

可调谐染料激光器的输出可以在很宽的波长范围内调谐。染料黄色激光的优点包括散射最小，叶黄素吸收低，光化学损伤的可能性小。此外，它最大限度地被氧合血红蛋白吸收，氧合血红蛋白对黑色素的吸收率最高，氧合血红蛋白对脱氧血红蛋白的吸收率也较高[31]。染料黄色激光似乎有助于破坏血管结构，同时最大限度地减少对邻近色素组织的损伤。因此，许多手术医生更喜欢将其用于治疗视网膜血管和视网膜下新生血管病变。

二极管(红外)激光

二极管激光器在近红外范围内发射，与氪红激光器的临床特点相似。激光能量能够穿透白内障，并且比氩激光更好地穿透玻璃体积血。此外，二极管激光器显示出对浆液和视网膜水肿的良好穿透力。800nm 二极管激光器需要更大的功率和更长的曝光时间来实现光凝固。此外，视网膜色素上皮和脉络膜毛细血管吸收较少，导致能量渗透到更深的脉络膜。

能量

光凝固激光器的输出以功率单位(瓦特)表示，而光破坏和烧蚀激光器的输出以能量单位(焦耳)表示。功率(瓦特)等于能量(焦耳)除以时间周期(秒)。给定功率传递的时间越短，安全窗口越低，组织破裂和出血的风险就越大。尽管根据激光和眼睛介质的不同，光凝固可能需要高达 1W 的功率，但对于大多数的目的来说，几百毫瓦通常就足够了。

光斑大小

辐照度是单位面积的功率，单位为瓦特/平方米，随着光斑的减小而增加。较小的光斑受周围组织散热的影响更大，因此需要更高的辐照度来实现与较大光斑相同的中心效应。

$50\mu m$ 的光斑可用于靶向单个血管或在介质不透明的情况下使用，而 $50\mu m \sim 100\mu m$ 的光斑通常分别用于黄斑和周边视网膜的光凝。小光斑会降低安全窗口，并可能导致意外的脉络膜破裂和出血。

用于向眼后段输送激光能量的接触镜也能显著影响光斑大小。了解各种市售接触镜系统对光斑大小的影响非常重要。选择合适的镜头和光斑大小设置是达到预期效果同时最大限度减少并发症的必要条件。例如，Goldmann 三面镜和 Mainster 标准视网膜激光接触镜的光斑大小设置与产生的视网膜烧伤的实际大小密切相关。然而，Rodenstock 全眼底接触镜、Krieger 接触镜和 Mainster 标准视网膜激光接触镜产生的视网膜病变比光斑大小设置为 40%~50%。当使用这些接触镜时，应记住差异并调整激光设置。

脉冲持续时间

对于给定的功率，减少脉冲持续时间可以改变组织反应。短脉冲持续时间可能导致光破坏，而长脉冲持续时间可能导致光凝固。光能的数量与烧伤的持续时间成正比。如果持续时间增加，功率应该降低。光凝通常在 100~200ms 的脉冲持续时间下进行，但最近的研究表明，10~100ms 的较短脉冲持续时间可导致临床有效的烧伤，且治疗速度加快。在眼睛介质混浊的情况下，脉冲持续时间可以增加到大约 500ms。

39.4.2 技巧

激光治疗开始之前

患者应该有完整的检查和病史资料。眼部检查应包括最佳矫正视力(BCVA)、裂隙灯生物显微镜检查和间接检眼镜检查。辅助成像检查，如荧光素血管造影、彩色眼底照相、OCT 和吲哚菁绿血管造影，可以根据可能的诊断进行。当收集了所有的数据并做出诊断后，医生应该考虑可能的治疗选择，牢记疾病的自然病程。如果这种病变适合激光治疗，医生应该权衡激光治疗的潜在收益和风险。

医生应该与患者及其家属讨论患者的病情，以及激光治疗与自然病程相比的风险和益处。一旦患者被告知并选择接受激光治疗，患者应阅读并签署一份描述治疗目标、风险、益处和替代方案的知情同意书。

根据激光治疗程序，成像研究将有助于直接治疗。激光治疗前，患眼通常用 2.5% 去氧肾上腺素和 1% 托吡卡胺进行扩瞳。瞳孔扩大不足的患者可以使用 10% 去氧肾上腺素。

治疗

激光器打开后先预热。选择光斑大小、波长和脉冲持续时间，并将功率设置在预期的适当功率水平以下。然后患者被带到裂隙灯，在那里用一滴丙胺卡因或丁卡因眼科滴眼液麻醉眼睛。一旦眼睛被麻醉，小心调整裂隙灯，使患者感到舒适，下巴放在颌托上，头顶在横杠上。通常，头带被用来固定患者使其在手术过程中保持头部静止并向上顶在横杆上。

一旦患者坐稳并摆好头位，便可调节光束和瞄准光束的强度，从而使它们清晰可见，并避免过度眩光。接下来，调节脚踏板，使其处于可控的范围内，并且在待机位置进行测试，以使患者为激光发出的声音做好准备。然后将接触式检眼镜放在眼上，通过检眼镜检查眼底，医生记录标志和病理区域。对于黄斑激光治疗，将眼底与血管造影照片进行比较，并仔细定位视网膜中央凹标志，以便在治疗过程中容易识别。当医生准备开始治疗时，控制面板切换到开启位置，治疗开始。频繁使用眼底标志重新定向是确保治疗适当视网膜区域的好方法。

周边播散激光治疗的原则

全视网膜光凝术（PRP）是用裂隙灯生物显微镜和检眼镜进行的，LIO 是用聚光镜进行的。几种视网膜血管疾病可以用周边播散激光治疗，包括最常见的糖尿病视网膜病变、视网膜静脉阻塞、镰状细胞视网膜病变、高黏滞综合征、视网膜栓塞、放射视网膜病变、眼部缺血综合征、早产儿视网膜病变、家族性渗出性玻璃体视网膜病变（FEVR）、视网膜血管炎、葡萄膜炎、Eales 病、结节病、慢性视网膜脱离、颈动脉海绵窦瘘、Coats 病、视网膜动脉大动脉瘤和色素失禁。PRP 的基本原理是，它通过破坏缺氧视网膜，特别是代谢活跃的光感受器，减少对新生血管形成的刺激，并可改善剩余存活视网膜的氧灌注[32]。

PRP 通常用半导体、氩绿或氪红激光器进行。最初的完整治疗包括在外周视网膜上施加 1000~2000 次中度烧伤，持续 360°。烧伤间隔为半至一个激光斑的宽度，并且由视盘和颞侧血管弓开始向周围分布。为了尽量减少并发症，激光斑不应直接作用在主要视网膜血管、睫状后动脉和神经、视网膜内出血或大的新生血管组织。

传统上，PRP 分两次或更多次进行，以减轻患者的疼痛和激光治疗后加重的黄斑水肿。然而，糖尿病视网膜病变临床研究网络（DRCR.net）进行了一项非随机、前瞻性、多中心临床试验，比较了一次性治疗和分四次治疗的 PRP，没有发现临床差异。虽然在激光治疗后第 3 天和第 4 周，一次性治疗组的中央黄斑厚度（CMT）稍高，视力稍差。但第 34 周的主要终点出现逆转，与一次性治疗组相比，分四次治疗组的 CMT 厚了 8μm，视力差了两个字母[33]。如果 PRP 分为多次治疗，应首先在下方视网膜进行光凝，以避免在下一次治疗前发生玻璃体积血而干扰治疗。

裂隙灯生物显微镜的激光参数包括 200~500μm 直径的光斑和 10~200ms 的脉冲持续时间。开始的功率设置在大约 200mW 并以 20~50mW 递增，直到达到所需强度的灼烧（图 39.3）。所用功率将根据介质的透明度、视网膜水肿的存在和眼底色素沉着的程度而异。激光治疗通常被逐渐增加至可见的临床效果（视网膜变灰或变白），这对应于光感受器的坏死，在较高的设置下，对应于内层视网膜。

当 LIO 用于 PRP 或任何其他视网膜激光治疗时，应注意将来自间接光源和聚光透镜的激光束对准视网膜目标。应使用 20D 的聚光透镜来最小化远视眼或有玻璃体填充物（如硅油）的眼睛中的光斑大小。一个 28D 的透镜可以用来放大高度近视的眼睛和充满气体的眼睛的光斑大小。

黄斑区激光治疗的原则

一般来说，黄斑激光治疗要么是局部的，消融治疗散在的病变，如 CNV；要么是"局部"或"格栅样"

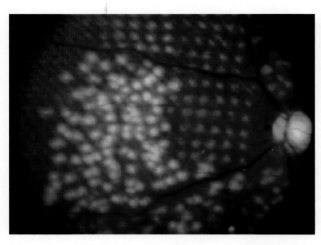

图 39.3　常规激光（图像中左下激光点）和图案化扫描激光（图像中右上激光点；PASCAL,Topcon）的眼底照片。用 PASCAL 显示出间隔更均匀、更小、强度更低的激光光斑。

治疗与糖尿病视网膜病变或分支静脉阻塞相关的视网膜内水肿。局部或格栅样激光光凝减轻黄斑水肿的机制尚不清楚。可能的解释包括：激光诱导的视网膜血流量减少；用新的健康细胞替换受损的视网膜色素上皮细胞；视网膜内氧气供应增加；以及通过刺激覆盖激光点的毛细血管和小静脉中内皮细胞的增殖来增强外部或内部血液–视网膜屏障[34]。

　　黄斑光凝术对波长选择有几个要求，包括：通过眼介质的有效传输；黄斑叶黄素吸收低；以及穿过视网膜下液体、视网膜水肿或视网膜内和视网膜下薄层出血。各种条件下的技术和激光参数将在本章后面关于适应证的章中描述。

激光治疗后

　　激光治疗完成后，激光器转到备用位置，取下检眼镜和头带。眼睛可以冲洗。激光参数，包括波长、功率、脉冲持续时间、光斑大小和治疗光斑数量，都记录在患者的图表中。需讨论包括术后预期和注意事项在内的说明，并为患者安排预约下一次治疗。

39.5 并发症

　　如同任何外科手术一样，激光光凝术有可能产生并发症。适当的患者选择、患者教育和激光参数设置可以最大限度地减少因能量过大或激光方向错误导致的最严重并发症。

　　除了粗心大意造成的视网膜中央凹烧伤之外，

激光方向错误还会导致角膜、虹膜和晶状体烧伤。使用带镜子的检眼镜治疗周边视网膜时，可能会出现前部组织烧伤。此外，当使用 LIO 时，它们可能发生；因此，当使用 LIO 时，意外的激光烧伤变得更加分散，应停止光凝，并检查角膜和晶状体的烧伤情况[35]。LIO 眼前段烧伤是由于聚焦不良造成的。虹膜烧伤可能导致虹膜炎、调节困难或后粘连[36]。晶状体色素吸收光线后，晶状体老化的眼睛最常出现焦点性晶状体混浊。这可以通过使用更长的波长来避免，如氪红激光。

　　尽管激光光凝术在临床上对抑制血管生成非常有效，但它也会导致不良副作用，包括应用过程中的明显不适[37]、永久性视网膜瘢痕形成、术后激光斑扩大、Bruch 破裂和 CNV 形成、暗点、渗出性视网膜脱离、视神经炎、视网膜色素上皮撕裂、视网膜下纤维化、视野丧失、色素沉着障碍、夜盲症和周边视力下降[38,39]。随着时间的推移，激光诱导视网膜病变的系统临床病理学分析表明，暴露 100ms 及更长时间通常会产生视网膜病变，不仅影响 RPE 和光感受器，还影响内核层、神经节细胞层和神经纤维层（NFL）。弓状神经纤维和视野缺陷可能由影响内层视网膜的激光损伤引起。PRP 也可能加剧 DME。永久性视网膜瘢痕有多种有害影响：①扭曲正常的视网膜结构，并用胶质/纤维基质替代；②破坏正常的视网膜连接；③与涉及细胞损失的浸润/炎症过程有关；④瘢痕区域中光感受器和（或）其他视网膜细胞的缺乏直接降低了视野灵敏度；⑤一级视网膜细胞的丧失可能通过突触间变性和炎症刺激导致其他视网膜神经元的丧失[40,41]。

　　如果眼睛在光凝过程中移动，并且眼科医生没有意识到是在黄斑区内进行治疗，或者如果视网膜中央凹不能被识别，则会发生视网膜中央凹的意外烧伤。当使用带镜子的检眼镜时，手术医生应该在通过选定的镜子治疗周围视网膜之前，通过检眼镜的中心来经常检查黄斑的位置。难以确定荧光素血管造影无法解决的视网膜中央凹中心可能是黄斑治疗的禁忌证。

　　重度 PRP 可导致眼压升高、脉络膜渗出、黄斑囊样水肿（CME）、夜盲症和视野丧失。眼内压也可能暂时升高。大多数压力上升都是开放角度变化的，其原因尚不清楚。较不常见的情况是，重度治疗会导致脉络膜渗出并伴有房角闭合和随后的眼压升高,这种情况可能会持续几天[42]。将治疗分成几个疗程可以降低这种并发症的风险。

直接治疗视网膜血管或视网膜新生血管可能导致出血。出血可能是激光光凝术的早期或晚期并发症。视网膜和玻璃体积血可能发生在使用功率大、斑点小的激光治疗过程中;出血可能会自动停止,或者通过直接激光治疗或压力停止。CNV 光凝术可导致立即或延迟出血。立即出血可发生在光凝区域或远处,而延迟出血通常发生在治疗不当的 CNV。密集、融合的 CNV 疗法,包括周围视网膜的边缘,应该可以降低这种并发症的发生频率。

CNV 的治疗会导致独特的并发症,包括视网膜色素上皮撕裂和黄斑裂孔。已经发现了视网膜色素上皮撕裂,特别是氪激光[43]。这最常发生在色素上皮分离的情况下,Gass[44]假设当色素上皮脱离出现自发性撕裂时,脱离与隐匿的 CNV 有关。在激光光凝后也发现了黄斑孔[45]。据认为,光凝瘢痕的收缩导致视网膜中央凹的切向力,从而导致黄斑裂孔。

光凝的延迟并发症包括继发性 CNV、视网膜下纤维化和黄斑皱褶。这些并发症通常发生在小斑点和严重烧伤导致 Bruch 膜破裂的区域。视网膜血管疾病,特别是与视网膜内出血相关的视网膜血管疾病,在光凝后会发生视网膜前膜收缩并出现视物变形。这可能是内界膜损坏的结果。

激光并发症不仅影响患者,也影响眼科医生。现在有确凿的证据表明,长期暴露在氩蓝光下会导致色觉的细微但明确的改变[46]。因此,眼科医生应通过安装适当的安全滤光器、阻挡蓝色激光或使用不同的激光波长来尽量减少暴露于氩蓝光和其他所有激光。

39.6 适应证

考虑激光光凝术在临床应用以及激光达到其临床效果的机制是有用的。这里只讨论最常见的条件疾病和技术。激光治疗疾病的数量远远超过独特的激光模式。由于许多疾病具有共同的病理成分,本章中提供的临床应用实例可以作为这些病变的范例。

39.6.1 糖尿病性黄斑水肿

糖尿病在世界范围内以流行病的比例增长。糖尿病性视网膜病变是 20~64 岁人群失明的主要原因,影响到 2910 万美国糖尿病患者中的 40%~45%,并占美国每年所有新失明病例的 12%[47]。视网膜病变的患病率和程度随着糖尿病的持续时间而增加。

糖尿病患者视力下降的最常见原因是黄斑水肿。DME 可经裂隙灯生物显微镜和光相干断层扫描得到诊断。DME 进一步细分为局灶性和弥漫性的。局灶性黄斑水肿的特征是视网膜增厚的分散区域与荧光素血管造影上的特定渗漏点相关。弥漫性黄斑水肿的特征是荧光素染料的广泛增厚和弥漫性渗漏,这反映了血-视网膜屏障的广泛破坏。

尽管抗血管内皮生长因子(抗 VEGF)治疗已经成为 DME 的主要治疗方法,并在本书的其他章中进行了讨论,但激光在现代实践中仍然发挥着重要作用。在抗 VEGF 药物出现之前的许多年里,激光是 DME 唯一有效的治疗方法。早期治疗糖尿病视网膜病变研究(ETDRS)是一项多中心、随机、对照临床试验,在 1980—1985 年期间,至少每 4 个月招募 3711 名轻度至重度非增殖性糖尿病视网膜病变(NPDR)或无高危特征的 PDR 患者。眼睛根据视网膜病变的程度和黄斑水肿的存在进行分类,并随机接受即时或延迟聚焦激光。聚焦光凝术包括直接聚焦治疗距视网膜中央凹中心 500μm 以上的微血管瘤,但如果视力为 20/40 或更差,则允许治疗距视网膜中央凹中心 300μm 以下的微血管瘤。荧光素血管造影中弥漫性渗漏和毛细血管非灌注区采用格栅样光凝。局灶性光凝激光设置为 50~100μm 光斑大小,脉冲持续时间为 50~100ms,并逐步增强功率使微动脉瘤变白。格栅样光凝激光设置为 50~200μm 光斑大小、50~100ms 脉冲持续时间,并逐渐增强功率以达到轻度烧伤。主要结果被定义为"中度视力丧失"(ETDRS 视力丧失=15 个字母或 3 行)。ETDRS 结果显示,激光光凝术可将具有临床显著黄斑水肿(CSME)眼的中度视力丧失减少 50%。不符合 CSME 标准的黄斑水肿眼睛使用局灶性激光没有显示出益处,而 CSME 中央凹受累眼使用局灶性激光将中度视力丧失从对照组的 33% 减少到 13%。没有中央凹受累的 CSME 患者的中度视力丧失从对照组的 16% 减少到使用聚焦激光的 6%[48]。CSME 的 ETDRS 定义基于存在以下 3 个特征中的任何一个[49]：

1. 视网膜增厚在视网膜中央凹中心 500μm 以内。

2. 视网膜中央凹 500μm 内有硬渗出物，伴有视网膜增厚。

3. 视网膜增厚大于视网膜中央凹中心一个盘直径内的一个盘面积。

Olk[50] 将弥漫性 DME 定义为视网膜增厚的两个或多个视盘区域，累及视网膜中央凹无血管区，这是 CSME 的一种形式。

激光治疗或其他药物治疗，如抗 VEGF 或类固醇，适用于伴有黄斑变性的眼睛[48]。激光光凝的治疗方法取决于是否有局灶性或弥漫性渗漏。局灶性激光光凝意味着治疗病灶渗漏区域，直接治疗渗漏的微血管瘤。荧光素血管造影的早期阶段可以指导和确保充分的治疗。格栅样激光光凝术在患有弥漫性视网膜增厚（DRT）的患眼中进行，包括在荧光素血管造影照片上的弥漫性渗漏和非中央凹毛细血管无灌注区应用均匀间隔的斑点。局灶性和格栅样激光器的组合被称为改良的栅格激光器，涉及对局部渗漏区域的直接处理和对扩散渗漏区域的格栅样处理[50]。

自从里程碑式的 ETDRS 研究以来，临床医生一直在寻求在激光损伤不太强烈的情况下继续使用局部激光的治疗优势。DRCR.net 制定了《改良的微血管瘤治疗指南》，在该指南中，所有微血管瘤均在距视网膜中央凹中心 500~3000μm 的范围内进行治疗，病变范围为 50μm、50~100ms，并通过逐渐增强功率产生灰白色烧伤。格栅样激光应用于所有方向水肿 500~3000μm、距视网膜中央凹中心时间不超过 3.5mm 的区域，激光光斑为 50μm、脉冲持续时间为 50~100ms，由 2 个激光斑直径隔开，功率滴定至几乎看不见的激光光斑。轻度黄斑格栅（MMG）激光烧伤比黄斑格栅烧伤轻，并且在增厚和未增厚的视网膜中贯穿整个黄斑。MMG 在所有方向上施加 500~3000μm，并且在颞侧距视网膜中央凹中心 3.5mm，激光光斑为 50μm，脉冲持续时间为 50~100ms，几乎不可见，200~300 次烧伤均匀分布，相隔 2~3 个激光斑直径宽度。对 263 名患者的 mETDRS 和 MMG 的比较发现，在 1 年时，mETDRS 格栅光凝

眼的中央黄斑厚度（CMT）减少 88μm，而 MMG 的 CMT 减少 49μm。mETDRS 组的平均视力稳定，而 MMG 组在 1 年时丧失了 2 个视力字母。因此，mETDRS 仍然是标准护理[51]。

对激光治疗的反应也已被证明取决于疾病的类型。OCT 可用于将 DME 细分为四类：弥漫性视网膜增厚（DRT）、黄斑囊样水肿（CME）、浆液性视网膜脱离（SRD）和玻璃体黄斑界面异常（VMIA）。在一项对 45 例接受不同亚类 DME 的局灶性激光光凝术的患者的 70 只眼睛的研究中，发现 DRT 患者的视网膜厚度比 CME 或 VMIA 患者减少得更多，视力提高得更多[52]。SRD 患者的视网膜厚度显著减少，但视力没有提高[52]。

对于治疗，可以使用几种检眼镜，包括 Area Centralis（Volk Optical Inc）、Mainster 高放大率镜或 Yannuzzi 镜。在 ETDRS 中，氩激光的初始局灶性治疗包括直接治疗黄斑中心 500μm 至两个视盘直径之间的渗漏微动脉瘤。典型设置包括 50~100μm 的光斑尺寸和 0.05~0.1 秒的脉冲持续时间。传统上，功率被调整使产生的微动脉瘤变白，但是不太强烈的烧伤可能就足够了。对于格栅样治疗，应在视网膜增厚区域（通过检眼镜和 OCT）和荧光素血管造影泄漏区域（从视网膜中央上方、下方和鼻侧 500~3000μm，以及从视网膜中央颞侧 500~3500μm）使用 2~3 个烧伤宽度间隔的激光。通常的激光参数包括 100μm 的光斑和 0.1 秒的曝光时间[53,54]。应调整功率以获得光烧伤。可以使用氩绿、氪红或二极管激光。

39.6.2 增殖性糖尿病性视网膜病变

激光光凝术的另一个适应证是 PDR，与 DME 不同，激光仍然是 PDR 患者的首选疗法。早期激光治疗 PDR 的尝试依赖于对新生血管成分直接和强烈靶向光凝，但这可能会使问题变得更加严重。现在人们公认，PRP 应该在周边视网膜上进行几千次激光光凝。糖尿病视网膜病变研究（DRS）始于 1971 年，是一项由国家眼科研究所赞助的前瞻性、多中心、随机、对照临床试验。该研究包括 15 个中心的 1700 多名患者，旨在评估 NPDR 和 PDR 晚期患眼 PRP 的时间。每个患者的一只眼睛被随机分配到氙弧或氩激光的即时激光治疗，第二只眼睛作为对照

组，不进行治疗。如果患者双眼的 BCVA 值为 20/100 或更高，且一只眼睛出现 PDR 或两只眼睛出现严重 NPDR，则纳入研究。主要结果测量为严重视力丧失，定义为相隔 4 个月连续两次就诊时 BCVA 小于 5/200[55]。DRS 结果显示，具有以下至少 3 种高风险特征的患者发生严重视力丧失的 2 年风险显著增加：①玻璃体或视网膜前出血；②新生血管形成；③视盘上或视盘附近新生血管形成（NVD）的位置；④新生血管形成的严重程度[56]。在具有高风险特征的患眼中，PRP 将 2 年后严重视力丧失的发生率从对照组的 26% 降至治疗后的 11%。4 年后，对照眼的这一比例增加到 44%，治疗眼的这一比例增加到 20%[57]。

DRS 发现氙弧与较高的并发症发生率相关，因此建议氩激光凝固术。在氙弧队列中，19% 的患者失去了一行或多行视力，11% 的患者失去了两行或多行视力。相比之下，氩组分别为 11% 和 3%。氙弧组有 1/4 的患者出现周边视野缩窄，而氩弧组只有不到 5% 的患者出现周边视野缩窄。

同时进行的英国氙弧凝固研究也是一项多中心随机对照试验，纳入了 99 名患者，每名患者的一只眼睛被随机分配到氙弧即时激光治疗，第二只眼睛作为对照组不进行治疗。治疗组平均视力下降不到 1 行，而对照组下降超过 2 行。这种下降在初始视力为 20/20~20/30 的患者中最为显著。20/120 或更差的 BCVA 患者之间没有差异。因此，建议对视力较好的患者进行治疗[58]。

基于 DRS，对无高危特征的 NPDR 或 PDR 的治疗效果尚不清楚。每日服用 650mg 阿司匹林的作用与早期 PRP 或延迟治疗一起评估，直到出现高风险特征。早期的 PRP 是以全播散（类似于 DRS 氩激光，分两次向赤道发射 1200~1600 个光点、500μm 光斑直径和 100ms 脉冲持续时间）或轻度播散（一次发射 400~650 个光点间隔更宽）以及前面章中描述的两种黄斑治疗。其他地方的新生血管如同 DRS 中一样直接进行治疗。主要结果是严重视力丧失，定义与 DRS 相同，BCVA 小于 5/200，两次连续就诊间隔 4 个月，或需要玻璃体切割术。ETDRS 报告说，治疗组的 5 年严重视力丧失率为 2.6%，对照组为 3.7%。然而，两组的严重视力丧失率都很低，治疗组也注意到了 PRP 的副作用。因此，该研究建议对轻度或中度 NPDR 进行密切随访而不行 PRP 治疗[59]。ETDRS 发现安慰剂组和阿司匹林组之间在进展为高风险 PDR 或视力丧失方面没有差异，但确实发现阿司匹林组的心血管发病率和死亡率比安慰剂组降低了 17%[60]。

在 CSME 和高危 PDR 人群中，通常最好在 PRP 之前或同时进行局部治疗。例如，可以在第一次对黄斑水肿和鼻侧或下方的 PRP 进行局部治疗，然后在随后的几周内完成 PRP。这将有助于最大程度降低 PRP 恶化黄斑水肿的风险。

39.6.3 视网膜中央静脉阻塞

视网膜中央静脉阻塞（CRVO）是因筛板处视网膜静脉流出受阻所致。CRVO 在临床上表现为所有 4 个象限的视网膜内出血以及视网膜静脉扩张、扭曲。也可能出现神经纤维层梗死、视盘肿胀和视网膜水肿。黄斑病变是急性 CRVO 视力下降的最常见原因，包括黄斑水肿、视网膜内积血和毛细血管无灌注。其他原因包括玻璃体积血和小动脉闭塞。视力预后变化很大，从正常视力到无光感不等。长期视力下降是由毛细血管无灌注、视网膜萎缩、慢性黄斑水肿、视网膜小动脉阻塞、黄斑裂孔形成、玻璃体积血、视网膜脱离、视网膜或视盘新生血管形成、虹膜新生血管形成和新生血管性青光眼所致[61,62]。

临床检查和荧光素血管造影可以进一步将 CRVO 分为"缺血性"和"非缺血性"两种类型，这具有重要的预后和治疗意义。非缺血性 CRVO 是指荧光素血管造影术中视网膜毛细血管的无灌注很少或没有，并且与较好的视力预后相关。缺血性 CRVO 是一种视网膜毛细血管无灌注更广泛的疾病，更有可能导致严重的视力丧失和新生血管等并发症[63]。

由国家眼科研究所赞助的中央静脉阻塞研究（CVOS）是一项多中心、随机、对照临床试验，旨在评估 CRVO 的自然史、格栅样激光光凝治疗黄斑水肿的效果以及 PRP 在预防或促进前段新生血管消退方面的功效[64]。与分支静脉阻塞研究（BVOS）相反，CVOS 没有发现格栅样激光光凝对视网膜静脉阻塞相关黄斑水肿患者有视力益处[65]。在 CVOS，格栅样激光减少了血管造影渗漏，但在随访期间没有显著提高视力。

所有 CRVO 病患者应仔细观察眼前段裂隙灯

生物显微镜检查（包括前房角镜检查）和检眼镜检查，尤其是在最初的 3~6 个月。患有急性 CRVO 伴初始视力差、中至重度静脉扭曲、大量视网膜内出血和 30 个或更多毛细血管无灌注盘区的患者，在 CRVO 病后的前 3~6 个月内，有 45%~80% 发生前段新血管形成的风险[66,67]。CVOS 发现，尽管预防性 PRP 降低了这种虹膜或房角新生血管形成的风险，但在没有接受过先前激光治疗的患眼中，新生血管迅速消退的可能性更大[68]。因此，在大多数情况下，在刚刚开始出现虹膜或房角新生血管形成的迹象时，最好观察并行 PRP，而不是在所有急性缺血性 CRVO 病例中预防性给予激光治疗。目前还探索了在具有非缺血性 CRVO 和进行性视力丧失的眼睛中施行激光诱导的脉络膜视网膜静脉吻合术[69]。

39.6.4 视网膜分支静脉阻塞

视网膜分支静脉阻塞（BRVO）最常见于动静脉交叉点。急性 BRVO 的检眼镜检查结果包括视网膜内出血、视网膜水肿和受累静脉引流的视网膜部分的 NFL 梗死。

急性时，继发于黄斑水肿、视网膜内出血或毛细血管无灌注可能会导致视力降低。随后，视网膜出血消退，毛细血管侧支形成，从而可以缓解水肿，并可能改善视力，或者毛细血管逐渐闭合。与 CRVO 一样，黄斑异常是永久性视力丧失的最常见原因，包括毛细血管无灌注、视网膜萎缩、慢性黄斑水肿、视网膜前膜和视网膜下纤维化。视力丧失的其他原因包括玻璃体积血和牵拉性或孔源性视网膜脱离。

BRVO 患者有两种情况需要考虑光凝：视网膜中央凹血管系统完整的眼睛的慢性黄斑水肿，以及视盘、视网膜或虹膜的新生血管。在黄斑水肿持续时间超过 3 个月且视力为 20/40~20/200 的患眼中，BVOS 证明黄斑格栅样激光光凝显著改善了视力预后[70]。与未治疗眼（37%）相比，治疗眼更有可能提高两行视力（65%）。此外，经过治疗的眼睛在 3 年的随访中比未经治疗的眼睛更有可能有 20/40 或更好的视力（分别为 60% 和 34%）。总体而言，治疗组的平均视力为 20/40~20/50，而未治疗组的平均视力为 20/70。

一旦决定治疗，应提供 1 个月之内的荧光素血管造影结果以指导治疗。与患有弥漫性 DME 的眼睛一样，治疗包括使用 100~200μm 的光斑并将激光光斑的格栅模式应用于荧光素血管造影照片上的黄斑增厚和渗漏区域。在初始治疗期间，不应在距视网膜中央凹中心 500μm 的范围内进行任何激光光凝。然后对患眼进行重新评估，如果视力仍然下降，可以考虑在持续渗漏的区域进行重复治疗。

BRVO 出现大面积相关的视网膜毛细血管无灌注时，眼后节（视盘和视网膜）新生血管的风险相对较大。BVOS 的结论是，缺血本身并不是病变区域 PRP 治疗的指征。相反，该研究建议 PRP 在出现新生血管苗头时才开始治疗。这种治疗将玻璃体积血的风险降低了 50%[71]。

应采用全视网膜播散光凝达到中等强度烧伤，间隔一个烧伤宽度并覆盖整个病变累及的区域。可以使用设置类似于 PRP 的半导体或氩绿激光。

39.6.5 其他增殖性疾病

多种视网膜血管和炎性疾病可能受益于播散光凝术。这些疾病包括血管闭塞、病态血红蛋白病、高黏滞综合征、视网膜栓塞、放射视网膜病、眼部缺血综合征、早产儿视网膜病、FEVR、视网膜血管炎、葡萄膜炎、Eales 病、结节病、慢性视网膜脱离、颈动脉海绵窦瘘、视网膜动脉大动脉瘤、Coats' 病和色素失禁等。

39.6.6 黄斑变性

年龄相关性黄斑变性（AMD）是发达国家不可逆失明的主要原因，导致全球 1400 万人失明，影响到美国 150 多万人[72]。许多患有严重黄斑变性视力丧失的患者并发 CNV。视力模糊和变形，在近距离最明显，是此类患者最常见的症状。如果根据体征和症状怀疑 CNV，应行荧光素血管造影、OCT 和可能的吲哚菁绿血管造影检查。抗 VEGF 药物治疗通常应被视为渗出性黄斑变性患者的首选，因为这些药物在大型随机临床试验中具有良好的视力效果和安全性，激光治疗后视网膜中央凹附近或下方区域出现明显的暗点，激光治疗后 CNV 复发率高。在少数病例或特殊情况下，如抗 VEGF 治疗不可用或存在禁忌证，可考虑对血管造影确定的、轮廓清晰的视网膜中央凹外 CNV 以及隐匿的或轮廓不清的 CNV 进行激光治疗。光动力激光疗法（稍后描述）也可考虑用于类似情况下的初级或辅助治疗，或用于抗VEGF治疗反应欠佳的患者[73]。

由国家眼科研究所资助的黄斑光凝研究(MPS)是一项多中心、前瞻性、随机临床试验，旨在评估激光光凝在边界清楚的 CNV 伴黄斑变性或眼组织胞浆菌病患者和特发性 CNV 患者中的作用。根据其相对于荧光素血管造影上视网膜中央凹中心的位置，边界清楚的 CNV 分为 3 种类型。

1.黄斑中央凹外:距离中央凹中心 200~2500μm。

2.旁黄视网膜中央凹:距离中央凹 1~199μm。

3.黄斑中央凹下:黄斑中央凹正下方。

最初的 MPS 试验评估了氩蓝绿激光在治疗边界清晰的黄斑中央凹外 CNV 中的作用，并证明在 18 个月的随访中,激光光凝将严重视力丧失的风险从未治疗眼睛的 69%降低到治疗眼睛的 25%[74]。这种益处在 5 年后仍然显著,但并不显巨大:未治疗眼睛为 64%,治疗眼睛为 46%。在 5 年的随访中,54%的激光治疗眼复发[75]。

MPS 还评估了氪红激光在治疗 CNV 病中的作用。3 年后,严重视力丧失的风险从未治疗眼睛的58%降低到治疗眼睛的 49%[76]。两组视力丧失的主要原因是持续性或复发性 CNV。在这些研究中,治疗黄斑中央凹复发的益处尚不清楚。如果复发得到治疗,光凝在这两个亚研究中的益处可能会更好。

MPS 对黄斑中央凹下 CNV 进行了另外两项研究。第一项是黄斑中央凹下研究,评估氪和氩绿激光在先前未治疗的 CNV 的效果[77]。第二项是黄斑中央凹下复发研究,因为在以前的研究中,CNV 复发率高且持续存在[78]。MPS 报道,在这两项研究中,仅当新生血管复合体相对较小时,治疗黄斑下新生血管膜优于仅是观察[77,78]。

治疗前,应告知患者激光治疗将在治疗区域产生绝对暗点。如果 CNV 是黄斑中央凹下的,视力可能会立即下降,患者应该明白治疗的目的不是改善视力,而是防止严重的视力丧失。

MPS 治疗方案建议采用 72 小时内采集的荧光素血管造影照片,以便定位视网膜血管和 CNV 标志。首先,应使用 200μm 的光斑和 0.2~0.5 秒的持续时间,在黄斑中央凹外或近中央凹 CNV 或视网膜中央凹下 CNV 的下边缘进行测试激光烧灼,以确定合适的功率设置。接下来,新生血管膜的周边被重叠

烧灼。最后,用融合的、严重的白色烧灼处理血管膜[78,79]。由于易得,氩蓝绿激光器是 MPS 最初使用的波长。但这种激光不受欢迎,因为蓝光被叶黄素吸收,导致内层视网膜的热损伤[80]。MPS 的旁中央凹组采用氪红,因为理论上穿透叶黄素和出血在视网膜色素上皮和内脉络膜中有吸收[76]。中央凹下试验发现氩绿和氪红波长没有区别[77]。

在隐匿性 CNV 中,吲哚菁绿血管造影术可用作荧光素血管造影术的辅助手段,以改善新生血管复合体的可视化,并在特定的病例中引导激光凝光凝[73,81,82]。选择性也可以使用外源染料和不同类型的激光来提高。然而,抗 VEGF 疗法的出现大大降低了激光在 AMD 患者中的临床应用。

39.6.7 视网膜撕裂

几项研究表明,普通人群中视网膜撕裂的发生率为 5%~7%[83,84]。如果液化玻璃体通过裂孔进入神经视网膜和视网膜色素上皮之间的潜在空隙,任何视网膜裂孔都可能导致视网膜脱离。然而,大多数视网膜撕裂是位于远端边缘的无症状的小萎缩孔,很少导致视网膜脱离。有小萎缩孔但无症状不是治疗的指征。另一方面,视网膜马蹄样撕裂是由于持续的玻璃体牵拉所致,更有可能导致孔源性视网膜脱离。这种破裂应该进行治疗,以防止视网膜脱离,特别是如果撕裂是急性且有症状的。对于在这两个极端之间的广泛视网膜裂孔,是否治疗的决定是在考虑多个因素权衡后做出的。

视网膜裂孔的预防性治疗可以通过激光视网膜固定术或经巩膜冷冻治疗来完成。与冷冻疗法相比,光凝法的优点包括更局部化的治疗,避免了低温冷冻过程中出现的视网膜色素上皮细胞的释放,以及更少的瘢痕形成[85]。无须巩膜扣带手术或内部填塞的光凝法可用于治疗约为两个盘直径的局部视网膜脱离的裂孔。较大量的液体通常需要首先重新附着视网膜,如通过气体注射,然后施加激光。治疗可以通过使用 LIO 或裂隙灯生物显微镜和 Goldmann 三面镜或 Mainster 广角镜来完成。使用裂隙灯输送系统或 LIO 的激光疗法已经在很大程度上取代低温疗法来治疗周围视网膜病变。

该技术包括用至少三排边缘相互接触的融合激光烧伤来包围撕裂边缘。如果存在视网膜下液体,

治疗应该延伸到液体之外到达附着的视网膜。治疗的目的是在视网膜撕裂周围产生炎症，从而产生脉络膜视网膜瘢痕。必须小心确保沿着断裂的前边缘进行充分的光凝，因为持续的玻璃体牵引可以拉动瓣穿过激光瘢痕，导致视网膜脱离。

39.7 视网膜激光治疗的类型

39.7.1 染料增强激光光凝术

染料增强激光凝固依赖于外源性染料的施用，该外源性染料聚集在目标组织中。激光效应可以通过利用染料吸收的发射波长来定位。这允许对目标组织进行更有选择性的治疗，同时最小化对邻近组织的损伤。随着光动力技术的出现，染料增强光凝在现代临床实践中相对少见。

荧光素染料已用于增强氩蓝绿激光治疗视网膜血管瘤。吲哚菁绿，一种水溶性三碳菁静脉染料[73,81,82]，其吸收峰波长为 805nm，与二极管激光器的发射波长相似。因此，在二极管激光治疗之前静脉注射吲哚菁绿可以用更少的能量对 CNV 进行更有选择性的光凝固[86,87]。

39.7.2 光动力疗法

激光应用也可以通过静脉注射光敏剂，如维替泊芬来调节和靶向，称为光动力疗法(PDT)。光动力疗法以异常血管为目标，同时通过利用低强度光激活光敏组织而使对周围视网膜组织的损伤最小化，而不增加温度和相关的光热附带损伤。通过静脉注射光敏剂，并在染料吸收最大值时，用目标组织的辐射激活光敏剂。通常选择更长的波长是因为它们的穿透深度更大。光敏剂和光之间的光化学相互作用导致活性氧的产生，包括单线态氧($^1O_2$)[88]和与各种细胞成分相互作用的超氧自由基。这种相互作用导致直接的细胞损伤，包括血管内皮细胞损伤和血管血栓形成，同时保护周围的视网膜、视网膜色素上皮和脉络膜[89]。选择性组织靶向发生在光化学剂优先集中在选择的组织中[90]。该技术不产热且选择性地异常闭塞血管，同时最小化对周围视网膜组织的损伤。

已经为光动力疗法开发了几种光敏剂，其中大多数基于卟啉的分子结构。光动力疗法已被用于治疗眼内视网膜母细胞瘤和黑色素瘤[91-93]。用各种光敏剂治疗已经诱导动物实验性虹膜和 CNV 闭合。SnET2 是第二代光敏剂，已被证明对色素兔正常脉络膜毛细血管和脉络膜血管的光动力闭塞有效[91-98]。多中心随机临床试验(TAP 和 VIP)已经建立了以维替泊芬为有效治疗手段的光动力疗法，以减少与 AMD 相关的 CNV 病患者的视力损失，尽管在抗雷珠单抗的头对头试验中，后者被证明单独或联合治疗经典和隐匿性 CNV 病患者在减少视力损失和提高视力方面更有效[99,100]。维替泊芬光动力疗法的副作用包括光敏反应、染料外渗、短暂的视觉障碍和输液相关的背痛。

光动力疗法的另一个重要临床应用是 CSCR。与许多临床研究中的观察相比，全剂量、半剂量和低流量光动力疗法与视网膜下液体的更快解剖学缓解相关[101-105]。一些研究也报道了视力的提高[106]。

光动力疗法也用于息肉状脉络膜血管病变，这是一种伴有脉络膜血管分支的特殊类型的黄斑变性，伴有终末息肉样动脉瘤病变，与亚洲人(尤其是日本人)常见的视网膜色素上皮浆液性和出血性脱离相关[107]。在 EVEREST 研究中，一项多中心、随机、双盲、吲哚菁绿血管造影引导试验显示，光动力疗法联合雷珠单抗在实现完全息肉消退方面优于雷珠单抗单药疗法(77.8%对 28.6%;$p<0.01$)，视力提高(平均增益分别为 10.9 个字母和 9.2 个字母)[108]。其他长达 3 年随访的研究发现，息肉状病变的光动力疗法具有显著且持久的效果[109,110]。

虽然光动力疗法仍用于 CSCR 和息肉状脉络膜血管病变，但近年来，由于抗 VEGF 药物在阻止和逆转 CNV 引起的视力丧失方面的功效，光动力疗法在 AMD 中的受欢迎程度有所下降。然而，EVEREST 试验表明，PDT 作为抗 VEGF 的辅助治疗或其他药物治疗在各种玻璃体视网膜疾病中可能有作用。可以使用激光激活的金纳米颗粒选择性靶向组织来实现治疗选择性，这已经在肿瘤学应用的动物模型中得到证明，但是迄今为止还没有在视网膜激光中得到应用[111]。

39.7.3 提高毫秒脉冲激光的选择性

有研究报道了与传统激光相比具有更短的毫秒脉

冲持续时间激光(脉冲持续时间范围为 1~100ms)[112]。更短的毫秒脉冲持续时间导致病变的等效临床外观的病变尺寸减小和病变定位的改善，但与 Bruch 膜破裂的安全窗口减小相关(图 39.4)[112]。据报道，20ms 的脉冲持续时间足以平衡安全与速度（图 39.5)[112]。还提出了进一步的修改，包括激光束的空间和时间调制[113]、模式扫描视网膜光凝固[114]和降低的损伤强度。有两种临床模式扫描激光凝固系统可供选择：PASCAL(Topcon 公司)和 Visulas 532s VITE (Carl Zeiss 医疗技术公司)。另一个改进是图像引导的、有计划的激光应用(图 39.6)。

这些递送系统允许在更短的时间内形成良好排列的视网膜病变阵列。设计了一个临床分级系统来描述激光烧伤：几乎不可见、轻度、中度、强烈、非常强烈和破裂[112]。几乎不可见的损伤是指刚刚超过临床检测的极限，并且没有产生视网膜增白。而轻度损伤被描述为产生一些热反应但没有增白的损伤。中度病变是产生一些视网膜增白。但没有水肿环的病变。而重度病变具有中央增白区域和半透明水肿晕。非常强烈的病变有非常明显的不透明中央视网膜变白区域和较大的水肿环。当在有或没有出血的情况下观察到视网膜结构中的气泡或出现不连续时认为是破裂。视网膜光凝术的研究发现，如果功率相应增加，10~20ms 的照射可以产生所有临床级别的视网膜病变[112]。此外，与传统的 100ms 照射相比，更短的脉冲持续时间可以改善病变定位（图 39.7)。

模式扫描激光通常利用 532nm 波长、200μm、20ms 和 300~750mW 功率的设置。

已经进行了几项小规模的试点临床研究，将 10~20ms 脉冲光凝术与常规 100ms 照射进行了比较。在 Sanghvi 等的一项研究中，对 60 名患者的 75 只眼睛进行了 10~20ms 的脉冲光凝，据报道是安全有效的[117]。在 Al-Hussainy 等的一项研究中，20 名患者接受了常规激光(100ms,180mW)和短脉冲(20ms, 500mW)治疗，每种病变类型治疗一半的视网膜。激光治疗后，患者被要求将两种治疗方法的疼痛从 0 (无疼痛)到 10(有史以来最严重的疼痛)进行评分。常规 PRP 的疼痛评分为 5.11，而短脉冲持续时间的平均疼痛评分为 1.4[118]。其他研究也证实，持续时间较短的激光烧伤比常规激光损伤造成的感知疼痛更少[119]。Muqit 及其同事的一项研究使用检眼镜、光谱域光学相干断层扫描和眼底自发荧光对 11 名患者的 17 只眼睛进行了 10ms 和 20ms 脉冲持续时间所产生的损伤的演变进行了评估[120]。一项回顾性研究比较了 41 只在 2007 年之前用氩绿激光治疗的新诊断的高危视网膜病变和 41 只在 2007 年之后用 PASCAL 治疗的眼睛，发现 73% 的 PASCAL 治疗的患者在治疗后 6 个月内经历了任何持续性或复发性新血管形成的持续性或复发，而用常规激光治疗的患者为 34%(p<0.0008)[121]。PASCAL 治疗的眼睛有持续的新生血管形成,73% 有视盘新生血管形成

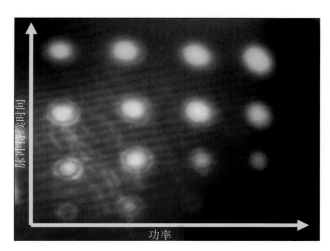

图 39.4　在不同脉冲持续时间（10~100ms）和功率（50~250mW）下产生激光烧伤的兔视网膜眼底照片。随着脉冲持续时间或功率的增加,烧伤显得越来越严重。

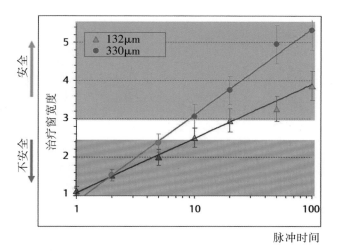

图 39.5　对于大小为 132μm 和 330μm 的视网膜激光光斑,治疗窗（破裂阈值与光烧伤阈值之比）作为脉冲持续时间的函数的半对数图,表明 20ms 的脉冲持续时间导致安全的治疗窗。

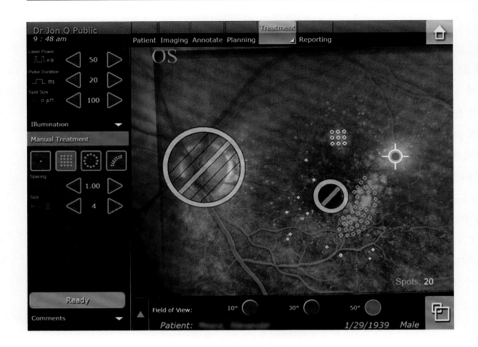

图 39.6　Navils 激光平台演示激光光斑的预先规划。(Image Courtesy of OD–OS Retina Navigation Co.)

(NVD)或其他地方的新生血管形成(NVE)，10%有虹膜新生血管形成，5%有新生血管性青光眼(NVG)，37%有玻璃体积血。然而，在本研究中，两组中的每一组都应用了相似数量的激光光斑(PASCAL 中为 1438 个光斑，而常规中为 1386 个光斑)，考虑到每次 PASCAL 烧伤视网膜病变的尺寸减小，这意味着 PASCAL 眼睛中治疗的视网膜面积较小。可能需要高达 6924 PASCAL 烧伤，才能导致严重 PDR 消退[122,123]。

还描述了使用 OCT 来引导选择性局部光凝治疗的优化。OCT 引导的局部光凝与传统 mETDRS 局部光凝相比，在 1 年后视力提高了 2.5 个字母 (P=0.04)，中央区黄斑厚度减少了 45.56μm(P<0.001)[124]。已经描述了使用激光剂量测定法对几乎看不见的烧伤进行经验滴定的进一步修改。功率从这个水平降低，并且使用称为终点管理的软件，已经显示出在眼底不可见但在荧光素血管造影和 OCT 中在几乎不可见水平的 50%~75%处可见的烧伤和在几乎不可见水平的 30%~50%处不可见的烧伤[125]。一项对 16 名持续时间超过 4 个月的慢性 CSCR 患者进行的小规模临床研究报道，用 30%几乎看不见的脉冲能量治疗后 2 个月，视力增加了 12 个字母 (P<0.001)，CMT 从 350μm 下降到 282μm(P=0.004)[126]。可观察的激光烧伤显示，在激光应用[127]后，导致炎症标记物的上调，并改善了对氧化应激的反应[128]。

最近的证据表明，降低强度和脉冲持续时间的视网膜损伤可能不是永久性的，并且在动物模型中，包括大鼠、兔子和蛇，外层视网膜可以填充受损区域 (图 39.8)[129-131]。这已被证明通过视网膜重塑，在激光区域具有完整视网膜神经节细胞的激光点中，导致视网膜结构和功能的恢复[132]。这种形态的恢复也已经在低强度激光烧伤后的光学相干断层扫描中显示出来[133,134]。

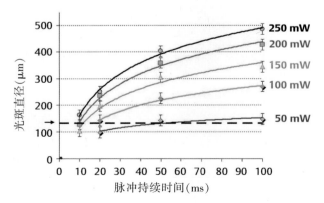

图 39.7　将视网膜光斑直径绘制为激光脉冲持续时间的函数，脉冲持续时间范围为 10~100ms，视网膜激光光斑大小为 132μm，激光功率不同。虚线表示视网膜平面上 132μm 的激光光斑尺寸。

39.7.4 经瞳孔温热疗法

视网膜治疗的另一种方法是经瞳孔温热疗法(TTT)。在更强烈的破坏性模式中,TTT 用于治疗厚度小于 5mm 的视网膜和脉络膜肿瘤,包括自 1995 年以来的脉络膜黑色素瘤、转移瘤和视网膜母细胞瘤,以及自 1999 年以来与黄斑变性相关的 CNV[135-138]。TTT 使用近红外激光在低辐照度(~10W/cm²)下长时间曝光(约 60 秒)大光斑(1.2~3mm)。许多小型临床试验已经证明了亚致死量光疗在几种眼部疾病中对视网膜的疗效。对 77 例隐匿性 CNV 患者的回顾性研究表明,TTT 与视力稳定(47%)或改善有关。在大多数患者中为 22%[139]。其他回顾性研究同样显示,TTT 后患者中约 75% 的经典和隐匿性 CNV 消退[140]。

39.7.5 微脉冲激光

与 TTT 使用的长曝光持续时间和大光斑相比,小光斑尺寸 (100~200μm) 的短近红外辐射脉冲(810nm)也被用于非破坏性视网膜光线疗法,称为可亚视二极管微脉冲(SDM)激光疗法。在这项技术中,视网膜血管疾病的治疗以避免细胞破坏为明确

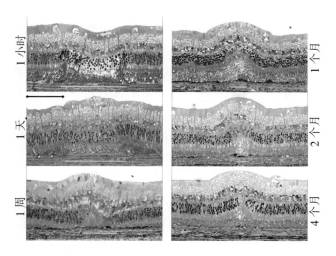

图 39.8 脉冲持续时间"几乎看不见"激光烧伤的甲苯胺蓝组织病理学在激光照射后 1 小时至 4 个月,表明在兔子的初始光感受器丧失后,光感受器充满受损区域。使用 330μm 的视网膜光束直径和 175mW 的功率。黄色条表示视网膜色素上皮–感光细胞连接处的损伤程度。到 4 个月时,有一个连续的感光细胞层。(Reproduced with Permission from Paulus et al[129]; Copyright 2008 by the Association for Research in Vision and Ophthalmology.)

目标。SDM 的数学模型表明,这种方法中的高温不会超过细胞毒性的阈值,并且具有高度的选择性。低强度/高密度 SDM 允许完全和融合(高密度)覆盖整个患病视网膜,如构成糖尿病视网膜病变的黄斑增厚区域或光动力视网膜病变中的缺血性视网膜[141]。低阈值微脉冲激光器传递一系列短脉冲,以允许每个脉冲之间的散热。病理和组织化学分析显示阈下激光可以减少周围脉络膜和视网膜细胞的变化[142]。

微脉冲 810nm 二极管、低强度/高密度亚可视光凝器也已被证明,在小规模临床系列中,对治疗 DME 和 PDR 是有效的。在一些小型研究中,SDM 在治疗具有临床意义的 DME 方面已被证明与 mET-DRS 聚焦激光一样有效。SDM 通过 OCT 改善了临床检查和视网膜厚度测量,而没有造成可见的视网膜损伤[143]。据报道,治疗 PDR[144]继发的视网膜新生血管的好处同样见于 DME[145]和 CSCR 继发的视网膜新生血管[146]。然而,这些研究受到样本量和患者随访时间的限制。

39.7.6 微秒脉冲激光选择性视网膜治疗

一种提供视网膜光疗而没有严重永久性损伤的方法是通过减少激光脉冲持续时间来选择性治疗 RPE,称为选择性视网膜治疗(SRT)。已经证明,被黑色素吸收的微秒脉冲持续时间可以选择性地破坏视网膜色素上皮,而不会损伤视网膜(图 39.9)[147]。由于最小的热扩散,微秒和纳秒的激光脉冲可以产生黑素体的爆炸性汽化,导致选择性损伤 RPE,同时保留光感受器和内视网膜。随后 RPE 增生和迁移恢复 RPE 的连续性。SRT 还被证明能引起炎症标记物的释放,包括基质金属蛋白酶 2 和 9,这可能对其治疗效果有一定作用[148]。在 SRT 激光照射后 30 天,SRT 的多焦视网膜电图和组织学显示,没有明显的视网膜变化[149]。

第一个视网膜色素上皮选择性视网膜激光治疗是使用 514nm 的 5μs 氩激光脉冲和 500Hz 的重复率实现的[150]。目前,有几个微秒脉冲激光系统可用[151-153]。最近,基于快速扫描连续波激光器开发了一种替代的 SRT 方法,使得 RPE 细胞暴露于扫描激光下以获得几微秒的停留时间[154,155]。该技术已经使用自动、能量斜坡、非接触、反射测量剂量技术以进一步改进[156]。

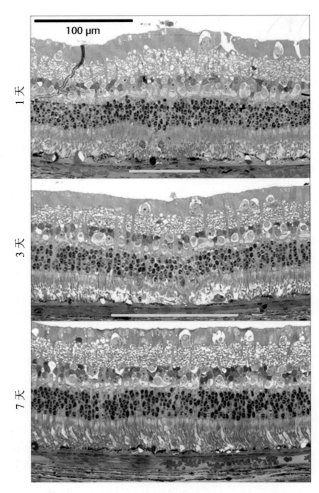

图 39.9 兔选择性视网膜治疗组织学。在治疗后 1 天、3 天和 7 天对临床上不可见的病变进行 RPE 选择性治疗。光束直径 66μm,停留时间 15s,功率1100mW。第 1 天,视网膜色素上皮细胞崩解,外节色素沉着和密度增加。在第 3 天,外节的损伤扩展到水肿激光束宽度的两倍。到一周时,损害已经基本缓解。

几项小型临床研究证明了 SRT 对糖尿病视网膜病变、DME、CSCR 和孔源性视网膜脱离后中央凹下积液的疗效[157,158]。对 30 例慢性 CSCR 患者进行为期至少 3 个月的随机前瞻性研究,其中 14 只眼随机分配到 SRT,16 只眼作为对照组,研究发现平均视力有统计学显著提高,激光组增加 12.7 个字母,对照组增加 6.3 个字母($P=0.04$)。SRT 还导致视网膜下液体减少,激光治疗后,视网膜厚度减少了 203μm,而对照组患者在 3 个月时,视网膜厚度减少了 41μm($P=0.005$)[159,160]。一项对 39 例 DME 患者的前瞻性非对照研究发现,激光治疗后 6 个月视力改善了 2.4 个字母($P=0.02$)。84%的眼睛视力稳定或改善,没有与 SRT 相关的不良事件[161]。

39.8 展望

通过使用个性化、靶向治疗和新型激光治疗,我们正站在患者护理变革的浪尖,有望在众多视网膜疾病中发挥重要作用。激光技术的进步创造了新的治疗方法,包括扫描模式、微脉冲激光和 SRT,这种方法可以最大限度地减少邻近组织的损伤,并可以对黄斑进行安全的治疗。研究表明,激光功率约为几乎看不见的烧伤功率的一半,可产生细胞变化,同时最大限度地减少组织损伤[162]。需要进一步研究来阐明导致激光治疗临床疗效的细胞反应机制。为了证明这些新模式的临床效用,需要更多的随机对照临床试验和更长的随访时间,以确保这些治疗模式达到或超过当前的临床护理标准。

除了过去进行的激光单一疗法试验之外,还需要激光治疗与药物治疗相结合的进一步临床试验。激光联合抗 VEGF 或类固醇治疗已被证明能改善息肉状脉络膜血管病变中息肉的消退,DME 和 BRVO 需要进行进一步的试验。

正在开发新技术来进一步自动化和标准化激光应用,以提高激光治疗的特异性和安全性。这些措施包括实时光声监测视网膜温度,以实现实时自动剂量测定,用于更可再现的同质光凝病变。此外,使用眼睛跟踪和扫描狭缝检眼镜(NAVILAS)匹配诊断成像的视网膜导航激光光凝术允许人们匹配荧光素血管造影和其他成像数据,以更好地指导光凝术的实施。

此外,激光可以在未来用于光破碎,这是一个利用爆炸蒸发进行组织解剖的过程。类似于在屈光手术中用于创建角膜瓣的激光技术,高强度激光束也被描述用于糖尿病视网膜前纤维血管组织的解剖[163]。尽管由于视网膜和视网膜前膜之间的轴向区分困难以及强烈的光学像差,迄今为止,这种技术的适用性有限,但是该技术的进一步发展可以克服这一障碍。

39.9 结论

激光是玻璃体和视网膜疾病治疗中不可或缺的

组成部分。激光治疗已经彻底改变了许多眼部疾病的治疗,包括糖尿病视网膜病变、视网膜静脉阻塞、镰状细胞视网膜病变、CSCR、视网膜肿瘤、息肉状脉络膜血管病变、视网膜缺血性疾病、CNV、视网膜裂孔和 AMD。提高对激光-组织相互作用的理解,能使选定组织的靶向性增加,同时对周围组织的损伤最小化。选择性治疗方法允许理想的生化、细胞和组织效应,同时排除不必要的损伤,并将提高我们对后段结构的功能和病理的理解。激光技术的不断创新和对视网膜病理学的理解的进步使我们相信,在未来的许多年里,使用激光疗法治疗视网膜疾病的改进很可能会继续下去。

参考文献

[1] Maiman TH. Stimulated optical radiation in ruby. Nature. 1960; 187:493-494

[2] Einstein A. Zur quantentheorie der Strahlung. Physiol Zool. 1917; 18:121-128

[3] Rose M. A history of the laser: A trip through the light fantastic. Photon Spectra. 2010; 44(5):58-69

[4] Czerny V. Ueber Blendung der netzhaut durch Sonnenlicht. Klin Monatsbl Augenheilkd. 1867; 5:393-395

[5] Deutschmann R. Ueber die blendung der netzhaut durch directes Sonnenlicht. Albrecht Von Graefes Arch Klin Exp Ophthalmol. 1882; 28:241-254

[6] Eccles JC, Flynn AJ. Experimental photoretinitis. Med J Aust. 1944; 1:339-342

[7] Byrnes VA, Brown DV, Rose HW, Cibis PA. Retinal burns: new hazard of the atomic bomb. J Am Med Assoc. 1955; 157(1):21-22

[8] Guerry D, III, Ham WT, Jr, Ruffin RS, et al. The transmission of light; through the ocular media of the rabbit eye. Am J Ophthalmol. 1956; 42(6):907-910

[9] Ham WT, Jr, Wiesinger H, Guerry D, III, et al. Experimental production of flash burns in the rabbit retina. Am J Ophthalmol. 1957; 43(5):711-718

[10] Meyer-Schwickerath G. Indications and limitations of light coagulation of the retina. Trans Am Acad Ophthalmol Otolaryngol. 1959; 63:725-738

[11] Meyer-Schwickerath G. Light coagulation; a method for treatment and prevention of the retinal detachment [in German]. Albrecht Von Graefes Arch Ophthalmol. 1954; 156(1):2-34

[12] Kapany NS, Peppers NA, Zweng HC, Flocks M. Retinal photocoagulation by lasers. Nature. 1963; 199:146-149

[13] Zweng HC, Flocks M, Kapany NS, Silbertrust N, Peppers NA. Experimental laser photocoagulation. Am J Ophthalmol. 1964; 58:353-362

[14] L'Esperance FA, Jr. An opthalmic argon laser photocoagulation system: design, construction, and laboratory investigations. Trans Am Ophthalmol Soc. 1968; 66:827-904

[15] L'Esperance FA, Jr. Clinical photocoagulation with the krypton laser. Arch Ophthalmol. 1972; 87(6):693-700

[16] Mizuno K. Binocular indirect argon laser photocoagulator. Br J Ophthalmol. 1981; 65(6):425-428

[17] Puliafito CA, Deutsch TF, Boll J, To K. Semiconductor laser endophotocoagulation of the retina. Arch Ophthalmol. 1987; 105(3):424-427

[18] McHugh JD, Marshall J, Ffytche TJ, Hamilton AM, Raven CR, Keeler CR. Initial clinical experience using a diode laser in the treatment of retinal vascular disease. Eye (Lond). 1989; 3(Pt 5):516-527

[19] Krasnov MM. Laser puncture of the anterior chamber angle in glaucoma (a preliminary report) [in Russian]. Vestn Oftalmol. 1972; 3:27-31

[20] Longsworth JW. Photophysics. In: Regan JD, Parrish JA, eds. The Science of Photomedicine. New York, NY: Plenum;1982:43

[21] Fankhauser F, Lotmar W. Photocoagulation through the Goldmann contact glass. Arch Ophthalmol. 1967; 77(3):320-330

[22] Mainster MA, Crossman JL, Erickson PJ, Heacock GL. Retinal laser lenses: magnification, spot size, and field of view. Br J Ophthalmol. 1990; 74(3):177-179

[23] McNamara JA, Tasman W, Brown GC, Federman JL. Laser photocoagulation for stage 3+retinopathy of prematurity. Ophthalmology. 1991; 98(5):576-580

[24] Benner JD, Huang M, Morse LS, Hjelmeland LM, Landers MB, III. Comparison of photocoagulation with the argon, krypton, and diode laser indirect ophthalmoscopes in rabbit eyes. Ophthalmology. 1992; 99(10):1554-1563

[25] Friberg TR. Clinical experience with a binocular indirect ophthalmoscope laser delivery system. Retina. 1987; 7(1):28-31

[26] Charles S. Endophotocoagulation. Ophthalmol Times. 1979; 4:68-69

[27] Fleischman JA, Swartz M, Dixon JA. Argon laser endophotocoagulation. An intraoperative trans-pars plana technique. Arch Ophthalmol. 1981; 99(9):1610-1612

[28] Peyman GA, Lee KJ. Multifunction endolaser probe. Am J Ophthalmol. 1992; 114(1):103-104

[29] Uram M. Ophthalmic laser microendoscope endophotocoagulation. Ophthalmology. 1992; 99(12):1829-1832

[30] Trempe CL, Mainster MA, Pomerantzeff O, et al. Macular photocoagulation. Optimal wavelength selection. Ophthalmology. 1982; 89(7):721-728

[31] Mainster MA. Wavelength selection in macular photocoagulation. Tissue optics, thermal effects, and laser systems. Ophthalmology. 1986; 93(7):952-958

[32] Wolbarsht ML, Landers MB, III. The rationale of photocoagulation therapy for proliferative diabetic retinopathy: a review and a model. Ophthalmic Surg. 1980; 11(4):235-245

[33] Brucker AJ, Qin H, Antoszyk AN, et al. Diabetic Retinopathy Clinical Research Network. Observational study of the development of diabetic macular edema following panretinal (scatter) photocoagulation given in 1 or 4 sittings. Arch Ophthalmol. 2009; 127(2):132-140

[34] Okisaka S, Kuwabara T, Aiello LM. The effects of laser photocoagulation in the retinal capillaries. Am J Ophthalmol. 1975; 80(4):591-601

[35] Irvine WD, Smiddy WE, Nicholson DH. Corneal and iris burns with the laser indirect ophthalmoscope. Am J Ophthalmol. 1990; 110(3):311-313

[36] Lobes LA, Jr, Bourgon P. Pupillary abnormalities induced by argon laser photocoagulation. Ophthalmology. 1985; 92(2):234-236

[37] Fong DS, Girach A, Boney A. Visual side effects of successful scatter laser photocoagulation surgery for proliferative diabetic retinopathy: a literature review. Retina. 2007; 27(7):816-824

[38] Shimura M, Yasuda K, Nakazawa T, Tamai M. Visual dysfunction after panretinal photocoagulation in patients with severe diabetic retinopathy and good vision. Am J Ophthalmol. 2005; 140(1):8-15

[39] Higgins KE, Meyers SM, Jaffe MJ, Roy MS, de Monasterio FM. Temporary loss of foveal contrast sensitivity associated with panretinal photocoagulation. Arch Ophthalmol. 1986; 104(7):997-1003

[40] Stone JL, Barlow WE, Humayun MS, de Juan E, Jr, Milam AH. Morphometric analysis of macular photoreceptors and ganglion cells in retinas with retinitis pigmentosa. Arch Ophthalmol. 1992; 110(11):1634-1639

[41] Birnbach CD, Järveläinen M, Possin DE, Milam AH. Histopathology and immunocytochemistry of the neurosensory retina in fundus flavimaculatus. Ophthalmology. 1994; 101(7):1211-1219

[42] Blondeau P, Pavan PR, Phelps CD. Acute pressure elevation following panretinal photocoagulation. Arch Ophthalmol. 1981; 99(7):1239-1241

[43] Gass JD. Retinal pigment epithelial rip during krypton red laser photocoagulation. Am J Ophthalmol. 1984; 98(6):700-706

[44] Gass JD. Serous retinal pigment epithelial detachment with a notch. A sign of occult choroidal neovascularization. Retina. 1984; 4(4):205-220

[45] Lim JI, Schachat AP, Conway B. Macular hole formation following laser photocoagulation of choroidal neovascular membranes in a patient with presumed ocular histoplasmosis. Arch Ophthalmol. 1991; 109(11):1500-1501

[46] Arden GB, Berninger T, Hogg CR, Perry S. A survey of color discrimination in German ophthalmologists. Changes associated with the use of lasers and operating microscopes. Ophthalmology. 1991; 98(5):567-575

[47] National Institute of Diabetes and Digestive and Kidney Diseases. National Diabetes Statistics fact sheet: general information and national estimates on diabetes in the United States, 2005. Bethesda, MD: U.S. Department of Health and Human Services, National Institute of Health; 2005

[48] Early Treatment Diabetic Retinopathy Study Research Group. Early photocoagulation for diabetic retinopathy. ETDRS report number 9. Ophthalmology. 1991; 98 5 Suppl:766-85

[49] Early Treatment Diabetic Retinopathy Study Research Group. Photocoagulation for diabetic macular edema. Early Treatment Diabetic Retinopathy Study report number 1. Early Treatment Diabetic Retinopathy Study research group. Arch Ophthalmol. 1985; 103(12):1796-1806

[50] Olk RJ. Modified grid argon (blue-green) laser photocoagulation for diffuse

diabetic macular edema. Ophthalmology. 1986; 93(7):938–950

[51] Writing Committee for the, Diabetic Retinopathy Clinical Research Network Fong DS, Strauber SF, Aiello LP, et al. Comparison of the modified Early Treatment Diabetic Retinopathy Study and mild macular grid laser photocoagulation strategies for diabetic macular edema. Arch Ophthalmol. 2007; 125 (4):469–480

[52] Kim NR, Kim YJ, Chin HS, Moon YS. Optical coherence tomographic patterns in diabetic macular oedema: prediction of visual outcome after focal laser photocoagulation. Br J Ophthalmol. 2009; 93(7):901–905

[53] Early Treatment Diabetic Retinopathy Study Research Group. Treatment techniques and clinical guidelines for photocoagulation of diabetic macular edema. Early Treatment Diabetic Retinopathy Study Report Number 2. Ophthalmology. 1987; 94(7):761–774

[54] The Early Treatment Diabetic Retinopathy Study Research Group. Techniques for scatter and local photocoagulation treatment of diabetic retinopathy: Early Treatment Diabetic Retinopathy Study Report no. 3. Int Ophthalmol Clin. 1987; 27(4):254–264

[55] Diabetic Retinopathy Study. Reports Number 6 Design, methods, and baseline results. Report Number 7. A modification of the Airlie House classification of diabetic retinopathy. Prepared by the Diabetic Retinopathy. Invest Ophthalmol Vis Sci. 1981; 21 (1 Pt 2):1–226

[56] The Diabetic Retinopathy Study Research Group. Four risk factors for severe visual loss in diabetic retinopathy. The third report from the Diabetic Retinopathy Study. Arch Ophthalmol. 1979; 97(4):654–655

[57] The Diabetic Retinopathy Study Research Group. Photocoagulation treatment of proliferative diabetic retinopathy. Clinical application of Diabetic Retinopathy Study (DRS) findings, DRS Report Number 8. Ophthalmology. 1981; 88(7):583–600

[58] British Multicentre Study Group. Photocoagulation for diabetic maculopathy. A randomized controlled clinical trial using the xenon arc. Diabetes. 1983; 32(11):1010–1016

[59] Early Treatment Diabetic Retinopathy Study Research Group. Early photocoagulation for diabetic retinopathy. ETDRS report number 9. Ophthalmology. 1991; 98(5) Suppl:766–785

[60] ETDRS Investigators. Aspirin effects on mortality and morbidity in patients with diabetes mellitus. Early Treatment Diabetic Retinopathy Study report 14. JAMA. 1992; 268(10):1292–1300

[61] Brown GC. Central retinal vein obstruction with lipid exudate. Arch Ophthalmol. 1989; 107(7):1001–1005

[62] Weinberg D, Jampol LM, Schatz H, Brady KD. Exudative retinal detachment following central and hemicentral retinal vein occlusions. Arch Ophthalmol. 1990; 108(2):271–275

[63] Hayreh SS. Classification of central retinal vein occlusion. Ophthalmology. 1983; 90(5):458–474

[64] Baseline and early natural history report. The Central Vein Occlusion Study. Arch Ophthalmol. 1993; 111(8):1087–1095

[65] Evaluation of grid pattern photocoagulation for macular edema in central vein occlusion. The Central Vein Occlusion Study Group M report. Ophthalmology. 1995; 102(10):1425–1433

[66] Natural history and clinical management of central retinal vein occlusion. The Central Vein Occlusion Study Group. Arch Ophthalmol. 1997; 115 (4):486–491

[67] Quinlan PM, Elman MJ, Bhatt AK, Mardesich P, Enger C. The natural course of central retinal vein occlusion. Am J Ophthalmol. 1990; 110(2):118–123

[68] A randomized clinical trial of early panretinal photocoagulation for ischemic central vein occlusion. The Central Vein Occlusion Study Group N report. Ophthalmology. 1995; 102(10):1434–1444

[69] McAllister IL, Constabl, e IJ. Laser-induced chorioretinal venous anastomosis for treatment of nonischemic central retinal vein occlusion. Arch Ophthalmol. 1995; 113(4):456–462

[70] The Branch Vein Occlusion Study Group. Argon laser photocoagulation for macular edema in branch vein occlusion. Am J Ophthalmol. 1984; 98 (3):271–282

[71] Branch Vein Occlusion Study Group. Argon laser scatter photocoagulation for prevention of neovascularization and vitreous hemorrhage in branch vein occlusion. A randomized clinical trial. Arch Ophthalmol. 1986; 104 (1):34–41

[72] Friedman DS, O'Colmain BJ, Muñoz B, et al. Eye Diseases Prevalence Research Group. Prevalence of age-related macular degeneration in the United States. Arch Ophthalmol. 2004; 122(4):564–572

[73] Regillo CD, Benson WE, Maguire JI, Annesley WH, Jr. Indocyanine green angiography and occult choroidal neovascularization. Ophthalmology. 1994; 101(2):280–288

[74] Macular Photocoagulation Study Group. Argon laser photocoagulation for senile macular degeneration. Results of a randomized clinical trial. Arch Ophthalmol. 1982; 100(6):912–918

[75] Macular Photocoagulation Study Group. Argon laser photocoagulation for neovascular maculopathy. Five-year results from randomized clinical trials. Arch Ophthalmol. 1991; 109(8):1109–1114

[76] Macular Photocoagulation Study Group. Persistent and recurrent neovascularization after krypton laser photocoagulation for neovascular lesions of age-related macular degeneration. Arch Ophthalmol. 1990; 108(6):825–831

[77] Macular Photocoagulation Study Group. Laser photocoagulation of subfoveal neovascular lesions in age-related macular degeneration. Results of a randomized clinical trial. Arch Ophthalmol. 1991; 109(9):1220–1231

[78] Macular Photocoagulation Study Group. Subfoveal neovascular lesions in age-related macular degeneration. Guidelines for evaluation and treatment in the macular photocoagulation study. Arch Ophthalmol. 1991; 109 (9):1242–1257

[79] Macular Photocoagulation Study Group. Krypton laser photocoagulation for neovascular lesions of age-related macular degeneration. Results of a randomized clinical trial. Arch Ophthalmol. 1990; 108(6):816–824

[80] Smiddy WE, Fine SL, Quigley HA, Hohman RM, Addicks EA. Comparison of krypton and argon laser photocoagulation. Results of stimulated clinical treatment of primate retina. Arch Ophthalmol. 1984; 102(7):1086–1092

[81] Guyer DR, Puliafito CA, Monés JM, Friedman E, Chang W, Verdooner SR. Digital indocyanine-green angiography in chorioretinal disorders. Ophthalmology. 1992; 99(2):287–291

[82] Yannuzzi LA, Slakter JS, Sorenson JA, Guyer DR, Orlock DA. Digital indocyanine green videoangiography and choroidal neovascularization. Retina. 1992; 12(3):191–223

[83] Foos RY. Retinal holes. Am J Ophthalmol. 1978; 86(3):354–358

[84] Byer NE. Clinical study of retinal breaks. Trans Am Acad Ophthalmol Otolaryngol. 1967; 71(3):461–473

[85] Campochiaro PA, Kaden IH, Vidaurri-Leal J, Glaser BM. Cryotherapy enhances intravitreal dispersion of viable retinal pigment epithelial cells. Arch Ophthalmol. 1985; 103(3):434–436

[86] Guyer DR, Duker JS, Puliafito CA. Indocyanine green angiography and dye-enhanced diode laser photocoagulation. Semin Ophthalmol. 1992; 7 (3):172–176

[87] Reichel E, Puliafito CA, Duker JS, Guyer DR. Indocyanine green dye-enhanced diode laser photocoagulation of poorly defined subfoveal choroidal neovascularization. Ophthalmic Surg. 1994; 25(3):195–201

[88] Gibson SL, Havens JJ, Nguyen ML, Hilf R. Delta-aminolaevulinic acid-induced photodynamic therapy inhibits protoporphyrin IX biosynthesis and reduces subsequent treatment efficacy in vitro. Br J Cancer. 1999; 80(7):998–1004

[89] Ben-Hur E, Orenstein A. The endothelium and red blood cells as potential targets in PDT-induced vascular stasis. Int J Radiat Biol. 1991; 60(1–2):293–301

[90] Henderson BW, Dougherty TJ. How does photodynamic therapy work? Photochem Photobiol. 1992; 55(1):145–157

[91] Murphree AL, Cote M, Gomer CJ. The evolution of photodynamic therapy techniques in the treatment of intraocular tumors. Photochem Photobiol. 1987; 46(5):919–923

[92] Tse DT, Dutton JJ, Weingeist TA, Hermsen VM, Kersten RC. Hematoporphyrin photoradiation therapy for intraocular and orbital malignant melanoma. Arch Ophthalmol. 1984; 102(6):833–838

[93] Favilla I, Barry WR, Gosbell A, Ellims P, Burgess F. Phototherapy of posterior uveal melanomas. Br J Ophthalmol. 1991; 75(12):718–721

[94] Miller JW, Stinson WG, Gregory WA, el-Koumy HA, Puliafito CA. Phthalocyanine photodynamic therapy of experimental iris neovascularization. Ophthalmology. 1991; 98(11):1711–1719

[95] Kliman GH, Puliafito CA, Grossman GA, Gregory WA. Retinal and choroidal vessel closure using phthalocyanine photodynamic therapy. Lasers Surg Med. 1994; 15(1):11–18

[96] Kliman GH, Puliafito CA, Stern D, Borirakchanyavat S, Gregory WA. Phthalocyanine photodynamic therapy: new strategy for closure of choroidal neovascularization. Lasers Surg Med. 1994; 15(1):2–10

[97] Baumal CR, Puliafito CA, Pieroth L, et al. Photodynamic therapy of experimental choroidal neovascularization with tin ethyl etiopurpurin. Invest Ophthalmol Vis Sci. 1996; 37:S122

[98] Peyman GA, Moshfeghi DM, Moshfeghi A, et al. Photodynamic therapy for choriocapillaris using tin ethyl etiopurpurin (SnET2). Ophthalmic Surg Lasers. 1997; 28(5):409–417

[99] TAP Study Group. Photodynamic therapy of subfoveal choroidal neovascularization in age-related macular degeneration with verteporfin: one-year results of 2 randomized clinical trials—TAP report. Treatment of age-related macular degeneration with photodynamic therapy (TAP) Study Group. Arch Ophthalmol. 1999; 117:1329–1345

[100] Verteporfin in Photodynamic Therapy Study Group. Photodynamic therapy of subfoveal choroidal neovascularization in pathologic myopia with verteporfin. 1-year results of a randomized clinical trial—VIP report no. 1. Ophthalmology. 2001; 108(5):841–852

[101] Tseng CC, Chen SN. Long-term efficacy of half-dose photodynamic therapy on chronic central serous chorioretinopathy. Br J Ophthalmol. 2015; 99(8):1070–1077

[102] Zhao M, Zhang F, Chen Y, et al. A 50% vs 30% dose of verteporfin (photodynamic therapy) for acute central serous chorioretinopathy: one-year results of a randomized clinical trial. JAMA Ophthalmol. 2015; 133(3):333–340

[103] Fujita K, Imamura Y, Shinoda K, et al. One-year outcomes with half-dose verteporfin photodynamic therapy for chronic central serous chorioretinopathy. Ophthalmology. 2015; 122(3):555–561

[104] Ma J, Meng N, Xu X, Zhou F, Qu Y. System review and meta-analysis on photodynamic therapy in central serous chorioretinopathy. Acta Ophthalmol (Copenh). 2014; 92(8):e594–e601

[105] Reibaldi M, Cardascia N, Longo A, et al. Standard-fluence versus low-fluence photodynamic therapy in chronic central serous chorioretinopathy: a nonrandomized clinical trial. Am J Ophthalmol. 2010; 149(2):307–315.e2

[106] Lim JI, Glassman AR, Aiello LP, Chakravarthy U, Flaxel CJ, Spaide RF, Macula Society CSC Collaborative Study Group, Research and Education Committee and Website Committee. Collaborative retrospective macula society study of photodynamic therapy for chronic central serous chorioretinopathy. Ophthalmology. 2014; 121(5):1073–1078

[107] Yannuzzi LA, Sorenson J, Spaide RF, Lipson B. Idiopathic polypoidal choroidal vasculopathy (IPCV). Retina. 1990; 10(1):1–8

[108] Koh A, Lee WK, Chen LJ, et al. EVEREST study: efficacy and safety of verteporfin photodynamic therapy in combination with ranibizumab or alone versus ranibizumab monotherapy in patients with symptomatic macular polypoidal choroidal vasculopathy. Retina. 2012; 32(8):1453–1464

[109] Gomi F, Oshima Y, Mori R, et al. Initial versus delayed photodynamic therapy in combination with ranibizumab for treatment of polypoidal choroidal vasculopathy: The Fujisan Study. Retina. 2015; 35(8):1569–1576

[110] Wong CW, Cheung CM, Mathur R, et al. Three-year results of polypoidal choroidal vasculopathy treated with photodynamic therapy: Retrospective study and systematic review. Retina. 2015; 35(8):1577–1593

[111] Zharov VP, Galitovskaya EN, Johnson C, Kelly T. Synergistic enhancement of selective nanophotothermolysis with gold nanoclusters: potential for cancer therapy. Lasers Surg Med. 2005; 37(3):219–226

[112] Jain A, Blumenkranz MS, Paulus Y, et al. Effect of pulse duration on size and character of the lesion in retinal photocoagulation. Arch Ophthalmol. 2008; 126(1):78–85

[113] Sramek C, Paulus Y, Nomoto H, Huie P, Brown J, Palanker D. Dynamics of retinal photocoagulation and rupture. J Biomed Opt. 2009; 14(3):034007

[114] Blumenkranz MS, Yellachich D, Andersen DE, et al. Semiautomated patterned scanning laser for retinal photocoagulation. Retina. 2006; 26(3):370–376

[115] Bandello F, Polito A, Del Borrello M, Zemella N, Isola M. "Light" versus "classic" laser treatment for clinically significant diabetic macular oedema. Br J Ophthalmol. 2005; 89(7):864–870

[116] Bandello F, Brancato R, Menchini U, et al. Light panretinal photocoagulation (LPRP) versus classic panretinal photocoagulation (CPRP) in proliferative diabetic retinopathy. Semin Ophthalmol. 2001; 16(1):12–18

[117] Sanghvi C, McLauchlan R, Delgado C, et al. Initial experience with the Pascal photocoagulator: a pilot study of 75 procedures. Br J Ophthalmol. 2008; 92(8):1061–1064

[118] Al-Hussainy S, Dodson PM, Gibson JM. Pain response and follow-up of patients undergoing panretinal laser photocoagulation with reduced exposure times. Eye (Lond). 2008; 22(1):96–99

[119] Rüfer F, Flöhr CM, Poerksen E, Roider J. Retinal laser coagulation with the pattern scanning laser—report of first clinical experience [in German]. Klin Monatsbl Augenheilkd. 2008; 225(11):968–972

[120] Muqit MM, Gray JC, Marcellino GR, et al. Fundus autofluorescence and Fourier-domain optical coherence tomography imaging of 10 and 20 millisecond Pascal retinal photocoagulation treatment. Br J Ophthalmol. 2009; 93(4):518–525

[121] Chappelow AV, Tan K, Waheed NK, Kaiser PK. Panretinal photocoagulation for proliferative diabetic retinopathy: pattern scan laser versus argon laser. Am J Ophthalmol. 2012; 153(1):137–42.e2

[122] Muqit MM, Marcellino GR, Henson DB, Young LB, Turner GS, Stanga PE. Pascal panretinal laser ablation and regression analysis in proliferative diabetic retinopathy: Manchester Pascal Study Report 4. Eye (Lond). 2011; 25(11):1447–1456

[123] Palanker D, Lavinsky D, Blumenkranz MS, Marcellino G. The impact of pulse duration and burn grade on size of retinal photocoagulation lesion: implications for pattern density. Retina. 2011; 31(8):1664–1669

[124] Shin JY, Byeon SH, Kwon OW. Optical coherence tomography-guided selective focal laser photocoagulation: a novel laser protocol for diabetic macular edema. Graefes Arch Clin Exp Ophthalmol. 2015; 253(4):527–535

[125] Lavinsky D, Sramek C, Wang J, et al. Subvisible retinal laser therapy: titration algorithm and tissue response. Retina. 2014; 34(1):87–97

[126] Lavinsky D, Palanker D. Nondamaging photothermal therapy for the retina: initial clinical experience with chronic central serous retinopathy. Retina. 2015; 35(2):213–222

[127] Sramek C, Mackanos M, Spitler R, et al. Non-damaging retinal phototherapy: dynamic range of heat shock protein expression. Invest Ophthalmol Vis Sci. 2011; 52(3):1780–1787

[128] Iwami H, Pruessner J, Shiraki K, Brinkmann R, Miura Y. Protective effect of a laser-induced sub-lethal temperature rise on RPE cells from oxidative stress. Exp Eye Res. 2014; 124:37–47

[129] Paulus YM, Jain A, Gariano RF, et al. Healing of retinal photocoagulation lesions. Invest Ophthalmol Vis Sci. 2008; 49(12):5540–5545

[130] Busch EM, Gorgels TG, Van Norren D. Filling-in after focal loss of photoreceptors in rat retina. Exp Eye Res. 1999; 68(4):485–492

[131] Zwick H, Edsall P, Stuck BE, et al. Laser induced photoreceptor damage and recovery in the high numerical aperture eye of the garter snake. Vision Res. 2008; 48(3):486–493

[132] Sher A, Jones BW, Huie P, et al. Restoration of retinal structure and function after selective photocoagulation. J Neurosci. 2013; 33(16):6800–6808

[133] Lavinsky D, Cardillo JA, Mandel Y, et al. Restoration of retinal morphology and residual scarring after photocoagulation. Acta Ophthalmol (Copenh). 2013; 91(4):e315–e323

[134] Koinzer S, Saeger M, Hesse C, et al. Correlation with OCT and histology of photocoagulation lesions in patients and rabbits. Acta Ophthalmol (Copenh). 2013; 91(8):e603–e611

[135] Parrozzani R, Boccassini B, De Belvis V, Radin PP, Midena E. Long-term outcome of transpupillary thermotherapy as primary treatment of selected choroidal melanoma. Acta Ophthalmol (Copenh). 2009; 87(7):789–792

[136] Aaberg TM, Jr, Bergstrom CS, Hickner ZJ, Lynn MJ. Long-term results of primary transpupillary thermal therapy for the treatment of choroidal malignant melanoma. Br J Ophthalmol. 2008; 92(6):741–746

[137] Oosterhuis JA, Journée-de Korver HG, Kakebeeke-Kemme HM, Bleeker JC. Transpupillary thermotherapy in choroidal melanomas. Arch Ophthalmol. 1995; 113(3):315–321

[138] Reichel E, Berrocal AM, Ip M, et al. Transpupillary thermotherapy of occult subfoveal choroidal neovascularization in patients with age-related macular degeneration. Ophthalmology. 1999; 106(10):1908–1914

[139] Ahuja RM, Benner JD, Schwartz JC, Butler JW, Steidl SM. Efficacy of transpupillary thermotherapy (TTT) in the treatment of occult subfoveal choroidal neovascularization in age-related macular degeneration. Semin Ophthalmol. 2001; 16(2):81–85

[140] Newsom RS, McAlister JC, Saeed M, McHugh JD. Transpupillary thermotherapy (TTT) for the treatment of choroidal neovascularisation. Br J Ophthalmol. 2001; 85(2):173–178

[141] Sivaprasad S, Elagouz M, McHugh D, Shona O, Dorin G. Micropulsed diode laser therapy: evolution and clinical applications. Surv Ophthalmol. 2010; 55(6):516–530

[142] Fedoruk NA, Fedorov AA, Bol'shunov AV. Morphological and histochemical effects of subthreshold laser therapy on the chorioretinal complex [in Russian]. Vestn Oftalmol. 2013; 129(5):73–81

[143] Luttrull JK, Musch DC, Mainster MA. Subthreshold diode micropulse photocoagulation for the treatment of clinically significant diabetic macular oedema. Br J Ophthalmol. 2005; 89(1):74–80

[144] Luttrull JK, Musch DC, Spink CA. Subthreshold diode micropulse panretinal photocoagulation for proliferative diabetic retinopathy. Eye (Lond). 2008; 22(5):607–612

[145] Luttrull JK, Spink CJ. Serial optical coherence tomography of subthreshold diode laser micropulse photocoagulation for diabetic macular edema. Ophthalmic Surg Lasers Imaging. 2006; 37(5):370–377

[146] Malik KJ, Sampat KM, Mansouri A, Steiner JN, Glaser BM. Low-intensity/high-density subthreshold microPulse diode laser for chronic central serous chorioretinopathy. Retina. 2015; 35(3):532–536

[147] Roider J. Laser treatment of retinal diseases by subthreshold laser effects. Semin Ophthalmol. 1999; 14(1):19–26

[148] Brinkmann R, Roider J, Birngruber R. Selective retina therapy (SRT): a review on methods, techniques, preclinical and first clinical results. Bull Soc Belge Ophtalmol. 2006; 302(302):51–69

[149] Treumer F, Klettner A, Baltz J, et al. Vectorial release of matrix metalloproteinases (MMPs) from porcine RPE-choroid explants following selective retina therapy (SRT): towards slowing the macular ageing process. Exp Eye Res.

2012; 97(1):63–72

[150] Kim HD, Han JW, Ohn YH, Brinkmann R, Park TK. Functional evaluation using multifocal electroretinogram after selective retina therapy with a microsecond-pulsed laser. Invest Ophthalmol Vis Sci. 2015; 56(1):122–131

[151] Roider J, Michaud NA, Flotte TJ, Birngruber R. Response of the retinal pigment epithelium to selective photocoagulation. Arch Ophthalmol. 1992; 110 (12):1786–1792

[152] Framme C, Schuele G, Roider J, Kracht D, Birngruber R, Brinkmann R. Threshold determinations for selective retinal pigment epithelium damage with repetitive pulsed microsecond laser systems in rabbits. Ophthalmic Surg Lasers. 2002; 33(5):400–409

[153] Roider J, Brinkmann R, Wirbelauer C, Laqua H, Birngruber R. Retinal sparing by selective retinal pigment epithelial photocoagulation. Arch Ophthalmol. 1999; 117(8):1028–1034

[154] Framme C, Alt C, Schnell S, Sherwood M, Brinkmann R, Lin CP. Selective targeting of the retinal pigment epithelium in rabbit eyes with a scanning laser beam. Invest Ophthalmol Vis Sci. 2007; 48(4):1782–1792

[155] Paulus YM, Jain A, Nomoto H, et al. Selective retinal therapy with microsecond exposures using a continuous line scanning laser. Retina. 2011; 31 (2):380–388

[156] Park YG, Seifert E, Roh YJ, Theisen-Kunde D, Kang S, Brinkmann R. Tissue response of selective retina therapy by means of a feedback-controlled energy ramping mode. Clin Experiment Ophthalmol. 2014; 42(9):846–855

[157] Roider J, Brinkmann R, Wirbelauer C, Laqua H, Birngruber R. Subthreshold (retinal pigment epithelium) photocoagulation in macular diseases: a pilot study. Br J Ophthalmol. 2000; 84(1):40–47

[158] Elsner H, Pörksen E, Klatt C, et al. Selective retina therapy in patients with central serous chorioretinopathy. Graefes Arch Clin Exp Ophthalmol. 2006; 244(12):1638–1645

[159] Koinzer S, Elsner H, Klatt C, et al. Selective retina therapy (SRT) of chronic subfoveal fluid after surgery of rhegmatogenous retinal detachment: three case reports. Graefes Arch Clin Exp Ophthalmol. 2008; 246(10):1373–1378

[160] Klatt C, Saeger M, Oppermann T, et al. Selective retina therapy for acute central serous chorioretinopathy. Br J Ophthalmol. 2011; 95(1):83–88

[161] Roider J, Liew SH, Klatt C, et al. Selective retina therapy (SRT) for clinically significant diabetic macular edema. Graefes Arch Clin Exp Ophthalmol. 2010; 248(9):1263–1272

[162] Ohkoshi K, Yamaguchi T. Subthreshold micropulse diode laser photocoagulation for diabetic macular edema in Japanese patients. Am J Ophthalmol. 2010; 149(1):133–139

[163] Cohen BZ, Wald KJ, Toyama K. Neodymium:YLF picosecond laser segmentation for retinal traction associated with proliferative diabetic retinopathy. Am J Ophthalmol. 1997; 123(4):515–523

第 **40** 章
玻璃体手术

Thanos D. Papakostas, Dean Eliott, Ingrid U. Scott

40.1 引言

罗伯特·马谢尔(Robert Machemer)被认为是现代玻璃体手术之父,因为他研发了玻璃体手术仪器并且首次进行了经睫状体平坦部的玻璃体切割术(PPV)。他还为我们理解玻璃体的作用和许多玻璃体视网膜疾病中异常细胞增殖的病因奠定了基础。

起初,玻璃体切割术只用于治疗某些疾病,如玻璃体积血和复杂的视网膜脱离。随着手术医生经验的增加以及技术和设备的改进,玻璃体切割术的适应证扩大了,如今它已成为视网膜疾病专家最常用的手术方式。技术的进步使得玻璃体切割手术更加安全、有效,并且在 2000 年引入微切口玻璃体切割手术之后,玻璃体切割术成为并发症更低且更为有效的手术方式。如今,玻璃体切割术的适应证范围很广,都总结在表 40.1 中。

本章的目的是阐述玻璃体切割术的基本原理,并重点介绍玻璃体切割术治疗常见疾病的结果。

40.2 术前检查

在接受玻璃体切割术之前,患者需要进行彻底的术前检查,并由内科医生或麻醉小组成员进行全面的医学评估。手术医生应该与患者讨论手术的目的以及潜在的风险、益处和替代方案。患者必须对所提供的信息表示理解。患者需要能够在玻璃体切割术期间平躺(或几乎平躺)。患有幽闭恐惧症、中度至重度焦虑或痴呆的患者,可视情况,在全身麻醉下进行玻璃体切割术。

术前检查应包括详细的裂隙灯生物显微镜检查。角膜清晰透明。在角膜严重混浊的情况下,可以考虑使用临时角膜假体,随后进行穿透性角膜移植术。也可采用眼内镜方法。检查前房并记录其深度。潜在的房角关闭可能需要进行预防性周边虹膜切除术。前房角镜检查在接受玻璃体切割术的糖尿病患者和葡萄膜炎患者中很重要。扩瞳对任何玻璃体视网膜手术都很重要。有晶状体的患者需注意晶状体状态和晶状体的清晰度。对于是人工晶状体的患者,在进入手术室之前,手术医生应该知道植入物的类型、它在囊袋或沟中的位置以及后囊的完整性。例如,硅油放置在具有硅胶 IOL 和破裂的后囊膜眼中可能导致硅油滴在 IOL 的后表面上积聚。

在行任何玻璃体视网膜手术之前,彻底的眼后段检查是至关重要的。用裂隙灯检查前玻璃体,并记录任何细胞。然后,使用 90D 或 78D 的前置镜来检查眼后段。90D 前置镜能提供更宽的视野,而 78D 前置镜提供更高的放大倍率。注意玻璃体后脱离(PVD)存在与否,并仔细检查视神经、黄斑和视网膜血管。确定 PVD 是否存在是在术前需要考虑的最重要因素之一,因为它可能影响手术方法。用双目间接检眼镜检查周边视网膜,有无巩膜凹陷。通常使用的透镜是 28D 或 20D 的前置镜。28D 前置镜比20D 前置镜提供更宽的视野,20D 前置镜提供更高的放大倍率。作者更喜欢 28D 的前置镜,尤其是在有气泡的眼睛中。

数字成像有助于手术医生术前决策。一种重要的成像方式是光学相干断层扫描(OCT),它显示后玻璃体与视网膜的关系、视网膜前膜(ERM)的存在与否、视网膜中央凹轮廓和视网膜厚度。黄斑囊样

表 40.1　玻璃体切割术的适应证

糖尿病性视网膜病变	脉络膜新生血管
• 无法吸收或反复性玻璃体积血	大量视网膜下出血
• 牵拉性视网膜脱离	黄斑转位
• 复合性牵拉和孔源性视网膜脱离	视网膜感光细胞或视网膜色素上皮移植
• 进行性纤维血管增殖	儿童视网膜疾病
• 纤维血管增殖导致的黄斑扭曲	• 早产儿视网膜病变
• 后部玻璃体牵拉导致的黄斑水肿	• 永存原始玻璃体增生症
视网膜脱离	• 家族渗出性玻璃体视网膜病变
• 伴有 PVR 的视网膜脱离	• 巨大视网膜裂孔
• 巨大视网膜裂孔	• 青少年视网膜劈裂
• 继发于后部视网膜裂孔的视网膜脱离	• 幼年型类风湿性关节炎
• 某些原发性视网膜脱离	• 继发于脉络膜缺损的视网膜脱离
前节手术的并发症	• 牵牛花综合征或视盘小凹的视网膜脱离
• 晶状体脱位	肿瘤
• 人工晶状体脱位	• 脉络膜黑色素瘤内部切除术
• 无晶状体眼或人工晶状体眼囊性黄斑水肿	• 视网膜血管瘤病的并发症
• 眼内炎	• 视网膜和视网膜色素上皮联合错构瘤
• 恶性青光眼	• 眼内淋巴瘤
• 脉络膜出血	• 诊断性玻切
• 上皮细胞向下生长	• 视网膜活检
• 麻醉针头刺穿眼球	葡萄膜炎
外伤	• 病毒性视网膜炎—巨细胞病毒、急性视网膜坏死
• 清除前房积血	• 眼内感染—细菌、病毒、真菌、寄生虫
• 外伤性白内障或晶状体脱位	• 眼羊狂蝇蛆病
• 眼后节穿通伤伴玻璃体积血和(或)视网膜脱离	• 炎症性疾病—结节病、白塞病、葡萄膜渗漏
• 活性眼内异物	• 扁平部睫状体炎
• 视网膜下膜或出血	• Whipple 病
• 外伤性黄斑裂孔	• 家族性淀粉样变性
黄斑手术	• 低眼压
• 黄斑皱褶	
• 黄斑裂孔	
• 玻璃体黄斑牵引综合征	
• 继发于视盘小凹的渗出性视网膜脱离	

水肿和轻微的视网膜下液体可以用光学相干断层扫描观察到。其他可能有用的成像方式是黄斑的数字眼底照片和最近引入的视网膜全景广角视图（图40.1）。荧光素血管造影可在糖尿病玻璃体切割术前进行，以评估视网膜灌注和新生血管情况。

当介质混浊妨碍观察眼后段时，可用 B 超检查并以静态和动态两种方式进行。需要评估是否存在PVD，并注意任何视网膜裂孔、牵引或脱离。对于先前有外伤性开放性眼球损伤的患者，在超声检查时，应注意识别视网膜的任何嵌顿区域。眼眶 CT 是发现眼内异物(IOFB)的必备检查。

大多数玻璃体视网膜手术可以在局部麻醉下进行，并有可监测的麻醉护理。对于无法合作的患者、儿童患者和开放性外伤患者，建议使用全身麻醉。在预期手术时间较长或需要巩膜扣带的情况下，也可以考虑全身麻醉。

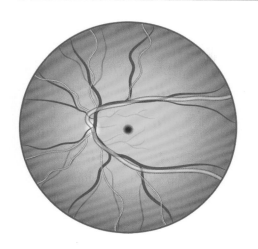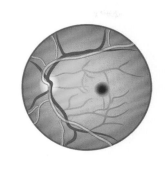

图 40.1　全景系统能以更宽的视野对视网膜进行更充分的立体评估。

40.3 手术技术

40.3.1 可视化

　　玻璃体视网膜手术总是在手术显微镜下进行。历史上，玻璃体切割术使用的透镜是平凹透镜或双凹透镜，其视野范围有限（20°~35°）[1]。棱镜也用于将视野增加到 60°[2]。用这些系统难以观察到周边视网膜，使得手术在技术上很麻烦。广角成像系统的发展彻底改变了玻璃体视网膜手术，因为手术医生可以接触到周围的玻璃体和视网膜，那里经常出现实质性的玻璃体视网膜病变。这些系统基于双目间接检眼镜的原理，需要在操作显微镜上安装一个图像转换器。玻璃体切割手术有两种广角观察系统：接触式和非接触式系统。接触系统（Volk Reinverting Operating Lens 系统，Volk；AVI 全景广角观察系统）提供比非接触式系统大 10°的视野，并消除角膜像差。然而，手术医生依赖于熟练的助手。最受欢迎的非接触式系统是 Oculus 公司的双目间接检眼镜（BIOM）和 Zeiss 公司集成在 Lumera 操作显微镜中的 Resight 700 系统。非接触式系统比接触式系统需要更大的眼睛旋转来观察周边。从接触系统转换到非接触系统的手术医生面临着一个陡峭的学习曲线。BIOM 的视野主要取决于手术显微镜的非接触透镜表面和角膜表面之间的距离。随着非接触透镜接近角膜，观察到的视野变得更宽。此外，聚焦操作显微镜可以锐化图像。对于初学者来说，聚焦 BIOM 可能是复杂的，因为难以在间接透镜和角膜表面之间保持适当的距离，并且难以在操作显微镜的高度和角膜表面之间保持最佳的距离。然而，一旦手术医生习惯了 BIOM 系统，大多数玻璃体视网膜手术可以安全有效地进行。最近，Zeiss 推出了另一种非接触式系统，Resight 700，并且越来越受欢迎。它有一个独特的聚焦系统，允许缩小透镜组在操作显微镜内自动移动。这使得手术医生能够获得视网膜的高分辨率广角视图。大多数手术医生使用平式接触镜进行黄斑手术，这种镜片具有高放大率和良好的横向和轴向分辨率，并使用 BIOM 或 Resight 系统图像进行其他玻璃体视网膜手术。

40.3.2 照明

　　目前使用的插入玻璃体腔的光纤探头进行眼内照射是在 20 世纪 70 年代为 20G 玻璃体切割术首次引入的[3]。在 20G 的时代，用卤素灯泡照明成为可能。然而，当使用带有传统卤素光源的小口径光纤探头时，只能获得 20G 口径系统 50%或更低的亮度。为了进行补偿，引入了氙和汞蒸汽灯泡。即使是在 25G 系统或 27G 系统，这些系统也能提供出色的照明。但这些强大的照明系统引起了对光毒性的关注，特别是当内照明器长时间靠近视网膜时[4]。最近，广角照明探头被引入[5]，与聚焦探头产生的标准 50°或 80°视场相比，广角照明探头提供了接近 100°的视场。也可以使用吊灯照明系统，允许手术医生进行双手操作。与传统的内照射器相比，视网膜可以长时间耐受这种内照射，且没有光毒性证据（图 40.2）。

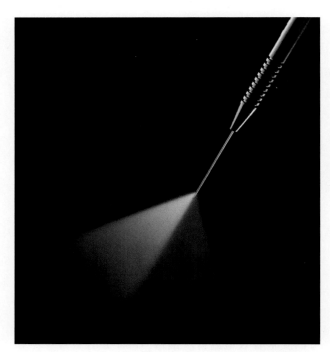

图 40.2　23G 氙内照明器。(Image Courtesy of Alcon, Boratories.)

40.3.3 染色玻璃体切割术

"染色玻璃体切割术"一词指的是在玻璃体视网膜手术中使用活性染料来辅助视网膜前组织和膜的识别[6]。2000 年，Kadonosono 首次提出这一术语，当时他在黄斑裂孔手术中使用吲哚菁绿(ICG)对内界膜(ILM)进行染色[7]。ICG 与 ILM 结合，从而促进 ILM 的可视化并有助于其剥除。还提议将 ERM 可视化。然而，有人担心，因为一些研究人员报道了可疑的毒性[8]。用于 ILM 撕除的其他重要染料是台盼蓝和亮蓝。曲安奈德对玻璃体和后玻璃体的染色效果较好，但对 ILM 染色不如 ICG、台盼蓝或亮蓝。许多手术医生通常使用曲安奈德来染色玻璃体，并确保在手术过程中切除整个后玻璃体皮质。

40.3.4 套管系统

历史上，所有的平坦部玻璃体切割术都是用

> **争论点**
>
> ● 术中使用的染料，如 ICG 或亮蓝，有助于 ILM 的可视化。人们担心它们对视网膜有潜在的毒性作用。

20G 手术套包；然而，在过去的 10 年中，已向经结膜的硬套管 MIVS.转变。2002 年，Fujii 等[9]推出了 25G 经结膜免缝合玻璃体切割系统。25G 玻璃体切割术仅产生一个直径为 0.55mm 的较小的自封闭切口，大约是 20G 玻璃体切割术 1.15mm 切口的一半。最初，由于 25G 设备过于柔软且更脆弱，限制了其的使用。Eckardt 在 2005 年[10]引入了切口直径为0.72mm 的 23G 系统(图 40.3)，而在 2010 年，Oshima 等[11]引入了切口尺寸为 0.4mm 的 27G 系统。早期玻璃体切割探针的最初局限被后来随着新的更硬探针的设计而克服。现代 MIVS.的优势包括结膜伤口更少，表面恢复更快，术后不适更少，进出眼睛更快，与进入部位相关的视网膜破裂发生率更低，流速更低，视网膜牵引力可能更小，切割器端口尺寸更小，更靠近探针尖端，具有更精确的末端切割能力，以及消除巩膜切口渗漏的带瓣套管。目前，大部分玻璃体视网膜手术是用基于 23G 或 25G 经结膜套管针的系统进行的；20G 系统通常用于一些外伤病例或 IOFB 病例。3 个经平坦部的巩膜穿刺口用于玻璃体切割术，一般是在有晶状体眼中位于角膜缘后方 3.5~4.0mm 处，或是在人工晶状体眼或无晶状体眼中位于角膜缘后方 3.0~3.5mm 处(图 40.4)。一个巩膜穿刺口位于颞下方，提供盐水溶液的连续灌注，并做其他两个巩膜穿刺口(鼻上方和颞上方)，为眼内照明设备和玻璃体切割头提供出入通道。许多手术医生更喜欢在套管针插入之前结膜移位。结膜移位对于经结膜无缝合技术是至关重要的，以限制玻璃体脱出，并防止泪膜进入巩膜切口，从而降低发生眼内炎的风险。此外，大多数手术医生更喜欢以双平面方式进入眼球。初始插入相对于巩膜大约 30°，第二轨迹垂直于巩膜。这导致产生更稳定和防水的穿刺口。插管放置后，通过显微镜直接观察确认灌注液插管尖端在输液开启前位于玻璃体腔内非常重要，从而避免了灌注液进入脉络膜上腔的可能性。

40.3.5 玻切系统

Machemer 在 1970 年推出了玻璃体灌注吸引切割器[12]。最初的 17G 设备外径为 1.5mm。Douvas 在 20 世纪 70 年代早期开发了旋转提取器[13]，随后，O' Malley 和 Heintz 推出了伯克里生物工程光学 800 (Berkley Bioengineering Ocutome 800)，这是一种外

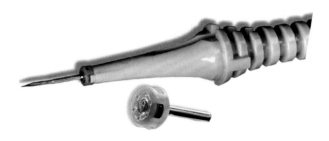

图 40.3　23G 带阀套管和套管针。(Image Courtesy of Alcon，Alcon Laboratories.)

径为 0.9mm、内径为 0.47mm 的 20G 玻璃体切割探针[14]。这是第一款带有手术医生脚踏板控制的开关抽吸功能的轻型气动探针。在随后的几年里，又开发了几个玻璃体切割探针，在 20 世纪 90 年代中期，Alcon 公司开发了第一个集成玻璃体切割系统 Accurus。这包括一个高级图形用户界面，带有软键、通气气体强制灌注、集成白内障破碎器、硅油注入器和卤素光源。Accurus 可提供高达每分钟 2500 次的切割速度。Bausch & Lomb 开发了一个类似的系统，即 Millenium 显微外科系统。在将近 30 年的时间里，20G 玻璃体切割手术一直是标准手术，直到 2000 年初 MIVS.被引进。Accurus 后来被 Constellation 玻璃体切割系统取代，它提供高达每分钟 7500 次切割的切割速度。类似地，Millennium 被 Stellaris PC 取代。较高的切割速度被认为是优选的，因为玻璃体切割时对视网膜牵引力较小。除了通过降低视网膜牵引力和移动性来增加安全性之外，增加切割速率还可以通过增加通过切割器的流量来提高效率。有助于玻璃体流入切割器的动力学的一个组成部分是占空比。占空比被定义为在开关周期的整个长度内端口保持打开的时间比例。现代玻璃体切割机器，如

Constellation 玻璃体切割系统，允许手术医生控制占空比。

40.3.6　晶状体切除术

当白内障妨碍充分观察眼底或晶状体半脱位或全脱位时，可进行睫状体平坦部晶状体切除术（图 40.5）。在某些情况下，囊袋可以被保留用于同时或可能的未来人工晶状体植入；然而，在严重外伤和（或）前增生性玻璃体视网膜病变（PVR）的情况下，建议摘除晶状体和整个囊膜。如果晶状体和（或）囊被保留在具有晚期前 PVR 的眼睛中，囊膜可以作为膜增殖的支架，可能导致复发性视网膜脱离和低眼压。在 MIVS.时代之前，一个 20G 的白内障碎核器（无套管直超声波探头）被用来摘除晶状体核和皮质。然而，随着 MIVS.的出现，许多手术医生使用 23G 切割器来切除晶状体。如果晶状体核异常坚硬，可以用白内障碎核器去除，这需要扩大 23G 切口。当使用白内障碎核器时，手术医生应该小心不要在探头的尖端接触任何玻璃体，因为这会导致玻璃体牵引。几乎所有的晶状体切除术都是在睫状体平坦部进行的。如果是白色的白内障，后面看不到，可以放置前房维持器，直到有足够的视野来观察平坦部

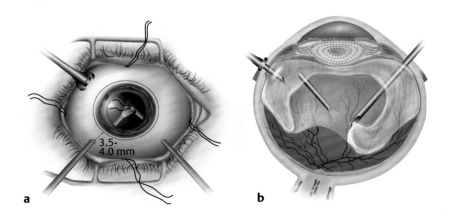

3.5-4.0 mm

a　　　　b

图 40.4　标准三通道平坦部玻璃体切割术。(a)俯视图。(b)横截面图。灌注套管固定在颞下方。两个上方巩膜穿刺口支持眼内导光头和玻璃体切割头。

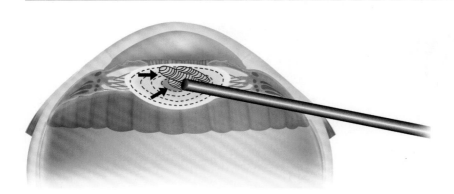

图 40.5 平坦部晶状体切除术是用超声波破碎器或玻璃体切割头进行的,该切割头在晶状体赤道处进入晶状体。

输注套管尖端,从而可以安全地开启灌注液。如果植入人工晶状体,在将来可能需要硅油填充的情况下,应避免使用含硅的人工晶状体。

40.3.7 玻璃体切割术

简而言之,玻璃体切除割术包括首先去除巩膜穿刺口周围的玻璃体,然后去除核心玻璃体,诱导PVD(如果它还不存在的话),周边玻璃体切除,以及去除任何 ERM。玻璃体切割术的所有步骤都应该在直接可见的情况下进行。玻璃体切割头通过颞上巩膜穿刺口进入,以操作玻璃体切割术的初始部分,因为通过颞上巩膜穿刺口进入为玻璃体切割头提供了更大的活动范围。在有晶状体眼中,可以通过经鼻上巩膜穿刺口放置切割头来进入鼻侧玻璃体,从而最小化晶状体损伤的风险。在进行后续步骤之前,去除巩膜穿刺口附近的玻璃体是很重要的,因为这将巩膜穿刺口附近医源性视网膜撕裂的可能性降至最低。

40.3.8 剥除黄斑前膜

第一步是去除巩膜穿刺口周围的玻璃体,并切除中央区玻璃体,然后诱导PVD(如果它还不存在的话)。大多数特发性 ERM 病例与 PVD 相关,但如果不存在 PVD,则使用软硅胶头或玻璃体切割头,通过在视神经附近使用高抽吸力来形成 PVD。一旦后玻璃体被吸起来,可以通过轻轻地向前移动硅胶头或切割头将其抬高并剥离到周边。在一些具有强黏附性后玻璃体的眼睛中,可以使用镊子或微玻璃体视网膜(MVR)刀片来启动这一过程。

Machemer 在发明玻璃体切割术后不久就进行了 ERM 剥除术[15]。他使用了一根 23G 弯针来抓住并提起 ERM。随后,O'Malley 引入了圆头的镊子,

Steve Charles 开发了末端抓取镊(图40.6)。如今,大多数手术医生更喜欢用镊子剥离 ERM,而有些手术医生更喜欢在 ERM 用前面讨论过的一种染料染色后剥除 ERM。如果无法识别 ERM 边缘,则可以使用 Tano 引入的镊子、MVR 刀片或金刚石刮刀来形成边缘。一些手术医生建议,在所有的 ERM 切除病例中剥除 ILM,以便将 ERM 复发的风险降至最低;然而,这仍然有争议。

在增生性糖尿病视网膜病变伴牵引性视网膜脱离(TRD)的情况下,使用不同的技术来缓解黄斑上的牵引。在这些情况下,外科手术的目标是减轻后玻璃体和 ERM 的前后和切向牵引。常用的技术是分割、分层和整体分离。分割包括将外延中心(从视网膜到增殖膜的单个新生血管连接)之间的 ERM 垂直切割成小段(图40.7)。分层(图40.8)涉及使用水平剪刀从视网膜上移除纤维血管组织,以从视网膜表面切断单个新生血管连接。分割或分层可以用专门设计的垂直(图40.9)或水平剪刀、弯曲剪刀,甚至用玻璃体切割头进行。在整体分层中,在部分分离的后玻璃体中制造小窗口,使得水平剪刀可以进

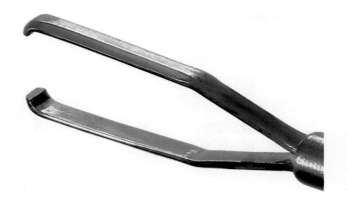

图 40.6 用于剥除视网膜前膜和内界膜的末端抓镊。(Image Courtesy of Alcon, Alcon Laboratories.)

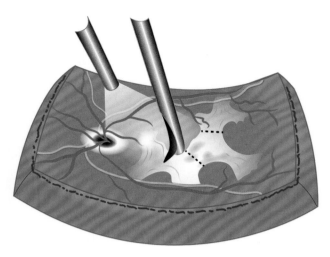

图 40.7 分割：视网膜前纤维血管组织的垂直分割减轻了视网膜上的切向牵引，但留下了纤维血管组织的岛。

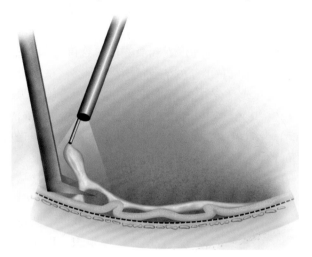

图 40.8 分层：使用双手技术，用纤维组织操纵器轻轻抬起纤维血管膜，同时用水平剪刀切割膜与视网膜的粘连。

入后玻璃体空间。来自玻璃体的轻微牵引固定了纤维血管膜，并暴露了增殖膜和视网膜之间的粘连区域，这有利于膜切除。眼内照明器或被照亮的镊子可用于促进分离。当增殖膜已经与视网膜完全分离时，剩余的后玻璃体复合体可以用玻璃体切割头去除。当前的 MIVS 刀具的端口靠近尖端，这使得分割和分层更加安全。或者，可以用剪刀剪开，用镊子分离。黏弹性装置也可以用来创建一个平面用于分离和保护视网膜表面。在强黏附膜的情况下，双手操作技术通常与带照明的镊子或吊顶灯、剪刀和镊子一起使用。

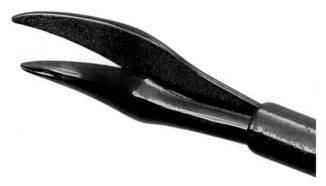

图 40.9 用于粘连视网膜前膜分割和分层的弯曲垂直剪刀。(Image Courtesy of Alcon, Alcon Laboratories.)

40.3.9 视网膜切开术和视网膜切除术

Machemer 在 PVR 与外伤的病例中首次描述了视网膜切开术和视网膜切除术[16]。视网膜切开术一词指的是在视网膜上开一个洞，而视网膜切除术指的是切除一部分视网膜。有两种类型的视网膜切开术：通路和引流。这些通常是在视网膜的正常区域做出来的，以便进入视网膜下的空间。行视网膜切开术是为了去除视网膜下组织，如脉络膜新生血管膜和(或)血液，或者是为了去除视网膜下物质，如保留的视网膜下全氟化碳液体(PFCL)或硅油，以及视网膜下异物。在视网膜脱离手术中进行引流视网膜切开术以去除视网膜下液体。引流性视网膜切开术通常在上方进行，以便与气体或硅油填充物更好地接触。如果可能，应沿神经纤维的远端进行视网膜切开术，以尽量减少神经纤维束缺损[17]。

当视网膜牵拉区域具有明显的视网膜前或视网膜下增生，而不适合充分去除(未解除的牵拉)时，或者当视网膜收缩、缩短使得不进行视网膜切除术就不能实现视网膜附着时，则需行视网膜切除术。最常见的指征是 PVR。另一个指征是外伤后巩膜伤口嵌顿了视网膜。视网膜切除术在病理性视网膜区域进行，一般在两侧延伸至正常视网膜一个钟点范围，通常在周边视网膜进行。我们更喜欢在预定的视网膜切除术边缘应用透热疗法，以尽量减少出血。当

精粹

● 后玻璃体的完全分离至关重要，尤其是在黄斑裂孔或糖尿病牵引性脱离眼中。

视网膜切除术环形切开时，如果可能的话，边缘应该以直角到达锯齿缘，并且环向视网膜切除术通常比径向视网膜切除术更稳定。玻璃体切割头通常用于进行视网膜切除术，但是垂直剪刀可以用于切割视网膜脱离非常低的区域，以避免对下面的视网膜色素上皮和脉络膜造成损伤。在 PVR 需要环行视网膜切除术的情况下，建议将前部视网膜完全切除至锯齿缘，因为残留的无灌注视网膜会促进纤维增生和新血管形成。

40.3.10 眼内光凝术

除非视网膜们于黄斑内，眼内光凝术应用于所有视网膜裂孔周围和视网膜切开术、视网膜切除术的边缘。通常，使用三排激光，烧伤的外观应为灰色。通常应避免强烈的激光烧灼，因为在激光点的边缘会形成新的裂口。在伴有广泛外周玻璃体视网膜病变的孔源性视网膜脱离病例中，一些手术医生提倡360°内光凝术。有各种各样的激光探头可供选择，包括照明和弯曲激光探头。弯曲的激光探针在有晶状体患者中非常有用，用于治疗远周边的视网膜病变。照明激光探头允许手术医生同时对感兴趣的区域进行巩膜按压。在大多数糖尿病性玻璃体切割术中，我们将 360°全视网膜激光光凝术应用到锯齿缘（图40.10）。

40.3.11 全氟化碳液体（PFCL）

Chang 在 1987 年将 PFCL 引入玻璃体手术[18]。PFCL 具有多种物理性质，这使得其在玻璃体视网膜手术中很受欢迎（图 40.11）。PFCL 的高密度和比重使得视网膜变平和视网膜褶皱展开。其还能帮助手术医生避免切开后视网膜排出视网膜下的液体。它们是光学透明的，因此允许在它们下面进行手术操作。此外，与水的不混溶性能抵抗生理盐水和血液的侵入，尽管术中出血，但仍能提供清晰的手术区域。此外，与硅油不混溶允许 PFCL 和硅油交换，这有助于通过降低视网膜滑脱的风险来治疗巨大的视网膜裂孔（GRT）。PFCL 和激光波长之间没有干涉，因此允许在 PFCL 下进行眼内激光。此外，低黏度的全氟氯化碳便于注入和抽吸。

PFCL 在 PVR 和 GRT 手术中具有极高的价值。PFCL 的使用彻底改变了 GRT 的治疗，因为手术医生可以在患者仰卧时展开 GRT。

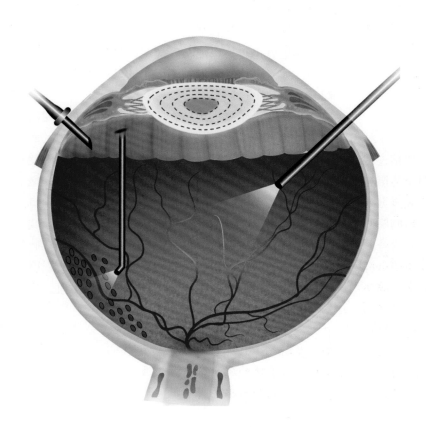

图 40.10　激光内部使用光纤探头。弯曲探头比直探头能更有效地治疗视网膜周边。

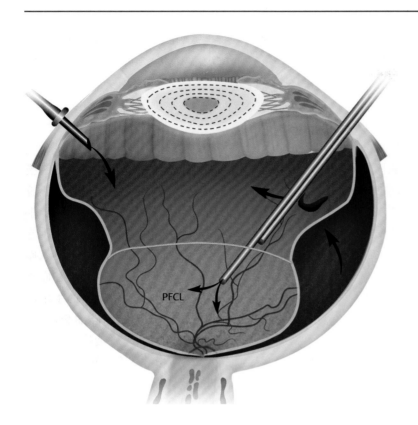

图 40.11 术中注入全氟化碳液体由后向前重新附着视网膜。当液体被注入时,视网膜下液体通过现有的周边视网膜裂孔被排出。

40.4 手术并发症

玻璃体手术可能会出现许多并发症。现代技术和仪器显著降低了并发症的发生率;然而,它们仍然是相关的。在这里,我们讨论玻璃体切割术中或手术后可能发生的最重要的并发症。

40.4.1 术中并发症

如果套管/套管针插入得太靠前,或者套针穿透睫状体,就会发生出血。此外,如果套管/套管针与晶状体接触,可能会形成白内障,这使得玻璃体切割术中的可视化具有挑战性。如果套管/套管针插得太靠后,可能会出现视网膜破裂,伴有或不伴有视网膜脱离。无晶状体眼和人工晶状体眼的插管位置应在角膜缘后方 3.0~3.5mm 处,有晶状体眼为 3.5~4.0mm 处。手术第一步的另一个可能的并发症是误在脉络膜上腔灌注液体。当灌注套管的尖端放置在脉络膜上腔而不是玻璃体腔时,就会发生这种情况。这可以通过在灌注液开启之前直接观察输注套管尖端来避免,并且这是每个玻璃体切割术过程的重要部分。如果套管尖端不小心滑入脉络膜上腔,玻璃体切割

术中也会出现这种并发症。发生这种情况时,应立即关闭灌注,将其从移位的插管中取出,插入另一个插管,并在直接观察后打开。玻璃体切割术中可能会发生周围医源性破裂。当玻璃体切除不完全时,其通常发生在巩膜切开术位置附近,并且在重复插入和取出器械的过程中发生牵引。此外,在 PVD 诱导期间,当后极部玻璃体从玻璃体基底部附近的视网膜脱离时,其也可以发生在周边视网膜中。切除 ERM 后通常会出现更多的破裂,如在 PVR 和糖尿病患者 TRD。识别手术中的撕裂并应用内光凝和眼内填充是非常重要的。在玻璃体切割术结束时和巩膜下凹陷处和眼睛充满气体之前,应仔细检查周边视网膜,以确定医源性撕裂。

手术期间,应小心避免任何仪器与晶状体接触。晶状体接触会明显降低视力,因此可能需要进行晶状体切除术。玻璃体切割术中可能会出现血管阻塞,尤其是在高眼压下长时间手术时。在整个手术过程中,应监测视网膜中央动脉的开放性和神经的灌注状态。另一个潜在的毁灭性并发症是脉络膜上腔出血。这种风险可以通过避免术中低眼压、心动过速或 Valsalva 操作(如全身麻醉时压在管上)以及广泛冷冻或内激光来最小化。

40.4.2 术后并发症

如果巩膜切开术在手术结束时出现渗漏，在紧接着的术后阶段可能会观察到低眼压和脉络膜渗漏。此外，可能会发生脉络膜出血。强烈建议，在手术结束时，缝合不能自我封闭的巩膜切口。玻璃体切割术后眼压会升高，有多种可能的机制。前房炎症和(或)血液，以及气体或油，是并发症最可能的原因。气体可以通过瞳孔阻滞机制导致无晶状体眼的眼压升高，这可以通过适当的术后面朝下体位来预防。当硅油用于无晶状体眼时，通过下方周边虹膜造孔和推荐严格的面朝下体位来避免瞳孔阻滞。

白内障的形成或进展是玻璃体切割术后最常见的并发症。超过一半的患者(60%~98%)将在玻璃体切割术后的头两年发展为临床显著的核硬化[19-22]。一些学者指出，玻璃体切割术后氧张力增加是白内障形成的机制[23]。

眼内炎是玻璃体切割术后潜在的毁灭性并发症。在1984年发表的一项研究中，20G玻璃体切割术后的眼内炎发生率据报道为0.15%[24]。其他后续研究报道发生率为0.03%~0.05%[25-27]。随着MIVS.越来越受欢迎，作者对25G经结膜无缝合玻璃体切割术后眼内炎发生率的增加表示担忧。Kunimoto和Kaiser[28]在评估25G玻璃体切割术与20G玻璃体切割术的结果时，报道术后眼内炎的发生率是前者的12倍，Scott等[29]的报道是后者的28倍。然而，在对MIVS.手术进行重大修改后，Scott等和其他研究小组发现，20G玻璃体切割术和小切口玻璃体切割术在眼内炎发生率方面没有显著差异[30-33]。

40.5 玻璃体切割术的效果

40.5.1 增殖性玻璃体视网膜病变

PVR约占视网膜脱离手术所有主要手术失败原因的3/4[34]。PVR的风险因素包括以前的多次手术、无晶状体眼、脉络膜脱离、外伤、年轻患者和涉及眼睛两个象限以上的视网膜脱离[34]。PVR的严重程度有各种分类系统。视网膜学会术语委员会将PVR分类为最小、中等、显著和巨大(A~D)[35]。硅油研究小组提出了一个不同的分类系统，用于区分PVR的

前部和后部[36]，Machemer进一步修订了该系统，以提供更多关于PVR的范围、位置和严重性的信息[37]。PVR还不完全清楚，许多生长因子与其发病机制[血管内皮生长因子(VEGF)、血小板衍生生长因子、转化生长因子β、成纤维细胞生长因子、肿瘤坏死因子α、肿瘤坏死因子β]有关[38]。

玻璃体视网膜手术的进步使得手术医生能够使用23G和25G设备来处理与PVR引起的视网膜脱离。下方视网膜切除术和巩膜扣带术是玻璃体切割术治疗PVR视网膜脱离的重要辅助手段。PVR依赖重力，因此，在下方钟点位最普遍。如果需要下方视网膜切除术，我们更喜欢在3~9点的位置进行下方视网膜切除术，因为用于再增殖的脆弱边缘位于侧面而不是下方(与更有限的视网膜切除术相比，如从5点至7点的位置)。PVR的复发通常发生在脆弱的边缘，这需要放置巩膜扣带以保护这些区域。对于前部残留的视网膜，我们进行细致的解剖和切除，一直到锯齿缘，最大限度地降低炎症和再增生的可能性。我们还对预期的视网膜切除术边缘进行充分的透热治疗，从而最大限度地减少视网膜切除术中的出血，并最大限度地减少出血区域随后的纤维增生。在显著的前PVR病例中，我们推荐进行晶状体切除术，因为晶状体可以作为随后增殖的支架。在欧洲进行的一项基于手术医生、自我报告的问卷调查研究[39]报道了接受有或没有巩膜扣带术治疗视网膜脱离的PVR B级和C级患者的结果。对于PVR C级组(637例患者)，采用巩膜扣带术和玻璃体切割术治疗的眼睛的失败率(8.9%)高于单独采用玻璃体切割术治疗的眼睛(3.0%)。然而，该研究的性质不允许我们得出关于巩膜扣带作为玻璃体切割术的辅助手段的结论，因为该研究不是随机的，更复杂的病例更有可能进行巩膜扣带放置。在最近的一项研究中，随访至少3个月，PPV和巩膜扣带组(36例患者中有27例)[40]的单次手术附着率为75.0%，而

> **争论点**
>
> ● 巩膜扣带术可作为玻璃体切割术治疗PVR眼病的重要辅助手段。研究表明，除了玻璃体切割术外，在PVR患者放置巩膜扣带可能还有好处，但需要更大的、受控的、随机的研究。

PPV 单独组（29 例患者中有 14 例）为 48.3%。

关于用于与 PVR 相关的视网膜脱离的填充剂，硅油研究小组显示，与 SF6[41]相比，硅油与更好的视觉和解剖学成功率相关，但与 C3F8[42]相比，硅油与解剖成功率无关。然而，最近，许多手术医生倾向于在 PVR 的眼睛中使用硅油比使用气体更频繁。外科医生可以选择注入 1000 或 5000cs 硅油。硅油乳化通常在注入油后 13 个月开始，并且在使用 1000cs 硅油时更易出现。

多种药物已被用于预防或治疗 PVR，但成效有限，没有一种药物在临床实践中被广泛采用。这些药物包括玻璃体内曲安奈德[43]、泼尼松[44]、地塞米松[45]、低分子量肝素[46]、5-氟尿嘧啶[46]、异维 A 酸[47,48]和柔红霉素[49]。这些研究的结果各不相同，研究在设计、患者群体和随访方面的异质性使得很难得出关于这些药物相对疗效的结论。目前，对 PVR 最好的治疗是细致的手术。

40.5.2 巨大视网膜裂孔

视网膜巨大裂孔是环向延伸超过 3 个钟点位（等于或大于 90°）的视网膜裂孔，它们发生在有 PVD 的情况下[50]。GRT 可根据其位置分为 3 类：①赤道部；②赤道后延伸；③锯齿缘[51]。区分 GRT 和锯齿缘离断是很重要的，因为后者有不同的自然病程，并以不同的方式处理。玻璃体的状态有助于做出这种区分。在视网膜脱离的眼中存在 PVD，而在锯齿缘离断的眼中，玻璃体仍然附着[51,52]。

GRT 与外伤[53]、既往眼科手术史[54]、近视[55]、遗传性玻璃体视网膜病变（如 Wagner 病[56]、Stickler 综合征[57]、Mafan 综合征[58]）相关。治疗与 GRT 相关的视网膜脱离具有挑战性，成功率历来很低。在引入 PPV 之前，巩膜扣带术结合空气或硅油眼内填充治疗 GRT，成功率为 51%~65%[59,60]。这些病例对视网膜手术医生来说在技术上和物理上都具有挑战

> **争论点**
>
> - 硅油研究小组报道，视网膜脱离和 PVR 使用 C3F8 或硅油填充修复的眼睛在视觉和解剖学结果上没有差异。然而，今天许多手术医生更喜欢在 PVR 相关性视网膜脱离的眼睛中使用硅油。

> **精粹**
>
> - 视网膜前膜和视网膜下膜的细致分解对于 PVR 视网膜脱离的成功修复至关重要。有些情况下需要视网膜切除术。
> - 摘除晶状体可以改善前 PVR 患者的手术效果。

性，因为它们需要使用特殊设计的手术台，手术医生以仰卧的方式进行手术。

玻璃体切割术的引入彻底改变了 GRT 的治疗，而重水的引入与视网膜复位率的增加有关。PFCL 在视网膜前瓣翻转的视网膜脱离中变得非常有价值。Kreiger 和 Lewis[61]提出细致的玻璃体底部切割，并表明视网膜复位有时可以在不使用附加巩膜扣带的情况下实现。当玻璃体切割术联合巩膜扣带术时，仅玻璃体切割术的原发性视网膜复位率在 77% 和 94% 之间[55,61-65]但玻璃体联合巩膜扣带术的复位率为 68%~96% 之间[53,55,66-72]。根据目前的文献，很难确定巩膜扣带术对玻璃体切割术的影响。在大多数研究中，至少有一半的患者术后视力有所提高。但是与目前的视力相比，还有高达 40% 的患者视力下降。与复发率较高相关的因素有年龄在 30 岁以下、女性、既往玻璃体切割术、GRT 范围大于 180° 以及术前存在 PVR[69]。

40.5.3 晶状体碎片残留和人工晶状体脱位

晶状体碎片残留是白内障手术中最常见的并发症之一，发生在大约 1% 的白内障超声乳化手术中[73]。晶状体碎片残留的患者会出现眼压升高、炎症、角膜水肿、黄斑囊样水肿和视网膜脱离[74]。当出现这种并发症时，白内障手术医生应取出囊袋中的所有晶状体物质，并进行彻底的前部玻璃体切割术。通常不推荐在囊袋后面进行超声乳化手术，或者试图抬高掉落的物质并通过前面的方法将其取出，因为它们会导致严重的并发症，如 GRT 和（或）视网膜脱离[54]。建议前段手术医生进行前段玻璃体切割术时，要切除瞳孔平面前面的玻璃体，并确保没有玻璃体与白内障手术切口接触，从而将术后并发症的风险降至最低，如眼内炎、视网膜破裂和黄斑囊样水肿。曲安奈德染色有助于识别前房中玻璃体的存在。

如果有足够的囊支持，人工晶状体可以放置在睫状沟中。然后患者应该被转诊进行玻璃体视网膜咨询。

还可以察见不引起炎症或眼压升高的小皮质碎片[75,76]。术后可使用类固醇和非类固醇抗炎药滴眼液，以降低黄斑囊样水肿的可能性。PPV 的适应证包括存在较大的晶状体碎片（如占整个晶状体 25% 或碎片直径=2mm）、明显的眼内炎症、不受控制的眼压或合并由于晶状体接触导致的视网膜脱离或角膜水肿。在进行轴心部玻璃体切割术后，应确认 PVD 的存在，如果不存在，通常需形成 PVD[77]。随后，通常在巩膜压陷的帮助下切除玻璃体基底部，以减少玻璃体牵引并促进小晶状体颗粒的去除。皮质物质和小核碎片通常可以用 23G 或 25G 切割头切除[78]。当存在更硬和更大的晶状体碎片时，碎片可以通过将一个小规格巩膜切口扩大到 20G 来使用。

进行玻璃体切割术的时机一直是个争论的话题。研究表明，如果玻璃体切割术在白内障手术当天或以后进行，最终的视力结果或并发症发生率没有差异[79-83]。如果在进行白内障手术过程中有玻璃体视网膜手术医生出于方便的考虑，可以采用当天手术的方法，从而使患者不必再去手术室。对于残留的晶状体物质没有在白内障手术当天移除的情况，PPV 的时机取决于个体患者的临床情况。虽然在某些情况下，为了在进行第二次手术之前清除角膜水肿、眼充血和急性术后炎症，延迟进行 PPV 可能是优选的，但是为了加速视觉康复，避免慢性青光眼，PPV 通常在白内障手术后 2 周内进行，并且打破进行性晶状体相关炎症的循环[83]。无论采用哪种方法（PPV 和在白内障手术当天或以后取出残留的晶状体碎片）的结果通常都是好的，大约 60% 的患者达到 20/40 或更好的视力[79,83]。

人工晶状体的放置有多种选择。如果有足够的虹膜支撑，可以放置前房人工晶状体或虹膜缝合人工晶状体。在缺乏囊支撑的情况下，可以使用前房或巩膜缝合的人工晶状体。此外，可以采用最近引入的人工晶状体技术，其中襻被引出并以无缝线的方式插入埋在部分厚度巩膜瓣下的巩膜隧道中。

人工晶状体脱位通常发生在以前的外伤病例中，或者发生在白内障手术中的并发症中。在人工晶状体周围进行彻底的玻璃体切割术，直到它在玻璃体腔内自由移动。有许多方法可以取回人工晶状

体。一些手术医生使用 PFCL 浮起人工晶状体，而另一些手术医生使用软头套管和（或）后段镊子抽吸。在人工晶状体移入前房后，可以用上述技术之一将其取出或固定。

40.5.4 黄斑裂孔

Kelly 和 Wendel 于 1991 年在他们的开创性论文中首次提出玻璃体切割术治疗特发性黄斑裂孔[84]。随后的研究[80]报道表明，69% 的 3 期或 4 期黄斑裂孔患者在玻璃体切割术后实现了裂孔闭合，相比之下，单独观察时只有 4%。从那时起，许多研究报道了玻璃体切割术治疗黄斑裂孔的良好结果，裂孔闭合率从 85%~100% 不等[81-83]。

为了对黄斑裂孔进行分期，术前用频域光相干断层扫描（SD-OCT）对黄斑裂孔患者进行评估是至关重要的。根据 Gass 分期，建议 2、3 和 4 期黄斑裂孔需要手术治疗。今天大多数玻璃体视网膜手术医生更喜欢 23G 或 25G 玻璃体切割系统用于黄斑裂孔手术。最近，27G 系统被引进，并受到一些手术医生的青睐。手术的一个关键步骤是，如果 PVD 还不存在，将后玻璃体与视网膜分离，然后移除任何视网膜病变。许多手术医生喜欢剥除 ILM，因为这可以确保去除任何残留的黏附性皮质玻璃体残余物和任何相关的纤维细胞膜[85,86]。ILM 最初的皮瓣是用各种器械制成的，如金刚石刮刀、MVR 刀片或 ILM 镊子。薄膜剥离通常用 ILM 镊子进行。尽管一些外科医生已经提出了更广泛的 ILM 剥除，但 ILM 通常被剥离到孔周围大约 1 个视盘直径[87]。由于 ILM 是一个薄透明层，可以使用各种染料来帮助其可视化。最常用的染料是 ICG、台盼蓝和亮蓝。染料通常与视网膜表面接触不到一分钟，然后被洗掉，以尽量减少潜在的毒性作用。更具体地说，关于 ICG 的潜在毒性仍存在一些争论[88]。ILM 剥除后，仔细检查周边视网膜是否有任何撕裂，然后进行气-液交换，接着进行空气-气体交换。C3F8 和 SF6 气体通常用于促进裂孔闭合。从历史上看，手术后建议采用面朝下的体位，但最近有报道，面朝下的定位可能没有必要，尤其是对于较小的黄斑裂孔[88]。关于黄斑裂孔手术中的 ILM 是否需要剥离存在争议。据 FILM 研究[89]报道，在黄斑裂孔手术后 3 个月和 6 个月，剥除 ILM 的患者与未剥除 ILM 的患者的视力没有差异。最近

的一篇 Cochrane 综述得出结论,ILM 剥除术增加了单次手术封孔的可能性[90]。然而,ILM 剥除术有潜在的并发症,如 ILM 剥除区的视网膜变薄。另一个争论点是,对于黄斑小孔的眼睛,ILM 剥除术是否有必要。Tadayoni 等指出,在直径小于 400μm 的黄斑裂孔中,ILM 剥除术对玻璃体切割术没有任何额外的好处[91]。

40.5.5 黄斑下手术

20 世纪 90 年代,对湿性年龄相关性黄斑变性患者进行了黄斑下手术,因为这些患者没有其他有效的治疗方法。2004 年,黄斑下手术试验研究小组报道了湿性 AMD 患者的眼下手术结果[87]。在 454 名入选患者中,228 只研究眼被分配到观察组,226 只研究眼被分配到手术组。与为期 2 年的观察相比,黄斑下手术没有任何益处;从基线到 2 年检查,视力的中位数变化是观察组恶化了 2.1 行(10.5 个字母),手术组恶化了 2.0 行(10 个字母)。此外,抗 VEGF 药物取得的令人印象深刻的结果使这一手术几乎过时。然而,在外伤或湿性黄斑变性引起的大的黄斑下出血中,黄斑下手术可能有些作用。用玻璃体切割头去除血液没有任何益处[92],但是用含[93]空气或不含[94]空气的视网膜下组织纤溶酶原激活剂气动置换血液已经显示出有希望的结果,并且许多手术医生在患有大的视网膜下出血的患者中进行这种手术。

40.5.6 糖尿病相关玻璃体切割术

玻璃体积血

糖尿病视网膜病变玻璃体切割术研究表明,在增生性糖尿病视网膜病变的情况下,早期玻璃体切割术对玻璃体积血患者有好处[95]。早期玻璃体切割术定义为玻璃体积血发生后 1~4 个月的手术,晚期玻璃体切割术定义为玻璃体积血后 12~18 个月的手术。早期手术的视力恢复到 10/100 或更高明显好于晚期手术(在 3 个月时,50%比 17%)。在 2 年时,

争论点

● ILM 剥除术已被证明能提高黄斑裂孔闭合率。然而,没有明确的证据表明,ILM 剥除术比单纯玻璃体切割术加气体填塞术有任何额外的视觉好处。

视力恢复到 10/20 或更好的百分比有所提高(早期组为 25%,晚期组为 15%)。与 2 型糖尿病患者相比,1 型糖尿病患者的益处更多。鉴于该试验的结果,视网膜界的普遍做法是观察 1 型糖尿病患者玻璃体积血 1~3 个月,如果血液没有吸收,则进行玻璃体切割术。2 型糖尿病的观察期建议为 3~6 个月。然而,应该注意的是,这项试验是在玻璃体切割术、照明和观察系统不如目前先进的时代进行的。考虑到现代玻璃体切割术中使用的复杂的微创系统,糖尿病性玻璃体积血的眼有更早介入的趋势。在这些情况下,至关重要的是分离作为纤维血管增殖支架的黏附性后玻璃体,并进行彻底的 360°全视网膜光凝。弯曲发光内激光探头在这些情况下非常有用,尤其是在有晶状体患者中。有利的预后因素包括术前视力>5/200,无新生血管性青光眼或虹膜红变,无或仅有轻度白内障,以及至少有一个象限存在的全视网膜光凝[96]。术后反弹性出血很常见,但通常会自行消退,很少需要再次手术[97]。

糖尿病性黄斑水肿

许多学者在 20 世纪 90 年代早期提出,在对激光光凝无反应的持续性糖尿病性黄斑水肿患者中诱导玻璃体黄斑分离[98-100]。这是基于这样的观察,即与无水肿的患者相比,弥漫性糖尿病性黄斑水肿患者中 PVD 不太常见[98,99]。随后,许多研究评估了玻璃体切割术在对先前激光或抗 VEGF 治疗无反应或与牵拉的后玻璃体相关的糖尿病性黄斑水肿患者中的作用。虽然玻璃体切割术治疗伴有玻璃体的眼睛的结果总体上是有利的,但是该研究存在局限性,因为其是回顾性的、非控制性的,并且缺乏均匀的纳入标准。此外,一些作者提倡的 ILM 剥除是有争议的。在进行随机对照研究之前,玻璃体切割术对糖尿病性黄斑水肿的作用尚不清楚。

糖尿病性牵拉性视网膜脱离

据报道,用 PPV 治疗糖尿病性牵拉性视网膜脱

精粹

● 去除 ILM 可能有助于黄斑裂孔闭合,特别是对于 3 期和 4 期黄斑裂孔。

离后有 60%~75% 的患眼视力改善=2 行，47%~57% 的患者术后平均视力=20/200，69%~77% 的患者术后平均视力=5/200[101]。82% 的黄斑解剖结构恢复的患者可实现完全视网膜复位，80%~100% 的患者可实现完全视网膜复位[102,103]。糖尿病性牵拉性视网膜脱离患眼的平均视网膜复位率约为 56%[104]。孔源性和牵拉性视网膜脱离的联合结果比牵拉性视网膜脱离差，并且环扎带和硅油填充是重要的辅助手段，可增加解剖结构成功的可能性。功能结果通常不如解剖结果好，主要是因为长期黄斑缺血。对手术结果有负面影响的其他情况有新生血管性青光眼、缺乏全视网膜光凝、前透明纤维血管增生和玻璃体积血。抗 VEGF 药物应谨慎用于大面积新生血管膜的患者，因为已证明其可能会加重视网膜牵拉[105]。

参考文献

[1] Landers MB, III, Stefánsson E, Wolbarsht ML. The optics of vitreous surgery. Am J Ophthalmol. 1981; 91(5):611–614

[2] Bovey EH, Gonvers M. A new device for noncontact wide-angle viewing of the fundus during vitrectomy. Arch Ophthalmol. 1995; 113(12):1572–1573

[3] Peyman GA. Improved vitrectomy illumination system. Am J Ophthalmol. 1976; 81(1):99–100

[4] van den Biesen PR, Berenschot T, Verdaasdonk RM, van Weelden H, van Norren D. Endoillumination during vitrectomy and phototoxicity thresholds. Br J Ophthalmol. 2000; 84(12):1372–1375

[5] Rossi T, Boccassini B, Iossa M, Rossi A, Mutolo A, Tamburrelli C. Wedge-shaped light pipe aperture for pars plana vitrectomy. Retina. 2009; 29(8):1201–1206

[6] Rodrigues EB, Meyer CH, Kroll P. Chromovitrectomy: a new field in vitreoretinal surgery. Graefes Arch Clin Exp Ophthalmol. 2005; 243(4):291–293

[7] Kadonosono K, Itoh N, Uchio E, Nakamura S, Ohno S. Staining of internal limiting membrane in macular hole surgery. Arch Ophthalmol. 2000; 118(8):1116–1118

[8] Gandorfer A, Haritoglou C, Kampik A. Toxicity of indocyanine green in vitreoretinal surgery. Dev Ophthalmol. 2008; 42:69–81

[9] Fujii GY, De Juan E, Jr, Humayun MS, et al. A new 25-gauge instrument system for transconjunctival sutureless vitrectomy surgery. Ophthalmology. 2002; 109(10):1807–1812, discussion 1813

[10] Eckardt C. Transconjunctival sutureless 23-gauge vitrectomy. Retina. 2005; 25(2):208–211

[11] Oshima Y, Wakabayashi T, Sato T, Ohji M, Tano Y. A 27-gauge instrument system for transconjunctival sutureless microincision vitrectomy surgery. Ophthalmology. 2010; 117(1):93–102.e2

[12] Machemer R, Buettner H, Norton EW, Parel JM. Vitrectomy: a pars plana approach. Trans Am Acad Ophthalmol Otolaryngol. 1971; 75(4):813–820

[13] Douvas NG. Pars plana vitrectomy. Microsurgical pars plana lensectomy. Trans Sect Ophthalmol Am Acad Ophthalmol Otolaryngol. 1976; 81(3, Pt 1):371–381

[14] O'Malley C, Heintz RM, Sr. Vitrectomy with an alternative instrument system. Ann Ophthalmol. 1975; 7(4):585–588, 591–594

[15] Machemer R. The surgical removal of epiretinal macular membranes (macular puckers) [author's transl; in German]. Klin Monatsbl Augenheilkd. 1978; 173(1):36–42

[16] Machemer R. Retinotomy. Am J Ophthalmol. 1981; 92:768–774

[17] Verma LK, Peyman GA, Wafapoor H, Greve MD, Millsap CM, Adile SL. An analysis of posterior segment complications after vitrectomy using the perfluorocarbon perfluoroperhydrophenanthrene (Vitreon). Vitreon Collaborative Study. Ophthalmic Surg. 1995; 26(1):29–33

[18] Chang S. Low viscosity liquid fluorochemicals in vitreous surgery. Am J Ophthalmol. 1987; 103(1):38–43

[19] Cherfan GM, Michels RG, de Bustros S, Enger C, Glaser BM. Nuclear sclerotic cataract after vitrectomy for idiopathic epiretinal membranes causing macular pucker. Am J Ophthalmol. 1991; 111(4):434–438

[20] Van Effenterre G, Ameline B, Campinchi F, Quesnot S, Le Mer Y, Haut J. Is vitrectomy cataractogenic? Study of changes of the crystalline lens after surgery of retinal detachment [in French]. J Fr Ophtalmol. 1992; 15(8–9):449–454

[21] Thompson JT, Glaser BM, Sjaarda RN, Murphy RP. Progression of nuclear sclerosis and long-term visual results of vitrectomy with transforming growth factor beta-2 for macular holes. Am J Ophthalmol. 1995; 119(1):48–54

[22] Melberg NS, Thomas MA. Nuclear sclerotic cataract after vitrectomy in patients younger than 50 years of age. Ophthalmology. 1995; 102(10):1466–1471

[23] Holekamp NM, Shui Y-B, Beebe DC. Vitrectomy surgery increases oxygen exposure to the lens: a possible mechanism for nuclear cataract formation. Am J Ophthalmol. 2005; 139(2):302–310

[24] Ho PC, Tolentino FI. Bacterial endophthalmitis after closed vitrectomy. Arch Ophthalmol. 1984; 102(2):207–210

[25] Aaberg TM, Jr, Flynn HW, Jr, Schiffman J, Newton J. Nosocomial acute-onset postoperative endophthalmitis survey. A 10-year review of incidence and outcomes. Ophthalmology. 1998; 105(6):1004–1010

[26] Eifrig CWG, Scott IU, Flynn HW, Jr, Smiddy WE, Newton J. Endophthalmitis after pars plana vitrectomy: Incidence, causative organisms, and visual acuity outcomes. Am J Ophthalmol. 2004; 138(5):799–802

[27] Sakamoto T, Enaida H, Kubota T, et al. Incidence of acute endophthalmitis after triamcinolone-assisted pars plana vitrectomy. Am J Ophthalmol. 2004; 138(1):137–138

[28] Kunimoto DY, Kaiser RS, Wills Eye Retina Service. Incidence of endophthalmitis after 20- and 25-gauge vitrectomy. Ophthalmology. 2007; 114(12):2133–2137

[29] Scott IU, Flynn HW, Jr, Dev S, et al. Endophthalmitis after 25-gauge and 20-gauge pars plana vitrectomy: incidence and outcomes. Retina. 2008; 28(1):138–142

[30] Scott IU, Flynn HW, Jr, Acar N, et al. Incidence of endophthalmitis after 20-gauge vs 23-gauge vs 25-gauge pars plana vitrectomy. Graefes Arch Clin Exp Ophthalmol. 2011; 249(3):377–380

[31] Shimada H, Nakashizuka H, Hattori T, Mori R, Mizutani Y, Yuzawa M. Incidence of endophthalmitis after 20- and 25-gauge vitrectomy causes and prevention. Ophthalmology. 2008; 115(12):2215–2220

[32] Parolini B, Romanelli F, Prigione G, Pertile G. Incidence of endophthalmitis in a large series of 23-gauge and 20-gauge transconjunctival pars plana vitrectomy. Graefes Arch Clin Exp Ophthalmol. 2009; 247(7):895–898

[33] Wu L, Berrocal MH, Arévalo JF, et al. Endophthalmitis after pars plana vitrectomy: results of the Pan American Collaborative Retina Study Group. Retina. 2011; 31(4):673–678

[34] Pastor JC. Proliferative vitreoretinopathy: an overview. Surv Ophthalmol. 1998; 43(1):3–18

[35] The classification of retinal detachment with proliferative vitreoretinopathy. Ophthalmology. 1983; 90(2):121–125

[36] Lean JS, Stern WH, Irvine AR, Azen SP, The Silicone Study Group. Classification of proliferative vitreoretinopathy used in the silicone study. Ophthalmology. 1989; 96(6):765–771

[37] Machemer R, Aaberg TM, Freeman HM, Irvine AR, Lean JS, Michels RM. An updated classification of retinal detachment with proliferative vitreoretinopathy. Am J Ophthalmol. 1991; 112(2):159–165

[38] Khan MA, Brady CJ, Kaiser RS. Clinical management of proliferative vitreoretinopathy: an update. Retina. 2015; 35(2):165–175

[39] Adelman RA, Parnes AJ, Sipperley JO, Ducournau D, European Vitreo-Retinal Society (EVRS) Retinal Detachment Study Group. Strategy for the management of complex retinal detachments: the European vitreo-retinal society retinal detachment study report 2. Ophthalmology. 2013; 120(9):1809–1813

[40] Storey P, Alshareef R, Khuthaila M, et al. Wills PVR Study Group. Pars plana vitrectomy and scleral buckle versus pars plana vitrectomy alone for patients with rhegmatogenous retinal detachment at high risk for proliferative vitreoretinopathy. Retina. 2014; 34(10):1945–1951

[41] Vitrectomy with silicone oil or sulfur hexafluoride gas in eyes with severe proliferative vitreoretinopathy: results of a randomized clinical trial. Silicone Study Report 1. Arch Ophthalmol. 1992; 110(6):770–779

[42] Vitrectomy with silicone oil or perfluoropropane gas in eyes with severe proliferative vitreoretinopathy: results of a randomized clinical trial. Silicone Study Report 2. Arch Ophthalmol. 1992; 110(6):780–792

[43] Jonas JB, Hayler JK, Panda-Jonas S. Intravitreal injection of crystalline cortisone as adjunctive treatment of proliferative vitreoretinopathy. Br J Ophthalmol. 2000; 84(9):1064–1067

[44] Koerner F, Koerner-Stiefbold U, Garweg JG. Systemic corticosteroids reduce the risk of cellophane membranes after retinal detachment surgery: a prospective randomized placebo-controlled double-blind clinical trial. Graefes Arch Clin Exp Ophthalmol. 2012; 250(7):981–987

[45] Banerjee PJ, Bunce C, Charteris DG. Ozurdex (a slow-release dexamethasone implant) in proliferative vitreoretinopathy: study protocol for a randomised controlled trial. Trials. 2013; 14:358

[46] Charteris DG, Aylward GW, Wong D, Groenewald C, Asaria RH, Bunce C, PVR Study Group. A randomized controlled trial of combined 5-fluorouracil and low-molecular-weight heparin in management of established proliferative vitreoretinopathy. Ophthalmology. 2004; 111(12):2240–2245

[47] Chang Y-C, Hu D-N, Wu W-C. Effect of oral 13-cis-retinoic acid treatment on postoperative clinical outcome of eyes with proliferative vitreoretinopathy. Am J Ophthalmol. 2008; 146(3):440–446

[48] Fekrat S, de Juan E, Jr, Campochiaro PA. The effect of oral 13-cis-retinoic acid on retinal redetachment after surgical repair in eyes with proliferative vitreoretinopathy. Ophthalmology. 1995; 102(3):412–418

[49] Wiedemann P, Hilgers RD, Bauer P, Heimann K, Daunomycin Study Group. Adjunctive daunorubicin in the treatment of proliferative vitreoretinopathy: results of a multicenter clinical trial. Am J Ophthalmol. 1998; 126(4):550–559

[50] Freeman HM. Fellow eyes of giant retinal breaks. Trans Am Ophthalmol Soc. 1978; 76:343–382

[51] Scott JD. Giant tear of the retina. Trans Ophthalmol Soc U K. 1975; 95 (1):142–144

[52] Leaver PK, Lean JS. Management of giant retinal tears using vitrectomy and silicone oil/fluid exchange. A preliminary report. Trans Ophthalmol Soc U K. 1981; 101(1):189–191

[53] Ghosh YK, Banerjee S, Savant V, et al. Surgical treatment and outcome of patients with giant retinal tears. Eye (Lond). 2004; 18(10):996–1000

[54] Aaberg TM, Jr, Rubsamen PE, Flynn HW, Jr, Chang S, Mieler WF, Smiddy WE. Giant retinal tear as a complication of attempted removal of intravitreal lens fragments during cataract surgery. Am J Ophthalmol. 1997; 124(2):222–226

[55] Ang GS, Townend J, Lois N. Epidemiology of giant retinal tears in the United Kingdom: the British Giant Retinal Tear Epidemiology Eye Study (BGEES). Invest Ophthalmol Vis Sci. 2010; 51(9):4781–4787

[56] Richards AJ, Martin S, Yates JR, et al. COL2A1 exon 2 mutations: relevance to the Stickler and Wagner syndromes. Br J Ophthalmol. 2000; 84(4):364–371

[57] Stickler GB, Hughes W, Houchin P. Clinical features of hereditary progressive arthro-ophthalmopathy (Stickler syndrome): a survey. Genet Med. 2001; 3 (3):192–196

[58] Sharma T, Gopal L, Shanmugam MP, et al. Retinal detachment in Marfan syndrome: clinical characteristics and surgical outcome. Retina. 2002; 22 (4):423–428

[59] Norton EW, Aaberg T, Fung W, Curtin VT. Giant retinal tears. I. Clinical management with intravitreal air. Am J Ophthalmol. 1969; 68(6):1011–1021

[60] Freeman HM, Schepens CL, Couvillion GC. Current management of giant retinal breaks. II. Trans Am Acad Ophthalmol Otolaryngol. 1970; 74(1):59–74

[61] Kreiger AE, Lewis H. Management of giant retinal tears without scleral buckling. Use of radical dissection of the vitreous base and perfluoro-octane and intraocular tamponade. Ophthalmology. 1992; 99(4):491–497

[62] Ambresin A, Wolfensberger TJ, Bovey EH. Management of giant retinal tears with vitrectomy, internal tamponade, and peripheral 360 degrees retinal photocoagulation. Retina. 2003; 23(5):622–628

[63] Batman C, Cekiç O. Vitrectomy with silicone oil or long-acting gas in eyes with giant retinal tears: long-term follow-up of a randomized clinical trial. Retina. 1999; 19(3):188–192

[64] Chang S, Lincoff H, Zimmerman NJ, Fuchs W. Giant retinal tears. Surgical techniques and results using perfluorocarbon liquids. Arch Ophthalmol. 1989; 107(5):761–766

[65] Rofail M, Lee LR. Perfluoro-n-octane as a postoperative vitreoretinal tamponade in the management of giant retinal tears. Retina. 2005; 25(7):897–901

[66] Goezinne F, LA Heij EC, Berendschot TT, et al. Low redetachment rate due to encircling scleral buckle in giant retinal tears treated with vitrectomy and silicone oil. Retina. 2008; 28(3):485–492

[67] Ie D, Glaser BM, Sjaarda RN, Thompson JT, Steinberg LE, Gordon LW. The use of perfluoro-octane in the management of giant retinal tears without proliferative vitreoretinopathy. Retina. 1994; 14(4):323–328

[68] Mathis A, Pagot V, Gazagne C, Malecaze F. Giant retinal tears. Surgical techniques and results using perfluorodecalin and silicone oil tamponade. Retina. 1992; 12(3) Suppl:S7–S10

[69] Scott IU, Murray TG, Flynn HW, Jr, Feuer WJ, Schiffman JC, Perfluoron Study Group. Outcomes and complications associated with giant retinal tear management using perfluoro-n-octane. Ophthalmology. 2002; 109(10):1828–1833

[70] Sirimaharaj M, Balachandran C, Chan WC, et al. Vitrectomy with short term postoperative tamponade using perfluorocarbon liquid for giant retinal tears. Br J Ophthalmol. 2005; 89(9):1176–1179

[71] Unlü N, Kocaoglan H, Acar MA, Sargin M, Aslan BS, Duman S. The management of giant retinal tears with silicone oil. Eur J Ophthalmol. 2003; 13 (2):192–195

[72] Verstraeten T, Williams GA, Chang S, et al. Lens-sparing vitrectomy with perfluorocarbon liquid for the primary treatment of giant retinal tears. Ophthalmology. 1995; 102(1):17–20

[73] Pande M, Dabbs TR. Incidence of lens matter dislocation during phacoemulsification. J Cataract Refract Surg. 1996; 22(6):737–742

[74] Margherio RR, Margherio AR, Pendergast SD, et al. Vitrectomy for retained lens fragments after phacoemulsification. Ophthalmology. 1997; 104 (9):1426–1432

[75] Gilliland GD, Hutton WL, Fuller DG. Retained intravitreal lens fragments after cataract surgery. Ophthalmology. 1992; 99(8):1263–1267, discussion 1268–1269

[76] Blodi BA, Flynn HW, Jr, Blodi CF, Folk JC, Daily MJ. Retained nuclei after cataract surgery. Ophthalmology. 1992; 99(1):41–44

[77] Garg SJ. Use of a suction pick in small-gauge surgery facilitates induction of a posterior vitreous detachment. Retina. 2008; 28(10):1536

[78] Ho LY, Walsh MK, Hassan TS. 25-Gauge pars plana vitrectomy for retained lens fragments. Retina. 2010; 30(6):843–849

[79] Modi YS, Epstein A, Smiddy WE, Murray TG, Feuer W, Flynn HW, Jr. Retained lens fragments after cataract surgery: outcomes of same-day versus later pars plana vitrectomy. Am J Ophthalmol. 2013; 156(3):454–9.e1

[80] Freeman WR, Azen SP, Kim JW, el-Haig W, Mishell DR, III, Bailey I, The Vitrectomy for Treatment of Macular Hole Study Group. Vitrectomy for the treatment of full-thickness stage 3 or 4 macular holes. Results of a multicentered randomized clinical trial. Arch Ophthalmol. 1997; 115(1):11–21

[81] Wakely L, Rahman R, Stephenson J. A comparison of several methods of macular hole measurement using optical coherence tomography, and their value in predicting anatomical and visual outcomes. Br J Ophthalmol. 2012; 96 (7):1003–1007

[82] Passemard M, Yakoubi Y, Muselier A, et al. Long-term outcome of idiopathic macular hole surgery. Am J Ophthalmol. 2010; 149(1):120–126

[83] Krishnan R, Tossounis C, Fung Yang Y. 20-gauge and 23-gauge phacovitrectomy for idiopathic macular holes: comparison of complications and long-term outcomes. Eye (Lond). 2013; 27(1):72–77

[84] Kelly NE1, Wendel RT. Vitreous surgery for idiopathic macular holes. Results of a pilot study. Arch Ophthalmol. 1991 May; 109(5):654–9

[85] Wollensak G, Spoerl E, Grosse G, Wirbelauer C. Biomechanical significance of the human internal limiting lamina. Retina. 2006; 26(8):965–968

[86] Smiddy WE, Flynn HW, Jr. Pathogenesis of macular holes and therapeutic implications. Am J Ophthalmol. 2004; 137(3):525–537

[87] Hawkins BS, Bressler NM, Miskala PH, et al. Submacular Surgery Trials (SST) Research Group. Surgery for subfoveal choroidal neovascularization in age-related macular degeneration: ophthalmic findings: SST report no. 11. Ophthalmology. 2004; 111(11):1967–1980

[88] Nadal J, Delas B, Piñero A. Vitrectomy without face-down posturing for idiopathic macular holes. Retina. 2012; 32(5):918–921

[89] Lois N, Burr J, Norrie J, et al. Full-thickness Macular Hole and Internal Limiting Membrane Peeling Study (FILMS) Group. Internal limiting membrane peeling versus no peeling for idiopathic full-thickness macular hole: a pragmatic randomized controlled trial. Invest Ophthalmol Vis Sci. 2011; 52 (3):1586–1592

[90] Spiteri Cornish K, Lois N, Scott N, et al. Vitrectomy with internal limiting membrane (ILM) peeling versus vitrectomy with no peeling for idiopathic full-thickness macular hole (FTMH). Cochrane Database Syst Rev. 2013; 6: CD009306

[91] Tadayoni R, Gaudric A, Haouchine B, Massin P. Relationship between macular hole size and the potential benefit of internal limiting membrane peeling. Br J Ophthalmol. 2006; 90(10):1239–1241

[92] Bressler NM, Bressler SB, Childs AL, et al. Submacular Surgery Trials (SST) Research Group. Surgery for hemorrhagic choroidal neovascular lesions of age-related macular degeneration: ophthalmic findings: SST report no. 13. Ophthalmology. 2004; 111(11):1993–2006

[93] Martel JN, Mahmoud TH. Subretinal pneumatic displacement of subretinal hemorrhage. JAMA Ophthalmol. 2013; 131(12):1632–1635

[94] Chang W, Garg SJ, Maturi R, et al. Management of thick submacular hemorrhage with subretinal tissue plasminogen activator and pneumatic displace-

ment for age-related macular degeneration. Am J Ophthalmol. 2014; 157 (6):1250–1257

[95] The Diabetic Retinopathy Vitrectomy Study Research Group. Early vitrectomy for severe vitreous hemorrhage in diabetic retinopathy. Two-year results of a randomized trial. Diabetic Retinopathy Vitrectomy Study report 2. Arch Ophthalmol. 1985; 103(11):1644–1652

[96] Thompson JT, de Bustros S, Michels RG, Rice TA, Glaser BM. Results of vitrectomy for proliferative diabetic retinopathy. Ophthalmology. 1986; 93 (12):1571–1574

[97] Novak MA, Rice TA, Michels RG, Auer C. Vitreous hemorrhage after vitrectomy for diabetic retinopathy. Ophthalmology. 1984; 91(12):1485–1489

[98] Nasrallah FP, Van de Velde F, Jalkh AE, Trempe CL, McMeel JW, Schepens CL. Importance of the vitreous in young diabetics with macular edema. Ophthalmology. 1989; 96(10):1511–1516, discussion 1516–1517

[99] Nasrallah FP, Jalkh AE, Van Coppenolle F, et al. The role of the vitreous in diabetic macular edema. Ophthalmology. 1988; 95(10):1335–1339

[100] Lewis H. The role of vitrectomy in the treatment of diabetic macular edema. Am J Ophthalmol. 2001; 131(1):123–125

[101] Ryan SJ, Schachat AP, Wilkinson CP, et al. 2012

[102] Helbig H. Diabetic tractional retinal detachment [in German]. Klin Monatsbl Augenheilkd. 2002; 219(4):186–190

[103] Helbig H, Kellner U, Bornfeld N, Foerster MH. Limits and possibilities of vitreous body surgery in diabetic retinopathy [in German]. Ophthalmologe. 1996; 93(6):647–654

[104] La Heij EC, Tecim S, Kessels AG, Liem AT, Japing WJ, Hendrikse F. Clinical variables and their relation to visual outcome after vitrectomy in eyes with diabetic retinal traction detachment. Graefes Arch Clin Exp Ophthalmol. 2004; 242(3):210–217

[105] Arevalo JF, Maia M, Flynn HW, Jr, et al. Tractional retinal detachment following intravitreal bevacizumab (Avastin) in patients with severe proliferative diabetic retinopathy. Br J Ophthalmol. 2008; 92(2):213–216

索 引

领取本书专属学习工具
学习医学专业知识，提高诊疗技能

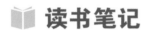 我们为正在阅读本书的你，提供了以下专属服务

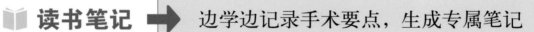 **读书笔记** ➡ 边学边记录手术要点，生成专属笔记

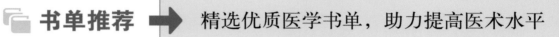 **书单推荐** ➡ 精选优质医学书单，助力提高医术水平

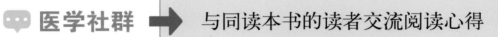 **医学社群** ➡ 与同读本书的读者交流阅读心得